12. Kongreß der DGII

Springer
Berlin
Heidelberg
New York
Barcelona
Hong Kong
London
Mailand
Paris
Singapur
Tokio

12. Kongreß der Deutschsprachigen Gesellschaft für Intraokularlinsen-Implantation und refraktive Chirurgie

13. und 14. März 1998, Halle an der Saale

Herausgegeben von
G. Duncker, C. Ohrloff und F. Wilhelm

mit 338 zum Teil farbigen Abbildungen
und 114 Tabellen

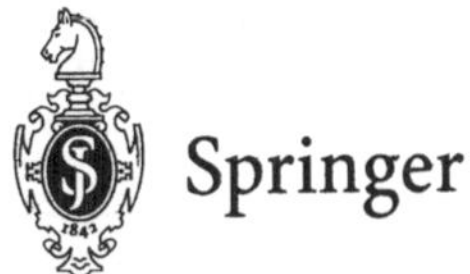

Springer

Prof. Dr. Gernot Duncker
Klinik und Poliklinik für Augenheilkunde
Martin-Luther-Universität Halle-Wittenberg
Magdeburger Str. 8, 06112 Halle/Saale

Prof. Dr. Christian Ohrloff
Zentrum der Augenheilkunde
Theodor-Stern-Kai 17, 60590 Frankfurt

Priv.-Doz. Dr. Frank Wilhelm
Klinik und Poliklinik für Augenheilkunde
Martin-Luther-Universität Halle-Wittenberg
Magdeburger Str. 8, 06112 Halle/Saale

ISSN 0941-6609
ISBN-13:978-3-642-64222-7 e-ISBN-13:978-3-642-60015-9
DOI: 10.1007/97T8-3-642-60015-9

Die Deutsche Bibliothek - CIP-Einheitsaufnahme
Deutschsprachige Gesellschaft für Intraokularlinsen-Implantation und refraktive Chirurgie:
12. Kongreß der Deutschsprachigen Gesellschaft für Intraokularlinsen-Implantation und refraktive Chirurgie. - Berlin; Heidelberg; New York; Barcelona; Hong Kong; London; Mailand; Paris; Singapur; Tokio: Springer.
Bis 9 (1996) u. d. T.: Deutschsprachige Gesellschaft für Intraokularlinsen-Implantation: ... Kongreß der Deutschsprachigen Gesellschaft für Intraokularlinsen-Implantation
12. - 1999
ISSN 0941-6609
ISBN-13:978-3-642-64222-7

Softcover reprint of the hardcover 1st edition 1999

Umschlaggestaltung: H & S, 68775 Ketsch
Satz: FotoSatz Pfeifer GmbH, 82166 Gräfelfing
SPIN: 10643282 26/3134 - 5 4 3 2 1 0 - Gedruckt auf säurefreiem Papier

Vorwort

Der 12. Kongreß der Deutschsprachigen Gesellschaft für Intraokularlinsen-Implantation und refraktive Chirurgie fand am 13. und 14. März 1998 in Halle an der Saale und damit erstmals neun Jahre nach der Wiedervereinigung in den neuen Bundesländern statt.

Hier, an der Wirkungsstätte Alfred Graefes, wo vor zehn Jahren noch überwiegend Irisclip-Linsen vom Typ Fjodorow und Hellgrebe implantiert wurden, da andere Intraokularlinsen kaum zur Verfügung standen, wurde eindrucksvoll demonstriert, welche Perspektiven heute die moderne Implantations- und refraktive Chirurgie unseren Patienten eröffnet.

R. Grewe zeigt in seinem Einführungsreferat „Die operative Augenheilkunde in Deutschland – Umbruch und Ausblick", in welchem Tempo sich die Ophthalmochirurgie entwickelt und auch die Berufspolitik verändert.

In bewährter Weise wird die alljährliche „Umfrage der DGII zum derzeitigen Stand der Katarakt- und refraktiven Chirurgie" so in den Band einbezogen, daß dieser Beitrag dem Leser einen repräsentativen Überblick gibt.

Daran schließen sich die Publikationen über kombinierte Eingriffe und Glaukomchirurgie sowie über intraokulare Entzündungen im Zusammenhang mit Kataraktoperationen und Kunstlinsenimplantationen an.

Berufspolitische Probleme werden in der Rubrik „Ambulante Chirurgie" durch R. Gerl angesprochen, der die tatsächliche Abrechnungssituation bei der ambulanten Chirurgie – nicht nur der Katarakt – analysiert und damit die derzeitige Situation kritisch darstellt. B. von Barsewisch schildert, wie er mit optimalem Management eine Tagesklinik in den neuen Bundesländern etablieren konnte.

Eine große Anzahl von Beiträgen beschäftigt sich mit der Implantation von Faltlinsen und dem Einsatz von Viskoelastika in der Kataraktchirurgie. Hier ist der Markt in den letzten Jahren durch weitere Innovationen, durch die die Eingriffe noch schonender durchgeführt werden können, in Bewegung geraten.

In gesonderten Abschnitten zu den sensorischen und den retinologischen Problemen wird gezeigt, daß die Kataraktchirurgie nicht aus der Augenheilkunde herausgelöst und isoliert betrieben werden darf.

Materialien für Kunstlinsen und Keratoprothesen werden neben neuen Pupillendilatatoren vorgestellt. Es bleibt abzuwarten, ob sich die Laserphakotechnik und die Kataraktoperation mit dem Waterjet in der Klinik durchsetzen können.

In der Rubrik Ultraschall und Biomikroskopie sind Beiträge von besonderem Interesse, die sich mit der Berechnung der Kunstlinsenstärke unter komplizierten Bedingungen beschäftigen. Hier wurden auch Referate des im Rahmen der Tagung stattfindenden Ultraschallseminars aufgenommen.

Ein großer Teil dieses Bandes beschäftigt sich – so wie es der Name der Gesellschaft erwarten läßt – mit der refraktiven Chirurgie. Die Frage, bei welcher Indikation LASIK oder PRK zum Einsatz kommen können, wird ebenso angesprochen wie die Implantation des intrastromalen Ringes. Im Mittelpunkt dieser Beiträge stehen die Komplikationen refraktiver Eingriffe und die Möglichkeiten, diese zu vermeiden. Es wird gezeigt, daß in der Zukunft die Wirkung des Excimer-Lasers durch subtile Untersuchungsmethoden optimiert werden kann.

Neben dem Kapitel „Multifokallinsen“ sowie Miscellanea und „last minute presentations“ wurden auch die interessanten Beiträge des Videoprogramms in guter Tradition als Abschluß in den Band einbezogen.

Die Zusendung von mehr als 120 Manuskripten durch die Autoren hat es uns möglich gemacht, das Programm der Tagung nahezu lückenlos wiederzugeben. In den wenigen Fällen, in denen die Beiträge aus technischen oder organisatorischen Gründen nicht zur Publikation gebracht werden konnten, wurden die zur Verfügung stehenden Abstracts eingesetzt, um die Vollständigkeit des Kongreßbandes entsprechend dem Tagungsprogramm zu wahren.

Die Herausgeber haben sich bemüht, den diesjährigen Band möglichst frühzeitig erscheinen zu lassen. Für die Unterstützung dabei möchten wir uns an dieser Stelle besonders bei Frau Stephanie Zöller vom Springer-Verlag Heidelberg bedanken.

G. Duncker, C. Ohrloff, F. Wilhelm

Inhaltsverzeichnis

Sekundärimplantationen und Viskoelastika

Katarakt und Sensorik

Katarakt und Retina

Neue Techniken, neue Materialien

Ultraschall und Biomikroskopie

Refraktive Chirurgie

Videoprogramm

Mitarbeiterverzeichnis

Amm, M., Dr. med., Klinik für Ophthalmologie der Christian-Albrechts-Universität
Hegewischstraße 2, 24105 Kiel

Anders, N., Priv.-Doz. Dr. med., Klinik und Poliklinik für Augenheilkunde, Charité und Virchow-Klinikum
Augustenburger Platz 1, 13353 Berlin

Anschütz, T., Dr. med., Stadtklinik Baden-Baden
Konrad-Adenauer-Straße 3, 76571 Gaggenau

Arend, O., Priv.-Doz. Dr. med.
Universitäts-Augenklinik der RWTH
Pauwelsstraße 30, 52057 Aachen

Auffarth, G.U., Dr. med., Universitäts-Augenklinik
Im Neuenheimer Feld 400, 69120 Heidelberg

Barsewisch, B. von, Prof. Dr. med., Augen-Tagesklinik
Pankeweg 15, 16928 Groß Pankow

Baum, U., Dr. med., Klinik für Augenkrankheiten, Friedrich-Schiller-Universität
Bachstraße 18, 07740 Jena

Behrendt, S., Dr. med., Klinik für Ophthalmologie der Christian-Albrechts-Universität Kiel
Hegewischstraße 2, 24105 Kiel

Behrens-Baumann, W., Prof. Dr. med., Universitäts-Augenklinik
Leipziger Straße 44, 39120 Magdeburg

Berger, E., Dr. med., Universitäts-Augenklinik
Doberaner Straße 140, 18057 Rostock

Bodanowitz, S., Dr. med., Universitäts-Augenklinik
Robert-Koch-Straße 4, 35033 Marburg

Böhnke, M., Prof. Dr. med., Universitäts-Augenklinik
Freiburger Straße 8, CH-3010 Bern

Cabernard, E., Dr. med.
Augenabteilung, Regionalspital Burgdorf
Kirchbühl 5, CH-3400 Burgdorf

Clemens, S., Prof. Dr. med., Universitäts-Augenklinik
Rubenowstraße 3, 17487 Greifswald

Cordero, B., Dr. med.
Abt. für Augenheilkunde, Krankenhaus Neukölln
Rudower Straße 48, 12313 Berlin

Dagos, A.I., Dr. med., Dept. of Ophthalmology, Med. School,
University of Crete
P.O.Box 1393, GR-71110 Heraklion

de Decker, W., Prof. Dr. med., Klinik für Orth- und Pleoptik,
Universitäts-Augenklinik
Hegewischstraße 2, 24105 Kiel

Dick, B., Dr. med., Augenklinik und Poliklinik der Johannes-
Gutenberg-Universität
Langenbeckstraße 1, 55131 Mainz

Duncker, G.I.W., Prof. Dr. med., Klinik und Poliklinik für
Augenheilkunde, Martin-Luther-Universität Halle-
Wittenberg, Magdeburger Str. 8, 06112 Halle/Saale

Epstein, D., Prof. Dr. med., Universitäts-Augenklinik
Frauenklinikstraße 24, CH-8091 Zürich

Etzrodt, D., Dr. med., Universitäts-Augenklinik
Doberaner Straße 140, 18057 Rostock

Findl, O., Dr. med., Universitäts-Augenklinik
Allgemeines Krankenhaus Wien
Währinger Gürtel 18–20, A-1090 Wien

Fine, I. H., M. D., Ass. Prof.
1550 Oak Street, Suite 5, Eugene OR 97401, USA

Fischer, E., Dr. med.
Augenklinik am Klinikum Neubrandenburg
Pfaffenstraße 24, 17033 Neubrandenburg

Framme, C., Dr. med., Klinik und Poliklinik für
Augenheilkunde, Klinikum der Universität Regensburg
Franz-Josef-Strauß-Allee 11, 93042 Regensburg

Fries, U., Dr. med., Universitäts-Augenklinik
Theodor-Stern-Kai 7, 60590 Frankfurt/Main

Frohn, A., Priv.-Doz. Dr. med.
Abt. 1, Universitäts-Augenklinik
Schleichstraße 12, 72076 Tübingen

Georgopoulos, M., Dr. med., Universitäts-Augenklinik,
Allgemeines Krankenhaus Wien
Währinger Gürtel 18–20, A-1090 Wien

Gerding, H., Prof. Dr. med., Klinik und Poliklinik für
Augenheilkunde, Universität Münster
Domagkstraße 15, 48129 Münster

Gerl, R., Dr. med., Augenklinik Ahaus
Am Schloßgraben 13, 48683 Ahaus

Giers, U. Dr. med., Ambulantes OP-Zentrum Detmold
Elisabethstraße 85, 32756 Detmold

Grewe, R., Dr. med.
Frauenburgstr. 12, 48155 Münster

Häring, G., Dr. med., Klinik für Ophthalmologie der
Christian-Abrechts-Universität Kiel
Hegewischstraße 2, 24105 Kiel

Haigis, W., Dr. rer. nat. Dipl.-Phys., Universitäts-Augenklinik
Josef-Schneider-Straße 11, 97080 Würzburg

Happe, W., Dr. med., Klinik für Orth- und Pleoptik,
Universitäts-Augenklinik
Hegewischstraße 2, 24105 Kiel

Hartmann, Chr., Prof. Dr. med. Dr.rer.nat., Klinik und
Poliklinik für Augenheilkunde, Universitäts-Klinikum
Charité, Campus Virchow-Klinikum
Augustenburger Platz 1, 13353 Berlin

Hermeking, H., Dr. med.
Augenklinik, Klinikum Wuppertal GmbH
Heusnerstraße 40, 42283 Wuppertal

Heuermann, T., Dr. med., Klinik und Poliklinik für
Augenheilkunde, Universitäts-Klinikum Charité
Augustenburger Platz 1, 13353 Berlin

Hille, K., Dr. med., Universitäts-Augenklinik
Oscar-Orth-Straße 1, 66421 Homburg/Saar

Höche, A., Dr. med., Klinik für Augenheilkunde
Klinikum der Friedrich-Schiller-Universität
Bachstraße 18, 07740 Jena

Hoffmann, P.C., Dr. med.
Augenabteilung, KKH Bad Hersfeld
Seilerweg 29, 36215 Bad Hersfeld

Höh, H., Prof. Dr. med.
Augenklinik am Klinikum Neubrandenburg
Pfaffenstraße 24, 17033 Neubrandenburg

Holzwig, D.H., Dr. med., Augenabteilung, Marienhospital,
Rochusstraße 2, 40479 Düsseldorf

Hugger, P., Dr. med., Universitäts-Augenklinik
Klinikum Mannheim gGmbH
Theodor-Kutzer-Ufer 1–3, 68167 Mannheim

Jendritza, B., Dr. med., Universitäts-Augenklinik
Klinikum Mannheim gGmbH
Theodor-Kutzer-Ufer 1–3, 68167 Mannheim

Kammann, J., Priv.-Doz. Dr. med., Augenklinik
St. Johannes-Hospital
Johannesstraße 9–17, 44137 Dortmund

Kaskel, S., Dr. med.
Augenklinik am Klinikum Neubrandenburg
Pfaffenstraße 24, 17033 Neubrandenburg

Kermani, O., Dr., Laserforum Köln GmbH
Im Klapperhof 33b, 50670 Köln

Keuch, R.J., Dr. med., Augenabteilung, Schloßpark-Klinik
Heubnerweg 2, 14059 Berlin

Klais, C.M., Dr. med., Augenklinik der Johann-Wolfgang-Goethe-Universität
Theodor-Stern-Kai 7, 60590 Frankfurt/Main

Klemen, U.M., Prof. Dr. med., Augenklinik des A.ö. KKH
der Landeshauptstadt St. Pölten
Propst-Führer-Straße 4a, A-3100 St. Pölten

Knaus, J., Dr. med., Universitäts-Augenklinik
Klinikum Mannheim gGmbH
Theodor-Kutzer-Ufer 1–3, 68167 Mannheim

Knorr, M., Priv.-Doz. Dr. med., Universitäts-Augenklinik
Schleichstraße 12, 72076 Tübingen

Knorz, M.C., Priv.-Doz. Dr. med., Universitäts-Augenklinik,
Klinikum Mannheim gGmbH
Theodor-Kutzer-Ufer 1–3, 68167 Mannheim

Koch, H.-R., Prof. Dr. med., Klinik Dardenne
Friedrich-Ebert-Straße 23, 53177 Bonn

Koch, M.J., Dr. med., Zentrum der Augenheilkunde
Johann-Wolfgang-Goethe-Universität
Theodor-Stern-Kai 7, 60590 Frankfurt/Main

Kohnen, T., Dr. med., Zentrum der Augenheilkunde
Johann-Wolfgang-Goethe-Universität
Theodor-Stern-Kai 7, 60590 Frankfurt/Main

Krumeich, J.H., Dr. med.
Augenabteilung im Martin-Luther-Krankenhaus
Voedestraße 79, 44866 Bochum

Langenbucher, A., Dr. med., Augenklinik mit Poliklinik
der Universität Erlangen-Nürnberg
Schwabachanlage 6, 91054 Erlangen

Lerche, R.-C., Dr. med., Universitäts-Augenklinik
Klinikum Hamburg-Eppendorf
Martinistraße 52, 20246 Hamburg

Liekfeld, A., Dr. med., Klinik und Poliklinik
für Augenheilkunde, Universitäts-Klinikum Charité
Augustenburger Platz 1, 13353 Berlin

Liermann, A., Dr. med., Universitäts-Augenklinik
Klinikum Mannheim gGmbH
Theodor-Kutzer-Ufer 1–3, 68167 Mannheim

Lohse, K., Dr. med., Klinik und Poliklinik
für Augenheilkunde, Friedrich-Schiller-Universität Jena
Bachstraße 18, 07740 Jena

Lubatschowski, H., Dr., Laser-Zentrum Hannover e.V.
Hollerith-Allee 8, 30419 Hannover

Luther, M., Dr. med.
Klinik und Poliklinik für Augenheilkunde
Magdeburger Straße 8, 06097 Halle/Saale

Menapace, R., Prof. Dr. med., Universitäts-Augenklinik
Allgemeines Krankenhaus
Währinger Gürtel 18–20, A-1090 Wien

Mester, U., Prof. Dr. med.
Augenklinik der Bundesknappschaft
An der Klinik 10, 66280 Sulzbach

Meyer, C., Dr. med., Klinik für Augenheilkunde
der Medizinischen Universität
Ratzeburger Allee 160, 23538 Lübeck

Mitschischek, E., Dr. med., Augenabteilung KKH Peine
Virchowstraße 8h, 31221 Peine

Möller, D.E., Priv.-Doz. Dr. med., Augenklinik
Klinikum Buch
Karower Straße 11, 13122 Berlin

Mommsen, N., Tiermedizinische Hochschule Hannover
Klinik für kleine Haustiere
Brandensteinstraße 45, 30519 Hannover

Motsch, S., Dr. med., Universitäts-Augenklinik
Robert-Koch-Straße 40, 37075 Göttingen

Motschmann, M., Dr. med.
Augenklinik der Otto-von-Guericke-Universität
Leipziger Straße 44, 39112 Magdeburg

Müller-Jensen, K., Prof. Dr. med., Augenklinik
Städtisches Klinikum
Moltkestraße 90, 76133 Karlsruhe

Nimsgern, Ch., Dr. med., Klinik und Poliklinik für
Augenheilkunde, Universitäts-Klinikum Charité
Augustenburger Platz 1, 13353 Berlin

Nölle, B., Dr. med., Klinik für Ophthalmologie
der Christian-Albrechts-Universität
Hegewischstraße 2, 24105 Kiel

Novák, J., Dr. med., Universitäts-Augenklinik
Sokolská 1, CSFR-50005 Hradec Králové

Ohrloff, C., Prof. Dr. med., Zentrum der Augenheilkunde
Theodor-Stern-Kai 17, 60590 Frankfurt/Main

Pallikaris, I.G., Prof. Dr. med., Dept. of Ophthalmology
Med. School, University of Crete
P.O.Box 1393, GR-71110 Heraklion

Pansdorf, Y., Dr. med., Universitäts-Augenklinik
Theodor-Stern-Kai 7, 60590 Frankfurt/Main

Pavlovic, S., Dr. med., Universitäts-Augenklinik
Friedrichstraße 18, 35392 Gießen

Pham, D.T., Prof. Dr. med., Abt. für Augenheilkunde
Krankenhaus Neukölln
Rudower Straße 48, 12313 Berlin

Pieh, S., Dr. med., Universitäts-Klinik für Augenheilkunde
und Optometrie, Allgemeines Krankenhaus Wien
Währinger Gürtel 18–20, A-1090 Wien

Pleyer, U., Prof. Dr. med., Augenklinik, Universitäts-Klinikum Charité, Campus Virchow-Klinikum
Augustenburger Platz 1, 13353 Berlin

Rabethge, S.P., Dr. med., Universitäts-Augenklinik
Klinikum Mannheim gGmbH
Theodor-Kutzer-Ufer 1–3, 68167 Mannheim

Rainer, G., Dr. med., Universitäts-Augenklinik
Allgemeines Krankenhaus Wien
Währinger Gürtel 18–29, A-10900 Wien

Rau, M., Dr. med.
von-Müller-Straße 12, 93437 Furth i. W.

Rehfeldt, K., Dr. med.
Augenklinik im Klinikum Neubrandenburg
Pfaffenstraße 24, 17033 Neubrandenburg

Rieck, P., Dr. med., Klinik und Poliklinik für Augenheilkunde, Charité und Virchow-Klinikum
Augustenburger Platz 1, 13353 Berlin

Roth, E.H., Dr., Institut für physiologische Optik
Beethovenstraße 1, 40233 Düsseldorf

Schmickler, St., Dr. med., Augenklinik Ahaus
Am Schloßgraben 13, 48683 Ahaus

Schmidt, J., Dr. med., Med. Zentrum für Augenheilkunde der Philipps-Universität
Robert-Koch-Straße 4, 35037 Marburg

Schnaudigel, O. E., Prof. Dr. med., Universitäts-Augenklinik
Theodor-Stern-Kai 7, 60590 Frankfurt/Main

Schnitzler, E.-M., Dr. med., Johann-Wolfgang-Goethe-Universität, Zentrum der Augenheilkunde
Theodor-Stern-Kai 7, 60590 Frankfurt/Main

Schrecker, J., Dr. med., Universitäts-Augenklinik
Bachstraße 18, 07740 Jena

Schulte, M., Dr. med., Augenabteilung, Schloßpark-Klinik
Heubnerweg 2, 14059 Berlin

Seiler, T., Prof. Dr. Dr. med., Augenklinik des Universitäts-Klinikums Carl Gustav Carus der Technischen Universität
Fetscherstraße 74, 01307 Dresden

Seitz, B., Priv.-Doz. Dr. med., Augenklinik mit Poliklinik der Universität Erlangen-Nürnberg
Schwabachanlage 6, 91054 Erlangen

Sergienko, N. M., Prof. Dr. med.
Zentrum für Augenmikrochirurgie
Komarov Straße 3, SU-252680 Kiew

Somodi, S., Dr. med.
Augenklinik und Poliklinik der Universität
Doberaner Straße 140, 18057 Rostock

Steinkamp, G.W.K., Dr. med., Universitäts-Augenklinik
Theodor-Stern-Kai 7, 60590 Frankfurt/Main

Strmeň, P., Dr. med., Universitäts-Augenklinik
Comenius Universität
Miczkiewiczova 13, SK-81369 Bratislava

Strobel, J., Prof. Dr. med., Universitäts-Augenklinik
Friedrich-Schiller-Universität
Bachstraße 18, 07743 Jena

Struck, H.G., Prof. Dr. med.
Klinik und Poliklinik für Augenheilkunde
Magdeburger Straße 8, 06097 Halle/Saale

Sundmacher, R., Prof. Dr. med.
Augenklinik der Heinrich-Heine-Universität
Moorenstraße 5, 40225 Düsseldorf

Täumer, R.A., Prof. Dr. med.
Augentagesklinik Frankfurt-Nordwestzentrum
Tituscorso 5, 60439 Frankfurt/Main

Terwee, T., Pharmacia & Upjohn Groningen
van Swietenlaan 5, NL-9728 NX Groningen

Tetz, M. R., Prof. Dr. med., Klinik für Augenheilkunde
Charité, Universitätsklinikum der Humboldt-Universität
Augustenburger Platz 1, 13353 Berlin

Tost, F., Priv.-Doz. Dr. med., Klinik und Poliklinik für Augenheilkunde der Martin-Luther-Universität Halle-Wittenberg
Magdeburger Straße 8, 06097 Halle/Saale

Tost, M., Prof. Dr., Klinik und Poliklinik für Augenheilkunde
der Martin-Luther-Universität Halle-Wittenberg
Magdeburger-Straße 8, 06097 Halle/Saale

Uthoff, D., Prof. Dr. med., Augenklinik Kiel-Bellevue
Lindenallee 21, 24105 Kiel

Vass, C., Dr. med., Universitäts-Klinik für Augenheilkunde
und Optometrie, Allgemeines Krankenhaus Wien
Währinger Gürtel 18–20, A-1090 Wien

Vögele, C., Dr. med., Klinik für Augenheilkunde
Marienhospital Osnabrück
Johannisfreiheit 2–4, 49074 Osnabrück

Voigt, U., Dr. med., Klinik und Poliklinik für
Augenheilkunde, Friedrich-Schiller-Universität
Bachstraße 18, 07740 Jena

Walkow, T., Dr. med., Augenklinik der Humboldt-
Universität, Campus Virchow-Klinikum
Augustenburger Platz 1, 13353 Berlin

Weber, U., Priv.-Doz. Dr. med.
Augenklinik im Städtischen Klinikum
Salzdahlumer Straße 90, 38126 Braunschweig

Weindler, J., Dr. med., Augenabteilung, Städtische Kliniken
Neckarstraße 71, 73728 Esslingen

Wenzel, M., Priv.-Doz. Dr. med.
Universitäts-Augenklinik der RWTH
Pauwelsstr. 30, 52057 Aachen

Werner, W., Dipl.-Phys., Institut für physiologische Optik
Beethovenstraße 1, 40233 Düsseldorf

Wetzel, W., Priv.-Doz. Dr. med.
Augen-Praxisklinik Weinheim
Bismarckstraße 4, 69469 Weinheim

Wiedemann, P., Prof. Dr. med., Klinik und Poliklinik
für Augenheilkunde der Universität Leipzig
Postfach 100640, 04006 Leipzig

Wilhelm, F., Priv.-Doz. Dr. med., Klinik und Poliklinik für
Augenheilkunde
Martin-Luther-Universität Halle-Wittenberg
Magdeburger Straße 8, 06112 Halle/Saale

Winter, M., Dr. med., Klinik für Ophthalmologie der
Christian-Albrechts-Universität Kiel
Hegewischstraße 2, 24105 Kiel

Winter, R., Prof. Dr. med., Augenklinik
Medizinische Hochschule Hannover
Carl-Neuberg-Straße 1, 30625 Hannover

Wirbelauer, C., Dr. med., Augenklinik
Medizinische Universität zu Lübeck
Ratzeburger Allee 160, 23538 Lübeck

Eröffnungsbeiträge

Eröffnungsrede

C. Ohrloff

Als Ärzte wissen wir: Das menschliche Gehirn ist eine großartige Sache; es funktioniert vom Augenblick der Geburt an - bis zu dem Zeitpunkt, wo man sich aufstellt, um eine Rede zu halten. Ich sage Ihnen dies vorab, damit Sie richtig beurteilen, wenn ich mich auf ungewohntes Parkett begebe, indem ich mich zu sozioökonomischen Fragen der Kataraktchirurgie und der ambulanten Kataraktchirurgie in den Krankenhäusern sowie in den Praxiskliniken äußere.

Sozioökonomische Aspekte der Kataraktchirurgie

Sehqualität bedeutet Lebensqualität, und unter dem Aspekt des Nutzens der modernen Kataraktchirurgie können wir festhalten: Millionen von Menschen werden aufgrund der modernen Kataraktchirurgie vor Invalidität durch Sehbehinderung oder Erblindung bewahrt, können ihren Beruf weiter ausüben oder sind in der Lage, ihr Leben selbständig zu führen und zu genießen. Insbesondere verursachen sie keine sozialen Lasten. Hier ist es sinnvoll, den Nutzen unserer chirurgischen Therapie unter dem Aspekt der sozioökonomischen Kosten zu betrachten und abzuwägen, inwieweit der finanzielle Aufwand für die medizinische Versorgung nicht nur menschliches Leiden verhindert, sondern vor allen Dingen der Gesellschaft soziale Ausgaben erspart. Dazu gehören die Kosten infolge von Erblindung, Sehbehinderung, Umschulung, Rehabilitationsmaßnahmen oder auch Frühberentung; so erfolgen immerhin 25% der Kataraktoperationen im Alter zwischen 40 und 65 Jahren, um die Arbeits- und Berufsfähigkeit zu erhalten (Sharkness et al. 1992).

In den USA werden die jährlichen Kosten für die Kataraktchirurgie mit 3 Mrd. Dollar angegeben [6]. Kalkulieren wir in Deutschland 2220 DM pro Operation, so belaufen sich die Kosten bei 420.000 Patienten auf ca. 1 Mrd. DM.

Würden wir - rein theoretisch und überschlagsweise - davon ausgehen, daß etwa 1/4 der Kataraktpatienten, also etwa 100.000, in die Kategorie „blind" fallen würden, sei es infolge veralterter Operationstechniken wie der früheren intrakapsulären Operation mit ihrer hohen Komplikationsrate und schlechten Rehabilitationsmöglichkeiten, sei es wegen fehlender Operationskapazität für die moderne Kataraktchirurgie, so würden folgende soziale Kosten für die Gesellschaft anfallen: Je nachdem, ob auch Berufsunfähigkeit besteht, lägen

G. Duncker et al. (Hrsg.)
12. Kongreß der DGII 1998

die jährlichen Aufwendungen pro Betroffenem zwischen 12.000 DM (Blindengeld) und ca. 36.000 DM (inkl. Frühberentung) [2, 4]. Kalkulieren wir für 100.000 Betroffene 17.000 DM im Jahr, so addieren sich die notwendigen jährlichen Kosten auf 1,7 Mrd. DM. Dem steht für die notwendigen Operationen nur ein finanzieller Aufwand von etwas über 200 Mio. DM gegenüber, so daß die Einsparungen 1,5 Mrd. DM betragen.

Wir können also feststellen: Der Fortschritt in der Kataraktchirurgie vermindert nicht nur die Kosten für die einzelne Operation (kürzere Verweildauer, ambulantes Operieren, schnellere Rehabilitation), sondern erspart der Gesellschaft viele Milliarden an sozialen Kosten, die wegen Sehbehinderung und Blindheit angefallen wären.

Ambulante Kataraktchirurgie

Die Finanzierung unseres Gesundheitssystems ist aus den Fugen geraten. Neben dem Nutzen der Kataraktchirurgie stehen daher die Kosten für die einzelne Operation auf dem Prüfstand. Ambulantes Operieren soll zur Kostenersparnis führen. Allgemein ist anerkannt, daß bei entsprechender medizinischer und sozialer Indikation die Katarakt ambulant operiert werden kann.

Verfeinerte Technologie, kurze Operationszeiten, hohe Erfolgsquoten für die Patienten, hohe Operationszahlen und hohe wirtschaftliche Erwartungen für die operierenden Ärzte haben zu einer gewissen Trivialisierung der Kataraktchirurgie geführt. Trotzdem ist die Kataraktoperation nach wie vor keineswegs als leichte Operation einzuordnen, denn Erfolg oder Mißerfolg liegen hauchdünn – um 4/1000 mm, nämlich die Dicke der Linsenkapsel – nebeneinander.

Diese Trivialisierung dürfte der Grund dafür sein, daß die Diskussionen „ambulant vor stationär" durch merkwürdige Begleiterscheinungen gekennzeichnet sind. Ich erinnere daran, daß AOK und KV in Hessen im Juli 1997 einen Vertrag zur Kataraktchirurgie abgeschlossen haben, der die Krankenhäuser und Belegabteilungen bewußt ausschloß und nur auf Druck der zuständigen Aufsichtsbehörde – des Sozialministeriums – revidiert wurde.

Ausgangspunkt ist die Behauptung der ambulanten niedergelassenen Operateure, daß sie um ein Vielfaches billiger wären als die Krankenhäuser. Dabei könnten die operativen Leistungen für die gleichen Kosten bzw. den gleichen Spareffekt ambulant in den Krankenhäusern mit ihren bestehenden Einrichtungen erfolgen. So ergab eine Prozeßkostenrechnung in der Universitäts-Augenklinik Frankfurt für eine Kataraktoperation Ausgaben von 2220,00 DM; fast die gleichen Kosten – sogar etwas höher – wurden in einer Bremer Praxisklinik ermittelt.

Bemerkenswert ist also, daß die Kosten in den Kliniken und ambulanten Operationseinrichtungen gleich hoch sind, sofern man die speziellen Vorhalteleistungen der Krankenhäuser für intensive Notfallbehandlung – 7 Tage in der Woche Tag und Nacht –, maximale Versorgung schwieriger Situationen, Lehre und die breitgefächerten Weiterbildungsaktivitäten insbesondere der Universitäts-Augenkliniken außer acht läßt.

Natürlich müssen die Krankenhäuser auch umdenken, flexibler werden und ambulante Operationen eben unter ihren optimalen Bedingungen anbieten. Man müßte sogar noch weiter gehen und überlegen, ob es nicht viel besser wäre, wenn operationswillige Kollegen ihre Investitionen sparen bzw. sich nicht in die Abhängigkeit von Investoren begeben und statt dessen die bestehenden Einrichtungen der Krankenhäuser gegen eine entsprechende Mietzahlung nutzen würden. Die Krankenhäuser könnten ihre Operationssäle über den ganzen Tag auslasten und erhielten zusätzliche finanzielle Einnahmen. Dies wäre eine ideale Verzahnung von „ambulant und stationär".

Die Mengenausweitung der Kataraktchirurgie macht es notwendig, daß die ambulante operative Versorgung sowohl in den Praxiskliniken wie in den Krankenhäusern in kollegialem Miteinander und Nebeneinander erfolgt. Grabenkämpfe unter den Augenärzten sollten vermieden werden. Sie bringen höchstens kurzfristige Erfolge, nutzen aber letztlich keinem von ihnen. Die Forderungen der Augenärzte werden nur gehört, wenn sie gemeinsam und mit einer Stimme vorgetragen werden, denn wir sitzen alle in einem Boot und keiner sollte zu stark schaukeln.

Dabei sollte uns vor allen Dingen bewußt sein, welche wirtschaftliche „Macht" die Augenheilkunde darstellt oder darstellen könnte, wenn sie als geschlossene Gruppe auftreten würde: In der Augenheilkunde sind 809 Klinikärzte, 5200 Vertragsärzte und alles in allem 20.000 Menschen beschäftigt. Sie bildet mehr Lehrlinge aus als die Firmen Mannesmann, Krupp und Hoechst zusammen.

Im Jahr setzt die Augenheilkunde 4,4 Mrd. DM um, davon 500 Mio. für Medikamente. Dieser Umsatz entspricht dem von Mannesmann, das an 38. Stelle von 50 börsennotierten Firmen steht.

Mit diesem Vergleich aus der Wirtschaft vor Augen können alle Augenärzte auf ihre Leistungen und inbesondere die höchst erfolgreiche Kataraktchirurgie stolz sein; sie ist ein gutes Beispiel für die Segnungen der modernen Medizin, indem nämlich technischer Fortschritt und operative Verbesserungen nicht nur einen Gewinn für den einzelnen, sondern für die ganze Gesellschaft bedeuten [1, 3].

Literatur

1. Aquavella (1991) Quality of life and cataracts. Opthalmic Surg 22: 430
2. Krumpaszky HG, Klauß Y, Kloske G (1991) Soziale Kosten von Sehbehinderung und Blindheit. Rehabilitationsangebot für die Betroffenen. Klin Monatsbl Augenheilkd 201: 370–374
3. Legro MW (1991) Quality of life and cataracts. A review of patient centered studies of cataract surgery outcome. Ophthalmic Surg 22: 431–443
4. Naumann GOH (1997) Ophthalmology in Germany. Am Acad Ophthalmol Eye Net
5. Sharkness C, Hamburger S et al. (1992) Racial differences in the prevalence of intraocular lens implants in the USA. Am J Ophthalmol 114: 667–674
6. Steinberg E, Javitt J, Sharkey P et al. (1993) The content and cost of cataract surgery. Arch Ophthalmol 111: 1041–1049

Die operative Augenheilkunde in Deutschland – Umbruch und Ausblick

R. Grewe

Zusammenfassung. Nach Würdigung der raschen Entwicklung der Ophthalmochirurgie in den Neuen Bundesländern nach der Wende wird auf die Situation der Universitäts-Augenkliniken und Krankenhausabteilungen eingegangen. Neben Budgetierung der Patientenzahl und der Operationen gehen die Verwaltungen zunehmend dazu über, den Klinikleitern das freie Liquidationsrecht zu entziehen und sie lediglich prozentual an den privaten Honoraren zu beteiligen, die von den Kliniken eingezogen werden.

Die Zahl der ambulanten Kataraktoperationen (insgesamt ca. 450.000) konnte in den letzten Jahren in Deutschland auf ca. 65% gesteigert werden.

Die finanzielle Situation der Tageskliniken ist schwierig, da operative Leistungen aus dem Facharzttopf aller Augenärzte gezahlt werden. Die Einrichtung eines eigenen Vergütungssystems ist nicht erkennbar.

Durch Verzahnung konservativer und operativer Augenärzte ergeben sich Einsparpotentiale, die genutzt werden sollten. In Zukunft werden zunehmend Augenoperationen von Op-Robotern in der Katarakt- und Hornhauttransplantations-Chirurgie übernommen.

Forschungsschwerpunkte werden die Transplantations- und Implantationschirurgie sein.

Summary. Considering the quick development of ophthalmic surgery in the new Länder following German reunion, the author reports on the situation of the university eye hospitals and departments of ophthalmology in Germany. Besides budget limitations on the number of patients and surgical interventions, the administrations have increasingly reduced the liquidation right of the directors and offer instead that participation in the private fees for professional medical attendance be paid to the administrations. In recent years it was possible to increase the number of cataract extractions performed on outpatients (totaling about 400,000) by about 65% in Germany.

The financial situation of the outpatient departments is difficult, as the fees for operative treatment are paid from the budget for all ophthalmologists. The establishment of a department's own fee system is necessary but not considered.

Costs may be lowered by intensive cooperation of conservative ophthalmologists with the surgical departments, which has to be developed using modern computer and online techniques.

In the future eye surgery will be increasingly performed by operation robots, especially in the case of cataract and transplantation surgery.

In research, implantation and transplantation surgery are the most crucial areas of focus.

G. Duncker et al. (Hrsg.)
12. Kongreß der DGII 1998

Es ist mir eine Ehre und Freude, heute auf der Eröffungssitzung des 12. Kongresses der deutschsprachigen Gesellschaft für Intraokularlinsen-Transplantation und refraktive Chirurgie sprechen zu dürfen. Ich danke Ihnen für Ihre liebenswürdige Einladung.

Die Ophthalmolchirurgie in Deutschland steht auf hohem internationalem Niveau. Mit großer Hochachtung verweise ich in diesem Zusammenhang auf die enormen Leistungen, die unsere Kolleginnen und Kollegen in den neuen Bundesländern nach der Wende erbracht haben. Schon in ganz kurzer Zeit haben sie auf *allen* operativen Gebieten den zu DDR-Zeiten entstandenen Nachholbedarf ausgeglichen und den Anschluß an das Westniveau erreicht, wenn auch bereits zu Zeiten der DDR eine gute operative Versorgung der Bevölkerung sichergestellt war.

In der Bundesrepublik nimmt die Zahl der niedergelassenen Augenärztinnen und Augenärzte ständig zu, während die der in den Fachabteilungen und Kliniken Tätigen in den letzten Jahren konstant geblieben ist. Die Augenheilkunde verfügt derzeit über 8938 Betten, von denen 27,6% Belegbetten sind. Die Auslastung betrug 1996 bei einer durchschnittlichen Verweildauer von 6,4 Tagen 78,8%.

Universitäts-Augenkliniken und Krankenhausabteilungen stehen vor gewaltigen Herausforderungen sowohl hinsichtlich ihrer Aufgabenbestimmung als auch ihres Selbstverständnisses.

Schon lange sind die Leistungen in den Krankenhäusern und Kliniken budgetiert; Krankenhausabteilungen dürfen also abhängig von Fachgruppe und Patientenzahl nur ein bestimmtes Gebührenvolumen abrechnen. Darüber hinausgehende Leistungen werden nicht mehr vergütet und gehen somit zu Lasten der Krankenhausinfrastruktur.

Mit der 3. Stufe der Strukturreform im Gesundheitswesen erhöht der Staat die Anforderungen an die Selbstverwaltung der Krankenhäuser, alle Wirtschaftlichkeitsreserven voll auszuschöpfen. Nur fehlen zur Zeit noch klare ordnungspolitische Wegmarken und Finanzierungskonzepte, um den Erhalt des hohen Leistungsniveaus dieser Einrichtungen unter den neuen Bedingungen zu gewährleisten.

Das Selbstkostendeckungsprinzip gehört der Vergangenheit an und wurde 1995 durch ein leistungsbezogenes Vergütungssystem abgelöst. Angesichts einer Bettenüberkapazität, die nach Angaben der Deutschen Krankenhausgesellschaft etwa 100 000 Betten beträgt, müssen neue Modelle der Investitionsförderung praktikabel in der Berechnung und leistungsorientiert sein. Darum favorisieren einige Bundesländer das sog. *Vorhaltemodell*, das alle am 31.12.1996 im Krankenhausplan aufgeführten Betten festschreibt und zu 75% weiterfinanziert, während 25% über die tatsächlich belegte Bettenzahl berechnet werden. Dieses Modell hätte den Vorteil einer festen Bezugsgröße und besseren Kalkulierbarkeit für den Krankenhausträger.

Als alternatives Modell für eine Pauschalförderung – abgekoppelt von der Bettenzahl des Jahres 1996 – empfiehlt Nordrhein-Westfalen, 70% der Finanzierung auf Basis der erbrachten Leistungen abzurechnen und 30% an die Bettenzahl zu binden. Eine weitere Form, wie sie in Berlin vorgeschlagen wird, wäre die Übernahme der Erstellungs- und Unterhaltskosten für Gebäude, Neubauten und festinstallierte Geräte durch den Staat – sozusagen die Hardware –, während alle übrigen Kosten durch die Dienstleistung ausgeglichen werden müßten.

Eine monistische Finanzierung, die allein über den Preis abgewickelt würde, wäre die Realisierung eines leistungsorientierten Vergütungssystems. Bei all diesen Modellen ist eine gerechtere Ausbalancierung der Geldmenge unter den einzelnen ärztlichen Disziplinen Voraussetzung für eine leistungsgerechtere Investitionsförderung.

Wie Sie sehen, ist das *Planbett* als alleinige Rechnungsgröße out. Somit sind auch festgeschriebene Bettenzahlen als Voraussetzung für die Zuerkennung von bestimmten Weiterbildungszeiten überholt und nicht mehr aufrecht zu erhalten.

Jahrzehntelang war die Struktur der augenärztlichen Versorgung so aufgebaut, daß den Universitätskliniken und hauptamtlichen Abteilungen Belegärzte und Praxisärzte folgten. Jetzt kommen die Tageskliniken hinzu, in denen vor allem Kataraktoperationen durchgeführt werden. – Das ist die neue Wirklichkeit, die wir verinnerlichen müssen.

In den letzten Jahren hat sich die Zahl der Kataraktoperationen um mindestens 40% erhöht, weil zum einen die Menschen älter werden und vor allem, weil die Operationsindikationsstellungen infolge der besseren Operationstechnik weltweit großzügiger gehandhabt werden. In der Bundesrepublik wurden 1997 ca. 450 000 Kataraktoperationen erfaßt. Von diesem wurden 38% von Belegärzten, 37% von Tageskliniken und 25% von Universitätskliniken und Krankenhausabteilungen durchgeführt.

Ambulantes Operieren – Verlagerung von Operationen aus den Kliniken und Belegabteilungen in Tageskliniken und ambulante Operationszentren

Seit 1993 ist ambulantes Operieren per Gesetz auch in Krankenhäusern erlaubt. Der Gesamtbereich „ambulantes Operieren“ aller ärztlichen Disziplinen hat 1996 einen Umfang von mehr als 20 Mrd. DM erreicht. Viele Patienten ziehen es vor, nach der Operation wieder im eigenen Bett zu liegen, wenn dies kein höheres Komplikationsrisiko bedeutet und es die gesicherte postoperative Betreuung durch den Krankenhaus- oder niedergelassenen Arzt und das familiäre sowie geographische Umfeld erlauben.

In Deutschland werden heute schon etwa 65% aller Kataraktoperationen ambulant ausgeführt. Diese Zahl wird sich noch weiter erhöhen, sobald sich die Kliniken den ambulanten Operationen vermehrt öffnen müssen.

Die bisher zu Lasten des Honorartopfes der niedergelassenen Ärzte durchgeführten ambulanten Operationen sollen möglichst bald bei festem Punktwert einen *eigenen Honorartopf* erhalten. Hierzu wurden in der Augenheilkunde bereits 19 Fallpauschalen erarbeitet. Die finanzielle Trennung von chirurgischen und konservativen Leistungen ist bisher essentieller Bestandteil des Verhandlungskonzepts der Kassenärztlichen Bundesvereinigung. Ob diese

Option realisiert wird, erscheint nach jüngsten Einlassungen der KBV mehr als unwahrscheinlich.

Die Kassenärztlichen Vereinigungen in den Ländern streben für ambulante Operationen Vereinbarungen mit der Gesetzlichen Krankenkasse an, die die Vor- und Nachsorge durch den zuweisenden Arzt finanziell gesondert honoriert. Da jedoch Zuweiser und Operateur in vielen Fällen identisch sein dürften, wird den operierenden Augenärzten dieser Bonus weitgehend selbst zugute kommen.

Um die Zahl der Operationen nicht ausufern zu lassen, beabsichtigt man, eine Begrenzung der Punktzahl pro Tag einzuführen. Die Sachkosten in den Operationspauschalen sollen von der Auslastung des Operationssaales abhängig gemacht werden. Manchen Krankenhausverwaltungen ist daher noch die hohe stationäre Fallpauschale lieber als eine ambulante Operationspauschale.

Trotz zäher Verhandlungen bleibt es schwierig, unter Berücksichtigung der Besonderheiten in Klinik und Tagesklinik finanziell ausgewogene Pauschalen für das ambulante Operieren zu definieren.

In einer gemeinsamen Erklärung der Arbeitsgemeinschaft augenärztlicher Verbände (DOG, BVA, VOL, DOCH) zum derzeitigen Stand der Augenchirurgie wird gefordert, daß die qualitativen und finanziellen Bedingungen für ambulante Operationen, wo auch immer sie durchgeführt werden, grundsätzlich die gleichen sein müssen.
Universitätskliniken, meine Damen und Herren, sind primär für die Hochleistungschirurgie da. Ansonsten setzt gleiche Leistung gleiche Bezahlung voraus. Das bedeutet aber auch, daß die ambulanten Operateure sich nicht nur voraussichtlich einfache Operationen heraussuchen und Problemfälle ablehnen dürfen. Auch ist zu beanstanden, wenn Tageskliniken ausschließlich Kataraktoperationen durchführen und z. B. sanierungsbedürftige Augenhintergrundsveränderungen oder gar ein Glaukom nicht mitbehandeln.

Zum anderen klagen die Universitätskliniken seit langem darüber, daß ein Teil der wirtschaftlich erfolgreichen Kataraktoperateure die Assistenten völlig unzureichend ausbildet und nach der ihnen zugestandenen Weiterbildungszeit mit einem Minimum an Wissen den Kliniken überläßt. Diesen obliegt dann die Vermittlung augenärztlichen Basiswissens für die Facharztprüfung.

Bei qualitativen Unterschieden zwischen Kliniken und Tageskliniken ist eine finanzielle Gleichbehandlung unberechtigt. Das friedliche Nebeneinander konkurrierender Leistungsanbieter in der Augenheilkunde ist wünschenswert, es setzt aber Ehrlichkeit in der Leistung als Grundlage konstruktiver Partnerschaft voraus. Beinhartes Konkurrenzdenken ist unethisch und unärztlich.

Meine Damen und Herren! Wir brauchen eine gerechtere Verteilung der Honorarressourcen. Bei diesen Verhandlungen können genuine Gegner niemals die einzelnen Augenarztgruppen untereinander sein. Genuiner Gegner aller Augenärzte ist und bleibt ausschließlich die Krankenkasse.

Auch die Zusammenarbeit zwischen operierenden und nichtoperierenden Augenärzten bedarf einer neuen Definition. Professor Friedburg hat jüngst darauf hingewiesen, daß – unterstützt durch die Medien mit ihrer verzerrten Sicht – der handwerkliche Anteil der Medizin, nämlich das Operieren, in der

Augenheilkunde z. B. auch das Bedienen eines Excimerlasergerätes, als viel wertvoller angesehen wird als die geistige Leistung eines Arztes, der sich ernsthaft diagnostische Überlegungen macht, um etwa eine Optikusatrophie abzuklären oder bei einem Kind eine Amblyopie zu verhindern. Die fürsorgende ärztliche Leistung, die beispielsweise Makulopathiepatienten so dringend benötigen und der auch chronisch Kranke wie Glaukompatienten oder Diabetiker bedürfen, werde unterbewertet.

In der Bundesrepublik gibt es bis jetzt noch nicht den Heilberuf des Optometristen, der in den angelsächsischen Ländern nicht nur weite Bereiche des nicht operierenden, sondern zunehmend auch größere Gebiete des operierenden Augenarztes okkupiert.

Darum ist der Augenarzt in der Praxis in Deutschland ein wesentlicher Faktor der ophthalmologischen Versorgung und muß dies auch bleiben. Nach wie vor suchen mehr als 80% aller sog. Brillenpatienten primär den Augenarzt und nicht den Augenoptiker auf. Nur so ist die wichtige Prävention im Interesse der Bevölkerung auch in Zukunft gesichert. Gleichzeitig ist der Augenarzt in der Praxis Zuweiser an den operierenden Augenarzt in Klinik und Tagesklinik bzw. Überweiser bei ernsten Augenerkrankungen, die einer klinischen Abklärung bedürfen. Diese Aufgaben werden nicht unter gezielter Umgehung des niedergelassenen Augenarztes erfüllt.

Universitätskliniken, Krankenhausabteilungen und Tageskliniken können die große Zahl der Augenpatienten allein nicht bewältigen. Somit sind die unterschiedlichen Bereiche der ärztlichen Versorgung auf Konsens angewiesen.

Auch die niedergelassenen Ärzte müssen neue Strukturen finden. Hierzu gehört in erster Linie das Angebot einer diagnostischen Rundumversorgung in der Praxis, die bei entsprechendem Spezialisierungsgrad nur von mehreren Augenärzten in einer Gemeinschaftspraxis oder Praxisgemeinschaft erbracht werden kann.

Vernetzung zwischen Klinik und Praxis

Die Vernetzung zwischen nichtoperierenden und operierenden Augenärzten ist zwingend. Sie wird nicht nur gesetzlich gefordert, sondern ist im Sinne der Weiterentwicklung unseres Faches zum *Dienstleistungsbetrieb für Augenheilkunde* unerläßlich.

Verzahnung

Bei der Verzahnung zwischen Kliniken und/oder Tageskliniken und niedergelassenen Augenärzten sollen diese möglichst durch eine EDV-Vernetzung im Sinne der Telemedizin untereinander verbunden sein und Befunde auf diesem Weg austauschen können. Durch den Fortfall von Doppeluntersuchungen hat die Verzahnung Einsparungspotentiale, wie die Emerald-Studie der Europäischen Union zeigt.

Einige sind hier schon Vorreiter: Das Kooperationskonzept des Klinikums Niederlausitz z. B. vereint die Möglichkeit der Verzahnung nicht nur zwischen Klinikum und niedergelassenen Ärzten, sondern auch zwischen Klinikum und Belegabteilungen unter Einbeziehung des behandelnden Vertragsarztes in der Praxis im Sinne der Aufgabenteilung. Verzahnung kann nach meinem ethischen Empfinden nicht heißen, daß Tageskliniken mit Augenärzten in der Praxis im abhängigen Franchise-System verbunden sind. Gleiches gilt für die *Geräteverzahnung*.

Nach Untersuchungen des Bundesministeriums für Gesundheit werden in den meisten Kliniken und Tageskliniken teure Spezialgeräte oft nur zu weniger als 15% ausgelastet. Ein so geringer Nutzungsgrad ist betriebswirtschaftlich nicht zu vertreten. Deshalb ist bereits eine Vielzahl von Universitäts-Augenkliniken und Krankenhausabteilungen dazu übergegangen, z. B. Lasergeräte und Excimerlaser niedergelassenen Augenärzten mit entsprechender Qualifikation zur Durchführung der Behandlung ihrer eigenen Patienten gegen ein entsprechendes Entgelt zur Verfügung zu stellen.

Bei der Verzahnung zwischen Klinik und Praxis ist die gemeinsame Inanspruchnahme z. B. von Operationssälen mit dem erforderlichen Hilfspersonal sinnvoll. Diese Form der Kooperation ist auch für andere augenärztliche Teilbereiche richtungsweisend.

Vernetzung zwischen niedergelassenen Ärzten unterschiedlicher Fachrichtungen

Die zu DDR-Zeiten staatlich geführten Polikliniken erfahren weltweit ein Comeback, allerdings auf marktwirtschaftlicher Basis. Wenn man das eben skizzierte Verzahnungsmodell auf die Zusammenarbeit verschiedener Disziplinen anwendet, wäre eine schnellere Untersuchungs- und Behandlungsfolge bei allen fachübergreifenden Diagnosen zu niedrigeren Kosten möglich. Der zuweisende Arzt wäre durch die EDV-Vernetzung ständig über die aktuellen Befunde und Therapien seines Patienten unterrichtet.

Professor Oberender, Bayreuth, fordert uns zu Recht dazu auf, uns dem Wettbewerb zu stellen, damit der Versicherte zwischen verschiedenen Modellen wählen kann. Eine Vielzahl an kreativen Diagnose- und Therapiesystemen würde nach seiner Meinung die Qualität im Gesundheitswesen sichern.

Meine Damen und Herren, gestatten Sie mir zum Schluß einen Ausblick. Im Rahmen einer möglichen Privatisierung wird sich die Zahl der Universitätskliniken verringern. In höherem Maße sind die hauptamtlichen Abteilungen betroffen, von denen einige bei Ausscheiden des Amtsinhabers nicht wieder besetzt, andere in Belegabteilungen umgewandelt werden. Die Zahl der Tageskliniken wird sich dagegen weiter erhöhen.

Die operative Augenheilkunde wird in ihrer Weiterentwicklung mehr als bisher technische Hilfsmittel einbeziehen. Eines Tages werden Standardoperationen wie Kataraktoperationen und Keratoplastiken von Operationsrobotern übernommen, die mit höherer Präzision den gleichen Standard garantieren. Der Operateur wird aus seinem Arbeitszimmer oder gar aus der Ferne den Roboter per EDV-Vernetzung leiten. Gleiches gilt für computergesteuerte Lokalanästhesien.

Neue gentechnische Verfahren werden die refraktive Chirurgie beeinflussen.

Ein Forschungsschwerpunkt der Zukunft in der Ophthalmologie wird die Transplantations- und Implantationschirurgie sein, bei denen die altersbezogene Makuladegeneration und die Retinopathia diabetica als Volkskrankheiten im Vordergrund stehen werden.

Die neue Spezies eines „Ersatzteilmenschen" wird schon heute in den USA „Cyborg" (cybernetic organisms) genannt.

Forschung und Lehre

Noch vor wenigen Jahren fand *Forschung* ausschließlich an Universitätskliniken und größeren hauptamtlichen Abteilungen statt.

Da viele Patienten oft gar nicht mehr in diese opthalmologischen Zentren kommen, weil sie außerhalb versorgt werden, verlagert sich ein Teil der Forschung auf die in den Tageskliniken und Praxen tätigen Augenärzte, die wissenschaftlich vorgebildet sind und ihre Forschungstätigkeit in ihrem neuen Wirkungsbereich fortsetzen. Schon jetzt kommt auf Kongressen bei bestimmten Themen ein großer Teil der wissenschaftlichen Beiträge aus Tageskliniken und Praxen. Trotzdem wird die Grundlagenforschung eine Domäne der Kliniken bleiben.

Diese und andere Neuerungen sowie Weiterentwicklungen werden das Verhältnis zwischen operativ tätigen und nichtoperierenden Augenärzten in positiver Weise beeinflussen, da nicht die Gerätemedizin, sondern die *exakte Diagnostik* wieder an Gewicht gewinnen wird. Gleichzeitig wird die Zunahme der Technisierung freie Valenzen für Forschung und Lehre sowie für die unbedingt notwendige *Fortbildung* schaffen.

Die *Lehre* obliegt den Universitäten. In der Medizin ist Lehre nicht per Mausklick zu vermitteln. Einfühlsame Pädagogik, hoher medizinischer Wissensstand und Charisma des engagierten Hochschullehrers sind gefragt, um den auf Multiple Choice und Telestudium abgefahrenen Studenten zu erreichen und ihm die Medizin nicht nur als Wissenschaft, sondern als Hinwendung zum Patienten zu vermitteln. Wer Lehre ernst nimmt, für den ist sie zeitaufwendig und zuwendungsintensiv, aber auch ein Gewinn.

Ein jeder von uns, meine Damen und Herren, hat entsprechend seiner Qualifikation seinen Platz in der Augenheilkunde auszufüllen und in kritischer Selbsteinschätzung seines eigenen Könnens unter Beachtung der Leistung und der Persönlichkeit des anderen im Sinne der Wertegemeinschaft zum Wohle unserer Patienten und zu unserer eigenen Zufriedenheit zu vollziehen.

Der vor uns liegende Weg wird voraussichtlich nach der nächsten Bundestagswahl unsicherer sein als heute. Ob sich das zarte Pflänzchen der Liberalisierung im Gesundheitswesen, das uns das NOG II 1997 bescherte, weiterentwickeln kann, scheint mir unwahrscheinlich.

Zur Erhaltung eines sozialen Gesundheitswesens und der bestehenden Hochleistungschirurgie wird zwar von allen Parteien eine höhere Kostenbeteiligung der Versicherten als unumgänglich angesehen, eine Öffnung im Sinne eines Honorarsplittings in Sockel- und Wahlleistungen ist aber wenig wahrscheinlich.

Der kommende Zeitabschnitt ist nicht mehr wie früher im voraus kalkulierbar. Aber, meine Damen und Herren, zu beiden Seiten der ehemaligen Mauer leben fleißige, phantasievolle, kreative und intelligente Augenärztinnen und Augenärzte, die gemeinsam ihre Zukunft gestalten werden.

Wir sollten uns niemals einreden lassen, daß allein der technische Fortschritt als solcher unser Ziel sein kann. Das Ziel kann nur ein Leben sein, in dem Kultur gemeinsam gelebt wird und wo die erhöhte Wirklichkeit dessen, was man Kultur nennt, uns wirklich erfüllt.

In diesem Sinne wünsche ich uns allen eine freundschaftliche und wissenschaftlich interessante Tagung.

Zum derzeitigen Stand der Katarakt- und refraktiven Hornhautchirurgie – Ergebnisse der Umfrage der DGII 1997

M. Wenzel, G. Duncker und C. Ohrloff

Zusammenfassung. 1997 führten wir wieder eine Umfrage bei den deutschsprachigen Ophthalmochirurgen durch. Die Angaben von 160 Augenabteilungen, an denen zusammen 565 Kollegen kataraktchirurgisch tätig sind, wurden ausgewertet.
Schlüsselwörter: Umfrage – Kataraktchirurgie – Refraktive Chirurgie

Summary. A survey of the status of cataract and refractive surgery in 1997 has been carried out by the DGII. Data from 160 eye clinics involving a total of 565 surgeons were collected.
Key words: survey, cataract surgery, refractive surgery

Zahl der Operationen

Nach den Angaben des statistischen Bundesamtes [1] gibt es in Deutschland derzeit 369 öffentliche Krankenhäuser mit Augenabteilungen. Neben den 36 Universitätskliniken existieren 97 öffentliche Augenkliniken sowie 236 Belegabteilungen, darüber hinaus 16 private Kliniken und eine unbekannte Anzahl von Praxis-Operationseinheiten, die sich schätzungsweise noch einmal auf 300 belaufen können. Von diesen 600–700 Operationszentren wurden nach Schätzungen der Industrie im vorigen Jahr 420 000 Katarakte operiert.

An der Umfrage haben diesmal Kollegen aus 160 Häusern teilgenommen, an denen zusammen 565 Kollegen operieren. Im Median werden dort derzeit 1300 Katarakte/Jahr operiert: An 41 Häusern wurden wenigstens 2000 Katarakte/Jahr operiert, an weiteren 40 wenigstens 1300/Jahr, an 39 wenigstens 900/Jahr und an den verbliebenen 40 weniger als 900/Jahr. An den 160 Zentren wurden zusammen etwa 259 116 Katarakte operiert. Im Vergleich zu den Vorjahren ist nicht nur eine Zunahme der Operationszentren, sondern im Mittel noch eine stärkere Auslastung der Zentren festzustellen: Während 1990 im Median noch 410 Katarakt/Zentrum operiert worden waren, so waren es 1995 bereits 1000 und 1997 1300. In den USA lag die Teilnehmerfrequenz bei der letzten Umfrage bei 26%. Davon gaben 44% an, mehr als im Vorjahr operiert zu haben und 15% weniger.

Nach diesen Zahlen haben große Operationszentren überproportional oft an unserer Umfrage teilgenommen, nicht teilgenommen haben vorwiegend Operateure von Praxis-OPs und kleineren Zentren.

67% der Antworten kamen aus öffentlichen Häusern mit angestellten Ärz-

G. Duncker et al. (Hrsg.)
12. Kongreß der DGII 1998

ten, 31% von Belegärzten und/oder Praxis-OPs, bei den restlichen 2% wurden keine Angaben gemacht. Nach Herkunftsländern differenziert antworteten 93% der Teilnehmer aus Deutschland, 4% aus Österreich, 2% aus der Schweiz und 1% aus anderen Ländern.

An einem Zentrum operieren zwischen 1 und 30 Operateure Katarakte, im Median 3. Die mittlere individuelle Operationsfrequenz lag bei 400 Kataraktoperationen/Jahr. An 25% der Häuser operierte jeder Kollege im Mittel mindestens 650 Katarakte im Jahr, davon an 11% der Häuser mindestens 1000.

Bei der amerikanischen Umfrage gaben 53% der Befragten an, in einer Gemeinschaft zu zweit oder zu dritt zu arbeiten, 32% waren „Einzelkämpfer".

Ambulante Operationen

Die Zahl der ambulanten Operationen hat im vorigen Jahr kaum zugenommen. Im Median wurden 1997 15% der Katarakte ambulant operiert. An 15% der Häuser wurden über 50% der Eingriffe ambulant durchgeführt, an weiteren 34% der Häuser waren 11–50% der Kataraktoperationen ambulante, an weiteren 32% waren 1–10% ambulante, und an den verbliebenen 15% der Häuser wurden keine oder weniger als 1% der Katarakte ambulant operiert. Auf 5% der Antwortbögen wurde die Frage nicht beantwortet.

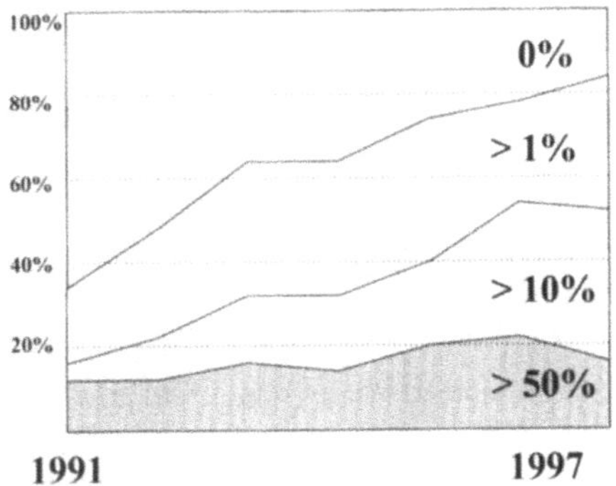

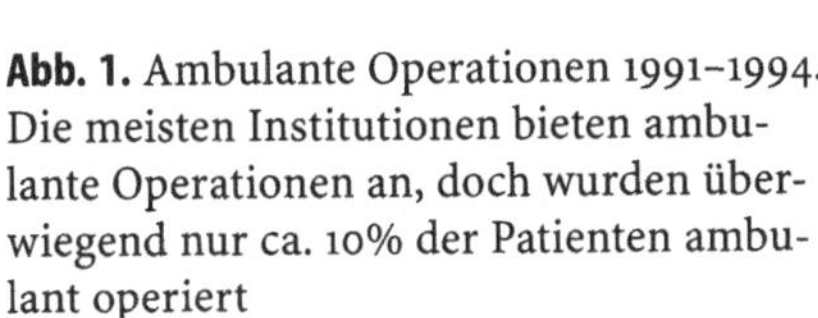
Abb. 1. Ambulante Operationen 1991–1994. Die meisten Institutionen bieten ambulante Operationen an, doch wurden überwiegend nur ca. 10% der Patienten ambulant operiert

Wartezeit

Die Wartezeit lag für stationäre Operationen zwischen 1 Woche und 12 Monaten, im Median bei 7 Wochen. Für ambulante Operationen lag sie ebenfalls zwischen 1 Woche und 12 Monaten, im Median bei 4 Wochen. 1990 lag die Wartezeit im Median noch bei 12 Wochen.

Infektionsprophylaxe

Zur Infektionsprophylaxe spülen 82% der Kollegen das Auge mit Polyvidon-Jodlösung, 71% geben postoperativ lokal Antibiotikatropfen oder -salben, 47% spritzen Antibiotika subkonjunktival, und je 41% geben präoperativ antibiotische Augentropfen bzw. intraoperativ Antibiotika in die Irrigationslösung.

Ähnlich sind die aktuellen Zahlen aus den USA: 39% wenden präoperativ Antibiotika nur am OP-Tag an, 40% lassen Antibiotika auch mehrere Tage präoperativ tropfen. Polyvidon-Jod wird von 97% der Kollegen gegeben; 44% geben nach der OP ein Antibiotikum subkonjunktival, 41% geben Antibiotika in die Infusionslösung.

Anästhesie

Auf die Frage nach der bevorzugten Anästhesieform nannten 48% der Kollegen die Retrobulbäranästhesie, 43% die Peribulbäranästhesie und 9% eine Vollnarkose. Die Tropfanästhesie in Verbindung mit der intrakameralen Gabe von Anästhetika wurde von 1% der Kollegen favorisiert. Die Lokalanästhesie wurde zu 88% vom Augenarzt und zu 12% vom Anästhesisten appliziert.

In den USA bevorzugen 45% die retrobulbäre Anästhesie, 34% die peribulbäre, 1% die ITN und die verbliebenen 12% andere Methoden (z. B. Topisch, s. c.).

Schnittechnik

Die Clear-cornea-Technik wurde von 20% der Kollegen bevorzugt, die übrigen 80% bevorzugten einen Eingang zum Tunnel hinter dem Skleralsporn. Werden diese 80% danach differenziert, ob und wie sie die angeschnittene Bindehaut dabei versorgen, so gaben 42% an, die Bindehaut zu kautern, 27% nähen (oder kleben sie), 7% geben eine Tenon-Quaddel, und 5% verschließen sie nicht extra.

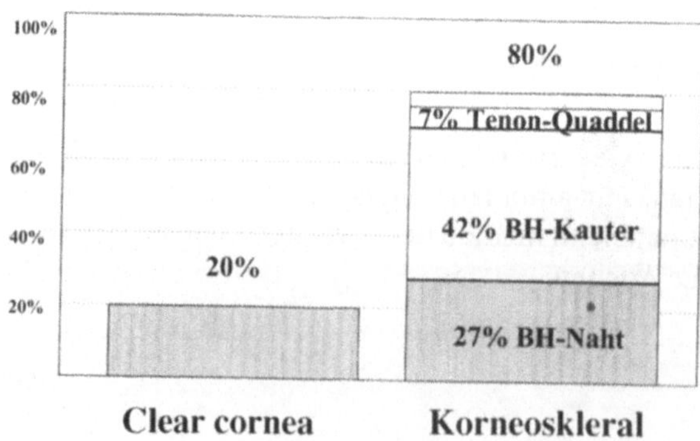

Abb. 2. Schnittechnik 1997. Der Korneoskleralschnitt wird an 80% der Häuser bevorzugt. Die Bindehaut wird überwiegend durch Kautern geschlossen

Der Schnitt wurde, wie in den vorigen Jahren, überwiegend oben in der 12-Uhr-Position gelegt (47%). 12% bevorzugen den temporalen Zugang, 7% den schrägen Zugang, und 34% variieren, oft nach Lage des präoperativen Astigmatismus.

Auch in den USA wird der Clear-cornea-Schnitt nur von 23% der Kollegen favorisiert; der Schnitt wird von 49% der Operateure oben, von 23% temporal und von 14% variabel je nach Astigmatismus gelegt.

Irrigationslösungen

Zu 77% wird intraoperativ die Vorderkammer mit BSS-Lösung gespült und zu 19% mit Ringer-Lösung, zu 4% werden beide Lösungen verwendet.

Linsenmaterial

Auch im vergangenen Jahr blieb PMMA das favorisierte Linsenmaterial: 81% der Kollegen gaben an, Linsen aus PMMA zu bevorzugen, 14% bevorzugten Silikon und 5% andere Acrylate. Auch in den 25% der Abteilungen, in denen mit mehr als 2000 Kataraktoperationen/Jahr überdurchschnittlich viele Operationen durchgeführt worden waren, haben 74% PMMA bevorzugt, 17% Silikon und 9% andere Acrylate.

Die meisten Kollegen implantieren in Einzelfällen verschiedenste Linsentypen: 98% gaben an, in wenigstens 1% ihrer Fälle PMMA-Linsen implantiert zu haben, 64% haben Silikonlinsen implantiert, 53% Acryllinsen und 14% andere, hydrophile Linsen.

Auch in den USA ist PMMA das beliebteste Linsenmaterial geblieben; es wird von 61% der Kollegen favorisiert. Silikon hat sich bei einem Wert um 17% stabilisiert, während die Acryllinse in der Beliebtheitsskala bereits die Silikonlinse überholt hat; sie wird von 20% der Kollegen bevorzugt.

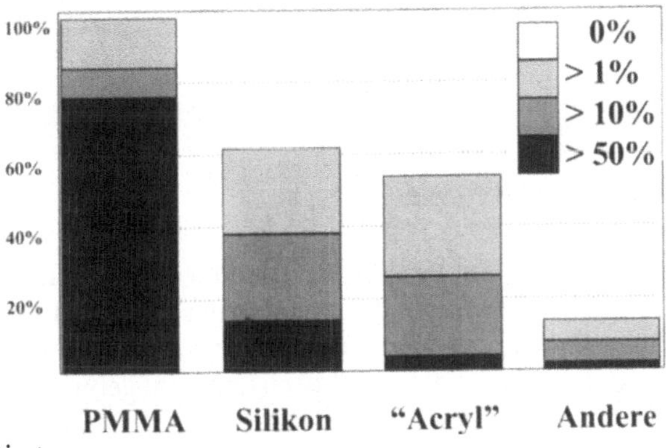

Abb. 3. Linsenmaterial 1997. PMMA ist auch 1997 das bevorzugte Linsenmaterial geblieben: Fast 80% der Institutionen implantieren überwiegend (> 50%) Linsen aus PMMA. Die meisten Institutionen haben Erfahrung mit der Implantation von Linsen aus Silikon und Acryl, doch werden diese Materialien an den meisten Häusern nur bei ca. 10% der Patienten implantiert

Optikgröße

Der bevorzugte Durchmesser der Linsenoptik war 6 mm: Er betrug zu 2% 5 mm, zu 14% 5,5 mm, zu 68% 6 mm, zu 15% 6,5 mm und zu 1% 7 mm. Im Vergleich zu 1994 gab es kaum Änderungen.

IC-Aphakie-Korrektur

Bei IC-Aphakie bevorzugen 56% der Kollegen zur intraokularen Korrektur eine Vorderkammerlinse und 44% eine sklerafixierte Linse. Im Vergleich zu 1992 hat die Beliebtheit der nahtfixierten Hinterkammerlinse deutlich zugenommen.

Kombinierte Glaukomchirurgie

81% der Kollegen operieren im Bedarfsfall Glaukom und Katarakt simultan, 19% operieren beide Krankheiten grundsätzlich immer zweizeitig. Bei kombinierten Operationen wird zu 72% eine fistulierende Operation durchgeführt, zu 24% eine Trabekulotomie und zu 1% andere Operationen (Viskokanalostomie, Trabekelaspiration). Im Median waren 2% der Kataraktoperationen kombinierte Operationen, doch gaben 35% der Kollegen an, mindestens 5% der Kataraktpatienten kombiniert am Glaukom zu operieren.

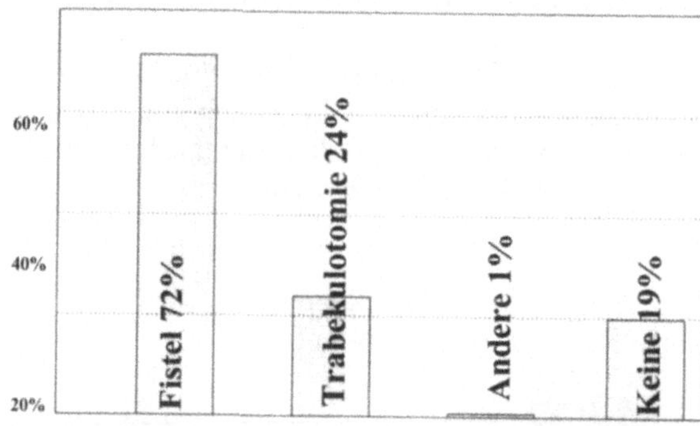

Abb. 4. Kombinierte Glaukom-Katarakt-Operationen 1997. Kombinierte Operationen werden an 81% der Häuser durchgeführt. Meist sind es fistulierende Glaukomoperationen (72%) oder Trabekulotomien (24%)

Refraktive Chirurgie

Wie auch in den vorigen Jahren, so war die Astigmatismuskorrektur die von den meisten Kollegen durchgeführte refraktive Operation: 37% der Befragten führen sie durch. Excimer-Behandlungen führten 23% durch; der Wert ist im Vergleich zum Vorjahr praktisch konstant geblieben. Von diesen 23% wurde zu 8% auch das LASIK-Verfahren angeboten. 14% führen eine Clear-lens-Extraktion als refraktiven Eingriff durch, 5% implantieren den Hornhautring, 3%

implantieren phake Implantate, und 1% nutzten andere refraktive Eingriffe. Im vorigen Jahr wurden von den Teilnehmern der Umfrage zusammen 1914 Astigmatismusoperationen durchgeführt, außerdem 2834mal Excimer-PRK, 722mal LASIK, 213 Clear-lens-Extraktionen, 220 Hornhautringe und 98 phake Implantate. Wiederum hat keine Institution an der Umfrage teilgenommen, die nur refraktiv, nicht aber kataraktchirurgisch aktiv ist.

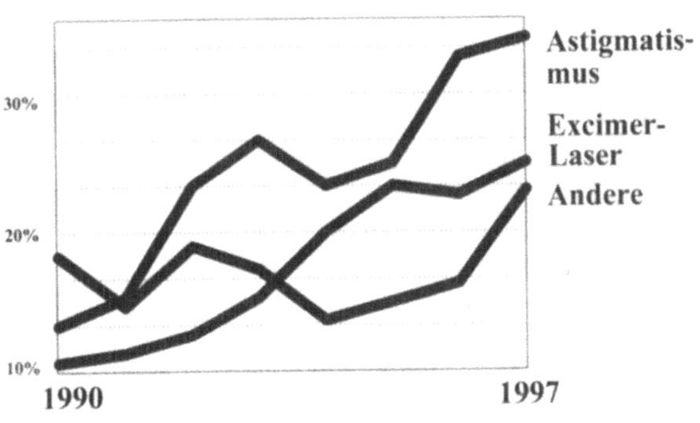

Abb. 5. Institutionen, die 1997 refraktive Chirurgie anbieten. Im vergangenen Jahr gab es wieder eine Zunahme der Institutionen, die refraktive Chirurgie anbieten. Die stärkste Zunahme erfolgte im Bereich der „sonstigen Operationen"

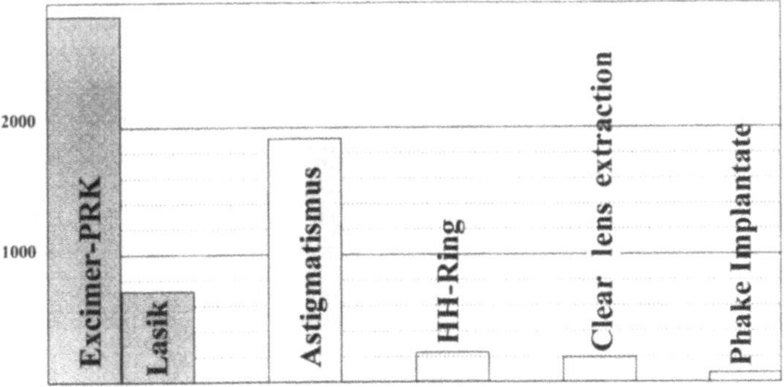

Abb. 6. Refraktive Operationen 1997. Die am meisten durchgeführte refraktive Operation war die Excimer-Laser-PRK

In den USA ist die PRK-Rate inzwischen schon leicht höher als bei uns; so haben 31% der Kataraktchirurgen Zugang zu einem Excimer-Laser, davon wenden 6% LASIK an.

Keratoplastik

Im vorigen Jahr wurden von 74 Teilnehmern an der Umfrage zusammen 3439 Keratoplastiken implantiert. Somit werden an 46% der Institutionen Keratoplastiken durchgeführt. An den einzelnen Zentren wurden zwischen 1 und 175 Hornhäute im Jahr verpflanzt, im Median 51.

Literatur

1. Gesundheitswesen. Fachserie 12, Reihe 6.2 (1997) Metzler-Poeschel, Stuttgart
2. Leaming DV (1997) Practice styles and preferences of ASCRS members – 1996 survey. J Cat Refr Surg 23: 527–535
3. Reim M, Wenzel M, Bucher PJM (1991) Zum derzeitigen Stand der Kataraktchirurgie im deutschsprachigen Europa. In: Wenzel M et al. (Hrsg) 5. Kongreß der DGII. Springer, Berlin Heidelberg New York Tokyo, S 19–30
4. Wenzel M, Gloor B (1993) Zum derzeitigen Stand der Katarakt- und refraktiven Hornhautchirurgie. Ergebnisse der Umfrage der DGII 1992. In: Robert YCA et al. (Hrsg) 7. Kongreß der DGII. Springer, Berlin Heidelberg New York Tokyo, S 88–95
5. Wenzel M, Neuhann T (1993) Zum derzeitigen Stand der Katarakt- und refraktiven Hornhautchirurgie. Ergebnisse der Umfrage der DGII 1991. In: Neuhann T et arbeitslos. (Hrsg) 6. Kongreß der DGII. Springer, Berlin Heidelberg New York Tokyo, S 215–222
6. Wenzel M, Reim M (1987) Kataraktoperationen und Linsenimplantationen 1983–1985. Fortschr Ophthalmol 84: 450–452
7. Wenzel M, Rochels R (1995) Zum derzeitigen Stand der Katarakt- und refraktiven Hornhautchirurgie. Ergebnisse der Umfrage der DGII 1994. In: Rochels R et al. (Hrsg) 9. Kongreß der DGII. Springer, Berlin Heidelberg New York Tokyo, S 3–8
8. Wenzel M, Wollensak J (1994) Zum derzeitigen Stand der Katarakt- und refraktiven Hornhautchirurgie. Ergebnisse der Umfrage der DGII 1993. In: Pham DT et al. (Hrsg) 8. Kongreß der DGII. Springer, Berlin Heidelberg New York Tokyo, S 135–142
9. Wenzel M, Hartmann Ch, Duncker G (1996) Zum derzeitigen Stand der Katarakt- und refraktiven Hornhautchirurgie. Ergebnisse der Umfrage der DGII 1995. In: Vörösmarthy D et al. (Hrsg) 10. Kongreß der DGII. Springer, Berlin Heidelberg New York Tokyo, S 244–249
10. Wenzel M, Ohrloff C, Duncker G (1998) Zum derzeitigen Stand der Katarakt- und refraktiven Hornhautchirurgie. Ergebnisse der Umfrage der DGII 1996. In: Neuhann T et al. (Hrsg) 11. Kongreß der DGII. Springer, Berlin Heidelberg New York Tokyo, S 15–20

Alfred Graefe (1830–1899) und der Fortschritt in der Kataraktchirurgie

M. Tost

Zusammenfassung. Nach Entdeckung der Mikroorganismen haben Maßnahmen zur Antisepsis die Komplikationsrate bei operativen Eingriffen erheblich reduzieren können. In der Augenheilkunde galt es vor allem, die Gewebeverträglichkeit von Antiseptika zu prüfen, ehe der Einsatz dieser Substanzen empfohlen werden konnte. Aufbauend auf den berühmten Arbeiten von Louis Pasteur (1822–1885), Joseph Lister (1827–1912) und Richard Volkmann (1830–1889) hat der Gründer des Lehrstuhls für Augenheilkunde an der Martin-Luther-Universität Halle Wittenberg, Alfred Graefe (1830–1899), hohe Verdienste um die perioperative Infektionsprophylaxe erworben. Graefes Methoden konnten die Risiken einer eitrigen Entzündung besonders in der Kataraktchirurgie erheblich mindern.

Summary. Following the discovery of microorganisms, complications in surgery could be reduced by antiseptic methods. Tissue reactions against these substances were represented the most important problems in ophthalmology. On the basis of the famous investigations by Louis Pasteur (1822–1895), Joseph Lister (1827–1912) and Richard von Volkmann (1830–1889), the founder of the ophthalmological chair at the Martin Luther University of Halle-Wittenberg – Alfred Graefe (1830–1899) – acquired special merits in the field of perioperative infection prophylaxis. Graefe's methods were able to diminish the risks of pyogenic inflammations, especially in cataract surgery.

Der Fortschritt in der Kataraktchirurgie, dessen wir uns aus jeweils aktuellen Gründen gern rühmen, ist in vielfacher Beziehung nur ein Spiegelbild der jeweiligen Epoche. Die erste Tagung der DGII hier in Halle sollte deshalb Anlaß sein, an die Beiträge zur Antisepsis, speziell bei Staroperationen, von Alfred Graefe, dem Gründer des hiesigen Ordinariats für Augenheilkunde, zu erinnern. Vergegenwärtigen wir uns die Situation in der 2. Hälfte des vorigen Jahrhunderts, in der Louis Pasteur (1822–1895) die Mikroorganismen entdeckte, Joseph Lister (1827–1912) die antibakterielle Wirkung der Karbolsäure nachwies und Richard von Volkmann (1830–1889) – als Schriftsteller bekannt unter dem Pseudonym „Leander" – um die Einführung der Antisepsis in die Allgemeinchirurgie bemüht war. Am Ende dieser Periode lesen wir vor genau 100 Jahren bei Julius Hirschberg (1843–1925): „Natürlich, nach der bakteriologischen Forschung ist die glückliche unbefangene Zeit zu Grabe getragen. Aber mit dem Gefühl größerer Verantwortlichkeit ist auch befriedigende Sicherheit des Erfolges bei uns eingezogen. Hüten wir uns vor Einbildungen." [6]

Die Anfänge indessen waren schwierig. Die Verlustrate war selbst bei unkomplizierten senilen Katarakten erheblich. Noch 1888 verstarben bei Bjer-

G. Duncker et al. (Hrsg.)
12. Kongreß der DGII 1998

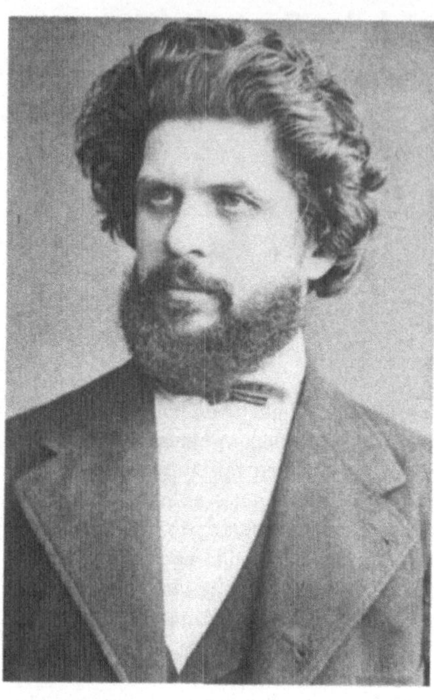

Abb. 1. Alfred Graefe (1830–1899). Gründer des Lehrstuhls für Augenheilkunde an der Vereinigten Friedrichs-Universität Halle-Wittenberg

rum von 253 Starpatienten 5 an Entzündungen, 3 weitere erblindeten. Eine Suppuration, gemeint ist die Enophthalmitis septica, war im günstigen Ausgang einer Amaurose gleichzusetzen.

Vermutlich durch Richard von Volkmann inspiriert und mit ihm freundschaftlich verbunden, suchte Alfred Graefe nach antiseptischen Substanzen mit möglichst geringen Nebenwirkungen an den Geweben des Auges und ausreichendem bakteriziden Effekt. Die „pure Übertragung des Lister'schen Verfahrens auf unser Feld" hält er für unstatthaft. Bereits 1878 erscheint in *Albrecht von Graefes Archiv für Ophthalmologie* eine erste Arbeit über die Ergebnisse der antiseptischen Wundbehandlung bei Kataraktextraktionen (äußerlich auf Lid und Auge 2%ige Karbolsäurelösung, postoperativ 4%ige Borsäurelösung, Verband mit Listerschem Borsäurelint). Die Verlustquote von bisher 5–6% im Mittel konnte auf 2% gesenkt werden. Die Nebenwirkungen der Karbolsäure, wie Reizungen von Lid und Bindehaut, Hornhauttrübungen, aber auch Schädigungen der Instrumente, veranlaßten, weitere Antiseptika zu prüfen, wie Borsäure, Natriumbenzoicum, Sublimat, Borglyzerin, Salizylsäure. 1884 berichtet Alfred Graefe über 4 Beobachtungsreihen mit unterschiedlichen Wirkstoffen und Ergebnissen. Nach Einführung der Sublimatdesinfektion findet sich in einer 1889 erschienenen Arbeit [4] sogar der Hinweis, daß „448 Katarakte hintereinander ohne einen Fall von Suppuration operiert wurden". Graefe hat die eigenen Erfolge, die sich mit 1419 Kataraktoperationen auf ein umfangreiches Material stützen konnten, von Anbeginn stets kritisch interpretiert, wie sich aus dem nachstehenden Zitat entnehmen läßt:

Nur kurz will ich bemerken, daß, falls man auch hier an eine jener guten Launen des Schicksals denken möchte, wie sie uns periodisch ja zu lächeln scheinen, unter den meinen Mittheilungen zugrunde gelegten Fällen auch eine große Reihe solcher sich befand, welche einer derartigen Gunst des Zufalls im hohen Grade bedurft hätten, da sie nach den geltenden Anschauungen zur Suppuration vorzugsweise disponiert erschienen.[2]

Befürwortung und Ablehnung der Antisepsis haben noch jahrelang die Gemüter der Operateure bewegt. Die Diskussionen haben aber auch zu Empfehlungen für das Operationsregime im allgemeinen geführt, die aus Graefes Zeit stammen und noch heute Anerkennung finden. Gefordert wurden schon damals Sauberkeit von seiten des Patienten und des betreuenden Personals, Kontrolle der Instrumente, peinliche Sterilisation, entsprechend vorgerichteter Operationssaal, Einwegmaterialien, Trennung von primär septischen und aseptischen Operationen, Einzelzimmer für Frischoperierte unter anderem. Welches Fachgebiet den Anstoß für die Einführung allgemeiner Hygieneempfehlungen gegeben hat – die Chirurgie oder die Ophthalmologie – muß letztlich offen bleiben. Zitiert sei aber Stefan [6]:

Wie Jacobsohn (1884) zu der kühnen Behauptung kommt, die Ophthalmologen hätten erst von den Chirurgen die Reinlichkeit als Bedingnis guter Wundheilung lernen müssen, ist mir unerklärlich. Das Umgekehrte würde wohl der Wahrheit näher kommen. Hätten die Chirurgen von jeher mit gleicher sorgfältiger Reinlichkeit, wie die Ophthalmologen stets gewohnt waren, operiert, so wäre bei ihnen das Bedürfnis und der Erfolg der Antisepsis wohl kein so überraschender gewesen.

So begegnen sich schließlich Aseptik und Antiseptik, auf die die Augenheilkunde nicht verzichten kann. Hirschberg mag das in der eingangs zitierten Arbeit aus dem Jahre 1898 – aus heutiger Sicht wohl etwas überschwenglich – bedacht haben, wenn er schreibt:

Noch nie habe ich, und mein Auge ist scharf, das Barthaar eines Arztes auf dem Operationsgebiet entdeckt. Befolgen wir die hypokratische Regel, das heißt möglichst schweigend unsere wichtigen Handarbeiten zu verrichten, vermeiden wir namentlich dabei alle sprudelnde Beredsamkeit, so können die Mundbinden zu den Handschuhen in ein Museum getan werden, das den Urenkeln zur Erbauung dienen wird. [6]

Literatur

1. Bjerrum J (1888) Statistik über inflammatorische Fälle nach Kataraktextraktionen. Nord Ophthalmol Tiedsskr 1: 138–143 [Ref.: Zentralbl Prakt Augenheilkd 12 (1888) 381]
2. Graefe A (1878) Die antiseptische Wundbehandlung bei Cataract-Extraktion. Graefes Arch Ophthalmol 24/1: 233–251
3. Graefe A (1884) Wundbehandlung bei Augen-Operationen mit besonderer Berücksichtigung der Starextraktion. Operation unreifer Stare. Graefes Arch Ophthalmol 33/4: 211–234
4. Graefe A (1889) Fortgesetzter Bericht über die mittels antiseptischer Wundbehandlung erzielten Erfolge der Staroperationen. Graefes Arch Ophthalmol 35/3: 248–264
5. Hirschberg J (1898) Bemerkungen über reinliche Wundbehandlung. Dtsch Med Wochenschr 1898 [Ref.: Zentralbl Prakt Augenheilkd 22 (1898) 468–470]
6. Stefan P (1889) Weitere Erfahrungen und Studien über die Kataraktextraktion, 1882–1888: Antisepsis und Technik. Graefes Arch Ophthalmol 35: 171–206

Glaukom und Katarakt, kombinierte Operationen

Kombinierte Glaukom- und Kataraktchirurgie

J. Strobel und K. Lohse

Zusammenfassung. Die Entscheidung über eine kombinierte Glaukom- und Kataraktchirurgie ist nur nach einer sehr differenzierten Diagnostik möglich. Je nach Befundkonstellation muß von Fall zu Fall abgewogen werden, ob eine Glaukomchirurgie oder Kataraktchirurgie allein ausreichend ist, oder ob die Erfolgsaussichten einer dauerhaften Drucksenkung durch die Auswahl des richtigen kombinierten Operationsverfahrens erhöht werden können.

Als Alternative zur kombinierten Glaukom- und Kataraktchirurgie bietet die zweizeitige Operation gewisse Vorteile, aber auch deutliche Nachteile.

Eine Einteilung der kombinierten Operationen erfolgt in integrierte Operationen, kombinierte Operationen und gleichzeitige Operationen. Eine Drucksenkung ist je nach Verfahren zwischen 3–11 mm Hg zu erwarten, ohne daß die Komplikationsrate gegenüber den zweizeitigen Operationen signifikant erhöht ist. Die kombinierte Glaukom-Kataraktoperation ist insgesamt als ein sicheres Verfahren einzustufen, welches, insbesondere bei noch nicht zu weit fortgeschrittener glaukomatöser Optikusatrophie, die Nachteile der zweizeitigen Operation minimieren kann.

Summary. The indication for combined cataract-glaucoma surgery depends on the results of a differentiated diagnostic.

Depending on the findings, a careful evaluation of whether a combined procedure or glaucoma surgery or cataract surgery alone will lead to long-term pressure control has to take place. As an alternative to the combined procedure, the two-stage procedure offers a number of advantages; however, there are disadvantages as well.

Combined surgery may be performed as truly combined procedures or as two operations performed at the same time.

Depending on the technique, pressure reduction of 3–11 mm Hg can be achieved with a complication rate no higher than in two-stage procedures.

Overall combined cataract and glaucoma surgery is a safe procedure. Particularly in patients with mild glaucoma damage, combined surgery minimizes the disadvantages of the two-stage procedure.

Einleitung

Die kombinierte Glaukom- und Kataraktchirurgie steht auf 3 Säulen:

1. einer genauen und differenzierten Diagnostik,
2. der Entscheidung, ob eine Glaukom- oder Kataraktchirurgie allein ausreichend ist, und

G. Duncker et al. (Hrsg.)
12. Kongreß der DGII 1998

3. der Auswahl des richtigen Operationsverfahrens, d. h. der richtigen Kombination zwischen Katarakt- und Glaukomchirurgie.

Präoperative Diagnostik

Ein wichtiges Untersuchungsverfahren neben der Standarddiagnostik ist die Ultraschallbiomikroskopie (UBM). Sie bietet neben der objektiven Bestimmung der Größe des Kammerwinkels die Möglichkeit der Beurteilung bei spitzschnabelförmigem Kammerwinkel, in bezug auf traumatische Vertiefung mit entsprechenden Strukturveränderungen oder Druck von hinten mit sekundärer Verengung. Aus dieser Untersuchung lassen sich wichtige Hinweise ziehen, ob z. B. eine verdickte Linse entfernt werden muß.

Ein weiteres wichtiges diagnostisches Kriterium ist der Zustand der Papille. Liegt bereits eine fortgeschrittene, glaukomatöse Optikusatrophie vor, so müssen Operationsverfahren ausgewählt werden, die eine postoperative Hypotonie ebenso vermeiden wie eine post-operative Hypertonie.

Als Verfahren, mit dem eine sehr genaue Papillendiagnostik durchgeführt werden kann, steht uns die optische Kohärenztomographie (OCT) zur Verfügung.

Die Entscheidung, wie dringend eine Kataraktoperation unabhängig von der Linsentrübung ist, läßt sich mit Hilfe der ultrasonographischen Linsendickenbestimmung und mit der Scheimpflugkamera leichter fällen. Die Analyse der Scheimpflugaufnahmen bietet sowohl die Möglichkeit der Kammerwinkelberechnung als auch Aussagen über Vorderkammertiefe und bei ausreichender Pupillenweite die präzise Bestimmung der zentralen Linsendicke. Gleiches gilt für Linsentrübungen, die durch die axiale Densitometrie quantifizierbar sind.

Zweizeitige operative Verfahren

Die Alternative zur kombinierten Glaukom- und Kataraktchirurgie ist die zweizeitige Operation. Als häufigste Kombination sind hier wohl die Trabekelektomie und die extrakapsuläre Kataraktextraktion anzusehen. Wird die Trabekelektomie als erste Operation und im Anschluß daran die Kataraktextraktion als zweite Operation durchgeführt, so hat dieses den Vorteil, daß hiermit das primäre Anliegen, nämlich die Druckreduktion, auch als erste Operation angegangen wird [17].

Einzelne Autoren nehmen eine bessere Drucksenkung an als bei einer kombinierten Glaukom- und Kataraktoperation. Nachteilig ist, daß das Sickerkissen bei der Kataraktoperation in Gefahr geraten kann. Muß dann ein zweiter, fistulierender Eingriff durchgeführt werden, so ist das Auge auf operative Eingriffe sensibilisiert, und eine zweite Trabekelektomie hat relativ wenig Chancen auf dauerhafte Drucksenkung.

Ein weiterer Nachteil besteht darin, daß durch die Trabekelektomie die Linsentrübung schneller voranschreitet und so auch bei Fällen, bei denen zunächst eine Kataraktoperation nicht erwartet werden mußte, diese nun notwendig wird [5].

Geht man in umgekehrter Reihenfolge vor, d. h., wählt man zunächst als erste Operation die Kataraktextraktion und dann die Trabekelektomie, so besteht durchaus die Möglichkeit, daß alleine durch die Kataraktoperation der Druck soweit gesenkt wird, daß eine zweite, drucksenkende Operation nicht mehr erforderlich wird [11, 8, 9, 15].

Als Nachteil ergibt sich, daß bei einer zweiten Operation, einer Trabekelektomie, der Erfolg durch sensibilisierte Fibroblasten deutlich gesenkt wird.

Bei den zweizeitigen Eingriffen sind überwiegend auf der Seite der Kataraktchirurgie die extrakapsuläre Kataraktextraktion mit Linsenimplantation [20] und die Phakoemulsifikation mit Linsenimplantation üblich. Bei den Glaukomoperationen besonders beliebt sind die fistulierenden Operationen, bei denen die Trabekelektomie ganz im Vordergrund steht. Diese wird standardmäßig häufig ohne Mitomycin durchgeführt und in Einzelfällen mit Mitomycin. Für einen kombinierten Eingriff steht auch die Trabekulotomie zur Verfügung, ebenso wie die Viskotrabekulotomie [1]. Möchte man eine kammerwasserproduktionshemmende Operation durchführen, so steht die Zyklophotokoagulation im Vordergrund, die Zyklokryokoagulation ist weitgehend verdrängt.

Kombinierte einzeitige Verfahren

Die zweizeitigen Eingriffe haben eine Reihe der oben genannten Nachteile, die sich durch die kombinierte Glaukom- und Kataraktchirurgie vermeiden lassen. Für einen besseren Überblick lassen sich diese kombinierten Operationen einteilen in integrierte, kombinierte und gleichzeitige Operationen.

Bei der integrierten Operation handelt es sich im Grunde genommen um eine Kataraktoperation, bei der durch Kammerwinkelspülung, durch eine Kammerwinkelvertiefung und durch Auftreten einer Kammerwinkelspannung ein Effekt entsteht, der der Lasertrabekuloplastik nicht ganz unähnlich ist und der zu einer Drucksenkung führt. Diese Drucksenkungen sind hinlänglich beschrieben. Hieraus ergibt sich, daß jede Kataraktoperation eine Drucksenkung nach sich zieht. Auch dies kann bereits als kombinierte Glaukom-Kataraktoperation bezeichnet werden.

Als kombinierte Operationen sind folgende Operationen üblich: ICCE + IOL + TE [2], ECCE + IOL + TE [19], Phako + IOL + TE [21], Phako + Weichlinse + TE [13], Phako + Weichlinse + TE + Mitomycin [12, 16]. Das operative Vorgehen ist geringgradig unterschiedlich. Bei der möglichen Weichlinsenimplantation ist darauf zu achten, daß das Läppchen geringgradig breiter ist als 3,2 mm, die für die Weichlinsenimplantation benötigt werden (Abb. 1). Es wird zunächst das Läppchen präpariert, danach ein Tunnel gebildet und die Phakoemulsifikation auf übliche Weise durchgeführt. Die Weichlinse wird durch den Tunnel implantiert und danach eine rechteckige Exzision, wie bei der Trabekelektomie üblich, angelegt. Das Läppchen wird durch 2 Nähte verschlossen.

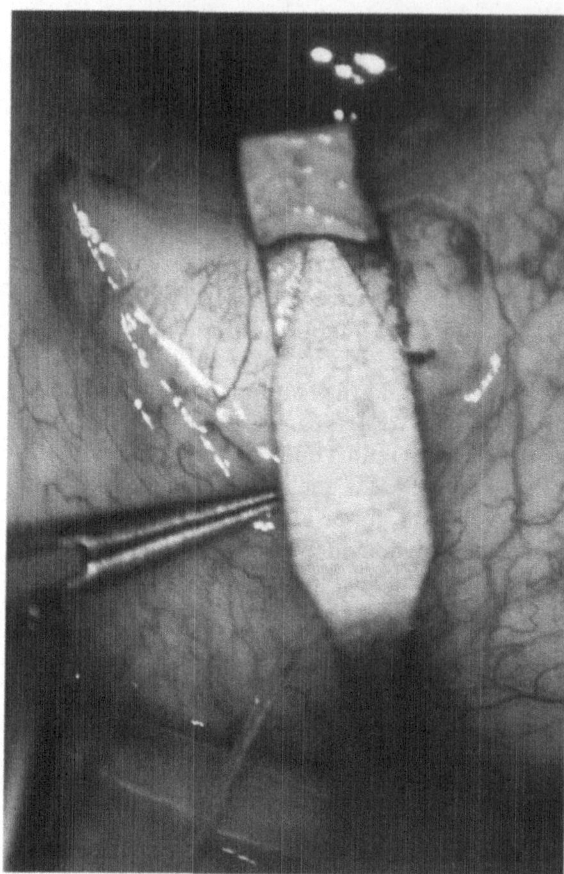

Abb. 1. Präparation des Tunnels bei kombinierter Phako + Weichlinse + TE

Die gleichzeitige Operation besteht in der Regel aus einer fistulierenden Operation, wie z. B. der Trabekelektomie, der Trabekelektomie und Mitomycin, oder aber auch einer Trabekulotomie. Diese operativen Eingriffe werden in der Regel bei der 12-Uhr-Position durchgeführt. Die Kataraktoperation erfolgt dann von temporal, so daß es sich hier um zwei Operationen handelt, die nur während des gleichen operativen Eingriffes durchgeführt werden [7, 3].

Nachbehandlung

Die Nachbehandlung entspricht der Nachbehandlung bei einer fistulierenden oder anderen Glaukomoperation und zeigt in der Regel keine Besonderheiten. Die operativen Ergebnisse sind sicher deutlich abhängig vom Operateur. Geht man die Literatur durch und faßt diese Arbeiten zusammen, so kann man überschlagsmäßig feststellen, daß bei der integrierten Operation ungefähr 4 mm Drucksenkung nach einem Jahr resultiert. Bei der kombinierten Operation ergeben sich aus der Literatur bei ICCE + IOL + TE 7 mm, bei ECCE + IOL + TE 3 mm, bei Phako + IOL + TE 3–7 mm, bei Phako + Weichlinse + TE bis 8 mm und bei Phako + Weichlinse + TE + Mitomycinapplikation bis 11 mm jeweils nach einem Jahr [14, 6, 10, 4, 18]. Bei gleichzeitiger Operation ergibt sich, wenn eine Trabekelektomie bei temporaler Kataraktoperation durchgeführt wird, eine Drucksenkung von 7 mm.

Zusätzlich zu den für Katarakt- und Glaukomoperationen üblichen Komplikationen möchten wir noch einmal besonders auf eine mögliche Deformierung der Weichlinse hinweisen. Diese kann auftreten, wenn das Läppchen etwas zu schmal an der Basis angesetzt wird, dadurch die Tunnelbildung etwas schmal gerät und die Weichlinse durch einen zu engen Tunnel hindurchgedrückt werden muß (Abb. 2). Die Ergebnisse der Laser-Flare-Cell-Meter-Untersuchungen ergeben, daß der postoperative Reizzustand etwas höher liegt als bei den isolierten einzelnen Eingriffen.

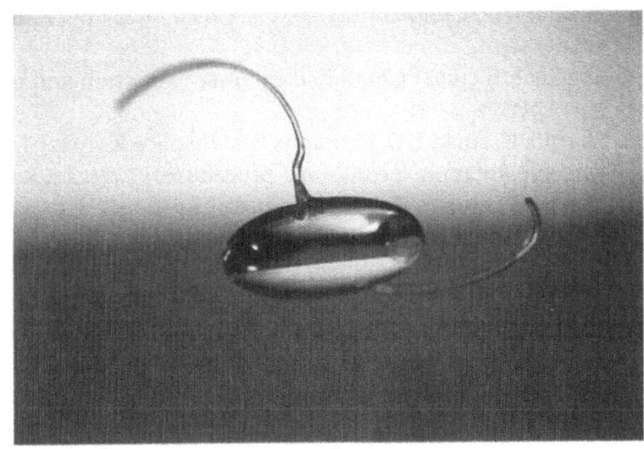

Abb. 2. Einriß in der Optik und Abknickung der Haptik einer Silikonlinse nach Versuch der Implantation durch zu schmalen Tunnel

Literatur

1. Bloomberg LB (1996) Modified trabeculectomy/trabeculotomy with no-stitch cataract surgery. J Cataract Refract Surg 22(1): 14–22
2. Bregeat P (1975) Trabekulektomie und intrakapsulare Kataraktextraktion in einer Sitzung. Klin Monatsbl Augenheilkd 167(4): 505–515
3. Caprioli J, Park HJ, Weitzman M (1996) Temporal corneal phacoemulsification combined with superior trabeculectomy: a controlled study. Trans Am Ophthalmol Soc 94: 451–463; discussion 463–468
4. Cohen JS, Greff LJ, Novack GD, Wind BE (1996) A placebo-controlled, double-masked evaluation of mitomycin C in combined glaucoma and cataract procedures. Ophthalmology 103(11): 1934–1942
5. Demailly P, Gruber D, Kretz G (1989) Traitement du glaucome primitif chronique a angle ouvert. Resultats fonctionnels a long terme. J Fr Ophtalmol 12 (8–9): 527–5346.
6. Francois J (1969) Kombinierte Glaukom- und Kataraktoperation. Klin Monatsbl Augenheilkd 155(5): 608–615

7. Gayton JL, Van der Karr MA, Sanders V (1996) Combined cataract and glaucoma procedures using temporal cataract surgery. J Cataract Refract Surg 22(10): 1485–1491
8. Gunning FP, Greve EL (1991) Uncontrolled primary angle closure glaucoma: results of early intercapsular cataract extraction and posterior chamber lens implantation. Int Ophthalmol 15(4): 237–247
9. Kusber M, Aust W (1991) Kunststofflinsenimplantation bei Katarakt-Patienten mit Glaukom. Klin Monatsbl Augenheilkd 198(3): 185–189
10. Lederer CM Jr (1996) Combined cataract extraction with intraocular lens implant and mitomycin-augmented trabeculectomy. Ophthalmology 103(7): 1025–1034
11. Mori M, Araie M, Koseki N, Yamagami S (1993) Analysis of the effect of PC-IOL implantation on intraocular pressure control in glaucoma eyes using the life-table method. Nippon Ganka Gakkai Zasshi 97(2): 217–224
12. Murchinson JF Jr, Shields MB (1989) An evaluation of three surgical approaches for coexisting cataract and glaucoma. Ophthalmic Surg 20(6): 393–398
13. Parker JS, Gollamudi S, John G, Stark WJ (1992) Combined trabeculectomy, cataract extraction, and foldable lens implantation. J Cataract Refract Surg 18(6): 582–585
14. Renard G, Louka B, Legeais JM, Pouliquen Y (1990) L'intervention combinee glaucome et cataracte. Comparaison de deux techniques operatoires. J Fr Ophtalmol 13(11–12): 569–574
15. Shields MB (1982) Combined cataract extraction and glaucoma surgery. Ophthalmology 89(3): 231–237
16. Skorpik C, Gnad HD, Paroussis P, Menapace R (1987) Trabeculectomy and intraocular lens implantation: a combined procedure. J Cataract Refract Surg 13(1): 39–42
17. Spaeth GL (1980) The management of patients with conjoint cataract and glaucoma. Ophthalmic Surg 11(11): 780–783
18. Spaeth PG (1970) Combined cataract and glaucoma surgery. Trans Aust Coll Ophthalmol 2: 60–66
19. Wedrich A, Menapace R, Hirsch U, Papapanos P, Derbolav A, Ries E (1996) Comparison of results and complications following combined ECCE-trabeculectomy versus small-incision-trabeculectomy and posterior chamber lens implantation. Int Ophthalmol 20(1–3): 125–129
20. Wishart PK, Atkinson PL (1989) Extracapsular cataract extraction and posterior chamber lens implantation in patients with primary chronic angle-closure glaucoma: effect on intraocular pressure control. Eye 3: 706–712
21. Yalvac I, Airaksinen PJ, Tuulonen A (1997) Phacoemulsification with and without trabeculectomy in patients with glaucoma. Ophthalmic Surg Lasers 28(6): 469–475

Erste Erfahrungen mit der Viscocanalostomie mit tiefer Skleraresektion

M.R. Tetz, H.E. Völcker, Ch. Nimsgern, V. Jolevska und G.U. Auffarth

Zusammenfassung

Einführung: Bei der Viscocanalostomie nach Stegman handelt es sich um ein die Vorderkammer nicht eröffnendes glaukomchirurgisches Verfahren. Wir möchten unsere ersten Erfahrungen mit der Viscocanalostomie mit tiefer Skleraresektion als Alternative zu traditionellen filtrierenden glaukomchirurgischen Verfahren aufzeigen.

Patienten und Methode: 50 Augen von 44 Patienten (Alter 60,2 ± 20,5 Jahre) wurden per Viscocanalostomie operiert. Die Nachuntersuchung der Patienten erfolgte in 2- bis 4wöchigen Intervallen, die vorgestellten Ergebnisse beinhalten die 5-Monats-Daten (1–8).

Ergebnisse: Der Intraokulardruck ließ sich bei 72,0% der Augen auf ≤17 mm Hg senken. Durchschnittlich konnte eine Drucksenkung von 24,2 mm Hg (± 5,8) auf 14,2 (± 5,8) erzielt werden. Die notwendige antiglaukomatöse Medikation reduzierte sich von durchschnittlich 3,4 (± 1,2) auf 1,4 (± 1,3) Wirkstoffe.

Als Komplikationen traten 2 transiente Hyphämata und 3 transiente Druckanstiege für maximal 3 Tage auf.

Die ersten Ergebnisse sind ermutigend und zeigen auch bei komplizierter Ausgangssituation eine gute Alternative zu anderen filtrierenden Operationstechniken ohne den Einsatz von Antimetaboliten.

Summary

Introduction: Stegman's viscocanalostomy is a nonperforating antiglaucomatous procedure. Our first results from viscocanalostomy with deep scleral resection are reported herein.

Patients and Method: 44 patients (50 eyes, mean age 60.2 ± 20.5 years) ultimately entered the study. All eyes were operated on by viscocanalostomy by two surgeons. The follow-up was performed on a 2–4 weekly basis. The results reported here are based on the data of 5 months.

Results: The intraocular pressure (IOP) could be decreased in 72.0% of all eyes ≤17 mm Hg. The mean IOP was reduced from 24.2 (± 5.8) to 14.2 mm Hg (± 5.8). Only 1.4 antiglaucomatous medication was needed postoperatively (versus preoperatively 3.4). 86% of visual fields tested showed no progression of visual field loss.

There were few complications: two transient hyphemata and three IOP increases. First experiences in viscocanalostomy seem to be very encouraging. Even in complicated cases the method rendered an alternative to fistulating surgical techniques based on the results of the 5-months data.

G. Duncker et al. (Hrsg.)
12. Kongreß der DGII 1998

Einführung

Bei der Viscocanalostomie nach Stegman handelt es sich um ein nichtperforierendes glaukomchirurgisches Verfahren, bei dem die Abflußwege via Schlemm-Kanal und uveoskleral wieder eröffnet werden (Abb. 1). Erste klinische Untersuchungen wurden von Stegman vor 8 Jahren durchgeführt, in der jetzigen Form existiert die Operationstechnik seit ca. 4 Jahren [5]. Wir möchten unsere ersten Erfahrungen mit der Viscocanalostomie mit tiefer Skleraresektion als Alternative zu traditionellen filtrierenden glaukomchirurgischen Verfahren aufzeigen. Insbesondere interessierte, inwieweit bei komplizierten Ausgangssituationen, z. B. nach längerer medikamentöser Vorbehandlung oder Voroperationen, sich mit diesem Verfahren Drucksenkungen erzielen lassen.

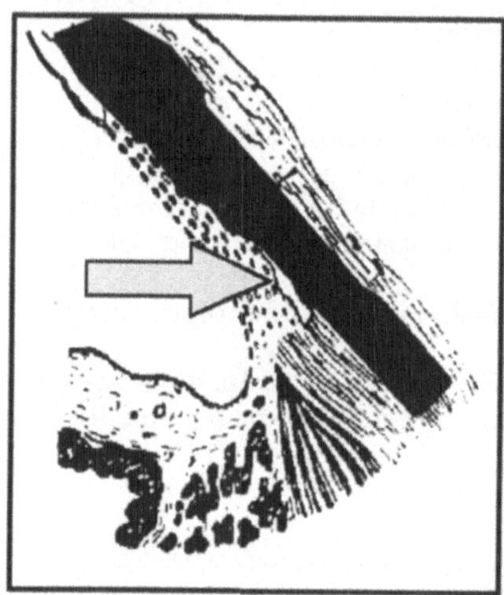

Abb. 1. Schematische Darstellung der bei der Viscocanalostomie resezierten Gewebeanteile (*schwarz*), entsprechend einer tiefen Skleraresektion, einer „Entdachung" des Schlemm-Kanals (*Pfeil*) und „Ausdünnung" des anterioren Trabekelwerks

Patienten und Methode

50 konsekutive Augen von 44 Patienten mit einem Durchschnittsalter von 60,2 Jahren (± 20,5) wurden mit der Viscocanalostomie mit tiefer Skleraresektion operiert. Hierbei wurde ein 40–50% tiefer Korneoskleraldeckel mit torbogenförmigem Profil und 4,5 × 4,5 mm Abmessung bis in die klare Hornhaut präpariert. Die Resektion des 3 mm tiefen Korneosklerallappens gleicher Geometrie erfolgte unter gleichzeitiger Entdachung des Schlemm-Kanals und Präparation bis auf die Descemet-Membran. Das entstehende Sklerakissen und der Schlemm-Kanal wurden mit Healon GV aufgefüllt.

Die Nachuntersuchung der Patienten erfolgte in 2- bis 4wöchigen Intervallen, die vorgestellten Ergebnisse beinhalten die 5-Monats-Daten (1–8 Monate). Die vorhandenen Glaukomtypen sind in Tabelle 1 aufgelistet. 77% der Augen wiesen vorausgegangene drucksenkende Eingriffe auf. Die durchgeführten

Tabelle 1. Glaukomtypen (n=44)

Art	Anzahl
PCOWG	15
Pseudoexfoliationsglaukom	14
Pigmentdispersionsglaukom	4
OWG m. i. Zugang eing. KW	2
Kongenitales Glaukom	1
Aphakieglaukom	2
Andere Sekundärglaukome	4
Juvenile Glaukome	2

Tabelle 2. Drucksenkende Voroperationen (44 Patienten, Mehrfachnennungen möglich)

Art	Anzahl
ALTP	19
Iridektomie	15
Filtrierende Op	12
Zyklodestruktive Op	4
Trabekulotomie	1

Tabelle 3. Anzahl der präoperativ verwendeten Medikamentenwirkstoffe (Anzahl absolut, n=50 Augen)

Anzahl Med.	Anzahl Augen (präop. in Prozent)	Anzahl Augen (postop. in Prozent)
0	0	32
1	10	28
2	4	20
3	32	12
4	42	8
5	10	0
6	2	0

Operationen sind der Tabelle 2 zu entnehmen. Alle Patienten waren längerfristig medikamentös vortherapiert (Tabelle 3).

Bei insgesamt 14 Patienten wurde bisher eine reproduzierbare Perimetrie (Oktopus 500 30-Grad-Perimetrie, Programm 38) mindestens 6 Monate postoperativ durchgeführt und ausgewertet.

Ergebnisse

Der Intraokulardruck ließ sich bei 72,0% der Augen auf ≤17 mm Hg (definierter Zielwert) applanatorisch senken. Durchschnittlich konnte eine Drucksenkung von 24,2 ± 5,8 mm Hg auf 14,2 ± 45,8 mm Hg erzielt werden. Alle Werte stellen gemittelte Werte aus 4 Einzelmessungen dar, die zu unterschiedlichen Tageszeiten gewonnen wurden. Die antiglaukomatöse Medikation reduzierte sich von durchschnittlich 3,4 (± 1,2) auf 1,4 (± 1,3) Wirkstoffe (s. Tabelle 3).

Bei 60% der Augen war kein oder maximal ein Medikament postoperativ erforderlich. Bei 14 Augen konnten bisher die Gesichtsfeldbefunde prä- und 6 Monate postoperativ verglichen werden. Hierbei zeigte sich bei 7 Augen (50%) eine Verbesserung des Mean defects um mehr als 2 dB. Bei weiteren 5 (35,7%) war im Nachbeobachtungszeitraum von 6 Monaten keine Verschlechterung des Befundes feststellbar, bei 2 Augen zeigte sich eine Progredienz der Gesichtsfelddefekte (Abb. 2).

Als Komplikationen der Viscocanalostomie traten 2 transiente Hyphämata und 3 transiente Druckanstiege für maximal 3 Tage auf.

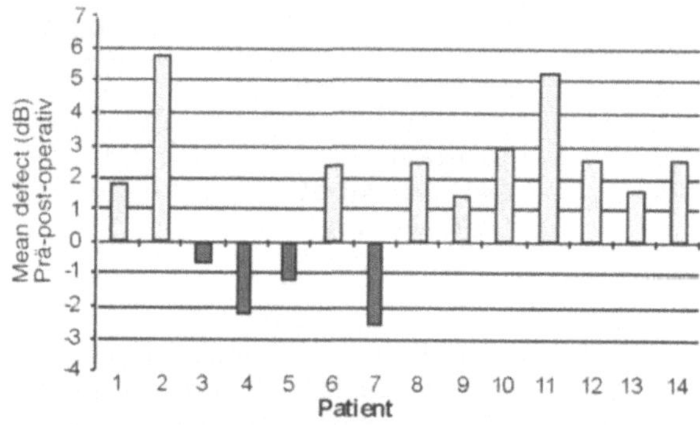

Abb. 2. Mean defect (dB): Differenz prä-, postoperativ (n=14)

Es ließ sich kein statistisch signifikanter Unterschied zwischen der durch Viscocanalostomie induzierten Drucksenkung bezüglich primär chronischem Offenwinkelglaukom (PCOWG) und Pseudoexfoliationsglaukomen finden ($p > 0,05$). Die Druckminderung bezogen auf die Einzelgruppe war statistisch signifikant (PCOWG $p=0,0009$, PEX-Glaukom $p=0,006$). Das Ausmaß der Drucksenkung war jedoch deutlich abhängig vom Ausgangsdruck (Abb. 3), und bei hohen präoperativen Tensionswerten ließen sich die niedrigsten postoperativen Drücke erzielen.

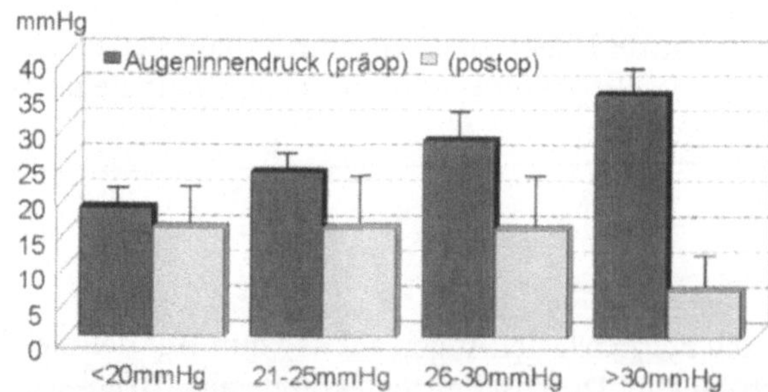

Abb. 3. Durchschnittliche Drucksenkung im Vergleich zum präoperativen Druckniveau

Diskussion

Erste Beschreibungen nichtperforierender Skleraresektionen/-inzisionen zur Glaukombehandlung finden sich bei Bettremieux [1]. Die Viscocanalostomie mit tiefer Skleraresektion beinhaltet Elemente chirurgischer Techniken der Trabekulotomie nach Harms u. Dannheim [2], der Sinosotomie nach Krasnov [4] und der tiefen Skleraresektion nach Kozlov [3].

Das Verfahren wurde in der hier durchgeführten Form erstmals von Stegman (1995, persönliche Mitteilung) durchgeführt. Nach Viscocanalostomie konnte der Intraokulardruck bei 72,0% der operierten Augen auf ≤17 mm Hg gesenkt werden.

Die Anwendung antiglaukomatöser Medikation konnte bei 30 Augen (60%) auf maximal einen Wirkstoff reduziert werden. In 86% zeigte sich bei der durchgeführten Perimetrie keine Progression der Gesichtsfelddefekte. Vor allem bei präoperativen Werten > 25 mm Hg bzw. 39 mm Hg kann durch das OP-Verfahren eine besonders effektive Drucksenkung erzielt werden. Nicht indiziert erscheint uns die Viscocanalostomie bei Augen mit sekundärem Winkelblock (z. B. bei Rubeosis und ausgeprägten Goniosynechien). Bei Berücksichtigung dieser Einschränkung zeigen sich eine insgesamt niedrige Komplikationsrate und eine relativ hohe Wirksamkeit. In weiteren Studien muß die Langzeitwirkung des Verfahrens untersucht werden.

Literatur

1. Bettremieux V (1908) A simple sclerotomy. Ann Ocul 139: 385
2. Harms H, Dannheim R (1969) Epicritical consideration of 300 cases of trabeculotomy „ab externo". Trans Ophthalmol Soc UK 89: 491–499
3. Kozlov VI, Bagrov SN, Anisimova SY, Osibov AV, Mogilevtsev VV (1989) Non penetrating deep sclerectomy with collagen. IRTC Eye Microsurgery. RSFSR Ministry of Public Health (Moscow): 44–46
4. Krasnov MM (1969) Microsurgery of glaucoma. Am J Ophthalmol 67 (6): 857–864
5. Stegman R, pers. Mitteilung und Eurotimes 09/98

Die lamelläre Sklerektomie ohne Kollagenimplantat – erste klinische Ergebnisse

M. Schulte und H. Bleckmann

Zusammenfassung. Die lamelläre Sklerektomie ist ein neues Verfahren in der filtrierenden Glaukomchirurgie. In einer retrospektiven Studie mit 20 Patienten untersuchten wir die durch diese Operation erzielte effektive Drucksenkung und schätzten die Vor- und Nachteile gegenüber herkömmlichen Verfahren ein. Der mittlere Beobachtungszeitraum betrug 15 ± 5 Wochen. Bei allen Patienten (11 Patienten mit Glaukom-Voroperationen) wurde eine lamelläre Sklerektomie vorgenommen. Unsere Technik ist eine Modifikation der von Zimmermann et al. 1984 entwickelten Glaukomoperation [11]. Nach limbusnaher Bindehautpräparation wurde ein oberflächliches Skleraläppchen geschaffen mit anschließender tiefer Sklerektomie bis auf die Descemet-Membran unter Eröffnung des Schlemm-Kanals. Es folgte eine Mitomycin-C-Applikation vor Refixation des oberflächlichen Skleraläppchens.

Der mittlere präoperative Augeninnendruck ohne Therapie betrug 36 ± 11 mm Hg und sank zum Ende des Beobachtungszeitraums auf 15 ± 5 mm Hg. Das entspricht einer mittleren Drucksenkung von 21 ± 14 mm Hg (59%). Bei 2 von 20 Patienten kam es zu skleralen Durchbrüchen (Umwandlung in eine Trabekulektomie), und in 2 von 18 Fällen wurde aufgrund ungenügender Drucksenkung eine Revisionsoperation nötig. 16 von 18 Patienten sind ohne zusätzliche antiglaukomatöse Medikamente druckreguliert.

Die nichtperforierende lamelläre Sklerektomie stellt eine sichere alternative Methode der Glaukomchirurgie dar. Sie führt auch ohne Einlage eines Kollagenimplantates zu einer effektiven Drucksenkung mit weniger Komplikationen als die Trabekulektomie. Den langfristig drucksenkenden Effekt untersuchen wir in weiterführenden Studien.

Summary. The study has been designed to compare the effectivity and safety of a new approach to glaucoma surgery with established methods. This retrospective study of 20 patients with an observation time of 15 ± 5 weeks included 11 eyes with former antiglaucoma surgery. Sclerectomy was performed after conjunctival incision, scleral triangle preparation with base at the limbus, and sclerectomy within the blue-white margin until aqueous outflow was demonstrated with fluorescein. Mitomycin 0.2 mg/ml for 2 min was applied before refixating the scleral flap. Preoperative pressure was 36 ± 11 mm Hg and was found to be 15 ± 5 mm Hg at the last follow-up. The median of pressure reduction exhibits 21 ± 14 mm Hg, which is 59%. In two patients, scleral perforations occurred and were converted to trabeculectomy. In two further patients, a revision was necessary because of unregulated IOP. Lamellar nonperforating sclerectomy proves to be as safe and effective a procedure as other methods of glaucoma surgery. Sclerectomy leads to intraocular pressure reduction with less complications in comparison with trabeculectomy.

G. Duncker et al. (Hrsg.)
12. Kongreß der DGII 1998

Einleitung

Die lamelläre Sklerektomie ist eine nichtperforierende filtrierende Glaukomoperation. Zimmermann (1984) und Kozlov (1990) beschrieben dieses Operationsverfahren [11, 6]. Es wird dabei ein Kammerwasseraustritt durch eine dünne Trabekulo-Descemt-Membran in den subkonjunktivalen Raum erzielt. Es erfolgten Variationen dieser Methode durch Einlage eines Kollagenimplantes [6, 4, 9] oder Injektion eines viskoelastischen Materials [10] zur Verhinderung einer Vernarbung oder Zystenbildung des Sickerkissens bzw. Offenhalten des Filtrationsbereiches. Bei der lamellären Sklerektomie wird im Gegensatz zu den o. g. Methoden weniger weit in den kornealen Bereich präpariert. Bei dieser Studie wurde kein Kollagenimplantat verwendet, sondern Mitomycin appliziert, um den Filtrationseffekt langfristig zu gestalten.

Material und Methoden

Diese retrospektive Studie bezieht sich auf 20 Patienten. Das Patientenalter lag bei 68 ± 10 Jahren. Das Patientenkollektiv bestand aus 11 Männern und 9

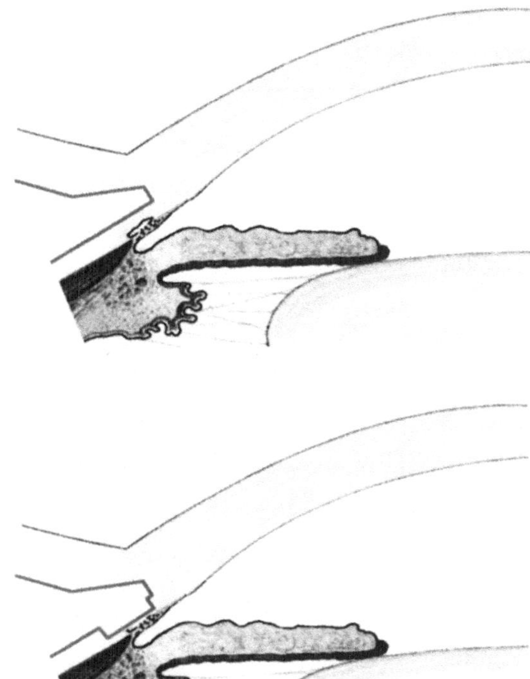

Abb. 1. Präparation eines triangulären oberflächlichen Skleralappens

Abb. 2. Anlegen der tiefen Sklerektomie im Bereich des Schlemm-Kanals bzw. dessen Umgebung

Frauen. Drucksenkende Operationen, z. B. LTP, Zyklokryokoagulationen wurden bereits bei 11 Patienten durchgeführt. Der durchschnittliche Beobachtungszeitraum betrug 15 ± 5 Wochen. In 16 Fällen handelte es sich um ein primäres Offenwinkelglaukom, in 3 Fällen um ein Pseudoexfoliationsglaukom, und ein Patient hatte ein chronisches Engwinkelglaukom.

Das von uns angewandte Operationsverfahren ist in den Abb. 1 und 2 dargestellt. Die Operation wurde unter Parabulbäranästhesie vorgenommen. Nach limbusnaher Bindehauteröffnung wurde ein triangulärer oberflächlicher Skleralappen (ca. 2/3 Skleradicke) präpariert (Abb. 1). Anschließend erfolgte die tiefe Sklerektomie bis in die Blau-Weiß-Grenze unter Eröffnung des Schlemm-Kanals bzw. dessen Umgebung (Abb. 2). Mit der Fluoreszeinprobe wurde der Kammerwasseraustritt nachgewiesen. Abschließend wurde ein Mitomycinschwämmchen mit einer Konzentration von 0,2 ml/mg für eine Minute appliziert. Nach gründlicher Spülung erfolgte die Readaptation des oberflächlichen Skleralappens und der Bindehaut.

Zur Ermittlung des Augeninnendrucks nutzten wir das Applanationstonometer nach Goldmann.

Ergebnisse

Der präoperativ bestimmte Augeninnendruck betrug ohne Therapie 36 ± 11 mm Hg. Bei maximaler Therapie ermittelten wir Druckwerte von 28 ± 6 mm Hg. Bei der letzten Kontrolle im Nachbeobachtungszeitraum von durchschnittlich 15 Wochen sank der Augeninnendruck auf 15 ± 5 mm Hg (Abb. 3). Das entspricht, bezogen auf den Ausgangsdruckwert ohne Therapie (mit Therapie), einer Drucksenkung von 21 ± 14 mm Hg (14 ± 6 mm Hg). Der durchschnittliche Medikamentenverbrauch sank von 2,4 präoperativ auf 0,3 postoperativ. Es zeigte sich hinsichtlich der unterschiedlichen Glaukomformen kein statistisch signifikanter Unterschied in den Druckverläufen. In 2 von

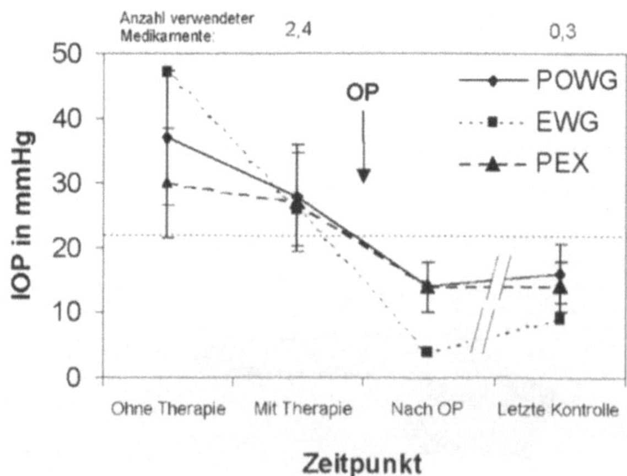

Abb. 3. Durchschnittliche IOD-±-Standardabweichung ohne Therapie, mit Therapie, am 1. postoperativen Tag ohne Therapie und nach durchschnittlich 15 ± 5 Wochen nach Indikationsgruppen aufgegliedert [(*POWG* primäres Offenwinkelglaukom (n=14), *EWG* chronisches Engwinkelglaukom (n=1), *PEX* Kapselhäutchenglaukom (n=3)]

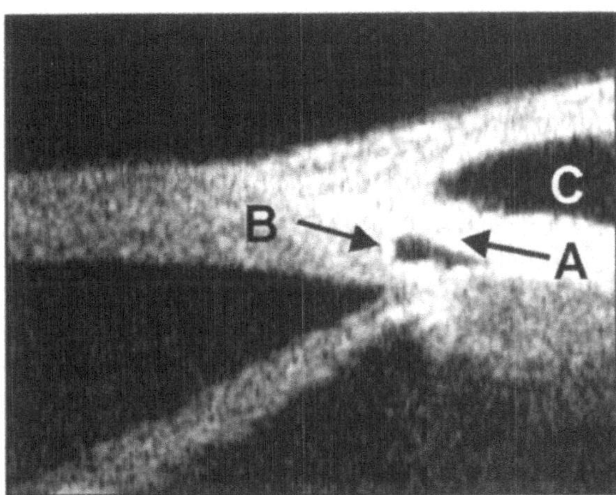

Abb. 4. Ultraschall-Biomikroskopie 3 Monate postoperativ. Das readaptierte Skleraläppchen (*A*) und der darunter befindliche Sickerpool (*B*) sowie das konjunktivale Sickerkissen (*C*) sind gut erkennbar

20 Operationen kam es zu nichtintendierten Vorderkammereinbrüchen; diese konnten komplikationslos in eine Trabekulektomie umgewandelt werden. Diese beiden und die übrigen 18 Patienten waren bei der letzten Kontrolluntersuchung (2 Patienten mit antiglaukomatöser Therapie) druckreguliert. Es mußte jedoch im postoperativen Verlauf bei 2 Patienten eine Revision zur Druckregulierung vorgenommen werden, zum einem eine Suturolyse und zum anderen eine tiefere Präparation des epitrabekulären Gewebes.

Die Abb. 4 zeigt eine ultraschallbiomikroskopische Aufnahme einer Patientin 3 Monate nach lamellärer Sklerektomie. Bei dieser Patientin entstand ein Sickerkissen, das sich nicht bei allen Patienten, trotz Druckregulation, ausbildete. Gut sichtbar sind die verbleibende trabekulokorneale Membran und der darüber befindliche Sickerpool.

Diskussion

Die lamelläre Sklerektomie stellt ein Verfahren der filtrierenden Glaukomchirurgie dar, das in seinen Grundzügen bereits vor mehr als 10 Jahren konzipiert wurde [11, 5, 6], aber bis heute nur geringe Beachtung fand. Das Verfahren erfuhr, wie in der Einleitung ausgeführt, verschiedene Modifikationen. Die Frage bleibt offen, ob die Senkung des Augeninnendruckes nach einem einheitlichen Modus erfolgt.

Allen Verfahren gemeinsam ist das Ziel der Fistulation (oder Filtration) von Kammerwasser zur Drucksenkung durch einen *nichtperforierenden* Eingriff. Aus diesem Grund sind postoperative Abflachung der Vorderkammer oder Auftreten eines Hyphämas in dieser Studie als Perforation interpretiert worden und diese Patientendaten nicht in die Auswertung eingeflossen. Patienten mit intraoperativen skleralen Vorderkammerdurchbrüchen sind in eine konventionelle Trabekulektomie umgewandelt worden. Sie zeigten ebenfalls eine befriedigende postoperative Drucksenkung, wie es bereits von Sanchez 1997 [9] beschrieben wurde. Der Nachteil dieser Methoden sind daher die hohen Anforderungen an den Operateur und lernkurvenbedingte Komplikationen wie die eben erwähnten Vorderkammereinbrüche bei zu tiefer Präparation.

Geht man davon aus, daß die Vorderkammer bei der tiefen Sklerektomie stets erhalten bleibt und nicht flach oder aufgehoben ist, sollte das Verfahren auch bei Glaukompatienten mit engem Kammerwinkel angezeigt sein. Es ist jedoch bei einem Patienten die Entwicklung eines malignen Glaukoms nach tiefer Sklerektomie, verursacht durch eine Rotation des Ziliarkörpers und Verlegung des Kammerwasserabflusses, beschrieben worden [1]. Dennoch konnte ein Patient mit sehr engem Kammerwinkel aus unserem Kollektiv komplikationslos druckreguliert werden. Ein Teil unserer Patienten unterzog sich bereits vor der lamellären Sklerektomie anderen drucksenkenden Operationen wie Argonlasertrabekuloplastik oder Zyklokryokoagulation. Da man annehmen kann, daß das Trabekelwerk an definierten Arealen durch diese Behandlung verändert war, war es nicht sicher, ob und mit welchem Erfolg die tiefe Sklerektomie eine Druckregulierung erwarten läßt. Es hat sich gezeigt, daß auch mit diesen Vorbehandlungen eine Senkung des Augeninnendruckes in allen Augen zu erreichen war.

Der Grad der Druckreduzierung durch die lamelläre Sklerektomie ist bei diesen heterogenen Glaukomaugen anderen fistulierenden Operationen durchaus vergleichbar [7], jedoch ohne die bekannten Nebeneffekte wie Hyphäma, flache Vorderkammer, choroidale Abhebung mit Bulbushypotonie. Uns ist bisher in der Literatur keine Angabe über die Kataraktentwicklung nach Sklerektomie bekannt geworden, möglicherweise ist die Kontrollzeit bei dieser noch wenig gewählten Methode für diese Angabe nicht ausreichend.

Die lamelläre Sklerektomie mit Mitomycinapplikation und die tiefe Sklerektomie mit Implantation eines Kollagenimplantates erreichen vergleichbare drucksenkende Effekte [9, 4]. Demailly berichtete dabei über eine signifikant bessere Drucksenkung ohne Anwendung eines Kollagenimplantates nach tiefer Sklerektomie verglichen mit Patienten mit Kollageneinlage, jedoch ohne Antimetabolitenapplikation. Durch den Verzicht auf die Kollagenimplantateinlage werden mögliche Probleme wie z. B. Fremdkörpergefühl, Granulombildung, Entzündung oder Dislokation vermieden. Da wir bei unseren Patienten nach lamellärer Sklerektomie die Druckregulierung mit und ohne Ausbildung eines Sickerkissens fanden, ist die Frage offen, welche Mechanismen des Kammerwasserabflusses zur Regulierung des Augeninnendruckes führten. Bei den Patienten mit Ausbildung eines Sickerkissens wird der Abfluß hauptsächlich, wie in unseren ultraschallbiomikroskopischen Untersuchungen und ebenfalls von Chiou 1996 [1] geschilderten Ergebnissen, über die trabekulokorneale Membran unter den Skleralappen und von dort den subkonjunktivalen Raum erfolgen. Chiou fand bei Patienten mit überdurchschnittlicher Drucksenkung nach tiefer Sklerektomie einen echoarmen suprachoroidalen Raum, posterior der Sklerektomie gelegen. Dabei könnte es sich um eine Abflußmöglickeit des Kammerwassers in den suprachoroidalen Raum oder um eine Ziliarkörperablösung handeln. Ähnliche Strukturen konnten wir bisher nicht feststellen. Weiterführende Studien müssen die Frage der langfristigen Drucksenkung und der Wirkungsmechanismen dieser Methoden beantworten.

Literatur

1. Chiou AGY et al. (1996) Glaucome malin par blocage ciliaire après sclérectomie profunde-imagerie par biomicroscope à ultrasons. Klin Monatsbl Augenheilkd 208: 279–281
2. Chiou AGY et al. (1996) Ultrasound biomicroscopy of eyes undergoing deep sclerectomy with collagen implant. Br J Ophthalmol 80: 541–544
3. Demailly MN et al. (1996) La sclérectomie profonde non perforante associée à la pose d'un implant de collagène dans le glaucome primitif à angle ouvert. Résultats rétrospectifs à moyen terme. J Fr Ophthalmol 11: 659–666
4. Demailly MN et al. (1997) Non-penetrating deep sclerectomy (NPDS) with or without collagen device (CD) in primary open-angle glaucoma: middle-term retrospective study. International Ophthalmology 20: 131–140
5. Fyodorov SN et al. (1990) Nonpenetrating deep sclerectomy in open angle glaucoma. Ophthal Surg 3: 52–55
6. Kozlov VI et al. (1990) Non penetrating deep sclerectomy with collagen. Ophthalmosurgery: 44–46
7. Lamping KA et al. (1986) Long-term evaluation of initial filtration surgery. Ophthalmology 93: 91–100
8. Sanchez E et al. (1997) Résultats comparatifs de la sclérectomie profonde transformée trabéculectomie et de la trabéculectomie classique. Klin Monatsbl Augenheilkd: 261–264
9. Sanchez E et al. (1997) Deep sclerectomy: results with and without collagen implant. International Ophthalmology 20: 157–162
10. Tetz M (1998) Early experiences with viscocanalostomy and deep sclerectomy for glaucoma surgery (Abstract). Symposium on Cataract, IOL and refractive surgery: 95
11. Zimmermann TJ et al. (1984) Trabeculectomy vs non penetrating trabeculectomy. A retrospective study of two procedures in phacic patients with glaucoma. Ophthal Surg 15: 734–740

Die kombinierte Katarakt-Glaukom-Operation (Spätergebnisse)

O.E. Schnaudigel

Zusammenfassung. Die kombinierte Glaukom-Katarakt-Operation mit Bindehauteröffnung am Limbus ist seit Juli 1996 unsere Operationsmethode der Wahl bei gleichzeitigem Bestehen von Glaukom und Katarakt. 78 Augen von 58 Patienten zeigten bis zu 16 ± 2 Monaten postoperativ bei geringen postoperativen Komplikationen eine gute Regelung des Augeninnendrucks bei allen 78 Augen, dabei 5 Augen mit kokaler zusätzlicher Glaukomtherapie. Eine Tenon-Zyste mit Druckanstieg, wie sie bei bis zu 15% der Patienten auftreten kann, wurde bei fornixständigen Bindehautlappen nicht mehr beobachtet.

Summary. The combined glaucoma-cataract-operation with conjunctival incision in the limbal area has been our method of choice in combined surgery since July 1996. Seventy eight eyes of 58 patients showed good results regarding IOP 16 ± 2 months postoperatively, with a low number of postoperative complications in all 78 eyes, only 5 eyes needing additional local medication. A Tenon's cyst with IOP rise, seen in up to 15% of combined surgery, was not present in our group of fornix-based conjunctival flap.

Einleitung

Bei Patienten in der Altersgruppe um 75 Jahre finden wir in 15% der Fälle gleichzeitig das Auftreten von Glaukom und Katarakt. Wir haben in diesen Fällen 3 Möglichkeiten: Zuerst die Durchführung der Glaukomoperation, erst später erfolgt die Kataraktoperation, heutzutage beispielsweise über einen Kornealschnitt unter Schonung des Filterkissens.

Zuerst die Kataraktoperation, zu einem späteren Zeitpunkt die Glaukomoperation.

Die kombinierte Glaukom-Katarakt-Operation in einer Sitzung.

Schon bald nach der Einführung der erfolgreichen Goniotrepanation nach Elliot-Fronimopoulos zur operativen Behandlung der Glaukome im Jahre 1969 hat Hommer aus Linz [1] diese fistulierende Operationsmethode mit einer Kataraktextraktion kombiniert. Diese Techniken wurden frühzeitig übernommen; schon 1978 konnten wir über erste Langzeitergebnisse dieser Methode berichten [4]. Wir haben diese Techniken laufend weiterentwickelt unter Einsatz der Goniotrepanation und der Phakoemulsifikation mit Linseneinpflanzung in den Kapselsack.

Wir sehen die Indikation zur kombinierten Glaukom-Katarakt-Operation dann gegeben, wenn der Augeninnendruck über 22 mm Hg liegt, der präope-

G. Duncker et al. (Hrsg.)
12. Kongreß der DGII 1998

rative Visus unter 0,3 ist und eine Papillenexkavation von 0,7 und mehr vorliegt; diese Indikationsschritte gelten einzeln oder in Kombination.

Material und Methode

Seit Juli 1996 verwenden wir bei unserer Technik eine Bindehauteröffnung im Limbusbereich, nach Goniotrepanation nach Elliot-Fronimopoulos präparieren wir vom Trepanationsloch ausgehend zuerst einen 3 mm breiten Tunnel 3 mm in die Hornhaut hinein. Nach Phakoemulsifikation wird nun entweder über den 3,2 mm breiten Schnitt eine Faltlinse ins Auge implantiert, oder der Schnitt wird auf 6 mm erweitert zur Implantation einer PMMA in den Kapselsack. Schließlich wird der Skleradeckel mit 3 Einzelknopfnähten 10/0-Nylon vernäht, die Bindehaut wird im Limbusbereich mit 2 Einzelknopfnähten 10/0-Nylon adaptiert.

Bei 58 Patienten wurden 78 Augen in der oben geschilderten Weise operiert (6-mm-PMMA-Linse), und die Patienten wurden 12–18 Monate postoperativ einer Nachuntersuchung unterzogen. Es handelt sich dabei um 36 Frauen und 22 Männer, das Alter lag bei 78 ± 12 Jahren.

In 70 Fällen lag ein Offenwinkelglaukom vor, in 7 Fällen ein Engwinkelglaukom, und 1 Patient hatte einen Glaukomanfall erlitten.

Ergebnisse

Präoperativ hatte bei 72 Augen der Visus unter 0,5 gelegen, postoperativ betrug der Visus bei 62 Augen mehr als 0,6, bei 6 Augen lag er unter 0,3 wegen verschiedener Augenhintergrunderkrankungen (in 2 Fällen trockene Makuladegeneration, einmal ein zystoides Makulaödem, 2mal eine absolute Glaukompapille und einmal ein Zustand nach Durchblutungsstörung des Sehnerven) (Tabelle 1).

Der Augeninnendruck hatte präoperativ bei allen 78 Augen über 19 mm Hg gelegen, postoperativ lag er bei allen 78 Augen unter 19 mm Hg (Tabelle 2); dabei waren 5 Augen von einer lokalen Therapie abhängig (mal Betablocker, einmal Dorzolamid, einmal Kombinationspräparat aus Pilocarpin und Betablockern und einmal Clonidin).

In der postoperativen Phase hatten wir an Komplikationen 3mal einen positiven Seidel-Test bis zu 3 Tagen gesehen, eine permanente Abflachung der Vor-

Tabelle 1. Visuswerte vor und nach kombinierter Glaukom-Katarakt-Operation (n=78)

	Präoperativ	Postoperativ
Bis 0,3	35	6
0,3–0,5	37	10
0,6	6	29
0,8–1,0	0	33

	Präoperativ	Postoperativ
Bis 12		15
Bis 14		19
Bis 16		34
Bis 19	4	10
Bis 25	45	
Bis 30	17	
Bis 35	6	
Über 35	6	

Tabelle 2. Augeninnendruckwerte (mm Hg) vor und nach kombinierter Glaukom-Katarakt-Operation (n=78)

derkammer fand sich nicht; ein passager hypotoner Augeninnendruck unter 10 mm Hg hatte sich bei 14 Augen ergeben. Eine Tenon-Zyste mit oder ohne Augendruckerhöhung hatte sich nicht ausgebildet, nachdem wir in Modifikation zur früheren Operationstechnik die Bindehauteröffnung im Limbusbereich mit Readapation durch 2 Einzelknopfnähte vorgezogen hatten.

Diskussion

Die kombinierte Glaukom-Katarakt-Operation hat sich heute als Kombination der Phakoemulsifikation mit simultaner Goniotrepanation nach Elliot-Fronimopoulos oder mit Trabekelektomie nach Cairns etabliert. Die Inzision der Bindehaut wird ohne signifikante Unterschiede entweder im Limbusbereich (fornixbasaler Lappen) oder im Fornix (limbusbasaler Lappen) ausgeführt. Die Druckregulation ist in allen Varianten gleich gut, Tenon-Zysten als Spätkomplikation mit Behinderung der Filtration werden tendenziell häufiger beim limbusbasalen Bindehautlappen beschrieben.

Intraoperativ angewandtes Mitomycin C wird in der Literatur kontrovers diskutiert und meist nur für besondere Risikogruppen empfohlen [2, 3, 5, 8].

Zusammenfassend ist die dargestellte kombinierte Glaukom-Katarakt-Operation (Kombination von Goniotrepanation nach Elliot-Fronimopoulos und Phakoemulsifikation) eine sichere, komplikationsarme Methode mit guten mittelfristigen Ergebnissen.

Literatur

1. Hommer K (1972) Elliotsche Trepanation mit Skleradeckel und Stufenschnitt bei der kombinierten Glaukom-Katarakt-Operation. Klin Monatsbl Augenheilkd 160: 327–329
2. Lemon LC, Shin DH, Kim C, Bendel RE, Hughes BA, Juzych MS (1988) Limbus-based vs Fornix-based conjunctival flap in combined glaucoma and cataract surgery with adjunctive Mitomycin C. Am J O 125: 340–345
3. Murchison JF, Shields B (1990) Limbal-based vs fornix-based conjunctival flaps in combined extracapsular cataract surgery and glaucoma filtering procedure. Am J O 109: 709–715

4. Schnaudigel OE, Doden W, Hosch W (1978) Resultat bei kombinierter Glaukom- und Kataraktoperation. Klin Monatsbl Augenheilkd 173: 610–612
5. Shin DH, Ken J, Juzych MS et al. (1988) Primary glaucoma triple procedure in patients with primary open-angle glaucoma. The effect of Mitomycin C. Am J O 125: 346–352
6. Simmons ST, Litoff D, Nichols DA, Sherwood MS, Spaeth GL (1987) Extracapsular cataractextraction and posterior chamber intraocular lens implantation combined with trabeculectomy in patients with glaucoma. Am J O 104: 465–470
7. Traverso E, Tomey KF, Antonio S (1989) Limbal vs fornix-based conjunctival trabeculectomy flaps. Am J O 104: 28–32
8. Wyse T, Meyer M, Ruderman JM, Krupin T, Talluto D, Hernandez R, Rosenberg LF (1988) Combined trabeculectomy and phacoemulsification: a one-site vs a two-site approach. Am J O 125: 334–339

Der postoperative Augeninnendruck in der Kleinschnitt-Kataraktchirurgie: ein Vergleich zwischen Dorzolamid und Latanoprost

G. Rainer, R. Menapace, K. Schmetterer, C. Vass, O. Findl und M. Georgopoulos

Zusammenfassung. In der frühpostoperativen Phase nach Kataraktoperationen kommt es häufig zu hohen Augeninnendrucksteigerungen. In einer prospektiven Studie wurde der augeninnendrucksenkende Effekt von Dorzolamid- (Trusopt-) und Latanoprost- (Xalatan-)Augentropfen verglichen.

Methodik: Neunzig zur Kataraktoperation aufgenommene Patienten wurden in 3 Gruppen eingeteilt. Nach erfolgter Kataraktoperation (3,8 mm sklerokorneale Inzision, Phakoemulsifikation, Implantation einer flexiblen Intraokularlinse, Absaugen des Viskoelastikums und Belassen der Inzision ohne Naht) wurden in der ersten Gruppe Trusopt- und in der zweiten Gruppe Xalatan-Augentropfen in den Bindehautsack instilliert. Die dritte Gruppe erhielt keine Antiglaukomatosa. Der Augeninnendruck wurde 1 Tag präoperativ, 6 und 20 h postoperativ gemessen.

Ergebnisse: 6 h postoperativ stieg der mittlere Augeninnendruck in der Trusopt-Gruppe um 1,8 mm Hg in der Xalatan-Gruppe um 2,1 mm Hg und in der Kontrollgruppe um 4,8 mm Hg im Vergleich zum mittleren präoperativen Wert. Hohe Augeninnendrucksteigerungen (≥30 mm Hg) fanden sich sowohl in der Trusopt-Gruppe als auch in der Xalatan-Gruppe in je einem Fall. In der Kontrollgruppe kam es in 3 Fällen zu einem Druckanstieg ≥30 mm Hg 6 h postoperativ. 20 h postoperativ sank der mittlere Augeninnendruck in der Trusopt-Gruppe um 0,9 mm Hg und in der Xalatan-Gruppe um 0,2 mm Hg; in der Kontrollgruppe kam es zu einem Anstieg um 0,7 mm Hg im Vergleich zum mittleren präoperativen Wert.

Schlußfolgerung: Der frühpostoperative Augeninnendruckanstieg nach Kleinschnitt-Kataraktchirurgie kann durch Gabe von Trusopt- oder Xalatan-Augentropfen reduziert werden. Hohe postoperative Augeninnendrucksteigerungen (≥30 mm Hg) können dadurch jedoch nicht vermieden werden.

G. Duncker et al. (Hrsg.)
12. Kongreß der DGII 1998

Drucksenkender Effekt der Kataraktoperation bei relativem anteriorem Mikrophthalmus (RAM)

G.U. Auffarth, Y. Biazid, M.R. Tetz und H.E. Völker

Zusammenfassung

Hintergrund: Patienten mit relativem anteriorem Mikrophthalmus zeichnen sich durch einen schmaler gebauten vorderen Augenabschnitt mit horizontalen Hornhautdurchmessern von ≤11 mm bei normaler Achsenlänge aus. Dadurch liegen bei diesen Patienten häufig flache Vorderkammertiefen von knapp 2 mm vor, was eine hohe Glaukominzidenz mit schwer einstellbaren Druckschwankungen bedingt. Oft kann nur die Entfernung der für den schmalen Vorderabschnitt relativ gesehen zu großen Linse eine deutliche und andauernde Drucksenkung bewirken.

Patienten und Methoden: 79 Patienten mit relativem anteriorem Mikrophthalmus (RAM) im Alter von 75,8 ± 10,8 Jahren wurden im Rahmen von 112 Kataraktoperationen prä- und postoperativ bezüglich der Vorderkammertiefe, des Druckverhaltens und der antiglaukomatösen Therapie untersucht.

Resultate: Die Tensionswerte lagen vor Kataraktoperation im Mittel unter Therapie mit 1,3 ± 1,4 Glaukommedikamenten bei 16,5 ± 5,8 mm Hg (Bereich 10–45 mm Hg). Postoperativ ergab sich eine signifikante Drucksenkung auf 13,6 ± 3,2 mm Hg (Bereich 9–20 mm Hg) bei gleichzeitiger Reduzierung der antiglaukomatösen Therapie (0,6±1,0) ($p<0,01$). Die Vorderkammertiefe von präoperativ 2,42 ± 0,47 mm vertiefte sich auf 3,33 ± 0,72 mm. Ein Jahr postoperativ lagen die Tensionswerte auf dem gleichen Niveau bei 15,3 ± 3,0 mm Hg bei konstanter lokaler Therapie.

Schlußfolgerungen: Die speziellen anatomischen Gegebenheiten des RAM sind verantwortlich für eine hohe Glaukominzidenz und die oft unbefriedigende Druckregulierung. Die antiglaukomatöse Kataraktextraktion unter gewissen Umständen, auch als „clear lens extraction", stellt in dieser Patientengruppe den wichtigsten therapeutischen Eingriff zur langfristigen Tensionseinstellung dar.

Summary

Background: Patients with relative anterior microphthamus (RAM) are characterized by corneal diameters <11 mm and normal axial length. These patient often have very shallow anterior chambers with a depth of <2 mm, which consequently results in a high incidence of glaucoma. As the lens is relatively large for these smaller anterior segments, cataract extraction is often the only means to reduce and control intraocular pressure (IOP).

Patients and methods: Seventy nine patients with RAM, aged 75.8 ± 10.8 years, were evaluated before and after 112 cataract operations in terms of IOP change, anterior chamber depth (ACD), and antiglaucomatous medication.

Results: IOP prior to cataract surgery under treatment of 1.3 ± 1.4 glaucoma medications was on average 16.5 ± 8 mm Hg (range 10–45 mm Hg). Postoperatively there was a significant IOP reduction to 13.6 ± 3.2 mm Hg (range 9–20 mm Hg) with reduced medication (0.6 ± 1.0) ($p<0.01$). ACD changed from 2.44 ± 0.47 mm preoperatively to 3.33 ± 0.72 mm postoperatively. One year after surgery, IOP values remained stable (15.3 ± 3.0 mm Hg).

G. Duncker et al. (Hrsg.)
12. Kongreß der DGII 1998

Conclusions: The special anatomical features of RAM are responsible for the high incidence of glaucoma and the problems of IOP regulation. Cataract extraction, sometimes even as clear lens extraction, is one of the most important procedures to assure IOP control.

Hintergrund

Patienten mit relativem Mikrophthalmus anterior zeichnen sich durch einen schmaler gebauten vorderen Augenabschnitt mit horizontalen Hornhautdurchmessern von <11 mm bei normaler Achsenlänge aus [4]. Dadurch liegen bei diesen Patienten häufig flache Vorderkammertiefen von knapp 2 mm vor, was eine hohe Glaukominzidenz mit schwer einstellbaren Druckschwankungen bedingt [2]. Oft kann nur die Entfernung der für den schmalen Vorderabschnitt relativ gesehen zu großen Linse eine deutliche und andauernde Drucksenkung bewirken.

Die anatomischen Verhältnisse bei RAM und die Inzidenz verschiedener Glaukomformen haben wir bereits in vorhergehenden Studien beschrieben [2, 3]. Im Rahmen dieser Arbeit sollte untersucht werden, inwiefern die Kataraktoperation in dieser Patientengruppe zu einer klinisch relevanten Drucksenkung führt.

Patienten und Methoden

Untersucht wurden die Ergebnisse von 112 Kataraktoperationen bei 79 Patienten mit relativem anteriorem Mikrophthalmus (RAM) im Alter von 75 ± 10 Jahren. Die Patienten wurden prä- und postoperativ bezüglich der Vorderkammertiefe, des Druckverhaltens und der antiglaukomatösen Therapie untersucht. Die Vorderkammertiefe wurde hierbei mittels Ultraschall (Grieshaber-US-System) und dem ORBSCAN-Topographie-System ermittelt [1].

Als Einschlußkriterium galt für alle Patienten ein horizontaler Hornhautdurchmesser ≤11 mm, bei gleichzeitigem Ausschluß jeglicher sonstiger morphologischer Malformationen. Die Kataraktoperationen erfolgten mittels Phakoemulsifikation und Implantation von einstückigen PMMA-Hinterkammerlinsen. Die Nachbeobachtungszeit betrug im Mittel 15 Monate postoperativ.

Die Patienten wurden desweiteren in 4 Gruppen bezüglich der vorbestehenden Glaukomformen eingeteilt: kein Glaukom (n=31), PCOWG (n=39), Z.n. Glaukomanfall (n=21), OWG mit im Zugang eingeengtem Kammerwinkel (n=21). Die anatomischen Parameter dieser Gruppen sind in Tabelle 1 angegeben.

Außerdem wurden die Daten dahingehend ausgewertet, welche Voroperationen an den Augen bereits durchgeführt worden waren. Hierzu wurden nochmals 3 Gruppen gebildet: keine Vor-OP (n=35), Z.n. Iridektomie (n=53), Z.n. filtrierender OP (n=24).

Die statistische Auswertung erfolgte mit Hilfe von Errechnung der Mittelwerte und Standardabweichungen, der Varianzanalyse (ANOVA) sowie nicht-

Tabelle 1. Vergleich der anatomischen Parameter bei verschiedenen Glaukomformen bei Patienten mit RAM. Patienten mit enger Kammerwinkelsituation zeigen signifikant flachere Vorderkammern und größere Linsendicken.

	Kein Glaukom	PCOWG	OWG m. i. Zug. eng. KW	Z. n. Glaukomanfall	Signifikanz
Bulbuslänge	21,7±0,7	22,0±1,0	21,7±0,7	21,5±1,0	0,35
Hornhaut-durchmesser	10,5±0,4	10,7±0,4	10,8±0,4	10,5±0,5	0,25
Vorderkammer-tiefe Prä-OP	2,5±0,4	2,6±0,4	2,2±0,3	2,0±0,4	<0,001
Linsendicke	4,8±0,6	24,9±0,5	5,3±0,4	5,3±0,5	<0,006

parametrischen Testverfahren wie des Kruskal-Wallis-ANOVA-Median-Testes und des Mann-Whitney-Testes. Es wurden hierfür die Statistikprogramme Microsoft Excel 7.0 und Systat 5.03 for Windows sowie Statistica 4.5 für Windows benutzt.

Resultate

Für alle Patienten zusammen lagen die Tensionswerte vor Kataraktoperation im Mittel unter Therapie mit 1,29 ± 1,44 Glaukommedikamenten bei 16,5 ± 5,8 mm Hg (Bereich 10–45 mm Hg). Postoperativ ergab sich eine signifikante Drucksenkung auf 13,6 ± 3,2 mm Hg (Bereich 9–20 mm Hg) bei gleichzeitiger Reduzierung der antiglaukomatösen Therapie (0,6 ± 1,0) (p<0,01). Die Vorderkammertiefe von präoperativ 2,42 ± 0,47 mm vertiefte sich auf 3,33 ± 0,72 mm (p<0,01). Ein Jahr postoperativ lagen die Tensionswerte auf dem gleichen Niveau bei 15,3 ± 3,0 mm Hg bei konstanter lokaler Therapie.

Beim Vergleich der verschiedenen Glaukomformen zeigt sich in allen 4 Gruppen eine signifikante Senkung des Augeninnendrucks (p=0,04 bis <0,001) Abb. 1a). Es zeigte sich ebenfalls eine signifikante Vertiefung der Vorderkammern (p=0,004 bis <0,001) (Abb. 1b) in allen Gruppen. Dies führte dazu, daß sich auch die lokale antiglaukomatöse Therapie in allen Behandlungsgruppen signifikant verringerte (p=0,019 bis 0,005) (Abb. 1c).

Eine signifikante Senkung des Intraokulardrucks, eine Vertiefung der Vorderkammer und eine Verringerung der Glaukommedikation fanden sich auch bei den Patientengruppen, bei denen bisher keine Glaukomoperation oder nur eine Iridektomie durchgeführt worden war (p=0,04–0,001). Bei den Patienten, die bereits einen filtrierenden Eingriff bekommen hatten, zeigten sich keine statistisch signifikante Drucksenkung, Vorderkammervertiefung oder Medikamentenreduktion (alle p>0,23).

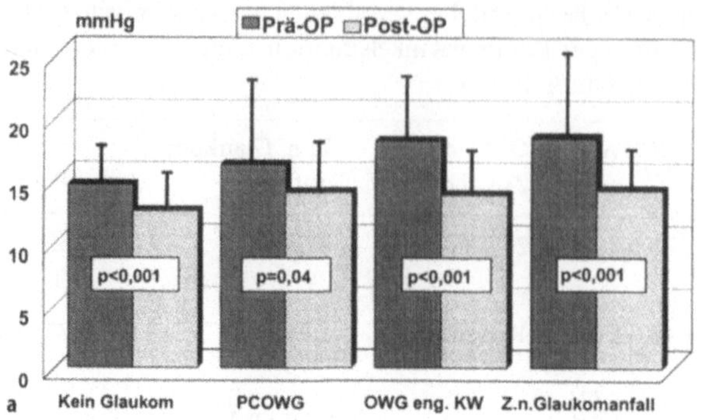

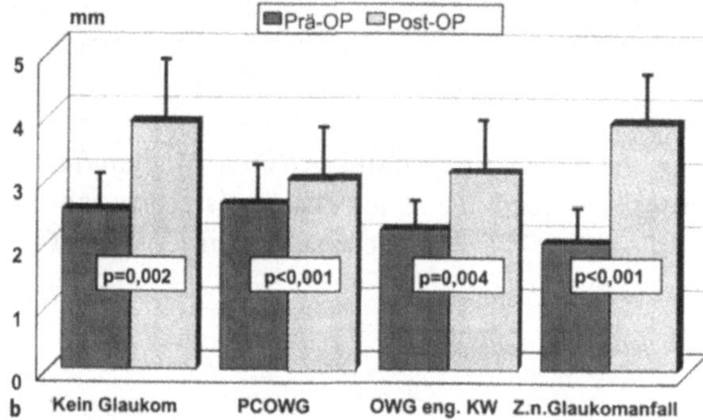

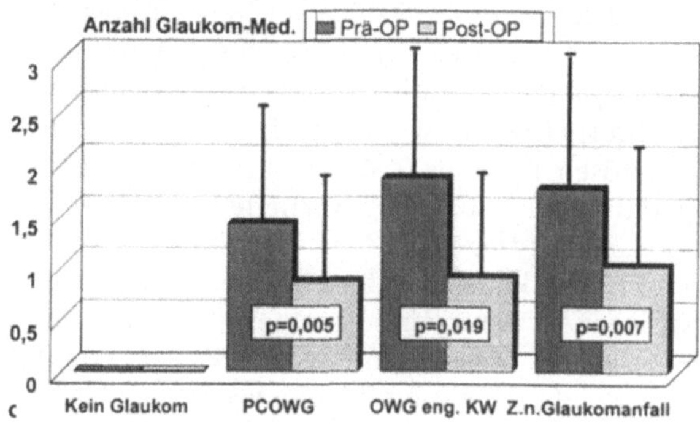

Abb. 1. a Senkung des Intraokulardrucks durch Kataraktoperation bei RAM. In allen Gruppen zeigt sich eine statistisch signifikante Drucksenkung. **b** Vertiefung der Vorderkammer durch Kataraktoperation bei RAM. In allen Gruppen zeigt sich eine statistisch signifikante Vorderkammervertiefung. **c** Reduktion der antiglaukomatösen Therapie durch Kataraktoperation bei RAM. In allen Behandlungsgruppen zeigt sich eine statistisch signifikante Reduktion der Glaukommedikation

Schlußfolgerungen

Die speziellen anatomischen Gegebenheiten des RAM sind verantwortlich für eine hohe Glaukominzidenz und die oft unbefriedigende Druckregulierung. Die antiglaukomatöse Kataraktextraktion unter gewissen Umständen auch als „clear lens extraction“ stellt in dieser Patientengruppe den wichtigsten therapeutischen Eingriff zur langfristigen Tensionseinstellung dar.

Literatur

1. Auffarth GU, Biazid Y, Tetz MR, Völcker HE (1997) Measuring anterior chamber depth with the ORBSCAN topography system: a reliability study. J Cataract Refract Surg 23: 1351–1355
2. Auffarth GU, Tetz MR, Faller U, Blum M, Völcker HE (1997) Relativer Mikrophthalmus anterior: Morphometrische Analyse und Bedeutung für Katarakt und Glaukomchirurgie. Der Ophthalmologe 94 (Suppl 1): 16
3. Blum M, Faller U, Auffarth GU, Tetz MR, Völcker HE (1995) Kataraktextraktion und Hinterkammerlinsenimplantation bei Mikrophthalmus anterior. In: Duncker G, Rochels R, Hartmann C (Hrsg) Kongressband: 9. Kongress der Deutschsprachigen Gesellschaft für Intraokularlinsen Implantation (DGII) in Kiel 1995. Springer, Berlin Heidelberg New York, S 131–135
4. Nauman GOH (1980) Pathologie des Auges. In: Doerr W, Seifert G (Hrsg) Spezielle pathologische Anatomie, Bd 12. Springer, Berlin Heidelberg NewYork

Intraokularer Druck in Intubationsnarkose bei Patienten mit und ohne chronischem Glaukom

P.C. Hoffmann, W.W. Hütz und E. Köhalmi

Zusammenfassung. Die Kontrolle des intraokularen Drucks ist für die Mikrochirurgie des Auges von großer Bedeutung. Eine ganze Reihe von klinischen Studien haben den Einfluß von Narkotika und Muskelrelaxantien auf den intraokularen Druck untersucht. Alle Untersuchungen bezogen sich allerdings auf gesunde Augen. Wir wollten herausfinden, ob es bei einer Intubationsnarkose einen Unterschied im Druckverlauf zwischen Augen mit und ohne chronischem Offenwinkelglaukom gibt.

Methodik: In einer prospektiven Studie untersuchten wir den Verlauf des intraokularen Drucks im Verlauf einer Intubationsnarkose. Die 1. Gruppe bestand aus 20 Patienten mit einem gesicherten chronischen Offenwinkelglaukom, die Kontrollgruppe aus 20 Patienten ohne Glaukom. Die Messungen erfolgten am jeweils nicht operierten Auge während einer routinemäßigen Katarakt- oder Glaukom-OP. Die Narkose wurde mit Etomidat (Hypnomidate) eingeleitet und mittels Lachgas und niedrig dosiertem Enfluran (Ethranet) aufrechterhalten. Als Muskelrelaxans kam ausschließlich das nicht-depolarisierende Relaxans Vecuronium (Norcuron) zum Einsatz. Zusätzlich wurde niedrig dosiert Fentanyl (Fentanyl Janssen) gegeben. Die Druckmessungen erfolgten vor, während und nach der Einleitung sowie im Toleranzstadium, kurz vor und nach der Extubation und nach Rückkehr des Patienten auf die Station. Dabei benutzten wir ein handgehaltenes Applanationstonometer nach Perkins (Fa. Clement-Clarke, London).

Ergebnisse: In der Glaukomgruppe fiel der IOD von 20,3 ± 4,1 mm Hg vor der Einleitung auf Werte von 13,2 ± 3,8 mm Hg (65% des Ausgangswertes) nach Induktion der Narkose und 12,6 ± 4,2 mm Hg (62%) im Toleranzstadium ab. In der Kontrollgruppe ergaben sich respektive Werte von 16,3 ± 3,5; 9,7 ± 3,0 (62%) und 9,6 ± 3,0 (59%). Bedingt durch Streß bei In- und Extubation ergaben sich Druckschwankungen. Unmittelbar nach der Intubation maßen wir 17,8 ± 7,6 mm Hg (87%) in der Glaukom- bzw. 13,0 ± 5,9 mm Hg (82%) in der Kontrollgruppe. Direkt vor der Extubation fanden wir 21,3 ± 4,5 mm Hg (107%) in der Glaukom- und 17,8 ± 6,8 mm Hg (106%) in der Kontrollgruppe. Nach Rückkehr auf die Station konnten 19,8 ± 4,1 mm Hg (94%) bzw. 15,4 ± 3,5 mm Hg (93%) gemessen werden. Betrachtet man die relative Änderung des intraokularen Druckes, gemessen in Prozent des Ausgangswertes, zeigen sich keine statistisch signifikanten Unterschiede zwischen den beiden Gruppen.

Schlußfolgerung: Eine Allgemeinnarkose bewirkt eine meist vorteilhafte Senkung des intraokularen Drucks. Dies gilt zumindest dann, wenn keine depolarisierenden Relaxantien wie Succinylcholin benutzt werden, die Intubation nicht zu früh erfolgt und die Narkose tief genug ist. Es bestehen keine statistisch signifikanten Unterschiede in der relativen Drucksenkung der benutzten Narkotika bei normalen Augen und solchen mit chronischem Offenwinkelglaukom.

G. Duncker et al. (Hrsg.)
12. Kongreß der DGII 1998

Mitomycin C als subkonjunktivale Injektion vor Erbiumlasersklerostomie – Dosierung und Komplikationen

S. Kaskel und H. Höh

Zusammenfassung. Zur Proliferationshemmung vor Erbiumlasersklerostomie führen wir seit 1995 eine präoperative subkonjunktivale Injektion von Mitomycin C (MMC) an den Ort des geplanten Sickerkissens durch. Bei der von uns verwendeten Dosis von 0,04 mg Mitomycin C in 0,2 ml gepufferter Lösung kam es zu einem guten proliferationshemmenden Effekt. Einzelne schwerwiegende Komplikationen waren Sickerkisseninfektion und umschriebene Bindehautnekrose. Da wir hier eine Dosisabhängigkeit annahmen, haben wir die verwendete MMC-Dosis auf 0,004 mg/0,2 ml reduziert. Langzeitergebnisse stehen hierfür noch aus.

Summary. We have applied Mitomycin C (MMC) preoperatively as a subconjunctival injection preceding erbium laser sclerostomy since 1995. Using a dose of 0.04 mg MMC in 0.2 ml buffered solution, we saw a good antiproliferative effect but also, rarely, the severe complications of an infection of the filtering bleb or a localized necrosis of the conjunctiva. As a result, we have reduced the dose of MMC to 0.004 mg/0.2 ml. Long-term follow-up will be needed.

Einleitung

Die Erbiumlasersklerostomie (ELS) ist in bestimmten Situationen eine Alternative zu den herkömmlichen fistulierenden Operationen. Sie läßt sich in Tropf- bzw. Infiltrationsanästhesie in der Regel in wenigen Minuten durchführen und ist insbesondere dann von Vorteil, wenn die Bindehaut eines Glaukompatienten durch Voroperationen stark vernarbt ist. Allerdings hat sich herausgestellt, daß es nach der Sklerostomie schnell zu einer episkleralen Vernarbung kommt, wenn keine proliferationshemmenden Substanzen eingesetzt werden.

Seit Mitte 1995 wird an unserer Klinik zur Proliferationshemmung vor ELS Mitomycin C (MMC) einen bis mehrere Tage vor dem Eingriff subkonjunktival injiziert [6]. Eine breite Bindehauteröffnung, die sonst zum episkleralen Auftupfen des MMC intraoperativ erforderlich wäre, wird damit überflüssig, da die Lasersonde selbst durch einen kleinen Bindehauteinschnitt vorgeschoben werden kann, wie er z. B. mit einer 20-gg.-Kanüle angelegt werden kann.

G. Duncker et al. (Hrsg.)
12. Kongreß der DGII 1998

Patienten und Methode

Wir untersuchten in einer retrospektiven Studie die ersten 53 konsekutiven Augen von 43 Glaukompatienten, bei denen eine ELS durchgeführt wurde. Hierbei handelte es sich um 21 Frauen und 22 Männer im Alter zwischen 35 und 85 Jahren. Bei 33 Augen erfolgte nur eine einmalige MMC-Injektion, bei 21 Augen (37,7%) war eine erneute Injektion bei Fistelkanalverschluß vor der Revisionsoperation erforderlich. Die Nachbeobachtungszeit unserer Patienten lag zwischen 4 und 20 Monaten (Median: 13,2 Monate).

Es wurden zur Proliferationshemmung vor ELS präoperativ 0,04 mg Mitomycin C in 0,2 ml gepufferter BSS-Lösung an den Ort des geplanten Sickerkissens subkonjunktival injiziert. Die Injektion erfolgte analog zur postoperativen Injektion von 5-Fluoruracil [12]; diese muß im Gegensatz zur MMC-Injektion jedoch mehrfach durchgeführt werden. In der Literatur fanden wir 2 Veröffentlichungen zu einer vergleichbaren Anwendung von MMC [3, 4].

Die Lösung wird von der Klinikapotheke frisch zubereitet und ist nur einige Stunden haltbar [8, 9]. Die zubereitete Lösung wird in einer Insulinspritze in einer lichtdichten Verpackung angeliefert. Die subkonjunktivale Injektion erfolgt in einem Behandlungsraum bei liegendem Patienten unter Verwendung eines Lidsperrers und ausgiebiger Tropfanästhesie. Es wird an den Ort des geplanten Sikkerkissens injiziert. Dabei ist darauf zu achten, daß die Nadel ein Stück unter der Bindehaut vorgeschoben wird, damit es nicht zu einem Rückfluß von MMC auf die Augenoberfläche und damit zu einem toxischen Epithelschaden von Bindehaut und Hornhaut kommt. Nach der Injektion, bei der Handschuhe getragen werden, wird gründlich mit steriler 5%iger NaCl-Lösung nachgespült. Sämtliche entstehenden Abfälle werden wie alle Zytostatikaabfälle entsorgt. Die Injektion erfolgt mindestens einen Tag vor dem geplanten operativen Eingriff, da nach unseren Erfahrungen bei Injektion am Tag der ELS häufiger Bindehautreizzustände auftraten, die die Durchführung der Operation erschwerten.

Ergebnisse

Über die Langzeitergebnisse nach ELS wurde bereits an anderer Stelle berichtet [3, 4]. Bei allen Patienten bildete sich ein avaskuläres Sickerkissen aus. Bei 21 Augen (37,7%) kam es zu einer Sickerkissenvernarbung, die eine Reoperation und dann auch eine erneute Applikation von MMC an der Stelle der geplanten erneuten ELS erforderlich machte. Zehn Augen (18,8%) zeigten nach der MMC-Injektion eine passagere Bindehauthyperämie, 3 davon (5,6%) eine zusätzliche Epitheliopathie der Hornhaut. Unter lokaler pflegender Therapie mit Antibiotika-Steroid-Augensalbe kam es in allen Fällen innerhalb einiger Tage zur Abheilung dieses Reizzustandes. Bei 4 Augen (7,5%) bildete sich allerdings eine umschriebene Bindehautnekrose in den Wochen nach dem Eingriff aus. Bei 3 Patienten verheilte sie wieder spontan unter Gabe von Antibiotika-Steroid-Salbe. In einem Fall war jedoch eine operative Bindehautdeckung des Defektes erforderlich.

Bei 2 Augen (3,8%) kam es zu einer zeitlich verzögerten Sickerkisseninfektion. Die beiden betroffenen Patienten wurden stationär aufgenommen und mit systemischer intravenöser und lokaler Antibiotikagabe behandelt. In beiden Fällen kam es zu einer Abheilung ohne funktionellen Schaden; auch das Sickerkissen konnte erhalten werden.

Eine passagere Aderhautamotio bei Bulbushypotonie fand sich bei 15 Augen (28,3%). In 12 Fällen kam es zu einem spontanen Rückgang. In 3 Fällen allerdings (5,6%) persistierte die Aderhautamotio über Wochen. Es wurde eine Hypotonie-Kontaktlinse angepaßt [11], die in 2 Fällen zu einer Stabilisierung des Augeninnendrucks führte. Bei dem dritten der Augen (1,9%) kam es zu einer weiter persistierenden Aderhautamotio mit Ausbildung einer Hypotonieretinopathie. Es wurde eine Füllung der Vorderkammer mit Viskoelastikum durchgeführt, die zu einer Abheilung des Befundes führte (Tabelle 1).

Tabelle 1. Komplikationen nach subkonjunktivaler präoperativer MMC-Injektion

Passagere Bindehauthyperämie	10 Augen (18,8%)
Bindehautnekrose	4 Augen (7,5%)
Verzögerte Sickerkisseninfektion	2 Augen (3,8%)
Avaskuläres Sickerkissen	53 Augen (100%)
Sickerkissenvernarbung	21 Augen (37,7%)
Passagere Aderhautamotio	15 Augen (28,3%)

Schlußfolgerung

Die präoperative subkonjunktivale Applikation von MMC hat sich als effektive Methode zur Proliferationshemmung vor ELS erwiesen. Sie ist technisch unkompliziert in einem Behandlungsraum durchzuführen. Verglichen mit der intraoperativen MMC-Gabe führt sie zu einer Vereinfachung der Operationsmethode der ELS (keine breite Bindehautpräparation erforderlich). Die angewendete Dosis zeigte sich insofern effektiv, als in 100% der Fälle avaskuläre Sickerkissen auftraten. Diese können allerdings zu Wundheilungsstörungen (bis hin zu den aufgetretenen Bindehautnekrosen), externer Fistulation mit Gefährdung des Operationsergebnisses und Infektionsgefahr und bei evtl. erforderlichen Reoperationen zu deutlichen technischen Schwierigkeiten führen. Trotz avaskulärer Sickerkissen kam es bei 37,7% der Patienten zu einem Fistelkanalverschluß.

Die bei 28,3% der Fälle aufgetretene passagere Aderhautamotio, die immerhin in 3 Fällen behandlungsbedürftig wurde (Hypotoniekontaktlinse, in einem Fall eine Reoperation), führen wir auf die Operationswirkung zurück. Eine direkte toxische MMC-Wirkung auf den Ziliarkörper, die zu einer Drucksenkung führt, wird zwar in der Literatur immer wieder diskutiert [1, 12], ist aber bei der verwendeten Dosis eher nicht anzunehmen. In 2 Fällen kam es zu Sickerkisseninfektionen.

Da die proliferationshemmende Wirkung des MMC bei allen Patienten auftrat und ein Teil der von uns beobachteten Nebenwirkungen, wie die Bindehautnekrose, dosisabhängig ist, haben wir inzwischen die verwendete MMC-Dosis auf 0,004 mg/0,2 ml reduziert. Langzeitergebnisse stehen hierbei noch aus.

Literatur

1. Diestelhorst M, Krieglstein GK (1995) Der Einfluß von Mitomycin C auf die Kammerwassersekretion nach Trabekulektomie. Ophthalmologe 92: 542–545
2. Gandolfi SA, Vecchi M, Braccio L (1995) Decrease of intraocular pressure after subconjunctival injection of mitomycin in human glaucoma. Arch Ophthalmol 113: 582–585
3. Höh H, Schmidbauer JM, Fischer E (1996) Erbiumlasersklerostomie – eine Standortbestimmung. Klin Monatsbl Augenheilkd (Suppl) 209: 3–4
4. Höh H, Schmidbauer JM, Fischer E (1997) Erbium laser sclerostomy. Revista mexicana de oftalmologia (Suppl)21: 183
5. Hung PT, Lin LLK, Hsieh JW, Wang T (1995) Preoperative mitomycin-C subconjunctival injection and glaucoma filtering surgery. J Ocular Pharmacology Therapeutics 11: 233–241
6. Kaskel S, Schmidbauer JM, Höh H (1997) Subkonjunktivale Injektion von Mitomycin C – Dosierung und Komplikationen. Klin Monatsbl Augenheilkd 211 (Suppl 7): 16–17
7. Kitazawa Y, Yamamoto T (1994) The risk profile of mitomycin C in glaucoma surgery. Curr Opin Ophthalmol 5: 105–109
8. Maas B, Krämer I (1995) Zytostatikazubereitungen für Glaukomoperationen. Krankenhauspharmazie 5: 192–197
9. Maas B, Krämer I, Simon K, Hoppe-Tichy T (1996) Mitomycin-C-Zubereitungen für die Anwendung am Auge. Krankenhauspharmazie 8: 395–397
10. Mardelli PG, Lederer CM, Murray PL, Pastor SA, Hassanein KM (1996) Slit-lamp needle revision of failed filtering blebs using mitomycin C. Ophthalmology 103: 1946–1955
11. Schmidbauer JM, Fischer E, Höh H (1997) Anpassung weicher Verbandlinsen zur Therapie des postoperativen Hypotoniesyndroms nach Erbiumlasersklerostomie ab externo. Contactologia D19: 65–69
12. Schmidbauer JM, Höh H, Jähnig T, Daberkow I (1996) Antiproliferative Therapie mit 5-Fluoruracil bei Erbium: YAG-Laser-Sklerostomie ab externo. Ophthalmologe 93: 569–575
13. Walkow T, Anders N, Wollensak J (1996) Die Wirkung der lokalen Applikation von Mitomycin C auf den intraokularen Druck. Klin Monatsbl Augenheilkd 209: 354–357

Primäre posteriore Kapsulorhexis: Einfluß der retrokapsulären Viskoelastikumgabe auf den Augeninnendruckverlauf

M. Georgopoulos, R. Menapace, O. Findl, G. Rainer, K. Schmetterer und C. Vass

Zusammenfassung. Die hintere Kapseltrübung ist eine der häufigsten Komplikationen nach moderner Kataraktchirurgie. Die primäre posteriore kontinuierliche zirkuläre Kapsulorhexis (PPCCC) stellt einen Ansatz zur Verhütung der Cataracta secundaria dar. In welchem Ausmaß der Augendruck durch die modifizierte Operationsmethode postoperativ beeinflußt wird, soll diese Studie zeigen.

Bei 32 Patienten wurde die PPCCC in Parabulbäranästhesie nach sklerokornealer Tunnelinzision, vorderer Kapsulorhexis, Phakoemulsifikation und Rindenaspiration, Viskoelastikumgabe und Spannringimplantation durchgeführt. Der Augendruck wurde 6 h, 1 Tag, 1 Woche und 1 Monat postoperativ gemessen.

In 30% der Fälle kam es 6 h postoperativ zu einem Druckanstieg über 22 mm Hg auf bis zu maximal 40 mm Hg (Mittelwert 22 ± 8 mm Hg). Diese passageren Augendrucksteigerungen hatten jedoch keinen Einfluß auf den komplikationslosen Langzeitverlauf; spätestens eine Woche postoperativ war der Augendruck bei allen Patienten wieder im Normalbereich.

In den Händen eines erfahrenen Kataraktchirurgen erweist sich die PPCCC in Parabulbäranästhesie als eine kontrolliert durchführbare Methode, um die Kapseltrübung nach Kataraktoperation mit Hinterkammerlinsenimplantation zu verhindern. Es muß jedoch beachtet werden, daß es kurz postoperativ zu hohen Augendrucksteigerungen kommen kann.

Summary. Today, posterior capsule opacification (PCO) is a common long-term complication of modern cataract surgery. Primary posterior continuous curvilinear capsulorhexis (PPCCC) is a surgical method to prevent PCO. In this study, we tried to assess the feasibility of this method, and to evaluate the postoperative changes in intraocular pressure (IOP) due to the modified surgical procedure.

In 32 patients, PPCCC under peribulbaranesthesia was performed after sclero-corneal incision, anterior capsulorhexis, phacoemulsification, cortex aspiration, and capsular tension ring insertion. The IOP was measured 6 h, 1 day, 1 week, and 1 month after surgery.

Six hours after surgery, in 30% of the cases IOP was above 22 mm Hg (range: 10 to 40 mm Hg). At the latest after 1 week all patients had returned to normal IOP.

PPCCC in peribulbaranesthesia has been shown to be a controllable, safe, and reproducible method for an experienced cataract surgeon. We found some high spikes in IOP due to residual retrolental viscoelasticum which have to be considered when using this method.

G. Duncker et al. (Hrsg.)
12. Kongreß der DGII 1998

Einleitung

Die hintere Kapseltrübung ist heute eine der häufigsten Komplikationen nach moderner Kataraktchirurgie [1]. Die Nd:YAG-Laserkapsulotomie ist derzeit die Methode der Wahl zur Eröffnung der getrübten hinteren Linsenkapsel. Dieser operative Eingriff wird nach konventioneller Operationstechnik bei etwa 25% der Patienten nach 2 Jahren notwendig und ist nicht völlig harmlos [10, 11]. Daher werden vielfältige Bemühungen unternommen, um die hintere Kapseltrübung schon primär zu verhindern [15]. Die intraoperative primäre posteriore Kapsulorhexis („primary posterior continuous curvilinear capsulorhexis", PPCCC) ist ein Ansatz zur Verhütung der Cataracta secundaria [3].

Diese Methode wird bei Kindern, bei denen eine Nd:YAG-Laserkapsulotomie zu erwarten und problematisch ist, schon seit langem angewendet [4, 8, 6], bei Patienten mit einfacher Cataracta senilis nur im Rahmen von Studien [5].

Für die PPCCC ist eine zusätzliche Menge an Viskoelastikum zwischen hinterem Kapselblatt und vorderer Glaskörpergrenzschicht einzubringen, um diese für die PPCCC zurückzudrängen. Außerdem wird nach PPCCC retrolental das Viskoelastikum nicht abgesaugt.

In dieser Studie wird der Einfluß der retrokapsulären Viskoelastikumgabe auf den Augeninnendruckverlauf bei PPCCC untersucht.

Material und Methoden

Zwischen März 1997 und Januar 1998 wurden 36 Augen von 32 Patienten (17 Frauen und 15 Männer mit durchschnittlich 73 Jahren, Bereich von 43–90 Jahre) mit altersbedingter Katarakt wie folgt operiert: In Parabulbäranästhesie erfolgt sklerokorneale Tunnelinzision, vordere Kapsulorhexis und Phakoemulsifikation der Katarakt. Nach Viskoelastikumgabe wurde ein Kapselspannring in den Kapselsack implantiert. Anschließend wurde das hintere Kapselblatt mit einer Nadel eröffnet und nach Abdrängen der vorderen Glaskörpergrenzschicht durch Viskoelastikum eine hintere Kapsulorhexis mit der Kapselpinzette durchgeführt. Dann erfolgten die Implantation einer Faltlinse in den Kapselsack und die möglichst vollständige Viskoelastikum-Absaugung aus Vorderkammer und Kapselsackfornix; retrolental wurde nicht abgesaugt. Der Augendruck wurde präoperativ, 6 h, 1 Tag, 1, 2 und 4 Wochen postoperativ gemessen. Der Augendruckverlauf wurde in 2 Patientengruppen mit oder ohne postoperativer Betablockergabe kontrolliert.

Ergebnisse

Die PPCCC konnte in allen Fällen ohne intraoperative Komplikationen durchgeführt werden. Die 36 operierten Augen (20 o.d. 16 o.s.) hatten eine durchschnittliche Bulbuslänge von 23,7 mm (5 Augen über 25 mm Bulbuslänge). Der vordere Rhexisdurchmesser betrug durchschnittlich 4,5 mm, der hintere Rhexisdurchmesser 3,7 mm. Alle derzeit gängigen Linsentypen wurden implantiert: Silikonlinsen (Silens 5 und 6), hydrophile Linsen (Hydroview), Acryllinsen (Acrysof) und bei hochmyopen Augen One-piece-polymethylmethacrylate-(PMMA-)Linsen (UV80F). Ophtec-13/11- und Morcher-14A-Spannringe wurden verwendet. Intraoperativ kam es 2mal zu radiären Ausläufern der vorderen Rhexis (in diesen Fällen wurde eine Entlastungsinzision gegenüber vorgenommen und die Linsenachse normal darauf eingestellt); die Linsen konnten immer in den Kapselsack implantiert werden.

Präoperativ wurde ein mittlerer Augeninnendruck von 15 mm Hg gemessen. In 30% der Fälle kam es 6–24 h postoperativ zu einem Druckanstieg über 22 mm Hg. Der Mittelwert 6 h postoperativ lag bei 21,6 mm Hg mit einem Bereich von 10–40 mm Hg (Abb. 1). Nach 24 h lag der Mittelwert bei 14,6 mm Hg, wobei 4 Patienten nach 6 h systemisch Diamox erhalten hatten. Nach einer Woche und bei der letzten Kontrolle (1–6 Monate postoperativ) lag der Augendruck bei allen Patienten ohne Therapie unter 21 mm Hg (Abb. 2).

Die Gruppe der Patienten, die unmittelbar postoperativ lokal Betablocker erhalten hatte, zeigte nach 6 h einen mittleren Augendruck von 20 mm Hg, im Vergleich zu 24 mm Hg bei der Gruppe ohne prophylaktische drucksenkende

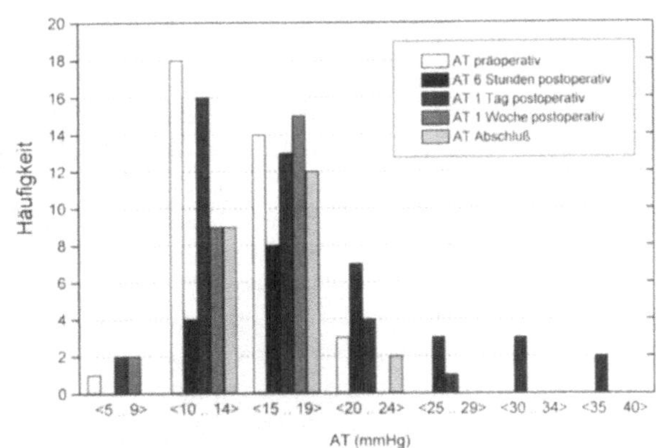

Abb. 1. Häufigkeit der gemessenen Augeninnendruckwerte

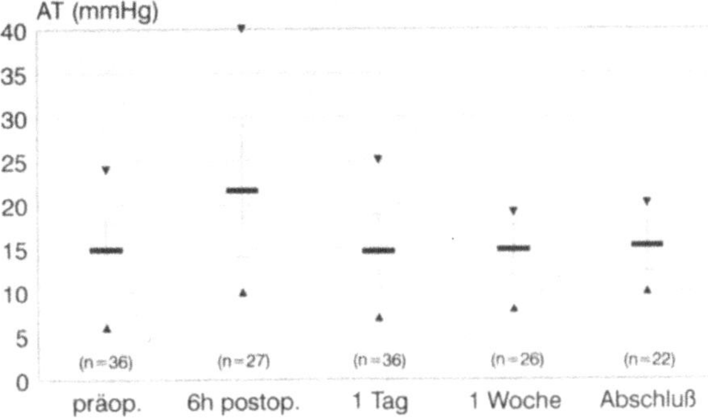

Abb. 2. Augendruckverlauf (Mittelwerte, Standardabweichung, Minimumwerte, Maximumwerte)

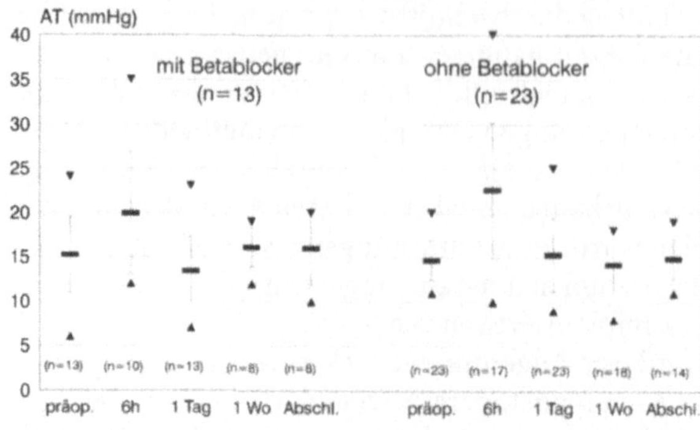

Abb. 3. Augendruckverlauf, Vergleich mit/ohne Betablocker postoperativ (Mittelwerte, Standardabweichung, Minimumwerte, Maximumwerte)

Therapie. Nach einem Tag betrug der Unterschied noch 13 mm Hg gegenüber 16 mm Hg, danach wurde kein Einfluß mehr registriert. Es wurden keine statistisch signifikanten Unterschiede im Augendruckverlauf bei Patienten mit oder ohne einmaliger postoperativer Betablockergabe festgestellt (Abb. 3).

Diskussion

Die PPCCC wird seit vielen Jahren vor allem bei Kindern oder in kontrollierten Studien durchgeführt [4, 8, 6, 2]. Galand hat 1996 keine signifikanten Unterschiede im Augendruck am ersten postoperativen Tag bei seinen Patienten mit PPCCC gegenüber Patienten ohne PPCCC beschrieben [5]. Van Cauwenberge berichtete bei 32 von 650 Patienten (5%) über intraoperative Komplikationen bei der PPCCC (meist Glaskörpervorfall, Kapselrisse, unkontrollierbare Form oder Größe der hinteren Kapsulorhexis oder sonstige Schwierigkeiten bei der Durchführung der PPCCC). Sie gab unmittelbar postoperativ immer einen Betablocker lokal und Azetazolamid intravenös. Am ersten postoperativen Tag betrug der mittlere Augendruck 18,7 mm Hg, jedoch in 5 Fällen trotz systemischem Azetazolamid über 25 mm Hg. Nach einer mittleren Beobachtungszeit von 13,5 Monaten war der mittlere Augendruck 14 mm Hg (Bereich 8–24) [13].

In den Händen eines erfahrenen Kataraktchirurgen erwies sich die PPCCC als sicher durchführbar und reproduzierbar, und in unserem begrenzten Nachbeobachtungszeitraum konnten keine direkt auf die hintere Kapsulorhexis zurückzuführende Komplikationen beobachtet werden. Auch andere Studien zeigten keine erhöhte Inzidenz von zystoiden Makulaödemen oder Netzhautabhebungen [13, 14, 9, 7] . Ob die PPCCC eine Möglichkeit darstellt, die Kapseltrübung nach Kataraktoperation mit Hinterkammerlinsenimplantation zu verhindern, werden erst kontrollierte Langzeitstudien zeigen [12].

Die hohen postoperativen Druckanstiege, die als Folge des retrolental verbliebenen Viskoelastikums zu sehen sind, waren durchwegs passager, und die Augendruckwerte waren nach spätestens einer Woche bei allen Patienten wieder im Normbereich. Die kurz postoperativ nach PPCCC gemessenen hohen

Augendruckwerte müssen bei Anwendung dieser Methode einkalkuliert werden, da sie auch durch lokale Betablockertherapie nicht unterdrückt werden konnten.

Literatur

1. Apple DJ, Solomon KD, Tetz MR et al. (1992) Posterior capsule opacification. Major review. Survey Ophthalmol 37(2): 73–116
2. BenEzra D, Paez JH (1983) Congenital cataract and intraocular lenses. Am J Ophthalmol 96: 311–314
3. Castaneda VE, Legler UFC, Tsai JC, Hoggatt JP, Assia EI, Hogan C, Apple DJ (1992) Posterior continuous curvilinear capsulorhexis. An experimental study with clinical applications. Ophthalmology 99: 45–50
4. France TD (1984) Management of the posterior capsule in congenital cataracts. J Ped Ophthalmol & Strab 21(3): 116–117
5. Galand A, Van-Cauwenberge F, Moosave J (1996) Posterior capsulorhexis in adult eyes with intact and clear capsules. J Cat Ref Surg 22/4: 458–461
6. Gimbel HV, DeBroff BM (1994) Posterior capsulorhexis with optic capture: maintaining a clear visual axis after pediatric cataract surgery. J Cat Ref Surg 20/6: 658–664
7. Mulhern M, Kelly G, Barry P (1995) Effects of posterior capsular disruption on the outcome of phacoemulsification surgery. Br J Ophthalmology 79: 1133–1137
8. Parks MM (1984) Management of the posterior capsule in congenital cataracts. J Ped Ophthalmol & Strab 21(3): 114–116
9. Rosenbaum AL (1984) Management of the posterior capsule in congenital cataracts. J Ped Ophthal & Strab 21(3): 114–116
10. Shah GR, Gills JP, Durham DG, Ausmus WH (1986) Three thousand YAG lasers in posterior capsulotomies: an analysis of complications and comparison to polishing and surgical discission. Ophthalmic Surg 17(8): 473–477
11. Steinert RF, Puliafito CA, Kumar SR, Dudak SD, Patel S (1991) Cystoid macular edema, retinal detachment, and glaucoma after Nd:YAG laser posterior capsulotomy. Am J Ophthalmol 112: 373–380
12. Tassignon MJ, De-Groot V, Smets RME, Tawab B, Vervecken F (1996) Secondary closure of posterior continuous curvilinear capsulorhexis. J Cat Ref Surg 22/9: 1200–1205
13. Van-Cauwenberge F, Rakic JM, Galand A (1997) Complicated posterior capsulorhexis: aetiology, management, and outcome. Br J Ophthalmol 81/3: 195–198
14. Wright PL, Wilkinson CP, Balyeat HD, Popham J, Reinke M (1988) Angiographic cystoid macular edema after posterior chamber lens implantation. Arch Ophthalmol 106: 740–744
15. Yamada K, Nagamoto T, Yozawa H, Kato K, Kurosaka D, Miyajima HB, Kimura C (1995) Effect of intraocular lens design on posterior capsule opacification after continuous curvilinear capsulorhexis. J Cat Ref Surg 21/6: 697–700

Intraokulare Entzündungen und Kunstlinsen

Intraokularlinsen-Implantation bei Herpes-erkrankung des Auges

R. Sundmacher, T. Reinhard und A. Kersten

Zusammenfassung. Intraokularlinsen-(IOL-)Implantationen in Herpesaugen erfolgen häufig sehr zurückhaltend, da mit vermehrten postoperativen Komplikationen gerechnet wird. Zur Klärung, ob diese Zurückhaltung gerechtfertigt ist, analysierten wir die Verläufe nach 112 perforierenden Keratoplastiken (Kp) in Herpesaugen (65 Kp ohne, 47 Kp mit IOL-Implantation) im Hinblick auf das klare Transplantatüberleben, die Inzidenz von Immunreaktionen und Herpesrezidive. Die Auswertung erfolgte nach Kaplan und Meier, auf statistische Signifikanz wurde mittels Log-Rank-Test geprüft. Sechs Jahre postoperativ waren ohne IOL 82,3%, mit IOL 85,0% der Transplantate klar. Ohne IOL waren 58,0%/71,8%, mit IOL 76,0%/70,2% der Transplantate frei von Immunreaktionen bzw. Herpesrezidiven. Keiner der Unterschiede war statistisch signifikant. Die Intraokularlinsenimplantation in Herpesaugen kann daher bei entsprechend sachkundiger Nachsorge als eine sichere und empfehlenswerte Methode einer funktionellen binokularen Rehabilitation angesehen werden.

Summary. Many surgeons refuse to implant intraocular lenses (IOL) into herpes eyes because various postoperative complications are expected. In order to find out if this attitude is justified, we analyzed the clinical courses after 112 penetrating keratoplasties (kp) in herpes eyes (65 without and 47 with IOL implantation) concerning clear graft survival, incidence of immune reactions and herpes recurrences. For statistical analysis we used the Kaplan and Meier estimation and statistical significance was evaluated via the log-rank-test. Six years postoperatively, without IOL 82.3%, with IOL 85.0% of the grafts were clear. Without IOL 58.0%/71.8%, with IOL 76.0%/70.2% of the grafts experienced no immune reactions/herpes recurrences. None of the differences was statistically significant. With provision of thorough follow-up, intraocular lens implantation into herpes eyes can therefore be regarded as a safe and recommendable method of functional binocular rehabilitation.

Augen mit rezidivierenden Herpes-Simplex-Erkrankungen entwickeln durch intraokulare rezidivierende Herpesentzündungen, vermehrt aber durch die oft lange erforderliche lokale Steroidtherapie überdurchschnittlich häufig eine vorzeitige Katarakt, meist in Verbindung mit Hornhautnarben, die dann zunächst im Mittelpunkt der therapeutischen Überlegungen stehen und bei entsprechender Ausprägung Anlaß für eine perforierende Keratoplastik sind.

Die Keratoplastik verstärkt in aller Regel die Kataraktentwicklung noch erheblich infolge der unvermeidbaren Operationseinflüsse und der in der Nachbehandlung meist noch intensiver und anhaltender erforderlichen Steroidtherapie. Deshalb sind viele Herpesaugen allein mit einer Keratoplastik nicht zu rehabilitieren, und wenn eine funktionell wirksame Katarakt zum

G. Duncker et al. (Hrsg.)
12. Kongreß der DGII 1998

Zeitpunkt der Keratoplastik noch nicht vorhanden war, so stellt sie sich doch nach mehr oder weniger kurzer Zeit nach der Hornhauttransplantation ein.

Da die allermeisten Herpeserkrankungen einseitig verlaufen und Aphakie-Kontaktlinsen bei Herpesaugen außerordentlich problematisch sind, bleibt für eine binokulare funktionelle Rehabilitation als einzige gangbare Möglichkeit nur die Intraokularlinsen-Implantation, und es stellt sich damit die Frage, ob die IOL-Implantation in Herpesaugen mit vertretbarem Risiko möglich ist oder ob man wegen zu hoher Risiken auf die IOL-Implantation und damit auf die binokulare funktionelle Rehabilitation lieber verzichten sollte.

Diese Frage haben wir im Ansatz bereits vor 10 Jahren beantwortet, als wir über unsere ersten Erfahrungen mit Triple-Operationen in Herpesaugen auf der 3. Tagung dieser Gesellschaft 1988 in Erlangen berichteten [4]. Wir sahen nach den damals neuen Eingriffen mit einer allerdings noch kurzen Nachbeobachtungszeit von 0,5–12,5 Monaten keinerlei Nachteile der Intraokularlinsen-Implantation. Alle Hornhauttransplantate waren klar, und die Visusergebnise waren so gut, wie sie in Anbetracht der individuellen okulären Gegebenheiten nur sein konnten.

Diese Kurzzeiterfahrungen konnten wir 1993 an einem größeren Krankengut von 29 Patienten mit Triple-Operationen und einer Nachbeobachtungszeit von bis zu 4 Jahren voll bestätigen [5]. Nach einer durchschnittlichen Nachbeobachtungszeit von 19 Monaten, die dem Zeitraum entspricht, nach dem normalerweise alle wesentlichen Komplikationen nach Keratoplastik eingetreten sind und nur noch seltene Langzeitfolgen eintreten, waren 28 von 29 der Augen (96%) funktionell rehabilitiert, was die Erfolgsrate von Normalrisikokeratoplastiken mindestens erreicht, wahrscheinlich sogar übertrifft. Die Erklärung für dieses außergewöhnlich gute mittelfristige Ergebnis liegt selbstverständlich nicht darin, daß Triple-Operationen in Herpesaugen komplikationslos durchzuführen sind; im Gegenteil gibt es zahlreiche Komplikationen, die zu beachten sind. Die Erklärung liegt vielmehr darin, daß diese Patienten außerordentlich engmaschig, sorgfältig und letztlich sehr erfolgreich überwacht und behandelt wurden und fast alle Komplikationen so beherrscht werden konnten, daß sie sich in diesem Beobachtungszeitraum funktionell nicht nachteilig auswirkten.

Die Liste der bei diesen 29 Patienten aufgetretenen Komplikationen ist lang und aufschlußreich. Da in der Regel mehrere verschiedene Komplikationen an den einzelnen Augen auftraten, summieren sich die Prozentsätze zu erheblich mehr als 100%. Der Häufigkeit nach führten ausgeprägte Kapselfibrosen mit 57% aller Augen eine postoperative Entwicklung an, der man durch genügend große Kapsulorhexisöffnung und bei Bedarf späterer YAG-Laser-Kapsulotomie ihren nachteiligen Charakter nehmen kann, so daß es sich praktisch nicht mehr um eine Komplikation handelt.

Wesentlich wichtiger ist, daß in einem Drittel der Fälle (34%) fibrinöse Reaktionen als Zeichen einer entzündlich gestörten Blutkammerwasserschranke auftraten. Leichtere Verläufe gingen spontan spurlos vorüber. Bei schweren persistierenden fibrinösen Auflagerungen wendeten wir die andernorts beschriebene rt-PA-Fibrinolyse mit hervorragendem Erfolg an [1], so daß auch fibrinöse Reaktionen in unseren Fällen zu keinen bleibenden nachteiligen Folgen führten.

Schwerer zu bewerten ist, daß ebenfalls in einem Drittel der Fälle (jeweils 34%) Immunreaktionen gegen Transplantatendothel und Herpesrezidive auftraten. Beide Ereignisse können für sich allein und noch verstärkt in Kombination zum Untergang des Transplantates führen, die intraokularen Herpesrezidive zusätzlich zu schweren Schäden an der Iris und am Trabekelwerk, wobei die wichtigste Beobachtung war, daß die intraokularen Herpesrezidive mit 31% die epithelialen Rezidive (Keratitis dendritica) mit 7% weit überwogen. Die Summe von 34% erklärt sich aus dem gelegentlichen gleichzeitigen Auftreten von intraokularen und epithelialen Rezidiven.

Das Problem, an dem sich das Schicksal dieser Augen entscheidet, ist also zweifellos die Fähigkeit der nachbehandelnden Ärzte zur richtigen Differentialdiagnose und Differentialtherapie von Immunreaktionen, intraokularen und epithelialen Herpesrezidiven, wofür wir ganz konkrete Vorschriften ausgearbeitet haben, die in unseren Händen so erfolgreich sind, daß weder Immunreaktionen noch Herpesrezidive zu einer Transplantateintrübung oder zu schweren intraokularen Veränderungen führten, die das hervorragende Funktionsergebnis in Frage gestellt hätten.

Die weiteren postoperativen Komplikationen (schwere Sicca mit 17% und chronisches Glaukom mit 10%) ließen sich mit den üblichen konservativen Therapiemaßnahmen ebenfalls folgenlos beherrschen.

Die Aussage, daß es nicht mangelnde Komplikationen sind, die unsere Ergebnisse so gut sein lassen, sondern nur die intensive und sachkundige Nachsorge, bestätigte sich bei der Evaluation der Ergebnisse unserer Herpeskeratoplastiken nach bis zu 6 Jahren, wo sich keinerlei Unterschied zwischen dem Ergebnis von Normalrisikokeratoplastiken und Hornhautverpflanzungen in Herpesaugen fand und wo die à chaud durchgeführten Keratoplastiken sogar prozentual (wenn auch nicht statistisch signifikant) besser abschnitten, was wiederum dadurch erklärbar ist, daß man sich um diese schwerst erkrankten Augen offenbar noch mehr kümmert als um die „normalen" Herpesaugen [3].

Bis zu diesem Punkt haben wir eigentlich formal nur nachgewiesen, daß Keratoplastiken in Herpesaugen bei entsprechender Nachsorge auch eine ausgezeichnete Prognose haben. Wir haben formal noch nicht überzeugend nachgewiesen, daß die zusätzliche Intraokularlinsen-Implantation nicht doch in der einen oder anderen Form Einfluß auf das Funktionsergebnis nimmt.

Um diese formale Lücke zu schließen, haben wir in diesem Jahr unsere sämtlichen Herpeskeratoplastikaugen noch einmal daraufhin analysiert, ob hinsichtlich der Häufigkeit von Herpesrezidiven, der Häufigkeit von Immunreaktionen und der Häufigkeit von Transplantatversagen insgesamt ein Unterschied zwischen Augen mit und ohne Intraokularlinse besteht. Dies ist eindeutig *nicht* der Fall. Herpesrezidive traten in beiden Gruppen etwa gleich häufig auf (Abb. 1). Immunreaktionen waren in Augen ohne Intraokularlinse sogar etwas häufiger, was aber statistisch nicht signifikant war (Abb. 2); der Anteil klarer Transplantate lag in der Kaplan-Meier-Kurve nach 6 Jahren deutlich über 80%, was ein außerordentlich gutes Ergebnis ist (Abb. 3).

Damit können wir nach insgesamt 10 Jahren Erfahrung mit der Intraokularlinsen-Implantation in Herpesaugen resümieren, daß die Einpflanzung weder

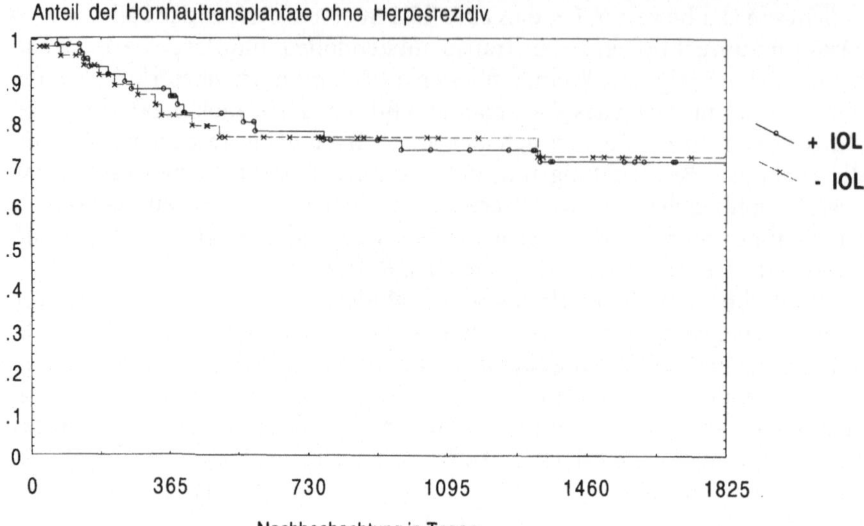

Abb. 1. Anteil der Transplantate ohne Herpesrezidive nach Kaplan u. Meier [2], Log-Rank-Test: p=0,5

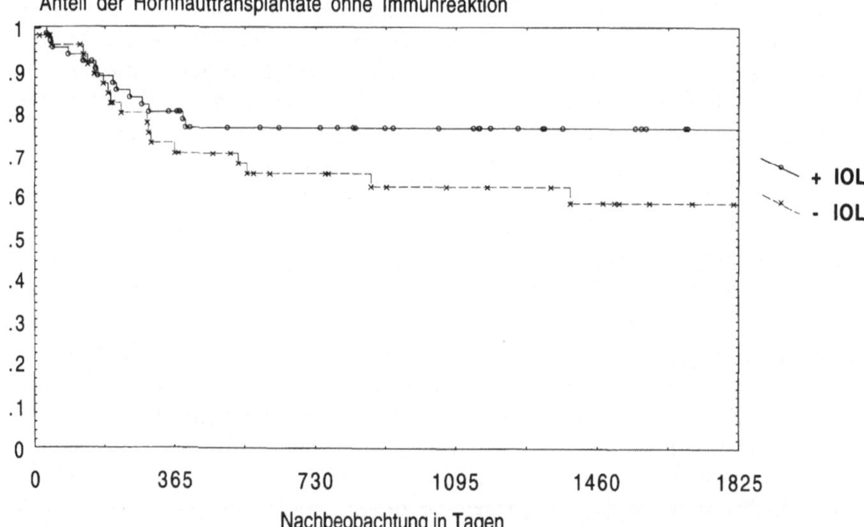

Abb. 2. Anteil der Transplantate ohne Immunreaktionen nach Kaplan u. Meier [2], Log-Rank-Test: p=0,08

zu zusätzlichen Immunreaktionen noch zu zusätzlichen Herpesrezidiven führt, daß die vermehrten Kapselfibrosen und vermehrten fibrinösen Reaktionen gut beherrschbar sind und daß deshalb insgesamt die Intraokularlinsen-Implantation im Herpesauge zum Zwecke der binokularen funktionellen Rehabilitation bei entsprechend sachkundiger Nachsorge eine sichere und sehr empfehlenswerte Methode ist.

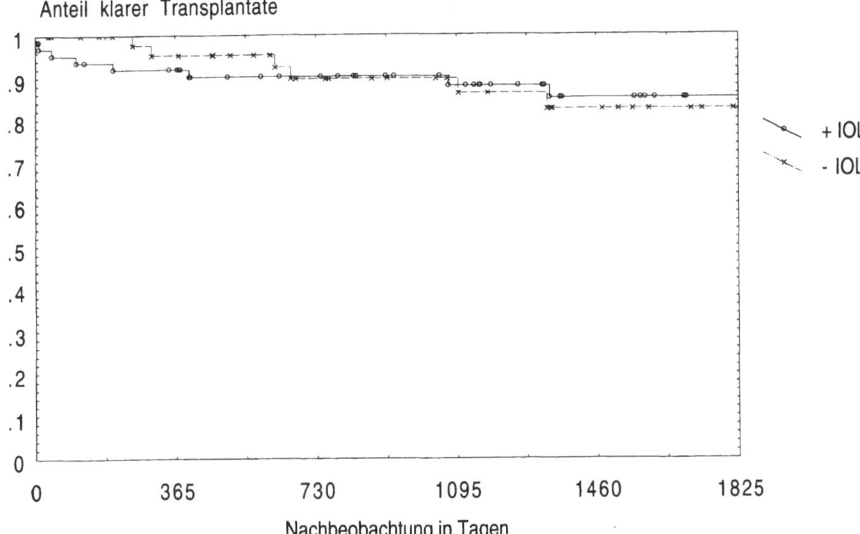

Abb. 3. Klares Transplantatüberleben nach Kaplan u. Meier [2], Log-Rank-Test: p=0,4

Zur Differentialdiagnose zwischen Immunreaktionen und intraokularen Herpesrezidiven sei auf unsere jüngste Veröffentlichung 1997 hierzu hingewiesen [3]. In dieser Arbeit wird auch noch einmal die zentrale Bedeutung systemisch gegebenen Acyclovirs für die Prophylaxe und Therapie von Herpeskomplikationen herausgehoben. Zur perioperativen Rezidivprophylaxe sowie zur Prophylaxe steroid-induzierter Herpesrezidive im Rahmen hochdosiert mit Steroiden behandelter Immunreaktionen empfehlen wir 5mal 200 mg Acyclovir/Tag. Die Behandlung eines intraokularen Herpesrezidives gelingt meist mit 5mal 400 mg/Tag, in schwersten Fällen, insbesondere bei intraokularen Rezidiven in Verbindung mit akutem Sekundärglaukom (Trabekulitis), empfehlen wir 5mal 800 mg. Einzelheiten sollten in den entsprechenden Publikationen nachgelesen werden.

Literatur

1. Althaus C, Schelle C, Sundmacher R (1996) Akute bandförmige Keratopathie nach intraokularer Fibrinolyse mit rekombinantem Tissue-Plasminogen-Aktivator (rt-PA). Klin Monatsbl Augenheilkd 209: 318–321
2. Kaplan EL, Meier P (1958) Nonparametric estimation from incomplete observations. J American Stat Assoc 53: 457–481
3. Kersten A, Sundmacher R, Reinhard T (1997) Postoperative Komplikationen nach perforierender Keratoplastik in Herpesaugen. Ophthalmologe 94: 889–896
4. Sundmacher R, Ameye C (1989) Keratoplastik und Kapselsacklinseneinpflanzung bei Herpes-Patienten. In: Lang GK (Hrsg) 2. DGII-Kongreßband. Enke, Stuttgart, S 106–109
5. Sundmacher R, Wolff M (1993) Four years experience with triple procedures in herpes-afflicted eyes. German J Ophthalmol 2: 65–69

Intraokularlinsen und Uveitis

B. Nölle

Zusammenfassung. Uveitispatienten entwickeln oft eine Cataracta complicata. Die Indikation zu einer Kataraktextraktion unterscheidet sich bei diesen Patienten von Normalsituationen. Während früher die Implantation einer Intraokularlinse (IOL) eine klassische Kontraindikation bei einer Uveitisanamnese war, wandelt sich diese Einstellung zunehmend. Jedoch nach welchen Kriterien sollte entschieden werden, wann eine Linsenentfernung bei einem Uveitispatienten durchgeführt wird? Wann kann eine IOL implantiert werden, wann sollte darauf besser verzichtet werden?

Studien, die diese Fragen untersuchen, sind selten und kommen bisher zu keinem einheitlichen Schluß. Die häufigsten Berichte beziehen sich auf die Fuchssche Heterochromiezyklitis, wo meistens eine gute IOL-Verträglichkeit gefunden wird. Allerdings liegt bei dieser Erkrankung nur selten eine deutliche Entzündungsaktivität vor.

Jeder Uveitispatient muß präoperativ aufgeklärt werden, daß bei einer Unverträglichkeit der implantierten IOL unter Umständen eine IOL-Explantation notwendig wird. Das Ausmaß einer gegen die IOL gerichteten Fremdkörperreaktion, die Entwicklung hinterer Synechien sowie die Induktion von Uveitisrezidiven sind vorab nicht prognostizierbar. Auffällig schlechte IOL-Verträglichkeiten zeigen Patienten mit einer peripheren multifokalen Chorioretinitis, einer rezidivierenden Iridozyklitis bei juveniler chronischer Arthritis bzw. Patienten mit einem Reiter-Syndrom. Folgende Richtlinien erscheinen sinnvoll:

- In jedem Fall sollte präoperativ der Visus unter 0,4 abgefallen sein.
- Ein entzündungsfreies Intervall sollte länger als 3 Monate bestehen bzw. mit antiinflammatorischer und ggf. immunsuppressiver Vorbehandlung erreicht sein.
- Uveitisschwerpunkte im Iris/Ziliarkörperbereich und chronische, schwer therapierbare Verläufe sprechen gegen eine IOL-Implantation.
- Perioperativ sollte eine ausreichende Antiinflammation gewährleistet sein.
- Es sollte eine möglichst atraumatische Operationstechnik angewendet und eine Kapselsackfixation der IOL angestrebt werden.
- Sorgfältige und engmaschige postoperative Kontrollen sind selbstverständlich.
- Die postoperative Therapie umfaßt lokale und systemische antiinflammatorische Medikamente, ggf. können zusätzlich systemische Immunsuppressiva, rtPA und der Nd:YAG-Laser eingesetzt werden.

Unklar ist bislang, ob

1. materialbedingte Unterschiede in der IOL-Verträglichkeit vorliegen (PMMA, Hydrogel, Silikon, Heparinbeschichtung),
2. durch eine Analyse von Uveitissubtypen Risikofaktoren für eine IOL-Unverträglichkeit auszumachen sind.

G. Duncker et al. (Hrsg.)
12. Kongreß der DGII 1998

Zur therapeutischen und prophylaktischen Anwendung von rTPA (rekombinanter Tissue-Plasminogen-Aktivator) in der Augenvorderkammer

K. Rehfeldt und H. Höh

Zusammenfassung

Einleitung: Therapieresistente Fibrinreaktionen in der Augenvorderkammer, insbesondere nach kombinierter fistulierender Operation mit postoperativer Hypotonie, limitieren das postoperative Ergebnis gelegentlich in nicht unerheblichem Maße. Reicht die lokale konservative Therapie nicht aus, besteht heute die Möglichkeit, das Fibrin mit rTPA aufzulösen.

Nach sehr guten Ergebnissen nach therapeutischer Applikation von rTPA applizierten wir es auch prophylaktisch in die Augenvorderkammer, um bei Operationen mit eingehender intraoperativer Irismanipulation das postoperative Risiko von Fibrinreaktionen zu minimieren. Wir berichten über unsere Ergebnisse nach therapeutischer und prophylaktischer Applikation von rTPA in die Augenvorderkammer.

Patienten und Methode: Im Zeitraum von August 1994 bis Januar 1998 applizierten wir insgesamt 154mal rTPA in die Augenvorderkammer. Dabei handelte es sich um 107 therapeutische sowie um 34 prophylaktische rTPA-Applikationen. Dreizehnmal erfolgte eine rTPA-Gabe bei drohender Sickerkissenfunktionsstörung. Die therapeutische rTPA-Applikation fand zwischen dem 2. und 64. postoperativen Tag (Mittel 9,9 Tage) bei unzureichender Fibrinolyse durch die lokale antiphlogistische Therapie statt. Prophylaktisch erfolgte die rTPA-Applikation bei Operationen mit eingehender intraoperativer Irismanipulation mit einem hohen Risiko einer postoperativen Fibrinentstehung.

Ergebnisse: Am ersten Tag nach therapeutischer Applikation von rTPA beobachteten wir bei 59% der Augen eine komplette Fibrinolyse. 38% der Augen zeigten eine inkomplette Fibrinolyse mit deutlich weniger Fibrin in der Augenvorderkammer als vor rTPA-Gabe. Nur 3 Augen zeigten nach rTPA-Applikation keine Änderung des Fibrinbefundes nach rTPA-Gabe. Nach prophylaktischer rTPA-Anwendung zeigten 73,5% der Augen keine postoperative Fibrinreaktion. Nur 26,5% der Augen zeigten postoperativ Fibrin, das gut auf die antiphlogistische lokale Standardtherapie ansprach.

Komplikationen: Nach insgesamt 154 Anwendungen von rTPA in der Augenvorderkammer beobachteten wir 10 Vorderkammereinblutungen (6,6%), von denen sich 7 spontan resorbierten. An 3 Augen war eine Vorderkammerspülung erforderlich. An 6 Augen (4%) beobachteten wir eine passagere Endothel- und/oder Stromatrübung der Kornea. Diese klarten innerhalb von 8 bis 12 Tagen ohne bleibende Visusreduktion auf. Bei einem Patienten bestand eine diffuse Endotheldekompensation nach rTPA-Applikation fort. Bei diesem Patienten war eine Fuchssche Endotheldystrophie präoperativ bekannt. Sechs Monate nach rTPA-Gabe erfolgte daraufhin eine perforierende Keratoplastik. An einem Auge beobachteten wir eine umschriebene subendotheliale, nicht visuslimitierende Trübung der Hornhaut. Auch bei dieser Patientin bestand eine Fuchssche Endotheldystrophie vor rTPA-Gabe.

Vier Patienten (3,74%) klagten nach rTPA-Gabe über zephalgieforme periorbitale Schmerzen, die gut auf orale Schmerzmedikamente ansprachen und ca. 1–3 h anhielten.

G. Duncker et al. (Hrsg.)
12. Kongreß der DGII 1998

Schlußfolgerung: Aus unserer Sicht stellt rTPA ein effizientes Therapeutikum zur Behandlung therapieresistenter postoperativer Fibrinreaktionen in der Augenvorderkammer dar. Besonders nach kombinierten bzw. fistulierenden Operationen hat sich rTPA zur Auflösung therapieresistenter Fibrinreaktionen bewährt. Die rTPA-Applikation ist ohne größeren operativen Aufwand und Belastungen für den Patienten in Oberflächenanästhesie möglich. Auch wiederholte Gaben scheinen bei guter Verträglichkeit vertretbar.

Relative Kontraindikationen sind Fuchssche Endotheldystrophie, Rubeosis iridis sowie die ersten 4 bis 5 postoperativen Tage, wenn intraoperativ Blutgefäße eröffnet wurden.

Auch prophylaktisch scheint rTPA wirksam die Fibrinbildung in der Vorderkammer zu unterdrücken. Zur Quantifizierung der Wirksamkeit ist eine kontrollierte Studie erforderlich.

Schlüsselwörter: rTPA, Fibrinolyse, Vorderkammer, Rubeosis iridis, Fuchssche Endotheldystrophie, Komplikationen

Summary

Introduction: Therapy-resistant fibrin reactions within the anterior chamber, especially after combined cataract and fistulating surgery with postoperative hypotonia syndromes, limit the postoperative result occasionally to a not insignificant degree. If topical conservative therapy is not sufficient, there is the possibility of fibrinolysis by rTPA.

After good results with therapeutical application of rTPA, we also applied it prophylactically into the anterior chamber to minimize the postoperative fibrin reaction in surgery with severe intraoperative manipulation of the iris. We report our results after therapeutical and prophylactical application of rTPA into the anterior chamber.

Patients and method: From August 1994 to January 1998 we applied rTPA into the anterior chamber of 154 eyes, 107 were therapeutic and 34 were prophylactic uses. In 13 cases, we applied rTPA due to imminent bleb scarring. The therapeutic use took place between the 2nd and 64th postoperative day (average 9.9 days) due to insufficient fibrinolysis by topical antiphlogistic therapy. rTPA was prophylactically used in surgery with severe intraoperative manipulation of the iris with a high risk of postoperative fibrin reaction.

Results: On the first day after therapeutic use, we saw a complete fibrinolysis in 59% of the eyes; 38% of the eyes showed an incomplete fibrinolysis with significantly less fibrin in the anterior chamber than before rTPA application. Only three eyes showed no change in fibrin after rTPA application. After prophylactic use, 73.5% of the eyes showed no postoperative fibrin reaction. Only 26.5% of the eyes showed postoperative fibrin that responded well to antiphlogistic local steroids.

Complications: After 154 applications of rTPA in the anterior chamber, we saw 10 anterior chamber bleedings (6.6%), 7 of which resolved spontaneously. In 3 eyes an anterior chamber aspiration procedure was necessary. In 6 eyes (4%) we saw a passing clouding of corneal endothelium and/or corneal stroma that disappeared after 8 to 12 days without decrease in visual acuity remaining.

In 1 patient, a diffuse endothelium decompensation continued after rTPA application. In this patient, Fuchs' corneal dystrophy was known preoperatively. Six months after rTPA application a perforating keratoplasty was necessary.

In 1 eye we saw a subscript subendothelial clouding of the cornea which did not limit visual acuity. This patient also suffered from Fuchs' corneal dystrophy before rTPA application.

Four patients (3.74%) complained of headache-like periorbital pains that responded well to oral analgesics and lasted 1 to 3 h.

Conclusion: In our opinion, rTPA is an effective drug for the treatment of fibrin formations in the anterior chamber. Especially after combined or fistulating surgery, rTPA is a proven drug for resolving therapy-resistant fibrin formations. rTPA application is possible under anesthesia. Repeated rTPA applications seem to be justifiable due to good compatibility.

Relative contraindications are Fuchs' corneal dystrophy, rubeosis iridis, and the first 4 or 5 postop days, if blood vessels were opened intraoperatively.

Prophylactical rTPA seems to suppress fibrin reactions in the anterior chamber efficiently. To quantify the efficiency, a controlled study is necessary.

Key words: TPA, fibrinolysis, anterior chamber, rubeosis iridis, Fuchs' corneal dystrophy, complications

Einleitung

Nach kombinierten Katarakt-/Glaukomoperationen bzw. nach fistulierenden Operationen mit postoperativer Hypotonie sind nicht selten Fibrinreaktionen in der Vorderkammer zu beobachten. Eine lokale antiphlogistische Therapie mit Glukokortikoiden, nichtsteroidalen Antiphlogistika sowie Mydriatika ist bei diesen Befunden unerläßlich. Gelegentlich reicht jedoch die lokale Therapie nicht aus, um bestehende Fibrinreaktionen in der Augenvorderkammer zu reduzieren. Photophobie, Visuslimitierung, Ausbildung hinterer und vorderer Synechien, Pupillarblock etc. sind die Folge. Daher ist es unerläßlich, postoperative Fibrinreaktionen zurückzudrängen. Reicht die lokale antiphlogistische Therapie nicht aus, steht uns heute mit rTPA ein Fibrinolytikum zur Verfügung, um das Fibrin in der Augenvorderkammer aufzulösen.

Nach guten eigenen Ergebnissen nach therapeutischer Applikation von rTPA in die Augenvorderkammer applizierten wir rTPA auch prophylaktisch bei Operationen mit eingehender intraoperativer Irismanipulation (z. B. Synechiolysen, Lösen von Iris-capture-Syndromen etc.), um das postoperative Risiko von Fibrinreaktionen zu minimieren.

Wir berichten hier über unsere Ergebnisse nach therapeutischer und prophylaktischer Applikation von rTPA in die Augenvorderkammer.

Patienten und Methode

Im Zeitraum von August 1994 bis Januar 1998 wandten wir insgesamt 154mal rTPA in der Augenvorderkammer an. Dabei handelte es sich um 107 therapeutische sowie 34 prophylaktische rTPA-Gaben in die Augenvorderkammer. 13mal applizierten wir rTPA bei drohender Sickerkissenfunktionsstörung nach fistulierender Operation.

Die therapeutische rTPA-Applikation in die Augenvorderkammer erfolgte nach unzureichendem Effekt der lokalen Standardtherapie. Die lokale Therapie bestand bei allen Patienten aus lokalen Kortikosteroiden und/oder nichtsteroidalen Antiphlogistika sowie Mydriatika. 18 Patienten erhielten eine zusätzliche systemische Therapie mit Prednisolon sowie 16 Patienten eine gleichzeitige systemische Therapie mit Antibiotika. Die rTPA-Applikation erfolgte zwischen dem 2. und 64. postoperativen Tag (Mittel 9,9 Tage) via Parazentese in die Augenvorderkammer. Die Dosierung betrug bei allen Patienten 10 µg rTPA/0,1 ml gepufferter BSS-Lösung, nachdem zuvor eine entsprechende Menge Kammerwasser über die Parazentese abgelassen wurde. Vorausgegangen waren der therapeutischen rTPA-Gabe in 49,5% der Fälle (n=53) fistulierende bzw. kombinierte Glaukom-/Kataraktoperationen, bei 23,4% (n=25) komplizierte Kataraktoperationen (meist extrakapsuläre Kataraktextraktionen bzw. Operationen in Verbindung mit Synechiolysen, 7,5% (n=8) Pars-plana-Vitrektomien (meist mit Silikonölimplantation). Bei 8,4% (n=9) handelte es sich um Synechiolysen oder sonstige Operationen (zirkuläre retinale Exokryokoagulation, perforierende Keratoplastik, Plombenoperation etc.). Nach einfachen Phakoemulsifikationen sind bei unseren Patienten keine Fibrinbildungen aufgetreten. Bei 11,2% (n=12 Augen) applizierten wir ein zweites Mal rTPA therapeutisch nach vorheriger unzureichender Fibrinolyse (Abb. 1). Im postoperativen Verlauf beobachteten wir Visus, Druck, Vorderkammerbefund hinsichtlich Fibrin sowie die Hornhauttransparenz und Irisvaskularisation nach einheitlichem Bewertungsscore.

Nach sehr guten Ergebnissen nach therapeutischer Applikation applizierten wir an 34 Augen rTPA prophylaktisch in die Augenvorderkammer, um bei Operationen mit eingehender intraoperativer Irismanipulation das Risiko einer postoperativen Fibrinentstehung zu minimieren. Dabei handelte es sich bei 44% der Augen (n=15) um primäre Synechiolysen, bei 17,6% (n=6) um Lösungen von Rezidivsynechien, bei 23,5% (n=8) um Katarakt- bzw. kombinierte Katarakt-/Glaukomoperationen mit schwierigem Verlauf (Abb. 2). Dabei applizierten wir rTPA zum Ende der Operation, die in der Regel in Retrobulbäranästhesie durchgeführt wurde, via Parazentese, nachdem vorher eine geringe Kammerwassermenge über die Parazentese abgelassen wurde. rTPA wurde dabei nur appliziert, wenn es intraoperativ zu keiner sichtbaren Blutung gekommen war und eine Neigung zur Fibrinbildung zum Ende der Operation bereits zu erkennen war oder aufgrund der ausgeprägten intraoperativen Manipulation an der Iris nach aller Erfahrung sicher zu erwarten war.

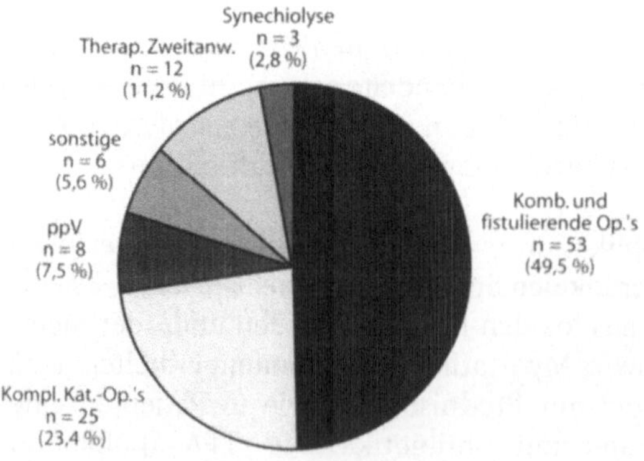

Abb. 1. Operationen, an die sich eine therapeutische rTPA-Applikation anschloß (n=107). Dabei handelte es sich bei 49,5% um kombinierte oder fistulierende Operationen, bei 25 Augen um komplizierte Kataraktoperationen. Nach komplikationsfreien Phakoemulsifikationen erfolgte keine therapeutische rTPA-Anwendung

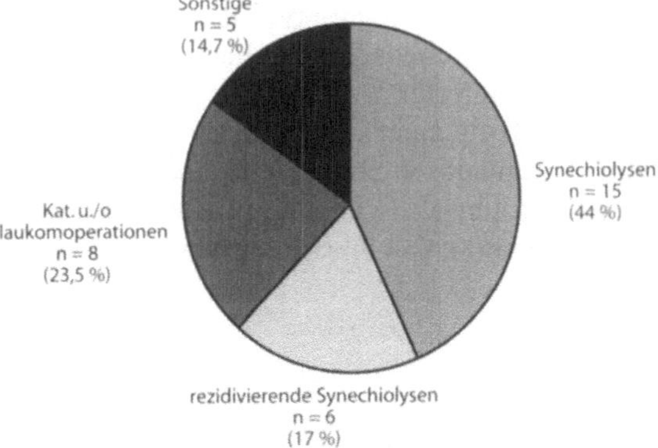

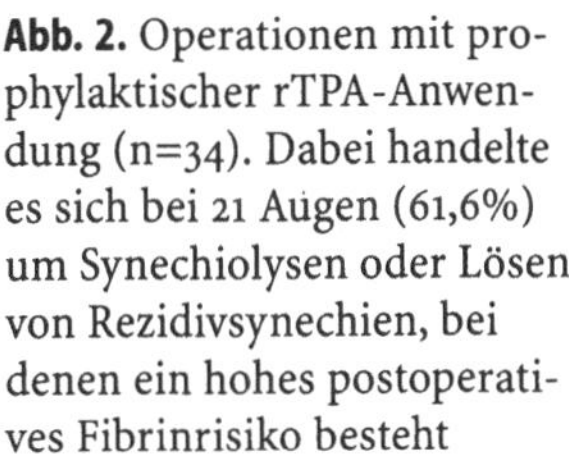

Abb. 2. Operationen mit prophylaktischer rTPA-Anwendung (n=34). Dabei handelte es sich bei 21 Augen (61,6%) um Synechiolysen oder Lösen von Rezidivsynechien, bei denen ein hohes postoperatives Fibrinrisiko besteht

An 13 Augen applizierten wir rTPA prophylaktisch in die Vorderkammer, um eine drohende Sickerkissenfunktionsstörung nach fistulierender Operation aufzuhalten. In der nachfolgenden Auswertung wurden diese Augen nicht berücksichtigt.

Ergebnisse

Nach therapeutischer Applikation von rTPA beobachteten wir bei 59% der Augen (n=53) eine komplette Fibrinolyse. Wir beobachteten jedoch im weiteren Verlauf an 6 Augen die Bildung eines erneuten Fibrinnetzes in der Augenvorderkammer, das in der Regel gut auf die weitergeführte lokale antiphlogistische Therapie ansprach und nach 2 bis 14 Tagen komplett gelöst war. Nur an einem Auge erfolgte wegen unzureichender Fibrinolyse eine therapeutische Zweitanwendung von rTPA 8 Tage nach der ersten Applikation. Anschließend zeigte sich auch hier eine komplette Fibrinolyse nach 2 Tagen. In 38% der Augen (n=41) zeigte sich am ersten Tag nach rTPA-Gabe eine inkomplette Fibrinolyse mit deutlich weniger Fibrin in der Augenvorderkammer. Sieben dieser 41 Augen wurden mit einer zweiten therapeutischen rTPA-Applikation behandelt. Bei allen anderen Augen bildete sich das verbliebene Fibrin unter der weitergeführten lokalen Therapie nach 2 bis 12 Tagen komplett zurück. Nur in 3% der Augen (n=3) beobachteten wir nach Gabe von rTPA keine Änderung des Fibrinbefundes in der Vorderkammer. Dabei handelte es sich um 2 Augen mit einer ausgeprägten Hypotonie nach kombinierter Katarakt-/Glaukomoperation mit Druckwerten um 2 mm Hg sowie um ein Auge mit massiver Fibrinreaktion im Rahmen einer Endophthalmitis. Bei einem Auge resorbierte sich das Fibrin nach allmählichem Anstieg des Augeninnendrucks unter der lokalen Standardtherapie bis zum 13. postoperativen Tag. An einem Auge erfolgte eine therapeutische Zweitanwendung bei persistierender Fibrinreaktion (Abb. 3). Nach 14 Tagen zeigte sich bei 99% der Augen (n=106) eine komplette Fibrinolyse in der Augenvorderkammer (Abb. 4). Bei einem Auge mit fehlendem Therapieeffekt auf rTPA handelte es sich um einen Zustand nach kombinierter Katarakt-/Glaukomoperation mit Exokryokoagulation bei ausgeprägter Rubeosis iridis bei vorangegangenem Zentralvenenverschluß. Nach kombinierter Operation wurden zunächst Druckwerte um 2 mm Hg ermittelt. Trotz mehrfachen Versuches einer Nd:YAG-Laser-Membranotomie der Fibrinmembran zeigte sich keine Auflösungstendenz des Fibrins.

Nach prophylaktischer Applikation von rTPA in die Augenvorderkammer zur Vermeidung von Fibrinreaktionen beobachteten wir am 1. postoperativen

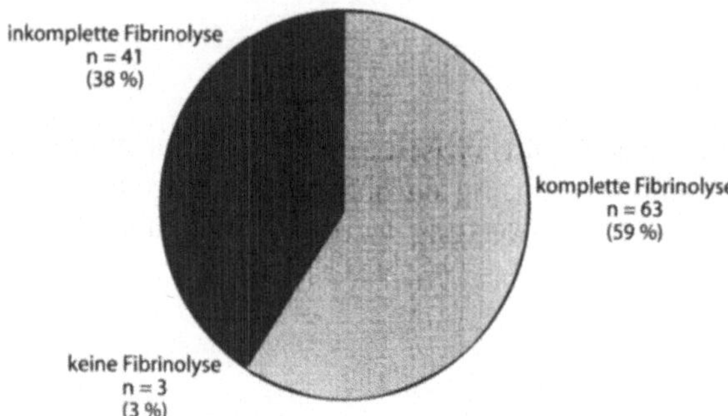

Abb. 3. Ergebnisse der therapeutischen rTPA-Gabe (1. postoperativer Tag, n=107). Am 1. Tag zeigt sich bei 97% der Augen eine komplette bzw. teilweise Fibrinolyse in der Augenvorderkammer. Nur 3 Augen (3%) zeigten keine Änderung des Fibrinbefundes

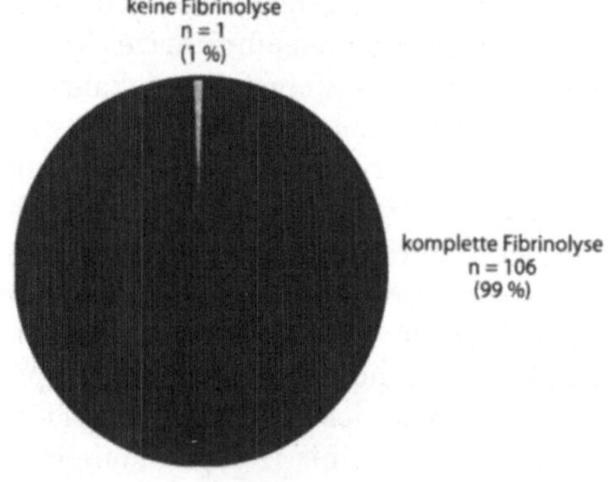

Abb. 4. Ergebnisse der therapeutischen rTPA-Gabe (14. postoperativer Tag, n=107). Nach 14 Tagen zeigte sich bei 99% der Augen eine komplette Fibrinolyse in der Augenvorderkammer

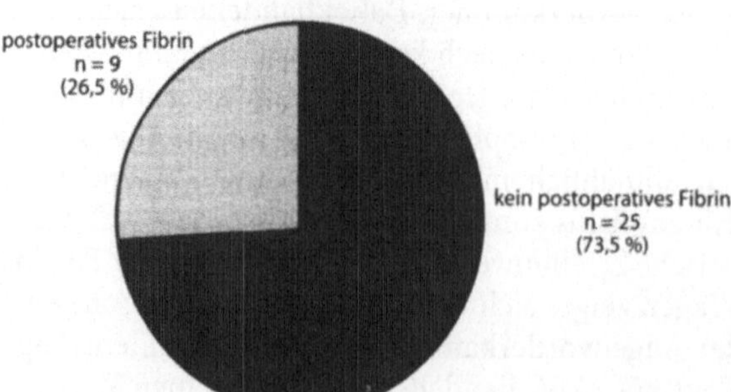

Abb. 5. Ergebnisse der prophylaktischen rTPA-Gabe (n=34). Postoperativ zeigte sich bei 73,5% der Augen kein postoperatives Fibrin, obwohl wir vom Operationsverlauf bei 100% der Augen aus der Erfahrung heraus mit einer Fibrinbildung gerechnet hätten

Tag bei 73,5% der Augen (n=25) keine postoperative Fibrinreaktion, obwohl wir vom Operationsverlauf bei 100% der Augen mit einer postoperativen Fibrinreaktion gerechnet hätten. 26,5% (n=9) zeigten eine postoperative Fibrinreaktion, die gut auf die lokale antiphlogistische Therapie ansprach. Zwei Augen erhielten eine therapeutische rTPA-Zweitanwendung, um das postoperativ gebildete Fibrin aufzulösen. An 4 Augen wurde die rTPA-Applikation im Rahmen von Lösungen von Rezidivsynechien wiederholt (Abb. 5).

Komplikationen

Nach insgesamt 154 Anwendungen von rTPA in der Augenvorderkammer beobachteten wir 10 Vorderkammereinblutungen (6,6%), von denen sich 7 spontan resorbierten. An 3 Augen war eine Vorderkammerspülung erforderlich. An 6 Augen (4%) beobachteten wir eine passagere Endothel- und/oder Stromatrübung der Kornea. Diese klarten innerhalb von 8 bis 12 Tagen ohne bleibende Visusreduktion auf.

Bei einem Patienten bestand eine diffuse Endotheldekompensation nach rTPA-Applikation fort. Bei diesem Patienten war eine Fuchssche Endotheldystrophie präoperativ bekannt. Sechs Monate nach rTPA-Gabe erfolgte daraufhin eine perforierende Keratoplastik.

An einem Auge zeigte sich eine umschriebene subendotheliale, nicht visuslimitierende Trübung der Hornhaut. Auch bei dieser Patientin bestand eine Fuchssche Endotheldystrophie vor rTPA-Gabe.

Vier Patienten (3,74%) klagten nach rTPA-Gabe über zephalgieforme periorbitale Schmerzen, die gut auf orale Schmerzmedikamente ansprachen und ca. 1–3 h anhielten.

Diskussion

Postoperatives Fibrin in der Augenvorderkammer führt einerseits zur Visuslimitierung; andererseits kann durch die Ausbildung vorderer und hinterer Synechien, intraokulärer Membranen oder Sekundärglaukom das funktionelle Ergebnis einer Operation reduziert werden [1, 8]. Spätkomplikationen, z. B. die Ausbildung eines Iriscapture-Syndroms, einer Iris bombata etc., können in die Wege geleitet werden. Besonders oft beobachtet man eine Fibrinreaktion nach kombinierten Katarakt-/Glaukomoperationen, welche durch eine bestehende Hypotonie begünstigt wird. Mit rTPA besteht heute die Möglichkeit, therapieresistente Fibrinreaktionen wirksam und verträglich zu therapieren [5, 6, 9, 10]. Dabei ist die rTPA-Applikation ohne größeren operativen Aufwand und Belastungen für den Patienten in Oberflächenanästhesie möglich. Bereits seit 1988 wird rTPA erfolgreich zur Behandlung therapieresistenter Fibrinreaktionen in der Augenvorderkammer des Menschen angewandt [12]. Der gentechnisch aus E.-coli-Stämmen kultivierte Gewebe-Plasminogen-Aktivator zeichnet sich durch seine lokale Wirkung im Fibrinnetz sowie durch seine kurze Halbwertszeit (t/2 = 4,4 ± 0,3 min) aus, wodurch eine Wirkung auf die systemische Gerinnung vernachlässigt werden kann.

In unserem Patientenkollektiv betrug die Dosierung des rTPA nach Studienprotokoll 10 µg/0,1 ml gepufferter BSS-Lösung. In umfangreichen Studien wurde die minimale Wirkstoffkonzentration zum Erreichen einer kompletten Fibrinolyse ermittelt [11]. Bereits nach Gabe von 3 µg rTPA wurde ein therapeutischer Effekt beschrieben. Jedoch ist bei niedrigen Dosierungen die Entstehung von Rezidivfibrin deutlich höher. Durch Dosisreduktion kann das Risiko unerwünschter Nebenwirkungen reduziert werden. Aus unserer Sicht ist die Dosierung von 10 µg rTPA/0,1 ml BSS ausreichend, um eine effiziente Fibrinolyse zu erzielen.

Um das Risiko des Auftretens von Komplikationen zu reduzieren, ist es wichtig, bestehende Risikofaktoren zu beachten. Um das postoperative Risiko von Vorderkammereinblutungen zu minimieren, empfiehlt sich eine Anwendung von rTPA frühestens möglichst nach dem 4. postoperativen Tag [7, 3, 4]. Zusätzlich ist Vorsicht geboten bei bestehender Rubeosis iridis, da auch hier ein erhöhtes Risiko für das Auftreten von Vorderkammerblutungen besteht. Auch nach vorheriger fistulierender Operation bzw. nach erheblicher intraoperativer Manipulation an der Iris ist das Risiko für eine Nachblutung erhöht. Durch Auswahl des Patientengutes bzw. durch die Wahl des Zeitpunktes der rTPA-Injektion kann das Blutungsrisiko limitiert werden. In unserer Klinik erfolgt daher mittlerweile die rTPA-Applikation nach fistulierender Operation frühestens nach dem 5. postoperativen Tag. Prophylaktisch erfolgt eine rTPA-Applikation nur, wenn es intraoperativ zu keiner Gefäßverletzung und sichtbarer Blutung gekommen ist.

Neben Vorderkammereinblutungen spielen auch Hornhautveränderungen nach rTPA-Eingabe bei den Nebenwirkungen eine Rolle. Dabei scheint uns, daß die Gefahr postoperativer Endotheldekompensation besonders bei Patienten mit vorbestehender Fuchsscher Endotheldystrophie besteht. Bei diesen Patienten sollte daher die Indikationsstellung eingegrenzt werden.

Die guten Ergebnisse nach therapeutischer Applikation von rTPA in die Augenvorderkammer ermutigten uns, rTPA auch prophylaktisch bei Operationen mit eingehender intraoperativer Irismanipulation und einem aufgrund klinischer Erfahrung auf 100% zu schätzendem postoperativem Fibrinrisiko anzuwenden. Da bei über 70% der Augen postoperativ kein Fibrin aufgetreten ist, scheinen durch diese prophylaktische Gabe der postoperative Heilungsverlauf positiv gestaltet und mögliche Zweitoperationen durch postoperative Fibrinbildung verhindert werden zu können.

Eine kontrollierte Studie zur Beurteilung der Effizienz der prophylaktischen rTPA-Applikation ist jedoch erforderlich, um die von uns erzielten ersten Ergebnisse zu quantifizieren. Die gute Verträglichkeit von rTPA macht einen prophylaktischen Einsatz von rTPA bei kritischer Indikationsstellung und Beachtung der bekannten relativen Kontraindikationen vertretbar.

Danksagung. Wir danken der Firma Basotherm, Biberach an der Riss, für die Überlassung des rTPA für die ersten 125 Anwendungen.

Literatur

1. Heiligenhaus A, Schilling H, Schilling M, Mellin K (1996) Behandlung mit Gewebeplasminogenaktivator (tPA) bei Risikopatienten mit Fibrinreaktion nach Kataraktoperation. Ophthalmologe 93: 49–53
2. Höh H, Rehfeldt K, Schmidbauer J (1997) Treatment of postoperativ intraocular fibrin with recombinant tissue plasminogen activator (rTPA). Invest Ophthal Visual 38/4: 212
3. Körner F, Böhnke M (1992) Clinical use of recombinant tissue plasminogen activator for intraocular fibrinolysis. German J Ophthalmol 1: 354–360
4. Krallmann R, Althaus C, Reinhard T, Sundmacher R (1995) Intraokulare Fibrinolyse mit rekombinantem Gewebeplasminogenaktivator nach Kataraktchirurgie. In: Rochels R et al. (Hrsg) 9. Kongreß der Deutschen Gesellschaft für Intraokularlinsen-Implantation. Springer, Berlin Heidelberg, S 377–383
5. Löffler KU, Meyer JH, Wollensak G, Funk J (1997) Erfolge und Komplikationen der rtPA-Behandlung am vorderen Augenabschnitt. Ophthalmologe 94: 50–52
6. Moon J, Chung S, Myong Y, Chung S, Park C, Baek N, Rhee S (1992) Treatment of postcataract fibrinous membranes with tissue plasminogen activator. Ophthalmology 99: 1256–1259
7. Rehfeldt K, Höh H (1998) Zur therapeutischen und prophylaktischen Anwendung des recombinanten tissue plasminogen activator in der Augenvorderkammer. Klin Monatsbl Augenheilkunde 212 [Suppl 2]: 4
8. Steinkamp GWK (1997) Einsatz von rt-PA in der Chirurgie des vorderen Augenabschnitts. In: Ohrloff C, Kohnen T, Duncker G (Hrsg) 11. Kongreß der Deutschen Gesellschaft für Intraokularlinsen-Implantation. Springer, Berlin Heidelberg, S 414–422
9. Steinkamp GWK, Heider W, Schalnus R, Hattenbach LO (1996) Intraokulare rt-PA-Injektionen bei Fibrinbildung nach kombinierter Glaukom- und Kataraktoperation. Ophthalmologe 93: 558–560
10. Wedrich A, Menapace R, Mühlbauer-Ries E (1995) The use of recombinant tissue plasminogen activator for intracameral fibrinolysis following cataract surgery. Int. Ophthalmol 18: 277–280
11. Williams DF, Bennett SR, Abrams GW, Han DP, Mieler WF, Jaffe GJ, Williams GA (1990) Low dose intraocular tissue plasminogen activator for treatment of postvitrectomy fibrin formation. Am J Ophthalmol 109: 606–607
12. Williams GA, Lambrou FH, Jaffe GA (1988) Treatment of postvitrectomy fibrin formation with intraocular tissue plasminogen activator. Arch Ophthalmol 106: 1055–1058

Zum Verlauf der Diclofenac-Konzentration im Kammerwasser nach präoperativer Gabe bei der Kataraktextraktion

H.G. Struck, G. Stoldt, O. Kuhlmann und M. Weiß

Zusammenfassung. Diclofenac-Natrium wird in der perioperativen Therapie aufgrund seiner antiphlogistischen und analgetischen Wirkung ebenso eingesetzt wie zur Aufrechterhaltung der intraoperativen Mydriasis bei der Kataraktextraktion. Anhand der gewonnenen Daten sollte eine Eingrenzung der effektivsten präoperativen Applikationszeit erfolgen. In einer prospektiven Studie applizierten wir 50 Patienten im Alter von 43–90 Jahren (durchschnittlich 74,2 Jahre), bei denen eine Phakoemulsifikation in Tunneltechnik vorgesehen war, innerhalb von 16 h, 35 min und 32 min präoperativ einmal Diclofenac-0,1%-Augentropfen. Zum Operationsbeginn erfolgte die Entnahme des Kammerwassers. Der Diclofenac-Kammerwasserspiegel wurde mittels photochemischer Nachsäulenderivatisierung und Fluoreszenzdetektion bestimmt. Die mittlere Verweildauer der Diclofenac-Moleküle im Kammerwasser betrug 6 h und 40 min. Im Zeitraum von 2–6 h nach Gabe der Augentropfen wurde eine mittlere Diclofenac-Kammerwasserkonzentration von 50 ± 33 ng/ml erzielt. Bei größerem präoperativen Abstand (>6 h) sank dieser Spiegel auf durchschnittlich 12 ± 3 ng/ml (8 h, 41 min – 14 h, 15 min) bzw. 9 ± 8 ng/ml (14 h, 35 min – 16 h, 35 min) ab. Bei Applikation unmittelbar vor der Operation (≤1 h) lag die Kammerwasserkonzentration unterhalb der Nachweisgrenze (2 ng/ml). Der durchschnittlich höchste intraoperative Kammerwasserspiegel und somit die beste intraokulare Bioverfügbarkeit wird bei einer einmaligen präoperativen Gabe von Diclofenac-0,1%-Augentropfen nach 2–6 h erreicht. Der effektivste Applikationszeitraum liegt deshalb bei 2–5 h vor der Operation.

Summary. Diclofenac sodium is used in perioperative therapy because of its antiinflammatory and analgesic effects, as well as to limit surgically induced miosis during cataract surgery. The aim of the study was to find an optimal time interval for preoperative administration of diclofenac. Fifty patients (age 43–90 years, mean 74.2 years) scheduled for phacoemulsification by the tunnel technique received 0.1% diclofenac eye drops once within an interval between 16 h, 35 min and 32 min before surgery. Aqueous humor samples were taken at the beginning of surgery. The concentration of diclofenac was determined by HPLC after on-line postcolumn photoderivatization. The mean residence time of diclofenac molecules in aqueous humor was 6 h 40 min. Within a time interval between 2 and 6 h after topical administration, a mean diclofenac aqueous humor concentration of 50 ± 33 ng/ml was observed. When the time interval of preoperative drug administration increases (>6 h), this level decreases to 12 ± 3 ng/ml (8 h 41 min – 14 h 15 min) and 9 ± 8 ng/ml (14 h 35 min – 16 h 35 min), respectively. The concentration was below the detection limit (2 ng/ml) after administration within 1 h before surgery. The average maximum of aqueous humor level after a single preoperative administration of diclofenac 0.1% eye drops is reached after 2–6 h. Therefore, the most effective time interval for topical diclofenac administration is 2–5 h before surgery.

G. Duncker et al. (Hrsg.)
12. Kongreß der DGII 1998

Einleitung

Trotz Anwendung der Phako-Tunneltechnik als minimal-invasive Kataraktchirurgie ist die antiphlogistische Therapie nach wie vor zur Steuerung der unspezifischen perioperativen Entzündung unverzichtbar. Mehrere klinische Studien bescheinigen verschiedenen lokal applizierten nichtsteroidalen Antiphlogistika gegenüber Steroiden eine gleichwertige [3, 10] oder sogar eine überlegene Wirkung [12]. Wir konnten mit der Laser-Flare-Technik nachweisen, daß nach ECCE und HKL-Implantation die postoperative Entzündungsreaktion am effektivsten durch die kombinierte lokale Gabe des Steroids Prednisolon-0,5%-Augentropfen und des nichtsteroidalen Antiphlogistikums Diclofenac-0,1%-Augentropfen beeinflußt wird [14].

Diclofenac zeichnet sich durch eine selektive Präferenz für COX-2-Hemmung [1, 7] sowie eine gleichzeitige Inhibition der Lipoxygenase und eine reduzierende Wirkung auf die freie Arachidonsäure aus [11]. Es wird in der perioperativen Therapie bei der Kataraktoperation aufgrund seiner antiphlogistischen und analgetischen Wirkung ebenso eingesetzt wie zur Aufrechterhaltung der intraoperativen Mydriasis und zur Prophylaxe eines zystoiden Makulaödems.

Mit dem Ziel der Eingrenzung der effektivsten präoperativen Applikationszeit und der Gewinnung von Daten für eine optimale Bioverfügbarkeit haben wir den intraoperativen Kammerwasserspiegel von Diclofenac in Abhängigkeit vom Zeitpunkt der präoperativen lokalen Applikation überprüft.

Patienten und Methode

In diese prospektive klinische Studie wurden in der Zeit vom April 1995 bis Januar 1998 nach vorgegebenen Ein- und Ausschlußkriterien 50 Patienten (23 männlich, 27 weiblich) im Alter von 43–90 Jahren (durchschnittlich 74,2 Jahre) einbezogen und mit Phakoemulsifikation in Tunneltechnik operiert. Einer randomisierten Zuteilung zufolge wurde präoperativ bei reizfreiem Augenbefund im Zeitraum von 16 h, 35 min (995 min) bis 32 min jeweils einmal bei einem Patienten Diclofenac 0,1%-Augentropfen (2 Trpf.) in üblicher Weise in den Bindehautsack des zu operierenden Auges appliziert. Die Entnahme von etwa 100–150 μl Kammerwasser erfolgte unmittelbar vor Operationsbeginn mittels Vorderkammerpunktion durch den Operateur.

Der Diclofenac-Kammerwasserspiegel wurde mittels photochemischer Nachsäulenderivatisierung und Fluoreszenzdetektion bestimmt (HPLC-Anlage der Fa. Spectra Physics, untere Nachweisgrenze: 2,0 ng/ml). Statistik: Bestimmung von Mittelwerten und Standardabweichungen sowie Diagrammdarstellung.

Entsprechend den Vorgaben der Ethikkommission der Medizinischen Fakultät der Martin-Luther-Universität wurden die Richtlinien für Ethik bei klinischen Studien beachtet.

Ergebnisse

Im Zeitraum von 2–6 h nach Gabe der Augentropfen wurde eine mittlere Diclofenac-Kammerwasserkonzentration von 50 ± 33 ng/ml erzielt. Während 32 bzw. 36 min nach der Applikation Diclofenac noch nicht im Kammerwasser nachzuweisen war, konnten zwischen 1 und 2 h nach der Gabe Werte zwischen 6 ng/ml (95 min) und 71 ng/ml (119 min) ermittelt werden (Mittelwert 68–95 min: 16 ± 6 ng/ml; Mittelwert 103–124 min: 30 ± 28 ng/ml). Im Zeitraum von 2–6 h wurden auch die höchsten Konzentrationen mit 118 ng/ml (5 h, 40 min) bzw. 136 ng/ml (2 h, 18 min) gemessen. Die längsten Intervalle, um noch Diclofenac-Spiegel von >30 ng/ml zu erzielen, lagen bei 6 h, 7 min (79 ng/ml), 6 h, 8 min (38 ng/ml) bzw. 6 h, 33 min (31 ng/ml).

Bei Einteilung in 11 Zeitbereiche und Bildung entsprechender mittlerer Zeiten ließ sich auch der Abfall des Wirkspiegels deutlich darstellen (Abb. 1).

Dieser Konzentrationsabfall in der 7. Stunde nach der Applikation setzte sich dann in einer langanhaltenden Abklingphase fort. In diesem Zeitraum wurden durchschnittlich Werte von 12 ± 3 ng/ml (8 h, 41 min - 14 h, 15 min) bzw. 9 ± 8 ng/ml (14 h, 35 min - 16 h, 35 min) gemessen, wobei auch nach den längsten Intervallen von 16 h, 15 min (19 ng/ml) und 16 h, 35 min (11 ng/ml) noch Diclofenac im Kammerwasser nachweisbar war.

Eine Alters- oder Geschlechtsabhängigkeit der Kammerwasserspiegel war nicht nachweisbar.

Außerdem wurde eine Modellkurve (inverse Gaußverteilung) an die Konzentrations-Zeit-Daten durch Computerfit angepaßt. Sie beschreibt den Populationsmittelwert des Konzentrationsverlaufes. Daraus wurde eine mittlere Verweildauer der Diclofenac-Moleküle im Kammerwasser von 6 h, 40 min berechnet (Abb. 2).

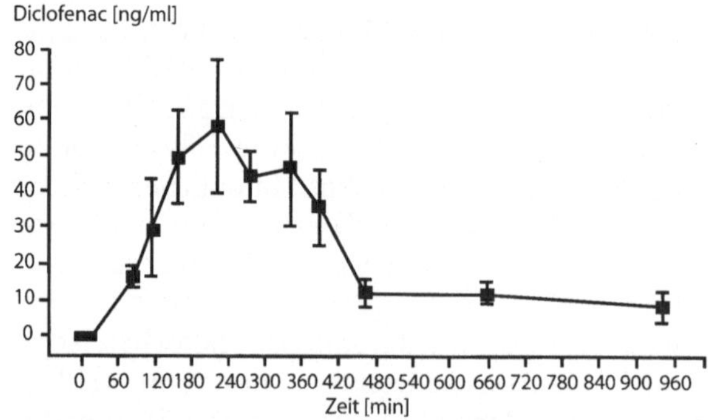

Abb. 1. Mittlere Diclofenac-Kammerwasserspiegel (11 Zeitbereiche); photochemische Nachsäulenderivatisierung und Fluoreszenzdetektion (HPLC)

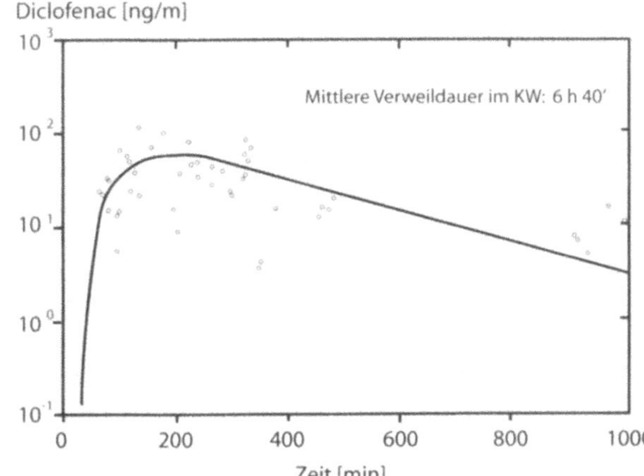

Abb. 2. Konzentrations-Zeit-Kurve von Diclofenac im Kammerwasser in halblogarithmischer Darstellung (Meßdaten und Computerfit)

Diskussion

Für den effizienten Einsatz lokal applizierter Medikamente sind pharmakokinetische Daten zur Absorption und Verteilung unverzichtbar. Mit 2 unterschiedlichen Formulierungen von Diclofenac-0,1%-Augentropfen, die Vickers et al. [15] vor der Kataraktoperation gaben, erzielten sie Kammerwasserkonzentrationen von 30–426 (im Mittel 130) µg/l und erreichten die höchsten Wirkspiegel etwa 1 h nach der Applikation. Andererseits konnte 20 min nach der Gabe von 4 Trpf. Diclofenac-0,1% bzw. sogar 1 h, 5 min nach Applikation von 3mal Tropfen innerhalb von 45 min in Vorbereitung auf die Kataraktextraktion noch kein Wirkstoff im Kammerwasser nachgewiesen werden [5, 9].

Im Vergleich mit Flurbiprofen-Na fanden Ellis et al. [4] die höchste durchschnittliche Diclofenac-Kammerwasserkonzentration mit 82 ng/ml 2,4 h nach einmaliger präoperativer Applikation. Kammerwasserspiegel oberhalb 20 ng/ml blieben für 4 h erhalten. Bis zu 24 h nach einmaliger Applikation schwankten die Werte zwischen 3 und 16 ng/ml. Nach mehrmaliger präoperativer lokaler Applikation konnte Quentin [9] mittlere Kammerwasserkonzentrationen von 131,7 ng/ml (5malige Gabe) bzw. 65,5 ng/ml (3malige Gabe) erreichen. Bei 5maliger Applikation am Vortag wurde nur noch eine mittlere Konzentration von 13,4 ng/ml gemessen. 18 h nach dem letzten Tropfen ließ sich kein Diclofenac im Kammerwasser mehr nachweisen. Insgesamt fiel eine bedeutende interindividuelle Variationsbreite des Kammerwasserspiegels zwischen unter 5 ng/ml und 430 ng/ml auf. Diese Schwankungen bestätigten sich auch in einer klinischen Studie von Hessemer et al. [6]. Mit einer ebenfalls 5maligen Gabe von Diclofenac-0,1%-Augentropfen vor der Kataraktoperation, die bereits gegen 16 Uhr des präoperativen Tages eingeleitet wurde, erzielten sie bei 3 von 10 Patienten intraoperative Kammerwasserspiegel zwischen 30 und 42 µg/l. Bei den restlichen 7 Probanden lagen die Meßwerte unterhalb der Nachweisgrenze von 30 µg/l.

Berücksichtigt man diese breiten interindividuellen Schwankungen sowie die Ansicht, daß ein Diclofenac-Kammerwasserspiegel von unter 30 ng/ml nicht mehr als klinisch wirksam anzusehen ist [9, 13], dann sind aus unseren Untersuchungen für die klinische Anwendung in der Kataraktchirurgie folgende Erkenntnisse abzuleiten:

- Die präoperative lokale Applikation des nichtsteroidalen Antiphlogistikums Diclofenac 0,1% sollte spätestens 2 h vor Operationsbeginn eingeleitet werden. Dies bestätigen auch Untersuchungen von Dimitrakos et al. [2], die nach 3maliger Gabe von Diclofenac-0,1%-Augentropfen 120, 60 und 15 min vor der Kataraktoperation eine signifikant bessere Prävention der intraoperativen Miosis als mit der Routinemedikation von Cyclopentolat-1%-Augentropfen bzw. Phenylephrin-10%-Augentropfen erzielten.
- Im Gegensatz zu Vickers et al. [15], die etwa 1 h nach der Applikation mit 130 µg/l die höchsten Kammerwasserspiegel erreichten, fanden wir Konzentrationsspitzen nach 2 h, 18 min (136 ng/ml) und nach 5 h, 40 min (118 ng/ml), also in einem späteren und längeren Zeitraum. In einem Intervall zwischen etwa 2 und 6 h nach der lokalen Applikation von Diclofenac-0,1%-Augentropfen besteht bei reizfreiem Auge ein Kammerwasserspiegel von ≥30 ng/ml. In diesem Zeitraum nach der Applikation ist also am ehesten die klinische Wirkung zu erwarten.
- Für die intraoperative Bioverfügbarkeit des Wirkstoffes ist seine lokale Gabe am Vortag (bzw. an den Vortagen) nicht ausreichend, da 16–24 h nach der lokalen Applikation von Diclofenac-0,1%-Augentropfen nur noch Kammerwasserspiegel von 0–19 ng/ml nachzuweisen sind.
- Trotz der auch von uns beobachteten deutlichen interindividuellen Schwankungen fanden wir genauso wie Goa u. Chrisp [5] keine Alters- oder Geschlechtsabhängigkeit der Kammerwasserspiegel.
- Diese Untersuchungsergebnisse belegen, daß bei lokaler Applikation von Diclofenac-0,1%-Augentropfen als die effektivste Applikationszeit 2–5 h vor der Kataraktoperation anzusehen ist. Auch bei einmaliger Gabe wird dann eine ausreichende intraoperative Bioverfügbarkeit erzielt.

Literatur

1. Brune K, Hinz B (1998) Zum aktuellen Stand der Zyklooxygenase-Forschung. Dt Ärztebl 95 (7): 295–297
2. Dimitrakos SA, Topouzidis CH, Panidou-Kyriakidou I (1992) Prevention du myosis peroperatoire: comparaison des inhibiteurs de prostaglandines. J French Ophthalmol 15: 5–8
3. Drews RC (1990) Management of postoperative inflammation: dexamethasone versus flurbiprofen, a quantitative study using the new flare cell meter. Ophthalmic Surgery 21/8: 560–562
4. Ellis PP, Pfoff DS, Bloedow DC, Riegel M (1994) Intraocular diclofenac and flurbiprofen concentrations in human aqueous humor following topical application. J Ocul Pharmacol 10/4: 677–682
5. Goa KL, Chrisp P (1992) Ocular diclofenac. Drugs & Aging 2/6: 473–486
6. Hessemer V, Schmitt K, Jacobi A (1996) Entzündungshemmende Effekte und Kammerwasserkonzentrationen verschiedener nichtsteroidaler Antiphlogistika bei extrakapsulärer Kataraktchirurgie. Klin Monatsbl Augenheilkd 208: 161–166

7. Klein T, Nüsing RM, Pfeilschifter J, Ullrich V (1994) Selective inhibition of cyclooxygenase 2. Biochem Pharmacol 48/8: 1605–1610
8. Kuhlmann O, Krauss G-J (1997) Crocheted ETFE-reactor for on-line post-column photoderivatization of diclofenac in high-performance liquid chromatography. J Pharm Biomed Anal 16: 553–559
9. Quentin CD (1991) Diclofenac-Kammerwasserkonzentrationsbestimmung bei Kataraktoperation. In: Schott K et al. (Hrsg) 4. Kongreß der DGII 1990. Springer, Berlin Heidelberg, S 98–101
10. Roberts CW, Brennan KM (1995) A comparison of topical diclofenac with prednisolone for postcataract inflammation. Arch Ophthalmol 113: 725–727
11. Scholer DW, Ku EC (1986) Pharmacology of diclofenac sodium. Am J Med 80: 34–38
12. Sourdille P, Zanlonghi X, Bron V, Allaire C, Trinquand C (1993) Comparison of prednisolone and topical indomethacin in postoperative inflammation. Eur J Implant Ref Surg 5: 159–163
13. Steele L, Hunneyball IM, Bressloff P (1981) Comparison of rheumatoid synovial microsomes and bovineseminal vesicle microsomes for determining the relative potencies of prostaglandin synthetase inhibitors. J Pharmacol Methods 5: 341–345
14. Struck HG, Schäfer K, Foja CH, Giessler CH, Lautenschläger CH (1994) Zum Einfluß von Diclofenac und Flurbiprofen auf den Entzündungsverlauf nach der Kataraktextraktion. Ophthalmologe 91: 482–485
15. Vickers FV, John VA, Powell ML, Wysowskyj H, Luders R (1990) Corneal penetration of 0,1% diclofenac sodium ophthalmic solutions in patients undergoing cataract surgery. J Clin Pharmacol 30: 835

Zum klinischen Effekt präoperativer Steroidgaben auf die Entzündungsreaktion nach der Kataraktoperation

M. Luther, H.G. Struck und C. Lautenschläger

Zusammenfassung. Die unspezifische Therapie der Entzündungsreaktion nach Phakoemulsifikation und Hinterkammerlinsenimplantation beginnt in der Regel am Operationsende. Es sollte abgeklärt werden, ob die ergänzende präoperative Steroidgabe von klinischer Relevanz ist. In einer randomisierten, prospektiven Einfachblindstudie wurden 60 Patienten (42–85 Jahre) mit einer altersabhängigen Katarakt operiert und perioperativ mit Prednisolon-0,5% -Augengel behandelt.

Prednisolon Gel-Applikation:

Gruppe A (n=31): 4mal präoperativ innerhalb der letzten beiden Stunden, 2mal am Operationstag postoperativ, 3mal täglich vom 1.–10. postoperativen Tag;

Gruppe B (n=29): 2mal am Operationstag postoperativ, 3mal täglich vom 1.–10. postoperativen Tag.

Zielkriterien waren die Kammerwasserreaktion (Tyndallometrie) und die Hornhautquellung (Ultraschall-Pachymetrie).

Tyndallometrie der Augenvorderkammer:

Gruppe A: von durchschnittlich 10,03 ± 0,93 ph/ms (präoperativ) über 17,35 ± 1,68 ph/ms (1. postoperativer Tag) auf 13,38 ± 3,42 ph/ms (10. postoperativer Tag);

Gruppe B: von durchschnittlich 11,31 ± 1,48 ph/ms (präoperativ) über 21,99 ± 3,33 ph/ms (1. postoperativer Tag) auf 9,34 ± 1,21 ph/ms (10. postoperativer Tag).

Ultraschall-Pachymetrie der zentralen Hornhaut:

Gruppe A: von durchschnittlich 599 ± 7 μm (präoperativ) über 649 ± 20 μm (1. postoperativer Tag) auf 622 ± 24 μm (10. postoperativer Tag);

Gruppe B: von durchschnittlich 582 ± 7 μm (präoperativ) über 618 ± 11 μm (1. postoperativer Tag) auf 599 ± 17 μm (10. postoperativer Tag).

Das in veränderter Galenik verwandte Steroid zeigte eine deutliche antiinflammatorische Potenz. Es fand sich aber keine signifikant verstärkte Hemmung der perioperativen Entzündungsreaktion durch eine zusätzliche präoperative Prednisolon-Gel-Gabe.

Summary. Nonspecific antiinflammatory therapy after phacoemulsification and implantation of a posterior chamber lens starts immediately at the end of the operation.

We tried to find a clinical relevance for additional preoperative steroidapplication.

In a randomized, prospective single-masked study, 60 patients (age 42–85 years) with age related cataract were operated under perioperative administration of prednisolon 0.5% eye gel.

Prednisolon gel administration:

group A (n=31) – four times topical steroid application within the last 2 h before surgery, two times after surgery on the same day, three times daily 1st–10th postoperative days;

group B (n=29) – two times after surgery on the same day, three times daily 1st–10th postoperative days.

G. Duncker et al. (Hrsg.)
12. Kongreß der DGII 1998

Trial objectives were laser flare of the aqueous humor (tyndallometry) and change in central thickness of the cornea (ultrasound pachymetry).

Laser flare of the aqueous humor:

group A (n=31) – from an average of 10.03 ± 0.93 ph/ms (preoperative) to 17.35 ± 1.68 ph/ms (1st postoperative day) and to 13.38 ± 3.42 ph/ms (10th postoperative day);

group B (n=29) – from an average of 11.31 ± 1.48 ph/ms (preoperative) to 21.99 ± 3.33 ph/ms (1st postoperative day) and to 9.34 ± 1.21 ph/ms (10th postoperative day).

Ultrasound pachymetry (corneal center):

group A (n=31) – from an average of 599 ± 7 µm (preoperative) to 649 ± 20 µm (1st postoperative day) and to 622 ± 24 µm (10th postoperative day);

group B (n=29) – from an average of 582 ± 7 µm (preoperative) to 618 ± 11 µm (1st postoperative day) and to 599 ± 17 µm (10th postoperative day).

The steroid with the changed galena shows a pronounced antiinflammatory efficacy; there is, however, no further significant inhibition of perioperative inflammatory reaction by additional preoperative administration.

Einleitung

Bei der Therapie der postoperativen Entzündung nach Phakoemulsifikation mit Hinterkammerlinsenimpiantation kommen u. a. Steroide wie Prednisolon-21-acetat zum Einsatz [8].

Um das Ausmaß der perioperativen Entzündungsreaktion zu minimieren und gleichzeitig die Nebenwirkungen von Steroiden gering zu halten, galt unser Interesse einem neuen Therapieschema.

Dazu verwandten wir das in seiner Galenik geänderte Prednisolon-21-acetat-0,5%-Augengel und untersuchten den möglichen protektiven Faktor und die klinische Relevanz seiner zusätzlichen präoperativen Gabe. Entsprechend den Vorgaben der Ethikkommission der Medizinischen Fakultät der Martin-Luther-Universität Halle-Wittenberg wurden die Richtlinien für Ethik bei klinischen Studien beachtet.

Patienten und Methode

In dieser randomisierten, prospektiven Einfachblindstudie wurden von Februar 1997 bis Februar 1998 insgesamt 60 Patienten (22 männlich, 38 weiblich) im Alter von 42–85 Jahren (durchschnittlich 70,4 Jahre) nach vorgegebenen Ein- und Ausschlußkriterien einbezogen und aufgrund einer altersabhängigen Katarakt mittels Phakoemulsifikation und Hinterkammerlinsenimplantation operiert.

Die fortlaufende randomisierte Zuteilung erfolgte zu jeweils einer von zwei Therapiegruppen:

- Gruppe A (n=31; 14 männl., 17 weibl.). Prednisolon-0,5%-Augengel prä- und postoperativ;
- Gruppe B (n=29; 8 männl., 21 weibl.). Prednisolon-0,5%-Augengel postoperativ.

Neben der in der Universitäts-Augenklinik üblichen Standardmedikation erfolgte in der Gruppe A die 4malige präoperative Steroidgabe innerhalb der letzten 2 h vor Operationsbeginn. Postoperativ wurde in beiden Gruppen am Operationstag die Prednisolongeltherapie 2mal täglich und vom 1.–10. postoperativen Tag 3mal täglich fortgesetzt.

Hauptprüfkriterium zur Beurteilung der postoperativen Entzündungsreaktion war der Kammerwasser-Tyndalleffekt in der Vorderkammer (FM-500, Fa. Kowa) in der von Sawa et al. angegeben Technik [6, 7]. Dazu wurde der mittlere Anstieg von präoperativ zum 1. postoperativen Tag für den Signifikanztest zugrunde gelegt, wobei ein Unterschied von ≥10 ph/ms zwischen beiden Therapiegruppen als signifikant angenommen wurde. Desweiteren wurde die Ultraschall-Pachymetrie der zentralen Hornhaut (System Corneo-Gage-II, Fa.Chiron-Vision) nebenbefundlich beurteilt.

Ergebnisse

Der mittlere Tyndall-Wert stieg von präoperativ 10,03 ± 0,93 ph/ms (Gruppe A) bzw. 11,31 ± 1,48 ph/ms (Gruppe B) am 1. postoperativen Tag auf durchschnittlich 17,35 ± 1,68 ph/ms (Gruppe A) bzw. 21,99 ± 3,33 ph/ms (Gruppe B) an (Abb. 1).

Am 2. postoperativen Tag lagen die Mittelwerte bei 17,84 ± 2,05 ph/ms (Gruppe A) bzw. 17,19 ± 1,64 ph/ms (Gruppe B). Im weiteren postoperativen Verlauf konnte in beiden Gruppen eine Rückläufigkeit des mittleren Flare beobachtet werden. Am 10. postoperativen Tag wurde in beiden Therapiegruppen nahezu das Ausgangsniveau erreicht (Gruppe A: 13,38 ± 3,42 ph/ms, Gruppe B: 9,34 ± 1,21 ph/ms).

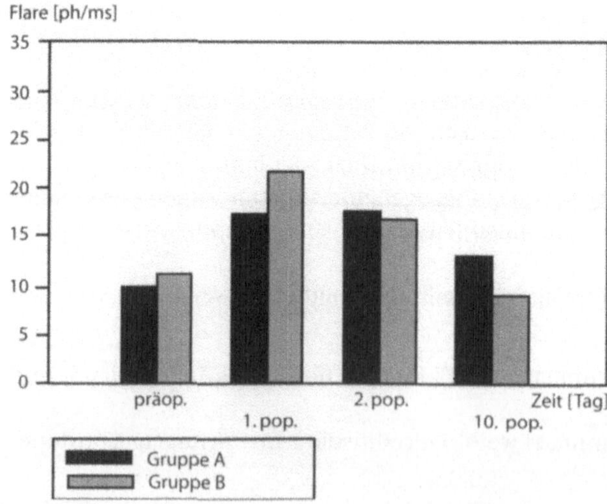

Abb. 1. Tyndallometrie des Kammerwassers in der Vorderkammer (Mean, S.E.). Gruppe A: prä- und postoperativ Prednisolongel 0,5%, n=31; Gruppe B: postoperativ Prednisolongel 0,5%, n=29

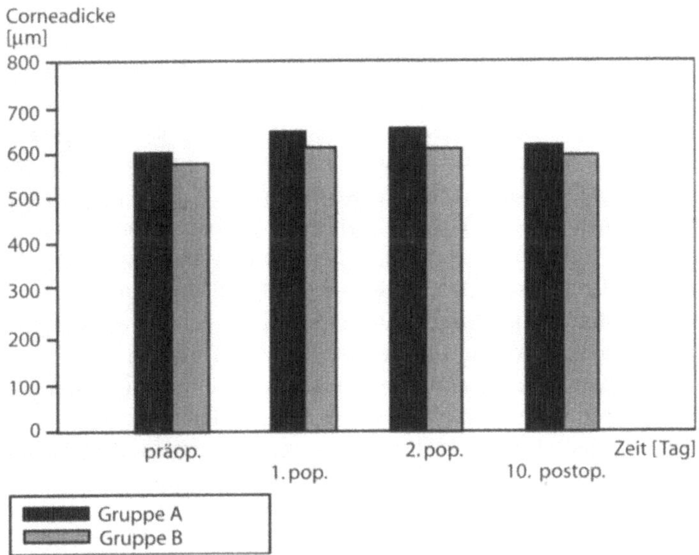

Abb. 2. Ultraschallpachymetrie (zentrale Hornhautdicke) (Mean, S.E.). Gruppe A: prä- und postoperativ Prednisolongel 0,5%, n=31; Gruppe B: postoperativ Prednisolongel 0,5%, n=29

Bei der Ultraschall-Pachymetrie konnten wir eine geringe Zunahme der zentralen Korneadicke im Mittel von präoperativ 599 ± 7 µm (Gruppe A) bzw. 582 ± 7 µm (Gruppe B) auf 649 ± 20 µm (Gruppe A) bzw. 618 ± 11 µm (Gruppe B) am 1. postoperativen Tag beobachten (Abb. 2). In beiden Gruppen blieben am 2. postoperativen Tag die Werte mit 651 ± 20 µm (Gruppe A) und 614 ± 9 µm (Gruppe B) auf einem anhaltenden Niveau. Eine Abnahme der Korneadicke auf 622 ± 24 µm wurde am 10. postoperativen Tag in der Therapiegruppe A mit zusätzlicher präoperativer Steroidgabe vermerkt. Die Rückläufigkeit in Gruppe B war mit 599 ± 17 µm (10. postoperativer Tag) noch deutlicher.

Diskussion

Der antiinflammatorische Effekt lokal applizierter Steroide wurde im Rahmen anderer Studien belegt [1, 2]. Dem in unserer klinischen Studie untersuchten Prednisolon-21-acetat-0,5%-Augengel mit veränderter Galenik wird hinsichtlich der postoperativen Entzündungshemmung eine gleich gute Wirkung wie Prednisolon-21-acetat-1,0%-Augentropfen und nichtsteroidalen Antiphlogistika zugesprochen [1, 2]. Die präoperativen Flarewerte sind im Vergleich zu Literaturangaben nicht erhöht und weisen keine Auffälligkeiten auf [3, 4].

Am 1. postoperativen Tag ist in beiden Therapiegruppen ein mäßiger Anstieg des Flareniveaus des Kammerwassers zu verzeichnen. Die Differenz der mittleren Anstiege zum präoperativen Wert zwischen beiden Vergleichsgruppen zeigt jedoch keine Signifikanz. Eine mögliche Ursache ist die gute Penetration des Prednisolonacetats durch die Kornea und die durch die Gelsuspension bewirkte längere Verweildauer im Bindehautsack, so daß insgesamt eine ausreichend hohe Wirkstoffkonzentration intraokular erreicht wird [1, 2, 5]. Dadurch wird auch bei ausschließlich postoperativer Geltherapie ein adäquater antiinflammatorischer Effekt ermöglicht. Unabhängig vom Therapieschema fanden sich am 10. postoperativen Tag Flarewerte mit nahezu präoperativem Niveau. Dies ist durch das geringe Operationstrauma wesentlich mitbegründet, das mit der bei allen Patienten angewandten Phakoemulsifikationstechnik gewährleistet wird [9]. Eine hierzu an unserer Klinik durchgeführte Studie zum Einfluß der Operationstechnik auf die postoperative Entzündungsreaktion bestätigte diese Beobachtung [11].

Die durch die Laser-Flare-Tyndallometrie gewonnenen Erkenntnisse, daß die postoperative Entzündung in beiden Therapiegruppen geringgradig ist und darüber hinaus kein signifikanter Unterschied zwischen den Gruppen besteht, wurde durch die Aussagen des Nebenprüfkriteriums der zentralen Homhautdicke bestätigt.

Schlußfolgerungen

Prednisolonacetat-0,5%-Augengel ist zur Minimierung der postoperativen Entzündungsreaktion aufgrund seiner beobachteten antiinflammatorischen Wirksamkeit geeignet, was auch durch andere Studien bestätigt wurde [7].

Eine zusätzliche präoperative Prednisolongelgabe empfiehlt sich nicht, da ihre klinische Relevanz nicht nachgewiesen werden konnte.

Literatur

1. Diestelhorst M, Konen W, Aspacher F, Kriegelstein GK (1990) Protektiver Effekt unterschiedlicher Steroidderivate auf die Blut-Kammerwasser-Schranke in der Katarakt-Chirurgie. Z prakt Augenheilkd 11: 405–408
2. Diestelhorst M, Anspacher F, Konen W, Kriegelstein GK, Hilgers RD (1992) Der Effekt von Dexamethason-0,1%- und Prednisolon-1,0%-Augentropfen auf die Blut-Kammerwasser-Schranke. Ophthalmologe 89: 342–345
3. Hessemer V, Schartner H, Schmitt K (1995) Minimale chirurgische Entzündungsreaktion nach „Clear-corneal"-Phakoemulsifikation. In: Rochels R et al. (Hrsg) 9. Kongreß der DGII. Springer, Berlin Heidelberg New York, S 34–40
4. Hessemer V, Schmitt K, Jacobi A (1996) Entzündungshemmende Effekte und Kammerwasserkonzentrationen verschiedener nichtsteroidaler Antiphlogistika bei extrakapsulärer Kataraktchirurgie. Klin Mbl Augenheilk 208: 161–166
5. McGhee et al. (1990) Penetration of synthetic corticosteroids into human aqueous humor. Eye 4: 526–530
6. Sawa M et al. (1988) New quantitative method to determine protein concentration and cell number in aqueous in vivo. Jpn J Ophthalmol 32: 132–142
7. Shah SM, Spalton DJ, Smith SE (1991) Measurement of aqueous cells and flare in normal eyes. Br J Ophthalmol 75: 348–352

8. Strobel J, Seitz W, Tietze K (1991) Quantitative Untersuchungen von Protein- und Zellkonzentrationen in der Vorderkammer bei Kataraktchirurgie unter Therapie von steroidalen und nichtsteroidalen Antiphlogistika. Ophthalmologica 202: 86–93
9. Struck HG, Stoldt G (1997) Klinische und pharmakokinetische Untersuchungen zur perioperativen antiphlogistischen Wirksamkeit von Prednisolon-Gel bei der Kataraktextraktion. In: Ohrloff C et al. (Hrsg) 11. Kongreß der DGII. Springer, Berlin Heidelberg New York, S 401–407
10. Struck HG, Stoldt G (1997) The antiinflammatory efficacy of prednisolone eye gel after cataract extraction. In: Süveges I, Follmann P (eds) XIth Congress of the European Society of Ophthalmology. Editore Monduzzi, Bologna, S 245–251
11. Struck HG, Schäfer K, Foja C, Giessler C (1993) Zur Bedeutung der Operationstechnik für die Entzündungsreaktion bei der Katarakt-Extraktion: In: Robert YCA, Gloor B, Hartmann Ch, Rochels R (Hrsg) 7. Kongreß der DGII. Springer, Berlin Heidelberg New York, S 338–343

Intraokuläre Linse – ein Fremdkörper im Auge. Befunde an Haptiken nach der IOL-Explantation

J. Novák, M. Izák, H. Gebhardt und M. Quadri

Zusammenfassung. Diskutiert wird die langdauernde Stabilität der PMMA-IOL-Haptiken im agressiven Kammerwasser. 52 One-Piece-PMMA-IOL-Haptiken wurden mikroskopisch nach der Explantation untersucht. In der Gruppe der One-Piece-PMMA-IOL fanden die Autoren in 19 Fällen Spalten an PMMA-Haptiken. Bei den Untersuchungen zur mechanischen Gewalteinwirkung während der Explantation der IOL wurden keine ähnlichen Spalten an den intakten PMMA-Haptiken geschaffen. In 2 Fällen kam es zu spontanen Frakturen der Haptiken. Der Alterungsprozeß des PMMA im Kammerwasser zeigt sich in der Bildung von Mikrorupturen in der PMMA-Struktur nach der Implantation der Augenlinsen. Während der Experimente zum Abbruch solcher beschädigten Haptiken haben wir keine markante Absenkung der mechanischen Beständigkeit gefunden. Die Bedeutung der Mikrorupturen im Haptikmaterial für die Zukunft ist noch nicht geklärt.

Summary. One hundred and twenty five pieces of IOLs were examined using light and REM microscopy. The majority of the removed IOLs were iris-clip Sputnik lenses [58] with polyamide haptics, one-piece PC and AC PMMA IOLs [52], and 15 other types of the IOLs (polyamide, silicone, polypropylene haptics). We observed biodegradation changes in the material of polyamide haptic elements (14 cases). Ruptures in the PMMA haptic material (19 cases) were established as material changes of aging.

Problemstellung

In der heutigen Zeit wird die IOL-Implantation frühzeitig indiziert. Deshalb muß man eine langdauernde Stabilität des IOL-Materials und der Funktion desselben voraussetzen [3]. Die Befunde der Hydrolyse der polyamidseidenen IOL-Haptiken sind bekannt [1, 2] (Abb. 1). Wie aber verhalten sich Linsen aus PMMA im agressiven Kammerwasser?

Material und Methoden

In den vergangenen 8 Jahren wurden 125 IOL nach der Explantation an 5 Arbeitsplätzen durch Lichtmikroskopie und REM untersucht. Das Material bestand aus 61 IOL mit Polyamidhaptiken (58 IOL „Sputnik"), 10 Three-piece-IOL mit Polypropylenhaptiken, 2 Silikon-IOL und 52 One-piece-PMMA-IOL.

G. Duncker et al. (Hrsg.)
12. Kongreß der DGII 1998

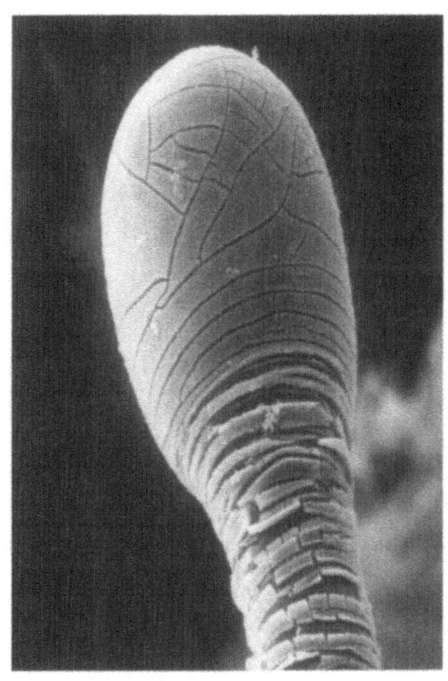

Abb. 1. Eine Antenne der Intraokularlinse des Typs „Sputnik" mit Zeichen der Biodegradation (2. Stadium). REM mal 150

In der Gruppe der 5 intakten und 7 teilweise beschädigten One-piece-IOL von den verschiedenen Firmen und verschiedenen PMMA-Arten haben wir mechanisch die Haptikbeständigkeit untersucht.

Ergebnisse

In der Gruppe der Augenlinsen mit polyamidseidenen Haptiken haben wir in 14 Fällen Zeichen der Biodegradation gefunden: in 6 Fällen eine Anschwellung der Haptiken (1. Stadium), 3mal Spalten in der oberflächlichen Materiallage (2. Stadium; s. Abb. 1), sowie 5mal schwerwiegende Veränderungen der Polyamidstruktur (3. Stadium). Einmal wurden Spalten der Polypropylenhaptik unter dem Einfluß von mechanischer Gewalt während der Explantation evident beobachtet. In der Gruppe der One-piece-PMMA-IOL fanden wir in 19 Fällen Spalten an PMMA-Haptiken (Abb. 2).

Ein totaler und spontaner Abbruch der PMMA-Haptiken während der Implantation wurde in 13 Fällen (ORC, Erilens/Adatomed) und während der Explantation in keinem Fall beobachtet. Während der Experimente zum Abbruch der beschädigten Haptiken haben wir keine markante Absenkung der mechanischen Beständigkeit gefunden. Bei den Untersuchungen der mechanischen Gewalteinwirkung während der Explantation der IOL wurden keine ähnlichen Spalten an den intakten PMMA-Haptiken geschaffen. An 2 IOL der verschiedenen Finnen gelang es sogar, Knoten an den PMMA-Hap-

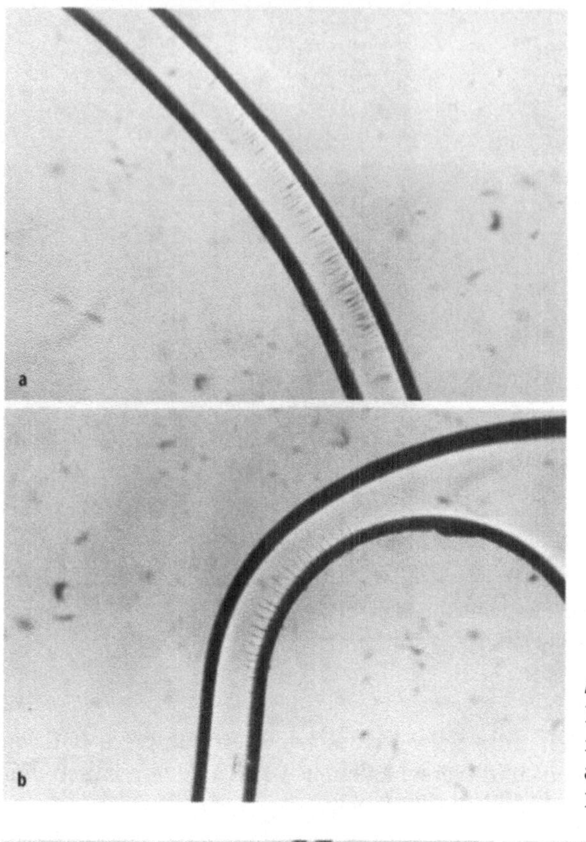

Abb. 2. Haptiken der PMMA-Intraokularlinsen mit mehreren Spalten, **a** HKL-IOL, **b** VKL-IOL. Lichtmikroskopie mal 70

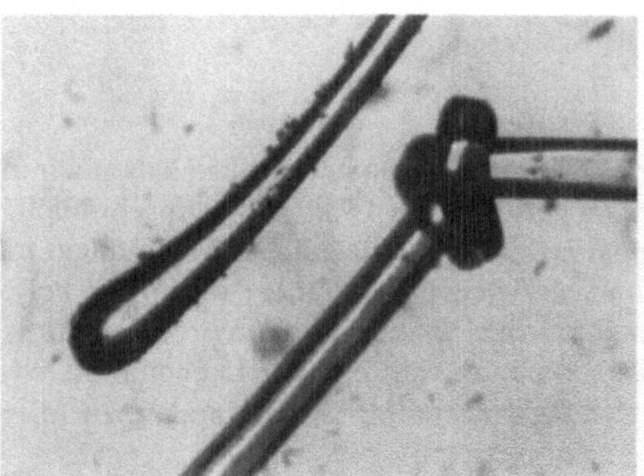

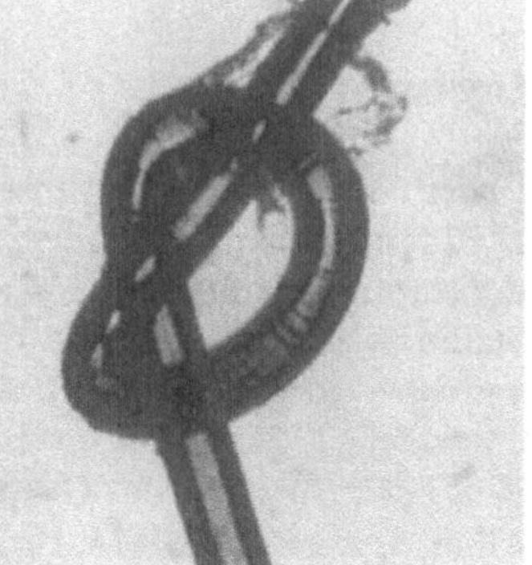

Abb. 3. Knoten auf den PMMA-Haptiken

tiken zu bilden (Morcher, Allergan) (Abb. 3). Bei 2 anderen Firmen (ORC, Erilens/Adatomed) kam es aber zu spontanen Frakturen der Haptiken (Abb. 4).

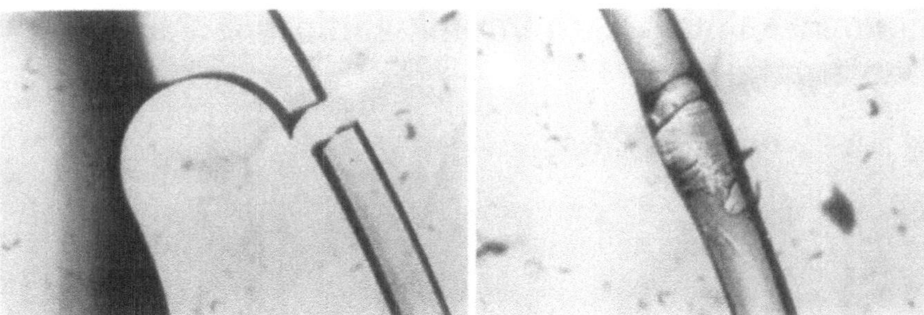

Abb. 4. Defekte der PMMA-IOL. Der spontane Abbruch der Haptik (*links*) während der Implantation. Auf den Haptiken wurden keine anderen Spalten beobachtet. Rechts eine Verdickung der Haptik. Lichtmikroskopie mal 70

Diskussion

Der Alterungsprozeß des PMMA zeigt sich in der Bildung von Mikrorupturen in der PMMA-Struktur. Diese Spalten bilden sich vorzugsweise in den Biegungen des PMMA-Materials. Zu einem ähnlichen Effekt kommt es auch nach der Implantation von PMMA-Augenlinsen. Nach IOL-Implantation besteht theoretisch die Gefahr einer möglichen Komplikation des intraokulären Abbruchs der Haptiken. Die Ursache während der Implantation liegt in Defekten des Materials oder einer groben Manipulation mit der IOL. In der Zukunft besteht sie aus der Kombination des Materialalterungsprozesses und der übermäßigen Biegung der Haptik durch die Fibrotisation des Kapselsacks. Intraokular kam es aber während einer Beobachtungszeit von 6 Jahren (der längsten Verweildauer) der One-piece-IOL im Auge in unserem Ensemble zu keinem spontanen Abbruch der Haptik.

Schlußfolgerung

Im heutigen Sortiment der Augenlinsen existieren also die IOL von einer niedrigeren Qualität. Die Bedeutung der Mikrorupturen im Haptikmaterial ist für die Zukunft noch nicht geklärt.

Literatur

1. Alpar JJ, Fechner PU (1984) IOLinsen. Grundlagen und Operationslehre. Enke, Stuttgart, S 345
2. Novak J, Izak M (1994) Histologische Befimde explantierter IOL. In: Pham DT, Wollensak J, Rochels R, Hartmann C (Hrsg) 8. Kongreß der DGII. Springer, Berlin Heidelberg New York, S 508–513
3. Steinert RF (1995) Cataract surgery. Technique, complications, & management. Saunders, Philadelphia, p 478

Endophthalmitis nach Intraokularlinsen-Implantation

W. Behrens-Baumann

Zusammenfassung. In dem Übersichtsreferat wird zunächst anhand der Literatur auf die Häufigkeit einer Endophthalmitis nach IOL-Implantation eingegangen. Diese liegt bei 0,1–0,2%. Anschließend werden die Erregerquellen und die präoperative Infektionsprophylaxe besprochen. Unverzichtbar ist ein steriles Folienabdecken inklusive der Lidkanten mit den Zilien sowie eine gründliche Antisepsis unmittelbar vor Op-Beginn z. B. mit PVP-Jod. Die klinische Diagnose einer Endophthalmitis stützt sich auf die subjektiven und objektiven Symptome – abhängig von den Erregern und deren Lokalisation – und sollte mikrobiologisch durch Vorderkammer- bzw. Glaskörperpunktion gesichert werden. Die Indikation zur chirurgischen Therapie richtet sich nach dem klinischen Befund, sollte aber nicht zu streng gestellt werden. Häufig ist es günstig, mit dem Eingriff nicht nur die Erreger mit ihren Toxinen, sondern auch die körpereigenen reaktiven und ebenfalls schädlichen Produkte zu eliminieren. Bei der Gelegenheit kann dann das notwendige Antiinfektivum direkt appliziert werden, parallel zur übrigen topischen und systemischen Gabe.

Summary. Endophthalmitis after intraocular lens implantation. This survey covers firstly the incidence of postoperative endophthalmitis (0.1–0.2%). Secondly, prophylaxis will be discussed. The lids and lashes should be completely covered and disinfection of the conjunctiva, i. e., with PVP iodine should be carried out. The clinical diagnosis of an endophthalmitis is based on several subjective and objective symptoms and should be verified by a puncture of the anterior chamber or, better, of the vitreous cavity if infiltrated. Treatment with antibiotics/antimycotics and steroids is recommended. Finally, surgical therapy (ppV) will be discussed.

Einleitung

Die postoperative Endophthalmitis stellt zwar ein seltenes Ereignis dar, muß jedoch als ernste und schwer kalkulierbare Bedrohung für die Funktion und den Erhalt des Auges eingeschätzt werden. Ein an sich gutes intraoperatives Ergebnis kann dadurch postoperativ völlig zunichte gemacht werden.

Im folgenden soll der aktuelle Wissensstand zu Häufigkeit, Ursachen, Symptomen, Diagnostik und Therapie dargelegt und kommentiert werden.

G. Duncker et al. (Hrsg.)
12. Kongreß der DGII 1998

Infektionsinzidenz

Die Häufigkeit einer Endophthalmitis nach Kataraktextraktion wird in der Literatur zwischen etwa 0,1 und 0,2% angegeben (Tabelle 1). Ausreißer stellen die Werte von Norregaard et al. (1997) dar, die Operationen aus den 80er Jahren repräsentieren [29]. Bei dem Zahlenvergleich ist zu berücksichtigen, welche Kriterien für das Vorliegen einer Endophthalmitis zugrunde liegen (z. B. mit/ohne Erregernachweis, Nachuntersuchung tatsächlich erfolgt?). Eine nahtlose Tunneltechnik soll nicht zu einer erhöhten Infektionsrate führen [43], wobei in diesem Leserbrief keine genauen Daten genannt werden. Gegen eine erhöhte Infektionsrate bei dieser Technik spricht aber auch das Experiment an je 14 enukleierten humanen Bulbi, deren 5-mm-Tunnelschnitte entweder mit oder ohne Naht versorgt worden waren. Nach einer 270-min-Inkubation mit Staphylococcus epidermidis fand sich im anschließenden Vorderkammeraspirat mikrobiologisch keine signifikante Differenz [42]. Insgesamt zeigt sich, daß die Infektionsinzidenz nach Kataraktextraktion relativ konstant bleibt. Für die penetrierende Keratoplastik beträgt die Endophthalmitisinzidenz 0,2% [24].

Tabelle 1. Infektionsinzidenz nach Kataraktextraktion (*k. A.* keine Angaben)

Häufigkeit [%]	95% Konfidenz-intervall	Op-Technik	Patientenzahl	Autor Jahreszahl
0,11	k. A.	ICCE	20.000	Allen et al. 1964 [1]
0,086	k. A.	ICCE/ECCE	36.000	Allen et al. 1974 [2]
0,17	0,15–0,20	ICCE	99.971	Javitt et al. 1991 [21]
0,12	0,10–0,14	ECCE	195.587	Javitt et al. 1991 [21]
		Phako	28.474	
0,52	0,24–0,80	ICCE - IOL	2639	Norregaard et al. 1997 [29]
0,38	0,20–0,56	ICCE + IOL	4572	
0,50	0,13–0,87	ECCE - IOL	1443	
0,18	0,09–0,26	ECCE + IOL	10.559	
0,072	0,043–0,12	ECCE	23.625	Kattan et al. 1991 [23]
0,015	k. A.	Nahtlose Katarakt-Op	27.181	Williams + Gills 1992 (Leserbrief) [43]

Erregerquellen

Grundsätzlich kommen 3 verschiedene Erregerquellen in Betracht:

1. Das *medizinische Personal* muß selbstverständlich die hygienischen Bestimmungen beachten. Neben einer korrekten Händedesinfektion ist es beispielsweise wesentlich, einen auf Keimundurchlässigkeit geprüften Mund-Nasen-Schutz zu verwenden, der für die deklinierte Tragedauer seine Barriereeigenschaften behält. Selbstverständlich müssen Kittel und

Handschuhe sowie die verwendeten Schlauchsysteme nach jeder Operation gewechselt werden, was offenbar nicht in jeder operativen Einrichtung so gehandhabt wird.

2. Als weitere Erregerquelle kommt das *Umfeld* in Betracht. Hier ist neben den Instrumenten vor allem auch die Raumluft zu beachten. Häufiges Türöffnen, Hin- und Herlaufen des Personals führt bei unzureichender Dekkengröße zu einer mikrobiellen Verwirbelung der Raumluft [35]. Ob ein Laminar flow bei dem kleinen Op-Feld notwendig ist, läßt sich bezweifeln, da der Luftstrom zumindest teilweise auf den Nacken des Operateurs gerichtet ist und er möglicherweise gar Keime in das Operationsfeld transportiert.
3. Die Haupterregerquelle stellt aller Wahrscheinlichkeit nach jedoch der *Patient* selbst dar. Immerhin beträgt die Kontaminationsrate der Bindehaut bis zu 86% [8, 18, 26, 36]. Dabei kann eine präoperative Antibiotikagabe zwar die Höhe der Bindehautkontamination reduzieren; es kann jedoch genauso sein, daß ein primär negativer Abstrich nach Antibiotikagabe am Op-Tag nunmehr positiv ist [8]. Die eigentliche Erregerquelle sind offenbar die Wimpern bzw. die daneben liegenden Drüsenausführungsgänge. Es ist daher von essentieller Bedeutung, daß die Wimpern und Lidkanten wäh-

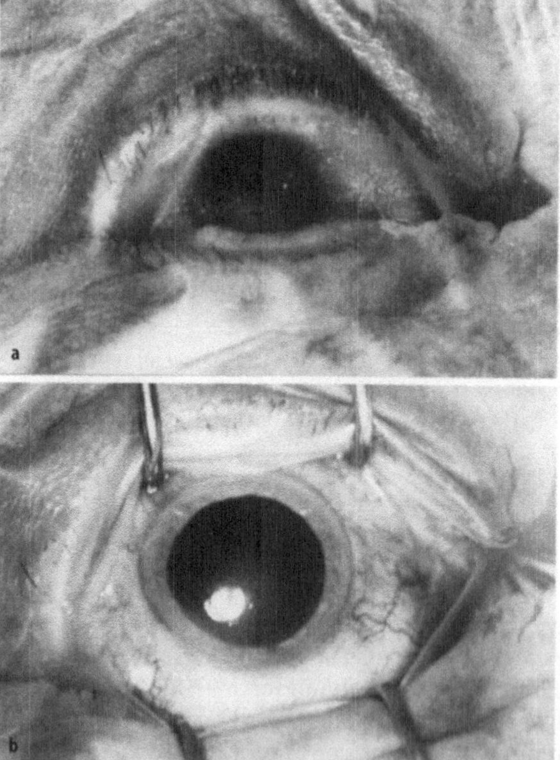

Abb. 1a, b. Folienabdeckung der Lider mit gekürzten Wimpern. **a** Bei weiter Lidspalte, **b** Nach Aufschneiden der Folie

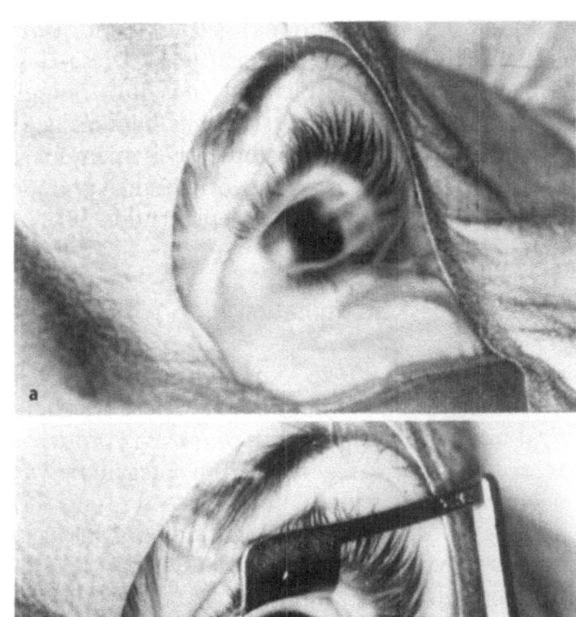

Abb. 2a, b. Folienabdeckung der Lider mit ungekürzten Wimpern. **a** Bei weiter Lidspalte, **b** Nach Aufschneiden der Folie

rend der Operation komplett durch eine sterile Folie abgedeckt sind. Das kann mit oder ohne Kürzen der Wimpern geschehen (Abb. 1 u. 2).

Praxistips:

- Folie erst kleben, wenn die Hautdesinfektionsflüssigkeit trocken geworden ist.
- Beim Aufkleben die Lider mit steriler Saugrolle oder Q-tip weit öffnen, damit beim Aufschneiden der Folie genügend Folienfläche um die Lidkanten herumgelegt werden kann.
- Nicht bedeckte Zilien im Lidkantenbereich mit Steristrips überkleben.

Die sterile Abdeckung der Wimpern ist speziell bei der IOL-Implantation wichtig, da Bakterien eine besondere Adhärenz an Kunststoffmaterial aufweisen [15, 19, 37, 41].

Wegen der hohen Kontamination der Bindehaut muß eine gründliche Desinfektion derselben durchgeführt werden. Hierzu wird PVP-Jod empfohlen [3, 4, 20, 25, 27, 39]. Wir führen seit Jahren eine gründliche Wischdesinfektion der Bindehaut und der Umschlagfalten mit Keiltupfern durch, die mit 11%iger

PVP-Jodlösung (Betaisodona) getränkt sind. Das hat den Vorteil, daß auch mechanisch Schleim mitentfernt wird. Diese Desinfektion führen wir 2mal nacheinander durch mit jeweils einer Einwirkungszeit von mindestens 30 s – 1 min. Ein Ausspülen erfolgt anschließend nicht. Trotz der Desinfektion ist in etwa 36% die Bindehaut postoperativ kontaminiert [17, 26].

Das Erregerspektrum weist vornehmlich grampositive Erreger auf und hier an erster Stelle Staphylococcus epidermidis [8].

Vorderkammerkontamination

Die Bakterienaffinität zu Kunststoffmaterialien zeigt sich auch in einer Studie zur Vorderkammerkontamination. Diese war bei Ganz-PMMA-IOL in 0,5% (7/73) und bei Intraokularlinsen mit Polypropylenhaptik in 25,3% (21/83) zu verzeichnen. Das Erregerspektrum spiegelt die Verhältnisse in der Bindehaut im wesentlichen wieder.

Die Vorderkammerkontamination wird in den verschiedenen Studien mit und ohne Antibiotika am Ende der Operation in unterschiedlicher Häufigkeit angegeben (Tabellen 2 u. 3). Auffallend ist das Ergebnis unserer Arbeitsgruppe mit einer im Verhältnis zur Literatur extrem niedrigen Kontaminationsrate von nur 0,29% in der Gruppe ohne Antibiotikum und 0,56% in der Gruppe mit Gentamycin [28]. Zur Überprüfung der Validität der mikrobiologischen Untersuchungen haben wir bei den letzten 50 Patienten eine PCR-Untersuchung des Kammerwassers durchgeführt, die nur in einem Fall Bakterien-DNA nachweisen konnte. Es zeigt sich also, daß unsere Wischdesinfektion mit 11%igem PVP-Jod höchst effektiv ist.

Tabelle 2. Phako-ECCE mit IOL. Vorderkammer-Kontamination *ohne* Antibiotika

Autor	Op-Ende [%]	Pat.-Zahlen
Shenwood et al. 1989 [38]	26	(29/110)
Dickey et al. 1991 [10]	43	(13/30)
Henry et al. 1993 [18]	6	(12/200)
Samad et al. 1995 [36]	4,9	(5/103)
Mistlberger et al. 1997 [26]	13,7	(96/700)

Tabelle 3. Phako-ECCE mit IOL. Vorderkammer-Kontamination *mit* Antibiotika

Autor	Ohne Antibiotikum	p[a]	Mit Antibiotikum
Duch-Samper et al. 1996 [12]	13/40	.4	4/20 Imipenem
Ferro et al. 1997 [13]	7/60	.18	3/60 Vanco[b] + Genta[c]
Motschmann et al. 1998 [28]	1/346	.57	2/354 Genta

[a] p = Statistische Differenz zwischen den beiden Gruppen ohne und mit Antibiotikum.
[b] Vanco = Vancomycin.
[c] Genta = Gentamycin.

Wenn sich Erreger in der Vorderkammer befinden, heißt dies noch nicht automatisch, daß eine Infektion vorhanden ist oder einsetzen muß. Ob eine solche sich entwickelt, hängt einerseits von der Erregerzahl und den Pathogenitätsfaktoren (Exotoxine wie Proteasen und Peptidglykane) der Erreger ab, andererseits vom Immunstatus des Wirtes mit seinem gestaffelten Abwehrsystem.

Wenn eine Infektion eintritt, muß mit einer Immunantwort-assoziierten Gewebsschädigung gerechnet werden [22]. Zwecks Keimelimination kommt es nach 10–24 h zu einer Leukozyteninvasion aus dem peripheren Blut über Gefäße von Papille und Ziliarkörper. Hierunter kommt es zur Freisetzung von Proteasen, Kationen und O_2-Radikalen mit Exsudation und Infiltration des Gewebes, auch ohne daß noch vitale Keime vor Ort sind. Die zerfallenden Leukozyten setzen zusätzlich proteolytische Enzyme frei, die ebenfalls zu einer Gewebsschädigung führen. Zwecks Nekroseabräumung kommt es nach 32 h zur Invasion von Monozyten aus dem peripheren Blut, die Zytokine sezernieren.

Insgesamt führt diese körpereigene Immunantwort zu einer weiteren Steigerung der Entzündung auch bei bereits abgetöteten Erregern. Daher ist es notwendig, eine suffiziente Suppression der zellulären Immunreaktion herbeizuführen. Das gelingt durch *Gabe von systemischen Steroiden,* die innerhalb von Stunden zur Entleerung des Monozytenpools im peripheren Blut führen [22]. Der DNA-Synthesehemmer Cyclophosphamid und der Mitosehemmer Azathioprin sind erst nach Tagen wirksam, während intravitreale Steroide nur für 12 h im Auge verbleiben.

Kortikosteroide haben bei der Inflammationsbekämpfung eine erwünschte Wirkung durch Phospholipaseinhibition, über die Hemmung der intrazellulären Zytokinsynthese eine Transskriptionskontrolle und neben der Hemmung der Monozytenadhäsivität insgesamt eine zytoprotektive Wirkung.

Diagnostik

Entsprechend dem Generationszeitintervall, der Anzahl der Bakterien und deren Exotoxinen ist der Beginn der subjektiven und objektiven Symptome einer Endophthalmitis unterschiedlich. Das Zeitintervall variiert von einem Tag bis zu 14 Jahren [31, 33, 34, 40]. Bei der frühen (akuten) Endophthalmitis in den ersten 10 postoperativen Tagen findet man Staphylokokkus epidermidis am häufigsten (Tabelle 4).

Demgegenüber weist das Erregerspektrum bei der späten Endophthalmitis am häufigsten Propionibacterium acnes und Corynebacterium species sowie Pilze auf [30]. Aber auch hier kann Staphylococcus epidermidis gefunden werden.

Als *subjektive Symptome* werden vornehmlich Augenschmerzen (!), Visusreduktion, Photophobie und Kopfschmerzen angegeben. Der Patient muß wissen, daß er bei diesen Symptomen sofort mit seinem Augenarzt Kontakt aufnehmen muß, auch wenn dies nachts oder am Wochenende der Fall ist. Dies gilt besonders für die ambulante intraokulare Chirurgie. Jeder Operateur

Tabelle 4. Erregerspektrum der akuten Endophthalmitis

Erregerart	Autor	Häufigkeit
Staphylococcus epidermidis (am häufigsten) Staph. aureus und Streptokokken an 2. Stelle	Puliafito et al. 1982 [33] Han et al. + EVS 1996 [16] Özer-Arasli et al. 1997 [31]	50% (von 33 Pat.) 70% (von 420 Pat.) 32% (von 44 Pat.)
Gramnegative Erreger	Puliafito et al. 1982 [33] Han et al. + EVS 1996 [16] Özer-Arasli et al. 1997 [32]	16,7% (von 33 Pat.) 6,5% (von 420 Pat.) 5% (von 44 Pat.)
Pilze	Puliafito et al. 1982 [33] Özer-Arasli et al. 1997 [32]	3%

muß daher sicherstellen, daß eine solche Kontaktaufnahme rund um die Uhr auch möglich ist, damit eine korrekte Diagnose und Therapie rechtzeitig eingeleitet werden können.

Die *objektiven Symptome* sind in Tabelle 5 aufgeführt. Dabei müssen nicht alle Symptome gleichzeitig vorhanden sein. Auch können etwaige Retinablutungen und -infiltrate oft nicht erkannt werden, da die brechenden Medien dieses nicht erlauben.

Tabelle 5. Objektive Symptome bei postoperativer Endophthalmitis

1. Lidschwellung, Chemosis
2. Hornhautödem, -präzipitate
3. Vorderkammerreizzustand verstärkt
4. Kapselsack weißlich getrübt
5. Glaskörpertrübung mit Zellen, Retinablutungen, -infiltrate

Zur Objektivierung und Verlaufsbeobachtung der Endophthalmitis können *meßbare Symptome* erhoben werden. Diese bestehen in einer Visusreduktion, in der vergleichenden Prüfung der Lichtempfindlichkeit sowie in der Durchführung einer Sonographie. Besonders die Ultraschalluntersuchung eignet sich gut zur Verlaufsbeobachtung, ob neben der sofort eingeleiteten medikamentösen Therapie zusätzlich eine operative notwendig wird. Auch die vergleichende Prüfung der Lichtempfindlichkeit eignet sich gut zur Verlaufsbeobachtung. Dabei werden mit einer hellen Lichtquelle (z. B. Ophthalmoskop) dem Patienten abwechselnd die Augen beleuchtet, während das jeweilige Partnerauge verdeckt ist. Bei einer Ausgangsentfernung von 1 m wird der Abstand der Lichtquelle am betroffenen Auge solange reduziert, bis der Patient gleiche Helligkeit für beide Augen angibt. Dieser Abstand wird im Verhältnis zur 1-m-Entfernung am gesunden Auge notiert, z. B. 1:2, 1:10 oder gar 1:100. Die Reproduzierbarkeit dieser subjektiven Angaben ist erstaunlich hoch, so daß dieser einfach durchzuführende Test besonders empfohlen wird. Schließlich kann auch das Elektroretinogramm zusätzliche Informationen liefern.

Zur weiteren Diagnostik sollte ein Punktat entnommen werden. Hierbei hat sich gezeigt, daß ein Glaskörperpunktat ergiebiger ist als das aus der Vorderkammer [5, 14]. Davon sollte ein Teil zur mikroskopischen Untersuchung verwendet werden. Mittels einer Laktophenolblau-Färbung kann rasch entschieden werden, ob Pilze oder Bakterien vorliegen und mittels einer Gram-Färbung, ob die Bakterien grampositiv oder -negativ sind. Nach dieser Unterscheidung kann bereits die medikamentöse Therapie sofort eingeleitet werden. Ein weiterer Teil des Punktates muß mit geeignetem Medium einer mikrobiologischen Untersuchung zugeführt werden. Das Ergebnis der Kultur und ggf. das Austesten der Erreger steht jedoch erst nach 24–48 h zur Verfügung. Falls vor Entnahme des Punktates bereits Antibiotika verabreicht worden sind, lassen sich in der Kultur häufig keine Erreger mehr anzüchten. Daher gilt bei Verdacht auf eine Endophthalmitis der allgemeine Grundsatz „Erst die Diagnose, dann die Therapie" hier besonders!

Therapie

Medikamentöse Therapie der bakteriellen Endophthalmitis

Gegen grampositive Erreger stellt Vancomycin das derzeit potenteste Mittel im klinischen Einsatz dar. Es führt zu einem sog. degenerativen bakteriziden Effekt durch Synthesehemmung in der Bakterienwand (Blockierung des N-Acetylmuraminsäurepeptids). Bei der intravitrealen Gabe werden 2,0 mg in 0,1 ml appliziert [31]. Vancomycin sollte nicht unkritisch und ungezielt gegeben werden, da weltweit eine Resistenzzunahme zu verzeichnen ist. Gegen gramnegative Erreger wird Amikacin empfohlen [31]. Dieses Aminoglykosid führt nicht nur zu einer Hemmung der Proteinsynthese der Bakterien, sondern auch zu einer Bakterizidie durch Permeabilitätserhöhung der Zellmembran. Im Vergleich zum Betalaktamantibiotikum Ceftazidim ist die Bakterizidie von Amikacin konzentrationsabhängig [11]. Weiterhin ist Amikacin weniger empfindlich hinsichtlich des Inoculum-Effekts; darunter versteht man die geringere Aktivität eines Antibiotikums bei hoher Keimkonzentration. Schließlich ist Amikacin synergistisch zu Vancomycin gegenüber Staphylokokken, Streptokokken und Enterococcus [11]. Je nach Erreger kann systemisch Ciprofloxacin appliziert werden, dessen intravitreale Konzentration die MHK-90 der meisten Erreger erfaßt [31], allerdings nicht Staphylococcus aureus, Pseudomonas und Streptococcus. Insbesondere bei Staphylokokken ist Vancomycin zu bevorzugen. Ist kein Erreger nachweisbar, klinisch eine Infektion jedoch eindeutig, so sollte mindestens Stufe zwei des Drei-Stufen-Schemas (Tabelle 6) appliziert werden [6].

Entsprechend dem oben aufgeführten Pathomechanismus der Immunantwort-assoziierten Schädigung wird systemisches Prednisolon (z. B. 200 mg) empfohlen [22]. Zusätzlich können 0,4 mg Dexamethason in 0,1 ml intravitreal appliziert werden [9].

1. Wahl: (Infektion nicht bedrohlich oder Prophylaxe nach Verletzung)	z. B. Cefuroxim (z. B. Zinnat oral) (z. B. Zinacef i. v.)	**Tabelle 6.** Stufenplan der systemischen Antibiotikagabe je nach Bedrohlichkeit der Infektion. (Behrens-Baumann 1991 [6])
Schwere Infektion: Gyrasehemmer + β-Lactamase-festes-Penicillin	z. B. Ciprofloxacin (Ciprobay) + Flucloxacillin (Staphylex)	
Maximaltherapie: β-Lactam-Antibiotikum + Polypeptid-Antibiotikum	Imipenem (Zienam) + Vancomycin (Vancomycin)	

Therapie der postoperativen mykotischen Endophthalmitis

Bei der pilzbedingten Endophthalmitis wird Fluconazol 2mal 200 mg systemisch empfohlen, wenn Candida albicans nachgewiesen ist. Candida-non-albicans-Arten sind inzwischen meist gegen Fluconazol resistent, so daß in diesen Fällen Itraconazol 2mal 200 mg indiziert ist, welches auch gegen Aspergillus und Cryptococcus das Mittel der Wahl darstellt.

Bei Therapieversagen kann auf den alten Goldstandard Amphotericin-B zurückgegriffen werden. Allerdings muß mit beträchtlichen Nebenwirkungen hinsichtlich der Nierenfunktion gerechnet werden, so daß diese Therapie nur in Zusammenarbeit mit einem darin erfahrenen Infektiologen vorgenommen werden sollte. Die Dosis von 1 mg/kg KG kann in Kombination mit Flucytosin (150 mg/kg KG) reduziert werden auf 0,5 mg/kg KG, so daß damit auch die Nebenwirkungsrate gesenkt wird [7]. Intravitreal kann Amphotericin-B in einer Dosierung von 0,75 µg appliziert werden.

Chirurgische Therapie der bakteriellen Endophthalmitis

In Abhängigkeit von der Verlaufskontrolle, insbesondere der Sonographie und der vergleichenden Prüfung der Lichtempfindlichkeit, kann entschieden werden, ob die alleinige medikamentöse Therapie zum Rückgang der Infektion und der Glaskörperinfiltration führt. In geringen oder nur mäßig ausgeprägten Fällen kann dies durchaus eintreten. Ist die Infektion jedoch zu stark fortgeschritten oder eine Verschlechterung zu verzeichnen, sollte umgehend eine Pars-plana-Vitrektomie durchgeführt werden. Die ppV hat nicht nur den Vorteil der nochmaligen diagnostischen Sicherung der Diagnose, sondern insbesondere auch den, neben den möglicherweise schon devitalen Bakterien vor allem die Leukozyten und Monozyten mit ihren oben aufgeführten gewebsschädigenden Folgen zu entfernen. Schließlich kann bei der Gelegenheit auch noch die antimikrobielle Substanz intravitreal gegeben werden. Bei dieser „Notfallvitrektomie", die ggf. auch nachts oder am Wochenende erforderlich wird, reicht es zunächst auch unter Sicherheitsaspekten aus, den zentralen Glaskörperraum freizuschneiden und unter Sicht die größte Masse der gewebstoxischen Infiltrationen zu entfernen. Die Glaskörperperipherie kann später immer noch – sofern erforderlich – entfernt werden, wenn dann auch eher eine Abhebung der Glaskörpergrenzmembran eingetreten sein mag.

Chirurgische Therapie der späten Endophthalmitis

Bei der späten Endophthalmitis muß vornehmlich an Anaerobier (z. B. Propionibacterium acnes), Pilze, aber auch, wie bei der akuten Form, an Staphylococcus epidermidis gedacht werden. Die Entnahmetechnik und die Wahl der Transportmedien sollte daher mit dem Mikrobiologen abgesprochen werden.

Häufig sitzen die Erreger (z. B. Proprionibacterium acnes) im Kapselsack. Falls eine medikamentöse Therapie gegen Anaerobier (z. B. mit Metronidazol) bereits fehlgeschlagen ist, sollte zumindest eine breitflächige Eröffnung der hinteren Linsenkapsel erfolgen (z. B. mittels Cutter via Pars plana). Hierbei besteht auch die günstige Möglichkeit einer Probenentnahme. Eine erneute medikamentöse systemische Gabe kann nunmehr besser auch im Kapselsack die Erreger erreichen. Bleibt dennoch der Erfolg aus, ist die Entfernung des Kapselsackes mitsamt Erregern und IOL erforderlich.

Zusammenfassung und Schlußfolgerung

Die postoperative Endophthalmitis ist zwar selten, jedoch häufig dramatisch und in jedem Fall bedrohlich für die Funktion und den Erhalt des Auges. Zur Prophylaxe dieses Krankheitsbildes ist eine ausreichende Desinfektion der häufig kontaminierten Bindehaut unmittelbar präoperativ unumgänglich. Ebenfalls unverzichtbar ist die Abdeckung der Lidkanten mit einer sterilen Folie. Strittig bleibt die Frage, ob eine präoperative topische Antibiotikagabe z. B. am Tage vor der Operation notwendig ist oder nicht. Meist geschieht sie eher aus juristischen Gründen. Auch die Zugabe von Antibiotika zur intraokularen Spüllösung ist bei der kurzen Operationsdauer einer Kataraktextraktion fragwürdig.

Die Aufklärung des Patienten hinsichtlich der subjektiven Symptome beim Auftreten einer Endophthalmitis ist wichtig, damit keine unnötige Zeit für die Diagnostik versäumt wird. Hierzu sollte rasch eine Entnahme von intraokularer Flüssigkeit erfolgen, um mit Hilfe einer mikroskopischen und anschließend mikrobiologischen Untersuchung die richtige Entscheidung (grampositive/gramnegative Bakterien, Pilze) für die medikamentöse Therapie treffen zu können. Anhand des mikroskopischen Befundes kann diese meist getroffen werden. Im negativen Fall sollte die Gabe eines Breitspektrumantibiotikums mit Schwerpunkt im grampositiven Bereich erfolgen.

Die Verlaufskontrolle wird am besten durch die Sonographie des Glaskörperraums sowie mit der vergleichenden Prüfung der Lichtempfindlichkeit vorgenommen. Tritt keine Besserung ein oder bei bereits fortgeschrittenem Fall empfiehlt sich eine Notfall-pars-plana-Vitrektomie. Damit können vor allem die Schädigungen minimiert werden, die durch die körpereigene Immunantwort verursacht werden.

Literatur

1. Allen HF, Mangiaracine AB (1964) Bacterial endophthalmitis after cataract extraction. A study of 22 infections in 20.000 operations. Arch Ophthalmol 72: 454–462
2. Allen HF, Mangiaracine AB (1974) Bacterial endophthalmitis after cataract extraction. II. Incidence in 36.000 consecutive operations with special reference to preoperative topical antibiotics. Arch Ophthalmol 91: 3–7
3. Apt L, Isenberg SJ, Yoshimori R, Paez JH (1984) Chemical preparation of the eye in ophthalmic surgery, III: effect of povidone-iodine on the conjunctiva. Arch Ophthalmol 102: 728–729
4. Apt L, Isenberg SJ, Yoshimori R, Spierer A (1989) Outpatient topical use of povidone-iodine in preparing the eye for surgery. Ophthalmology 96: 289–292
5. Barza M, Pavan PR, Doft BH, Wisniewski SR, Wilson LA, Han DP, Kelsey SF (1997) Evaluation of microbiological diagnostic techniques in postoperative endophthalmitis in the endophthalmitis vitrectomy study. Arch Ophthalmol 115: 1142–1150
6. Behrens-Baumann W (1991) Antibiotika und Antiseptika aus der Sicht des Ophthalmologen. Augenärztl Fortbild 14: 27–31
7. Behrens-Baumann W (1991) Pilzerkrankungen des Auges. Enke, Stuttgart
8. Behrens-Baumann W, Dobrinski B, Zimmermann O (1988) Bakterienflora der Lider nach präoperativer Desinfektion. Klin Monatsbl Augenheilkd 192: 40–43
9. Bermig J, Meier P, Retzlaff C, Wiedemann P (1997) Primäre Vitrektomie bei Endophthalmitis. Ophthalmologe 94: 552–556
10. Dickey JB, Thompson KD, Jay WM (1991) Anterior chamber aspirate cultures – after uncomplicated cataract surgery. Am J Ophthalmol 112: 278–282
11. Doft BH, Barza M (1994) Ceftazidime or Amikacin: choice of intravitreal antimicrobials in the treatment of postoperative endophthalmitis. Arch Ophthalmol 112: 17–18
12. Duch-Samper AM, Menezo JL, Hurtado-Sarrio M, Maldonado MJ, Checa-Flores S, Diaz-Llopis M (1996) Anterior chamber contamination following uncomplicated cataract surgery: comparative results using intravenous imipenem. Ophthalmic Surg Lasers 27: 1005–1011
13. Ferro JF, de-Pablos M, Logroño MJ, Guisasola L, Aizpuru F (1997) Postoperative contamination after using vancomycin and gentamicin during phacoemulsification. Arch Ophthalmol 115: 165–170
14. Forster RK, Zachary IG, Cottingham AJ, Norton EWD (1976) Further observations on the diagnosis, cause, and treatment of endophthalmitis. Am J Ophthalmol 81: 52–56
15. Fries U, Schäfer V, Stenger N, Ohrloff C, Brade V (1997) Adhärenz von Bakterien an PMMA-Intraokularlinsen. Eine In-vitro-Studie. In: Ohrloff C, Kohnen T, Duncker G (Hrsg) 11. Kongreß der Deutschsprachigen Gesellschaft für Intraokularlinsen-Implantation und refraktive Chirurgie. Springer, Berlin Heidelberg, S 447–481
16. Han DP, Wisniewski SR, Wilson LA, Barza M, Vine AK, Doft BH, Kelsey SF (1996) Spectrum and susceptibilities of microbiologic isolates in the endophthalmitis vitrectomy study. Am J Ophthalmol 122: 1–17
17. Heilmann C, König B, Schuster G, König W, Behrens-Baumann W (1998) Perioperative Keimbesiedlung von Lidern und Bindehaut: Untersuchungen zur Antisepsis. Ophthalmologe [Suppl]: 95
18. Henry JC, Rozas D (1993) Bacterial growth from anterior chamber fluid aspirates using different irrigating solutions in phacoemulsification. Invest Ophthalmol Vis Sci [Suppl] 34: 884
19. Hogt AH, Dankert J, De Vries JA, Feijen J (1983) Adhesion of coagulase-negative staphylococci to biomaterials. J Genet Microbiol 129: 2959–2968

20. Isenberg SJ, Apt L, Yoshimori R, Khwarg S (1985) Chemical preparation of the eye in ophthalmic surgery IV: comparison of povidone-iodine on the conjunctiva with a prophylactic antibiotic. Arch Ophthalmol 103: 1340–1342
21. Javitt JC, Vitale S, Canner JK et al. (1991) National outcomes of cataract extraction. Endophthalmitis following inpatient surgery. Arch Ophthalmol 109: 1085–1089
22. Kain HL (1997) Prinzipien bei der Behandlung der Endophthalmitis. Klin Monatsbl Augenheilkd 210: 274–288
23. Kattan HM, Flynn HW, Pflugfelder SC, Robertson C, Forster RK (1991) Nosocomial endophthalmitis survey. Current incidence of infection after intraocular surgery. Ophthalmology 98: 227–238
24. Leveille AS, McMullan FD, Cavanagh HD (1983) Endophthalmitis following penetrating keratoplasty. Ophthalmology 90: 38–39
25. Maeck CR, Eckardt C, Höller C (1990) Präoperative Desinfektion der Konjunktiva mit PVP-Jod. Fortschr Ophthalmol 87: 320–323
26. Mistlberger A, Ruckhofer J, Raithel E, Müller M, Alzner E, Egger SF, Grabner G (1997) Anterior chamber contamination during cataract surgery with intraocular lens implantation. J Cataract Refract Surg 23: 1064–1069
27. Mørk P (1987) Polyvinylpyrrolidone-iodine as a disinfectant in eye surgery for five years. Acta Ophthalmol 65: 572–574
28. Motschmann M, Schmitz K, Lauf H, Schuster G, König W, Behrens-Baumann W (1998) Ist der Zusatz eines Antibiotikums zur Spüllösung bei der Kataraktoperation sinnvoll? Klin Monatsbl Augenheilkd [Suppl] 212: 5. In: Duncker G (Hrsg), 12. Kongreß der Deutschsprachigen Gesellschaft für Intraokularlisen-Implantation und refraktive Chirurgie. Springer, Berlin Heidelberg
29. Norregaard, JC, Thoning H, Bernth-Petersen P, Andersen TF, Javitt JC, Anderson GF (1997) Risk of endophthalmitis after cataract extraction: results from the International Cataract Surgery Outcomes Study. Br J Ophthalmol 81: 102–106
30. Noureddin BN, Shahin HK (1997) Treatment of endophthalmitis. Ann Ophthalmol 29: 168–173
31. Okhravi N, Towler HMA, Hykin P, Matheson M, Lightman S (1997) Assessment of a standard treatment protocol on visual outcome following presumed bacterial endophthalmitis. Br J Ophthalmol 81: 719–725
32. Özer-Arasli A, Schwenn O, Dick B, Pfeiffer N (1997) Endophthalmitis nach Kataraktchirurgie: Langzeitverlauf. Klin Monatsbl Augenheilkd 211: 178–182
33. Puliafito CA, BakerAS, Haef J, Foster CS (1982) Infectious endophthalmitis. Review of 36 cases. Ophthalmology 89: 921–929
34. Rowsey JJ, Newsom DL, Sexton DS, Harms WK (1982) Endophthalmitis. Current Approaches. Ophthalmology 89: 1055–1066
35. Rudolph H, Hilbert M (Hrsg) (1998) Krankenhaushygiene – Hospital Hygiene. Deutschsprachiger Arbeitskreis für Krankenhaushygiene. mhp, Wiesbaden, S 73–74
36. Samad A, Solomon SK, Miller MA, Mendelson J (1995) Anterior chamber contamination after uncomplicated phacoemulsification and intraocular lens implantation. Am J Ophthalmol 120: 143–150
37. Schlöricke E, Schmidt H, Schulze HA, Beck R, Guthoff R, Falkenhagen U (1997) Adhärenz von Staphylokokken unterschiedlicher Hydrophobizität. Untersuchung an verschiedenen Intraokularlinsen. Ophthalmologe 94: 785–790
38. Sherwood DR, Rich J, Jacob JS, Hart RJ, Fairchild YL (1989) Bacterial contamination of intraocular and extraocular fluids during extracapsular cataract extraction. Eye 3: 308–312
39. Speaker MG, Menikoff JA (1991) Prophylaxis of endophthalmitis with topical povidone-iodine. Ophthalmology 98: 1769–1775

40. Stern GA, Engel HM, Driebe WT (1989) The treatment of postoperative endophthalmitis. Results of differing approaches to treatment. Ophthalmology 96: 62–67
41. Tetz M, Bach A, Borneff M, Rohrschneider K, Sonntag HG, Völcker HE (1994) Staphylococcal adhesion to different intraocular lens surfaces. Invest Ophthalmol Vis Sci [Suppl] 35: 1911
42. Turkalj JW, Carlson AN, Manos JP, Apple DJ (1995) Is the sutureless cataract incision a valve for bacterial inoculation? J Cataract Refract Surg 21: 472–476
43. Williams DL, Gills JP (1992) Infectious endophthalmitis following sutureless cataract surgery. Arch Ophthalmol 110: 913 (letter)

Ist der Zusatz eines Antibiotikums zur Spüllösung bei der Kataraktoperation sinnvoll?

M. Motschmann, S. Menkhaus, J. Kuchenbecker, K. Schmitz, H. Lauf, G. Schuster, B. König, W. König und W. Behrens-Baumann

Zusammenfassung. Die Endophthalmitis ist die gefürchtetste Komplikation nach einer Kataraktoperation. Zur Vorbeugung fügen die meisten Operateure der intraoperativ benötigten Spüllösung ein Antibiotikum hinzu. Es ist jedoch fraglich, inwieweit diese prophylaktische Maßnahme das Auftreten einer intraoperativen Kontamination zu verhindern vermag.

Nach dem Zufallsprinzip wurden bei der einen Hälfte unserer Kataraktpatienten 40 mg Gentamicin in die Spüllösung (500 ml BSS-Steril) hinzugegeben und bei der anderen auf diese Maßnahme verzichtet. Insgesamt wurden 699 Patienten in der Studie berücksichtigt. Bei allen wurde eine Phakoemulsifikation mit Implantation einer PMMA-IOL über einen 6,2 mm breiten nahtlosen korneoskleralen Tunnelschnitt durchgeführt. Präoperativ erfolgte eine intensive mehrmalige Wischdesinfektion der Bindehaut, Lider und periorbitalen Hautregion mit 11%iger PVP-Jodlösung. Am Ende der Operation wurden ein Punktat aus der Vorderkammer sowie eine Probe direkt aus der Spülflüssigkeit entnommen und mikrobiologisch untersucht.

Es fanden sich keine signifikanten Unterschiede hinsichtlich der Kontamination der abgenommenen Vorderkammerpunktate ($p=0{,}57$) und Spüllösungsproben ($p=0{,}55$) zwischen beiden Patientenkollektiven. Im Nachbeobachtungszeitraum von mindestens 3 Monaten trat in keiner der beiden Gruppen eine Endophthalmitis auf.

Vor dem Hintergrund einer möglichen Sensibilisierung und Resistenzentwicklung gegenüber pathogenen Keimen erscheint die weit verbreitete Praxis einer routinemäßigen intraoperativen Antibiotikagabe nach den Ergebnissen unserer Studie zumindest fragwürdig. Um eine endgültige Aussage hinsichtlich dieser Problematik treffen zu können, sind jedoch wegen der geringen Inzidenz einer Endophthalmitis nach Kataraktoperation weitere Untersuchungen an einem größeren Patientenkollektiv erforderlich. Eine entsprechende multizentrische Studie wird daher von unserer Klinik derzeit initiiert.

Summary. Postoperative endophthalmitis is the most serious complication after cataract surgery. For prophylaxis of endophthalmitis, most ophthalmic surgeons add antibiotic agents to the intraocular irrigation solutions. It is questionable, how far these prophylactic procedures are able to reduce the risk of intraoperative microbial contamination of the solutions.

Six hundred and ninety nine consecutive patients scheduled for cataract surgery were randomized to receive irrigation solution (balanced salt solution) without antibiotic additive, or with 40 mg Gentamicin. In all patients, phacoemulsification was performed via a self-sealing 6.2-mm scleral tunnel incision with implantation of a PMMA-IOL. Preoperatively, all patients had a thorough swab desinfection of the periorbital skin, lids, and conjunctiva with an 11% PVP-iodine solution. At the end of surgery, specimens of anterior chamber fluid and directly from the infusion line were withdrawn and processed for microbial

G. Duncker et al. (Hrsg.)
12. Kongreß der DGII 1998

culture. There were no significant differences in the number of microbially contaminated specimen either between the two groups, in the probes of anterior chamber fluid (p=0.57), or in those withdrawn directly from the infusion line (p=0.55). During a postoperative follow-up period of at least 3 months, there was no case of postoperative endophthalmitis in either group.

Considering the possible sensibilization of patients and increasing microbial resistance to antibiotic agents, the widespread use of prophylactic intraoperative antibiotics seems to be at least questionable according to the results of our study. Because of the very low incidence of postoperative endophthalmitis after cataract surgery, a much larger number of cases needs to be studied to obtain reliable results. For this reason we are now initiating a multicenter trial.

Einleitung

Die Endophthalmitis ist die gefürchtetste postoperative Komplikation in der Kataraktchirurgie. Zur Infektionsprophylaxe wird in vielen operativen Zentren der Spüllösung ein Antibiotikum hinzugefügt [17, 28]. Der Effekt dieser Maßnahme ist allerdings bisher noch nicht wissenschaftlich nachgewiesen. Die unkritische topische Anwendung auch systemisch anwendbarer Antibiotika sollte jedoch wegen der Gefahr möglicher Sensibilisierungen und Resistenzentwicklungen vermieden werden. Wir haben daher eine prospektive, randomisierte Studie durchgeführt, um den Nutzen der intraoperativen Antibiotikumgabe zu prüfen.

Patienten und Methodik

In die Studie eingeschlossen wurden 699 Patienten, bei denen eine Phakoemulsifikation mit Implantation einer PMMA-IOL über einen nahtlosen 6,2-mm-korneoskleralen Tunnelschnitt erfolgte.

Studienparameter

Nach dem Zufallsprinzip wurden bei der einen Hälfte der Patienten (Gruppe 1, n=353) 40 mg Gentamicin zur 500-ml-BSS-Spüllösung hinzugefügt und bei der anderen (Gruppe 2, n=346) auf diese Maßnahme verzichtet. Am Ende der Operation wurde bei allen Patienten ein 0,3-ml-Punktat aus der Vorderkammer entnommen und mikrobiologisch auf Aerobier, Anaerobier und Pilze untersucht. Außerdem wurden 5 ml direkt aus der Spüllösung entnommen, um eine mögliche primäre Kontamination nachzuweisen. Die gewonnenen Proben wurden zum kulturellen Erregernachweis bebrütet und im Ausstrich mikroskopisch untersucht. Daneben wurde bei allen Patienten das mögliche Auftreten einer Endophthalmitis über einen Zeitraum von mindestens 3 Monaten registriert. Bei allen Operationen wurden die Zeitdauer, die Anzahl der Instrumentenein-/-ausgänge in die Vorderkammer sowie relevante Nebendiagnosen dokumentiert.

Einschluß-/Ausschlußkriterien

Berücksichtigt wurden in unserer Studie die Ergebnisse aller Kataraktoperationen, die in der unten angegebenen Weise (Phakoemulsifikation/PMMA-IOL-Implantation) durchgeführt wurden.

Ausschlußkriterien waren kombinierte Eingriffe (z. B. Phakoemulsifikation mit Trabekulektomie), eine ECCE- oder ICCE-Technik und die Implantation einer faltbaren IOL über einen 3,5-mm-Tunnelschnitt.

Operationstechnik

Alle Operationen wurden von demselben Operateur (M.M.) in gleicher standardisierter Technik am Erbe-Phakogerät durchgeführt:

- Parazentese bei 10 und 2 Uhr; Kapsulorhexis mit abgewinkelter 24-gg.-Kanüle unter Methocel;
- korneoskleraler 6,2-mm-Tunnelschnitt nach Bindehauteröffnung von 11–1 Uhr;
- Vorderkammereröffnung mit 2,5-mm-Phakolanze;
- Hydrodissektion/-delineation mit Sautter-Kanüle;
- bimanuelle Phakoemulsifikation des Linsenkernes mittels Divide-and-conquer-Technik;
- Irrigation/Aspiration der Linsenrinde mit 30° abgewinkeltem bzw. „Krückstock“-Handgriff;
- Politur der Linsenhinterkapsel (fakultativ);
- Erweiterung des Tunnelschnitts in voller Breite mit 6,2-mm-Lanze;
- intrakapsuläre Implantation einer 6,0/12,75-mm-PMMA-IOL unter Methocelschutz;
- Absaugen des Methocels mit 30° abgewinkeltem Handgriff;
- Entnahme des VK- bzw. Spüllösungspunktats/Auffüllen der Vorderkammer mit BSS;
- nahtloser Wundverschluß des Tunnelschnitts/Readaptation der Bindehaut durch Kauterisation.

Perioperative Infektionsprophylaxe

Bei beiden Gruppen erfolgten einheitliche perioperative antiinfektive Maßnahmen: Am Tag vor dem Eingriff wurden am zu operierenden Auge die Wimpern gekürzt und 3mal täglich Polyspectran-AT appliziert. Unmittelbar präoperativ erfolgte eine ausgiebige Wischdesinfektion der Lider und der periorbitalen Haut mit PVP-Jodlösung. Die Jodierung erfolgte je einmal vor der Retro-/Peribulbäranästhesie (Einwirkzeit 1 min) und je 2mal vor der Folienabdeckung (Einwirkzeit je 2 min). Beim Einsetzen des Lidsperrers wurde auf eine vollständige Umhüllung der Lidränder durch die Abdeckfolie geachtet [7]. Anschließend wurde eine Wischdesinfektion der Bindehaut einschließlich der Übergangsfalten je 2mal mit PVP-Jodlösung (Einwirkzeit je 1 min) durchgeführt. Die Desinfektion erfolgte in allen Fällen mit unverdünnter 11%iger PVP-Jodlösung.

Postoperativ wurde einmalig Isoptomax AS in die untere Übergangsfalte appliziert und das Auge mit einem Polsterverband und einer Schutzklappe abgeklebt. Bis zum postoperativen 7. Tag erhielten alle Patienten Isoptomax AT 5mal tgl. und Isoptomax AS zur Nacht.

Statistik

Die Ergebnisse beider Gruppen wurden mit Hilfe des Student-t-Tests für unverbundene Stichproben auf ihre statistische Signifikanz geprüft.

Ergebnisse

In Gruppe 1 (mit Gentamicin) betrug der Altersdurchschnitt 74,0 (21–93) Jahre, in Gruppe 2 (ohne Gentamicin) 75,2 (31–95) Jahre. In Gruppe 1 fanden sich 107 männliche und 246 weibliche Patienten, in Gruppe 2 128 männliche und 218 weibliche.

Hinsichtlich der für die Kataraktoperation bedeutsamen Nebendiagnosen bestanden keine wesentlichen Unterschiede zwischen beiden Gruppen (Tabelle 1).

Tabelle 1. Vergleich des prozentualen Anteils operationsrelevanter Nebendiagnosen zwischen Gruppe 1 und Gruppe 2 (in Klammern absolute Zahlenangaben)

	Gruppe 1 (mit Gentamicin)	**Gruppe 2 (ohne Gentamicin)**
Cornea guttata	5,6% (20/353)	7,8% (27/346)
HH-Dystrophie/-narben/Z.n. KPL	4,5% (16/353)	2,9% (10/346)
Kapselhäutchen	4,2% (15/353)	4,0% (14/346)
Engwinkelglaukom	4,0% (14/353)	4,6% (16/346)
Weitwinkelglaukom	13,9% (49/353)	11,8% (41/346)
Z.n. Voroperation (z. B. PPV)	6,2% (22/353)	9,2% (32/346)
Myopie (Bulbuslänge >27 mm)	8,9% (31/353)	8,1% (28/346)
Hyperopie (Bulbuslänge <22 mm)	3,4% (12/353)	3,5% (12/346)
(Funktionell) letztes Auge	9,9% (35/353)	5,8% (20/346)
Diabetes mellitus	31,7% (112/353)	37,6% (130/346)

Auch in bezug auf den Operationsverlauf (Dauer, effektive Phakozeit, Anzahl der Instrumenteneingänge in die Vorderkammer) und die Häufigkeit und Art der intraoperativen Komplikationen unterschieden sich die Ergebnisse zwischen beiden Gruppen nur geringfügig (Tabellen 2 u. 3). In Gruppe 1 mußte wegen enger (<3 mm) Pupille oder Synechienbildungen bei 8,5% (30/353) aller Operationen die Pupille mechanisch erweitert werden. In Gruppe 2 war ein Pupillenstretching bzw. eine Synechiolyse in 9,8% (34/346) der Fälle erforderlich.

Tabelle 2. Vergleich des Operationsverlaufes zwischen Gruppe 1 und Gruppe 2

	Gruppe 1 (mit Gentamicin)	**Gruppe 2 (ohne Gentamicin)**
OP-Dauer [min] (Minimum-*Durchschnitt*-Maximum)	9–*23,9*–58	10–*23,8*–50
Effektive Phakozeit [s] (Minimum-*Durchschnitt*-Maximum)	0–*46,2*–230	0–*42,7*–178
Instrumenteneingänge [n] (Minimum-*Durchschnitt*-Maximum)	15–*22,6*–48	15–*21,9*–58

Tabelle 3. Vergleich der intraoperativen Komplikationen zwischen Gruppe 1 und Gruppe 2

	Gruppe 1 (mit Gentamicin)	**Gruppe 2 (ohne Gentamicin)**
Kapselruptur (ohne GK-Verlust)	0,6% (2/353)	0,0% (0/346)
Kapselruptur (mit GK-Verlust)	1,7% (6/353)	1,2% (4/346)
Linsenluxation in GK-Raum	0,0% (0/353)	0,3% (1/346)
Zonuladialyse/Kapselspannring	0,8% (3/353)	0,6% (2/346)
Wundfistulation/Tunnelnaht	2,3% (8/353)	3,1% (11/346)

In Gruppe 1 ergab sich ein positiver Erregernachweis bei 0,6% (2/353) der Vorderkammerpunktate, in Gruppe 2 bei 0,3% (1/346). Der Unterschied zwischen beiden Gruppen war statistisch nicht signifikant (p=0,57). Bei den Keimen handelte es sich 2mal um *koagulasenegative Staphylokokken* und einmal um *Staphylococcus epidermidis*. Im Resistogramm zeigte sich in allen 3 Fällen eine Sensibilität gegenüber Gentamicin.

In der Spüllösung konnten in 0,3% (1/353) der Fälle in Gruppe 1 und in 0,6% (2/346) in Gruppe 2 Erreger nachgewiesen werden. Auch hierbei erwies sich der Unterschied als statistisch nicht signifikant (p=0,55). In den Proben fanden sich 2mal *Bacillus megatericum* und einmal *apathogene aerobe Sporenbildner*.

Im Nachbeobachtungszeitraum von 3–15 Monaten kam es bei keinem der 699 Patienten aus beiden Gruppen zu einer Endophthalmitis.

Systemische Nebenwirkungen durch die mehrmalige lokale präoperative PVP-Jod-Desinfektion traten auch bei Patienten mit Schilddrüsendysfunktion nicht auf.

Diskussion

Die lokale Standortflora des Patienten stellt die hauptsächliche Kontaminationsquelle einer postoperativen Endophthalmitis nach Kataraktchirurgie dar [12, 23]. Auch in der klinisch reizfreien Bindehaut lassen sich häufig potentielle Erreger nachweisen. Unter den aeroben Bakterien finden sich in abfallender Häufigkeit koagulasenegative Staphylokokken, Staphylococcus aureus, Korynebakterien, Proteus, Haemophilus, Streptokokken und gramnegative Stäbchen. Bei den Anaerobiern dominieren Propionibakterien, Peptostreptokokken und Laktobazillen [9]. Die genannten Keime bilden im wesentlichen auch das hauptsächliche Erregerspektrum der postoperativen Endophthalmitis [15, 16, 20, 24]. Daher spielt die präoperative Eliminierung bzw. Reduktion der Bindehautkeimflora eine entscheidende Rolle bei der Prophylaxe der postoperativen Endophthalmitis. Diese Tatsache erfordert besondere hygienische Sorgfalt bei der Vorbereitung zu intraokularen Eingriffen: Durch antiseptische Maßnahmen kann die Keimzahl bereits präoperativ erheblich reduziert werden [4, 5, 6]. Zu diesem Zweck hat sich 5%ige PVP-Jodlösung als besonders geeignet erwiesen [1, 4, 5, 10, 19].

In vergleichbaren Untersuchungen fanden sich im Gegensatz zu unseren Ergebnissen wesentlich höhere Resultate von positiven Keimnachweisen in der Vorderkammer [2, 11, 13, 14, 27]. Den geringen Anteil von kontaminierten Punktaten in unserer Studie führen wir insbesondere auf die intensive mehrmalige präoperative Wischdesinfektion mit 11%iger PVP-Jodlösung zurück.

Dagegen scheint die intraoperative Antibiotikumgabe über die Spüllösung keinen zusätzlichen Nutzen zu bringen. Hierfür sprechen folgende Gründe:

- Die mikrobiologischen Ergebnisse zwischen den mit und ohne Antibiotikumzusatz durchgeführten Operationen waren statistisch nicht signifikant unterschiedlich.
- In keiner der beiden Gruppen trat im Nachbeobachtungszeitraum eine Endophthalmitis auf.
- Sämtliche in den Vorderkammerpunktaten nachgewiesenen Erreger waren sensibel gegenüber dem von uns in der Spülflüssigkeit eingesetzten Gentamicin. Insofern hat die Gabe des Antibiotikums bei den Patienten, die mit Gentamicin-Zusatz operiert wurden, zumindest in diesen Fällen trotz Sensibilität der Bakterien gegenüber dem Antibiotikum eine Vorderkammerkontamination nicht verhindern können.
- Eine Kataraktoperation ist in der Regel nur mit einem geringen zeitlichen Aufwand verbunden. Es ist zumindest fraglich, ob in der kurzen Zeitdauer

(in unserer Studie: durchschnittlich etwa 24 min) pharmakodynamische Effekte eines Antibiotikums überhaupt wirksam werden können. Zwar verbleibt auch nach Ende der Operation Spülflüssigkeit in der Vorderkammer. Durch die Kammerwasserzirkulation nimmt die Konzentration eines beigefügten Antibiotikums jedoch rasch ab, so daß im gleichen Maße dessen Wirkspiegel absinkt.

Häufige Instrumentenwechsel, eine protrahierte Operationsdauer sowie mit Glaskörperverlust einhergehende Eingriffe am vorderen Augenabschnitt erhöhen nach Untersuchungen anderer Autoren das Risiko einer postoperativen Endophthalmitis [8, 18, 21]. Anhand der geringen Anzahl positiver Vorderkammerpunktate können wir in unserer Studie diese Risikofaktoren für eine erhöhte Kontaminationsrate nicht bestätigen.

Die Wahrscheinlichkeit einer Endophthalmitis nach Kataraktoperation beträgt 0,02–0,35% [3, 22, 25, 26]. Um die Ergebnisse unserer Untersuchungen zu verifizieren, bedarf es wegen dieser geringen Inzidenz weiterer Untersuchungen mit höheren Fallzahlen. Eine entsprechende prospektive multizentrische Studie wird daher von unserer Klinik initiiert.

Literatur

1. Apt L, Isenberg SJ, Yoshimori R, Spiever A (1989) Outpatient topical use of Povidone-iodine in preparing the eye for surgery. Ophthalmol 96: 289–292
2. Ariyasu RG, Nakamura MT, Trousdale MD (1993) Intraoperative bacterial contamination of the aequeous humor. Ophthalmic Surg 24: 367–372
3. Barsewisch B von (1998) Qualitätsstandards und Organisation ambulanter Kataraktchirurgie. Klin Monatsbl Augenheilkd 212 (Suppl 2): 7
4. Behrens-Baumann W (1997) Wirksamkeit ausgewählter Antiinfektiva im Konjunktivitismodell beim Kaninchen. Hyg Med 22: 73–76
5. Behrens-Baumann W, Begall T (1993) Antiseptics versus antibiotics in the treatment of the experimental conjunctivitis caused by staphylococcus aureus. Germ J Ophthalmol 2: 409–411
6. Behrens-Baumann W, Kramer A (1995) Antiseptik in der Ophthalmologie. In: Kramer A, Wendt M, Werner HP (Hrsg) Möglichkeiten und Perspektiven in der klinischen Antiseptik. mhp, Wiesbaden, S 91–95
7. Behrens-Baumann W, Dobrinski B, Zimmermann O (1988) Bakterienflora der Lider nach präoperativer Desinfektion. Klin Monatsbl Augenheilkd 192: 40–43
8. Beyer TL, Vogler G, Sharma D, O'Donnell FR (1984) Protective barrier effect of the posterior lens capsule in exogenous bacterial endophthalmitis experimental primate study. Invest Ophthalmol Vis Sci 25: 108–112
9. Bialasiewicz AA, Pleyer U, Klemm M, Schwartz R, Richard G (1997) Physiologische Keimbesiedlung und Abwehrfunktion am äußeren Auge. Ophthalmol-Chirurgie 9: 45–52
10. Boes DA, Lindquist TD, Fritsche TR. Kalina RE (1992) Effects of Povidone-Iodine chemical preparation and saline irrigation on the perilimbal flora. Ophthalmol 99: 1569–1574
11. Dickey JB, Thompson KD, Jay WM (1991) Anterior chamber aspirate cultures after uncomplicated cataract surgery. Am J Ophthalmol 112: 278–282

12. Doft BH, Kelsey SF, Wisniewski S, Metz DJ, Lobes L, Rinkoff J, Davis M, Kasoff A (1994) Treatment of endophthalmitis after cataract extraction. Retina 14: 297–304
13. Egger SF, Huber-Spitzy VH, Skorpik C (1994) Different techniques of extracapsular cataract extraction: bacterial contamination during surgery. Prospective study on 230 consecutive patients. Graefes Arch Clin Exp Ophthalmol 232: 308–311
14. Ferro JF, de Pablos M, Logrono MJ, Guisasola L, Aizpuru F (1997) Postoperative contamination after using Vancomycin and Gentamicin during phacoemulsification. Arch Ophthalmol 115: 165–170
15. Ficker L, Meredith TA, Wilson LA, Kaplan HJ, Kozarsky AM (1987) Chronic bacterial endophthalmitis. Am J Ophthalmol 103: 745–748
16. Fox GM, Joondeph BC, Flynn HW, Pflugfelder SC, Roussel TJ (1991) Delayed-onset pseudophacic endophthalmitis. Am J Ophthalmol 111: 163–173
17. Gills JP (1991) Filter and antibiotics in irrigating solution for cataract surgery. J Cataract Refract Surg 17: 385
18. Hughes D, Hill R (1994) Infectious endophthalmitis after cataract surgery. Br J Ophthalmol 78: 227–232
19. Isenberg SJ, Apt L, Yoshimori R. Kiwarg S (1985) Chemical preparation of the eye in ophthalmic surgery, IV: comparison of Povidone-iodine on the conjunctiva with a prophylactic antibiotic. Arch Ophthalmol 103: 1340–1342
20. Jansen B, Hartmann C, Schumacher-Perdreau F, Peters G (1991) Late onset endophthalmitis associated with intraocular lens: a case of molecularly proved S. epidermidis aetiology. Br J Ophthalmol 75: 440–441
21. Javitt J, Vitale S, Canner JK, Street DA, Krakauer H, McBean M, Sommer A (1991) National outcomes of cataract extraction. Arch Ophthalmol 109: 1085–1089
22. Kattan HM, Flynn HW, Pflugfelder SC, Robertson C, Forster RK (1991) Nosocomial endophthalmitis survey. Current incidence of infection after intraocular surgery. Ophthalmol 98: 227–237
23. McNatt J, Allen SD, Wilson LA, Dowell VR (1978) Anaerobic flora of normal human conjunctival sac. Arch Ophthalmol 96: 1448–1450
24. Meisler DM, Paleshne AG, Vastine DW et al. (1986) Chronic propionibacterium endophthalmitis after extracapsular cataract extraction and intraocular lens implantation. Am J Ophthalmol 102: 733–739
25. Norregaard JC, Thoning H, Bernth-Petersen P, Andersen TF, Javitt JC, Anderson GF (1997) Risk of endophthalmitis after cataract extraction: results from the International Cataract Surgery Outcomes study. Br J Ophthalmol 81: 102–106
26. Rochels R, Duncker G (1993) Postoperative Entzündungen. In: Wollensak J (Hrsg) Ophthalmochirurgische Komplikationen. Enke, Stuttgart, S 8–26
27. Sherwood DR, Rich WJ, Jacob JS (1989) Bacterial contamination of intraocular and extraocular fluids during extracapsular cataract extraction. Eye 3: 308–312
28. Wenzel M, Ohrloff C, Duncker G (1998) Zum derzeitigen Stand der Katarakt- und refraktiven Chirurgie. Ergebnisse der Umtrage der DGII 1997. Klin Monatsbl Augenheilkd 212 [Suppl 2]: 6–7

Keimbeladung der Bindehaut und des Kammerwasserpunktates nach Clear-cornea-Phako

U. Giers und B. Dufaux

Zusammenfassung. Durch die mikrobiologische Untersuchung des Kammerwasserpunktates nach Phaco-CE sollte überprüft werden, ob am Ende von Kataraktoperationen mit Clear-cornea-Zugang keimfreie Verhältnisse in der Vorderkammer bestehen. Die vermeintlich erhöhte Endophthalmitisrate bei diesem Zugang war der Grund für die Untersuchung.

Material und Methoden: An 360 konsekutiven Fällen von Clear-cornea-Phakos wurde am Ende des Eingriffs eine Kammerwasserprobe entnommen und mikrobiologisch auf aerobe und anaerobe Keime untersucht. Vor der Operation wurden Bindehautabstriche entnommen, um die Keimbeladung der Bindehaut zu bestimmen. Eine antibiotische Vorbehandlung fand nicht statt; nach der Peribulbäranästhesie wurde der Bindehautsack mit PVP-Jodlösung gespült.

Ergebnisse: Bei einem Drittel der Patienten fanden sich präoperativ Keime im Bindehautsack, dagegen wurden im Kammerwasserpunktat nur in 4 Fällen (1%) Erreger nachgewiesen. In allen Fällen handelte es sich um aerobe Keime. Anaerobier konnten in keinem Fall nachgewiesen werden. Klinisch erkennbare Veränderungen in Form von vermehrtem Vorderkammerreiz und subjektiven Beschwerden bestanden nur in einem von diesen 4 Fällen und waren einer lokalen und systemischen Antibiotikabehandlung zugänglich, ohne daß es zu einer manifesten Endophthalmitis kam.

Schlußfolgerung: Eine erhöhte Gefahr der Verschleppung von Bindehautkeimen in die Vorderkammer kann nach diesen Ergebnissen nicht für die höhere Zahl von Endophthalmitiden verantwortlich gemacht werden, die einige Autoren nach Clear-cornea-Eingriffen beobachtet haben.

G. Duncker et al. (Hrsg.)
12. Kongreß der DGII 1998

Panoramawandel im Erregerspektrum – Zur Differenzierung koagulasenegativer Staphylokokken

F. Tost, U. Ehrt, C. Höhne und G. Duncker

Zusammenfassung. Koagulasenegative Staphylokokken (CNS) sind eine der am häufigsten nachgewiesenen Erreger beim Auftreten einer chronisch-schleichenden postoperativen Endophthalmitis. Den einzelnen Arten koagulasenegativer Staphylokokken kommt dabei eine unterschiedliche pathogene Potenz zu. Eine weitergehende Differenzierung der Subtypen koagulasenegativer Staphylokokken von der Bindehautoberfläche ist daher von besonderem klinischem Interesse.

Methodik: Insgesamt untersuchten wir 471 mikrobiologische Bindehautabstriche von 431 nicht vorbehandelten Patienten vor Durchführung einer Kataraktoperation. Zur Klassifizierung der koagulasenegativen Staphylokokken verwendeten wir standardisierte biochemische Substrate in dehydratisierter Form (API Staph-System).

Resultate: Insgesamt ließen sich von 170 Proben (36%) Keime kultivieren. CNS wurden in 131 Abstrichen gefunden, von denen bei 125 eine zuverlässige Artdiagnose gelang. Erwartungsgemäß überwog im Spektrum der isolierten Staphylokokkusstämme Staphylococcus epidermidis (78,5%). Unerwartet und daher bemerkenswert ist der Nachweis von 2 seltenen Staphylokokkusarten (S. chromogenes und S. lugdunensis). Staphylococcus lugdunensis weist mit 7,4% aller Staphylokokkenstämme einen bedeutenden Anteil auf. Zur Resistenzbestimmung: Entsprechend den Bewertungsstufen (nach DIN 58 940) waren 48,8% der untersuchten Stämme gegen alle Antibiotika empfindlich. Die beste Wirkung verzeichneten Aminoglykoside, Neomycin, Amikacin, Gentamicin sowie das Intermediär-Cephalosporin Cefotiam.

Schlußfolgerung: Hervorzuheben ist der erstmalige Nachweis und im Vergleich hohe Anteil von Staphylococcus lugdunensis im untersuchten Einzugsgebiet der Universitäts-Augenklinik Halle. Entgegen anderen mikrobiologischen Studien waren von den 10 isolierten Stämmen 4 mit Resistenzen gegenüber den getesteten Antibiotika behaftet. Diese Resultate müssen als Anzeichen für eine beginnende Verbreitung von Antibiotikaresistenzen innerhalb dieser neuen Staphylokokkenart gewertet werden. Es deutet sich damit ein Panoramawandel im Erregerspektrum an. Selektionsdruck und zunehmende Besiedelung der Bindehautflora mit resistenten Keimen dürften die Ursachen hierfür sein.

Summary. The type of coagulase-negative staphylococci may be a relevant factor in the development of chronical endophthalmitis after intraocular surgery. From a clinical point of view, a differentiation of the staphylococcal strains was necessary.

Methods: We examined 471 conjunctival swabs. For microbiological analysis we used standardized biochemical substrates (API Staph-System). The technique is suitable for detecting 19 types of coagulase-negative staphylococci.

Results: One hundred and seventy probes (36%) yielded positive bacterial cultures. The main organism found in the microbiologic spectrum was *Staphylococcus epidermidis* (78,5%). Unexpectedly two rare subtypes of coagulase-negative staphylococci (*S. lugdu-*

G. Duncker et al. (Hrsg.)
12. Kongreß der DGII 1998

nensis, S. chromogenes) were seen. *Staphylococcus lugdunensis* was found in 7.4%, an important part of the staphylococci-cultures. Determination of resistance: 48.8% of the differentiated staphylococcal strains were sensitive to all proved antibiotics. In this study, aminoglycosides (Neomycin, Amikazin, Gentamicin) and Cefotiam showed the most frequent antibiotic sensitivity.

Conclusion: This report opened avenues of establishing microbiological diagnosis of *Staphylococcus lugdunensis* in the district of the University of Halle for first time. Our report contradicts other microbiologic studies in that *Staphylococcus lugdunensis* may be totally sensitive to antibiotics. Differentiation of the staphylococci resulted in the detection of *Staphylococcus lugdunensis* (10x). Four isolated cultures were resistant. The results indicate an increasing dissemination of resistance to antibiotics in this new subdifferentiated staphylococcus strain.

Einleitung

Die moderne Kataraktchirurgie und Implantologie ermöglicht auf Grund zuverlässiger mikrochirurgischer Techniken eine bestmögliche visuelle Rehabilitation. Im krassen Gegensatz hierzu steht aber die Prognose einer intraokularen Operation beim Auftreten einer bakteriellen postoperativen Endophthalmitis. Stand vor Jahren noch die akute bakterielle postoperative Endophthalmitis im Vordergrund, so überwiegen heute die chronisch-schleichenden erregerbedingten Entzündungen. Eine aktuelle Übersicht über die am häufigsten verantwortlichen Keime haben Küchle u. Naumann 1997 gegeben [10]. Die Erreger gelangen intraoperativ mit der Kunstlinse in den Kapselsack. Auf Grund der geringen Virulenz und der isolierten Lage im Kapselsack verursachen die Keime einen über Monate und Jahre schwelenden chronischen intraokularen Reizzustand [3, 12]. Eine plötzliche Exazerbation der Entzündung nach erfolgter YAG:Laser-Disruption der hinteren Linsenkapsel durch das Freisetzen der Erreger ist bekannt.

Prophylaktische Maßnahmen sind perioperativ daher von besonderer Wichtigkeit und müssen auf einem hohen Standard realisiert werden [1]. Obwohl die Bedeutung koagulasenegativer Staphylokokken bei der chronisch schleichenden Endophthalmitis nunmehr bekannt ist [3, 5, 11], liegen detaillierte mikrobiologische Untersuchungen zur konjunktivalen Standortflora nicht vor. Nach Kloos u. Bannermann [9] kommt den verschiedenen Arten von koagulasenegativen Staphylokokken jedoch eine unterschiedliche pathogene Potenz zu.

Zielstellung der vorliegenden Untersuchungen war daher nicht nur die Erfassung des Anteils koagulasenegativer Staphylokokken, sondern eine weitgehende Differenzierung der einzelnen Staphylokokkenarten von der Bindehautoberfläche. Um eine Aussage über die aktuelle Resistenzlage treffen zu können, wurden für die isolierten Staphylokokkenstämme Antibiogramme bestimmt.

Methodik

Insgesamt untersuchten wir über einen Zeitraum von 8 Monaten 471 mikrobiologische Bindehautabstriche von 431 Patienten der Univ.-Augenklinik Halle. Bei allen Patienten war eine Kataraktoperation vorgesehen. Die Abstrichentnahme erfolgte am zu operierenden Auge vor Durchführung der ophthalmologischen Untersuchungen. Lediglich wenn zum Zeitpunkt der Bindehautdiagnostik das zu operierende Auge noch nicht festgelegt war, wurden Abstriche beider Augen durchgeführt. Die Abstrichentnahme erfolgte mit den in der Univ.-Augenklinik Halle routinemäßig verwendeten trockenen Wattetupfern ohne Transportmedium (Fa. Copan, Italien) unter sterilen Bedingungen. Spätestens 30 min nach Materialentnahme wurden die Proben im Institut für Medizinische Mikrobiologie weiterverarbeitet. Die Behandlungsschritte umfaßten zunächst die Keimanreicherung in 5 ml Levinthalbouillon, den Ausstrich getrübter Kulturen auf Agarplatten und die Aufbewahrung bei 37 °C im Brutschrank. Anschließend wurden ausschließlich die Staphylokokkusstämme mit dem Staphaurex-Test bis zum Speziesniveau differenziert. Durch den Nachweis der gebundenen Plasmakoagulase bzw. der extrazellulären freien Staphylokoagulase konnte zwischen Staphylococcus aureus und koagulasenegativen Staphylokokken unterschieden werden. Die

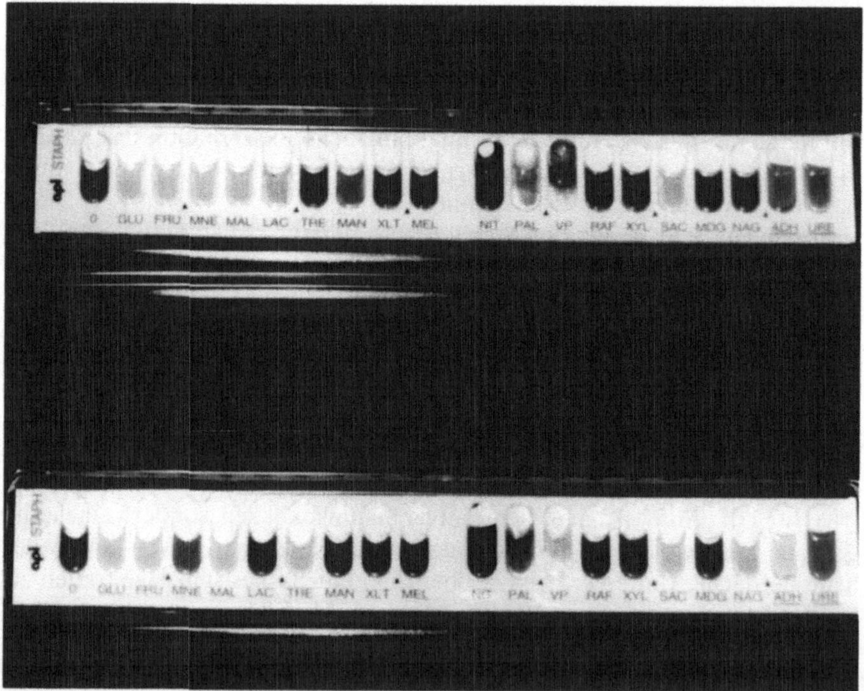

Abb. 1. Mikroröhrchen mit den biochemischen Substraten des API-Staph-20-Systems (Fa. BioMérieux) zur Klassifizierung koagulasenegativer Staphylokokken

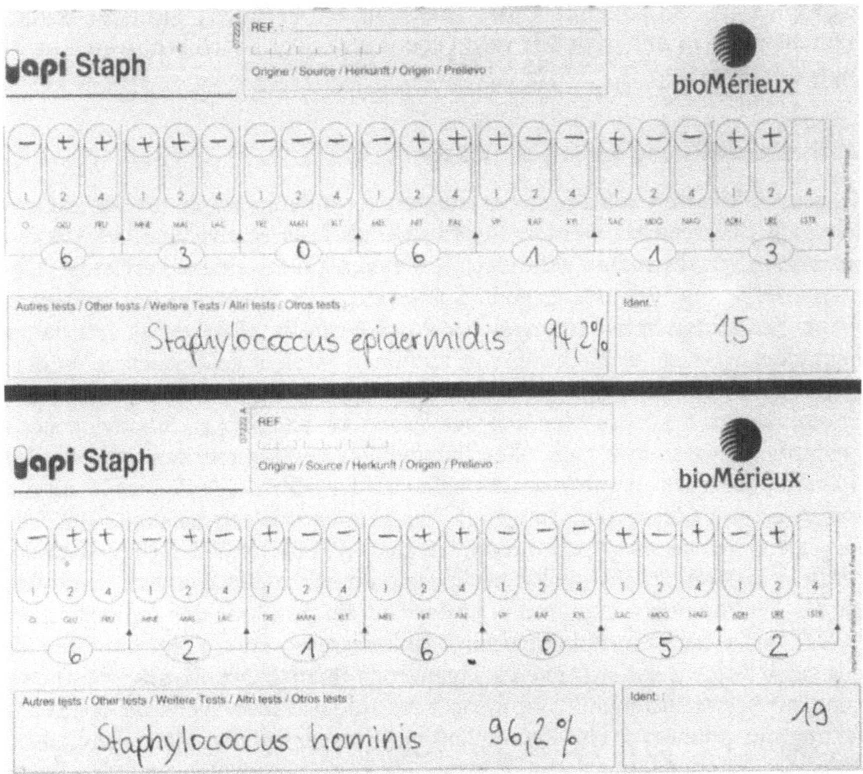

Abb. 2. Identifizierung einer Staphylokokkenart (hier: S. epidermidis und S. hominis) mit Hilfe des analytischen Profilindex-Systems

Sensitivität des Verfahrens wird mit 99,8% und die Spezifität mit 99,5% angegeben. Zur weiteren Differenzierung der koagulasenegativen Staphylokokken verwendeten wir standardisierte biochemische Substrate in dehydratisierter Form (Abb. 1 u. 2). Innerhalb von 24 h lassen sich hiermit 22 Arten der Familie Micrococcaceae bestimmen [4].

Ergebnisse

Von den insgesamt 471 mikrobiologischen Bindehautabstrichen ließen sich von 170 Proben (36%) Keime kultivieren; 5 Proben waren Mischkulturen, so daß insgesamt 175 Stämme von 431 Patienten isoliert wurden. Es waren 8 Gattungen und 4 Familien vertreten. Hervorzuheben ist, daß eine Gattung erst nach Differenzierung mit dem Analyse-Profil-Index-System als Micrococcus saprophyticus identifiziert werden konnte. Aufgrund der phänotypischen Koloniemerkmale war die Kolonie zunächst Staphylococcus saprophyticus zugeordnet worden. Das Spektrum aller isolierten Bakteriengattungen zeigt die hohe Prävalenz von Staphylococcus saprophyticus und Streptococcus saprophyticus. Signifikante Unterschiede in der Frequenz positiver Bindehautabstriche in Abhängigkeit vom Lebensalter oder Geschlecht waren nicht zu beobachten.

Weiterdifferenzierung der Staphylokokken

Insgesamt konnten von 142 angezüchteten vermuteten Staphylokokkusstämmen 136 differenziert werden (95,8%). Koagulasenegative Staphylokokken wurden in 131 Abstrichen gefunden, von denen bei 125 eine zuverlässige Artdiagnose gelang. Erwartungsgemäß überwiegt im Spektrum der isolierten Staphylokokkusstämme Staphylococcus epidermidis. Unerwartet und daher bemerkenswert ist der Nachweis von 2 seltenen Staphylokokkusarten. Mit Staphylococcus chromogenes wurde eine Art gefunden, die nach bisherigen Erkenntnissen fast ausschließlich bei Tieren vorkommt [4]. Staphylococcus lugdunensis weist mit 7,4% aller Staphylokokkenstämme bzw. 52,5% aller Stämme, die nicht Staphylococcus epidermidis oder Staphylococcus aureus waren, einen bedeutenden Anteil auf. Der Keim wurde erstmals 1988 von Freney et al. beschrieben [7], die diesen Erreger mit Hilfe von DNA-Untersuchungen von anderen Staphylokokkusstämmen unterscheiden konnten. Staphylococcus lugdunensis - Lugdunum ist der lateinische Name der französischen Stadt Lyon - wächst in Kolonien mit Durchmessern von 1–4 mm. Auffällig ist das gelbe Kolorit, das sich nach 2 Tagen noch intensiviert. Dieses Phänomen kann zur Verwechslung mit Staphylococcus aureus führen, wenn bei der Beurteilung nur phänotypische Eigenschaften herangezogen werden. Tierexperimentelle Untersuchungen von Ferguson et al. [6] zur Virulenz von Staphylococcus lugdunensis, epidermidis und Staphylococcus Schleiferi an Mausmodellen haben gezeigt, daß Staphylococcus lugdunensis zu den pathogeneren Arten koagulasenegativer Staphylokokken gehört [8]. Der Keim verursachte bei Mäusen mit Fremdkörperimplantaten signifikant häufiger und im Verlauf foudroyantere Entzündungen.

Resistenzbestimmung

Da von 131 Stämmen koagulasenegativer Staphylokokken in 125 Fällen eine Artdiagnose gelang, konnten demzufolge 125 Antibiogramme in die Auswertung einbezogen werden. Entsprechend den Bewertungsstufen waren 48,8% der untersuchten Stämme gegen alle Antibiotika empfindlich. 51,2% ließen eine mäßige Empfindlichkeit bzw. eine Resistenz gegen mindestens ein Antibiotikum erkennen. Bei Resistenz gegenüber einem Antibiotikum handelte es sich in überwiegendem Maße um Penicillin/Ampicillin 9,6% bzw. Doxycyclin 8,8%; eine ausschließliche Resistenz gegen Gentamicin wies ein Stamm auf. Dies ist insofern hervorzuheben, als Gentamicin in der Halleschen Univ.-Augenklinik während der Kataraktoperation Bestandteil der Infektionsprophylaxe ist. Keines der eingesetzten Antibiotika war gegen alle 125 Staphylokokkenstämme wirksam. Die beste Wirkung verzeichneten Aminoglykoside, Neomycin, Amikacin, Gentamicin sowie das Intermediär-Cephalosporin Cefotiam.

Diskussion

Die Diskussion und die Bewertung präoperativer mikrobiologischer Untersuchungen der Bindehautflora werden seit Jahren kontrovers geführt. Allgemeingültige Richtlinien ließen sich hieraus bislang nicht ableiten. Variationen der Keimflora, Schwierigkeiten beim Nachweis und bei der Reproduzierbarkeit der Befunde sowie Unsicherheiten bei der Bewertung vermeintlich apathogener Keime und nicht zuletzt betriebswirtschaftliche Aspekte sind Gründe hierfür [1, 2].

Im Vergleich zu anderen Studien bestätigen unsere Untersuchungen koagulasenegative Staphylokokken als wesentlichen Bestandteil der Bindehautflora. Dieser Anteil an Staphylococcus epidermidis ist von anderen Arealen der Haut schon länger bekannt. Die Angaben schwankten zwischen 30, 50 und ca. 80%. Beeinflussende Faktoren wie Abstrichentnahmetechnik, Verarbeitung, Differenzierungsmethoden, Langzeitbebrütung bei langsam replizierenden Keimen, Anzüchtung von anaeroben Bakterien sind hier zu erwähnen. Eine weitergehende Differenzierung koagulasenegativer Staphylokokken ist - trotz unbestrittener Bedeutung - in der deutschsprachigen ophthalmologischen Literatur bislang nur von Thiel und Schumacher vorgenommen worden [13, 14]. Hervorzuheben ist aus unserer Statistik im Vergleich der hohe Anteil und erstmalige Nachweis von Staphylococcus lugdunensis. Die aktuellsten mikrobiologischen Studien attestieren dieser Staphylokokkenart eine fast vollständige Empfindlichkeit gegenüber Antibiotika [9]. Von den 10 von der Bindehaut isolierten Stämmen waren 4 mit Resistenzen gegenüber den getesteten Antibiotika behaftet. Die Resultate müssen daher auch als Anzeichen für eine beginnende Verbreitung von Antibiotikaresistenzen innerhalb dieser neuen Staphylokokkenart gewertet werden.

Zusammenfassend ist festzustellen, daß von 471 präoperativen mikrobiologischen Bindehautabstrichen in 36% (170 Abstrichen) Keime kultiviert werden konnten. Koagulasenegative Staphylokokken waren in 27,8% nachweisbar. Es gelang, die Isolate weiter zu differenzieren und eine genaue Artdiagnose vorzunehmen. Erstmalig gelang im Einzugsgebiet der Halleschen Universitäts-Augenklinik der mikrobiologische Nachweis von Staphylococcus chromogenes und Staphylococcus lugdunensis. Ursachen dieses Panoramawandels im Erregerspektrum - sind u. a. der durch unkritische Antibiotikagabe hervorgerufene Selektionsdruck und die zunehmende Besiedelung der Bindehautflora mit resistenten Keimen.

Literatur

1. Behrens-Baumann W (1998) Endophthalmitis nach Intraokularlinsen-Implantation. Klin Monatsbl Augenheilkd 212 (Suppl 2): 5
2. Barsewisch B von (1998) Qualitätsstandards und Organisation ambulanter Katarakt-Chirurgie. Klin Monatsbl Augenheilkd 212 (Suppl 2): 7
3. Bialasiewicz M, Konieszewski G, Naumann GOH (1988) Pseudo-„Toxic lens"-Syndrom

über vier Jahre durch Staphylococcus-epidermidis-Endophthalmitis. Klin Monatsbl Augenheilkd 193: 142–145

4. Ehrt U (1998) Ein Beitrag zur Differenzierung koagulase-negativer Staphylokokken von menschlichen Bindehäuten. Dissertation, Univ. Halle S 1–56
5. Ellis BD, Varley GA, Kalenak JW, Meisler DM, Huang SS (1993) Bacterial endophthalmitis following cataract surgery in an eye with a preexisting Molteno implant. Ophthalmic Surg 24: 117–118
6. Ferguson KP, Lambe DW, Keplinger JL (1991) Comparison of the pathogenicity of three species of coagulase-negative Staphylococcus in a mouse model with and without a foreign body. Can J Microbiol 37: 722–724
7. Freney J, Brun Y, Bés M, Grimont F, Grimont PAD, Nervi C, Fleurette J (1988) Staphylococcus lugdunensis sp. nov. and staphylococcus schleiferi sp. nov., two species from human clinical specimens. Int J Syst Bacteriol 38: 168–172
8. Herchline TE, Ayers LW (1991) Occurence of staphylococcus lugdunensis in consecutive clinical cultures and relationship of isolation to infection. J Clin Microbiol 29: 419–421
9. Kloos WE, Bannerman TL (1994) Update on clinical significance of coagulase-negative staphylococci. Clin Microbiol Rev 7: 117–140
10. Küchle M, Naumann GOH (1997) Intraokulare Entzündungen. In: Naumann GOH (Hrsg) Pathologie des Auges I. Springer, Berlin Heidelberg, S 143–300
11. Perkins TW (1990) Endophthalmitis after placement of a Molteno implant. Ophthalmic Surg 21: 733–734
12. Phillips WB, Wong TB, Bergren RL, Friedberg MA, Benson WE (1994) Late onset endophthalmitis associated with filtering blebs. Ophthalmic Surg 25: 88–92
13. Schumacher U (1990) Untersuchungen zur bakteriellen Besiedelung menschlicher Bindehäute. Dissertation, Univ. Tübingen
14. Thiel HJ, Schumacher U (1994) Über die Standortflora der menschlichen Bindehaut: Untersuchungen von 135 Personen unterschiedlichen Alters. Klin Monatsbl Augenheilkd 205: 348–357

Ambulante Chirurgie

Indikationsspektrum ambulanter Augenoperationen und Gegenüberstellung der Behandlungskosten im Vergleich zur stationären Durchführung

R. Gerl

Zusammenfassung. Bis auf ganz wenige Ausnahmen sind alle Augenoperationen ambulant durchführbar. Eine stationäre Behandlung ist meistens eher von allgemeinmedizinischen oder sozialen Indikationen bestimmt.

Hinzu kommt heute in vielen Fällen eine „wirtschaftliche" Indikation für die stationäre Behandlung, da viele Operationen im ambulanten Bereich bei weitem nicht kostendekkend sind. Dies ist deshalb besonders tragisch, da sie selbst bei einer kostendeckenden Honorierung deutlich günstiger als die stationäre Behandlung bleiben.

Summary. With but a few exceptions, essentially all eye operations can be carried out on an ambulatory basis. In the main hospitalization is principally indicated for general medical or social reasons.

Oddly, there is a „pseudo-economic" indication for hospital treatment, since many operations in an ambulatory setting today do not receive sufficient reimbursement to cover costs of surgery. This is especially tragic because ambulatory surgery itself with adequate coverage of costs is clearly considerably less expensive than hospital treatment.

Einleitung

Kaum ein anderes Fach eignet sich so gut für die ambulante Chirurgie wie die Augenheilkunde, da die Bewegungsfähigkeit des Patienten postoperativ nicht eingeschränkt ist.

Unter der Voraussetzung, daß baulich, personell und organisatorisch die Voraussetzungen des § 115b erfüllt sind, sind bis auf ganz wenige Ausnahmen alle augenärztlichen Operationen ambulant durchführbar. Daher werden in der Augenklinik Ahaus praktisch alle Operationsverfahren ambulant angewandt.

Wenn allerdings Kinder operiert werden, wird ohne Vorgaben der Einzelfall betrachtet und danach in Absprache mit den Eltern und dem Anästhesisten eine Entscheidung für ambulant oder stationär gefällt.

G. Duncker et al. (Hrsg.)
12. Kongreß der DGII 1998

Ophthalmologische Indikationen für eine stationäre Behandlung

Eine stationäre Aufnahme bevorzugen wir bei:

- Oculus unicus oder hochgradiger Amblyopie am Partnerauge,
- frischer Perforation,
- Aufnähung einer Ruthenium-Plombe,
- polytraumatisierten Patienten mit Augenverletzung.

Neben diesen ophthalmologischen Indikationen sind es wesentlich häufiger allgemeinmedizinische oder soziale Gründe, die für die stationäre Durchführung einer Augenoperation sprechen.

Allgemeinmedizinische Indikationen für eine stationäre Behandlung

Bei folgenden allgemeinmedizinischen Erkrankungen ziehen wir eine Operation unter stationären Bedingungen vor:

- schwer einstellbare Hypertonie,
- manifeste Herzinsuffizienz,
- schwere Herzrhythmusstörungen,
- unzureichend eingestellter Diabetes mellitus,
- therapieresistentes Asthma bronchiale,
- Niereninsuffizienz,
- Harnverhaltung,
- ausgeprägte Leberfunktionsstörung,
- schwere körperliche Behinderung,
- geistige Behinderung.

Marcumar stellt heutzutage zumindest bei intraokularen Operationen keine Kontraindikation unter Lokalanästhesie dar. Bei der Parabulbäranästhesie reicht ein Quickwert von 40%.

Unserer Meinung nach sollte bei einer ambulanten Augenoperation immer ein Anästhesist anwesend sein, zumindest im Sinne eines Stand-by. Schließlich handelt es sich bei den am häufigsten durchgeführten ophthalmochirurgischen Operationen doch überwiegend um ein aufgrund des hohen Alters multimorbides Patientengut. Ein Anästhesist erlaubt dem Augenarzt, sich ganz auf seine Operation konzentrieren zu können. Auch das übrige Personal muß fachlich gut ausgebildet sein, damit sich der Operateur intraoperativ nicht um organisatorische Dinge kümmern muß.

Soziale Indikationen für eine stationäre Behandlung

Schließlich gibt es verschiedene soziale Gründe, die eine ambulante Durchführung von Augenoperationen in Frage stellen können:

- nicht gesicherte häusliche Pflege,
- Verdacht auf mangelnde Compliance,
- fehlendes Telefon,
- keine Möglichkeit des sofortigen Hilferufens,
- Sprach- oder Verständigungsprobleme,
- Wohnortentfernung zum OP-Zentrum mehr als 1 Autostunde,
- Wunsch des Patienten (hier kann es zum Widerspruch zwischen Patientenwunsch und dem Wirtschaftlichkeitsgebot kommen, das für uns Ärzte bindend ist).

Wirtschaftliche Betrachtung

Neben den medizinischen und sozialen Gesichtspunkten spielen bei fallendem Punktwert immer häufiger wirtschaftliche Gründe eine Rolle, eine Operation stationär oder ambulant durchzuführen. Dazu möchte ich die Kosten von ambulanten und stationären Behandlungen am Beispiel einer Netzhaut- und einer großen Lid-Operation miteinander vergleichen.

Kosten im stationären Bereich

Im stationären Bereich ist zu unterscheiden, ob es sich um eine Operation in einer Belegabteilung oder in einer Hauptabteilung handelt. Bei einer Hauptabteilung wird den Krankenkassen pro Operation entweder eine Fallpauschale bzw. ein Sonderentgelt oder der tagesgleiche Pflegesatz in Rechnung gestellt. Dieser tagesgleiche Pflegesatz setzt sich zusammen aus dem Basispflegesatz und dem Abteilungspflegesatz. Nach Auskunft der Deutschen Krankenhausgesellschaft betrug im Jahr 1996 der bundesweit durchschnittliche Basispflegesatz 140,24 DM, der durchschnittliche Pflegesatz für Augenabteilungen 293,16 DM. Dies summiert sich für 1996 auf einen durchschnittlichen Pflegesatz für Augenabteilungen in Höhe von 433,40 DM. Bei einer Belegabteilung liegen die Pauschale oder der Pflegesatz niedriger, doch kommt die Abrechnung des Arztes hinzu.

Lid- und Netzhaut-Operationen werden nach tagesgleichen Pflegesätzen abgerechnet. Ich bin hier von dem durchschnittlichen Pflegesatz aus dem Jahr 1996 in Höhe von 433,40 DM ausgegangen. Die durchschnittliche Liegezeit bei einer Netzhaut-OP habe ich mit 7 Tagen angesetzt, für die große Lid-Operation bin ich von 4 Tagen ausgegangen.

Tabelle 1. Kosten im stationären Bereich

Operation	Stationäre Vergütung in Hauptabteilung (Pflegesatz 433,40 DM)
Netzhautoperation	7 Tage = 3.033,80 DM
Lidoperation	4 Tage = 1.733,60 DM

Damit ergeben sich bei einer stationären Behandlung in einer Hauptabteilung die in Tabelle 1 zusammengestellten Kosten.

Ambulante Kosten

Bei ambulanten Operationen ist zu unterscheiden zwischen den Beträgen, die die Versorgungsträger zahlen, und den Kosten, die tatsächlich entstehen.

Für die Krankenkassen errechnen sich die Kosten pro Operation aus dem ärztlichen Honorar, dem Sprechstundenbedarf und den zugehörigen Medikamenten.

Der Arzt als Unternehmer sieht seine Betriebskosten, die verrechnet mit den Zahlungen der Krankenkassen zu einem Gewinn oder einem Verlust führen.

Kosten für die Krankenkassen. Die OP-Kosten für die gesetzlichen Krankenkassen lassen sich relativ eindeutig ermitteln.

Beim ersten Fall gehe ich von einer Ablatiooperation mit Pars-plana-Vitrektomie und Abschälung von epiretinalen Membranen aus. Dafür kann man nach EBM die Ziffern 1368, 1251 und 2 sowie 3mal die 51 für den Assistenten – da die Operation mehr als 90 min dauert – abrechnen. Als Randbemerkung: für die 1368 gibt es keine Zuschlagsziffer für das ambulante Operieren! Insgesamt komme ich auf eine Summe von 4.970 Punkten; bei einem Punktwert von 5 Pfennigen entspricht dies einem Betrag von 248,50 DM. Hinzu kommen noch Medikamente und Sprechstundenbedarf in Höhe von rund 1.000 DM. Damit komme ich auf einen Gesamtbetrag in Höhe von 1.248,50 DM, den die Krankenkasse für die ambulante Netzhaut-OP ausgibt.

Als zweites Beispiel die große Lidoperation: Hier rechnen wir für eine Tumorentfernung mit Hautlappenverschiebung die EBM-Ziffern 1306-2-82 ab – macht eine Summe von 2.650 Punkten; dies sind bei einem Punktwert von 5 Pfennigen 132,50 DM. Hinzu kommen Sprechstundenbedarf und Medikamente in einem Gesamtwert von ca. 165 DM. Für die Krankenkasse kostet die ambulante Lidoperation also 297,50 DM.

Die Zusammenstellung ambulanter gegen stationäre Kosten aus Sicht der Krankenkassen zeigt Tabelle 2.

Tabelle 2. Ambulante gegen stationäre Kosten aus Sicht der Krankenkassen

Operation	Stationäre Vergütung in Hauptabteilung (Pflegesatz 433,40 DM)	Ambulante Vergütung durch Krankenkasse (Honorar in Klammern)
Netzhautoperation	7 Tage = 3.033,80 DM	1.248,50 DM (248,50 DM)
Lidoperation	4 Tage = 1.733,60 DM	297,50 DM (132,50 DM)

Kosten beim OP-Zentrum. Mit dieser Gegenüberstellung ist aber noch nicht beantwortet, was die ambulante Operation denn nun kostet, denn in der 3. Spalte sind lediglich die Beträge aufgelistet, die die Krankenkasse für diese Operation zahlt.

Es müssen hier also die betriebswirtschaftlichen Kosten der ambulanten Operation ermittelt werden. Ich stütze mich hier auf ein Modell, das das Zentralinstitut der Kassenärztlichen Vereinigung vor einigen Jahren entwickelt hat. In diesem Modell werden Minutensätze für Personal und Räumlichkeiten ermittelt, und daraus dann der Aufwand der einzelnen Operation. Da diese Berechnung hier im Detail nicht erläutert werden kann, will ich nur einige Eckdaten ansprechen.

Zunächst wird die *Nutzungszeit eines OP* ermittelt. Ausgehend von 261 Arbeitstagen werden die Feiertage und der Betriebsurlaub abgezogen, die tägliche Arbeitszeit und die tagesbezogenen Rüstzeiten berücksichtigt. Damit kommt man auf 113.760 min, die ein OP pro Jahr genutzt werden kann.

Dann werden die *Minutensätze für das Personal* berechnet. Die Minute des Operateurs kostet z. B. 2,03 DM, die der OP-Schwester 0,82 DM/min.

Schließlich wird ein *Minutensatz für Räumlichkeiten und Ausstattung* ermittelt. Dabei wurde von einem interdisziplinär genutzten OP-Zentrum ausgegangen, das über einen septischen und einen aseptischen OP-Raum verfügt. Durch diese interdisziplinäre Nutzung kann die Grundausstattung des OP-Zentrums zu 100% genutzt werden; ein solcher Wert wäre in einem rein augenärztlich genutzten OP-Zentrum kaum zu erreichen. Für den Augen-OP wird hier bei sehr guter Ausstattung von einer Auslastung von 40% ausgegangen. Der Modell-OP kostet 0,99 DM für die Grundausstattung und 3,11 DM für die augenärztliche Spezialausstattung. Daraus ergibt sich ein augenärztlicher Minutensatz in Höhe von 4,10 DM.

Aus diesen Werten ergibt sich ein Kalkulationsschema, in das nun nur noch die Anzahl der Mitarbeiter und der Zeitaufwand pro Person eingetragen werden muß. Zusätzlich müssen in dieser Übersicht noch die Kosten der verwendeten Materialien berücksichtigt werden.

Alle nachfolgenden Beispiele sind natürlich wieder stark vom Einzelfall abhängig. Wie lange z. B. die Netzhaut-OP dauert, hängt nun einmal auch von der Erfahrung und dem Können des Operateurs ab. Ich verwende hier Durchschnittswerte, die von einzelnen sicher unterschritten, von vielen aber auch überschritten werden.

Zunächst die Netzhaut-OP (Abb. 1). Ich habe hier mit einer OP-Blockierungszeit von 120 min gerechnet. Unter OP-Blockierungszeit ist hier die Rüstzeit von 25 min plus Schnitt-Naht-Zeit von 95 min zu verstehen. Die personelle Besetzung besteht neben dem Operateur aus einem Assistenten, einer OP-Schwester, einer Arzthelferin und einer Auszubildenden.

Neben dem Sprechstundenbedarf und den Medikamenten sind in dieser Rechnung vor allem die Materialien zu berücksichtigen, die nicht gesondert erstattet werden. Diese müssen aus dem ärztlichen Honorar bezahlt werden.

Die Netzhaut-OP kostet im Muster-OP-Zentrum also 2.406,06 DM. Die direkt erstattungsfähigen Kosten lassen sich direkt abziehen, so daß bei der

Netzhaut-OP schließlich noch Kosten in Höhe von 1.402,01 DM bleiben, die aus dem Honorar gedeckt werden müssen. Das Honorar deckt im ersten Beispiel lediglich rund 17,7 Prozent der Kosten.

Auch bei einer großen Lidoperation, für die ich ebenfalls 60 min Dauer angesetzt habe, ist die Unterdeckung erheblich (Abb. 2). Hier entstehen Gesamtkosten in Höhe von 863,74 DM, davon nicht erstattungsfähige Kosten in Höhe von 698,06 DM. Das Honorar deckt damit lediglich 18,9% Prozent der Kosten. Tabelle 3 zeigt die Kosten im Überblick.

Kalkulation für: Netzhaut-OP					
		Menge/Anzahl	Zeit (Min.)	Kosten/Min.	Kosten pro OP
1. Perioperative Versorgung					
1.1. Personalkosten					
	Arzt	0	0	2,03	0,00
	Assistenzarzt	0	0	1,13	0,00
	OP-Schwester	0	0	0,82	0,00
	Arzthelferin	1	90	0,58	52,15
	Auszubildende	0	0	0,26	0,00
1.2. Raum- und Ausstattungskosten			185	0,07	12,95
2. Operation					
2.1. Personalkosten					
	Arzt	1	120	2,03	243,19
	Assistent	1	120	1,13	135,55
	OP-Schwester	1	120	0,82	98,64
	Arzthelferin	1	120	0,58	69,53
	Auszubildende	1	120	0,26	30,79
2.2. Raum- und Ausstattungskosten					
	Grundausstattung	100%	120	0,99	119,32
	Spezialausstattung	40%	120	3,11	373,51
2.3. Verbrauchsmaterial					227,36
2.4. Sprechstundenbedarf					470,19
2.5. Medikamente					533,84
2.6. IOL oder Transplantat					
3. Basispraxismodul					39,02
Gesamtkosten pro Operation					2.406,06
Gesamtkosten pro Operation abzgl. Erstattungen					1.402,03

Abb. 1

Kalkulation für:		Große Lid-OP			
		Menge/Anzahl	Zeit (Min.)	Kosten/Min.	Kosten pro OP
1. Perioperative Versorgung					
1.1. Personalkosten					
	Arzt	0	0	2,03	0,00
	Assistenzarzt	0	0	1,13	0,00
	OP-Schwester	0	0	0,82	0,00
	Arzthelferin	1	90	0,58	52,15
	Auszubildende	0	0	0,26	0,00
1.2. Raum- und Ausstattungskosten			180	0,07	12,60
2. Operation					
2.1. Personalkosten					
	Arzt	1	60	2,03	121,60
	Assistent	0	0	1,13	0,00
	OP-Schwester	1	60	0,82	49,32
	Arzthelferin	1	60	0,58	34,77
	Auszubildende	0	0	0,26	0,00
2.2. Raum- und Ausstattungskosten					
	Grundausstattung	100%	60	0,99	59,66
	Spezialausstattung	40%	60	3,11	186,76
2.3. Verbrauchsmaterial					142,19
2.4. Sprechstundenbedarf					141,76
2.5. Medikamente					23,92
2.6. IOL oder Transplantat					
3. Basispraxismodul					39,02
Gesamtkosten pro Operation					863,74
Gesamtkosten pro Operation abzgl. Erstattungen					698,06

Abb. 2

Tabelle 3. Kostenüberblick

Operation	Stationäre Vergütung in Hauptabteilung (Pflegesatz 433,40 DM)	Ambulante Vergütung durch Krankenkasse (Honorar in Klammern)	Kosten im ambulanten OP (in Klammern Deckung)
Netzhaut-operation	7 Tage = 3.033,80	1.248,50 (248,50)	2.406,06 DM (17,7%)
Lidoperation	4 Tage = 1.733,60 DM	297,50 DM (132,50 DM)	863,74 DM (18,9%)

Zusammenfassung

Nahezu alle Augenoperationen lassen sich ambulant durchführen. Nur in wenigen Fällen gibt es ophthalmologische Indikationen, die eine ambulante Durchführung verbieten. Wesentlich häufiger sind es allgemeinmedizinische oder soziale Gründe, die für die Verordnung einer stationären Behandlung sprechen.

Vermehrt sind es heute aber wirtschaftliche Gesichtspunkte, die die Entscheidung gegen einen ambulanten Eingriff prägen. Bei einem Punktwert von 5 Pfennigen gibt es keine einzige ambulante Operation, die kostendeckend honoriert wird.

Volkswirtschaftlich ist dies um so tragischer, als ambulant durchgeführte Operationen selbst bei einer kostendeckenden Honorierung erheblich günstiger als stationäre wären. Die Ersparnis pro Operation kann bis zu 50% der Kosten im stationären Bereich betragen.

Qualitätsstandard und Organisation ambulanter Kataraktchirurgie

B. v. Barsewisch

Zusammenfassung. Die geltenden Bestimmungen und ihre praktischen Anwendungen sind in dem rezenten Werk von Gerl *Ambulante Operationen in der Augenheilkunde* gut dargestellt. Am Beispiel der Augentagesklinik Groß Pankow werden die Standards für die Räume, die Ausstattung und den Ablauf erläutert und illustriert. Bei einer minimalen Infektionsrate (ca. 1:5000) im eigenen Patientengut werden einige Hygieneanforderungen als übertrieben hingestellt, wie das Scheuern des Fußbodens nach jeder Operation und die Forderung, daß jeweils nur ein Instrumentensieb aufgedeckt sein dürfe. Dagegen wird die Wichtigkeit der Hygiene im engen Operationsgebiet betont: Inzisionsfolie, Fernhalten der Wimpern, Desinfektion mit Betaisodona sowie die postoperative subkonjunktivale Infektion von Antibiotikum und Kortikoid

Summary. With the example of the Augen-Tagesklinik Gross Pankow, the required standards for a surgical day clinic are discussed. We point out that, in addition to the usual equipment, easily movable OR stretchers are very useful. A sterilization room adjacent to the operating theater proves to be extremely practical; the instruments can thus be passed through a double-door cupboard without carrying them to the OR. Good incision foils with proper draping of the uncut eyelashes and application of diluted Povidine are extremely important. Up to now we had not added antibiotics to the intraocular BSS. The reasoning behind cleaning the OR after a cataract operation, a rule imposed on ophthalmic ORs, in multidiscipline operation tracts, is doubtful. In addition, we found it useful and not dangerous to keep several sets of instruments uncovered to provide for a rapid turnover of patients.

Einleitung

In dem vorzüglichen neuen Werk von R. Gerl *Ambulante Operationen in der Augenheilkunde* (Stuttgart 1997) sind auch die geforderten Standardbedingungen für die ambulante Kataraktchirurgie gut dargestellt. Trotzdem lohnt es sich, einige Details hervorzuheben und Abweichungen vom geforderten Standard zur Diskussion zu stellen. Dies geschieht aus der Sicht der Augen-Tagesklinik Groß Pankow, einer operativ ausgerichteten Gemeinschaftspraxis mit 3 Partnern, die ein weites, vorwiegend ländliches Gebiet versorgt.

Gefordert wird prinzipiell die Trennung von Praxis- und Operationsräumen, was auch praktisch ist. Mindestens ein Partner ist jeweils im OP, ein anderer in der Praxis tätig, mit Wechsel nach einem halben Arbeitstag. Im folgenden wird die Gliederung der zum Operationsbereich gehörenden Räume nach größeren Umbaumaßnahmen dargestellt.

G. Duncker et al. (Hrsg.)
12. Kongreß der DGII 1998

Räumlichkeiten und Ausstattung

Vor- und Nachsorgeraum

Patienten, die vorher in der Praxis untersucht wurden, werden in der Vorbereitungszone von Schwestern getropft, dazu ist nur eine einfache Wartezimmerausstattung nötig. Bei uns hat sich außerordentlich bewährt, daß auch die operierten Patienten in einem anderen Teil des Raumes von derselben Schwester nachbetreut werden. Hierfür ist eine wohnliche, nicht krankenhausmäßige Atmosphäre hilfreich.

Schleusen

In der Personalschleuse wird die Straßenkleidung abgelegt und die frische Kleidung (Hose und Kasak) für den Operationsraum angelegt, ebenso Operationsschuhe, Kopfhaube sowie Mundschutz, hier erfolgt auch die erste Händedesinfektion.

In der Patientenschleuse wird der Patient auf den vorbereiteten frisch abgedeckten Operationstisch gelegt, und zwar einen leicht fahrbaren Operationstisch, mit dem er in den Operationsvorraum weitergeschoben wird, bis er schließlich im Operationsraum unter dem Mikroskop liegt. Diese Tische sind also das Gegenteil von einem auf eine Hubsäule zu fahrenden, starren, sog. Augenoperationstisch. Ein Fußhebel ermöglicht die Höherstellung in 4 verschiedenen Funktionen: insgesamt, Fußteil (Trendelenburg), Oberkörper, Kopf. Die Verstellung erfolgt mechanisch. Es gibt auch komfortablere, elektrisch zu verstellende Tische, die aber teurer sind und mir in meinem Mißtrauen gegen kompliziertere Technik widerstreben.

Operationsvorraum

Die Vorteile der langzeitig wirkenden Lokalanästhetika sind nur zu nutzen, wenn auch genügend Zeit für die Einwirkung vorhanden ist, d h. im Operationsvorraum Platz für 3 Patienten ist, so daß der Drittnächste gespritzt werden kann. Das steht im Gegensatz zu der üblichen chirurgischen Raumeinteilung (kleiner Einleitungsraum, angemessener Operationsraum, kleiner Ausleitungsraum), und ich habe dieses Prinzip schon beim Umbau der Augenklinik Herzog Carl Theodor in München sehr erfolgreich anwenden können. Im Vorraum sind, wie im Operationsraum, die Wandflächen gekachelt; der Boden ist flüssigkeitsdicht und in unserem Fall mit Fußbodenheizung versehen, was hygienisch von großem Vorteil ist. Hier befinden sich die EKG-Monitore, und hier erfolgt die Überwachung durch den Anästhesisten.

Operationsraum

An einem Deckenstativ hängt das Operationsmikroskop, von einer anderen Deckenampel kommen, gespeist durch Anschlüsse im Keller, Druckluft (für das Phakogerät) und Sauerstoff (für den Patienten unter dem Abdecktuch). An dieser Ampel sind auch Monitore für Blutdruck und Puls-Oxychek angebracht. Alle übrigen Teile sind fahrbar, wie der Operationstisch selbst, der Instrumententisch, die Säule mit dem Phakogerät, Tische für weitere Instrumente, Nahtmaterialschränkchen und Abwurfbehälter.

Die Verdunkelung ist in einem denkmalgeschützten Gebäude nicht so einfach herzustellen; Springrollos, die abnehmbar sind und damit gut zu reinigen, stellen sicher einen gangbaren Kompromiß dar. Mehrfach bewährt hat sich die Notstromversorgung über ein eigenes Aggregat.

Die Video-Übertragung vom Mikroskop erfolgt auf 3 Monitoren:

1. für die instrumentierende Schwester,
2. für den Operationsvorraum zur Beurteilung, wann der nächste Patient weiter vorbereitet werden muß;
3. bei der Theke im Vor- und Nachsorgebereich, so daß auch dort die Schwester das Ende einer Operation abschätzen kann. Ferner können hier auch Angehörige eine Operation mitverfolgen.

Von größter Wichtigkeit ist bei uns eine Trennwand zwischen Operations- und Sterilisationsraum, die als doppelseitig beschickbarer Stahlschrank mit einer reinen und einer unreinen Seite ausgebildet ist. Im unteren Teil wandern Kitteltrommeln steril auf der reinen Seite, entleert auf der unreinen Seite. Im oberen Teil stehen fertiggepackte Instrumentensets und eingeschweißte, seltener gebrauchte Instrumente auf der reinen Seite, während auf der unreinen Seite alle gebrauchten Instrumente abgestellt werden. Niemand trägt Instrumente in den Operationsraum hinein oder heraus!

Sterilisationsraum

Die auf der unreinen Seite des doppelseitig beschickbaren Instrumentenschrankes entnommenen Instrumente werden im Ultraschallbecken gereinigt, mit der Trockenpistole und im warmen Luftstrom getrocknet, gepackt und wandern im Instrumentenset oder eingeschweißt in den Dampf-Sterilisator, bei Bedarf auch in einen Blitz-Sterilisator. Ein Gas-Sterilisator mit Formaldehyd läuft 2mal wöchentlich. Der Dampf-Sterilisator wird täglich mit dem Bowie-Dick-Test überprüft.

Der Sterilisationsraum hat in unserem Fall eine eigene Haustür, so daß die Entsorgung der zu waschenden Kittel sowie der verbrauchten Einmalartikel einen getrennten Weg geht und von der Wäscherei die gewaschene Operationswäsche zurückkommt. Absichtlich sind die Mengen an Einmalmaterial begrenzt worden, dafür wurde eine Wäscherei eingerichtet, die sich auch um die Tisch- und Bettwäsche des Gästehauses kümmert.

Es kann hier nur angedeutet werden, daß manche sog. Einmalinstrumente durchaus mehrfach verwendet werden können (z. B. silikonbeschichtete Kanülen zum Polieren der Hinterkapsel), wenn man den Aufwand der Reinigung und Resterilisation gegen den Aufwand der Neubeschaffung und Abfallbeseitigung abwägt.

Ein größerer Vorrat an Verbandmaterial, Abdecksets etc. kann in unserem Fall nur im Keller gelagert werden.

Ablauf

Die meisten Patienten kommen am Operationstag erstmals zu uns, da die Entfernungen für mehrfache Fahrten zu groß sind. Die Terminvereinbarung erfolgt meist zwischen dem einweisenden Augenarzt und dem Sekretariat, das auch vereinbart, daß die Patienten die ihrem Gesundheitszustand angepaßten Voruntersuchungsergebnisse (EKG, Laboruntersuchungen) sowie ihre eigenen Medikamente mitbringen. Um die Operationsaufklärung nicht nur am Operationstag vorzunehmen, haben die einweisenden Kollegen bereits eine Operationseinverständniserklärung unterschreiben lassen. Selbstverständlich wird bei uns nach einer eigenen Untersuchung die Indikationsstellung überprüft, mit dem Patienten besprochen und ein weiteres Mal ein Operationseinverständnis unterschrieben. Ebenfalls wegen der weiten Entfernungen und um uns als Operateuren die erste Kontrolluntersuchung zu ermöglichen, bringen wir viele Patienten für eine Nacht in dem angeschlossenen Gästehaus unter. Dabei handelt es sich nicht um ein Krankenhaus, es gehört nicht zum Krankenhausbedarfsplan, es gleicht einer Pension und ist etwas im Vorgriff auf die genauen Regelungen für „Praxis-Kliniken“ entstanden. Es hat sich für unser Gebiet sehr bewährt und ist als Mittelding zwischen (teurerem) Krankenhausaufenthalt und rein ambulanter Betreuung als Modell außerordentlich zu empfehlen.

Die *Auswahl* der ambulant zu operierenden Patienten sehen wir keineswegs so eng wie z. B. in den Ophthalmologischen Nachrichten (Nr. 9/1997, S. 25) veröffentlicht. Zum Beispiel sind gerade die etwas verwirrten Patienten, die nachts in einer fremden Umgebung dekompensieren, die ersten, die wir schon in München postoperativ möglichst wieder in ihre häusliche Umgebung zurückgeschickt haben.

Für den Patienten, der nach der Voruntersuchung im Operationsvorbereitungsraum eingetroffen ist, geht es folgendermaßen weiter: Die zuerst eingetroffenen Patienten können dort gleich warten, bekommen Tropfen und eine leichte Sedierung (eine Tbl. Dormicum); die anderen werden erst zum Mittagessen geschickt, da wir den ganzen Tag durchoperieren. In der Schleuse werden dem Patienten Überschuhe über die Straßenschuhe gezogen; nach der endgültigen Lagerung des Patienten auf dem frisch abgedeckten, leicht fahrbaren Operationstisch wird der ganze Körper mit einer überlangen Moltondecke abgedeckt. Sehr bewährt hat sich ein Laufzettel in Großschrift, der an den Infusionshalter geklebt wird und die wichtigsten Daten, auch für den Operateur aus der Entfernung gut sichtbar, enthält. Sehr großen Wert legen wir bei allen Operationen auf eine Stand-by-Betreuung durch den Anästhesisten, ein Vorteil gegenüber früher, auf den man nicht mehr verzichten sollte. Wir legen für gewöhnlich keine Infusion an, wohl aber eine Flexüle, so daß der Anästhesist kreislaufregulierende Medikamente jederzeit spritzen kann.

Derzeit bevorzugen wir die Peribulbäranästhesie durch den Operateur, auch aus psychologischen Gründen, damit der Patient die selbe Stimme vor, während und nach der Operation hört. Wir mischen 1/2 Carbostesin mit 1/2 Xylestesin und Kinase Dessau und haben nach dem Aufsetzen der Okulopression durch unseren großen Vorraum genügend Zeit, zu sehen, ob evtl. eine Nachinjektion notwendig wird. Bereits im Vorraum werden mit Betaisodona die Augenumgebung abgerieben und verdünnte Betaisodontropfen konjunktival getropft. Die Operationskleidung entspricht dem allgemeinen Standard; die sterilen Handschuhe sind selbstverständlich und von größter Wichtigkeit.

Ebenso gehört zu den großen hygienischen Fortschritten in unserem Fach die Inzisionsfolie, wobei unser Modell mit einem mittelgroßen Abdecktuch und angeklebtem Auffangbeutel kombiniert ist. Diese Folie wird möglichst so angewendet, daß die Lidspalte bereits weit offen ist und nach dem Einschneiden genügend Folie vorhanden ist, um die (nicht geschnittenen!) Wimpern weit aus dem Operationsgebiet fernzuhalten. Sollte das wegen einer engen Lidspalte nur unzureichend gelingen, helfen Steri-Strips, dieses Abdecken der Wimpern nachzuholen. Nach Eröffnen der Folie geben wir ein weiteres Mal Betaisodontropfen und am Ende der Operation eine subkonjunktivale Injektion von Solu-Decortin und Optocillin. Bisher haben wir kein Antibiotikum in der intraokularen Spülflüssigkeit angewendet.

Bei uns wird der Verband am Ende der Operation noch im Operationsraum angelegt. Dann erfolgt das Ausschleusen und es wird ein Kurzbrief geschrieben. An den auf die Operation wartenden Patienten vorbei wird der operierte Patient dann in den anderen Teil des Vor- und Nachsorgeraumes gebracht, wo er eine Tasse Kaffee und ein Stück Kuchen bekommt. Die Wirkung ist auch für die wartenden Patienten außerordentlich günstig!

Wenn im folgenden einige Abweichungen von den geforderten Standards beschrieben und diskutiert werden, so muß man dazu sagen, daß dies vor dem Hintergrund folgender Infektionsstatistik geschieht: In den 4 1/2 Jahren seit Eröffnung der Augen-Tagesklinik Groß Pankow sind hier ca. 25.000 Kataraktoperationen durchgeführt worden. Den Verdacht auf eine beginnende Endophthalmitis gab es in 2 Fällen, die aber rein medikamentös zu behandeln waren. Spätentzündungen, durchschnittlich ein halbes Jahr nach der Operation, kamen in 2, wahrscheinlich 3 Fällen durch Propionikeime zustande. Die größten Probleme bereitete eine Aspergillusinfektion, die mehrfache Keratoplastiken erforderte und weiterhin zu Uveitisrezidiven neigt. Bei einer Patientin mit einem großen alten Sickerkissen und mangelhafter Nachsorge kam es zu Einschmelzungen im Nahtbereich und schließlich zu einer Phthisis.

Eine echte, schwere, frühzeitige Endophthalmitis ist unter den 25.000 operierten Augen nicht vorgekommen, Spätinfektionen gab es in 5 Fällen, also im Verhältnis 5000:1 (s. Übersicht). Auf dieser Basis sei betont, daß ich einige der sonst geforderten Hygienestandards für übertrieben halte.

So ist es nach unserer Erfahrung unschädlich, mehr als ein Operationssieb vorbereitet und aufgedeckt zu haben. Diese Zeitersparnis ist wirtschaftlich nötig.

Es ist unsinnig, die Hygieneanforderungen in einem ambulanten Augen-OP einem stationären chirurgischen anzugleichen, wo Hospitalismus und größere Operationsfelder ganz andere Bedingungen darstellen. Schon im Hinblick auf die Kostensituation muß der Hygieneaufwand rationell bleiben. Wir müssen schließlich aus den Einnahmen der Kataraktoperationen auch die

Endophthalmitis unter 25.000 Kataraktoperationen

- G.B., 57 Jahre, 17.10.1995 – Phako mit HKL
  1. p.o. Tag HH-Erosio
  3. Woche Hypopyon, HH-Infiltrat
  5. Woche 1. perf. Keratoplatik à chaud, Aspergillus, mehrfache Deckungen und Keratoplastiken
  30. Monat p.o. rezidivierende Uveitiden

- H.S., 68 Jahre, 29.10.1996 – ECCE, Irisnaht, HKL-Sulcus
  b. Cat. brun., hint. Synechien, Sickerkissen nach Op vor 28 J.
  7. Monat Nahtinfiltrat, Endophthalmitis, ppV, keine Erreger
  8. Monat Sickerkissen-Einschmelzung
  12. Monat Phthisis

- T.G., 68 Jahre, 29.6.1995 – Phako mit HKL
  3. Monat p.o. Reizzustand, rezidivierend mit Hypopyon
  9. Monat p.o. 2mal ppV, kein Erregernachweis
  30. Monat p.o. Visus 0,6 cc

- H.B., 64 Jahre, 20.7.1995 – Phako mit HKL
  2. Tag p.o. Linsentausch (Refraktion)
  9. Monat p.o. rezid. Iridocyclitis
  11. Monat p.o. ppV, Linsenexplantation und Kapselsackentfernung, Propioni
  30. Monat p.o. Visus 0,5 cCL

- F.Q., 74 Jahre, 16.4.1996 – Phako mit HKL
  4. Monat p.o. Reizzustand
  13. Monat p.o. Beschläge HH und Hinterkapsel ppV, Linsenexplantation, Propioni
  22. Monat p.o. Visus 0,6 cc

nicht genügend honorierten Eingriffe wie Glaukom- und Ablatiooperationen finanziell mittragen. Nachdem die Operationszuschlagziffer für ein Chalazion gestrichen ist, kann z. B. auch dieser Eingriff in einem Operationsraum z. Z. nicht kostendeckend erbracht werden.

Ferner ist es zweifellos unsinnig, den Boden nach jeder Operation zu scheuern. Dabei werden mit Sicherheit nur Keime in der Luft verstreut, unsere Hygiene dagegen konzentriert sich auf das Gebiet der Operationshandschuhe und der Inzisionsfolie und nicht auf den Fußboden.

Ferner sind die „rosa Bögen“ für die angebliche Qualitätssicherung bei ambulanten Operationen ungeeignet. Sie sind nicht im entferntesten für die am häufigsten durchgeführte Operation, nämlich die Kataraktoperation konzipiert. Wesentliche Daten wie Kapselruptur, Korpusverlust etc. können nicht erfaßt werden. Diese Bögen mögen wirtschaftlich relevante Daten über die Operationsdauer zeitigen. Man stumpfe aber durch das gewohnheitsmäßige Ausfüllen dieser Bögen nicht gegen den alltäglichen Wahnsinn ab; der Qualitätssicherung dienen sie nicht.

Die routinierte Operation und die metikulöse Hygiene im Operationsgebiet sind essentiell für eine gute Abheilung und eine geringe Entzündungsrate. Umstritten und von uns bis jetzt nicht angewandt sind Antibiotika in der Spülflüssigkeit.

Faltlinsen und Clear-cornea-Kataraktchirurgie

Einfluß der Kapselsackfixation von Intraokularlinsen auf die Ausbildung der Cataracta secundaria

G.U. Auffarth, J. Ram, D.J. Apple, Q. Peng und N. Visessook

Zusammenfassung. Die Cataracta secundaria ist eine der häufigsten Komplikationen der modernen Kataraktchirurgie. In dieser Studie untersuchten wir den Effekt der Kapselsackfixation von Intraokularlinsen auf den Nachstar.

Material und Methoden: Untersucht wurden 3470 Autopsieaugen mit Hinterkammerlinsen. Mit der Miyake-Apple-Photographie-Technik wurden Kapselsack und Linsenimplantat von glaskörperwärts photographiert und der periphere Soemmering-Ring (SRA) und der zentrale Nachstar in der optischen Achse hinter der Intraokularlinse untersucht. Desweiteren wurden Augen, bei denen eine Nd:YAG-Laser-Kapsulotomie durchgeführt worden war, analysiert und die Ergebnisse mit der Fixationsart und dem Linsendesign korreliert.

Ergebnisse: Das Ausmaß der peripheren Soemmering-Ringbildung korrelierte nicht mit der Linsenfixationsart. Der zentrale Nachstar und die Nd:YAG-Laser-Kapsulotomieraten dagegen zeigten statistisch signifikant geringere Werte in Augen mit Kapselsackfixation der Intraokularlinsen verglichen mit Augen mit Kapselsack/Sulkus oder symmetrischer Sulkusfixation.

Schlußfolgerung: Der periphere Soemmering-Ring beeinflußt auch die zentrale Nachstarbildung. Die SRA-Bildung korreliert nicht direkt mit der Haptikfixationsart. Dies steht in Einklang mit der Beobachtung, daß die Soemmering-Ringentwicklung mehr von der Qualität und der Effektivität des chirurgischen „cortical clean-up" abhängig ist. Eine Reduktion des Soemmering-Ring ist ein wichtiges Ziel, da übriggebliebene Linsenepithelien im Kortexbereich zur Cataracta secundaria beitragen. Im Gegensatz zum peripheren Nachstar korrelierten der zentrale Nachstar und auch die Nd:YAG-Laser-Rate signifikant mit der Fixationsart der Linse. Bei symmetrischer Kapselsackfixation zeigte sich eine signifikant reduzierte zentrale Nachstarrate. Dies ist am besten dadurch erklärt, daß die sichere und symmetrische Kapselsackposition für die Intraokularlinsenoptik die beste Position ist, um den sog. „barrier effect" zu bewirken. In bezug auf Material und Design zeigte sich, daß die Nachstarraten am geringsten mit Acrylat- und modernen Silikonlinsen waren. Diese Nachstarreduktion der Acrylatlinsen erklärt sich zumindest zum Teil durch die geometrische Konfiguration der Linsenoptiken mit einem scharf abgetrennten rechteckigen Design. Bei Silikonlinsen mag die Tatsache, daß diese Linsen relativ dick sind, den „barrier effect" verstärken. Insgesamt ist zu sagen, daß eine Reduktion der Nachstarrate von jetzt knapp 20% nach 5 Jahren auf z. B. 10% aufgrund der heutigen operativen Techniken oder Linsenmaterialien möglich ist. Zwei Schritte sind von klinischer Seite hierfür am wichtigsten:

1. die effektive und ausgiebige Kapselsackreinigung zur Minimierung der Soemmering-Ringbildung und
2. der sog. „barrier effect" durch moderne Linsendesigns, die sicher und symmetrisch mit beiden Haptiken in den Kapselsack fixiert sind.

G. Duncker et al. (Hrsg.)
12. Kongreß der DGII 1998

Summary. *Purpose:* Secondary cataract (posterior capsule opacification [PCO]) is one of the most common complications of cataract surgery. In this study we ascertain the effect of posterior chamber intraocular lens (PCIOL) fixation on its pathogenesis.

Materials and methods: Using the Miyake-Apple posterior photographic technique, peripheral Soemmering's ring area (SRA) and central PCO in the visual axis behind the IOL optic were analyzed in a series of 3,470 eyes obtained postmortem with PC-IOLs. These findings were correlated with the type of fixation and IOL design. In addition eyes documented to have had a Nd:YAG laser posterior capsulotomy were also analyzed and correlated with the mode of fixation and IOL design.

Results: The degree of formation of a peripheral Soemmering's ring was not influenced by IOL fixation. In sharp contrast, central PCO and Nd:YAG laser capsulotomy scores were consistently and significantly lower in eyes with in-the-bag fixation as compared to BS and SS fixation.

Conclusions: Peripheral PCO (the Soemmering's ring) is the precursor of clinically significant, vision threatening PCO. Its formation is not significantly influenced by the haptic fixation pattern. This is consistent with the observation that Soemmering's ring formation is much more dependent on the quality and thoroughness of surgical cortical clean-up. Reduction of Soemmering's ring is an important goal since the retained/regenerative cortical cells within this lesion are the cells of origin of PCO. In sharp contrast to the peripheral PCO, clinically significant central PCO behind the IOL optic, measured either by scoring an intact retro-optical membrane or by documenting the presence of a Nd:YAG laser posterior capsulotomy orifice, is significantly affected by fixation of the IOL. The quantity of central PCO is consistently much less with the in-the-bag IOLs as compared to lenses with one or both haptics out of the bag. This is best explained by the fact that secure in-the-bag fixation positions the IOL optic in the best possible position to create a barrier effect. Regarding materials and designs, in general lower PCO rates were noted with the acrylic and modern silicone IOL designs. Relatively low rates of PCO attained by the acrylic designs may be partly explained by the geometric configuration of the optic of this IOL, which consists of a truncated square-edge design. The optic of most silicone IOLs is relatively thick in the anterior-posterior dimension, a feature which may also enhance the barrier effect. Decrease in the incidence of PCO from a present level of 25% after 5 years to 10% is now within reach. A two-step clinical approach suffices in most instances: (1) thorough cortical cleanup to minimize Soemmering's ring formation and (2) creation of a barrier effect with secure in-the-bag fixation of modern IOL designs.

Einleitung

Die Cataracta secundaria und Intraokularlinsendezentrierungen sind die 2 wichtigsten Komplikationen nach extrakapsulärer Kataraktextraktion (ECCE) [1, 4–7, 9]. In den frühen Jahren der Kataraktchirurgie mit Hinterkammerlinsenimplantation wurde der Nachstar als eine Komplikation angesehen, die in ihrer Entstehung nicht weiter beachtet wurde, da sie mittels Nd:YAG-Laser behandelt werden konnte. Heutzutage wurden jedoch durch chirurgische Techniken und instrumentelle Verbesserungen deutliche Fortschritte gemacht, um die Inzidenz dieser Komplikation zu reduzieren. Schaumberg et al. [38] berichteten kürzlich, daß die Nachstarrate mit einer Inzidenz von 25% über 5 Jahre immer noch unerwartet hoch liegt. Es gibt mehrere medizinische und auch ökonomische Gründe, die Nachstarhäufigkeit nach Kataraktoperation zu reduzieren und damit den Bedarf für eine chirurgische Nachstarabsaugung oder eine Nd:YAG-Laser-Kapsulotomie zu eliminieren. In dieser Studie wurde der Einfluß der Linsenfixation und des Linsendesigns auf die Nachstarrate in einem Autopsiematerial untersucht. Die Autopsiedatenbank enthält sowohl starre PMMA-Linsen als auch verschiedene Faltlinsendesigns aus Silikon und Acrylaten.

Material und Methode

Von 4325 Autopsieaugen mit Intraokularlinsen verschiedenen Typs zeigten 3470 Augen implantierte Hinterkammerlinsen, und es waren Informationen erhältlich zur Fixationsart, dem Linsendesign und dem Linsenmaterial. Diese 3470 menschlichen Autopsieaugen mit Hinterkammerlinsen (starre PMMA-Linsen und faltbare Linsen, z. B. aus Silikon mit Prolenehaptiken, Silikon-Plattenlinsen, Silikonlinsen mit PMMA-Haptiken und faltbare Acrylatlinsen) wurden dem Center for Research on Ocular Therapeutics and Biodevices Storm Eye Institute (USA), zwischen 1984 und 1998 zugesandt. Die Bulbi wurden in Formalin fixiert und am Äquator eröffnet. Das vordere Segment mit Kapselsack und Hinterkammerlinse wurde photographiert mit der Miyake-Apple posterior view photographic technique [5, 25]. Die Bulbi wurden makroskopisch untersucht und die Linse klassifiziert in bezug auf Design, Material und Fixationsart [13, 39]. Zwei Nachstarzonen wurden in bezug auf die Linsenoptik definiert:

1. der Nachstar peripher Intraokularlinsenoptik, der als Soemmering-Ringareal (SRA) bezeichnet wurde,
2. der zentrale Nachstar direkt in der optischen Achse hinter der Intraokularlinsenoptik.

Beide Parameter wurden auf einer Skala von 0–4 graduiert (0 = klar, 1 = milde Trübung, 2 = milde bis moderate Trübung, 3 = deutliche Trübung und 4 =

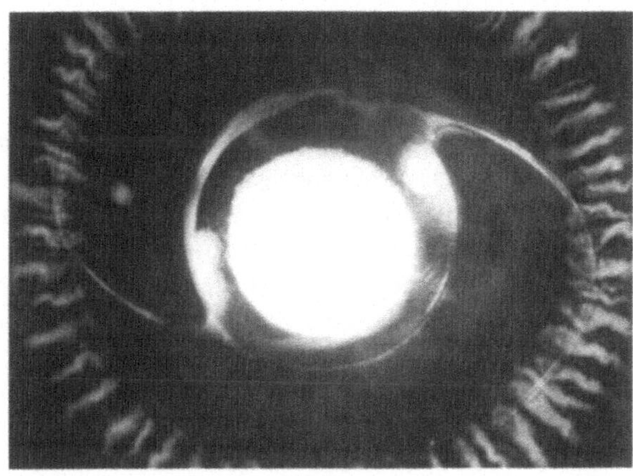

Abb. 1. Miyake-Apple Photographietechnik: Einstükkige PMMA-Hinterkammerlinse in einem Autopsieauge. Die Abb. zeigt einen Grad 0 für den peripheren Soemmering-Ring (SRA) und ein Grad 0 für die zentralen Nachstarwerte

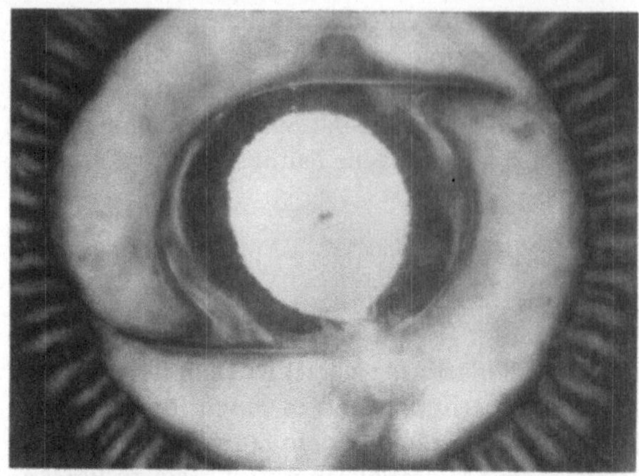

Abb. 2. Miyake-Apple Photographietechnik: Autopsieauge mit einer einstückigen PMMA-Hinterkammerlinse mit einem Grad 4 für den Soemmering-Ring und Grad 0 für den zentralen Nachstar

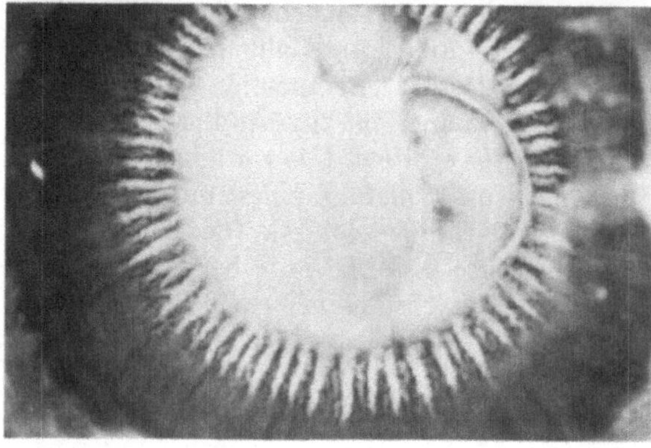

Abb. 3. Miyake-Apple Photographietechnik: Darstellung einer dreistückigen PMMA-Hinterkammerlinse mit einem Grad 4 Soemmering-Ring und Grad 4 für den zentralen Nachstar

komplette Eintrübung) (Abb. 1–3). Die statistische Analyse der Nachstarwerte und der Nd:YAG-Laser-Daten wurde mittels nichtparametrischer Testverfahren wie dem Kruskall-Wallis-Test sowie der Dunn-Methode mit dem Programm Sigmastat-Test (2.0) sowie dem Z-Test for proportion untersucht.

Ergebnisse

Von den 3470 Augen hatten 3192 (92%) verschiedene starre PMMA-Intraokularlinsen und 278 (8%) Faltlinsen implantiert. Bei den Faltlinsen waren 218 Silikonlinsen (6,28%) und 60 mit Acrylat-Optiken (1,72%). In beiden Gruppen betrug das durchschnittliche Fixationsmuster der Intraokularlinsen für symmetrische Kapselsackfixation 51,8%, die Kapselsack/Sulkusfixation 34,4% und die symmetrische Sulkusfixation 13,77%. In beiden Gruppen, sowohl der PMMA- als auch der Faltlinsen, war der SRA-Wert (Soemmering-Ringareal) statistisch unabhängig vom Fixationsort der Linse, wenn gleichartige Linsenmaterialien verglichen wurden (Tabellen 1–3). Beim Vergleich von Acrylat-Faltlinsen mit PMMA-Linsen bzw. Silikonfaltlinsen zeigten sich signifikant geringere Soemmering-Ringwerte für die Acrylatlinsen ($p<0,05$) (Abb. 6). Ohne Ausnahme war die zentrale Nachstarbildung immer niedriger bei im Kapselsack fixierten Linsen als bei asymmetrischer Kapselsack/Sulkus- oder symmetrischer Sulkusfixation (Abb. 4–6). Ähnliche Verhältnisse zeigten sich in Augen, die bereits mit Nd:YAG-Laser behandelt worden waren (s. Tabelle 3). Die Kapsulotomieraten waren signifikant geringer in den Gruppen mit Kapselsackfixation als bei Augen mit asymmetrischer Fixation ($p<0,001$, Z-Test for proportion) (s. Tabelle 3).

Tabelle 1. Soemmering-Ring-Areal (SRA-)Werte bei verschiedenen PMMA-IOL-Materialien[a]

IOL	Fixation	Anzahl der Augen	Mittlerer SRA-Wert
PMMA-prolene™	Kapselsack	684	3,08±1,22
PMMA-prolene™	Kapselsack-Sulkus	814	3,06±1,13
PMMA-prolene™	Sulkus	340	3,15±1,07
PMMA-three-piece	Kapselsack	160	3,01±1,39
PMMA-three-peice	Kapselsack-Sulkus	110	3,17±1,17
PMMA-three-piece	Sulkus	43	3,11±1,05
PMMA-one-piece	Kapselsack	703	2,94±1,44
PMMA-one-piece	Kapselsack-Sulkus	249	2,96±1,21
PMMA-one-piece	Sulkus	89	2,99±1,26

[a] Es bestand kein statistisch signifikanter Unterschied bezüglich der SRA-Werte zwischen den unterschiedlichen Linsenfixationsarten (p=0,255) sowie zwischen den verschiedenen Linsentypen (>0,376).

Tabelle 2. Soemmering-Ring-Areal (SRA) bei verschiedenen Faltlinsentypen[a]

IOL	Fixation	Anzahl der Augen	Mittlerer SRA-Wert
Silikon-prolene	Kapselsack	112	2,80±1,59
Silikon-prolene	Kapselsack-Sulkus	13	2,92±1,55
Silikon-prolene	Sulkus	4	2,75±1,90
Silikon-Schiffchen	Kapselsack	74	2,66±1,41
Silikon-Schiffchen	Kapselsack-Sulkus	3	2,67±1,53
Silikon-Schiffchen	Sulkus	1	4,0±0
Silikon-PMMA	Kapselsack	7	2,37±1,76
Silikon-PMMA	Kapselsack-Sulkus	2	4,00±0
Silikon-PMMA	Sulkus	2	4,00±0
Acrylic-PMMA	Kapselsack	57	1,29±1,62
Acrylic-PMMA	Kapselsack-Sulkus	3	1,67±1,20

[a] Es bestand kein statistisch signifikanter Unterschied bezüglich der SRA-Werte zwischen den unterschiedlichen Linsenfixationsarten (p=0,982) sowie zwischen den verschiedenen Linsentypen (p>0,388).

Tabelle 3. Kapsulotomierate verschiedener PMMA- und Faltlinsen in Relation zum Fixationsort[a]

IOL (N)	Kapselsack-Fixation N (%)	Kapselsack-Sulkus-Fixation N (%)	Sulkus-Fixation N (%)
PMMA 1-Piece (1041)	144 (20,48)	85 (34,14)	24 (26,97)
PMMA 3-Piece (313)	33 (20,62)	34 (30,90)	20 (46,51)
PMMA-Prolene (1838)	168 (24,56)	241 (29,60)	121 (35,58)
Silikon Schiffchen (78)	9 (12,16)	2 (66,67)	1 (100)
Silikon-prolene (129)	14 (12,5)	6 (46,2)	2 (50,0)
Silikon-PMMA (11)	1 (12,50)[b]	1 (50,00)[b]	1 (50,00)[b]
Acrylic-PMMA (60)	1 (1,76)	0 (0)	0 (0)

[a] Die Kapsulotomierate betrug:
A: Kapselsackfixierte HKL: 370/1797 (=0,21),
B: Kapselsack/Sulkus-fixierte HKL: 369/1194 (=0,30),
C: Sulkus-fixierte HKL: 169/479 (=0,35);
Z-Test für Proportion: A vs. B ($p<0,001$); A vs. C ($p<0,001$); B vs. C ($p=0,121$).

[b] 3 oder weniger Augen pro Gruppe.

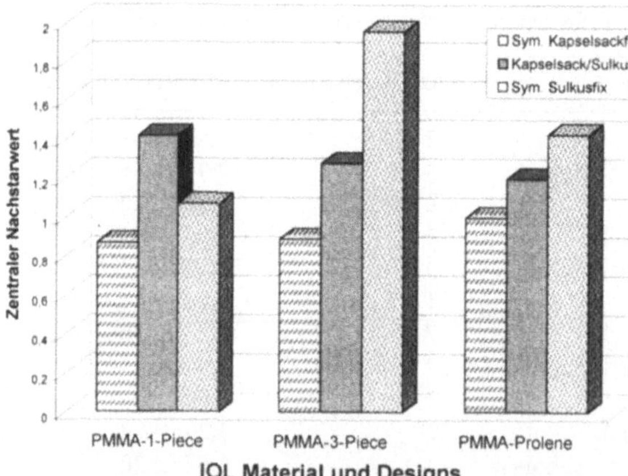

Abb. 4. Zentrale Nachstarwerte von verschiedenen PMMA-Intraokularlinsendesigns. Für dreistückige und einstückige PMMA-Linsen zeigen sich signifikant geringere Nachstarwerte in der Gruppe mit symmetrischer Kapselsackfixation

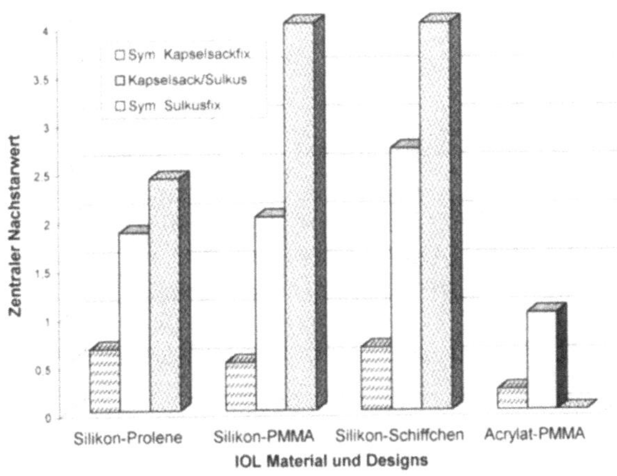

Abb. 5. Verteilung des zentralen Nachstars bei verschiedenen Faltlinsentypen. Bei den Acrylatfaltlinsen zeigte sich eine signifikant geringere Nachstarrate bei symmetrischer Kapselsackfixation. Die verschiedenen Silikonlinsentypen zeigten aufgrund der geringen Gruppengröße keine statistische Signifikanz bezüglich der Linsenfixation

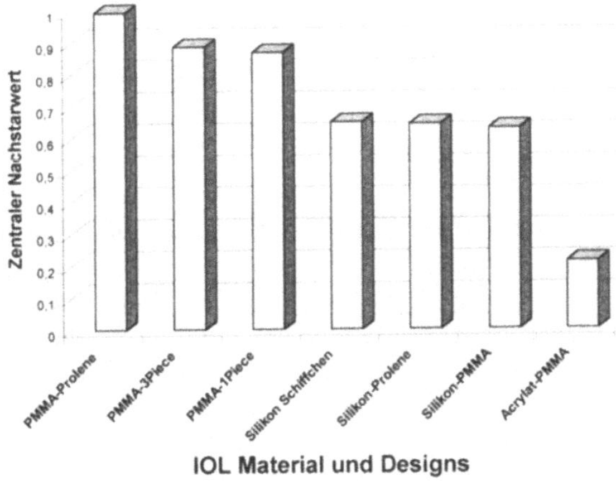

Zentraler Nachstarwert

PMMA-Prolene
PMMA-3Piece
PMMA-1Piece
Silikon Schiffchen
Silikon-Prolene
Silikon-PMMA
Acrylat-PMMA

IOL Material und Designs

Abb. 6. Vergleich der Nachstarwerte von kapselsackfixierten PMMA- und Acrylatfaltlinsen. Die zentrale Nachstarrate war bei den Acrylatlinsen signifikant geringer als bei den starren PMMA-Linsen ($p<0,5$)

Diskussion

Während der letzten Dekaden entstand eine Vielzahl von grundlagenwissenschaftlichen und klinischen Studien zum Thema Nachstar [3, 8–24, 26–42]. Die klinischen Studien zeigten eine relativ große Spielbreite der Nachstarinzidenz zwischen 5 und 50% [8, 10, 12, 15, 18–24, 26, 29, 31, 32, 36–38, 40, 42]. In einer gerade erst veröffentlichten Studie von Schaumberg wurde von einer Nachstarhäufigkeit von 25% in einem Zeitraum von 5 Jahren berichtet [38]. Von der hier vorliegenden Studie an Autopsieaugen können wir einige klinisch relevante Schlußfolgerungen ziehen. In bezug auf den peripheren Soemmering-Ring zeigte sich eindeutig, daß die Fixationsart keinen direkten Einflußfaktor auf das Ausmaß des peripheren Nachstars darstellt. Hier sind andere, insbesondere klinisch/chirurgische Faktoren ausschlaggebend, wie ein sauberes „cortical clean-up".

Bei den Acrylatlinsen zeigte sich eine relativ geringe Rate der Soemmering-Ringbildung; dies ist jedoch auch durchaus mit ihrer noch relativ kurzen Verfügbarkeit auf dem amerikanischen Markt von weniger als 5 Jahre erklärbar.

In deutlichem Gegensatz zu den Ergebnissen bezüglich der Soemmering-Ringbildung zeigt die zentrale Nachstarbildung und die Nd:YAG-Laser-Kapsulotomierate einen deutlichen Einfluß durch die Fixationsart der Intraokularlinse. Für die symmetrische Kapselsackfixation fand sich eine statistisch signifikante Reduktion dieser Daten. Für alle Linsentypen und Materialien konnte dies klar nachgewiesen werden. Die symmetrische Fixation und der direkte Kontakt der Linsenoptik mit der Hinterkapsel scheint einen Barriere-Effekt hervorzurufen, der die Migration von Linsenepithelzellen aus der Äquatorregion zur Mitte der Hinterkapsel deutlich reduziert [1, 6, 10, 14, 18, 23, 26, 27, 30, 31, 34, 35, 39, 41, 42]. Dieser Mechanismus funktioniert nicht bei asymmetrischer Kapselsack/Sulkus- oder bei symmetrischer Sulkusfixation. Aufgrund der vorliegenden Daten konnten wir zur Zeit noch keinen statistisch signifikanten Unterschied bezüglich der zentralen Nachstarrate von Acrylat und Silikonlinsen nachweisen.

Insgesamt zeigten jedoch die Acrylatlinsen bei allen Gruppenvergleichen jedesmal deutlich niedrigere Absolutwerte in bezug auf Nachstar- und Nd:YAG-Laser-Rate. Diese Tatsache möchten wir mit 2 Faktoren in Verbindung bringen [11, 14, 16, 17, 28, 30, 33, 34]:

1. Aufgrund ihrer biochemischen Oberflächeneigenschaften kann bei den Acrylatlinsen eine stärkere Adhäsion zwischen der Kapsel und der Intraokularlinsenoptik entstehen. Diese Verklebung zwischen Kapsel und Intraokularlinsenoptik reduziert die Migration von Linsenepithelzellen der Äquatorregion entlang der Hinterkapsel [11, 17, 28, 33].
2. Das rechteckige Profil des Randes der Linsenoptik, wie sie bei Acrylatfaltlinsen vorliegen und zum Teil auch in anderen Designs aus PMMA oder faltbaren Silikonlinsen (z. B. Modell 911, Pharmacia-Upjohn) vorliegt, scheint auch dazu beizutragen, die Migration von Linsenepithelzellen entlang der Hinterkapsel zu reduzieren [11, 17, 28, 33].

Hara et al. [14] und Nishi et al. [30] haben in ihren Arbeiten die Bedeutung der Optikkonfiguration und des Barriere-Effekts betont. Nishi konnte dies im Kaninchenmodell zeigen; Visessook, Apple et al. konnten dies im Autopsieaugenmaterial ebenfalls in histologischen Präparaten nachweisen [34].

Zusammenfassend ist zu sagen, daß der periphere Nachstar (Soemmering-Ring) als Vorstufe des zentralen Nachstars nicht durch die Intraokularlinsenfixation direkt beeinflußt wird, er hängt deutlich mehr von chirurgischen Techniken wie Hydrodissektion und dem „cortical clean-up“ ab. Die effektive Anwendung dieser Techniken stellt den ersten Schritt zur Verhinderung oder Reduzierung der Nachstarbildung dar.

Die Art des Intraokularlinsenmaterials mag eine gewisse Rolle in der Nachstarreduktion spielen; aufgrund der Studie ist jedoch insbesondere zu sagen, daß die zentrale Nachstarrate und die Nd:YAG-Laser-Kapsulotomie-Rate signifikant mit der Fixationsart der Linse korrelieren. Bei der symmetrischen

Kapselsackfixation zeigte sich eine signifikant geringere Nachstarrate als beim asymmetrischen Kapselsacksulkus oder der symmetrischen Sulkusfixation. Der Barriere-Effekt der Kapselsackfixation wird durch die scharfe rechteckige Profilform der Linsenoptik, wie sie bei den Acrylatlinsen vorkommt, deutlich verstärkt.

Literatur

1. Apple DJ, Rabb MF (1998) Ocular pathology, clinical application, and self-assessment. Mosby-Year, St Louis, pp 117–204
2. Apple D, Mamalis N, Loftfield K et al. (1984) Complications of intraocular lenses. A historical and histopathological review. Surv Ophthalmol 29: 1–54
3. Apple DJ, Reidy JJ, Googe JM et al. (1985) A comparison of ciliary sulcus and capsular bag fixation of posterior chamber intraocular lenses. J Am Intraocul Implant Soc 11: 44–63
4. Apple DJ, Kincaid MC, Mamalis N, Olson RJ (1989) Intraocular lenses, evolution, designs, complications and pathology. Williams & Wilkins, Baltimore, pp 313–361
5. Apple DJ, Lim ES, Morgan RC et al. (1990) Preparation and study of human eyes obtained postmortem with the Miyake posterior photographic technique. Ophthalmology 97: 810–816
6. Apple DJ, Solomon KD, Tetz MR, Assia EI et al. (1992) Posterior capsular opacification. Surv Ophthalmol 37: 73–116
7. Apple DJ, Peng Q, Visessook N et al. (1998) Surgical prevention of posterior capsular opacification. Part I. How are we progressing in eliminating this complication of cataract surgery? J Cataract Refract Surg (eingereicht zur Publikation)
8. Aron-Rosa DS, Aron JJ (1992) Effect of preoperative YAG laser anterior capsulotomy on the incidence of posterior capsule opacification: ten year follow-up. J Cataract Refract Surg 18: 559–561
9. Auffarth GU, Wilcox M, Sims JCR, McCabe C, Wesendahl TA, Apple DJ (1995) Analysis of 100 explanted one piece and three piece silicone intraocular lenses. Ophthalmology 102: 1144–1150
10. Auffarth GU, Beischel CJ, Wesendahl TA, Apple DJ (1995) Soemmerring's Ring Bildung nach Kataraktoperation und HKL Implantation: Eine Studie von 827 Autopsieaugen. In: Duncker G, Rochels R, Hartmann C (Hrsg) Kongreßband: 9. Kongreß der Deutschsprachigen Gesellschaft für Intraokularlinsen Implantation (DGII) in Kiel 1995. Springer Berlin Heidelberg New York, S 408–413
11. Boulton M (1998) Adhesion of IOLs to the posterior capsule. Br J Ophthalmol 82: 468
12. Dangel ME, Kirkham SM, Phipps MJ (1994) Posterior capsular opacification in extracapsular cataract extraction and the triple procedure: a comparative study. Ophthalmic Surg 25: 82–87
13. Hansen SO, Solomon KD, McKnight GT et al. (1988) Posterior capsular opacification and intraocular decentration. Part I: Comparison of various posterior chamber lens designs implanted in the rabbit model. J Cataract Refract Surg 14: 605–613
14. Hara T, Hara T, Yamada Y (1991) „Equator ring" for maintenance of the completely circular contour of the capsular bag equator after cataract removal. Ophthalmic Surgery 22/6: 358–359
15. Hayashi K, Hayashi H, Nakao F, Hayashi F (1996) Capsular capture of silicone intraocular lenses. J Cataract Refract Surg 22: 1267–1271

16. Hutz W (1993) Prospective study of cataract after intraocular lenses with and without laser ridge. Klin Monatsbl Augenheilkd 203: 104–107
17. Linnola RJ (1997) Sandwich theory: bioactivity-based explanation for posterior capsule opacification. J Cataract Refract Surg 23: 1539–1542
18. Maltzmann BA, Haupt E, Cucci P (1989) Effect of the laser ridge on posterior capsule opacification. J Cataract Refract Surg 15: 644–646
19. Mamalis N, Crandall AS, Lineberger E et al. (1995) Effect of intraocular lens size on posterior capsular opacification after phacoemulsification. J Cataract Refract Surg 21: 99–102
20. Mamalis N, Phillips B, Kopp CH et al. (1996) Neodymium: YAG capsulotomy rates after phacoemulsification with silicone posterior chamber intraocular lenses. J Cataract Refract Surg 22: 1296–1302
21. Menapace R (1996) Posterior capsular opacification and capsulotomy rates with taco-style hydrogel intraocular lenses. J Cataract Refract Surg 22: 1318–1330
22. Mengual E, Garcia J, Elvira JC, Hueso JR (1998) Clinical results of acrysof intraocular lens implantation. J Cataract Refract Surg 24: 114–117
23. Milauskas AT (1990) Capsular bag fixation of one-piece silicone lenses. J Cataract Refract Surg 16: 583–586
24. Milazzo S, Turut P, Artin B, Charlin JF (1996) Long-term follow-up of three-piece, looped, silicone intraocular lenses. J Cataract Refract Surg 22: 1259–1262
25. Miyake K, Miyake C (1985) Intraoperative posterior chamber lens haptic fixation in the human cadaver eye. Ophthalmic Surg 16: 230–236
26. Nagamoto T, Eguchi G (1997) Effect of intraocular lens design on migration of lens epithelial cells onto the posterior capsule. J Cataract Refract Surg 23: 866–872
27. Nagata T, Watanabe I (1996) Optic sharp edge or convexity: comparison of effects on posterior capsular opacification. Jpn J Ophthalmol 40: 397–403
28. Nagata T, Minakata A, Watanabe I (1998) Adhesiveness of a soft acrylic intraocular lens to a collagen film. J Cataract Refract Surg 24: 367–370
29. Nishi O (1986) Incidence of posterior capsule opacification in eyes with and without posterior chamber intraocular lenses. J Cataract Refract Surg 12: 519–522
30. Nishi O, Nishi K, Mano C et al. (1998) The inhibition of migrating lens epithelial cells migration by a discontinuous capsular bend created by a band-shaped circular loop or a capsule-bending ring. Ophthalmic Surg Laser 29: 119–125
31. Olson RJ, Crandall AS (1998) Silicone versus polymethylmethacrylate intraocular lenses with regard to capsular opacification. Ophthalmic Surg Laser 29: 55–58
32. Oshika T, Suzuki Y, Kizaki H, Yaguchi S (1996) Two year clinical study of a soft acrylic intraocular lens. J Cataract Refract Surg 22: 104–109
33. Oshika T, Nagata T, Ishii Y (1998) Adhesion of lens capsule to intraocular lenses of polymethylmethacrylate, silicone, and acrylic foldable materials: an experimental study. Br J Ophthalmol 82: 549–553
34. Peng Q, Visessook N, Apple DJ et al. (1998) The IOL barrier effect functions as a second line of defense against PCO: a new classification of capsular bag status after ECCE. J Cataract Refract Surg (Submitted for publication)
35. Peng Q, Apple DJ, Visessook N et al. (1998) Surgical prevention of posterior capsular opacification. Part II. Enhancement of cortical clean-up by increased emphasis and focus on the hydrodissection procedure. J Cataract Refract Surg (Submitted for publication)
36. Powe NR, Schein OD, Gieser SC et al. (1994) The Cataract Patient Outcome Research Team. Synthesis of the literature on visual acuity and complications following cataract extraction with intraocular lens implantation. Arch Ophthalmol 112: 239–252

37. Ruit S, Robin AL, Pokhrel RP et al. (1991) Extracapsular cataract extraction in Nepal: 2-year outcome. Arch Ophthalmol 109: 1761–1763
38. Schaumberg DA, Dana MR, Christen WG, Glynn RJ (1998) A systemic overview of the incidence of posterior capsular opacification. Ophthalmology 105: 1213–1221
39. Tetz MR, O'Morchoe DJC, Gwin TD et al. (1988) Posterior capsular opacification and intraocular lens decentration. Part II: Experimental findings on a prototype circular intraocular lens design. J Cataract Refract Surg 14: 614–623
40. Ursell PG, Spalton DJ, Pande MV et al. (1998) Relationship between intraocular lens biomaterials and posterior capsular opacification. J Cataract Refract Surg 24: 352–360
41. Vilhjalmsson GA, Lucas BC (1992) Incidence of secondary cataract in sulcus versus capsular bag fixation of posterior chamber lenses. Klin Monatsbl Augenheilkd 200: 167–170
42. Yamada K, Nagamoto T, Yozawa H et al. (1995) Effect of intraocular lens design on posterior capsule opacification after continuous curvilinear capsulorhexis. J Cataract Refract Surg 21: 697–700

Faltlinsen bei komplizierter Katarakt

U.M. Klemen

Zusammenfassung. Die Operation der komplizierten Katarakt stellt wegen zumeist zusätzlicher intraokularer Veränderungen im Hornhaut-, Uvea- und Glaskörperbereich eine Herausforderung an erfahrene Operateure dar. Im postoperativen Verlauf muß im Vergleich zum Altersstar ebenfalls mit einer erhöhten Komplikationsrate bezüglich Druckverhalten, Entzündungsrezidiven und häufigeren sowie früheren Kapselsacktrübungen gerechnet werden. Die inzwischen zur Routine gewordene Kleinschnittechnik mit Faltlinsenimplantation wird auch immer öfter bei komplizierten Katarakten angewendet, obwohl im Vergleich zu PMMA-Hinterkammerlinsen noch keine Langzeiterfahrung mit Faltlinsen bei diesen Linsentrübungsformen vorliegt. Eigene Erfahrung an 58 Augen mit einer Beobachtungszeit von bis zu 3 Jahren sollen dazu beitragen, die bekannten Vorteile der Kleinschnitt-Kataraktoperationstechnik auch Patienten mit komplizierter Katarakt zukommen zu lassen.

Summary. Cataract surgery in complicated cataracts is a challenge for experienced surgeons because of different additional ocular pathology in cornea, uvea, and vitreous body. The postoperative course can also be more frequently complicated by secondary glaucoma, recurrent inflammation, and earlier PCO formation. The small-incision technique has been found to be the method of choice in cataract surgery and is also performed in eyes suffering from complicated cataracts, but there is no long-term experience with different materials of foldable IOLs compared with PMMA. Personal observations of 58 eyes suffering from complicated cataracts and operated on by small-incision technique, as well as a follow-up of up to 3 years should contribute to clarifying the question as to whether the advantages of this technique could also be offered to patients with complicated cataracts.

Einleitung

Komplizierte Katarakte (Cat. complicata) sind definitionsgemäß alle Linsentrübungsformen bei intraokularen Erkrankungen, im speziellen die Hauptkomplikation bei endogener Uveitis. Diskussionen über Indikation bzw. Kontraindikation einer Hinterkammer-Linsenimplantation (IOL) in diesen Augen wurden bereits zu Zeiten der routinemäßig verwendeten PMMA-IOL für die Implantation entschieden. Seit Einführung der nahtlosen Wundtechnik und der Kleinschnittinzision wurden auch immer mehr Faltlinsen bei komplizierter Katarakt implantiert. Die wenigen Berichte über zufriedenstellende Ergebnisse beschränken sich auf Einzelfälle bzw. auf ein zahlenmäßig kleines Krankengut mit kurzer Nachbeobachtungszeit. Eigene Erfahrungen mit hydrophoben Acryl-IOL (ACRYSOF MA60) erstrecken sich mittlerweile schon auf einen Zeitraum von 3 Jahren.

G. Duncker et al. (Hrsg.)
12. Kongreß der DGII 1998

Präoperative Ausgangssituationen

Im Vergleich zur Operation des Altersstars finden sich bei komplizierten Katarakten präoperativ unterschiedliche Ausgangssituationen:

- Veränderungen im Bindehaut-Sklera-Bereich (u. a. Hyperämie, Verwachsungen, Skleraverdünnungen, Staphylome);
- Hornhautendothelveränderungen (u. a. reduzierte Zellzahlen, atypische Morphologie, Präzipitate);
- Irisveränderungen (u. a. Hyperämie, Stromararefizierungen, Sphinktersklerose, -fibrose, Pigmentdispersion, pathologische Pupillenmotorik, Sekundärglaukom, hintere Synechien);
- Linsenkapselveränderungen (u. a. derbe fibrotische Plaques, Zonulaschwäche bzw. partielle -dialyse);
- Glaskörperveränderungen (u. a. zelluläre Infiltration, Glaskörperkollaps und -schrumpfung).

Die Diagnose und Therapie der Grundkrankheit sind für die Prognose von entscheidender Bedeutung [4]. Eine präoperative exakte Untersuchung einschließlich Glaskörper und Netzhaut sollte dazu beitragen, ein optimales Operationsergebnis und einen möglichst komplikationsarmen postoperativen Verlauf zu bewerkstelligen. Folgende 6 Richtlinien seien an dieser Stelle definiert:

- *Zeitpunkt des Eingriffes:* möglichst im entzündungsfreien bzw. „entzündungsarmen“ Zustand (Ausnahme: phakogene Uveitis); eine perioperative parenterale und lokale Steroidprophylaxe wird von vielen Chirurgen routinemäßig durchgeführt und empfohlen [2, 3, 5].
- *Welcher Zugang:* zur Blutungsvermeidung und wegen der Unsicherheit von Skleraveränderungen (undichter Wundverschluß!) sollte dem rein kornealen der Vorzug gegeben werden.
- *Hornhautendothelschutz:* während sämtlicher intraokularer Manipulationen sollte die Vorderkammer mit einer viskoelastischen Substanz gefüllt bleiben; ebenso sollte die Phakoemulsifikation ausschließlich im Kapselsack erfolgen.
- *Synechienlösungen und Pupillenmanipulationen:* eine behutsame Vorgangsweise vermeidet mögliche Kapselrupturen und vermehrte Pigmentausschwemmungen (Kammerwinkel-Sekundärglaukom!). Zur Pupillenerweiterung empfehlen sich neben intrakameraler Spülung mit Suprarenin und Viskofüllung der Vorderkammer auch noch mechanische Pupillenspreizung, Pupillenringe, Sphinkterektomien und Sphinkterotomien sowie Irishäkchen. Die mechanischen Pupillendilatationen sind fast immer mit einer postoperativen irreversiblen Pupillenmotorikstörung verbunden; es muß im Einzelfall individuell entschieden werden, ob diese Komplikation riskiert werden muß, um intraoperative, durch eine enge Pupille verursachte Komplikationen zu vermeiden.
- *Linsenkapselveränderungen:* Die Kapseleröffnung der Wahl, die Kapsulor-

hexis sollte einen Mindestdurchmesser von 5 mm aufweisen (Sommering formation = Rhexisphimose!);
ungenügend weite Pupillen, derbe Kapselfibrosen und Kapseleinrisse nach Synechienlösung erschweren diese Manipulation ebenso wie Zonulaschwächen. Bei dichten fibrotischen Plaques der Hinterkapsel sollte eine primäre hintere Kapsulorhexis durchgeführt werden. Prinzipiell sei an dieser Stelle vermerkt, daß in Augen mit komplizierter Katarakt eine Faltlinsenimplantation ausschließlich in den Kapselsack bei intakter Kapsulorhexis erfolgen muß. Sulkusfixierung oder In-out-Positionierung führen wegen fast immer zu erwartender Kapselsackschrumpfungen zu Dezentrierungen und Verkippungen der IOL. Eine exakte Kapselsackpolitur ist wegen der beschriebenen hohen Nachstarrate in diesen Augen unumgänglich [1].

- *Glaskörperveränderungen:* Wegen des herabgesetzten roten Fundusreflexes ist einerseits die Kapsulorhexis erschwert, und andererseits stellt sich häufig die Frage, ob die Kataraktoperation nicht mit einer therapeutischen hinteren Vitrektomie mit Kortisonlavage des Glaskörperraumes kombiniert werden sollte.

Faltlinsen-Konfiguration und Material

Da der angestrebte korneale Zugang in seiner Breite limitiert ist, ergibt sich die Frage, welche Faltlinsenkonfiguration und welches Material nach heutigem Wissensstand die geeignetsten sind. Optimale Biokompatibilität ist wegen immer wieder auftretender uveitischer Schübe ebenso erforderlich wie möglichst dauerhafte Zentrierung, größtmöglicher Widerstand gegen Dezentrierung umd Verkippung bei irregulären Kapselsackschrumpfungen und „Resistenz“ gegenüber Nd:YAG-Lasertreffern.

Zur Frage der Konfiguration bieten sicher 3-piece-IOL mit PMMA-Haptikschleifen mit einem Gesamtdurchmesser von mindestens 13 mm eine bestmögliche Zentrierung. Eine 6-mm-Optik ist aus folgenden Überlegungen erforderlich:

- bessere „Toleranz“ gegenüber Dezentrierungen,
- keine optischen Randphänomene bei postoperativ pathologischer Pupillenmotorik,
- bessere optische Voraussetzungen für Biomikroskopie und Chirurgie des hinteren Auges.

IOL mit Plattenhaptik verursachen auch beim Altersstar häufiger Dezentrierungen, und Disk-IOL implizieren die Gefahr des „Durchwanderns“ in den Glaskörperraum nach einer hinteren Nd:YAG-Laserkapsulotomie. Zur Frage des Materials kann man 2 Haupteigenschaften primär vergleichen: hydrophob und hydrophil. Jeder uveitische Schub ist mit einer Anreicherung von Eiweiß und Zellen im Kammerwasser verbunden, bei hydrophilen Materialien ist somit auch ein Eindringen dieser Substanzen in die IOL möglich, und damit könnte eine eventuelle Herabsetzung der Transparenz möglich sein. Hydrophobe Materialien hingegen bieten diesem „Eindringen" eine Barriere; wieweit die Oberfläche auch einer zellulären Besiedelung Widerstand bietet, ist noch nicht geklärt. Dennoch erscheinen nach heutigem Wissenstand hydrophobe Materialien – Silikon und Acryl – eher geeignet als hydrophile, was auch in den Berichten ersichtlich ist.

Gegenüberstellung Silikon- und Acryl-3-Piece-IOL

Vorteile Silikon:

- Inzision kürzer,
- Injektorimplantation möglich;
- kein „glistening phenomenon",
- längere Beobachtungszeit.

Vorteile Acryl:

- Optik widerstandsfähiger gegenüber Verkippung und Dezentrierung,
- geringere (oder verzögerte) Nachstarbildung,
- keine Sommering formation (Rhexisphimose),
- bessere Resistenz gegenüber Nd:YAG-Lasertreffern.

Eigene Erfahrungen

Krankengut und Operationstechnik

Ab 1995 führten wir in insgesamt 58 Augen mit komplizierter Katarakt unterschiedlicher Genese Phakoemulsifikation mit Kleinschnittechnik und Faltlinsenimplantation durch. Das Durchschnittsalter betrug 48,3 Jahre, Männer und Frauen sind etwa gleich stark vertreten (28 bzw. 30). Die Eingriffe wurden von einem Operateur im Regelfall in Lokalanästhesie und mit perioperativer parenteraler Steroidprophylaxe durchgeführt. Nach limbaler Eröffnung erfolgten Synechienlösung, Kapsulorhexis, Hydrodissektion, Phakoemulsifikation, Irrigation/Aspiration, Kapselpolitur und Pinzettenimplantation einer IOL in den Kapselsack. Wegen der bereits erwähnten Überlegungen haben wir uns auf ein Linsenmodell beschränkt (ACRYSOF MA60 BM). In 8 Fällen wurde die Kataraktoperation mit einer Pars-plana-Vitrektomie mit Steroidlavage des Glaskörperraums kombiniert. Die Nachbeobachtungszeit reicht von 3–38 Monate, im Durchschnitt 11 Monate.

Ergebnisse

1. **Funktionelle Resultate** (Tabelle 1). Sehschärfenherabsetzung auf 0,4 oder weniger mit Korrektur für die Ferne war ausnahmslos durch Glaskörper- oder Netzhautpathologie verursacht. In 6 von 13 Augen mit präoperativ existentem Sekundärglaukom reichte die Kataraktoperation mit IOL-Implantation aus, um normale Druckverhältnisse zu schaffen, in 5 Augen war eine

Funktion	Augen	%
Visus 0,5 oder besser	46	79,3
Visus 0,4–0,1	12	20,7
AT ohne Therapie kombiniert	51	87,9
AT mit lok. Therapie kompensiert	5	8,6
Antigl. Eingriff erforderlich	2	3,5

Tabelle 1. Funktionelle Resultate

lokale drucksenkende Therapie weiter notwendig und in 2 Augen konnte der intraokulare Druck erst nach einem weiteren Eingriff (Diodenlaserkoagulation des Ziliarkörpers) kompensiert werden.

2. Postoperative Beobachtungen (Tabelle 4). Passagere Hornhautödeme waren die Hauptkomplikationen (hohe Ultraschallenergiefreisetzung und vermehrte intraokulare Manipulationen), führten aber in keinem Fall zu einem bleibenden Schaden. Fibrinreaktionen und Vorderkammereinblutungen zeigten nach lokaler Therapie spontane Resorptionstendenz. Unmittelbar postoperative IOL-Dezentrierungen wurden nur in Augen mit partiellen Zonulodialysen beobachtet, waren aber ohne optische Beeinträchtigung. Hypotonien traten nur in Augen mit kombinierter Vitrektomie auf und zeigten nur langsame Normalisierungstendenz (2 bzw. 4 Wochen), der Wundverschluß war in beiden Augen dicht.

Beobachtung	**Augen**	**%**
Hornhautödem (passager)	13	22,4
Fibrinreaktion	11	19,0
Hyphäma	9	15,5
Dezentrierung >1,0 mm	3	5,2
Hypotonie	2	3,5

Tabelle 2. Postoperative Beobachtungen

3. Verlaufsbeobachtungen (Tabelle 3). Innerhalb einer durchschnittlichen Beobachtungszeit von 11 Monaten traten in mehr als der Hälfte aller Fälle Zell- bzw. Pigmentauflagerungen an der vorderen Linsenoberfläche auf, die unabhängig von den 10 Augen mit einem oder mehreren uveitischen Schüben zu beobachten waren. Leichte Linsendezentrierungen bis 1 mm und 3 Augen mit Dezentrierungen von mehr als 1 mm führten in keinem Fall zu optischen Störungen und mußten nicht operativ korrigiert werden, ebenso wurde in 2 Augen mit Nachstarbildung keine Sehschärfenbeeinträchtigung festgestellt, weshalb wir über keine Erfahrung mit der Nd:YAG-Laser-Kapsulotomie verfügen. Eintrübungen der vorderen Linsenkapsel, Rhexisphimosen oder Sommering formations konnten in keinem Auge beobachtet werden.

Tabelle 3. Verlaufsbeobachtungen

Beobachtung	Augen	%
Pigment oder Zellen auf IOL	32	55,2
Dezentrierung >1,0 mm	12	20,7
Uveitis-Rezidive	10	17,2
Dezentrierung <1,0 mm	3	5,2

Schlußfolgerungen

Eine definitive Beurteilung ist aufgrund geringer Fallzahlen, unterschiedlicher präoperativer Ausgangssituationen und verschieden langer Beobachtungszeiträume natürlich nicht möglich, multizentrische prospektive Studien sollten dazu beitragen, alle offenen Fragen zumindest teilweise zu klären, um Patienten mit komplizierter Katarakt postoperative Komplikationen zu ersparen und die Prognose bezüglich visueller Rehabilitation zu verbessern.

Literatur

1. Dana MR, Chatzistefanou K, Schaumberg DA, Foster CS (1997) Posterior capsule opacification after cataract surgery in patients with uveitis. Ophthalmology 104: 1387–1394
2. Milazzo S, Turut P, Borhan M, Kheireddine A (1996) Intraocular lens implantation in eyes with Fuchs' heterochromic iridocyclitis. J Cataract Refract Surg 22 [Suppl]: 800–805
3. Niederreiter P, Klemen UM, Wick M, Fridrich K (1990) Uveitis-Katarakt-IOL? Spektrum Augenheilkd 4/4: 126–129
4. Rohrbach JM, Zierhut M, Thiel HJ (1995) Cataract extraction in uveitis. Eur J Implant Ref Surg 7: 342–345
5. Schmidt FU, Schnell S, Duncker G (1991) Hinterkammerlinsenimplantation bei Uveitispatienten. In: Wenzel et al. (Hrsg) 5. Kongreß der DGII. Springer, Berlin Heidelberg, S 537–514

Subkonjunktivale Anästhesie bei der Clear-cornea-Kataraktchirurgie

J. Weindler, N. Schäferhoff und A. Reuscher

Zusammenfassung. Durch die enormen Fortschritte der operativen Techniken konnte sowohl das operative Trauma als auch die Operationszeit bei der Kataraktchirurgie deutlich gesenkt werden. Dadurch war es auch möglich, neue lokalanästhetische Verfahren einzusetzen, die weniger invasiv und traumatisch sind im Vergleich zur Retrobulbär- oder Peribulbäranästhesie. Bei diesen neuen Techniken, wie Tropfanästhesie, wird aber teilweise keine vollständige Analgesie erreicht. Wir untersuchten deshalb die Effektivität einer reinen subkonjunktivalen Anästhesie.

Methodik: In die randomisierte, doppelt maskierte und prospektive Studie werden insgesamt 60 Patienten aufgenommen. In Gruppe A erhalten 30 Patienten eine parabulbäre Injektion temporal unten sowie subkonjunktival bei 12 Uhr. Parabulbär werden 3 ml Xylocain 1% (Scandicain) injiziert und subkonjunktival 0,5 ml Xylocain 1%. In Gruppe B werden bei 25 Patienten subkonjunktival jeweils 0,5 ml Xylocain 1% bei 6 und 12 Uhr injiziert. Von der Studie ausgeschlossen wurden Patienten mit intraokularer Entzündung, präoperativen Schmerzen und mangelnder Kooperationsfähigkeit. Folgende Meßgrößen wurden erhoben: verbaler Schmerzscore von 0–10, Bulbusmotilität (Graduierung 1–3) sowie die pulsoxymetrische Sauerstoffsättigung. Es erfolgt keine Okulopression. Der Operationsbeginn ist 5–7 min nach Injektion.

Ergebnisse: Bei den bisherigen Ergebnissen zeigte sich, daß nach kombinierter parabulbärer und subkonjunktivaler Injektion über 90% der Patienten vollständig schmerzfrei sind. Lid- und Bulbusmotilität sind mäßig eingeschränkt. Bei reiner subkonjunktivaler Injektion gab die Hälfte der Patienten geringe Schmerzen während der Operation an. Eine zusätzliche Analgesie war jedoch nicht erforderlich. Lid- und Bulbusmotilität war nicht eingeschränkt.

Schlußfolgerung: Auf Grund der bisherigen Ergebnisse scheint nach reiner subkonjunktivaler Lokalanästhesie bei einem Großteil der Patienten intraoperativ keine vollständige Schmerzfreiheit zu bestehen. Die alleinige subkonjunktivale Lokalanästhesie scheint daher bei der Kleinschnitt-Kataraktchirurgie nur eingeschränkt geeignet zu sein.

G. Duncker et al. (Hrsg.)
12. Kongreß der DGII 1998

Rasterelektronenmikroskopische Befunde nach Faltung multifokaler Silikon-Intraokularlinsen

G. Häring, S. Behrendt und M. Winter

Zusammenfassung. Multifokale Intraokularlinsen zeichnen sich durch eine spezielle Oberflächenstruktur mit regelmäßig angeordneten optischen Zonen aus. Ziel dieser Studie war es zu prüfen, ob die Oberfläche refraktiver zonaler multifokaler IOL aus hochbrechendem Silikon durch den Faltvorgang mit verschiedenen Faltinstrumenten alteriert wird und sich im Vergleich zu monofokalen IOL als empfindlicher gegenüber Manipulationen im Rahmen des Faltvorganges erweist.

Methodik: Untersucht wurden jeweils fabrikneue zur Implantation bestimmte refraktive Multifokallinsen des Typs SA 40 N „Array" sowie das identische monofokale Modell SI 40 NB des gleichen Herstellers. Zur Faltung fanden verschiedene Instrumente (2 verschiedene Faltblöcke, verschiedene Faltpinzetten, ein Injektorsystem) Verwendung. Die Instrumente wurden vor der Untersuchung hinsichtlich ihrer Unversehrtheit geprüft. Nachdem die Linsen jeweils für 60 s in gefaltetem Zustand gehalten wurden, erfolgte 24 h später die Besputterung mit Gold und im Anschluß die rasterelektronenmikroskopische Untersuchung.

Ergebnisse: Es zeigten sich insgesamt nur diskret ausgeprägte Läsionen. Diese stellten sich als oberflächliche Kratzspuren dar. Darüber hinaus fanden sich Oberflächenunregelmäßigkeiten, die aufgrund ihrer Ausrichtung als spannungsbedingte Materialveränderungen interpretiert wurden.

Schlußfolgerung: Sowohl an den multi- als auch den monofokalen IOL konnten nur sehr diskrete faltungsbedingte Läsionen nachgewiesen werden. Es ergaben sich keine Hinweise auf speziell die multifokalen Oberflächenstrukturen betreffende Defekte. Eine Beeinträchtigung der optischen Abbildungseigenschaften ist nicht zu erwarten.

Summary. Multifocal IOL show a characteristic surface structure with regularly arranged optical zones. The aim of this study was to evaluate whether the surface of refractive zonal multifocal silicone IOL is altered by different folding instruments and proves to be more sensitive to manipulations during the folding process than monofocal IOL.

Methods: Refractive multifocal IOL (SA 40 N Array) and otherwise identical monofocal IOL (SI 40 NB) of the same manufacturer were evaluated. Different folding devices (folding blocks and implantation forceps, folding and implantation forceps, injector) were used. The folding instruments were checked for their integrity prior to the investigation. IOL were kept folded for 60 s, 24 h later scanning electron microscopy was performed.

Results: Depending on the folding instruments used, lesions of variable extent could be demonstrated by SEM. They appeared mostly as discrete scratches. Additionally, surface irregularities that were interpreted as stress-induced because of their characteristic alignment were noted.

Conclusion: Overall, only discrete surface alterations could be detected. There were no signs of lesions affecting particularly the multifocal surface of the IOL. An impairment of the optical qualities of the IOL is not expected.

G. Duncker et al. (Hrsg.)
12. Kongreß der DGII 1998

Einleitung

Seit kurzem steht mit der Array-IOL eine refraktive multifokale Intraokularlinse (MIOL) aus hochbrechendem Silikon zur Verfügung, die sich durch eine spezielle Oberflächenstruktur mit konzentrisch angeordneteten optischen Zonen auszeichnet. Die Verarbeitungsqualität und der Einfluß des Faltvorgangs auf die Oberfläche von monofokalen PMMA-IOL und flexiblen IOL verschiedener Materialien wurden von verschiedenen Autoren untersucht [1–9]. Entsprechende Berichte über Oberflächenveränderungen nach Faltung von MIOL liegen bisher nicht vor. Ziel unserer Untersuchung war es daher zu prüfen, ob die spezielle Oberflächenstruktur multifokaler IOL durch den Faltvorgang mit verschiedenen Faltinstrumenten alteriert wird und sich im Vergleich zu monofokalen IOL als empfindlicher gegenüber Manipulationen im Rahmen des Faltvorgangs erweist.

Methodik

Es wurden jeweils fabrikneue zur Implantation bestimmte MIOL des Typs SA 40 N „Array" (Allergan Medical Optics, USA) sowie das identische monofokale Modell SI 40 NB des gleichen Herstellers untersucht. Die Optik dieser Intraokularlinsenmodelle besteht aus SLM-2-Silikon mit einem Brechungsindex von 1,46, während die Haptiken aus PMMA gearbeitet sind. Die Brechkraft der untersuchten IOL betrug 21,0 oder 22,0 dpt.

Bewußt wurden Instrumente unterschiedlicher Faltmethoden angewendet. Im einzelnen fanden folgende Instrumentenkombinationen Verwendung: Rhein-Faltblock 05-2332 und Geuder-Implantationspinzette 31902, Allergan-Faltblock nach Dvorak und Geuder-Implantationspinzette 31903, Stehle-Faltpinzette SR 2237 und Geuder-Implantationspinzette 31903, Geuder-Faltpinzette 31994 und Geuder-Implantationspinzette 31903. Als Injektorsystem setzten wir den Unfolder von Allergan ein. Als Viskoelastikum wurde hierbei Healon verwendet, das von den IOL vor der elektronenmikroskopischen Untersuchung im Ultraschallbad mit destilliertem Wasser entfernt wurde. Die Instrumente waren vor der Faltung auf ihre Unversehrtheit geprüft worden. Nachdem die Linsen jeweils für 60 s in gefaltetem Zustand gehalten wurden, erfolgte 24 h später die Besputterung mit Gold und die rasterelektronenmikroskopische Untersuchung. Die IOL wurden zunächst in der Übersicht bei 10- bis 15facher Vergrößerung dargestellt, Details im Anschluß bis maximal 1900fach vergrößert.

Ergebnisse:

Nach Faltung der IOL mit der Instrumentenkombination Rhein-Faltblock 05-2332 und Geuder-Implantationspinzette 31902 fanden sich sowohl auf der Oberfläche der Vorderseite der MIOL als auch der monofokalen IOL zarte, parallel zur Faltungsebene angeordnete Kratzspuren. Die Rückfläche der IOL war jeweils unversehrt.

Nach Faltung mit dem Faltstempel nach Dvorak und der Geuder-Implantationspinzette 31902 fielen an der Linsenvorderfläche keine Spuren des Faltvorgangs auf (Abb. 1). Lediglich auf der Rückseite der IOL waren einzelne zarte Riefen darstellbar. Die Befunde der monofokalen IOL waren nahezu identisch.

Bei der Faltung der MIOL mit der Faltpinzette von Stehle und der Geuder-Implantationspinzette 31903 traten fächerförmig verlaufende, vermutlich spannungsbedingte Linien der Linsenvorderfläche auf (Abb. 2). Die mit den gleichen Instrumenten gefaltete monofokale IOL zeigte sowohl auf der Vorder- als auch der Rückfläche keine Veränderungen.

Die Kombination aus Geuder-Faltpinzette 31994 und Geuder-Implantationspinzette 31903 führte an der MIOL zu keinen Veränderungen und bei der monofokalen IOL zu zarten linienförmigen Läsionen an der Rückfläche.

Bei der Faltung mit dem Unfolder zeigte sich die multifokale Oberfläche völlig unversehrt (Abb. 3a). Die monofokale IOL zeigte ebenfalls keine Defekte. Die Abb. 3b und 3c demonstrieren die vordere bzw. hintere Öffnung

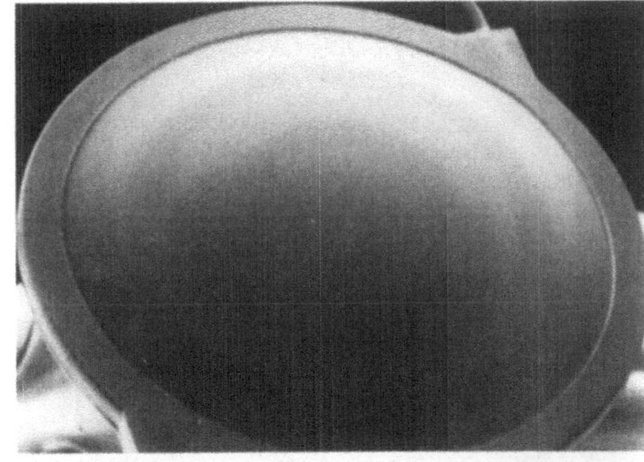

Abb. 1. Intakte Oberfläche einer MIOL SA 40 N nach Faltung mit dem Faltblock nach Dvorak und der Geuder-Implantationspinzette 31903 (Original mal 15)

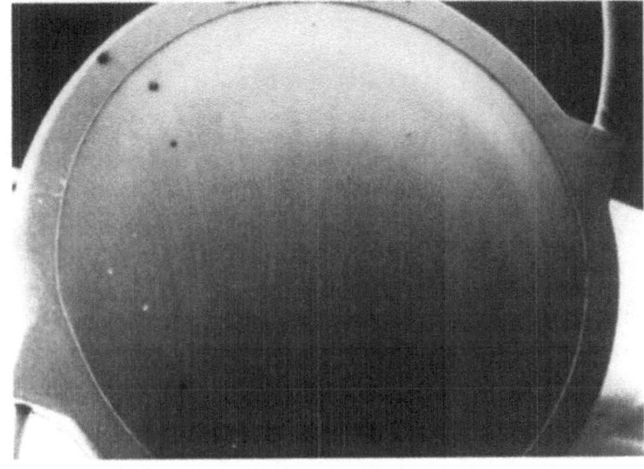

Abb. 2. Oberfläche der MIOL SA 40 N nach Faltung mit der Faltpinzette Stehle SR 2237 und der Implantationspinzette Geuder 31903. Es finden sich fächerförmig auf der Oberfläche verlaufende Linien. Anordnung und Ausdehnung der Läsionen lassen eine spannungsbedingte Entstehung vermuten (Original mal 14)

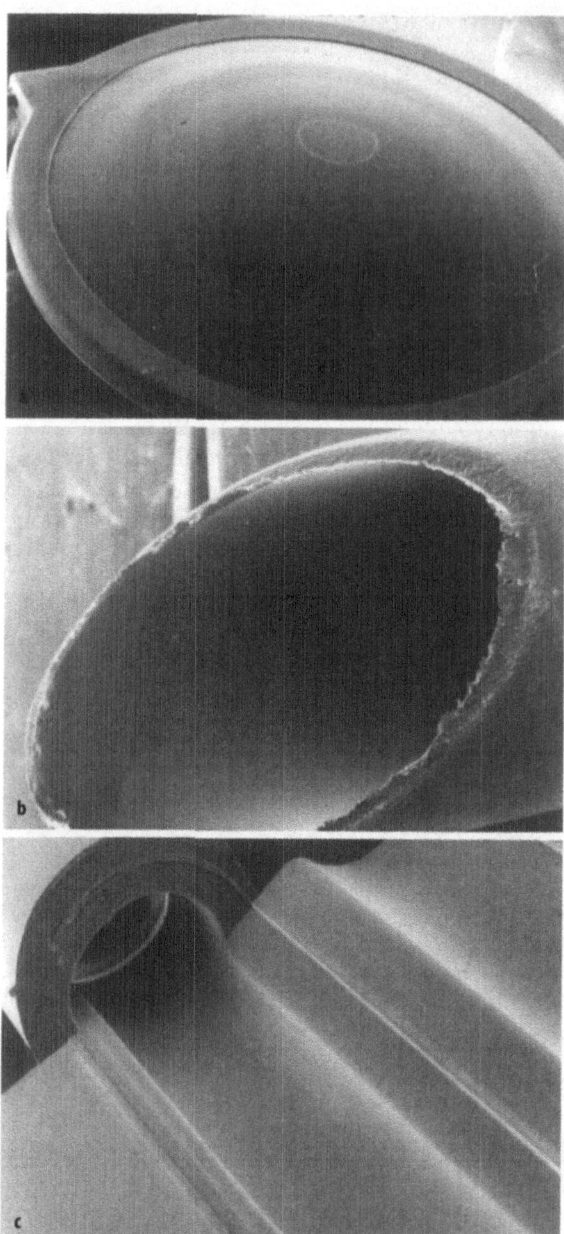

Abb. 3. a Unversehrte Oberfläche der MIOL SA 40 N nach Verwendung des Unfolder-Injektorsystems. Als Artefakt ist parazentral der Rest eines Tropfens des zur Entfernung des Viskoelastikums verwendeten destillierten Wassers erkennbar (Original mal 15). **b** Vordere Spitze der verwendeten Implantationskartusche mit ausgeprägten Unregelmäßigkeiten und Graten an den Rändern (Original mal 28). **c** Hintere Öffnung der verwendeten Implantationskartusche mit glatter Begrenzung und gerundeten Kanten (Original mal 10)

der für die MIOL verwendeten Injektorkartusche. Auffällig sind die ausgeprägten Grate im Bereich der Spitze, während die hintere Öffnung glatte Begrenzungen und gerundete Kanten aufweist.

Diskussion

Wie zuvor bereits erwähnt, war es nicht das Ziel unserer Untersuchung, die Verarbeitungsqualität oder den Einfluß des Faltvorgangs auf die Haptiken zu untersuchen. Berichte, welche die diesbezüglich kontinuierliche Qualitätssteigerung von Silikon-IOL im Verlauf der letzten Jahre dokumentieren, liegen von verschiedenen Autoren vor [2, 4, 6, 7–9]. Unsere Studie galt allein der multifokalen Oberflächenstruktur und ihrer möglichen Alteration durch verschiedene chirurgische Instrumente. Der Implantationsvorgang als möglicher zusätzlicher Mechanismus der IOL-Schädigung blieb bei unserer Untersuchung, ebenso wie bei den meisten anderen Autoren, unberücksichtigt [1, 2, 4–6, 8, 9]. Der Einfluß der Implantation auf die IOL-Oberfläche wird als eher gering angesehen [4]. Die an den von uns gefalteten IOL erhobenen Befunde zeigen, daß die multifokale Oberflächenstruktur offensichtlich nicht empfindlicher auf Manipulationen im Rahmen des Faltvorgangs reagiert als die monofokaler IOL. Unabhängig von den verwendeten Faltinstrumenten zeigten sich sowohl an den multi- als auch den monofokalen IOL nur sehr diskrete faltungsbedingte Läsionen. Unsere Ergebnisse decken sich diesbezüglich mit den von anderen Autoren an monofokalen IOL erhobenen Befunden, die ebenfalls keine oder allenfalls geringfügige faltungsbedingte Läsionen aufwiesen [2, 4, 6]. Es fanden sich keine Hinweise auf speziell die multifokalen Oberflächenstrukturen betreffende Defekte. Hierzu liegen bisher keine Ergebnisse anderer Studien vor. Eine merkliche Beeinträchtigung der optischen Abbildungsqualität ist durch die beobachteten geringfügigen Veränderungen nicht zu erwarten.

Literatur

1. Baldeschi L, Rizzo S, Nardi M (1997) Damage of foldable intraocular lenses by incorrect folder forceps. Am J Ophthalmol 124: 245–247
2. Brady DG, Giamporcaro JE, Steinert RF (1994) Effect of folding instruments on silicone intraocular lenses. J Cataract Refract Surg 20: 310–315
3. Kohnen T, Dick B, Jacobi KW (1994) Surface alterations on PMMA-intraocular lenses induced by different implantation forceps. Eur J Implant Ref Surg 6: 138–142
4. Kohnen T, Magdowski G, Koch DD (1995) Oberflächenqualität faltbarer Intraokularlinsen aus Silikon. Klin Monatsbl Augenheilkd 207: 253–263
5. Kulnig W, Skorpik C (1990) Optical resolution of foldable intraocular lenses. J Cataract Refract Surg 16: 211–216
6. Omar O, Mamalis N, Veiga J et al. (1996) Scanning electron microscopic characteristics of small-incision intraocular lenses. Ophthalmology 103: 1124–1129
7. Rochels R, Stofft E (1988) Rasterelektronenmikroskopische Befunde an fabrikneuen und zur Implantation gefalteten Silikonhinterkammerlinsen. Ophthalmologe 85: 273–276
8. Schwarz N, Knauer I, Hartmann C (1994) Oberflächenbeschaffenheit von Silikonintraokularlinsen. In: Pham DT, Wollensak J, Rochels R, Hartmann C (Hrsg) 8. Kongreß der Deutschsprachigen Gesellschaft für Intraokularlinsen-Implantation. Springer, Berlin Heidelberg, S 366–370
9. Tsai JC, Castaneda VE, Apple DJ et al. (1992) Scanning electron microscopic study of modern silicone intraocular lenses. J Cataract Refract Surg 18: 232–235

Der Einfluß der Kompression auf die Form und die optischen Eigenschaften faltbarer Intraokularlinsen

T. Terwee

Zusammenfassung.
Zielsetzung: Die Untersuchung des Einflusses der Kompression auf die Form und die optischen Eigenschaften diverser faltbarer Linsen im Vergleich zu den entsprechenden Eigenschaften harter PMMA-Linsen.

Experimentelle Verfahren: Diverse Intraokularlinsen aus PMMA, Silikon sowie hydrophilen und hydrophoben Acrylaten werden in Richtung ihres Haptikdurchmessers komprimiert, bis sie die Abmessungen einer natürlichen Kapsel aufweisen. Die Verformung der optischen Linsen wird dabei auf interferometrischem Wege ermittelt. In diesem komprimierten Zustand werden die optischen Eigenschaften der Linsen in einem ISO-Modellauge auf einer optischen Bank gemessen und in MTF-Werten ausgedrückt.

Ergebnisse: Die Optik der faltbaren Linsen ist in vielen Fällen weniger stabil als die der PMMA-Linsen. Insbesondere bei schrumpfenden Kapseln und bei weiter geöffneter Pupille läßt die optische Leistung vieler faltbarer Linsen nach.

Schlußfolgerung: Was die funktionellen optischen Eigenschaften im Auge betrifft, sind flexible Intraokularlinsen noch durchaus verbesserungsbedürftig.

Summary. This study aims at investigating the response of various folding lenses to compression; i. c. to measure their change in shape as well as their optical properties and to compare the results with the optical properties of hard PMMA lenses.

Experimental procedures: Various intraocular lenses made of PMMA, silicone, and hydrophilic or hydrophobic acrylates are compressed along their haptic diameter until they exhibit the dimensions of a natural capsule. The deformation of the optical lenses is determined by interferometry. In this compressed condition, the optical properties of the lenses inserted into an ISO model eye are measured on an optical bench and the results are expressed in MTF values.

Results: The optical properties exhibited by IOLs are frequently less stable than those of PMMA lenses. Especially in the case of shrinking capsules, accompanied by a relatively wide pupil opening, the optical performance of many lenses deteriorates noticeably.

Conclusion: Flexible IOLs necessitate considerable improvement regarding their functional optical properties in the eye.

Einleitung

Bei der Implantation einer Intraokularlinse in das menschliche Auge wird die Linse infolge der federnden Haptik in der Kapsel eingeklemmt. Die daraus resultierende Gegenkraft der Kapsel wird von der Haptik wiederum auf den optischen Körper der Linse übertragen.

G. Duncker et al. (Hrsg.)
12. Kongreß der DGII 1998

Besteht nun der Linsenkörper aus einem harten Material wie beispielsweise PMMA, verformt sich die Linse dabei nicht. Andererseits können derartige Zugkräfte die optischen Eigenschaften der aus flexiblen Materialien gefertigten Linsen durchaus beeinflussen.

Das optische In-vivo-Verhalten einer gegebenen Intraokularlinse im Auge des Patienten hängt von einer breiten Palette an Einflußfaktoren ab. Abgesehen vom Linsenmaterial und dem fraglichen Linsenmodell sind in diesem Zusammenhang auch die Implantationstechnik, der Chirurg selbst, die Linsenstellung im Auge, Alter und Zustand des Patienten sowie die jeweiligen optischen Auswertungsverfahren zu nennen.

Selbst bei einer gut geplanten klinischen Studie lassen sich die einzelnen Variablen nicht gänzlich unabhängig voneinander betrachten.

Um nun das Verhalten der einzelnen Intraokularlinsen meßbar und somit vergleichbar zu machen, um also den Einfluß des Linsenmaterials und des Linsentyps als unabhängigen Versuchsparameter zu quantifizieren, werden im Rahmen dieser Studie einige marktübliche Linsen in ein normiertes Augenmodell eingesetzt und in diesem Zustand vermessen, unter Bedingungen also, die eine „ideale" Versuchsperson simulieren. Dieses Verfahren ermöglicht den Vergleich des optischen Verhaltens der einzelnen Linsen unter identischen Versuchsbedingungen.

Material und Methoden

Im Rahmen dieser Studie haben wir die Auswirkungen der Kapselspannung auf die Form und die optischen Eigenschaften der Linse untersucht und dabei eine Reihe der heute erhältlichen Intraokularlinsen aus PMMA, Silicon, Hydrogel und Acrylat einem Laborversuch unterzogen. In diesem Zusammenhang sollten die tatsächlichen In-vivo-Bedingungen im Auge so realistisch wie möglich simuliert werden.

Dazu wurden die Linsen in runde, den Kapselabmessungen entsprechende Fassungen eingesetzt und dann mindestens 4 Tage lang bei 37 °C in destilliertem Wasser aufbewahrt. Auf diese Weise konnte gezeigt werden, daß sich die Linsenform nach einer Einweichzeit von 4 Tagen stabilisiert.

Im nächsten Schritt wird die Linse im komprimierten Zustand vermessen, als ob sie in die Linsenkapsel eines menschlichen Auges eingesetzt worden wäre.

Dazu wird die Linse in einen Kunststoffring mit einem Innendurchmesser von 10,0 mm (dem normalen Kapseldurchmesser) oder in einen Ring mit einem Durchmesser von 9,5 mm (dem Durchmesser der Kapsel im Kontraktionszustand) eingeklemmt. Die in den Ring eingesetzte Linse wird nun im ISO-Modellauge vermessen. Abgesehen von der Pupillenöffnung von 3 mm, die in der ISO-Norm [3] vorgeschrieben ist, werden im Rahmen dieser Studie auch Meßreihen bei Pupillenöffnungen von 4 bzw. 5 mm aufgenommen, um den Einfluß der möglicherweise auftretenden Oberflächendeformation bestimmen zu können.

Tabelle 1. Übersicht Intraokularlinsen

Bezeichnung	Material	Brechungsindex	Modell
PMMA-1.47	PMMA	1.47	1-piece, Cap-C
Si-pl-1.42	Silicon	1.42	1-piece, plate
Si-1.43	Silicon	1.43	3-piece
Si-1.46	Silicon	1.46	3-piece
H-3p-1.47	Hydrophiles Acrylat	1.47	3-piece
H-1p-1.47	Hydrophiles Acrylat	1.47	1-piece
Acr-1.55	Hydrophobes Acrylat	1.55	3-piece

Insgesamt wird die Linse in 2 um 90° verschiedenen Stellungen vermessen, um auf diese Weise einen auftretenden Astigmatismus bemerken zu können. Die Ausgangsstellung wird dabei willkürlich gewählt. In diesem Fall geht es also nicht um die Positionen, bei denen ein maximaler Astigmatismus zu beobachten ist.

Die MTF-Vermessung des ISO-Modellauges [1–3] erfolgte auf einer optischen Bank (Image Science) bei 50 Z/mm.

Die Oberflächenverformung der einzelnen Linsen wurde auf interferometrischem Wege ermittelt. Die Verformungsmessungen wurden mit einem Wyko-Laser-Interferometer (Modell 400) durchgeführt.

Bei den in diesem Rahmen untersuchten Linsen handelt es sich um marktgängige Intraokularlinsen mit einer optischen Stärke von 20 D ± 2 D. Der Tabelle 1 ist eine Übersicht über diese Intraokularlinsen zu entnehmen, wobei auch das jeweilige Material, der Brechungsindex und das Modell aufgeführt sind.

Im Rahmen des Versuchs wurden die Linsen einer Reihe von MTF-Messungen als Maßstab für die optischen Eigenschaften der einzelnen Linsen unterzogen. Dabei wurden für jeden Linsentyp 5 Probelinsen geprüft und dann die Mittelwerte der einzelnen Meßreihen zur Auswertung herangezogen.

Aus den interferometrischen Ergebnissen lassen sich Rückschlüsse auf die Form der Oberfläche der einzelnen Linsen im nichtkomprimierten wie auch im komprimierten Zustand ziehen. Die Abbildungen zeigen die jeweilige Vorderseite der PMMA- und Silikonlinsen, wobei die einzelnen Verformungen farblich gekennzeichnet sind. Die Gesamtdeformation der einzelnen Linsen wird vom Computer automatisch in 12 Farben unterteilt, wobei die verschiedenen Linsen jedoch eine unterschiedliche Gesamtdeformation aufweisen.

Ergebnisse

Der Abb. 1 ist zu entnehmen, daß sich die harte PMMA-Linse durch die Kompressionskräfte erwartungsgemäß nicht verformt. Die Gesamtdeformation der links abgebildeten PMMA-Linse beträgt 100 nm. Die komprimierte drei teilige Silikonlinse (Si-1.43) rechts hingegen weist eine Gesamtdeformation von 1300 nm auf.

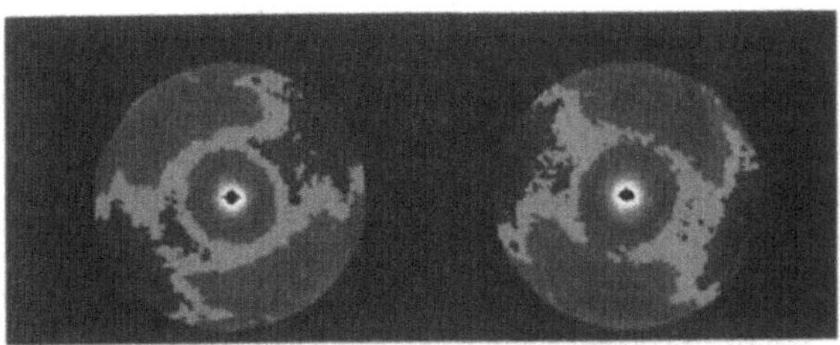

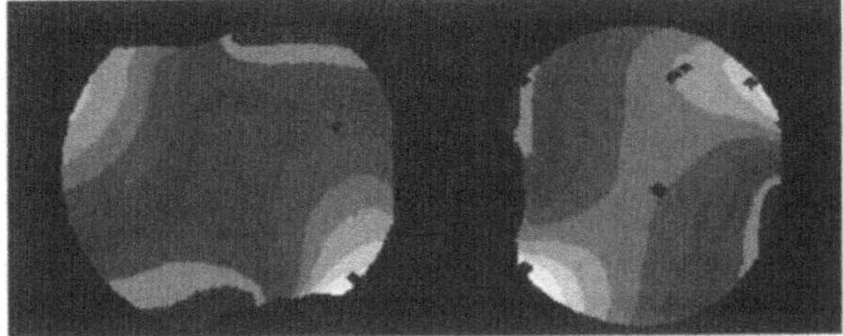

Abb. 1. Interferometrische Darstellung der Linsenform von PMMA- und Silikonlinsen im normalen bzw. komprimierten Zustand

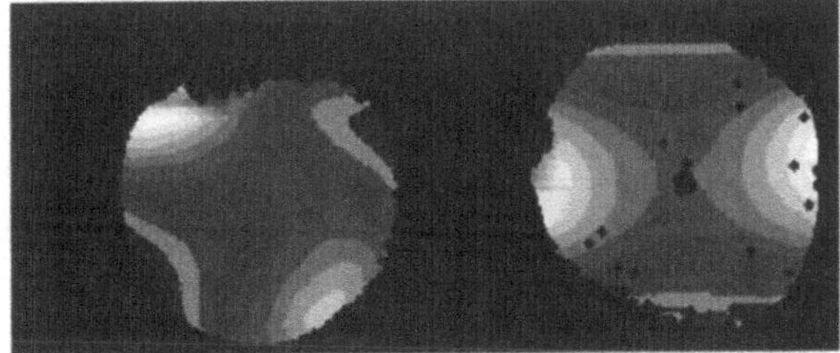

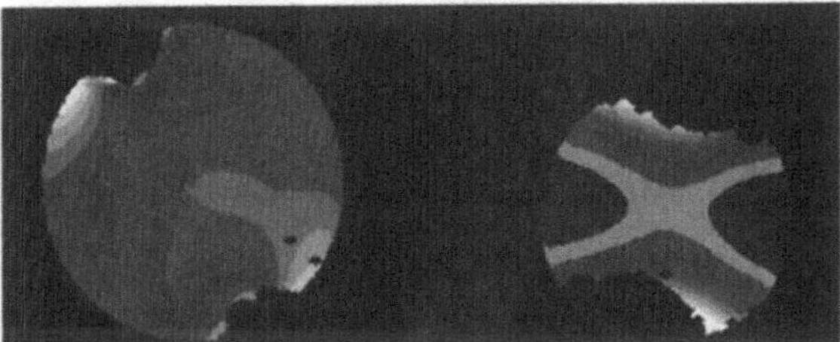

Abb. 2. Interferometrische Darstellung der Gesamtdeformation einer Hydrogel- und einer Acrylatlinse

Die dreiteilige Hydrogellinse im linken Teil der Abb. 2 weist eine Gesamtdeformation von 5000 nm auf.

Auch die faltbare hydrophobe Acrylatlinse auf der rechten Seite ist mit einer Gesamtdeformation von 2000 nm kompressionsempfindlich.

Die Abhängigkeit der optischen Eigenschaften von der Kompression nach 10 mm

Die optischen Eigenschaften der Linsen wurden anhand eines ISO-Modellauges auf einer optischen Bank ermittelt. Dabei wurden die einzelnen Intraokularlinsen im normalen wie auch im komprimierten Zustand in einer synthetischen Augenflüssigkeit vermessen. Die entsprechenden Meßergebnisse sind in der Abb. 3 grafisch dargestellt. In dieser Graphik sind die verschiedenen Linsentypen und ihre jeweiligen Brechungsindizes gegen den jeweiligen MTF-Wert bei 50 Zyklen pro Millimeter aufgetragen. Es ist zu erkennen, daß sich die optische Leistung der Linse durch das Einweichen durchaus verbessert.

Bei einer Öffnung von 3 mm weisen 5 der 6 hier dargestellten Linsen praktisch die gleichen optischen Eigenschaften auf. Wird nun die Pupillenöffnung entsprechend der Abb. 4 auf 4 bzw. 5 mm erweitert, zeigen sich deutliche Unterschiede in den optischen Eigenschaften.

Die Auswirkungen der haptischen Einflußfaktoren haben wir noch nicht speziell untersucht. Wir konnten jedoch feststellen, daß die faltbaren Linsen mit den besten optischen Eigenschaften gleichzeitig auch die flexibelsten haptischen Charakteristika aufweisen.

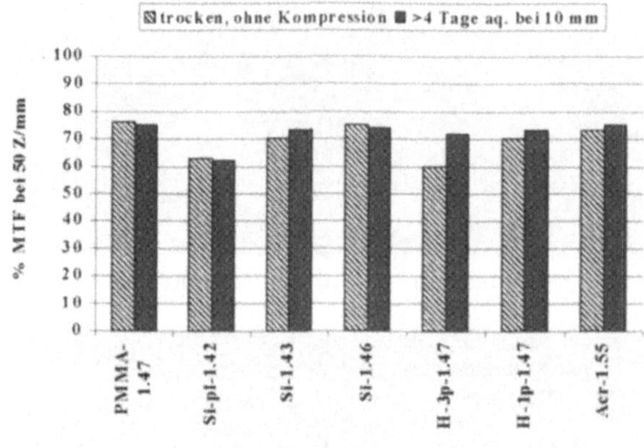

Abb. 3. Änderung der optischen Eigenschaften der einzelnen Linsen bei einer Pupillenöffnung von 3 mm

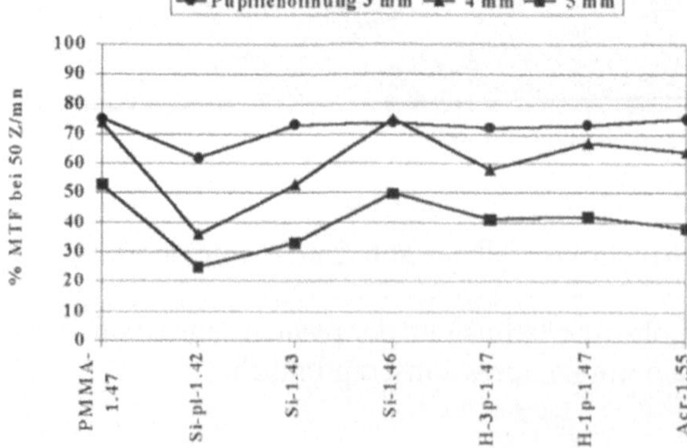

Abb. 4. Die optischen Eigenschaften der einzelnen Linsen bei einer Kompression von 10 mm in Wasser

Bei den optischen Messungen wurden die Linsen in 2 Stellungen geprüft. Die gemessene Abweichung ist auf den Astigmatismus zurückzuführen. Dabei wurden Abweichungen von bis zu 0,5 D pro Linse ermittelt.

Die optischen Eigenschaften der Linsen nach der Kapselverkleinerung

Hierbei geht es um die optischen Eigenschaften der Linsen nach einer Kapselverkleinerung von 10 auf 9,5 mm. In Abb. 5 sind die 3 Linsen wiedergegeben, die nach Maßgabe der interferometrischen Ergebnisse die deutlichsten Auswirkungen zeigen. Dabei ist die Reaktion der Silikon-Plattenlinse (Si-pl-1.42) besonders bemerkenswert.

Abbildung 6 zeigt die MTF-Werte für die komprimierten Linsen bei einer Pupillenöffnung von 4 mm. Bemerkenswert ist hierbei, daß sich die optische

10 mm Kompression (aq.)

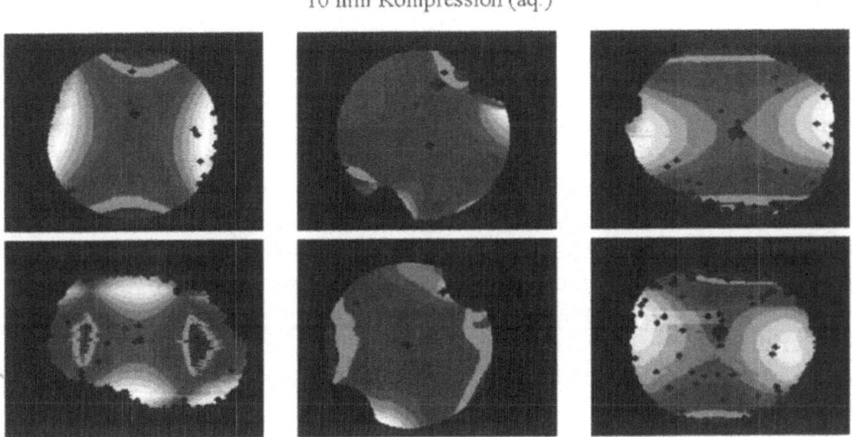

9,5 mm Kompression (aq.)

Abb. 5. Linsendeformation bei einer Kompression von 10 (oben) bzw. 9,5 mm (unten). Bildergruppen von links nach rechts: Si-pl-1.42; Si-1.46; H-3p-1.47

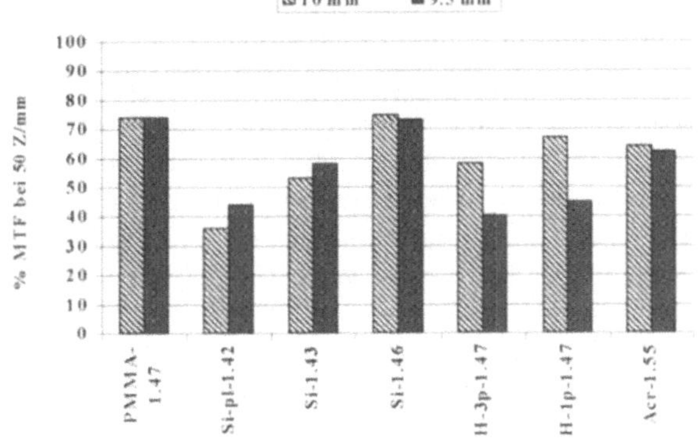

Abb. 6. Die optischen Eigenschaften der Linsen bei einer Kompression von 10 bzw. 9,5 mm und einer Pupillenöffnung von 4 mm

Leistung der beiden Silikonlinsen mit einem geringeren Brechungsindex verbessert, bei den beiden Hydrogellinsen jedoch verschlechtert. Dieser Effekt ist wahrscheinlich auf den Haptikentwurf zurückzuführen. Mit Ausnahme der PMMA-Linse sind nur 2 Linsen zu erkennen, bei denen diese Kapselschrumpfung ein wenig bedeutendere Auswirkung hat.

Schlußfolgerungen

Im allgemeinen weisen flexible Linsen weniger stabile optische Eigenschaften auf. Nur die Prüfergebnisse für die 3-piece-Silikonlinse Si-1.46 sind vergleichbar mit denen der PMMA-Linse. Die getesteten PMMA-Linsen weisen stabile optische Eigenschaften auf, wie sie auch unter Kompressionsbedingungen bei der Kapselschrumpfung auftreten. Die optische Leistung dieser Linsen hat sich in den letzten 10 Jahren stark verbessert. Das gilt sowohl für die optischen Eigenschaften selbst wie auch für die Positionierung der Linse im Auge, was auf die hervorragenden haptischen Eigenschaften zurückzuführen ist.

Die interferometrisch demonstrierten Auswirkungen der Kompression auf die Gleichförmigkeit der Oberfläche konnten durch die optischen MTF-Messungen bestätigt werden, wobei vor allem Messungen bei Pupillenöffnungen von 4 bzw. 5 mm eine stark variierende optische Qualität aufweisen. Bei vielen Linsen hat die Kapselkontraktion erhebliche Auswirkungen auf die MTF-Ergebnisse. Auffallend ist hierbei jedoch, daß sich die optische Qualität einiger Linsen (vor allem der beiden Silikonlinsen mit einem geringen Brechungsindex) infolge der Kapselkontraktion verbessert, was jedoch die interferometrischen Ergebnisse nicht bestätigen konnten. Die optischen Messungen liefer-ten darüber hinaus auch Hinweise auf den Linsenastigmatismus infolge der Verformung des optischen Linsenkörpers. Dabei trat ein gewisser Astigmatismus von bis zu 0,5 D auf.

Diskussion

Vor einigen Jahren haben Knorz et al. [9] eine Vergleichsstudie an einer Reihe von PMMA- und Silikonlinsen durchgeführt, in deren Rahmen sowohl Labormessungen wie auch klinische Studien herangezogen wurden. Die Laborversuche umfaßten neben interferometrischen Analysen auch MTF-Messungen an Linsen im Modellauge, um auf diese Weise die Qualität der Linsenoberfläche in Abhängigkeit von der Herstellungstechnik der Linsen bestimmen zu können. Dabei wurden jedoch die Eigenschaften der Linsenoberfläche unter Bedingungen ermittelt, die denen in der Linsenkapsel des menschlichen Auges nicht unbedingt entsprechen. Experimente an einer Linse, die keinen mechanischen Kräften ausgesetzt ist, können die Kompressionsbedingungen des menschlichen Auges nicht simulieren. Daher konzentrieten sich unsere Untersuchungen auf das Verhalten mechanisch eingespannter Linsen, d. h. auf die Simulierung der In-vivo-Bedingungen in der Linsenkapsel. Es ergab sich, daß der Kompressionseffekt keinesfalls vernachlässigt werden darf. Zudem verstärkt die Kapselkontraktion des menschlichen Auges den Einfluß der untersuchten Faktoren auf die optische Qualität flexibler Linsen.

Strenn et al. [8] haben gezeigt, daß eine Kapselkontraktion von 0,5 mm bereits einen Monat nach der Implantation erreicht wird. Danach schrumpft die Kapsel weiter, wobei eine Kontraktion von 1 mm und mehr durchaus nicht ungewöhnlich ist. Angesichts der von uns bestimmten deutlichen Auswirkungen einer Kapselkontraktion von nur 0,5 mm auf die optischen Eigenschaften einiger flexibler Linsen ist zu erwarten, daß eine Kontraktion von 1 mm diese Eigenschaften noch stärker beeinflussen sollte.

Da es sich im Rahmen dieser Studie lediglich um einen Vergleich der optischen Eigenschaften der Intraokularlinsen im Auge dreht, wäre es interessant zu wissen, ob die vorhandenen klinischen Studien zu diesem Thema ähnliche Differenzen ausweisen.

Aus einer von Johansen et al. [10] durchgeführten klinischen Studie an 91 Patienten geht hervor, daß Intraokularlinsen aus Silikon eine geringere Kontrastempfindlichkeit aufweisen als die traditionellen PMMA-Linsen.

Vor dem Hintergrund unserer Messungen lassen sich die Befunde von Johansen et al. durch die Annahme erklärten, daß die Patienten bei den optischen Messungen im Rahmen dieser Veröffentlichung wahrscheinlich Pupillenöffnungen von mehr als 3 mm aufwiesen.

Auch Kohnen et al. [11] konnten geringe Differenzen in der optischen Qualität von PMMA-Linsen, 3-piece-Silikonlinsen und hydrophoben Acrylatlinsen feststellen. Die gefundenen Differenzen stimmen größtenteils mit unseren Ergebnissen überein, obwohl die von diesen Autoren ermittelten Werte für die 3-piece-Silikonlinse im Verhältnis etwas niedriger liegen als unsere Messungen. Möglicherweise spielt hier auch der Einfluß des Auges selbst (also des Patienten) eine Rolle.

Dick et al. [7] haben 2 Jahre nach der Implantation 3 verschiedenen Linsentypen (einer 1-piece-Plate-Silikonlinse, einer 3-piece-Silikonlinse und einer PMMA-Linse) keine großen Unterschiede feststellen können. Die ermittelten Differenzen bezüglich des Astigmatismus wurden auf die Operationstechnik (also die Größe der Hornhauttunnelinzision) zurückgeführt.

Auch der von Lemagne [4] berichtete Astigmatismus von etwa 0,5 D, der im Laufe einer 3jährigen klinischen Studie an 2000 flexiblen 3-piece-Silikonlinsen ermittelt wurde, wird vom Autor selbst auf die Operationstechnik zurückgeführt. Dabei wird dem Faktor des Linsenastigmatismus keine Rechnung getragen.

Im Gegensatz dazu weisen die beiden Veröffentlichungen von Spiegel et al. [5, 6] auf einen deutlicheren linseninduzierten Astigmatismus bei 1-piece-Plate-Silikonlinsen als bei 1-piece-PMMA-Linsen.

Keinem dieser Ansätze gelingt es jedoch, den Einfluß der Intraokularlinse selbst auf die Sehfähigkeit der Patienten unabhängig von den anderen Variablen zu quantifizieren, sich also auf den Faktor des Linsentyps/des Linsenmaterials bei verbleibender Variablenkonstanz zu beschränken.

Aus unseren Untersuchungen an flexiblen Intraokularlinsen, die auf die tatsächlichen Kapselmessungen komprimiert und im IOL-Modellauge vermessen wurden, geht hervor, daß die Abweichungen der optischen Eigenschaften vieler dieser geprüften Linsen die gleiche Größenordnung aufweisen wie die aus klinischen Studien berichtete Beeinträchtigung des Sehvermögens der IOL-Patienten.

In optischer Hinsicht sind die flexiblen Linsen noch nicht so ausgereift wie die PMMA-Linsen. In Hinblick auf die Auslegung und Prüfung geeigneter Materialien für die Haptik in Kombination mit den verfügbaren flexiblen optischen Materialien sind jedoch in Zukunft interessante Verbesserungen zu erwarten.

Literatur

1. Norrby NES, Grossman LW, Geraghty EP et al. (1998) Determining the imaging quality of intraocular lenses. J Cataract Refract Surg 24: 703–713
2. ISO 9335 (1995) Optics and optical instruments - optical transfer function - principles and procedures of measurements. International Organisation for Standardization, Geneva
3. ISO/DIS 11979-2 (1995) Optics and optical/instrument - intraocular lenses, Part 2: Optical requirements and their test methods. Annex C: Measurement of MTF. Draft International Standard (DIS)
4. Lemagne JM (1996) Results of the intraocular lens SI-30 implantation (in French). Bull Soc Belge Ophthalmol 262: 155–157
5. Spiegel D, Widmann A, Koll D (1997) Noncorneal astigmatism related to poly(methyl methacrylate) and plate-haptic silicone intraocular lenses. J Cataract Refract Surg 23/9: 1376–1379
6. Spiegel D, Koll D, Widmann AJ (1995) Das Auftreten von Linsenastigmatismus in Zusammenhang mit Implantation einer flatbaren One-piece-Silikonlinse bei einem Patienten. Klin Monatsbl Augenheilkd 207/3: 197–199
7. Dick B, Kohnen T, Jacobi F, Jacobi KW (1997) Langzeitergebnisse nach Implantation verschiedener Intraokularlinsen über einen Hornhauttunnel. Klin Monatsbl Augenheilkd 211/2: 106–112
8. Strenn K, Menapace D, Vass C (1997) Capsular bag shrinkage after implantation of an open-loop silicone lens and auf poly(methyl methacrylate) capsule tension ring. J Cataract Refract Surg 23/10: 1543–1547
9. Knorz MC, Lang A, Hsia TC, Poepel B, Seiberth V, Liesenhoff H (1994) Comparison of the optical quality of poly(methyl methacrylate) and silicone intraocular lenses. J Cataract Refract Surg 19/6: 766-771
10. Johansen J, Dam-Johansen M, Olsen T (1997) Contrast sensitivity with silicone and poly(methyl methacrylate) intraocular lenses. J Cataract Refract Surg 23: 1085–1088
11. Kohnen S, Ferrer A, Brauweiler P (1996) Visual function in pseudophakic eyes with poly(methyl methacrylate), silicone and acrylic intraocular lenses. J Cataract Refract Surg 22/2: 1303–1307

Prä-, intra- und postoperative Komplikationen bei der Implantation einer Acryllinse und deren Bewältigung

M. Rau

Zusammenfassung. Es gibt verschiedene Gründe, Intraokularlinsen wieder zu explantieren, z. B. Bruch oder Deformierung, Implantation einer Linse anderer Brechungsstärke wegen fehlerhafter Korrekturberechnung oder Verwechslung.

Methodik: Ist eine Explantation erforderlich, besteht grundsätzlich die Möglichkeit, den 3,5-mm-Schnitt auf 6 mm zu vergrößern und die Linse im Ganzen zu entfernen.

Vorteilhafter ist jedoch, die Linse mittels einer Vanas-Schere zu durchschneiden und somit durch den 3,5-mm-Schnitt zu explantieren.

Ergebnisse: Es erübrigt sich das Erweitern des Clear-cornea-Schnittes; eine andere faltbare Linse kann implantiert werden.

Falls erforderlich, läßt sich bereits nach 2 Wochen eine Kapsulotomie problemlos durchführen.

Summary. There are a number of different reasons why implanted lenses may need to be explanted: e. g., breaking or deformation of the haptic, implanting a lens with a different refracting strength after wrong corrective calculations or after mistaken use.

If an explantation is required, the 3.5-mm incision may be enlarged to 6 mm and, pulling at the bow with forceps, the lens may be removed completely together, with subsequent implantation of a PMMA lens.

The method of severing the lens with Vannas scissors and removing it through the 3.5-mm incision is more advantageous, however. It is not necessary to enlarge the incision, which would induce astigmatismus; the implantation of another foldable acryl lens can follow. For this procedure, the bulky special sling need not to be used.

The method is demonstrated with slides and a short videofilm.

Einleitung

Seit zweieinhalb Jahren implantiere ich routinemäßig Acryllinsen. Meiner Erfahrung nach lassen sich die Komplikationen, die während der Implantation bzw. postoperativ entstehen können, relativ leicht vermeiden bzw. bewältigen.

Ich verwende zum Falten der Linse einen speziellen Faltblock des Herstellers. Die Linse wird von der instrumentierenden Schwester aus dem Lieferbehälter vorsichtig entnommen und zwischen die beiden Schienen des Faltblocks gelegt. Nunmehr kann die Linse durch Zusammenschieben der Schienen gefaltet und anschließend mit der Operationspinzette dem Operateur gereicht werden. Das hat den Vorteil, daß die sterile Schwester die bereits

G. Duncker et al. (Hrsg.)
12. Kongreß der DGII 1998

gefaltete Linse „just in time" reicht und damit keine Störung des Operationsablaufs eintritt. Das bedeutet für den Operateur kein Umsetzen, kein Verstellen des Operationsmikroskops, keine Änderung der Lichtverhältnisse – die Konzentration bleibt somit erhalten.

Es hat sich gezeigt, daß die Linsen bei einer Temperatur von mindestens 20 °C gelagert werden sollten, um ein leichtes und problemloses Falten zu ermöglichen. Dabei ist zu beachten, daß der Faltblock durch externe Wärmequellen nicht erhitzt wird. Unter dieser Bedingung könnte es sonst beim Handling zu einer Beschädigung der Linse kommen, sei es durch das Brechen der Haptik oder das Entstehen von Rissen an der Linse.

Zuweilen herrschen im klimatisierten OP Temperaturen unter 18 °C. Dadurch läßt sich die Linse nur mit viel Kraftaufwand falten, wobei sie sich womöglich auch noch in sich selbst faltet. Unter Umständen bleibt dabei die Linse verbogen, oder es entstehen kleine Risse in der Peripherie der Linse. Wird von der Implantation eine Beschädigung vermutet, werden die Linsen sofort ausgetauscht; kleine Risse, die erst nach der Implantation festgestellt werden und die sich auf die Peripherie beschränken, werden im Auge belassen. Die Risse beeinträchtigen die Sehkraft des Patienten in keinster Weise und vergrößern sich auch nicht nach längerer Zeit.

Es gibt verschiedene Gründe, implantierte Linsen wieder zu explantieren, z. B. Bruch oder Deformierung einer Haptik, Implantation einer Linse anderer Brechungsstärke durch fehlerhafte Korrekturberechnung oder Verwechslung.

Ist eine Explantation erforderlich, besteht die Möglichkeit, den 3,5-mm-Schnitt auf 6 mm zu vergrößern und die Linse, mit einer Pinzette am Bügel ziehend, im Ganzen zu entfernen, um eine PMMA-Linse zu implantieren. Vorteilhafter ist jedoch, die Linse mittels einer Vanas-Schere zu durchschneiden und somit durch den 3,5-mm-Schnitt zu entfernen.

Hierbei ist es ratsam, zum Schutz des Endothels die Vorderkammer mit Viskoelastikum zu füllen.

Mit Hilfe der Sinskey-Haken dreht man die Linse aus dem Kapselsack vor die Iris in die Vorderkammer. Mit der Fadenpinzette kann man die Haptik fassen und durch den 3,5-mm-Schnitt herausziehen. Dadurch wird die Linse stabilisiert, und sie kann jetzt mit der Vanas-Schere vorsichtig zerschnitten werden (Abb. 1). Bei kürzeren Vanas-Scheren und skleralem Tunnelschnitt empfiehlt es sich, die Linse bis zur Hälfte durchzuschneiden, um 180° zu drehen und sie von der anderen Seite gänzlich zu durchtrennen. Die Fragmente können an der Haptik mühelos herausgezogen werden. Sollte eines der Fragmente keine Haptik besitzen, muß es mit einer Implantationspinzette herausgezogen werden.

Manchmal passiert es, daß sich ein Bügel nach der Implantation außerhalb des Kapselsacks befindet. Diese Situation läßt sich, analog der PMMA-Linse, mit Spatel und Sinskey-Haken bewältigen. Mit dem durch die Parazentese eingeführten Spatel drückt man die Linse nach unten in den Kapselsack. Am Sinskey-Haken wird die Linse in den Kapselsack rotiert.

Bei einem Patienten mit Glaukom, Z.n. Trabekulektomie, Glaukompapille, wurde durch einen seitlichen Zugang eine Acryllinse implantiert. Obwohl die

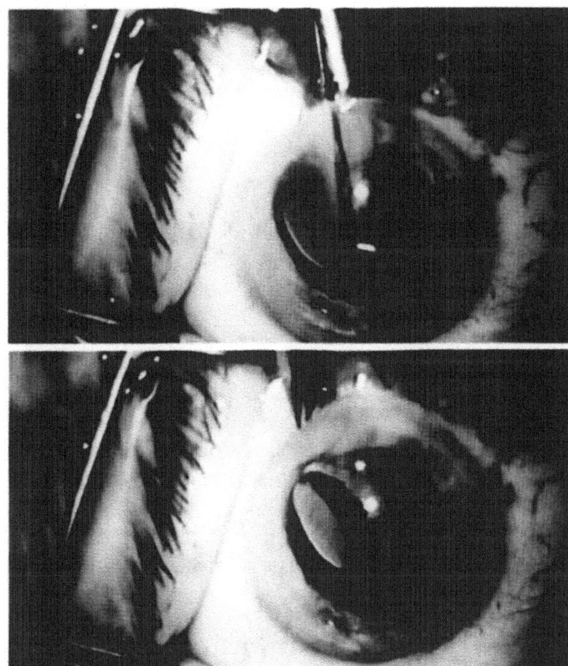

Abb. 1. a, b Durchschneiden der faltbaren Linse mit der Vanas-Schere

Operation komplikationslos verlief, wurden nach 2 Tagen zahlreiche Präzipitate an der Hornhauthinterwand festgestellt. Nach der entsprechenden lokalen und systemischen Therapie ist die Iridozyklitis abgeklungen. Die hintere Kapsel hat sich aber nach einer Woche massiv getrübt, so daß der Visus auf 0,1 herabgesetzt war. Bei diesem Patienten wurde bereits 3 Wochen nach der Operation eine Kapsulotomie ohne Probleme durchgeführt. Der Visus hat sich auf 0,5 gebessert, ein besseres Ergebnis war wegen der Glaukompapille nicht zu erwarten.

Eine neue Methode der Nachstarprävention

J. Kammann und G. Dornbach

Zusammenfassung. Nach Phakoemulsifikation und Linsenimplantation entwickeln 40–50% der Patienten langfristig einen Nachstar, der eine YAG-Lasertherapie erforderlich macht. Dieser Eingriff erhöht das Risiko eines zystoiden Makulaödems und einer Netzhautamotio. Einer Nachstarentwicklung kann durch Entfernung von Linsenepithelzellen aus dem Kapselsack prääquatorial und besonders im Bereich der vorderen Linsenkapsel vorgebeugt werden. Es wird ein neues instrumentelles Verfahren vorgestellt, mit dem diese Zellen schnell und sicher entfernt werden können, so daß die Nachstarrate reduziert wird.

G. Duncker et al. (Hrsg.)
12. Kongreß der DGII 1998

Kapselknickringimplantation zur Nachstarverhütung Prinzip, Technik, Studiendesign und Ergebnisse

R. Menapace, O. Findl, G. Rainer, M. Georgopoulos, C. Vass und O. Nishi

Zusammenfassung. Die klinische Beobachtung, daß die zentripetale Epithelzellmigration durch scharfe Knickung der Kapsel gehemmt wird, wurde von Nishi im Zellkultur- und Tierversuch erhärtet. Der von Nishi entwickelte scharfkantige Kapselspannring („Kapselknickring", KKR) wurde den Dimensionen des menschlichen Kapselsackes angepaßt (Typ 1E, Fa. Morcher) und in einer prospektiven randomisierten 2-Zentrenstudie im intraindividuellen Seitenvergleich klinisch getestet.

Methodik: Zur beidseitigen Kataraktoperation anstehende Patienten wurden an einem Auge mit, am anderen ohne KKR operiert und mit einer Hydroview-Hydrogellinse (Fa. Storz) versorgt. Der Operateur erfuhr erst unmittelbar vor der Implantation, ob ein Ring implantiert würde oder nicht. Nachuntersucht wurde am 1. Tag sowie ca. 1 Woche sowie 6 Monate postoperativ nach einem standardisierten Schema. Es wird über die ersten 50 konsekutiven Patienten berichtet.

Ergebnisse: Die KKR-Implantation erfolgte in allen Fällen komplikationslos. Postoperativ trat mit KKR eine Hypotonie auf, in einem weiteren Fall eine subakute Korynebakterieninfektion. Beides konnte unter Belassung des KKR konservativ beherrscht werden. Bei der Sechsmonatskontrolle war der nachstarhemmende Effekt des KKR eindeutig nachweisbar.

Schlußfolgerung: Implantierbarkeit und Effektivität des KKR in bezug auf Nachstarverhütung sind als positiv zu beurteilen. Dies gilt auch für die Verträglichkeit, da von den in 2 Fällen beobachteten Komplikationen nur die postoperative Hypotonie wahrscheinlich dem Implantat zuzuschreiben und dem Wesen nach transient und ohne nachhaltige Folgen war.

G. Duncker et al. (Hrsg.)
12. Kongreß der DGII 1998

Ausmaß von Vorderkapsel- und Hinterkapseltrübung bei verschiedenen Kunstlinsenmaterialien

M.R. Tetz, G.U. Auffarth, Ch. Nimsgern, C. Wersching und H.E. Völcker

Zusammenfassung. Die vorgestellte Studie untersucht, welchen Einfluß das Intraokularlinsenmaterial auf die Vorderkapsel- und Hinterkapseltrübung nach Implantation verschiedener Linsentypen hat.

Patienten und Methoden: Aus einer Gesamtgruppe von 105 Patienten wurden strukturgleiche Gruppen, bestehend aus Patienten mit einer Hydroviewfaltlinse (n=24), einer Acrysof-Faltlinse (n=20) und einstückigen PMMA-Linsen (n=23) ein Jahr postoperativ nachuntersucht. Verglichen wurden die Vorderkapseltrübung (graduiert auf einer Skala von 0–3 anhand von Vorderabschnittsphotos) und die Nachstarausprägung der Hinterkapsel mittels des von uns entwickelten EPCO- (evaluation of posterior capsule opacification)Computeranalyse-Systems.

Ergebnisse: Die Werte für die Vorderkapseltrübung unterschieden sich signifikant zwischen den Linsengruppen ($p<0{,}001$). Den höchsten Grad der Trübung erhielten im Durchschnitt die PMMA-Linsen (1,61 ± 0,76), gefolgt von der Hydroview- (1,36 ± 0,82) und der Acrysof-Faltlinse (0,94 ± 0,71). Bei der Nachstarbewertung zeigten die Acrysof-Linsen im Durchschnitt nach einem Jahr die niedrigsten Werte: Acrysof 0,2 ± 0,22, PMMA 0,56 ± 0,4, Hydroview 0,65 ± 0,4 (persönlich<0,0001).

Schlußfolgerungen: Die Studie zeigte ein Jahr postoperativ für die Acrysof-Faltlinsen signifikant geringere Werte für Vorder- und Hinterkapseltrübung im Vergleich zu PMMA- und Hydroview-Linsen. Zwischen den PMMA- und den Hydroview-Linsen ließ sich basierend auf den Einjahresergebnissen kein statistisch signifikanter Unterschied im Ausmaß der Trübungen ermitteln.

Summary.
Purpose: To evaluate posterior and anterior capsule opacification in patients with foldable and PMMA IOLs.

Patients and methods: Of a group of 105 patients, three matching groups with Hydroview foldable lenses (n=24), Acrysof foldable lenses (n=20) and one piece PMMA IOLs (n=23) were examined 1 year postoperatively. The three groups were matched for patient's age, implant duration, IOL power, and surgeon. Anterior capsule opacification (ACO) was assessed on a grading scale of 0–3 using slit-lamp photographs. PCO was evaluated using retroillumination photos and the EPCO (= evaluation of posterior capsule opacification) computer analysis system. With this system, PCO density is scored from 0–4 and multiplied by the area behind the IOL optic.

Results: ACO values differed significantly among the three IOL groups (PMMA 1.61 ± 0.76; Hydroview 1.36 ± 0.82; Acrysof 0.94 ± 0.71; $p<0.001$). The Acrysof IOLs showed the lowest PCO values: Acrysof 0.2 ± 0.22; PMMA 0.56 ± 0.4; Hydroview 0.65 ± 0.4; $p<0.0001$).

Conclusions: The study showed significantly lower ACO and PCO values for the Acrysof IOL compared to Hydroview and PMMA IOLs. Based on the 1-year follow-up, there was no significant difference between the Hydroview and PMMA lenses.

G. Duncker et al. (Hrsg.)
12. Kongreß der DGII 1998

Hintergrund

Die Cataracta secundaria ist nach wie vor die häufigste Langzeitkomplikation nach extrakapsulärer Kataraktextraktion [1, 2]. Verschiedene intraokularlinsenbedingte Faktoren, aber auch chirurgische Techniken und okuläre und systemische Erkrankungen haben einen Einfluß auf die Nachstarentwicklung [1–7, 10, 11, 13]. In der vorliegenden Studie wurde untersucht, welchen Einfluß das Intraokularlinsenmaterial auf die Vorderkapsel- und Hinterkapseltrübung nach Implantation verschiedener Linsentypen hat.

Patienten und Methoden

Aus einer Gesamtgruppe von 105 Patienten wurden strukturgleiche Gruppen bestehend aus Patienten mit einer Hydroview-Faltlinse (n=24), einer Acrysof-Faltlinse (n=20) und einstückigen PMMA-Linsen (n=23) ein Jahr postoperativ nachuntersucht. Diese Gruppen waren strukturgleich bezüglich des Patientenalters, der Nachbeobachtungsdauer, des Operateurs und der OP-Technik. Verglichen wurden die Vorderkapseltrübung (graduiert auf einer Skala von 0–3 anhand von Vorderabschnittsphotos (Abb. 1) und die Nachstarausprägung der Hinterkapsel mittels des von uns entwickelten EPCO- (evaluation of posterior capsule opacification-)Computeranalyse-Systems, das auf dem Nachstarauswertungssystem von Tetz et al. beruht [12].

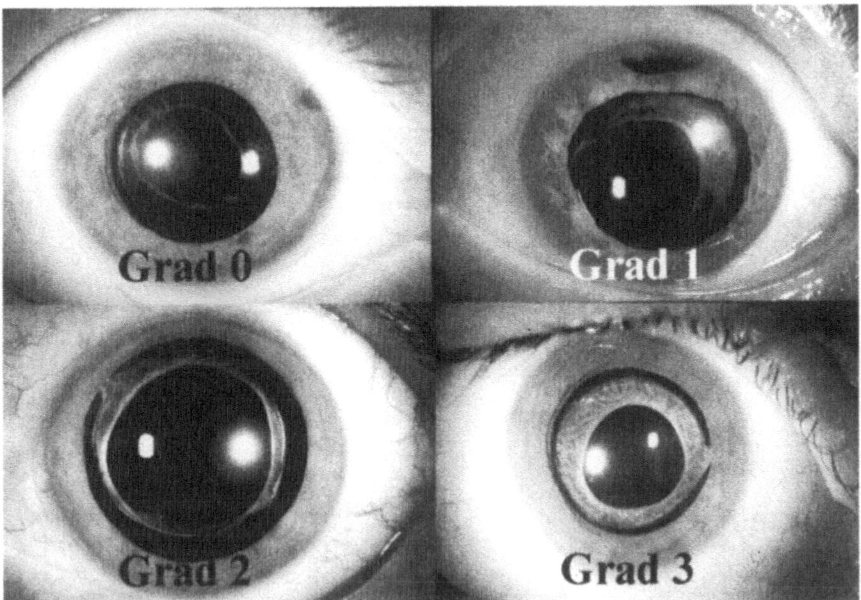

Abb. 1. Auswertungsschema zur Bewertung der Vorderkapseltrübung. Dargestellt sind die Trübungswerte 0–3

Die einzelnen Vergleichsgruppen waren bezüglich des Alters, des Nachbeobachtungszeitraums und des Operateurs strukturgleich. Die statistische Auswertung erfolgte mit Hilfe von Häufigkeitsverteilungsdiagrammen, der Errechnung der Mittelwerte und Standardabweichungen, sowie nichtparametrischen Testverfahren wie des Kruskal-Wallis-Testes. Es wurden hierfür die Statistikprogramme Microsoft-Excel 7.0 und Systat 5.03 for Windows und Statistica 4.5 für Windows benutzt.

Ergebnisse

Bei der Nachstarbewertung zeigten die Acrysof-Linsen im Durchschnitt nach einem Jahr die niedrigsten Werte: Acrysof 0,2 ± 0,22, PMMA 0,56 ± 0,4, Hydroview 0,65 ± 0,4 (p<0,0001) (Abb. 2a).

Die Werte für die Vorderkapseltrübung unterschieden sich signifikant zwischen den 3 Linsengruppen (p<0,001). Den höchsten Grad der Trübung erhielten im Durchschnitt die PMMA-Linsen (1,61 ± 0,76), gefolgt von der Hydroview (1,36 ± 0,82) und der Acrysof-Faltlinse (0,94 ± 0,71) (Abb. 2b).

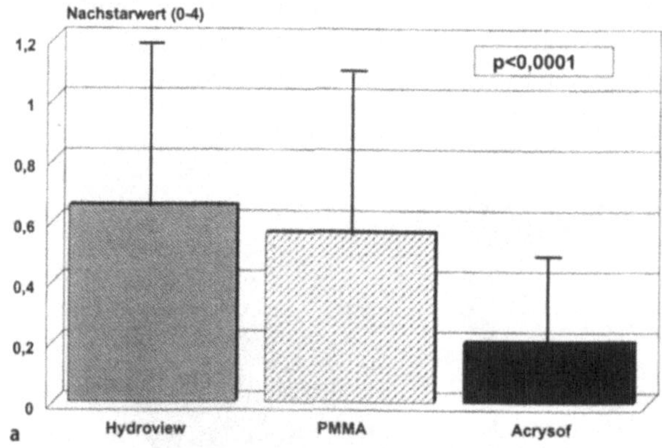

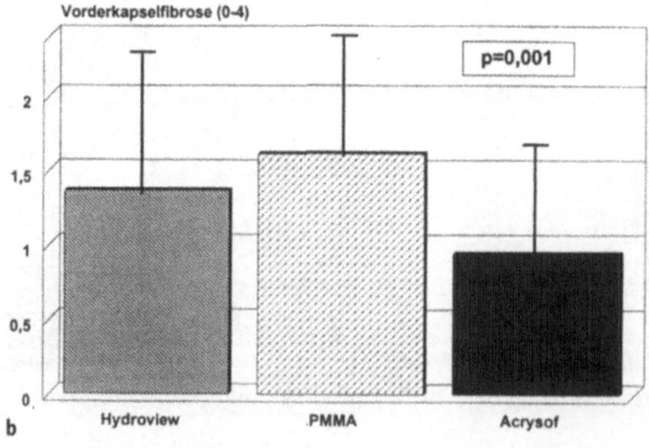

Abb. 2. a Ausprägung der Hinterkapseltrübung bei 3 Intraokularlinsenmaterialien. **b** Ausprägung der Vorderkapseltrübung bei 3 Intraokularlinsenmaterialien

Das Trübungsmuster der Vorderkapselfibrose sah bei PMMA-Linsen und Hydrogel-Linsen unterschiedlich aus. Die PMMA-Linsen zeigten eine homogene Trübung im gesamten Bereich der vorderen Linsenkapsel; die Hydroview-Linsen zeigten eine ausgeprägte Trübung am Kapsulorhexisrand und hatten eine relativ klare Zone im mittleren Bereich der Vorderkapsel.

Schlußfolgerungen

Die Studie zeigte ein Jahr postoperativ für die Acrysof-Faltlinsen signifikant geringere Werte für Vorder- und Hinterkapseltrübung im Vergleich zu PMMA- und Hydroview-Linsen. Zwischen den PMMA- und den Hydroview-Linsen ließ sich basierend auf den Einjahresergebnissen kein statistisch signifikanter Unterschied im Ausmaß der Trübungen ermitteln.

Nach Miyake haben Hydrophilie und Hydrophobie eines Linsenmaterials direkten Einfluß auf die zelluläre Reaktion im Auge [8, 9]. Dies betrifft insbesondere auch das Wachstum der verbliebenen Linsenepithelzellen und damit das Ausmaß der Hinterkapsel- und Vorderkapseltrübung. Linsenmaterialien mit einer hohen Hydrophilie induzierten in seinen Studien eine geringere Produktion von Interleukinen durch Linsenepithelzellen. In der hier vorgelegten Studie zeigten die hydrophilen Hydrogel-IOL eine mittelgradige Vorderkapsel- und die stärkste Hinterkapseltrübung im Vergleich zu den hydrophoberen Acrylatpolymeren. Ob sich dieser Trend weiter nachweisen läßt, muß in Studien mit längerer Nachbeobachtungszeit geprüft werden.

Literatur

1. Apple DJ, Solomon KD, Tetz MR et al. (1992) Posterior capsule opacification. Surv Ophthalmol 37: 73–116
2. Auffarth GU, Apple DJ (1997) Einfluß von Intraokularlinsendesign und operativen Techniken auf die Nachstarentwicklung. In: Ohrloff C, Kohnen T, Duncker G (Hrsg) Kongreßband 11. Kongreß der Deutschsprachigen Gesellschaft für Intraokularlinsen-Implantation und refraktive Chirurgie, Frankfurt 1997. Springer, Berlin Heidelberg New York, S 241–248
3. Auffarth GU, Nimsgern Ch, Tetz MR, Krastel H, Völcker HE (1997) Erhöhte Nachstarrate und Besonderheiten der Nd:YAG-Laser-Kapsulotomie bei Retinitis pigmentosa. Ophthalmologe 94: 791–795
4. Born C, Ryan D (1990) Effect of intraocular lens optic design on posterior capsular opacification. J Cataract Refract Surg 16: 188–192
5. Davis P, Hill P (1989) Inhibition of capsule opacification by convex surface posterior three-piece all PMMA C-loop lenses: a fellow eye and same lens study. Eur J Implant Refract Surg 1: 237–240
6. Hansen SO, Solomon KD, McKnight GT et al. (1988) Posterior capsular opacification and intraocular lens decentration. Part 1: Comparison of various posterior chamber lens designs implanted in the rabbit model. J Cataract Refract Surg 14: 605–613
7. McDonnell P, Zarbin M, Green W (1983) Posterior capsule opacification in pseudophakic eyes. Ophthalmology 90: 1548–1553

8. Miyake K (1996) The significance of inflammatory reactions following cataract extraction and intraocular lens implantation (Guest editorial). J Cat Refract Surg 22: 779–763
9. Miyake K, Ota I, Miyake S, Maekubo K (1996) Correlation between intraocular lens hydrophilicity and anterior capsule opacification and aqueous flare. J Cataract Refract Surg 22: 764–769
10. Tetz M, O'Morchoe D, Gwin T, et al (1988) Posterior capsular opacification and intraocular lens decentration. Part II: Experimental findings on a prototype circular intraocular lens design. J Cataract Refract Surg 14: 614–623
11. Tetz MR, Lehrer I, Klein U, Völcker HE (1994) Cataracta secundaria bei Diabetes Mellitus. In: Pham DT, Wollensack J, Rochels R, Hartmann C (Hrsg) 8. Kongreß der Deutschen Gesellschaft für Intraokularlinsen-Implantation (DGII). Springer, Berlin Heidelberg New York, S 398–406
12. Tetz MR, Auffarth GU, Sperker M, Blum M, Völcker HE (1997) Evaluation of a photographic image analysis system for PCO scoring. J Cataract Refract Surg 23: 1515–1520
13. Tetz MR, Sperker M, Auffarth GU, Blum M, Völcker HE (1996) Vergleich der Entwicklung der Cataracta secundaria nach Operation von traumatischen und nicht traumatischen Kataraktformen. Klin Monatsbl Augenheilkd (Abstr) 208: 23

Nachstarinzidenz bei verschiedenen Typen faltbarer Silikonlinsen

E. Cabernard und P. Niesel

Zusammenfassung. In einer retrospektiven Studie wird die Nachstarhäufigkeit bei 4 verschiedenen Typen faltbarer Silikonlinsen untersucht. Es handelt sich um die Typen SI19NGB, SI26NB, SI30NB und SI40NB der Firma Allergan. Voraussetzung zur Implantation einer solchen Linse waren ein intakter Kapsulorhexisrand und eine Linsenstärke von 16–25 dpt. Alle Implantationen wurden durch den gleichen Operateur vorgenommen. Die Indikation zur Nachstardiszision und deren Durchführung aber wurden neben dem Implanteur noch zusätzlich von 3 anderen Kollegen unterschiedlichen Alters (Differenz 25 Jahre) und unterschiedlichster Charaktere wahrgenommen.

Die Nachstarinzidenz bei den Typen SI19NGB/SI26NB ist statistisch hochsignifikant höher als bei den Linsen des Typs SI30NB/SI40NB ($p=0{,}003$). Hingegen besteht kein Unterschied in der Anzahl behandlungsbedürftiger Nachstare bei den 4 Indikationsstellern.

Die unterschiedliche Inzidenz scheint auf dem unterschiedlichen Design und der unterschiedlichen chemischen Zusammensetzung der Linsen zu beruhen. Die SI19NGB/SI26NB sind aus Polydimethylsiloxan (PDMS), die SI30NB/SI40NB aus Polydimethylphenylsiloxan (PDMDPS) gefertigt. Beide Linsentypen scheinen chemische Substanzen unterschiedlicher Art ins Kammerwasser auszuschwemmen, welche die Nachstarbildung hemmen. Weiterführende chemische und mikrobiologische Untersuchungen hierzu sind im Gange.

Summary. In a retrospective study, the PCO rate of four different foldable silicone lenses, SI19NGB, SI26NB, SI30NB, and SI40NB (Allergan, Irvine CA) is evaluated. Conditions for the implantation were an intact capsulorhexis and a dioptrin range between 16 and 25. All implantations were carried out by the same surgeon, whereas the indication and execution of the YAG capsulotomies were performed by four surgeons of different range, age (25 years) and character.

The PCO incidence is statistically significantly higher in the SI19NGB/SI26NB group ($p=0.0003$). No difference exists between the four surgeons.

The varying PCO rate may be due to the different design and different chemical properties of the lenses. SI19NGB/SI26NB are PDMS lenses, whereas SI30/SI40 lenses are made of PDMDPS. Both types of lenses seem to release chemical substances in the aqueous humor, which can partially inhibit PCO formation. Further chemical and microbiological investigations are under way.

G. Duncker et al. (Hrsg.)
12. Kongreß der DGII 1998

Einleitung

Die Verhinderung des Nachstars nach intraokularer Linsenimplantation ist immer noch ein ungelöstes Problem. Es gelingt zwar durch mechanisches Polieren [10] oder durch die Implantation eines Kapselknickrings [5, 8], die Nachstarrate zu verringern, aber nicht, sie zu beseitigen. Neuere Wege, dieses Problems Herr zu werden, sind das Polieren der Kapsel mit einem Neodynium: YAG-Picosecond-Laser M oder die Anwendung von zytotoxischen Substanzen wie Methotrexat [3], Mitomycin [6], Daunomycin [12] und der durch die Honigbiene hergestellte Koffeinsäure-Phenethylester [7].

In den letzten Jahren stellte ich bei meinen Patienten eine verminderte behandlungsbedürftige Nachstarrate fest. Da ich in immer größerem Ausmaß ab 1991 begonnen habe, faltbare Silikonlinsen zu implantieren - heute sind es etwa 85% - untersuchte ich meine Fälle in einer retrospektiven Studie.

Methode

Im Herbst 1991 begann ich mit der Implantation faltbarer Silikonlinsen der Firma Allergan, Irvine/CA. Zuerst war es der Typ SI19NGB, dann der Typ SI26NB, später die SI30NB und ab Frühling 1995 die SI40NB. Um auch für den letztgenannten Typ mindestens 2 Jahre Nachbeobachtungszeit zu haben, wertete ich nur die Fälle aus, die bis Ende Juni 1995 operiert wurden.

Die Operation erfolgte in allen Fällen nach der gleichen Methode. Nach Bildung eines kleinen Bindehautlappens erfolgte die Präparation des selbstschließenden korneoskleralen Tunnels. Es schlossen sich an die ca. 6 mm große Kapsulorhexis mit der gebogenen Nadel, die Phakoemulsifikation, das Absaugen der Rindenmassen sowie die Kapselpolitur und Implantation der faltbaren Silikonlinse.

Einschlußkriterien für die Implantation einer Silikonlinse waren eine intakte Kapsulorhexis und eine Linsenstärke zwischen 16 und 25 dpt. Ausge-

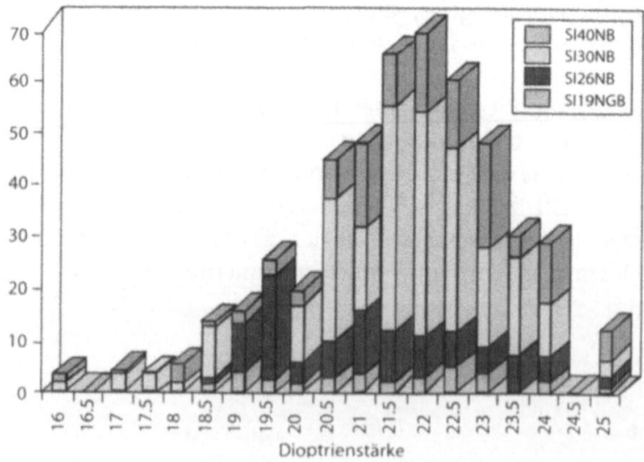

Abb. 1. Anzahl der Linsen nach Typ

schlossen wurden Zonula/Kapselrupturen und kombinierte Katarakt/Glaukomoperationen. Total wurden 510 Patienten in die Studie aufgenommen. 32,7% waren Männer, 67,3% Frauen. Rechte und linke Augen hielten sich in etwa die Waage (51,2% resp. 48,8%). Die Altersverteilung zwischen Männern und Frauen war fast deckungsgleich.

Die Anzahl der verwendeten Linsen nach den 4 Typen geordnet zeigt die Kurve in Abb. 1.

Ergebnisse

Die behandlungsbedürftige Nachstarhäufigkeit war bei der SI19NGB mit 60,7% nach 48 Monaten am größten. Bei der SI26NB betrug sie 33,3% und bei der SI30NB noch 17,7% (p=0,003). Bei der SI40NB verglichen mit der SI30NB nach 24 Monaten besteht mit 13,4 resp. 14,6% praktisch kein Unterschied.

Nach 24 Monaten nimmt die Zahl der behandlungsbedürftigen Nachstare stark ab. Die Spitze liegt etwa zwischen dem 12. und dem 20. Monat (Abb. 2).

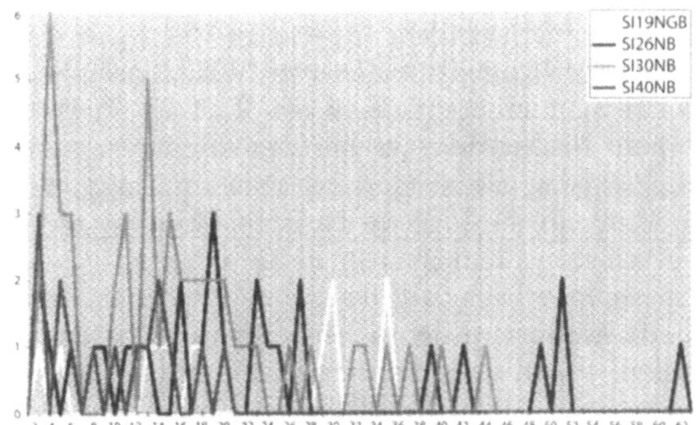

Abb. 2. Nachstardiszision post OP in Monaten

Während alle Implantationen durch den Autor durchgeführt wurden, erfolgte die Indikationsstellung zur Nachstardiszision und deren Durchführung auch noch durch 3 zuweisende Kollegen. Obwohl die Altersspanne zwischen dem ältesten und dem jüngsten Operateur 25 Jahre beträgt und die Temperamente außerordentlich unterschiedlich sind, gab es hier keine wesentlichen Unterschiede. Über alle 4 Linsentypen gerechnet liegt der Prozentsatz der YAG-Kapsulotomien zwischen 20,4 und 24,6%.

Diskussion

Obwohl es heute Methoden zur quantitativen und qualitativen Bestimmung des Nachstars gibt [9, 11], ist doch das subjektive Empfinden des Patienten immer noch Richtschnur für den Zeitpunkt des Eingriffs. Diesen Zeitpunkt genau festzulegen ist nicht möglich, weil der Eingriff nicht gerade dann durchgeführt wird, wenn der Patient die Symptome des Nachstars bemerkt.

Es stellt sich die Frage, warum unterschiedliche Linsentypen eine unterschiedlich hohe Nachstarrate aufweisen. Meines Erachtens beruht das auf den verschiedenen Linsendesigns und deren unterschiedlicher chemischer Zusammensetzung. Sicher spielt auch die Lernkurve eine gewisse Rolle; das könnte die Differenz zwischen der SI19NGB und der SI26NB erklären, nicht aber die Unterschiede zwischen der SI26Nb und der SI30NB/SI40NB.

Die SI19NGB/SI26NB unterscheidet sich von der SI30NB/SI40NB nicht nur im Design, sondern auch in der chemischen Zusammensetzung. Während die SI19NGB/SI26NB aus Polydimethylsiloxan (PDMS) gefertigt sind und außerdem ca. 1,5mal dicker sind, bestehen die SI30NB/SI40NB aus Polydimethylphenylsiloxan (PDMDPS). Beide Linsenmaterialien enthalten ca. 1% Benzotriazole als UV-Absorber. Die eingebauten Diphenylgruppen bei den SI30NB/SI40NB ergeben den höheren Brechungsindex von 1,46 gegenüber 1,41 bei den PDMS-Linsen. Außerdem wurde bei den letzten beiden Linsen noch anorganisches Silizium zur Versteifung zugefügt [2].

Wir wissen von den PMMA-Linsen, daß ein enger Kontakt zwischen hinterem Kapselblatt und Linse zu einer kleineren Nachstarrate führt als bei größerem Abstand nach dem Appleschen Motto „no space, no cells“ [1].

Bei den von mir implantierten Silikonlinsen war es aber genau umgekehrt. Bei den gut anliegenden, dicken SI19NGB/Sl26NB zeigte sich eine bedeutend höhere Nachstarrate als bei den dünneren, schlecht anliegenden SI30NB/SI40NB. Mag der Abstand zwischen Implantat und hinterer Kapselwand noch so klein sein, die Linse wird trotzdem von Kammerwasser umspült, die dünneren selbstverständlich mehr als die dickeren. Das bedeutet: Gutes Anliegen der Linsenhinterfläche auf die hintere Kapsel bedingt weniger gute Umspülung durch Kammerwasser und eine höhere Nachstarrate. Bei den dünneren Linsen haben wir eine bessere Umspülung durch Kammerwasser und eine weniger hohe Nachstarrate. Dies läßt den Schluß zu, daß in diesem Kammerwasser Substanzen zirkulieren müssen, die die Nachstarrate vermindern, also zytotoxisch sind. Man muß annehmen, daß aus diesen Silikonlinsen Substanzen ausgespült werden und im Kammerwasser in Lösung gehen und so den beobachteten Effekt bewirken. Es ist auch anzunehmen, daß die SI19NGB/SI26NB weniger oder andere Substanzen ins Kammerwasser abgeben als die SI30NB/SI40NB. Diese Hypothese wird durch entsprechende Experimente untersucht.

Ich möchte nicht versäumen, meinen Kollegen, den Herren Dres. P. van Laer, B. Vökt und F. Kaeser für die Überlassung ihrer Unterlagen zu danken.

Literatur

1. Apple DJ, Solomon KD, Tetz MR et al. (1992) Posterior capsule opacification. Surv Ophthalmol 37: 73–115
2. Christ RF, Shelley Y, Buchen SY et al. Biomaterials used for intraocular lenses. In: Wise DL, Debra J, Tarantola D et al. (eds) Encyclopedic handbook for biomaterials and bioengineering. Part B: Applications volume. Marcel Dekker

3. Hansen TI, Tyndall R, Soll DB (1987) Methotrexateanticollagen conjugate inhibits in vitro lens cell outgrowth. Invest Ophthalmol Vis Sci 28: 1206–1209
4. Hanuch OE, Agraval VB, Papemov S, del Cerro M, Aquavella JV (1997) Posterior capsule polishing with the neodynium:YAG picosecond laser: model eye study. J Cataract Refract Surg 23: 1561–1571
5. Hara T, Hara T, Sakanishi K, Yamada Y (1995) Efficacy of equator rings in an experimental rabbit study. Arch Ophthalmol 113: 1060–1065
6. Haus CM, Galand AL (1996) Mitomycin against posterior capsular opacification, an experimental study in rabbits. Br J Ophthalmol 8: 1087–1091
7. Hepsen JF, Bayramlar H, Gultek A, Ozen S, Tilgen F, Evereklioglu C (1997) Caffeic acid phenethyl ester to inhibit posterior capsule opacification in rabbits. J Cataract Refract Sur 23: 1572–1576
8. Menapace R (1998) Nachstarprävention durch Kapselknickring-Implantation: Wirkungsweise, Technik, erste klinische Resultate. Foldable Academy Meeting Zermatt 11.–14.1.98 [Abstr]
9. Pande MV, Ursell PG, Spalton DJ, Heath G, Kundaiker S (1997) High-resolution digital retroillumination imaging of the posterior lens capsule after cataract surgery. J Cataract Refract Surg 23: 1521–1527
10. Rentsch F (1998) Die Weiterentwicklung der Nachstarprophylaxe durch ein motorisiertes Kürettensystem. Foldable Academy Meeting Zermatt 11.–14.1.98 [Abstr]
11. Tetz MR, Auffahrt GU, Sperker M, Blum M, Völcker HE (1997) Fotographic image analysis system of posterior capsule opacification. J Cataract Refract Surg 23: 1515–1520
12. Weller M, Wiedemann P, Fischbach R et al. (1988) Evaluation of daunomycin toxicity on lens epithelium in vitro. Int Ophthalmol 12: 127–130

Computergestützte Evaluation der Nachstardichte mittels EPCO: Eine Reliabilitätsprüfung

Ch. Nimsgern, M.R. Tetz, G.U. Auffarth und H.E. Völcker

Zusammenfassung

Einführung: Nachstar ist eine häufige Komplikation der extrakapsulären Kataraktchirurgie. Die Nachstarhäufigkeit variiert der Literatur zufolge zwischen 10 bis über 50%. Diese Schwankung ist aufgrund der unterschiedlichen Nachstar-Definitionen bedingt. Im folgenden wird die neu entwickelte Software EPCO (Evaluation of Posterior Capsule Opacification) vorgestellt, die ausschließlich morphologische Kriterien zur Bewertung heranzieht.

Methodik: Zur Auswertung der Nachstardichte werden genau definierte Photos benötigt. Diese werden an einer Spaltlampe (Zeiss Model 40 SL/P) bei maximaler Mydriasis erzielt und mittels eines digitalen Kameraadapters (Polaroid DMC) erfaßt. Ein PCO-Bewertungsschema dient dazu, den Nachstar qualitativ und mittels einer Pixelanalyse anschließend quantitativ zu kategorisieren: Interaktiv umrundet der Untersucher die verschiedenen Dichtegrade per Computer-Maus auf dem Monitor. Danach werden diese Areale farbkodiert und durch eine Pixelanalyse der Nachstar-Index ermittelt, der zwischen 0 und 4 betragen kann.

Um die Reliabilität von EPCO zu untersuchen, wurden 2 verschiedene Versuche durchgeführt. Im Versuchsansatz A wurden von 3 Personen jeweils die 10 gleichen Bilder ausgewertet (interindividuelle Reliabilität). Im Versuch B wurde von den 3 Personen jeweils 10mal das gleiche Photo ausgewertet (intraindividuelle Reliabilität).

Ergebnisse: Im Experiment A (interindividuelle Reliabilität) lag die Standardabweichung der 3 Untersucher zwischen 0,2 und 0,43. Die Unterschiede zwischen den einzelnen Bildern bezogen auf die 3 unterschiedlichen Auswerter war in keinem Fall signifikant unterschiedlich (Kruskal-Wallis-Test $p>0{,}635$) Im Versuch B lagen die Mittelwerte der 3 Untersucher eng beieinander. Die Standardabweichung reichte von 2,2 bis 4,9.

Diskussion: Die inter- und intraindividuelle Schwankungsbreite bei Auswertung mittels EPCO ist gering. Systematische Fehler können durch Standardisierung der Aufnahmetechnik und genaue Instruktion der Untersucher weitgehend reduziert werden. Da der Nachstar mittels EPCO quantitativ und qualitativ erfaßt wird, eignet sich das Verfahren auch zur Verlaufsbeobachtung.

Summary

Introduction: Posterior capsule opacification (PCO) is a common complication following modern cataract surgery with IOL implantation. One reason for this is the different PCO definition. We developed an easy-to-use software called EPCO (evaluation of PCO), that is based exclusively on morphological assessment of PCO.

Method: Using a Zeiss slit lamp, standardized retroillumination photographs were taken. These images are imported in the EPCO computer analysis system. The density of PCO is interactively scored on a scale from 0 to 4, and multiplied by the area involved.

G. Duncker et al. (Hrsg.)
12. Kongreß der DGII 1998

In order to test the reliability of the EPCO system, we evaluated in experiment A the interindividual reliability. Three observers analyzed the same ten images showing secondary cataract. Experiment B focused on intraindividual reliability, with three observers scoring ten times the same image on different days.

Results: Morphological PCO scores were found to be very reliable. With PCO values ranging from 0 to 4, the interindividual reliability revealed differences between 0.2 and 0.43. The intraindividual reliability showed standard deviations between 2.2 and 4.9%.

Conclusion: This method allows evaluation of large numbers of eyes with PCO, and is fast and easy to handle. It reveals good reliability and tolerable investigator-dependent variations. Systematic errors can be largely excluded by using a standardized photographic setup and trained examiners.

Einleitung

Die häufigste Komplikation der extrakapsulären Kataraktextraktion (ECCE) stellt trotz verbesserter Operationstechniken und modifizierter Linsenmaterialien der Nachstar dar [1–3, 5–7]. Verschiedene Kriterien wie Visus, Nd:YAG-Rate oder Kontrastempfindlichkeit werden klinisch herangezogen, um die Ausprägung der Cataracta secundaria einzuschätzen [4]. Bisher gibt es kein einheitliches System, um eine vergleichbare Verlaufsbeobachtung oder Dichtemessung der Hinterkapseltrübung zu ermöglichen, auch wenn sie klinisch z. B. noch nicht relevant ist. In der vorliegenden Studie wird die Software EPCO vorgestellt und auf ihre Abhängigkeit vom Benutzer untersucht.

Material und Methode

EPCO (evaluation of posterior capsule opacification) ist eine Software zur Ermittlung der Nachstardichte. Zur computergestützen Auswertung werden standardisierte Nachstarbilder im regredienten Licht benötigt. Die Aufnahmen erfolgen an einer Zeiss-Photospaltlampe mit digitalem Kameraadapter (Polaroid DMC) sowie einem lokalen Computersystem zur direkten Speicherung der digitalen Photos [9, 10]. Die mit dem Polaroid-Adapter mitgelieferte Software wurde zur Speicherung der Bilder benutzt. Es wurde im True-Colour-Mode gearbeitet und eine Auflösung von 1100x890 Pixel eingestellt. Als Bildformat wurde TIF unkomprimiert (tagged image file format) gewählt, um eine möglichst optimale Qualität der Bilder zu gewährleisten. Die Bilder können danach online durch ein zweites Computersystem, auf dem EPCO installiert ist, bezüglich des Nachstars ausgewertet werden. Für EPCO wird ein Pentium Computer mit Windows 95 oder NT 4.0 als Betriebssystem empfohlen. Die Software benötigt ca. 30 MB auf der Festplatte (inklusiv der mitgelieferten Beispielbilder). Die Software wurde von K. Mehltretter und K. Sauer, Medical Software Developing, Heidelberg, in Delphi 3.0 programmiert. Die Auswertung mittels des Nachstarprogramms erfordert folgende Programmschritte:

1. Zunächst muß das auszuwertende Nachstarbild in EPCO geöffnet werden.
2. Dann erfolgt die Angabe der Bilddaten (Patientenname, Diagnose, Alter des Patienten, Linsendurchmesser, rechtes oder linkes Auge).
3. Nun muß das auszuwertende Areal (z. B. der IOL-Rand) markiert werden. Dies erfolgt durch Setzen dreier Punkte auf den Optikrand. Danach wird automatisch ein grüner Kreis durch diese 3 Punkte gelegt. Das umschlossene Areal entspricht dann 100% der auszuwertenden Fläche. Es wird empfohlen, den Abstand der 3 Punkte möglichst groß zu wählen, um eine exakte Ausgangsbasis für die weitere Berechnung zu haben.
4. Nun werden mittels der Maus die entsprechenden Nachstarareale umfahren. Der Kreisrand dient ebenfalls schon als Flächenbegrenzung. Es ist wichtig, daß jede Linie ein geschlossenes Areal markiert, also keine Öffnungen aufweist. EPCO ermöglicht neben der flächenmäßigen Bestimmung des Nachstars auch eine Berücksichtigung der Nachstardichte. Hierbei wird ein vierstufiges Schema angewendet (Tabelle 1).
5. Die umrandeten Areale werden nun entsprechend der Dichtegrade eingefärbt. Hierbei wählt man eine entsprechende Farbe, die der entsprechenden Nachstardichte entspricht und klickt in das entsprechende Areal. Dieses füllt sich dann mit der gewählten Farbe.
6. Nun wird durch Drücken des Knopfes „Calculate" die Berechnung des Nachstars mittels folgender Formel durchgeführt:

Nachstarindex = Zone 1 x 1 + Zone 2 x 2 + Zone 3 x 3 + Zone 4 x 4

Durch die Multiplikatoren erfolgt eine qualitative Gewichtung des Nachstars.

Tabelle 1. Zonenklassifikation der Nachstardichte

Zone	Beschreibung
Zone 0	Kein Nachstar vorhanden
Zone 1	Minimal: zarte Kapselfalten, dezente Nachstarmembran
Zone 2	Mild: Honigwabenmuster, dichtere homogene Nachstarausprägung
Zone 3	Moderat: typisch klassische Elschnig-Perlen, dicke homogene Nachstarmembran
Zone 4	Starker Nachstar mit Elschnig-Perlen und/oder Abdunkelungseffekt

Das Ergebnis wird dann mit allen vorher eingegebenen Daten sowie den entsprechenden Zonenanteilen in einem Datenbankblatt gespeichert. Eine weitere Auswertung ist durch Öffnen der Datei EPCOdat.dbf in einer Tabellenkalkulation oder einem Statistikprogramm möglich. Das Format dieser Datei ist dBase 4.0, ein gängiges, kompatibles Datenbankformat.

Die Reliabilität von EPCO wurde in 2 verschiedenen Studien untersucht. In Studie A wurden von 3 Probanden 10 unterschiedliche Nachstarbilder ausgewertet zur Untersuchung der interindividuellen Reliabilität. Im Versuchsansatz B wurde 10mal das gleiche Bild von jedem der 3 Probanden zur Testung der intraindividuellen Reliabilität ausgewertet. Die Auswertung hatte an 10

Tagen mit jeweils einem Tag Pause zu erfolgen, um den Einfluß des Lernfaktors zu reduzieren. Zur statistischen Auswertung wurden die Softwares Systat und Statistica verwendet.

Ergebnisse

Die Reliabilitätstests wurden mit genau instruierten Untersuchern durchgeführt. Anhand von Beispielbildern wurden die verschiedenen Dichtegrade des Nachstars demonstriert, auch im Help-file von EPCO finden sich entsprechende Bilder.

Im Versuchsansatz A (Testung der interindividuellen Reliabilität) ergaben sich folgende Mittelwerte bezogen auf die 10 unterschiedlichen Bilder (Abb. 1).

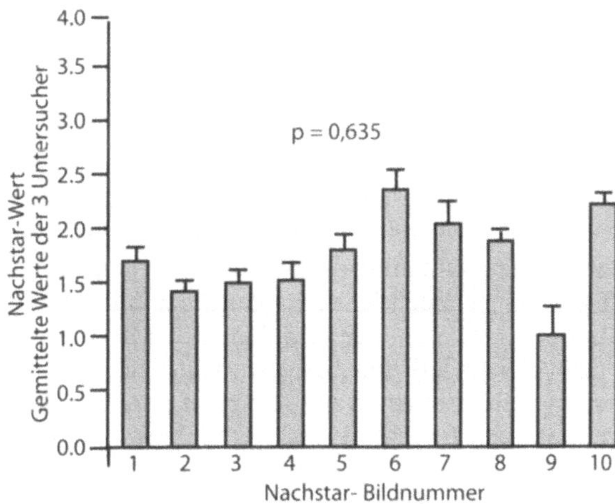

Abb. 1. Interindividuelle Reliabilität: Gemittelte Nachstarrate der 3 Untersucher pro Bild (n=10) mit Standardabweichung. Berechnung des p-Wertes nach Kruskal-Wallis

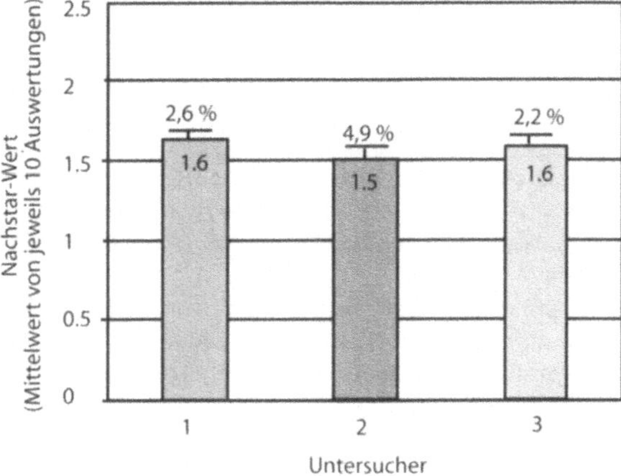

Abb. 2. Testung der intraindividuellen Reliabilität, jede Säule steht für den Mittelwert der 10 Auswertungen des gleichen Bildes. Die Mittelwerte liegen eng beieinander, die intraindividuellen Schwankungen finden Ausdruck in der Standardabweichung, die zwecks besserer Vergleichbarkeit in Prozentwerten angegeben ist

Der Unterschied zwischen den 3 Probanden bezogen auf das jeweilige Bild war in keinem Fall statistisch signifikant (p=0,635 Kruskal-Wallis-Test). Wie an der Standardabweichung zu erkennen, lagen die Resultate alle nahe beieinander.

Im Versuchsansatz B (Testung der intraindividuellen Reliabilität) finden sich die Ergebnisse in Abb. 2 wieder. Die prozentuale Standardabweichung beträgt pro Proband zwischen 2,2 und 4,9 bezogen auf die 10malige Auswertung des gleichen Bildes. Auch liegen hier die Mittelwerte pro Untersucher wieder eng beieinander.

Diskussion

Bisher wurde Nachstar mittels klinischer Parameter bewertet. Diese Methode unterliegt subjektiven Kriterien, reicht in der Praxis jedoch oft aus, um die Entscheidung einer Nachstarbehandlung zu treffen.

In der Literatur wird ein weiteres computerisiertes Nachstarbewertungsverfahren beschrieben, das von der Arbeitsgruppe von Pande et al. entwickelt wurde [8]. Dieses basiert ebenfalls auf standardisierten Nachstaraufnahmen, verwendet aber grauskalierte Aufnahmen. Diese werden von einem Computer eigenständig in einem längeren Prozeß analysiert. Es findet hierbei nur eine quantitative Entscheidung statt, in wieviel Prozent der gesamten Fläche im Kapsulorhexisbereich Nachstar vorliegt. Ein Abhängigkeit vom Untersucher ist nur bei der Aufnahme der Bilder möglich, nicht hingegen bei der Auswertung. Bisher liegen noch keine Zahlen über klinische Ergebnisse des Systems vor. Deshalb muß mit einer abschließenden Bewertung noch abgewartet werden.

EPCO setzt auf eine Auswertung der Bilder durch einen instruierten Benutzer. Wie in der vorliegenden Arbeit gezeigt wurde, sind bei standardisierter Aufnahmetechnik und genauer Anleitung des Untersuchers die Ergebnisse weitgehend untersucherunabhängig. Das System eignet sich zur Verlaufskontrolle der Cataracta secundaria; der Einfluß von Operationsmethoden und Linsenmaterialien läßt sich vergleichend untersuchen. Dies wird ein zukünftiger Einsatzbereich von EPCO sein.

Literatur

1. Apple DJ, Kincaid MD, Mamalis N, Olson RJ (1992) Intraocular lenses: evolution, designs, complications and pathology. Williams & Wilkins, Baltimore
2. Apple DJ, Solomon KD, Tetz MR et al. (1992) Posterior capsule opacification. Surv Ophthalmol 37: 73–116
3. Argento C, Nunez E, Wainsztein R (1992) Incidence of postoperative posterior capsular opacification with types of senile cataracts. J Cataract Refract Surg 18: 586–588
4. Aron-Rosa DS, Aron JJ (1992) Effect of preoperative YAG laser anterior capsulotomy on the incidence of posterior capsule opacification: ten year follow-up. J Cataract Refract Surg 18: 559–561

5. Davis P, Hill P (1989) Inhibition of capsule opacification by convex surface posterior three-piece all PMMA C-loop lenses: a fellow eye and same lens study. Eur J Implant Refract Surg 1: 237–240
6. Hansen T, Otland N, Corydon L (1988) Posterior capsule fibrosis and intraocular lens design. J Cataract Refract Surg 14: 383–386
7. McDonnell PJ, Zarbin MA, Green WR (1983) Posterior capsule opacification in pseudophakic eyes. Ophthalmology 90: 1548–1553
8. Pande MV, Ursel PG, Spalton DJ, Heath G, Kundaiker S (1997) High-resolution digital retroillumination imaging of the posterior lens capsule after cataract surgery. J Cataract Refract Surg 23: 1521–1527
9. Tetz MR, Sperker M, Blum M, Auffarth GU, Völcker HE (1996) Klinische Nachstarbewertung in pseudophaken Augen: Methodik und Reproduzierbarkeit. Ophthalmologe 93: 33–37
10. Tetz M, Auffarth GU, Sperker M, Blum M, Völcker HE (1997) Photographic image analysis system of posterior capsule opacification. J Cataract Refract Surg 23: 1515–1520

Nachstardiszision bei Silikonimplantat

E. Mitschischek und W. Beinke

Zusammenfassung. Nach 15 Jahren Praxiserfahrung mit der Silikonchirurgie der „Rotterdamer Schule" erlauben wir uns, erste Follow-up-Ergebnisse einer von uns entwickelten, manuellen Methodik mitzuteilen, die möglicherweise das Angstpotential „Silikon in der Vorderkammer" nach üblicher Nachstarbehandlung mindern dürfte.

Summary. The problem: eyes after vitrectomy and silicone implant develop – membranes of secondary cataract earlier and more severely in cases of pseudophakia.

In the case of such membranes, we can obtain ameliorization of visual acuity, but usually also well-known complications: silicone oil in the chamber, with subsequent damages of the cornea or secondary glaucoma.

We developed a simple method to avoid these complications. After local anesthesia (subconjunctival), we introduce a small cannula in the eye at 3–4-mm distance from the limbus. Then we penetrate the membrane posterior to the IOL and inject viscoelastic substances between the IOL and the posterior membrane. At the end of this procedure, we make cutting movements with the sharp end of the cannula thus obtaining a clear central opening in the membrane.

Up to now, follow-up experience has been 6 to 26 months for 6 eyes only. All the patients were operated with silicone implant after vitrectomy because of retinopathia diabetica proliferans.

We observed no kind of inflammation, rubeosis iridis, or irritation of IOP. This means there was no slightest trace of silicone oil in the achter chamber.

Einleitung und Problemstellung

Seit mehr als 15 Jahren sind wir mit der Silikonchirurgie auf Grundlage der Arbeiten von Zivojnovic – ehemals Rotterdam – beschäftigt, wo wir die Ehre hatten, während regelmäßiger Hospitationen zwischen 1/1982 und 1/1985 die Entwicklung der Methode aufnehmen zu dürfen.

Schon 4/1988 haben wir in Tübingen über die Problematik „Silikon bei Intraokularlinsen" berichtet [1].

Der Horror „Silikon in der VK" mit allen möglichen Konsequenzen – Sekundärglaukom durch Emulsifikation oder Endothelschäden durch Anlagerung größerer Ölblasen – ist ja wohl geblieben.

Zusätzlich ist es Fakt, daß bei Silikonimplantat der Nachstar nicht nur schneller, sondern offenbar auch mit einer eher seltenen Geneigtheit zu kräftiger Fibrosierung daherkommt.

G. Duncker et al. (Hrsg.)
12. Kongreß der DGII 1998

Einerseits hat dies für den Patienten zur Folge, daß der nach IOL-Implantat erreichte und fröhlich zur Kenntnis genommene „Neuvisus“ wieder reduziert ist, für den Behandler ergibt sich das Problem, bei notwendigen Nacheingriffen, wie z. B. Laserkoagulation, im hohen Maß sichtbehindert zu sein.

Material und Methode

Es handelt sich um 5 Augen mit ähnlicher Anamnese: proliferative diabetische Retinopathie, die eine silikonchirurgische Maßnahme erforderlich werden ließ und wo sich dann in üblicher Weise rascher als bei anderen Patienten eine Katarakt entwickelte. Das Alter der Patienten liegt zwischen 65 und 75 Jahren; sie sind sämtlich insulinpflichtig.

Die Methode ist auf den Bildreihen ablesbar: Zunächst unterspritzen wir die Bindehaut mit einem Lokalanästhetikum. Nach 10 min spätestens ist der Patient für den Eingriff schmerzfrei. Wir nehmen dann eine 2-ml-Spritze mit Refobacin, mit einer 20er Kanüle. Zunächst gehen wir in die Anästhetikum-Quaddel der BH ein, spritzen ein wenig Refobacin und gehen dann im 3- bis

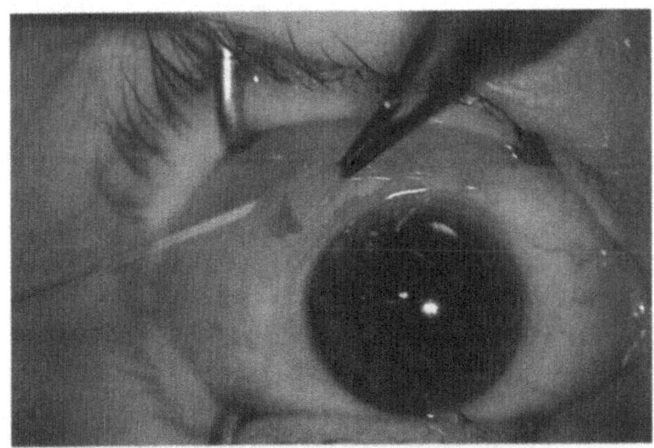

Abb. 1. Lokale Bindehautunterspritzung zur Anästhesie

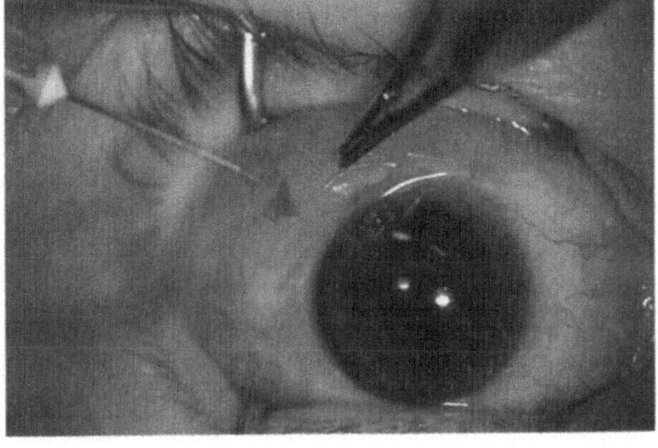

Abb. 2. Nach Refobacin-Unterspritzung und Spritzenwechsel Eingehen zwischen Nachstar und hinterem Optik-Teil zum Einbringen einer Blase viskoelastischer Substanz

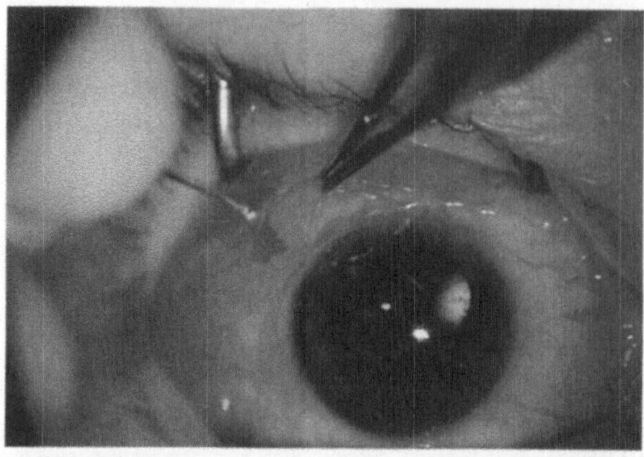

Abb. 3. Vordringen der Kanüle in Zentralstellung

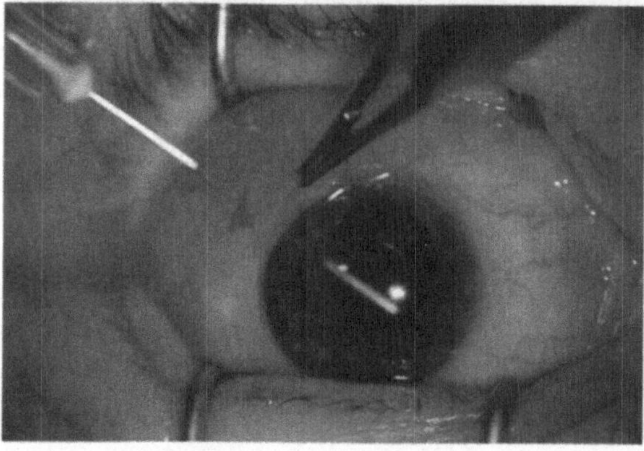

Abb. 4. Vorsichtiges Aufreißen der Nachstar-Fibrose

4-mm-Limbusabstand direkt skleral hinter die IOL. (Vorher wird die Refobacinspritze gegen eine mit viskoelastischer Substanz ausgetauscht.)

Sodann gehen wir – Kanülenspitze nach oben – peripher zwischen Nachstar und Linsenoptik ein. Dort angekommen, wird dann eine viskoelastische Blase gesetzt. Erscheint diese ausreichend, reißen wir vorsichtig die Nachstarmembran von zentral her auf, ziehen die Spritze aus dem Auge und geben nochmals Refobacin unter die BH (Abb. 1–4).

Ergebnisse

Nach einer Follow-up-Zeit zwischen 6 Monaten und mehr als 2 Jahren kann folgendes gesagt werden: Keines der Augen zeigte unmittelbar nach Eingriff noch in der Folgezeit entzündliche Vorderkammer-Irritationen. Die nach Monaten durchgeführte Tonometrie nach Ulrich (Okulopressionstonometrie, OPT) zeigte keinen Anhalt für ein Sekundärglaukom.

Kontaktglasuntersuchungen erbrachten weder Emulsifikationsbläschen im Kammerwinkel noch größere Si-Blasen in der VK.

Diskussion

Unsere Aussagen haben naturaliter keinerlei statistische Relevanz. Es ging uns lediglich darum, einen möglichen Weg, der noch vieler Nachkontrollen bedarf, anhand einiger Kasuistiken aufzuzeigen. Wenn die Ergebnisse sich derart günstig darstellen, so dürften 2 Parameter eine gewisse Rolle spielen: einmal handelt es sich bei den Betroffenen ausschließlich um die IOL Morcher-Typ 82 L mit 7-mm-Optik, die eine breite Berührungsfläche zwischen IOL-Hinterseite und Nachstarmembran bildet [2]. Zum anderen bestehen diese Linsen aus PMMA. In einer neueren Studie berichten Weber et al. [3] darüber, daß PMMA Linsen die niedrigste Adhäsionsfreudigkeit gegenüber Silikon besitzen - möglicherweise ein zusätzlicher Grund für unsere Ergebnisse.

Literatur

1. Mitschischek E (1989) Silikon bei Intokularlinsen. Klin Monatsbl Augenheilkd 195: 114
2. Mitschischek E (1993) Erste Erfahrungen mit der IOL Morcher Typ 82 L. In: Neuhann T, Hartmann C, Rochels R (Hrsg) 6. Kongreß der DGII. Springer, Berlin Heidelberg New York, S 533–538
3. Weber U, Bullerkotte J (1998) Kataraktoperation nach Silikonölchirurgie. Ophthalmologe 95: 219–224

Entwicklung eines Probenhalters zur rasterelektronenmikroskopischen Untersuchung von Intraokularlinsen

M. Winter

Zusammenfassung. Zur Untersuchung von Intraokularlinsen (IOL) in einem Rasterelektronenmikroskop (REM) ist die Fixierung der IOL auf einem elektrisch leitenden Probenhalter notwendig. Häufig ist die Untersuchung beider Seiten einer spannungsfrei aufgehängten IOL wünschenswert. Da kommerzielle Probenhalter diesen Ansprüchen nicht gerecht werden, wird eine leicht selbst herzustellende Fixierungsmethode präsentiert.

Methode: Auf einem Probenteller wird ein abgerundeter, in der Mitte gefalteter Streifen Metallfolie mit silberhaltigem, leitendem Klebstoff befestigt. Die freie Hälfte des Metallfolienstreifens wird mit einer elektrisch leitenden, beidseitig klebenden Folienscheibe versehen und am Ende mit Hilfe eines Bürolochers ein Halbkreis ausgestanzt. Der Bügel einer IOL kann an dem stehengebliebenen Rand auf der Klebefolie befestigt und anschließend mit etwas leitendem Klebstoff gesichert werden.

Ergebnisse: Die so fixierten IOL lassen sich spannungsfrei aufhängen, da sie lediglich an einem Bügel befestigt sind. Ferner läßt sich durch weitere Faltungen der Metallfolie auch die Rückseite der IOL betrachten.

Schlußfolgerung: Der beschriebene Probenhalter ist eine sinnvolle Weiterentwicklung zur Untersuchung von IOL im REM. So sind beispielsweise mögliche Folgen einer IOL-Faltung artefaktfrei darstellbar. Sowohl Vorder- als auch Rückseite einer IOL lassen sich mit dieser Methode untersuchen. Dies ist u. a. bei der Betrachtung explantierter IOL von Interesse.

Summary. To investigate intraocular lenses (IOL) with scanning electron microscopy (SEM), a fixation of the IOL on an electricity-conductive specimen holder is necessary. Frequently, an investigation of both sides of a tension-free fixed IOL is desirable. Since commercially available specimen holders do not satisfy these needs, an easily self-made method of IOL fixation is presented.

Method: On a round specimen holder, a rounded strip of metal is fixed with conductive glue. On the free half, a conductive double adhesive tape is fixed. At the free end, a semicircle is cut out with a punch. One haptic of an IOL can be fixed to this end and secured with conductive glue.

Results: An IOL can be fixed without tension due to only one haptic being glued to the holder. Folding the metal strip allows investigating the other side of the IOL.

Conclusion: The presented specimen holder is a useful development to investigate IOL with SEM. For example, surfaces of IOL following folding can be investigated without artifacts. Both sides of an IOL can be observed. This can be of interest when investigating explanted IOL.

G. Duncker et al. (Hrsg.)
12. Kongreß der DGII 1998

Einleitung

Zur Untersuchung von Intraokularlinsen (IOL) mittels Rasterelektronenmikroskopie (REM) ist die Fixierung der IOL auf einem elektrisch leitenden Probenhalter notwendig [1, 3, 5]. Hierzu wird die zu untersuchende IOL beispielsweise mit einer Seite der Optik auf den Probenteller geklebt, so daß lediglich die Ansicht einer Oberfläche möglich ist. Häufig ist jedoch die Untersuchung beider Seiten der IOL erforderlich. Deshalb wird von einigen Untersuchern die IOL mit der Schmalseite der Optik auf etwas elektrisch leitenden Klebstoff eines Probentellers gegeben. Diese Methode schränkt die Einstellwinkel zur Elektrodenquelle ein und führt zudem dazu, daß eine zirkuläre Beurteilung der Optik nicht mehr möglich ist. Zudem bietet diese Methode keine spannungsfreie Aufhängung der IOL, die bei bestimmten Fragestellungen, wie der Beurteilung explantierter IOL, gegeben sein sollte. Da kommerzielle Probenhalter diesen Ansprüchen nicht gerecht werden, wird hier ein leicht selbst herzustellender IOL-Halter präsentiert.

Methodik

Die notwendigen Materialien für die Modifikation bisheriger Probenhalter sind im Schreibwaren- oder Bastelbedarf-Handel erhältlich (Tabelle 1). Auf einen Probenteller aus Aluminium (Ø 12,5 mm, Plano, Marburg) wird ein abgerundeter, zweifach gefalteter Streifen Metallfolie (25 x 12 mm, Hamann, Kiel) mit silberhaltigem, leitendem Klebstoff (Leit-C, Neubauer Chemikalien, Münster) befestigt. Bei dem Einkauf der Metallfolie ist darauf zu achten, daß diese nicht mit Kunststoff überzogen ist, da ansonsten keine gute elektrische Leitfähigkeit besteht. Die freie Hälfte des Metallfolienstreifens wird mit einer elektrisch leitenden, beidseitig klebenden Folienscheibe (Leit-Tab, Plano, Marburg) versehen. Am freien Ende wird mit Hilfe eines Bürolochers ein Halbkreis ausgestanzt. Der Bügel der zu untersuchenden IOL kann an dem stehengebliebenen Rand auf der Klebefolie befestigt und anschließend mit etwas leitendem Klebstoff gesichert werden (Abb. 1).

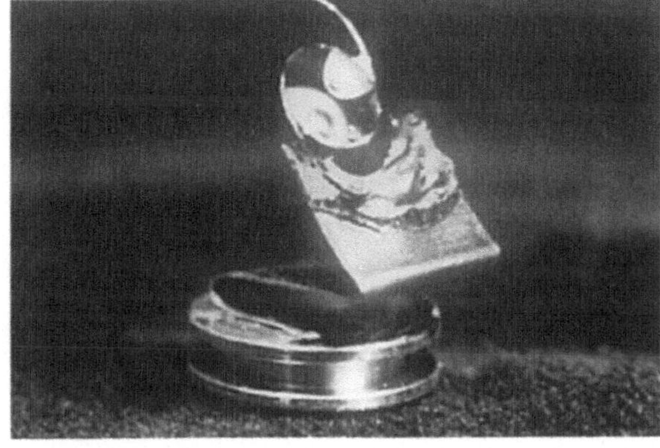

Abb. 1. Ein auf einem Probenteller fixierter und gefalteter Metallstreifen dient als Halterung einer Intraokularlinse. Diese ist lediglich über eine Haptik fixiert

Tabelle 1. Notwenige Materialien für den modifizierten Probenhalter

- Bastelschere
- Beidseitig klebende Folienscheibe (z. B. Leit-Tab, Plano, Marburg)
- Bürolocher (Bürobedarf)
- Grobe, abgewinkelte, anatomische Pinzette (z. B. Plano, Marburg)
- Leitender Klebstoff (z. B. Leit-C, Neubauer Chemikalien, Münster)
- Probenteller aus Aluminium (Ø 12,5 mm, z. B. Plano, Marburg)
- Unbeschichtete Metallfolie (25 x 12 mm, Bastelbedarf)

Ergebnisse

Die Überschichtung des fixierten Bügels mit leitendem Klebstoff dient nicht nur der zusätzlichen Fixation, sondern auch der verbesserten elektrischen Ableitung, da ansonsten eine verstärkte Wärmeentwicklung während des Elektronenbeschusses bei der Rasterelektronenmikroskopie zu Formveränderungen führen kann.

Da lediglich ein Bügel der IOL auf dem Probenhalter aufliegt, wird die Form der Optik selbst nicht wesentlich beeinflußt. Dennoch ist bei der Oberflächenbeurteilung der IOL zu berücksichtigen, daß am Übergang der fixierten Haptik zur Optik Spannungen durch das Eigengewicht der IOL auftreten können.

Durch einfaches Umbiegen der Metallfolie mittels einer Pinzette kann die Rückseite einer IOL berührungslos nach oben gekehrt und unter dem REM betrachtet werden (Abb. 2).

Diese Manipulation ist auch bei der Besputterung notwendig, um beide Seiten der IOL ausreichend mit Gold zu überschichten. Sowohl beim Einsetzen in die Besputterungskammer als auch in die Untersuchungskammer des Rasterelektronenmikroskops ist darauf zu achten, daß die zulässige Probenhöhe der jeweiligen Geräte beachtet wird.

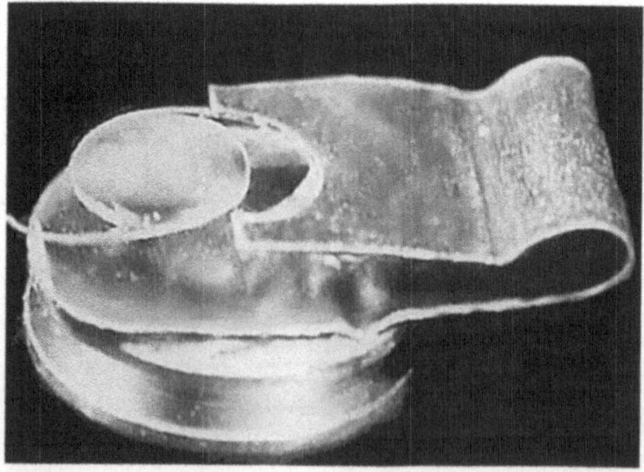

Abb. 2. Nach weiterer Faltung des Metallstreifens läßt sich auch die Rückfläche der Intraokularlinse untersuchen

Schlußfolgerung

Der beschriebene Probenhalter bietet deutliche Vorteile gegenüber bisherigen IOL-Fixierungen zur rasterelektronenmikroskopischen Untersuchung.

Im Rahmen der Oualitätssicherung können die gesamte Optik und eine Haptik beurteilt werden. Somit lassen sich Kosten gegenüber einer Untersuchung von 2 IOL zur Beurteilung der Vorder- und Rückseite reduzieren. Zudem ist eine beidseitige Betrachtung von explantierten IOL möglich. So konnten Nölle et al. [4] in einer Untersuchung über Intraokularlinsenprobleme bei der multifokalen Chorioretinitis nicht nur die der Vorderkammer und Irisrückfläche zugewandte IOL-Seite, sondern auch die zuvor im Kapselsack gelegene Rückseite bzw. die anheftenden Hinterkapselreste untersuchen.

Durch die Möglichkeit der freien Aufhängung allein an der Haptik in Kombination mit der beidseitigen Betrachtungsmöglichkeit lassen sich auch Folgen einer IOL-Faltung nahezu artefaktfrei darstellen [2].

Somit stellt der beschriebene Probenhalter eine sinnvolle Weiterentwicklung zur rasterelektronenmikroskopischen Untersuchung von IOL dar.

Literatur

1. Drews RC, Smith ME, Okum N (1978) Scanning electron microscopy of intraocular lenses. Ophthalmology 85: 415–424
2. Häring G, Behrendt S, Winter M (1998) Rasterelektronenmikroskopische Befunde nach Faltung multifokaler Silikon-Intraokularlinsen. Vortrag gehalten auf dem 12. Kongreß der Deutschsprachigen Gesellschaft für Intraokularlinsen-Implantation und refraktive Chirurgie am 13.3.1998 in Halle
3. Krey H, Jakobi KW (1978) Oberflächenstrukturen künstlicher Linsen im Rasterelektronenmikroskop. Ber Zusammenkunft Dtsch Ophthalmol Ges 75: 47–48
4. Nölle B, Winter M, Faul S, Wiechens B, Behrendt S, Tidow-Kebritchi S (1998) Intraokularlinsenprobleme bei der multifokalen Chorioretinitis. In: Ohrloff C et al. (Hrsg) 11. Kongreß der Deutschsprachigen Gesellschaft für Intraokularlinsen-Implantation und refraktive Chirurie 1997. Springer, Berlin Heidelberg, S 350–359
5. Siepser SB, Kline OR (1983) Scanning electron microscopy of removed intraocular lenses. Am Intraocul Implant Soc J 9: 176–183

Nachweis von extrazellulärer Matrix auf PMMA und Silikonlinsen durch proliferierende menschliche Linsenepithelzellen

D. Etzrodt, D. Behrend, M. Rybka, R. Beck und R. Guthoff

Zusammenfassung. Die Ausbildung eines regeneratorischen Nachstars beeinflußt beträchtlich das Sehvermögen nach extrakapsulärer Kataraktextraktion. Die Proliferation und Migration von verbliebenen Linsenepithelzellen auf der Kapsel gilt es zu verhindern. Verschiedene experimentelle Ansätze in Form von pharmakologischen Methoden, Devitalisierung von Linsenepithelzellen durch Antikörper oder durch photodynamische Therapie wurden vorgeschlagen auf der Suche nach Alternativen zur Kapseldiszision mit dem Nd:YAG-Laser. Ziel unserer Untersuchung ist es, den Nachweis von extrazellulärer Matrix durch proliferierende kultivierte menschliche Linsenepithelzellen auf Implantate aus PMMA oder Silikon im Modellversuch nachzuweisen.

Material und Methode: Vorderes Linsenkapselmaterial (Rhexismaterial) von Katarakt-Patienten im Alter von 60–70 Jahren wurde gewonnen. Es erfolgte eine Kultivierung des vorderen menschlichen Linsenkapselmaterials in serumminimierten TCH/DMEM. Mittels eines eigenen entwickelten Modells wurde die Proliferation und Migration von menschlichen Linsenepithelzellen auf Implantate aus PMMA und Silikon untersucht. Nach 3–4 Wochen Kultur werden wir folgende Parameter mittels Fluoreszenzmikroskopie beurteilen: die Art des Zellwachstums (Größe, Expansion, Vitalität der Zellen) und den Nachweis der extrazellulären Matrixproteinsynthese (Kollagen I, III, IV, Fibronektin, Laminin und Elastin).

G. Duncker et al. (Hrsg.)
12. Kongreß der DGII 1998

Ein- und Zweijahresergebnisse nach Implantation faltbarer Hydroview-Intraokularlinsen

J. Knaus, M. Knorz, R.-C. Schäfer und H. Liesenhoff

Zusammenfassung. Ziel unserer prospektiven Untersuchung war es, Aussagen über Sicherheit und Effektivität nach Implantation der Hydrogel-Faltlinse Hydroview (Fa. Storz, Heidelberg) treffen zu können.

Patienten und Methoden: Im Rahmen einer europäischen Multicenterstudie operierten wir 45 Kataraktpatienten und implantierten Hydroview-Intraokularlinsen, die aus einer Hydrogel-Optik sowie einer PMMA-Haptik bestehen.

Ergebnisse: Mit bester Korrektur verfügten nach einem Jahr alle Patienten über Visuswerte ≥0,6; 60% der Patienten hatten einen Visus von 1,0. Nach 2 Jahren wurden in 93% der Fälle Visuswerte ≥ 0,6 erreicht, 27% der Patienten sahen noch 1,0. Intraoperativ kam es lediglich in jeweils einem Fall zum Iristrauma und zur leichten Vorderkammerblutung. Postoperativ konnte bei 2 Patienten ein zystoides Makulaödem diagnostiziert werden. In 16% fand sich ein Wachstum von Linsenepithelzellen auf der peripheren IOL-Optik. Ein klinisch relevanter Nachstar mit nachfolgender YAG-Kapsulotomie zeigte sich bei einem (1 Jahr) bzw. 5 (2 Jahre) Patienten.

Schlußfolgerung: Faltbare Hydroview-Intraokularlinsen zeigen bei einfacher Implantation gute postoperative Visusergebnisse und sind sehr gut verträglich. Die Nachstarrate scheint bisher der nach PMMA-IOL-Implantation vergleichbar. Durch die hydrophile Oberfläche kommt es zum Wachstum von Linsenepithelzellen im peripheren Bereich der Optik.

Schlüsselwörter: Hydrogel-IOL, Intraokularlinsen

Summary. In the present study we examined the efficacy and safety of the foldable hydrogel IOL Hydroview (Storz, Heidelberg, Germany).

Patients and methods: We implanted 45 Hydroview IOLs in 45 patients after phaco cataract surgery in the context of a European multicenter study. This IOL consists of hydrogel optics and a two fold PMMA haptic.

Results: One year after implantation, all patients showed a best-corrected visual acuity (VA) of 20/30 or better; 60% reached 20/20. Two years after surgery, 93% of all patients had VA better than 20/30; 27% still reached 20/20. The only intraoperative complications were one iris trauma and one mild anterior chamber bleeding. Postoperatively, two patients had cystoid macular edema. We observed a layer of lens epithelial cells at the rim of the capsular rhexis in 16%. Because of posterior capsule opacification, YAG capsulotomy was necessary in one case after 1 year and in four more cases after 2 years.

Conclusion: The foldable Hydroview IOL is safe, relatively easy to implant, and allows for good postoperative visual acuity. The rate for posterior capsule opacification seems to be similar to that for PMMA IOLs. However, the hydrophilic surface promotes ongrowth of lens epithelial cells onto peripheral optic without compromising visual acuity.

Key words: foldable hydrogel IOLs

G. Duncker et al. (Hrsg.)
12. Kongreß der DGII 1998

Einleitung

Seit Einführung der Phakoemulsifikation steigt der Anteil faltbarer Intraokularlinsen (IOL) stetig an, da diese ohne bzw. nach nur geringfügiger Erweiterung der Inzision implantiert werden können. Am häufigsten werden IOL aus Silikon eingesetzt. Daneben kommen noch modifizierte Acryl-IOL und HEMA-IOL zum Einsatz.

Ziel unserer prospektiven Untersuchung war es, Aussagen über Sicherheit und Effektivität nach Implantation der faltbaren Hydroview-Intraokularlinsen zu treffen. Die primären Zielkriterien waren hierbei der postoperative Fernvisus sowie eventuell auftretende Komplikationen.

Patienten und Methoden

Es handelt sich bei unserer Untersuchung um den Teil einer europäischen Multicenterstudie. Wir operierten 45 Kataraktpatienten (ein Operateur) entsprechend 45 Augen mittels Phakoemulsifikation und implantierten in allen Fällen die Hydroview-Intraokularlinsen der Fa. Storz, Heidelberg. Diese bestehen aus einer Bikonvex-Hydrogel-Optik mit 18% Wassergehalt sowie einer PMMA-Haptik; der Gesamtdurchmesser beträgt 13 mm. Alle IOL wurden über eine limbusständige 4-mm-Inzision, jeweils im steilsten Hornhautmeridian, in den Kapselsack implantiert. In allen Fällen wurde Healon-GV (Fa. Pharmacia, Erlangen) verwendet.

Die 14 Männer und 31 Frauen zeigten eine Altersverteilung von 60–79 Jahren (M = 70 ± 6 Jahre). Ausschlußkriterien waren okuläre Vorerkrankungen bzw. Systemerkrankungen mit okulärer Beteiligung.

Postoperative Kontrollen fanden nach 1–6 Tagen, 2–3 Wochen, 4–8 Wochen, 3–6 Monaten, 12–14 Monaten sowie 24–26 Monaten statt. In allen Fällen liegen Einjahres-, in 44 Fällen Zweijahresergebnisse vor.

Ergebnisse

Fernvisus

Ein Jahr postoperativ zeigten 39 Patienten entsprechend 87% einen unkorrigierten Visus von ≥0,5, 60% (n=27) ≥0,6 und 29% der Patienten (n=13) ≥0,8. Drei Patienten sahen 1,0. Zwei Jahre postoperativ verfügten noch immer 86% der Patienten über einen unkorrigierten Visus ≥0,5, in 39% der Fälle betrug die Sehschärfe ≥0,6, in 11% ≥0,8. Einen Visus von 1,0 zeigten 2 Patienten (5%).

Mit bester Korrektur verfügten nach 1 Jahr alle Patienten über Visuswerte ≥0,6 (präoperativ: 7%), in 91% der Fälle (n=41) wurden Visuswerte ≥0,8 und in 60% (n=27) eine Sehschärfe von 1,0 erreicht. Nach zwei Jahren wurden bei 93% der Patienten (n=41) mit bester Korrektur Visuswerte ≥0,6, bei 78% (n=34) ≥0,8 erreicht. 12 Patienten (28%) hatten eine Sehschärfe von 1,0. Drei Patienten, entsprechend 7%, zeigten nach 2 Jahren einen Visus unter 0,5, was wohl auf die zunehmende Nachstarbildung zurückzuführen ist (Abb. 1 u. 2).

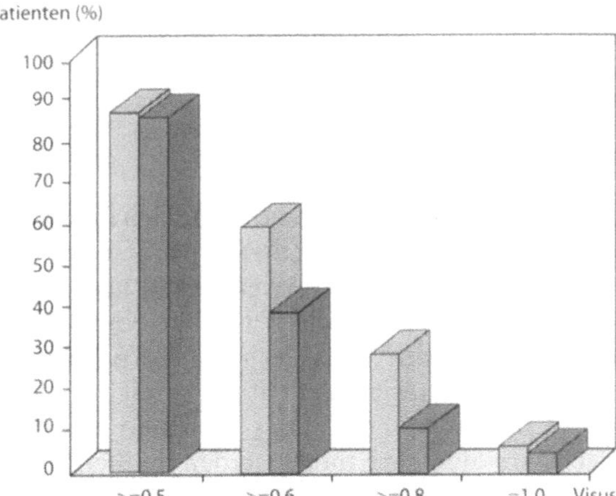

Abb. 1. Unkorrigierter Visus nach einem (1. Säule) bzw. 2 (2. Säule) Jahren

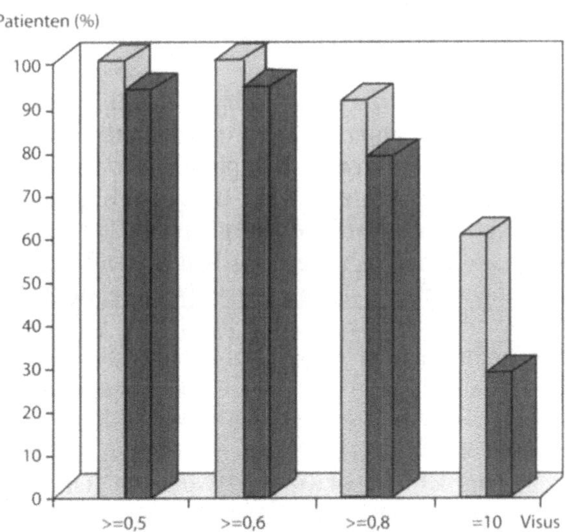

Abb. 2. Bestkorrigierter Visus nach einem (1. Säule) bzw. 2 (2. Säule) Jahren

Komplikationen

Intraoperativ kam es in jeweils einem Fall zum Iristrauma bzw. zur leichten Vorderkammerblutung, bei allen anderen Patienten verlief die Kataraktoperation vollkommen komplikationslos.

Postoperativ konnte einmalig nach 6 Wochen bei einem Patienten ein zystoides Makulaödem funduskopisch diagnostiziert werden, bei einem anderen Patienten wurde die Diagnose fluoreszenzangiographisch gestellt. In dem Fall mit intraoperativem Iristrauma kam es zum teilweisen Pigmentverlust der Iris. Bei einem anderen Patienten konnten vordere Synechien gesehen werden. Zu einer Membranbildung am Rand der Kapsulotomie kam es innerhalb des ersten postoperativen Jahres bei 7 Patienten (16%). Es handelte sich hierbei um typische Linsenepithelzellen, die bis 1,0 mm zentral des vorderen Kapselrandes auf der Linsenoptik wuchsen. Dies führte jedoch in keinem Fall zu einer Sehverschlechterung.

Nachstar

Hinsichtlich der Nachstarrate zeigte sich im ersten Jahr bei unseren nicht standardisierten Kontrolluntersuchungen in 73% der Fälle peripher gelegene Elschnig-Perlen. Klinisch relevant mit nachfolgender Nd:YAG-Kapsulotomie waren diese Veränderungen bei nur einem Patienten. Als klinisch relevant wurde hierbei eine Verschlechterung der Sehschärfe <0,5 angesehen. Nach 2 Jahren stieg der Anteil der Patienten mit peripheren Elschnig-Perlen auf 88%, wobei in diesem Zeitraum 5 Patienten aufgrund einer klinisch relevanten Nachstarbildung behandelt werden mußten.

Diskussion

Wir fanden, daß die Verwendung faltbarer Hydroview-Intraokularlinsen bei einfacher Implantation zu guten postoperativen Visusergebnissen führt, wie auch von anderen Autoren nach Implantation von Hydrogel-IOL berichtet [2, 7, 8, 9].

Die Nachstarrate scheint mit den Ergebnissen nach Implantation von PMMA-Intraokularlinsen vergleichbar [1, 3, 4, 5, 6], wobei exakte Aussagen aufgrund einer in unserer Studie fehlenden Standardisierung nur unzureichend getroffen werden können [10]. Bei der beobachteten Membranbildung am Rand der Kapsulotomie handelt es sich um einen häufigen Effekt nach Implantation von hydrophilen IOL. Bei diesen kommt es durch die hydrophile Oberfläche zum Wachstum von Linsenepithelzellen im peripheren Bereich der Optik. In der Regel reicht dieses Wachstum nur knapp 1 mm auf die Optik und führt, wie auch bei unseren Patienten, nicht zu einer Sehverschlechterung.

Zusammenfassend war die Hydroview-IOL problemlos zu implantieren und gut verträglich. Abschließende Aussagen zur Nachstarrate sind derzeit noch nicht möglich. Die Verschlechterung der Sehschärfe zwischen dem 1. und 2. postoperativen Jahr ist wohl auf eine Nachstarbildung zurückzuführen. Bei Visuswerten über 0,5 wurde jedoch bisher in diesen Fällen noch auf eine YAG-Kapsulotomie verzichtet.

Literatur

1. Apple DJ, Kincaid MC, Mamalis N, Olson RJ (1989) Intraocular lenses. Williams & Wilkins, Baltimore
2. Dick B, Kohnen T, Jacobi F, Jacobi KW (1997) Langzeitergebnisse nach Implantation verschiedener Intraokularlinsen über einen Hornhauttunnel. Klin Monatsbl Augenheilkd 211: 106–112
3. Emery J, Jacobsen A (1980) Current concepts in cataract surgery. Selectet proceedings of the 6th biennal cataract surgical congress. Mosby, St. Louis

4. Götting J, Knorz MC, Seiberth V, Münch D (1991) Nachstarrate mit bikonvexen und konvexplanen IOL – Eine prospektive Studie. In: Wenzel M, Reim M, Freyler H, Hartmann C (Hrsg) 5. Kongreß der Deutschen Gesellschaft für Intraokularlinsenimplantation. Springer, Berlin Heidelberg New York, S 698–703
5. Klemen UM (1996) Halbjahresergebnisse einer randomisierten multizentrischen Studie zum Vergleich zweier Silikonintraokularlinsen mit einer PMMA-IOL. Ophthalmologe 93: 29–32
6. Lundgren B, Jonsson E, Rolfsen W (1992) Secondary cataract. Acta Opthalmol 70 (Suppl 205): 25–28
7. Percival P (1987) Early experience with soft hydrogel lens implants. Eye 1: 735–737
8. Percival P (1989) Prospective study comparing hydrogel with PMMA lens implants. Ophthalmic Surg 20: 255–261
9. Ravalico G, Baccara F, Vajente S (1993) Long-term results with Iogel IOLs. Ophthalmologica 207: 202–207
10. Tetz M, Sperker M, Blum M, Auffarth GU, Völcker HE (1996) Klinische Nachstarbewertung in pseudophaken Augen. Opthalmologe 93: 33–37

Erste Ergebnisse nach Implantation der Kelios-600-Silikonlinse

K. Lohse, M. Blum und J. Strobel

Zusammenfassung. In einer kontrollierten, prospektiven, multizentrischen Studie wurde die neue Silikonlinse Kelios 600 der Firma Opsia implantiert. Ziel der Studie war die Untersuchung der Visusentwicklung, des postoperativen Druckverlaufs sowie intraoperativer und postoperativer Komplikationen mit der Intraokularlinse.

Patienten und Methoden: 55 Patienten im Alter von 66–80 Jahren (20 Männern und 35 Frauen) wurde die faltbare Silikon-Hinterkammerlinse implantiert. Neben den üblichen präoperativen Untersuchungen wurden postoperativ alle Patienten nach 8 h, 24 h, 15, 30, 90 und 180 Tagen untersucht. Visusentwicklung, postoperativer Druckverlauf und aufgetretene Komplikationen wurden dokumentiert.

Ergebnisse: Präoperativ erreichten die Patienten im Median Visusstufe 0,25. Der postoperative Visus entwickelte sich im Median über 0,9 nach 24 h, 1,0 nach 15 Tagen bis 1,25 nach 30, 90 und 180 Tagen.

Der intraokulare Druck lag zu allen Untersuchungszeitpunkten im Median im Normbereich unter 20 mm Hg. Bei 2 Patienten trat ein klinisch signifikantes zystoides Makulaödem auf, das sich jedoch komplett zurückbildete. Sowohl intraoperativ als auch postoperativ traten keine durch die Kelios-600-Silikonlinse bedingten Komplikationen auf.

Schlußfolgerung: Die Kelios-600-Silikonlinse bietet eine gute visuelle Rehabilitation. Behandlungsbedürftige postoperative Druckwerte traten nicht auf, ebenso keine durch die Linse bedingten Komplikationen.

Summary. The new silicone lens Kelios 600 (Opsia) was tested in a controlled, prospective multicenter study.

Patients and methods: Fifty five patients aged 60–88 years (20 male, 35 female) were included in this study. After routine preoperative examination, all patients were evaluated 8 h, 24 h and 15, 30, 90, and 180 days after cataract surgery. Resulting visual acuity, intraocular pressure, as well as complications, were examined.

Results: Preoperatively best-corrected visual acuity was 0.25 on average. Patients reached 0.9 after 24 h, 1.0 after 15 days, and 1.25 at the 30, 90 and 180 days checkup. One patient with pseudoexfoliation syndrome presented a postoperative IOP of 32 mm Hg, no other intraocular pressure increases over 20 mm Hg were documented. Two patients developed mild macula edema with complete restitution after 15 days.

Conclusions: No complications due to the implantation of the new foldable lens Kelios 600 were found in this study. Results prove a good visual rehabilitation with this IOL.

G. Duncker et al. (Hrsg.)
12. Kongreß der DGII 1998

Einleitung

Obwohl PMMA das am meisten verwendete Material für Intraokularlinsen darstellt, hat seit der Erstimplantation einer Silikonlinse 1984 [9] der Anteil der faltbaren Linsen ständig zugenommen [7, 17, 18].

Die Entwicklung der kleinschnittchirurgischen Technik und besonders der selbstabdichtenden Tunneltechniken [5] hat zu einem wachsenden Interesse an faltbaren Intraokularlinsen geführt, zumal die Vorteile wie geringer postoperativer Entzündungszustand, frühe Rehabilitation und geringer induzierter Astigmatismus vielfach belegt sind [4, 3, 15, 14].

Ziel der vorliegenden Studie war es, die Sicherheit und Handhabbarkeit der neuen Kelios-600-Silikonlinse (Firma Opsia) in bezug auf postoperative Visusentwicklung, postoperativen Druckverlauf sowie intra- und postoperative Komplikationen zu untersuchen.

Patienten, Material und Methode

In die prospektive, kontrollierte, multizentrische Studie wurden 55 Patienten, die zwischen Oktober 1996 und Juli 1997 in unserer Klinik an einer Katarakt operiert wurden, unter den folgenden Kriterien aufgenommen:

Tabelle 1. Aufnahmekriterien

Einschlußkriterien:	Ausschlußkriterien:
• Senile Katarakt	• Traumatische Katarakt
• Patient älter als 50 Jahre	• Intraokularer Eingriff innerhalb des letzten Jahres
• Intakte Kapsulorhexis	• Cornea guttata
• Phakoemulsifikation	• Uveitis anterior
• Implantation der IOL in den Kapselsack	• Diabetische Retinopathie
	• Augendruck >21 mm Hg
	• Makuladegeneration
	• Schwere generalisierte Entzündung

Alle Operationen wurden von einem Operateur mit standardisierter Operationstechnik durchgeführt [Frown-Inzision, 3,5 mm breiter korneoskleraler Tunnel, Kapsulorhexis (CCC), endokapsuläre Phakoemulsifikation, Implantation der IOL in den Kapselsack, keine Naht, Verwendung von Healon-GV als Viskoelastikum].

Die Kelios-600 ist eine bikonvexe Silikonlinse mit PMMA-Haptiken, einem refraktiven Index von 1,43 und einem Gesamtdurchmesser von 12,5 mm.

Neben den für die Kataraktoperation üblichen Basisuntersuchungen wie Biometrie, Keratometrie, Spaltlampenmikroskopie und Funduskopie wurden als Zieluntersuchungen der Visus mit bester Korrektur, der intraokulare Druck und aufgetretene Komplikationen zu unterschiedlichen Zeitpunkten dokumentiert (Tabelle 2).

Tabelle 2. Spezielle Untersuchungen

	Präop.	8 h	24 h	15 Tage	30 Tage	90 Tage	180 Tage
Visus	×		×	×	×	×	×
Intraokularer Druck	×		×	×	×	×	×
Untersuchung auf Komplikationen		×	×	×	×	×	×

Ergebnisse

Präoperativ lag der Visus im Median bei 0,25. Mit bester Korrektur erreichten 24 h postoperativ 83,6% aller Patienten einen Visus >/= 0,5 (Median 0,9). Nach 15 Tagen lag die erreichte Visusstufe im Median bei 1,0, um nach 30, 90 und 180 Tagen bei 1,25 stabil zu bleiben (Abb. 1).

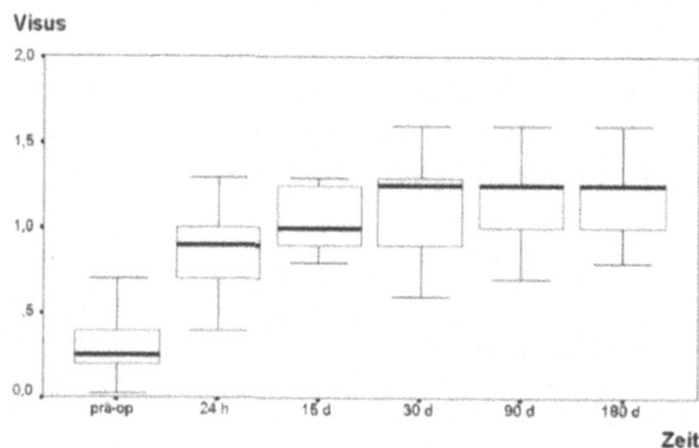

Abb. 1. Visusentwicklung (Medianwerte)

Intraokularer Druck

Der Augendruck lag im Median zu allen definierten Untersuchungszeitpunkten im Normbereich unter 20 mm Hg. Lediglich 24 h postoperativ zeigte ein

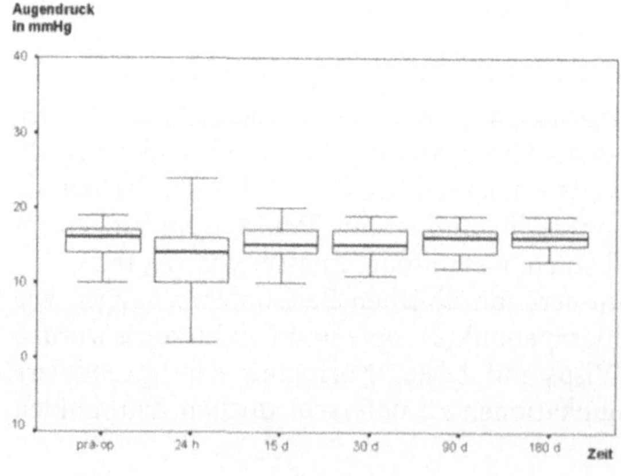

Abb. 2. Augendruckverlauf (Medianwerte)

Patient mit einem Pseudoexfoliationssyndrom einen Tensionsanstieg auf 32 mm Hg; 2 Patienten hatten wegen einer geringen Wundleckage einen Druck von 2 bzw. 4 mm Hg (Abb. 2).

Komplikationen

Intraoperativ kam es bei einem Patienten zu einem Irisprolaps durch einen zu kurzen korneoskleralen Tunnel. Bei einem Patienten entfaltete sich die IOL in In-out-Position, d. h., eine Haptik lag in der Vorderkammer und mußte nachträglich in den Kapselsack rotiert werden.

Postoperativ trat bei 2 Patienten ein klinisch signifikantes zystoides Makulaödem auf, das sich jedoch unter Therapie mit 3mal 50 mg Indometacin innerhalb von 14 Tagen komplett zurückbildete (beide Patienten erreichten Visusstufe 1,25). Bei einer Patientin mit einem relativen Mikrophthalmus anterior trat nach 90 Tagen ein „iris capture" auf, obwohl die IOL ursprünglich exakt im Kapselsack plaziert war (Abb. 3).

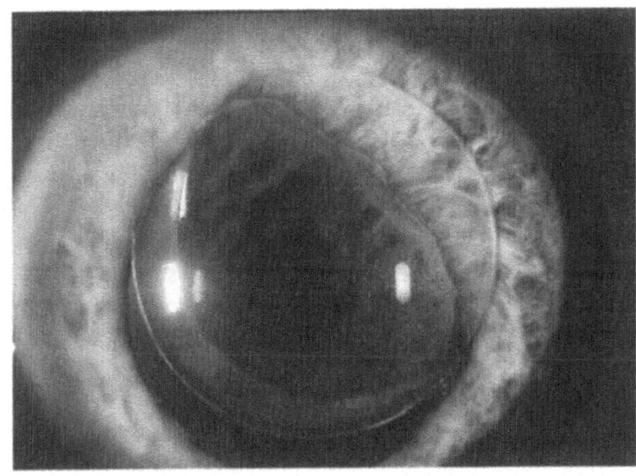

Abb. 3. „iris capture" bei Patientin mit relativem Mikrophthalmus anterior

Diskussion

Die nahtlose Kleinschnittechnik der Kataraktchirurgie ist ein sicheres Verfahren, das eine frühe Rehabilitation durch eine gute Wundstabilität mit geringem induziertem Astigmatismus ermöglicht [8, 10]. In unserer Studie erreichten postoperative Refraktion und Visus bereits nach 30 Tagen ein stabiles Niveau, was eine frühzeitige Brillenordination erlaubte. Nach 30 Tagen erreichten 96% aller Patienten einen Visus von 0,8 oder besser, was mit den Ergebnissen anderer Studien vergleichbar ist [1, 12].

Die Faltung und Implantation der Kelios-600-Silikonlinse gestaltete sich sicher und komplikationslos, lediglich bei einem Patienten kam es zur Entfaltung der IOL in In-out-Position; die Haptik konnte jedoch problemlos in den Kapselsack rotiert werden. Zu Beschädigungen der Silikonlinse und der Haptiken kam es nicht.

Der postoperative Augeninnendruck lag bei allen Patienten im Median im Normbereich unter 20 mm Hg. Daß es besonders bei Glaukompatienten oder bei Pseudoexfoliationen zu kurzzeitigen postoperativen Tensionsanstiegen kommen kann wie bei einem unserer Patienten, ist bekannt [16].

Ebenfalls stellt das Auftreten eines zystoiden Makulaödems kein spezifisches Silikonlinsenproblem dar [6, 13, 11]. Unter Therapie mit Indometacin kam es bei unseren beiden betroffenen Patienten zur kompletten Remission.

Trotz Kapselsackimplantation der IOL kam es in einem Fall nach 90 Tagen zu einem „iris capture"; bei dieser Patientin bestand ein relativer Mikrophthalmus anterior mit einem horizontalen Hornhautdurchmesser von 10,5 mm.

Ursächlich wird für das vermehrte Auftreten von „iris capture"-Syndromen ein erhöhter Glaskörperdruck bei relativem Mikrophthalmus anterior verantwortlich gemacht [2].

Literatur

1. Artaria LG, Ziliotti F, Ziliotti-Mandelli A (1994) Langzeitergebnisse nach Implantation faltbarer Silikon-Hinterkammerlinsen. Klin Monatsbl Augenheilkd 204: 268–270
2. Blum M, Faller U, Auffarth G, Tetz M, Völcker HE (1995) Kataraktextraktion und Hinterkammerlinsenimplantation bei Mikrophthalmus anterior. In: Rochels R et al. (Hrsg) 9. Kongreß der DGII. Springer, Berlin Heidelberg, New York, S 131–135
3. Brint SF, Ostrick DM, Bryan JE (1991) Keratometric cylinder and visual performance following phacoemulsification and implantation with silicone small-incision or poly-(-methyl methacrylate) intraocular lenses. J Cataract Refract Surg 17: 32–36
4. El-Maghraby A, Anwar M, El-Sayyad F et al. (1993) Effect of incision size on early postoperative visual rehabilitation after cataract surgery and intraocular lens implantation. J Cataract Refract Surg 19: 949–498
5. Fine IH (1991) Architecture and construction of a self-sealing incision for cataract surgery. J Cataract Refract Surg 17: 672–676
6. Gass JDM, Norton EWD (1996) Follow up study of cystoid macular edema following cataract extraction. A fluorescein funduscopic, and angiographic study. Arch Ophthalmol 76: 646–661
7. Leaming DV (1996) Practice styles and preferences of ASCRS members - 1995 survey. J Cataract Refract Surg 22: 931–939
8. Levy JH, Pisacano AM, Chadwick K (1994) Astigmatic changes after cataract surgery with 5.1 mm and 3.5 mm sutureless incisions. J Cataract Refract Surg 20: 630–633
9. Mazzocco TR (1984) Progress report: Silicone IOLs. Cataract 1(4): 18–19
10. Menapace R, Radax U, Amon M, Papapanos P (1994) No-stitch, small incision cataract surgery with flexible intraocular lens implantation. J Cataract Refract Surg 20: 534–542
11. Miami Study Group (1979) Cystoid macular edema in aphakic and pseudophakic eyes. Am J Ophthalmol 88: 45–48
12. Milazzo S, Turut P, Artin B, Charlin JF (1996) Long-term follow-up of three-piece, looped, silicone intraocuar lenses. J Cataract Refract Surg 22 [Suppl 2]: 1259–1262
13. Obstbaum SA, Galin MA (1979) Cystoid macular edema and ocular inflammation: the corneoretinal inflammation syndrome. Trans Ophthalmol Soc UK 99: 187–191
14. Oshika T, Yoshimura K, Miyata N (1992) Postsurgical inflammation after phacoemulsification and extracapsular extraction with soft or conventional intraocular lens implantation. J Cataract Refract Surg 18: 356–361

15. Shepherd JR (1989) Induced astigmatism in small incision cataract surgery. J Cataract Refract Surg 15: 85–88
16. Tong JT, Miller KM (1998) Intraocular pressure change after sutureless phacoemulsification and foldable posterior chamber lens implantation. J Cataract Refract Surg 24: 256–262
17. Wenzel M, Rochels R (1996) Zum derzeitigen Stand der Katarakt- und refraktiven Hornhautchirurgie – Ergebnisse der Umfrage der DGII 1994. In: Rochels R, Duncker G, Hartmann C (Hrsg) 9. Kongreß der Deutschsprachigen Gesellschaft für Intraokularlinsen-Implantation und refraktive Chirurgie. Springer, Berlin Heidelberg New York, Tokyo, S 3–8
18. Wenzel M, Ohrloff C, Duncker G (1998) Zum derzeitigen Stand der Katarakt- und refraktiven Hornhautchirurgie – Ergebnisse der Umfrage der DGII 1996. In: Ohrloff C, Kohnen T, Duncker G (Hrsg) 11. Kongreß der Deutschsprachigen Gesellschaft für Intraokularlinsen-Implantation und refraktive Chirurgie. Springer, Berlin Heidelberg New York Tokyo, S 15–20

Postoperative Entzündungsreaktion nach Implantation einer Faltlinse aus hydrophilem PMMA-Copolymer

J. Weindler, F. Schirra, K. Ellinghaus, S. Spang und K.W. Ruprecht

Zusammenfassung. Mit der Einführung der Kleinschnitt-Technik werden vermehrt faltbare Linsen bei der Kataraktchirurgie implantiert. Um die Biokompatibilität und die Stabilität von Faltlinsen zu verbessern, wurden unterschiedliche Materialien entwickelt. In jüngster Zeit stehen die ersten Faltlinsen aus Copolymer (Poly-HEMA) zur Verfügung. Wir untersuchten die postoperative Entzündungsreaktion bei der neuen Faltlinse BioComFold (Morcher GmbH, Stuttgart).

Methodik: Bei insgesamt 19 Patienten wurde die Faltlinse BioComFold 92L implantiert. Es handelt sich hier um eine Three-piece-Linse, wobei der Corpus aus hydrophilem PMMA-Copolymer besteht und die Haptiken aus blauem PMMA. Die Implantation erfolgte über eine 3,5 mm breite, temporale Clear-cornea-Inzision. Alle Operationen wurden von einem Operateur durchgeführt. Folgende Meßgrößen wurden vor der Operation, einen Tag und 7 Tage nach der Operation erhoben: Sehschärfe, Augendruck, Spaltlampenbefund sowie die Photonen-Counts (Laserflare-Wert, Firma KOWA FM-500) als Meßgröße für die operative Entzündungsreaktion.

Ergebnisse: Das durchschnittliche Alter der Patienten betrug 74 Jahre. Die Sehschärfe stieg von präoperativ 0,3 auf postoperativ 0,8 an. Die präoperativen Laserflare-Werte lagen im Normbereich. Die Photonencounts stiegen postoperativ nur geringfügig an. Die Durchschnittswerte lagen unter 20 Photonen/ms am 1. postoperativen Tag. Fibrinreaktionen, Zellbeschläge oder hintere Synechien traten nicht auf.

Schlußfolgerung: Die neue Linse BioComFold 92L zeigt eine gute Verträglichkeit. Im Vergleich zu anderen Linsenmaterialien ist die Entzündungsreaktion postoperativ nicht erhöht, vielmehr liegt diese im unteren Bereich.

G. Duncker et al. (Hrsg.)
12. Kongreß der DGII 1998

Ist die Reduktion des Optikdurchmessers bei der Acrysof MA 60 IOL um 0,5 mm von klinischer Bedeutung?

U.M. Klemen

Zusammenfassung. Eine prospektive Studie an 49 Patienten mit beidseitiger seniler Katarakt ergab nach Implantation der Acrysof MA 30 (Optikdurchmesser 5,5 mm) eine durchschnittliche Reduktion der Inzision um 0,25 mm verglichen mit den Partneraugen mit Acrysof MA 60 (Optikdurchmesser 6,0 mm). Diese Differenz steigerte sich bei hohen Dioptrienwerten auf 0,3 mm. Damit war auch der Anstieg des postoperativen induzierten Hornhautastigmatismus nach MA-30-Implantation um bis zu 0,32 dptr durchschnittlich geringer. Der kleinere Optikdurchmesser verursachte in einer Beobachtungszeit von durchschnittlich 4 Monaten weder funktionelle Einbußen noch störende optische Nebenwirkungen.

Summary. A prospective study in 49 patients suffering from bilateral senile cataract shows a reduction in the incision of 0.25 mm following Acrysof MA 30 IOL (optic diameter 5.5 mm) implantation compared with the fellow eye operated on with MA 60 IOL (optic diameter 6.0 mm). This difference increases with the strength of the IOLs on an average of 0.3 mm. The number of postoperative induced corneal astigmatisms was also found to be lower, due to the shorter incision with 0.32 D on average. There was no significant difference between both types of IOLs regarding functional results and subjective optical phenomena within a postoperative follow-up of 4 months on average.

Einleitung

Experimentelle Studien an Leichenaugen ergaben eine Inzisionsdifferenz von 0,41 mm nach Implantation von Acrysof-MA-60-IOL (6,0 mm Optikdurchmesser) und MA-30-IOL (Optikurchmesser 5,5 mm) [1]. Die prospektive Studie verfolgt den Zweck, folgende Fragen zu klären:

1. Ist in vivo derselbe Inzisionsunterschiedswert ermittelbar?
2. In welcher Höhe wirkt sich der Inzisionsunterschied auf den postoperativ induzierten Hornhautastigmatismus aus?
3. Entstehen für den Patienten postoperativ durch den geringeren IOL-Optikdurchmesser irgendwelche Nachteile bzgl. Funktion und Komplikationen?

G. Duncker et al. (Hrsg.)
12. Kongreß der DGII 1998

Krankengut und Untersuchungsablauf

49 Patienten mit beidseitiger seniler Katarakt wurden nach einem randomisierten Schema innerhalb von 4 Wochen an beiden Augen operiert, ein Auge erhielt die MA-60- und das Partnerauge die MA-30-Version der Acrysof-IOL. Frauen waren in der Überzahl (n=33), das Patientenalter reichte von 53–91 Jahre.

Die Eingriffe erfolgten zwischen April und Dezember 1997 von einem Operateur, die Inzision erfolgte im Limbusbereich in der Achse des steilsten Hauptschnittes.

Die Messung der Inzisionsweite erfolgte nach der Linsenimplantation mit dem Osher-Zirkel, modifiziert nach Kohnen (Measuring Caliper G 19136, Geuder). Die postoperative Nachbeobachtungszeit reicht von 3–11 Monate, im Durchschnitt 17 Wochen.

Ergebnisse

Sowohl die Streubreite als auch die Durchschnittswerte der Inzisionsweiten liegen durch den geringeren Optikdurchmesser nach MA-30-Implantation geringer (Tabelle 1).

Die graphische Darstellung der Verteilung der Linsendioptrienstärken zeigt eine fast analoge Situation beider Linsenarten, was den Vergleich der Inzisionsweiten erleichtert. Darüber hinaus haben wir in der Folge die Patienten in eine Gruppe mit Linsendioptrienwerten von unter +24,0 dptr und eine mit über +24,5 dptr unterteilt (Abb. 1).

Die Gegenüberstellung der Inzisionsweiten bezogen auf die Dioptrienzahl der IOL zeigt eine Zunahme des Unterschieds mit steigender Linsenstärke. Während bis +24,0 dptr der durchschnittliche Unterschied bei 0,1 mm liegt, steigt dieser zwischen 24,5 und 30,0 dptr auf 0,3 mm an (Tabelle 2).

Eine direkte Korrelation zwischen Inzisionsweite und der Höhe des postoperativ induzierten Hornhautastigmatismus ist feststellbar, wobei sich die Durchschnittswerte bis zu einer maximalen Inzisionsweite bis 3,7 mm durchaus im tolerablen Bereich befinden (Tabelle 3).

Aus dieser Zusammenstellung ist ersichtlich, daß mehr als ein Drittel aller Acrysof-MA-30-IOL durch eine Inzision von weniger als 3,5 mm implantiert werden können und nur in 2 Augen die Inzisionsweite mehr als 3,75 mm betrug (Tabelle 4).

Die Gegenüberstellung aller Linsen zeigt sowohl im Bereich der Streubreite als auch im Gesamtdurchschnitt geringere Anstiege des postoperativ induzierten Hornhautastigmatismus nach MA-30-Implantation (Tabelle 5).

Funktionelle Ergebnisse und optische Nebenwirkungen zeigten keinen Unterschied zwischen beiden Linsenmodellen innerhalb einer durchschnittlichen Beobachtungszeit von 4 Monaten (Tabelle 6).

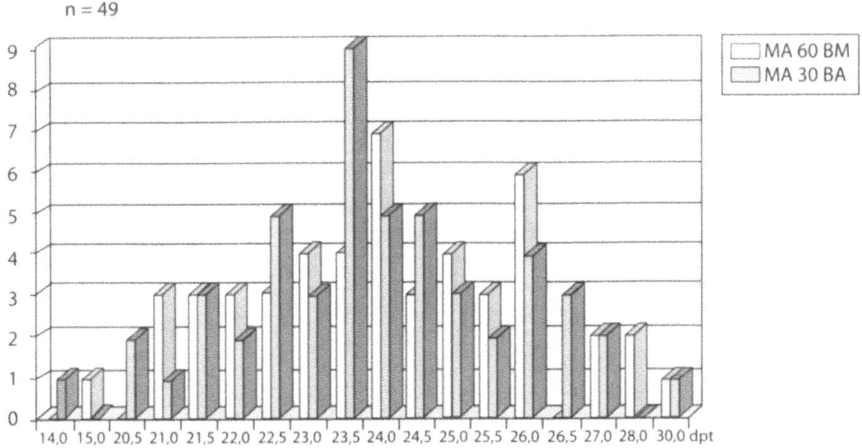

Abb. 1. Verteilung der Linsendioptrienstärken

Tabelle 1. Vergleich der Inzisionsweiten nach Acrysof-MA-60- und MA-30-Implantation

Linsenmodell	Inzision [mm]	Durchschnitt [mm]
MA-60	3,35–3,90	3,75
MA-30	3,25–3,80	3,50

Tabelle 2. Vergleich Linsendioptrienstärke mit Inzisionsweite

Modell	Dioptrien	Inzision [mm]	Durchschnitt [mm]
MA-60	15–24	3,30–3,60	3,55
MA-30	14–24	3,25–3,60	3,45
MA-60	24,5–30	3,65–3,95	3,90
MA-30	24,5–30	3,55–3,80	3,60

Tabelle 3. Korrelation Inzisionsweite und postoperativ induzierter Hornhautastigmatismus

Inzision [mm]	Hornhaut-astigmatismus	Durchschnitt
Bis 3,5 mm	-0,75 – +1,0	+0,33
3,55–3,7 mm	-0,25 – +1,5	+0,55
Über 3,75 mm	+0,5 – +2,25	+1,13

Tabelle 4. Korrelation Inzisionsweite, Linsenmodell und -stärke

Inzision	MA-60 (Augen)	Dioptrien	MA-30 (Augen)	Dioptrien
Bis 3,5 mm	2	14/21	17	14 –23,5
3,55–3,75 mm	39	21–24,5	30	23,0–26,5
Über 3,75 mm	8	24–30	2	27,0–30

Linsenmodell	Hornhaut-astigmatismus	Durchschnitt
MA-60	+0,25 – +2,25 dptr	0,88 dptr
MA-30	–0,75 – +1,25 dptr	0,56 dptr

Tabelle 5. Vergleich Linsenmodell mit postoperativ induziertem Hornhautastigmatismus

Beobachtung	MA-60	MA-30
Korr. Visus 0,8 oder besser	45 (91,8%)	46 (93,8%)
Dezentrierung >1,0 mm	4 (8,2%)	4 (8,2%)
Halo/Blendung	6 (11,2%)	5 (10,2%)
Nachstar	0	0

Tabelle 6. Postoperative Beobachtungen

Schlußfolgerungen

Die eingangs gestellten Fragen können somit wie folgt beantwortet werden:

1. Der am Leichenauge festgestellte Inzisonsweitenunterschied von 0,41 mm konnte im klinischen Bereich nicht in dieser Höhe bestätigt werden. Ursachen dafür liegen vielleicht im Dioptrienbereich der IOL oder in der unterschiedlichen Schnittführung und der damit verbundenen Gewebsreaktion (Stretching) [2, 4–6].
2. Eine Korrelation zwischen Inzisionsweite und der Höhe des postoperativ induzierten Hornhautastigmatismus wurde bestätigt, ebenso eine Zunahme mit steigender Inzisionsweite [3, 5].
3. Basierend auf einer durchschnittlichen Beobachtungszeit von 4 Monaten können im Vergleich beider Linsenmodelle keine Unterschiede bezüglich funktioneller Resultate und postoperativer subjektiver optischer Nebenwirkungen festgestellt werden [1].

Zusammenfassend sei festgestellt, daß die Verringerung des Optikdurchmessers um 0,5 mm bei der Acrysof MA 30 keinesfalls mit Nachteilen für den Patienten verbunden ist, daß aber gerade bei hohen Dioptrienzahlen dieser Linsentyp bezüglich festerem Wundverschluß und geringerem postoperativ induziertem Hornhautastigmatismus zu empfehlen ist.

Literatur

1. Arnold PN (1994) Photic phenomena after phacoemulsification and posterior chamber lens implantations of various optic sizes. J Cataract Refract Surg 20: 446–450
2. Kohnen T, Lambert RJ, Koch DD (1997) Incision sizes for foldable intraocular lenses. Opthalmology 104: 1277–1286
3. Long DA, Monica ML (1996) A prospective evaluation of corneal curvature change with 3,0 to 3,5 mm corneal tunnel phacoemulsification. Ophthalmology 103: 226–232

4. Mackool RJ, Russel RS (1996) Effect of foldable intraocular lens insertion on incision width. J Cataract Refract Surg 22: 571–574
5. Samuelson SW, Koch DD, Kuglen CC (1991) Determination of maximal incision length for true small-incision surgery. Ophthalmic Surg 22: 204–207
6. Steinert RF, Deacon J (1996) Enlargement of incision width during phacoemulsification and folded intraocular lens implant surgery. Ophthalmology 103: 220-225

Analyse der Energiemengen zur Nd:YAG-Laserkapsulotomie bei Cataracta secundaria

G.U. Auffarth, C. Nimsgern, M.R. Tetz und H.E. Völcker

Zusammenfassung. Die Ausbildung der Cataracta secundaria wird von einer Vielzahl von Faktoren, wie Linsenmaterial und Design, Alter, Nachbeobachtungszeitraum sowie okulären und systemischen Erkrankungen, beeinflußt. Inwiefern sich diese Faktoren klinisch auf die am Nd:YAG-Laser benutzten Energiemengen auswirken, ist Gegenstand dieser Untersuchung.

Patienten und Methoden: Bei 172 Patienten im Alter von 67,3 ± 15,9 Jahren wurden Daten zur Nd:YAG-Laser-Kapsulotomie ausgewertet. Untersucht wurden der Einfluß von Alter, Post-OP-Zeitraum, Linsenfixation und verschiedener okulärer Erkrankungen auf Gesamtenergiemengen und Re-Nd:YAG-Rate. 69/172 der Patienten (43,7%) zeigten keine weiteren okulären Pathologien (Normalpatienten), bei 24/172 (15,2%) lag ein Glaukom, bei 14/172 (8,9%) eine diabetische Retinopathie, bei 12/172 (7,6%) eine Retinitis pigmentosa, bei 8/172 (5,1%) eine Myopia magna, bei 7/172 (4,4%) ein Z.n. Triple procedure mit KPL vor. 24/172 (15,2%) zeigten verschiedene zusätzliche okuläre Erkrankungen (z. B. PEX) und wurden in der Gruppe „Sonstige" zusammengefaßt. Die Patienten sind im Zeitraum von 1988–1995 kataraktoperiert und mit PMMA-Hinterkammerlinsen versorgt worden.

Ergebnisse: Die Nd:YAG-Laser-Kapsulotomien erfolgten für alle Patienten 28,2 ± 17,7 Monate nach Kataraktoperation. Die Gesamtenergiemenge betrug für alle Patienten 12,7 ± 9,4 mJ. Der Visus (Prä-YAG) betrug 0,3 ± 0,2. Bei den Normalpatienten fand sich keine Korrelation zwischen Gesamtenergie und Post-OP-Dauer oder Patientenalter ($p>0,43$). Bei 26 Patienten erfolgte eine zweite Nd:YAG-Laser-Kapsulotomie zur Erweiterung der vorbestehenden Lücke. Hier zeigten Patienten mit Retinitis pigmentosa eine signifkant höhere Re-YAG-Rate als die übrigen Patientengruppen ($p=0,00059$). Der Vergleich von sulkus- vs. kapselsackfixierten HKL zeigte, daß bei Augen mit sulkusfixierten Linsen früher und mit höheren Energiemengen gelasert wurde.

Schlußfolgerungen: Die verschiedenen okulären Erkrankungen des vorderen und hinteren Augenabschnittes zeigen ein unterschiedliches Profil bezüglich der Energiemengen und der Re-YAG-Laserraten. RP-Patienten zeigten eine signifikant höhere Re-YAG-Rate. Sulkusfixation einer HKL resultierte in früheren Kapsulotomien und höheren Energiemengen im Vergleich zur Kapselsackfixation.

Summary. Formation of secondary cataract is influenced by various factors, such as IOL material, IOL design, follow-up time, and ocular and systemic diseases. It has not yet been studied whether these factors have a clinical impact on the energy used for Nd:YAG-laser capsulotomy.

Patients and methods: We examined 172 patients, aged 67.3 ± 15.9 years, concerning energy levels required for Nd:YAG-laser capsulotomy. We analyzed the influence of age, implant duration, IOL fixation, and ocular conditions on total energy and repetition rate of

G. Duncker et al. (Hrsg.)
12. Kongreß der DGII 1998

Nd:YAG-laser capsulotomy: 69/172 of patients (=43.7%) had no other ocular pathology (= control), 24/172 (=15.2%) glaucoma, 14/172 (=8.9%) diabetic retinopathy, 12/172 (=7.6%) retinitis pigmentosa, 8/172 (=5.1%) high myopia, and 7/172 (=4.4%) triple procedure with perforating keratoplastic; 24/172 (=15.2%) presented various additional ocular conditions such as pseudoexfoliation syndrome. Patients had undergone cataract surgery between 1988 and 1995 with implantation of PMMA-IOLs.

Results: Nd:YAG-laser capsulotomies were performed on average 28.2 ± 17.7 months postoperatively. The average total energy used was 12.7 ± 0.4 mJ. Visual acuity (pre-YAG) was 0.3 ± 0.2. In the control group there was no correlation between energy and implant duration or age (p>0.43). Twenty six patients required a second Nd:YAG-laser capsulotomy. Patients with retinitis pigmentosa showed a significantly higher re-YAG rate compared to the other patient groups (p=0.00059). In eyes with sulcus fixation of the IOL capsulotomies were performed earlier and with higher energy levels compared to bag-fixated IOLs.

Conclusions: The different ocular conditions of the anterior and posterior segment showed a different profile for Nd:YAG-laser capsulotomy energy level and Nd:YAG-laser repetition rate. Patients with retinitis pigmentosa showed a significantly higher re-YAG rate. Sulcus fixation of an IOL resulted in earlier capsulotomies with higher energy levels.

Hintergrund

Die Ausbildung der Cataracta secundaria wird von einer Vielzahl von Faktoren, wie Alter, Nachbeobachtungszeitraum sowie okulären und systemischen Erkrankungen beeinflußt [1–3, 12, 13]. Desweiteren haben Linsenmaterial und Design und operative Techniken Einfluß auf das Ausmaß der Hinterkapseltrübung [4–11, 15]. Inwiefern sich diese Faktoren klinisch auch auf die am Nd:YAG-Laser benutzten Energiemengen auswirken, ist Gegenstand dieser Untersuchung.

Patienten und Methoden

Bei 172 Patienten im Alter von 67,3 ± 15,9 Jahren wurden Daten zur Nd:YAG-Laser-Kapsulotomie ausgewertet. Untersucht wurde der Einfluß von Alter, Post-OP-Zeitraum, Linsenfixation und verschiedener okulärer Erkrankungen auf Gesamtenergiemengen und Re-Nd:YAG-Rate. 69/172 der Patienten (43,7%) zeigten keine weiteren okulären Pathologien (Normalpatienten), bei 24/172 (15,2%) lag ein Glaukom, bei 14/172 (8,9%) eine diabetische Retinopathie, bei 12/172 (7,6%) eine Retinitis pigmentosa, bei 8/172 (5,1%) eine Myopia magna, bei 7/172 (4,4%) ein Z.n. Triple procedure mit KPL vor. 24/172 (15,2%) zeigten verschiedene zusätzliche okuläre Erkrankungen (z. B. Pseudoexfoliations-Syndrom) und wurden in der Gruppe „Sonstige“ zusammengefaßt. Die Patienten sind im Zeitraum von 1988–1995 kataraktoperiert und mit PMMA-Hinterkammerlinsen versorgt worden. Die Kapsulotomien wurden bei spielender Pupille durchgeführt, es wurde eine Eröffnung von mindestens 2 mm Durchmesser angestrebt.

Ergebnisse

Die Nd:YAG-Laser-Kapsulotomien wurden für alle Patienten im Mittel 28,2 ± 17,7 Monate (Median 27 Monate) nach der Kataraktoperation durchgeführt. Die Gesamtenergiemenge betrug für alle Patienten im Mittel 12,7 ± 9,4 mJ (Median 10 mJ). Hierzu wurden im Mittel 8,3 ± 5,6 (Median 7) Laserschüsse benötigt. Der Visus (Prä-YAG) betrug 0,3 ± 0,2. Bei den Normalpatienten fand sich keine Korrelation zwischen Gesamtenergie und Post-OP-Dauer oder Patientenalter (p>0,43 Spearman-Korrelation) (Abb. 1a). Es zeigte sich jedoch eine schwache negative Korrelation zum Visus (p=0,06, r=−0,22 Spearman-Korrelation) (Abb. 1b). Es fand sich kein signifikanter Einfluß der verschiedenen okulären Erkrankungen bezüglich des Post-OP-Zeitraumes. Pathologien im vorderen Augenabschnitt führten dazu, daß höhere Gesamtenergiemengen benutzt wurden als bei Pathologien des hinteren Augenabschnittes (Abb. 2). Bei 26 Patienten erfolgte eine zweite Nd:YAG-Laser-Kapsulotomie zur Erweiterung der vorbestehenden Lücke. Hier zeigten Patienten mit Retinitis pig-

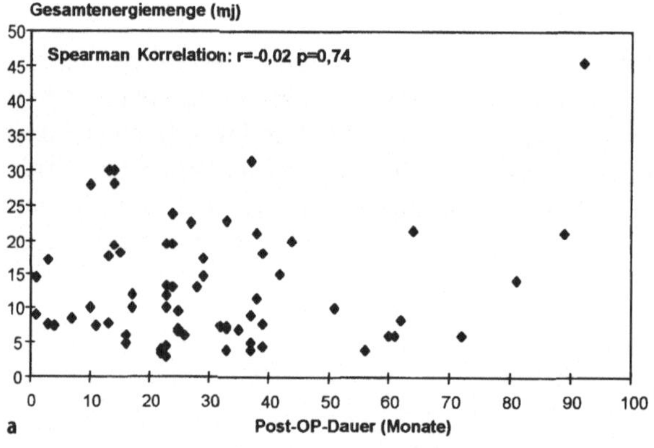

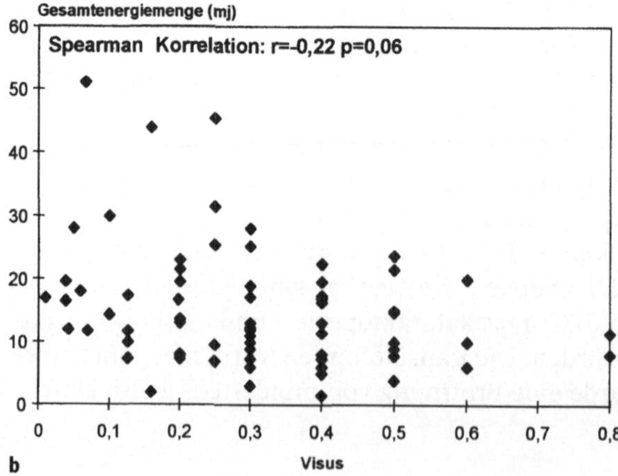

Abb. 1. a Korrelation der Nd:YAG-Laser-Energiemengen zur Implantationsdauer. Es besteht keine signifikante Korrelation. **b** Korrelation der Nd:YAG-Laser-Energiemengen zum präoperativen Visus. Es besteht eine schwache negative Korrelation

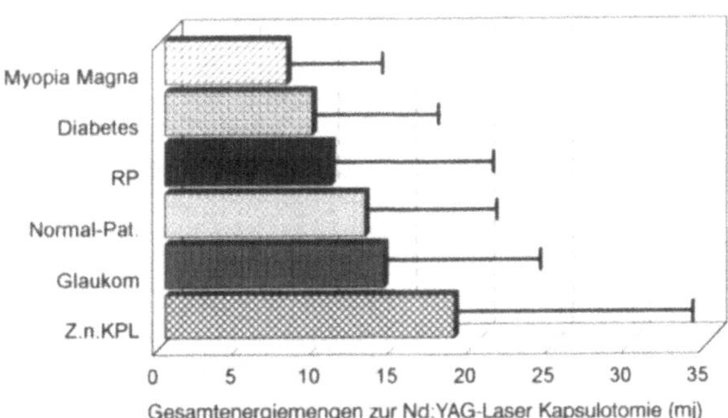

Abb. 2. Durchschnittliche Gesamtenergie zur Nd:YAG-Laser-Kapsulotomie bei den verschiedenen Patientengruppen

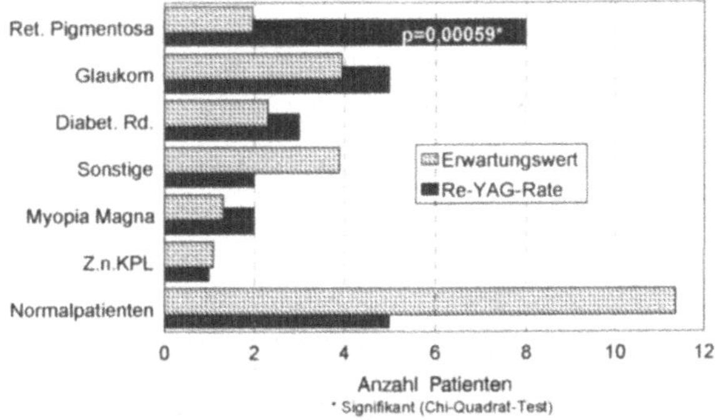

Abb. 3. Chi-Quadrat-Analyse der Re-Nd:YAG-Laser-Rate bei den verschiedenen Patientengruppen. Patienten mit Retinitis pigmentosa zeigen eine signifikant höhere Re-Nd:YAG-Laser-Rate

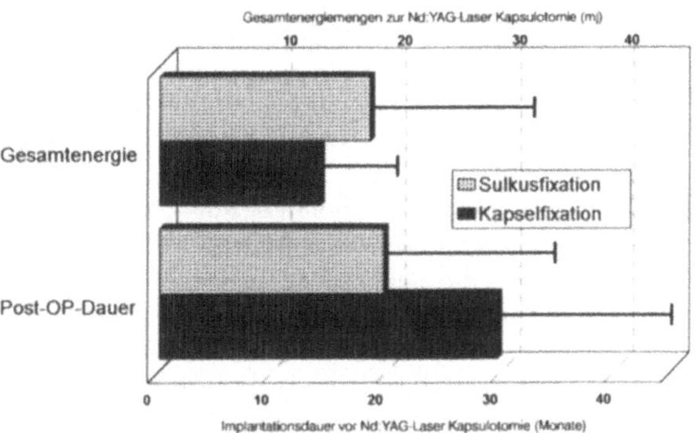

Abb. 4. Sulkusfixation der HKL resultierte in früheren Kapsulotomien und höheren Energiemengen im Vergleich zur Kapselsackfixation

mentosa eine signifikant höhere Re-YAG-Rate als die übrigen Patientengruppen (p=0,00059, Chi-Quadrat Test) (Abb. 3). Bei 5 dieser Patienten war eine dritte Laserbehandlung notwendig. Hierunter waren wiederum 3 RP-Patienten. Der Vergleich von sulkus- vs. kapselsackfixierten HKL zeigte, daß bei Augen mit sulkusfixierten Linsen früher und mit höheren Energiemengen gelasert wurde (Abb. 4).

Schlußfolgerungen

Die Nd:YAG-Laser-Kapsulotomien erfolgten im Durchschnitt etwa 27 Monate nach Kataraktoperation. Dies paßt sehr gut zu unseren Erfahrungen in Studien mit der morphologischen Bewertung der Nachstarausprägung [3, 4, 14], in denen eine Zunahme der Cataracta secundaria zwischen dem 2. und 3. postoperativen Jahr zu verzeichnen war. Die hier dargestellten Ergebnisse zeigen weiterhin, daß Nd:YAG-Laserraten nach einem oder 2 Jahren postoperativ keinen hohen Aussagewert haben, wenn man z. B. den nachstarreduzierenden Einfluß einer HKL oder eine OP-Methode untersuchen will. Die verschiedenen okulären Erkrankungen des vorderen und hinteren Augenabschnittes zeigen ein unterschiedliches Profil bezüglich der Energiemengen und der Re-YAG-Laserraten. RP-Patienten zeigten eine signifikant höhere Re-YAG-Rate. Sulkusfixation einer HKL resultierte in früheren Kapsulotomien und höheren Energiemengen im Vergleich zur Kapselsackfixation. Weitere Studien mit größeren Untergruppen sind notwendig, um die hier dargestellten Trends zu verifizieren.

Literatur

1. Apple DJ, Solomon KD, Tetz MR et al. (1992) Posterior capsule opacification. Surv Ophthalmol 37: 73–116
2. Auffarth GU, Apple DJ (1997) Einfluß von Intraokularlinsendesign und operativen Techniken auf die Nachstarentwicklung. In: Ohrloff C, Kohnen T, Duncker G (Hrsg) Kongreßband: 11. Kongreß der Deutschsprachigen Gesellschaft für Intraokularlinsen-Implantation und refraktive Chirurgie, Frankfurt 1997. Springer, Berlin Heidelberg New York, S 241–248
3. Auffarth GU, Nimsgern C, Tetz MR, Krastel H, Völcker HE (1997) Erhöhte Nachstarrate und Besonderheiten der Nd:YAG-Laser-Kapsulotomie bei Retinitis pigmentosa. Der Ophthalmologe 94: 791–795
4. Auffarth GU, Anatkov S, Schmidt B, Nimsgern C, Tetz MR (1998) Morphologische Analyse der Nachstarentwicklung nach Kataraktoperation und Einfluß des Fixationsverhaltens. Klin Monatsbl Augenheilkd 212 (Suppl 2): 13 (Abstr)
5. Born C, Ryan D (1990) Effect of intraocular lens optic design on posterior capsular opacification. J Cataract Refract Surg 16:188–192
6. Davis P, Hill P (1989) Inhibition of capsule opacification by convex surface posterior three-piece all PMMA C-loop lenses: a fellow eye and same lens study. Eur J Implant Refract Surg 1: 237–240
7. Davis PL, Hill P, Coffey A (1991) Convex posterior PMMA implants: do PMMA vs prolene haptics alter capsular opacity? Eur J Implant Refract Surg 3: 127–130
8. Götting J, Knorz MC, Seiberth V, Münch D (1991) Nachstarrate mit bikonvexen und konvexplanen IOLs – Eine prospektive Studie. In: Wenzel M, Reim M, Freyler H, Hartmann C (Hrsg) 5. Kongreß der Deutschen Gesellschaft für Intraokularlinsen-Implantation (DGII). Springer, Berlin Heidelberg New York, S 698–703
9. Hansen SO, Solomon KD, McKnight GT et al (1988) Posterior capsular opacification and intraocular lens decentration. Part I: Comparison of various posterior chamber lens designs implanted in the rabbit model. J Cataract Refract Surg 14: 605–613

10. McDonnell P, Zarbin M, Green W (1983) Posterior capsule opacification in pseudophakic eyes. Ophthalmology 90: 1548–1553
11. Newland TJ, Auffarth GU, Wesendahl TA, Apple DJ (1994) Nd:YAG Laser damage on silicone intraocular lenses: a comparison of lesions on explanted IOLs and experimentally produced lesions. J Cataract Refract Surg 20: 527–533
12. Percival SPB, Setty SS (1988) Analysis of the need for secondary capsulotomy during a five year follow-up. J Cataract Refract Surg 14: 379–382
13. Tetz MR, Lehrer I, Klein U, Völcker HE (1994) Cataracta secundaria bei Diabetes mellitus. In: Pham DT, Wollensack J, Rochels R, Hartmann C (Hrsg) 8. Kongreß der Deutschen Gesellschaft für Intraokularlinsen-Implantation (DGII). Springer, Berlin Heidelberg New York, S 398–406
14. Tetz MR, Auffarth GU, Sperker M, Blum M, Völcker HE (1997) Evaluation of a photographic image analysis system for PCO scoring. J Cataract Refract Surg 23: 1515–1520
15. Tetz MR, Auffarth GU, Wersching CH, Nimsgern C, Völcker HE (1998) Vergleichende Untersuchungen zur Nachstarausprägung bei Faltlinsen und PMMA Linsen. Klin Monatsbl Augenheilkd 212 (Suppl 2): 23 (Abstr)

Ergebnisse nach hinterer Nd:YAG-Laserkapsulotomie – eine prospektive Langzeitstudie

T. Walkow, N. Anders und C. Hartmann

Zusammenfassung. Die Nd:YAG-Laserkapsulotomie ist ein fest in der Ophthalmologie etabliertes Verfahren, das es mit relativ wenig Aufwand ermöglicht, den postoperativ nach Kataraktoperationen auftretenden Nachstar effektiv zu behandeln. Ziel der vorliegenden Studie war es, im Rahmen einer prospektiv angelegten Studie Ergebnisse über die langfristigen Resultate und eventuell auftretenden Komplikationen zu liefern. Zweihundertvierunddreißig Augen von 219 Patienten, die zwischen dem 1.1.1989 und dem 14.2.1992 wegen einer sekundären Katarakt mit dem Nd:YAG-Laser behandelt wurden, wurden prospektiv in die Studie aufgenommen. Die Mindestnachbeobachtungszeit lag bei 60 Monaten; im Mittel betrug sie 73,2 Monate. Der Zeitraum zwischen der Kataraktoperation und der Nd:YAG-Laserkapsulotomie betrug im Durchschnitt 15,2 Monate. Der Visus aller behandelten Augen stieg von durchschnittlich 0,23 präoperativ auf 0,68 postoperativ an (LogMAR). Folgende Komplikationen konnten während der Nachbeobachtungszeit beobachtet werden: Amotio retinae (2,5%), intraokularer Druckanstieg >30 mm Hg (1,5%), klinisch signifikantes Makulaödem (1,0%), kleine intraoperative Blutungen (1,5%) sowie IOL-Spots (2,0%).

Summary. The Nd:YAG capsulotomy is a well-approved, effective treatment of secondary cataract. In this study we wanted to investigate prospectively long-term results and complications of this procedure; 234 eyes of 219 patients, which were operated between the 1st of January of 1989 and the 14th February of 1992 were included prospectively. Minimum follow-up was 60 months (mean 73.2 months). The capsulotomies were carried out after an average interval of 15.2 months. Visual acuity of all treated eyes improved from 0.23 preoperatively to 0.68 postoperatively (LogMAR). The following complications were recorded during the follow-up: retinal detachment (2.5%), intraocular pressure greater than 30 mm Hg (1.5%), significant macular edema (1.0%), small intraoperative bleedings (1.5%), and IOL spots were found in 2.0%.

Einleitung

Seit der Einführung des Nd:YAG-Lasers in die Augenheilkunde im Jahre 1980 durch Aron-Rosa [1] hat dieser ein breites Anwendungsspektrum gefunden. So ist es mit dem Nd:YAG-Laser möglich geworden, intraokulare Strukturen ohne Eröffnung des Auges zu zerstören. Die Grundlage hierfür bilden die vom Nd:YAG-Laser im Q-switched mode erzeugten nichtlinearen Effekte wie der Optical breakdown, der durch hohe Leistungsspitzen innerhalb kurzer Zeiträume hervorgerufen wird. Die Leistungen bewegen sich dabei im Megawattbereich bei einer Dauer von wenigen Nanosekunden.

G. Duncker et al. (Hrsg.)
12. Kongreß der DGII 1998

Die wichtigste Indikation für den Nd:YAG-Laser in der Augenheilkunde ist die Nachstarbehandlung, die heutzutage weltweit den zweithäufigsten chirurgischen Eingriff darstellt. Die Eintrübung der hinteren Kapsel infolge regenerativer oder fibrotischer Prozesse kommt heutzutage in bis zu einem Drittel der Fälle nach Kataraktoperation vor. Ziel der vorliegenden Studie war es, langfristig Ergebnisse als auch Komplikationen nach der Nd:YAG-Kapsulotomie prospektiv zu erfassen.

Patienten und Methoden

Zweihundertvierunddreißig Augen von 219 Patienten, die zwischen dem 1.1.1989 und dem 14.2.1992 wegen einer sekundären Katarakt mit dem Nd:YAG-Laser behandelt wurden, wurden prospektiv in die Studie aufgenommen. 63% der Patienten waren Frauen, 37% Männer. Das mittlere Alter der behandelten Patienten betrug 60,5 Jahre (Median 67 Jahre). Der Zeitraum zwischen der Kataraktoperation und der Nd:YAG-Kapsulotomie betrug im Median 15,2 Monate.

Nach 30 Monaten konnten von den behandelten Augen 199 komplett nachuntersucht werden. Nach 60 Monaten wurde eine Befragung der Patienten beziehungsweise der behandelnden Augenärzte bezüglich weiterer aufgetretener Komplikationen durchgeführt. Zu diesem Zeitpunkt waren noch 184 Augen von 177 Patienten bezüglich weiterer Komplikationen nachverfolgbar.

Okuläre Erkrankungen außer dem Nachstar wie z. B. senile Makuladegeneration, diabetische Retinopathie oder erhöhter Augeninnendruck fanden sich bei 54% der behandelten Patienten. Im Rahmen der Auswertung wurde dabei im folgenden zwischen einer Gruppe ohne und einer Gruppe mit zusätzlichen Augenerkrankungen unterschieden, um den Einfluß von vorbestehenden Augenerkrankungen auf die Visusentwicklung darstellen zu können.

Zur Vermeidung eines postoperativen Augendruckanstieges erhielten alle Patienten präoperativ 250 mg Diazetazolamid oral, postoperativ wurden für 4 Wochen Indometacin-Augentropfen 3mal täglich ordiniert.

Ergebnisse

Eine Visusverbesserung konnte bei 97,5% der behandelten Augen erreicht werden (Abb. 1). Für alle behandelten Augen ergab sich eine durchschnittliche Verbesserung des Visus von 0,23 auf 0,68 (LogMAR). In der Gruppe von Patienten ohne zusätzliche Augenerkrankungen verbesserte sich der Visus im Mittel von präoperativ 0,27 auf 0,82 postoperativ. In der Gruppe mit zusätzlichen Augenerkrankungen fand sich ein mittlerer Visusanstieg von 0,22 auf 0,61 (Abb. 2). Für die Eröffnung der hinteren Kapsel wurden im Durchschnitt 22 Einzelschüsse mit einer Energie von 1,26 mJ benötigt. Die resultierende mittlere Gesamtenergie je behandeltem Auge betrug 27,72 mJ, sie variierte dabei von 2,2 mJ bis maximal 181,5 mJ. Die höheren Energiebeträge wurden

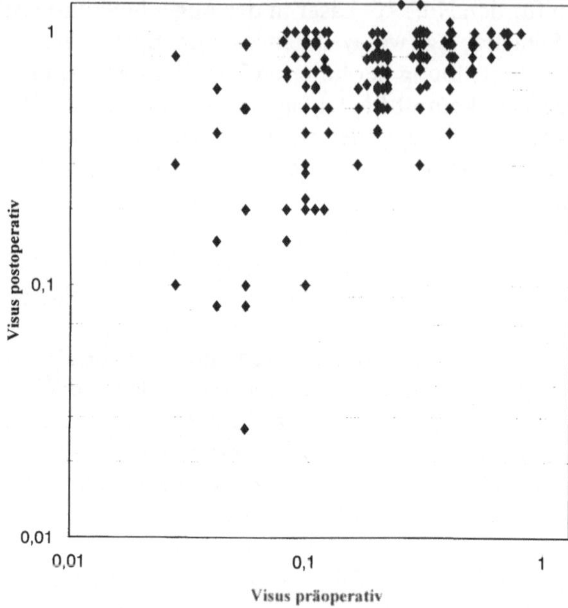

Abb. 1. Vergleich von prä- und postoperativem Visus nach Kapsulotomie mit dem Nd:YAG-Laser (n=199)

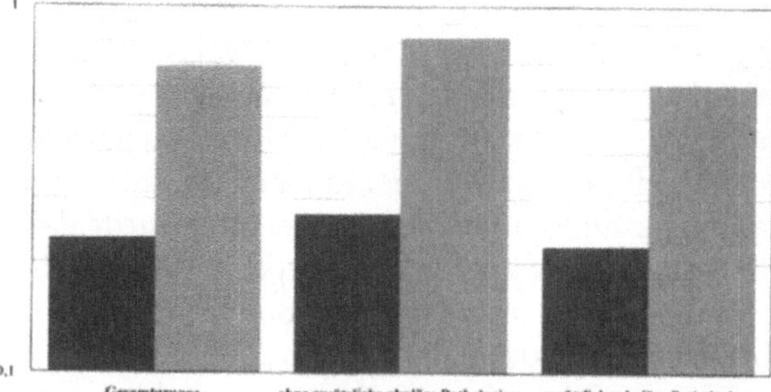

Abb. 2. Visusentwicklung nach Nd:YAG-Kapsulotomie in Abhängigkeit von okulären Begleiterkrankungen

dabei bei Patienten angewendet, bei denen außer dem Nachstar noch Glaskörperstränge (2,4%), Synechien (4,2%) oder Anteile der Vorderkapsel (2,0%) mit durchtrennt werden mußten.

Bei insgesamt 8,5% der Patienten traten während oder nach der Kapsulotomie Komplikationen auf. Bei 5 der behandelten Patienten entwickelte sich nach der Kapsulotomie eine Netzhautablösung, das entspricht etwa 2,5% aller Kapsulotomien. Der Abstand zwischen Kapsulotomie und Netzhautablösung lag bei durchschnittlich 6 Monaten (Spannweite von einem Monat bis zu 18 Monaten) (Abb. 3). In einem der Augen mit einer nach der Kapsulotomie aufgetretenen Amotio war bei einer primär extrakapsulär angelegten Kataraktoperation die hintere Kapsel rupturiert und daraufhin nach vorderer Vitrektomie eine Vorderkammerlinse implantiert worden, 2 Augen waren aphak, und in 2 Augen war eine sulkusfixierte Hinterkammerlinse implantiert worden. Keiner der Patienten mit einer Netzhautablösung nach der Nd:YAG-Kapsulo-

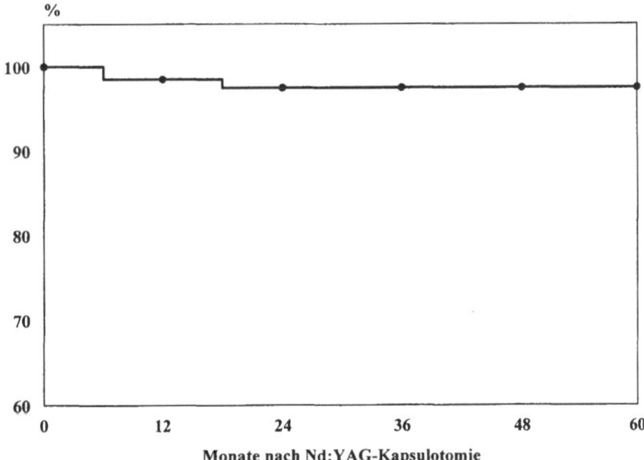

Abb. 3. Zeitlicher Verlauf des Auftretens von Amotiones nach Nd:YAG-Kapsulotomie (Kaplan-Meier-Kurve)

tomie hatte bereits vorher am selben oder am Partnerauge eine Amotio entwickelt. Die Bulbuslänge der Augen mit einer Ablatio retinae nach Nd:YAG-Kapsulotomie betrug im Mittel 26,5 mm (Spannweite 24,5–28,5 mm).

Es wurden bei diesen Augen zwischen 3 und 23 Schüsse mit einer mittleren Energie von 1,1 mJ je Schuß benötigt. Die durchschnittliche Gesamtenergie bei den Augen mit einer Amotio war mit 10,8 mJ im Vergleich signifikant geringer als die aller behandelten Augen. Der Abstand zwischen Kapsulotomie und Kataraktoperation betrug im Mittel 23,8 Monate mit einer Streunng von 2–48 Monaten. Die Netzhaut konnte in allen Fällen wieder zur Anlage gebracht werden. Bei einem Patienten kam es zu einem Visusverlust von 0,3 auf 1/36. In den anderen 4 Fällen konnte der nach der Kapsulotomie bereits erreichte Visus wieder erlangt werden (mittlerer LogMAR-Visus nach der Operation 0,55).

Ein Druckanstieg auf über 30 mm Hg trat in 1,5% der behandelten Augen nach der Kapsulotomie auf. Anamnestisch bestand bei diesen Patienten in jedem Fall ein Glaukom, das insgesamt bei 18,6% aller Augen bekannt war. In einem dieser Augen wurde zusätzlich topisch ein Betablocker appliziert, bei den beiden anderen Augen lag der Augeninnendruck nach 4 h bei 24 beziehungsweise 27 mm Hg, so daß in diesen Augen von einer weiteren Intervention abgesehen wurde. Eine Woche nach der Kapsulotomie war der Augeninnendruck bei allen Patienten im Normbereich.

Ein klinisch signifikantes Makulaödem trat in 1% der Fälle auf. Statistisch signifikante Angaben über das Auftreten von Makulaödemen nach der Kapsulotomie können jedoch nicht gemacht werden, da nicht bei jedem Patienten postoperativ eine Fluoreszenzangiographie durchgeführt wurde. Blutungen aus vaskularisierten Nachstarmembranen traten in 3 Fällen auf. Da die Blutungen bei allen Patienten leicht waren und spontan persistierten, führten sie in keinem Fall zu Druckanstiegen oder anderen Problemen. Bei 4 Augen kam es durch die Kapsulotomie zu Spots in der implantierten Linse. Keiner der betroffenen Patienten klagte dabei über optische Störungen wie vermehrte

Blendungen oder Verzerrungen. Bei keinem der behandelten Augen kam es zu einer Endophthalmitis, einem Glaskörperprolaps oder einer Linsendislokation.

Diskussion

Das Ziel der Kapsulotomie, eine Visusverbesserung für den Patienten, konnte in 97,5% der Fälle erreicht werden. Für die Auswertung aller Ergebnisse ist beim Vergleich mit neueren Studien zu beachten, daß bei den hier behandelten Augen aufgrund des Implantationszeitraumes die implantierten Hinterkammerlinsen in der Mehrzahl der Fälle sulkusimplantiert wurden. Unter anderem findet sich im Vergleich zu neueren Studien mit kapselsackimplantierten Linsen eine raschere Nachstarentwicklung bei sulkusfixierten Linsen. Die von uns gefundenen Zeiträume sind daher mit früheren Studien wie der von Strong mit 14,2 Monaten [11], Vilhjalmsson mit 21 Monaten [12] oder Siegenthaler mit 22,5 Monaten [8] vergleichbar, bezüglich der Nachstarentwicklung bei kapselsackfixierten Linsen finden sich dagegen Häufigkeitsmaxima bei etwa 28 Monaten [2, 12].

Die Visusentwicklung entsprach der der anderen durchgeführten Studien zu dieser Thematik. So geben als mittleren präoperativen Visus Dardenne et al. 0,17 [3], Schrems et al. 0,23 [6] und Strong et al. 0,25 [11] an. Der nach der Behandlung erreichte Visus lag dabei mit 0,75 [3], 0,52 [6] und 0,68 [11] ebenfalls in derselben Größenordnung wie in der vorliegenden Arbeit. Unter Ausschluß von zusätzlichen Augenerkrankungen wurde bei einem mittleren postoperativen Visus von 0,82 in dieser Untergruppe der Funktionsgewinn durch die Nd:YAG-Kapsulotomie besonders deutlich.

Die mit 1,5% niedrige Inzidenz einer Augendruckerhöhung führen wir auf die präoperative, systemische Gabe des Carboanhydrasehemmers zurück. Als einziger Korrelationsfaktor für eine Augeninnendruckerhöhung wurde ein vorbestehendes Glaukom gefunden; bei allen Patienten mit einem Augeninnendruckanstieg war das Glaukom bereits vor der Behandlung bekannt. Aus diesem Ergebnis heraus verwenden wir heute prophylaktisch Carboanhydrasehemmer vor einer Kapsulotomie nur noch bei Glaukompatienten, was auch durch Ergebnisse von Silverstone et al. [9] bestätigt wurde, der bei entsprechender Selektion keine Augeninnendruckanstiege nach Nd:YAG-Kapsulotomie beobachtete.

Die gravierendste Komplikation nach der Kapsulotomie stellte die Netzhautablösung dar, die in 2,5% aller behandelten Augen auftrat. Als Risikofaktoren für eine Amotio retinae nach Nd:YAG-Kapsulotomie wurden Augen mit einer Bulbuslänge von >25 mm, Komplikationen bei der Kataraktoperation sowie männliches Geschlecht gefunden. Für letzteres haben wir keine schlüssige Erklärung, gleichwohl findet sich in der FDA-Studie von Javitt von 1992 [5] die gleiche Korrelation. Bei den Patienten, die vor der Kapsulotomie eine Amotio entwickelt hatten, trat keine erneute Netzhautablösung auf, so daß dieser in der Literatur beschriebene Risikofaktor nicht bestätigt werden konnte. Außerdem fanden wir keine Korrelation zwischen verwendeten Energiemengen und Amotiohäufigkeit. Es konnte aber ein erhöhtes Risiko für Augen gefunden werden, bei denen es während der Kataraktoperation zu Komplikationen gekommen war. Javitt et al. fanden so für Augen mit einem Glaskörperverlust intraoperativ ein Amotiorisiko von 5,0% gegenüber 0,9% bei Augen mit intakter Kapsel (nach Kataraktoperation ohne zusätzliche Kapsulotomie) [4].

Zusätzlich bemerkenswert war es, daß sämtliche aufgetretenen Amotiones innerhalb der ersten 2 Jahre nach der Nd:YAG-Kapsulotomie auftraten. Leider läßt sich anhand der vorliegenden Daten statistisch nur feststellen, daß die höchste Wahrscheinlichkeit für eine Netzhautablösung bei myopen Augen innerhalb der ersten 12 Monate nach der Nd:YAG-Kapsulotomie besteht. In Einzelfällen haben wir unabhängig von der vorliegenden Studie sowohl bei emmetropen als auch nach deutlich größeren Zeitabständen Amotiones gesehen. Dies ist unter anderem damit erklärbar, daß unabhängig von der Kapsulotomie zusätzlich natürlich das Amotiorisiko von etwa 0,5–1,0% nach extrakapsulären Kataraktoperationen vorhanden ist.

Aus den gefunden Resultaten haben wir schon von vor einigen Jahren die Konsequenz gezogen, bei Augen mit einer Bulbuslänge von >25 mm keine Kapsulotomien mehr mit dem Nd:YAG-Laser durchzuführen, sondern statt dessen der chirurgischen Nachstarabsaugung den Vorzug zu geben. Neben anderen Arbeiten sei hierbei unter anderem auf die Studie von Shah et al. [7] verwiesen, die im Gegensatz zur chirurgischen Kapsulotomie bei chirurgischen Nachstarabsaugungen in keinem Fall eine Netzhautablösung feststellen konnten.

Zusammenfassend kann man sagen, daß trotz der Komplikationen die Nd:YAG-Kapsulotomie auch nach größeren Zeiträumen eine effektive und sichere Behandlungsmethode ist, bei Augen mit einer Bulbuslänge von >25 mm aber die Nachstarabsaugung vorzuziehen ist.

Literatur

1. Aron-Rosa D, Aron JG, Griesemann M et al. (1980) Use of the Neodymium-YAG-Laser to open the posterior capsule after lens implant surgery. A preliminary report. Am Intraocular Implant Soc 6: 352–354
2. Auffahrt GU, Nimsgern C, Tetz MR, Völcker HE (1998) Analyse der Energiemengen zur Nd:YAG-Laser-Kapsulotomie bei Cataracta secundaria. Vortrag auf der Jahrestagung der DGII 1998, Halle/Saale
3. Dardenne MU, Koch HR, Klöckner HF (1986) Erste Erfahrungen in der Behandlung des vorderen Augenabschnittes mit dem Neodymium:YAG-Laser. Klin Mbl Augenheilkd 107: 87–92
4. Javitt JC, Tielsch JM, Canner JK et al. (1991) National outcomes of cataract extraction I. Retinal detachment after inpatient surgery. Ophthalmology 98: 895–902
5. Javitt JC, Tielsch JM, Canner JK et al. (1992) National outcomes of cataract extraction. Increased risk of retinal complications associated with Nd:YAG laser capsulotomy. The cataract patient outcomes. Ophthalmology 98: 1487–1497

6. Schrems W, Glaab-Schrems E, Krieglstein GK (1985) Augendrucksteigerungen bei der Kataraktchirurgie mit dem Nd:YAG-Laser. Klin Mbl Augenheilkd 187: 14–16
7. Shah GR, Gills JP, Durham DG et al. (1986) Three thousands YAG lasers in posterior capsulotomies: an analysis of complications and comparison to polishing and surgical discision. Ophthalmic Surg 17: 473–478
8. Siegenthaler B, Martin X (1987) Die hintere Kapsulotomie mit Hilfe des Nd:YAG-Lasers. Klin Monatsbl Augenheilkd 190: 312–314
9. Silverstone DE, Novack GD, Kellay EP (1988) Prophylactic treatment of intraocular pressure elevations after Neodymium:YAG laser posterior capsulotomies and extracapsular cataract extractions with levobunolol. Ophthalmology 95: 713–718
10. Stark WJ, Worthen D, Holladay JT et al. (1985) Neodymium: YAG Lasers: an FDA report. Ophthalmology 92: 209–212
11. Strong N (1992) Interferometer assessment of potential visual acuity before YAG capsulotomy: relative performance of three instruments. Graefe's Arch Clin Exp Ophthalmol 230: 42–46
12. Vilhjalmsson GA, Lucas BC (1992) Nachstarinzidenz sulkus- versus kapselsackfixierter Hinterkammerlinsen. Klin Monatsbl Augenheilkd 200: 167–170

Sekundärimplantationen und Viskoelastika

Sekundäre IOL-Implantation

Chr. Hartmann und A. Liekfeld

Zusammenfassung. Trotz zunehmender Sicherheit und Standardisierung der Kataraktchirurgie gibt es Situationen, in denen eine sekundäre Implantation einer Intraokularlinse (IOL) erforderlich ist. Je nach Ausgangssituation sind verschiedene Verankerungsmöglichkeiten einer IOL abzuwägen. Die entsprechenden Techniken sind jeweils mit spezifischen Schwierigkeiten und Risiken verbunden. Der folgende Beitrag beinhaltet eine kritische Abwägung der verschiedenen Möglichkeiten.

Summary. Although cataract surgery is becoming safer and more standardized, situations still arise that need secondary intraocular lens (IOL) implantations. Depending on the primary situation, different possibilities of IOL fixation have to be considered. The different techniques include specific difficulties and risks. This article contains a critical assessment of the different possibilities.

Einleitung

Mit zunehmender Sicherheit der heutigen Kataraktchirurgie spielt die sekundäre Implantation von Intraokularlinsen (IOL) nur noch eine geringe Rolle. Dennoch gibt es Situationen, bei denen die Linse primär nicht im Sulkus oder Kapselsack verankert werden kann, so z. B. bei ausgedehnter Zonulyse und älteren i.c.-Situationen.

Von dem Begriff der *Sekundärimplantation* muß der Begriff des *Sekundäreingriffs* abgegrenzt werden. Der Begriff Sekundärimplantation impliziert primär eine Aphakie als Ausgangssituation, in die eine bisher nicht vorhandene IOL sekundär eingesetzt wird. Bei einem Sekundäreingriff wird eine primär vorhandene IOL fixiert oder durch eine andere IOL ausgetauscht. Bei beiden Eingriffen handelt es sich jedoch um ähnliche Techniken, so daß auch in dieser Arbeit auf beide Eingriffe eingegangen wird.

Grundsätzlich gibt es drei Verankerungsmöglichkeiten einer sekundär implantierten Linse, nämlich

- kammerwinkelgestützt (Vorderkammerlinse),
- irisgetragen und
- hinterkammergestützt.

Je nach Ausgangssituation und Begleiterkrankungen muß die jeweils geeignetste Operationstechnik ausgewählt werden. Dabei müssen die Schwierigkeit

G. Duncker et al. (Hrsg.)
12. Kongreß der DGII 1998

der Implantation, postoperative Risiken und aus der Operation resultierende Vorteile gegeneinander abgewogen werden. Besonderes Augenmerk soll auf das Problem der Endotheldekompensation und seine Vermeidung gerichtet werden.

Indikationen

Sekundäre IOL-Implantation

Nicht selten erlangen aphake Patienten mit Starbrille oder Kontaktlinse einen Visus von 1,0. Dann muß die Indikation zur sekundären IOL-Implantation besonders streng gestellt werden. Es sollte nachgewiesenermaßen eine Kontaktlinsen- oder Brillenunverträglichkeit vorliegen. Bei evtl. zusätzlich vorliegender iatrogener bullöser Keratopathie muß außerdem eine Keratoplastik durchgeführt werden.

Sekundäreingriff

Komplikationen bereits vorhandener intraokularer Linsen stellen die Indikation für einen Sekundäreingriff dar. Dabei handelt es sich beispielsweise um eine dislozierte IOL oder um eine Hornhautdekompensation durch die vorausgegangene Operation bzw. durch den implantierten Linsentyp. Bei letzterer Situation muß gleichzeitig eine Keratoplastik durchgeführt werden. Generell gilt es bei einem Sekundäreingriff abzuwägen, ob ein Austausch der vorhandenen Linse oder eine Belassung mit eventueller Fixierung die besseren postoperativen Ergebnisse ermöglicht. Letztere Alternative ist häufig die atraumatischere.

Verschiedene Ausgangssituationen

Es gibt verschiedene Ausgangssituationen, die man als Operateur bei fehlender IOL antreffen kann:

- Eine komplette i.c.-Situation, d. h., die Hinterkapsel ist komplett entfernt und steht für eine Fixation der sekundär zu implantierenden IOL nicht zur Verfügung. Eine solche Situation finden wir z. B. nach i.c.-Kataraktoperation, bei Zustand nach Luxatio lentis oder peroperativer kompletter Zonulyse. Patienten mit kompletter i.c.-Situation sind heute selten.
- Häufiger ist die inkomplette i.c.-Situation, bei der Hinterkapselreste erhalten geblieben sind. Sie ist entweder primär operativ geplant, wie bei der Cataracta congenita oder bei der im Rahmen eines retinachirurgischen Eingriffs durchgeführten Pars-plana-Lentektomie. Dann sind die verbliebenen Hinterkapselreste symmetrisch und gut für eine entsprechende Hinterkammerlinsenfixation geeignet. Oder die Situation ist durch perioperative Komplikationen wie eine Kapselruptur entstanden, so daß asymmetrische

Hinterkapselreste erhalten sind. Dabei kann die verbliebene Hinterkapsel zumindest partiell zur Fixationsunterstützung einer sekundär zu implantierenden Hinterkammerlinse dienen.

- Eine intakte e.c.-Situation, die heute auch eher selten geworden ist. Auch sie kann primär operativ geplant sein oder durch intraoperative Komplikationen, wie ein extremer Druckanstieg, die eine einzeitige Operation nicht erlauben, bedingt sein. In diesen Fällen ist eine sekundäre Hinterkammerlinsenimplantation meistens ohne Schwierigkeiten und ohne zusätzliche Fixation möglich.

Lokalisations- und Fixationsmöglichkeiten einer sekundären IOL

Prinzipiell gibt es 3 Möglichkeiten der Verankerung einer sekundär implantierten IOL:

1. Kammerwinkelgestützte Implantation einer Vorderkammerlinse (VKL). Die frühere Generation der starren VKL mit geschlossener Haptik zog eine Reihe von postoperativen Komplikationen nach sich [16] und führte oft zu Explantationen, so daß die VKL an sich in Verruf gerieten. Neuere Studien, die flexible VKL mit offener Haptik untersucht haben, zeigen jedoch teilweise zufriedenstellende Ergebnisse [4, 5, 7, 9, 11, 12], vor allem in Kombination mit einer Pars-plana-Vitrektomie oder Keratoplastik. Die Wahl einer solchen VKL ist vor allem bei einer kompletten i.c.-Situation sinnvoll. Vorteilhaft im Vergleich zur nahtfixierten Hinterkammerlinse ist außerdem die schnellere und technisch einfachere Operation bei ungeübten Operateuren. Nachteilig kann sich jedoch auch bei den flexiblen VKL ein evtl. nicht ausreichender Durchmesser auswirken, indem die Linse in der Vorderkammer rotieren und sich in der Iridektomie verfangen kann (Abb. 1). In einem solchen Fall ist ggf. eine sekundäre Irisnahtfixation möglich (Abb. 2). Ebenso ist bei einem zu großen Durchmesser ein Einwandern in angrenzendes Gewebe möglich. Die Gefahr eines UGH-Syndroms ist bei

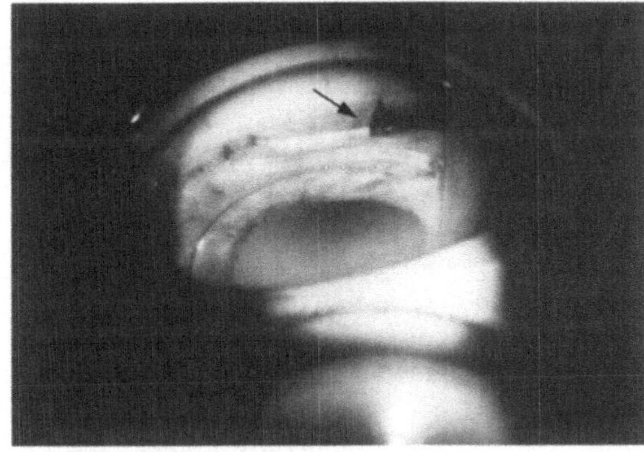

Abb. 1. In die Iridektomie eingewanderte Fußplatte *(Pfeil)* einer flexiblen Vorderkammerlinse mit offener, flexibler Haptik – Komplikation bei zu kleinem Durchmesser und folgender Mobilität der VKL

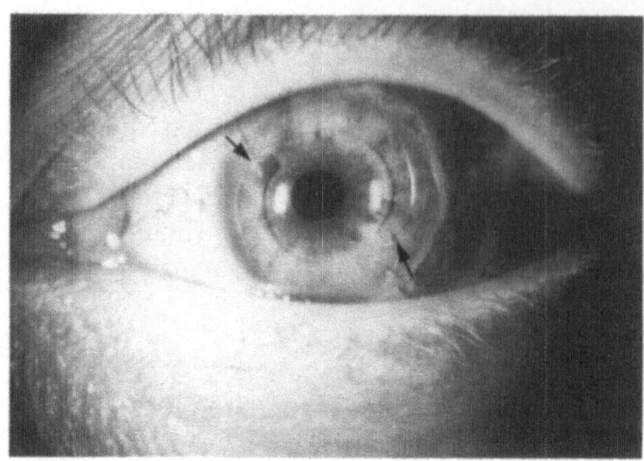

Abb. 2. Vorderkammerlinse, die sekundär bei Mobilität irisnahtfixiert wurde *(Pfeile)*

den jüngeren VKL-Linsentypen bei richtiger Dimensionierung nur sehr selten gegeben.

2. Irisgetragene sekundäre IOL.
   Hier sind grundsätzlich 2 verschiedene Linsentypen zu unterscheiden: Die Iriscliplinsen (Binkhorst, Fjodorow, Hellgrebe) und die Irisklauenlinsen (Worst). Für erstere Art der Verankerung gibt es aufgrund der nicht unerheblichen Nebenwirkungen primär keine Indikation mehr. Letztere jedoch scheinen bei strenger Indikation durchaus akzeptabel, und das Belassen einer solchen IOL, z. B. im Rahmen einer Keratoplastik, hat mit vergleichbaren Resultaten zu anderen Techniken [17, 19] durchaus seine Berechtigung, wenn sie nahtfixiert wird. Hier können wir allerdings auf keine eigenen Erfahrungen zurückgreifen.
3. Hinterkammergestützte sekundäre IOL.
   Wenn es sich nicht um eine intakte e.c.-Situation handelt, ist immer eine Nahtfixation nötig. Mit Nahtfixation stellt die Hinterkammerlinse als sekundäre IOL eine Alternative zur VKL bei kompletter i.c.-Situation und eine gute Wahl bei inkompletter i.c.-Situation mit partiellem Erhalt der Hinterkapsel dar.

Verschiedene Autoren beschreiben unterschiedliche Alternativen zur Nahtfixation [1, 6, 8, 13, 15, 20]. Prinzipiell lassen sich transsklerale Sulkus- und Irisfixation unterscheiden. Theoretisch scheint eine Irisfixation mit mehr Komplikationen behaftet (CMÖ, Pigmentdispersion, Augeninnendruckerhöhung, intraokulare Entzündung), obwohl dies durch Studien bisher nicht belegt wurde, während die Wahl einer solchen Fixation in Zusammenhang mit einer Keratoplastik sogar vorteilhaft sein kann [13].

Auch für das Management dislozierter IOL stellt die Nahtfixation transskleral oder durch die Iris eine befriedigende Methode dar [14].

Vorteilhaft bei dieser Wahl der Verankerung der IOL ist vor allem die bessere optische Qualität aufgrund der dortigen physiologischen Lokalisation. Von Nachteil ist jedoch das belegte erhöhte Endotheltrauma durch die Implantation. Daher sollte präoperativ immer eine Endothelbiomikroskopie zur

Abschätzung des Risikos durchgeführt werden. Der VKL-Implantation vorzuziehen ist die hinterkammergestützte IOL unbedingt bei Kammerwinkelanomalien, einer positiven Glaukomanamnese und bei jüngeren Patienten, bei denen jedoch ein ausgeprägter Endothelzellverlust durch das Operationsmanöver möglichst vermieden werden sollte.

Eigene Technik und Erfahrungen

Wenn man sich für die nahtfixierte hinterkammergestützte sekundäre IOL entscheidet, sollten bestimmte Voraussetzungen erfüllt sein, um optimale postoperative Resultate zu erzielen:

- atraumatische Implantation,
- sichere Fixation,
- Zentrierung in allen Ebenen,
- gute Verträglichkeit und Explantierbarkeit.

Daher haben wir durch Experimente eine modifizierte, bikonvexe VKL mit Multiflexhaptik, versehen mit 4 durchbohrten Auflageplatten, konzipiert (Adatomed Typ 23 HP) [8]. Auch an Patienten konnten wir zeigen, daß durch eine inverse Implantation die obigen Voraussetzungen erfüllt sind. Da jedoch Situationen, die eine sekundäre IOL-Implantation erforderlich machen, in unserem eigenen Patientengut äußerst selten auftreten (0,14%), haben wir bisher eine solche IOL erst bei 19 Patienten implantieren können. Dabei zeigten sich zufriedenstellende Ergebnisse. Bei 3 Patienten kam es postoperativ zu einer Sehschärfenminderung um eine Visusstufe, ein Patient verbesserte sich im Visus von 0,05 auf 0,6 durch eine gleichzeitige Nachstarentfernung, bei allen anderen Patienten blieb der Visus konstant.

Diskussion

Bei der Diskussion um die verschiedenen Möglichkeiten einer sekundären IOL-Implantation bleibt immer daran zu erinnern, daß häufig die sekundäre IOL-Implantation nicht die optimale Korrektur einer Aphakie darstellt, da bei oft sehr gutem Ausgangsvisus die Sehschärfe durch die Operation verlieren kann. Zunächst sollten andere Möglichkeiten, vor allem die Aphakiekorrektur durch Kontaktlinsen, ausgeschöpft werden. Dies gilt insbesondere für Patienten im Säuglings- und Kleinkindalter [18].

Als alternative Aphakiekorrektur ist die 1979 durch Kaufman eingeführte Methode der Epikeratophakie bei zuverlässigeren Alternativen heute obsolet [2, 3, 10].

Wenn man die zu dem Thema Sekundärimplantation existierende Literatur sichtet, muß man feststellen, daß es nur sehr wenig neue Literatur gibt; das Patientengut ist extrem heterogen bezüglich Ausgangssituation und Funktion, häufig sind aufgrund geringer Fallzahlen verschiedene Operateure eingeschlossen, und nur selten ist die Nachbeobachtungszeit adäquat lang. Das ist nicht verwunderlich, da vor allem in jüngster Zeit Situationen für eine sekundäre IOL-Implantation selten geworden sind. Dies bedeutet aber auch andererseits, daß wir uns nicht auf eindeutige Ergebnisse stützen können und unser klinischer Alltag bezüglich sekundärer IOL-Implantationen durch individuelle Abwägung und Verantwortung jedes Operateurs bestimmt sein muß.

Unsere Tendenzen, basierend auf eigenen Erfahrungen und Mitteilungen aus der Literatur, sind derzeit folgende:

- *Sekundärimplantation bei nicht vorhandener IOL:* Eine sulkusfixierte Hinterkammerlinse, z. B. mit der von uns speziell konzipierten Linse, sollte bei allen Patienten unter 60 Jahren und ohne positive Anamnese von Netzhauterkrankungen gewählt werden. Eine kammerwinkelfixierte flexible VKL ist geeignet für Patienten über 60 Jahre ohne positive Glaukomanamnese, mit normaler Kammerwinkelstruktur und normaler Endothelzelldichte.
- *Sekundäreingriffe bei vorhandener dislozierter IOL:* Handelt es sich um eine zu klein dimensionierte, mobile VKL, sollte die Linse ggf. aus der Iridektomie herausrotiert und an der Iris nahtfixiert werden. Eine zu groß dimensionierte VKL mit Einwachsen der Linse in den Kammerwinkel sollte belassen werden, solange es zu keiner Druckentgleisung kommt.
  Irisgetragene Linsen vom Iriscliptyp erfordern meist einen kombinierten Eingriff mit Keratoplastik, da sie oft Ursache einer Endotheldekompensation sind. Liegt dabei eine komplette i.c.-Situation vor, sollte die Linse möglichst belassen und die beiden vorderen Antennen oder Bügel mit einer Irisnaht fixiert werden. Ist jedoch noch ein Restkapsellager vorhanden, sollte ein Linsenaustausch gegen eine Hinterkammerlinse, eine sulkusfixierte HKL oder eine VKL erfolgen. Bei subluxierter Hinterkammerlinse in Sulkusposition ist eine transiridale Bügelfixation an der Iris unter Belassen der Linse günstig (Abb. 3). Ist die subluxierte HKL jedoch kapselsackfixiert, sollte eine Explantation und ein Austausch gegen eine sulkusfixierte HKL oder eine VKL erfolgen.

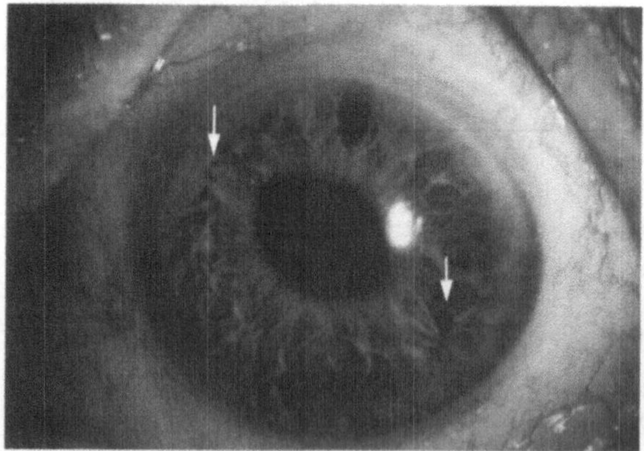

Abb. 3. Hinterkammerlinse, die bei unzureichenden Hinterkapselresten und Subluxation sekundär irisnahtfixiert wurde *(Pfeile)*

Bei diesen Empfehlungen handelt es sich um Richtlinien für ein schematisches Vorgehen. Im Einzelfall, insbesondere in Abhängigkeit von der Endothelzelldichte, der Drucksituation, der Kammerwinkelpathologie und einer evtl. bestehenden Netzhautanamnese muß das Vorgehen modifiziert werden.

Literatur

1. Behndig A, Otto M (1997) Scleral suturing of intraocular lenses. J Cataract Refract Surg 23: 1454–1456
2. Biermann H, Grabner G, Baumgartner I, Reim M (1992) Zur Hornhautsensibilität nach Epikeratophakie. Klin Monatsbl Augenheilkd 201: 18–21
3. Busin M, Nüßgens Z (1990) Epikeratophakie. Fortschr Ophthalmol 87 (Suppl): 219–223
4. Clemente P (1992) Sekundäre Vorderkammerlinsenimplantation – Erfahrungen bei 305 Implantationen über 10 Jahre. In: Neuhann T, Hartmann C, Rochels R (Hrsg) 6. Kongreß der DGII. Springer, Berlin Heidelberg New York, S 199–204
5. Ellerton CR, Rattigan SM, Chapman FM, Chitkara DK, Smerdon DL (1996) Secondary implantation of open-loop, flexible, anterior chamber intraocular lenses. J Cataract Refract Surg 22: 951–954
6. Grehn F (1989) Hinterkammerlinsenimplantation nach vorderer Vitrektomie mit Nahtfixation im Sulcus. In: Lang GK, Ruprecht KW, Jacobi KW, Schott K (Hrsg) 2. Kongreß der DGII. Enke, Stuttgart
7. Hahn TW, Kim MS, Kim JH (1992) Secondary intraocular lens implantation in aphakia. J Cataract Refract Surg 18: 174–179
8. Hartmann C, Bartz-Schmidt KU (1993) Die Sulkusnaht-IOL – Experimentelle und klinische Untersuchungen zum idealen Haptikdesign. In: Robert YCA, Gloor B, Hartmann C, Rochels R (Hrsg) 7. Kongreß der DGII. Springer, Berlin Heidelberg New York, S 258–266
9. Hassan TS, Soong HK, Sugar A, Meyer RF (1991) Implantation of Kelman-style, open-loop anterior chamber lenses during keratoplasty for aphakic and pseudophakic bullous keratopathy. A comparison with iris-sutured posterior chamber lenses. Ophthalmology 98: 875–880
10. Krumeich JH, Knuelle A (1990) Non-freeze-Epikeratophakie (Lebend-Epikeratophakie). Fortschr Ophthalmol 87: 20–24
11. Lass JH, DeSantis DM, Reinhart WJ, Hassain TS, Hom DL (1990) Clinical and morphometric results of penetrating keratoplasty with one-piece anterior-chamber or suture-fixated posterior-chamber lenses in the absence of lens capsule. Arch Ophthalmol 108: 1427–1431
12. Malinowski SM, Mieler WF, Koenig SB, Han DP, Pulido JS (1995) Combined pars plana vitrectomy-lensectomy and open-loop anterior chamber lens implantation. Ophthalmology 102: 211–216
13. Schein OD, Kenyon KR, Steinert RF et al. (1993) A randomized trial of intraocular lens fixation techniques with penetrating keratoplasty. Ophthalmology 100: 1437–1443
14. Smiddy WE, Flynn HW (1991) Management of dislocated posterior chamber intraocular lenses. Ophthalmology 98: 889–894
15. Smiddy WE, Sawusch MR, O'Brien TP, Scott DR, Huang SS (1990) Implantation of scleral-fixated posterior chamber intraocular lenses. J Cataract Refract Surg 16: 691–696
16. Smith PW, Wong SK, Stark WJ, Gottsch JD, Terry AC, Bonham RD (1987) Complications of semiflexible, closed-loop anterior chamber intraocular lenses. Arch Ophthalmol 105: 52–57

17. Speaker MG, Lugo M, Laibson PR et al. (1988) Penetrating keratoplasty for pseudophakic bullous keratopathy: management of the intraocular lens. Ophthalmology 95: 1260–1268
18. Sundmacher R, Haußer J (1993) Die optischen Bedingungen und Rehabilitationsmöglichkeiten nach Phakektomie im Säuglings- und Kleinkindesalter. In: Robert YCA, Gloor B, Hartmann C, Rochels R (Hrsg) 7. Kongreß der DGII. Springer, Berlin Heidelberg New York, S 43–47
19. Taylor DM, Atlas BF, Romanchuk KG, Stern AL (1983) Pseudophakic bullous keratopathy. Ophthalmology 90: 415–416
20. Trimarchi F, Stringa M, Vellani G, Iato MS (1997) Scleral fixation of an intraocular lens in absence of capsular support. J Cataract Refract Surg 23: 795–797

Die hochauflösende Echographie in der Routinediagnostik vor sekundärer Linsenimplantation

K. Hille, S. Spang und K.W. Ruprecht

Zusammenfassung. Bei der sekundären Implantation von Linsen in ein aphakes Auge sollte als Implantationsort die Hinterkammer gewählt werden. Ist die Kapsel erhalten, liegt der günstigste Fixationort der Linse im Sulkus. Häufig ist jedoch nicht bekannt, ob die Kapselreste, die unter der Iris verborgen bleiben, zur sicheren Fixation der Linsenbügel ausreichen.

Patienten und Methode: Wir führten bei Augen, bei denen sekundär eine Linse implantiert werden sollte, eine Untersuchung mit einem hochauflösenden Ultraschallsystem durch. Dabei beurteilten wir das Vorhandensein eines Kapselrestes in allen Quadranten bei insgesamt 8 Schnittrichtungen. Zur Anwendung kam das I^3-System-ABD (M&C) mit einer Ultraschallfrequenz von 20 MHz, einer Eindringtiefe von 6 mm und einer Auflösung von 0,08 mm.

Ergebnisse: Bei allen Augen konnten die Iris, der Ziliarkörper sowie vorhandene Kapselsackanteile dargestellt werden. Auch die Ausbildung eines Soemmering-Ringstars war eindeutig zu differenzieren. Die präoperativen Befunde entsprachen den intraoperativen Befunden.

Schlußfolgerung: Die routinemäßige Untersuchung von aphaken Augen mit einem hochauflösenden Ultraschallsystem liefert wichtige Informationen für die operative Planung einer sekundären Linsenimplantation. Das verwendete System ermöglicht bei einem für die Fragestellung ausreichenden Auflösungsvermögen eine wenig belastende Untersuchung der Vorderabschnitte des Auges.

Schlüsselwörter: Hochauflösende Ultraschallsonographie, sklerafixierte Hinterkammerlinsen, sekundäre Linsenimplantation

Summary. Secondary lens implantation in aphakic eyes should be done in the posterior chamber. The most favorable place for fixation is the sulcus ciliaris in eyes with intact capsular bag. Frequently, it is not known whether there is enough remaining capsular bag hitten under the iris for safe lens fixation.

Patients and method: In eyes with intended secondary implantation of a lens, we carried out an examination of the sulcus with a high-resolution ultrasound system. We examined the presence of the capsule in 2 directions in all quadrants of the bulbus. We used a I^3 system-ABD (M&C) with an ultrasound frequency of 20 MHz, a skin depth of 6 mm, and a resolution of 0.08 mm.

Results: In all eyes, we could distinguish the iris, the ciliary body, as well as the capsular bag. A Soemmering's ring could be differentiated. The result of the preoperative examination corresponded with the intraoperative findings.

Conclusion: Routine examination with a high-resolution ultrasound system delivers important information for the planning of secondary implantation of posterior chamber

G. Duncker et al. (Hrsg.)
12. Kongreß der DGII 1998

lenses in aphakic eyes. The ultrasound system described above facilitates the examination of the anterior part of the eye with little discomfort and a sufficient resolution.

Key words: High-resolution ultrasound, sclerafixation of posterior chamber lenses, secondary lens implantation

Einleitung

Bei der sekundären Implantation von intraokularen Linsen in aphake Augen besteht die Möglichkeit der Implantation einer kammerwinkelgestützten Vorderkammerlinse [13], der Irisfixation oder der Implantation einer Hinterkammerlinse. Um das Risiko einer Dekompensation des Endothels zu vermeiden, sollte nach Möglichkeit die Implantation einer Hinterkammerlinse erfolgen [6, 3]. Bei vorhandenem Kapselsack oder Resten eines Kapselsacks kann die Implantation in der Regel in den Sulcus ciliaris erfolgen [3]. Beim Fehlen eines Kapselsacks ist eine Skleralfixation erforderlich [1, 4, 6, 12]. Da dies eine erheblich aufwendigere und risikoreichere Operationsmethode ist, sollte bereits zur präoperativen Planung bekannt sein, ob ein Kapselsack vorhanden ist. Ebenso ist es wichtig, hintere Synechien zwischen Kapsel und Iris zu erkennen.

Durch den Einsatz einer hochauflösenden Ultraschallsonde ist es möglich, den Kammerwinkel, die Iris und den Ziliarkörper darzustellen [9, 11]. Ziel der vorliegenden Studie war es, den Wert einer präoperativen echographischen Untersuchung des Sulkus und des Kapselsacks darzustellen.

Patienten und Methode

An der Augenklinik der Universität des Saarlandes wurden 1997 bei 68 Patienten Hinterkammerlinsen sekundär implantiert. Dabei konnte bei 40 Patienten (59%) eine Sulkusfixation gewählt werden, bei 28 (41%) mußte die Linse wegen fehlendem Kapselsack transskleral eingenäht werden. Bei 37 Patienten (51%) mußte gleichzeitig eine vordere Vitrektomie durchgeführt werden und bei 12 (16%) eine hintere Synechiolyse. Bei 13 (18%) Patienten wurde eine Explantation einer Intraokularlinse und bei 6 Patienten (8%) gleichzeitig eine Keratoplastik durchgeführt. Bei 5 Patienten (7%) wurde eine Aniridielinse sekundär implantiert.

Zur Darstellung der Iris, des Ziliarkörpers, evtl. vorhandener Kapselreste und des Sulcus ciliaris benutzten wir ein hochauflösendes Ultraschallgerät (I^3-System-ABD, M&C) mit einer Ultraschallfrequenz von 20 MHz. Die Auflösung beträgt nach Herstellerangaben 0,08 mm und die Eindringtiefe 6 mm bei einem darstellbaren Bildausschnitt von 10 × 6 mm.

Zur Darstellung des vorderen Augenabschnitts wurde eine Vorlaufstrecke in Form eines mit Methylhydroxypropylzellulose (Methocel) und NaCl-Lösung gefüllten Trichter dem durch Augentropfen anästhesierten Auge aufgesetzt. Die Untersuchung wurde von allen Patienten gut toleriert.

Mit dieser Untersuchungsanordnung beurteilten wir das Vorhandensein eines Kapselrestes in allen Quadranten der Augen bei insgesamt 8 Schnittrichtungen. Bei einem in der Zirkumferenz zu mindestens 75% erhaltenem Kapselsack wurde eine reine Sulkusfixation durchgeführt, bei weniger eine transskleral fixierte Hinterkammerlinse eingenäht.

Ergebnisse

Anhand einiger Beispiele soll der Wert der Untersuchungsmethode dargestellt werden.

Abbildung 1 zeigt die Darstellung einer intakten Kapsel bei einem aphaken Auge. Die Iris ist breitbasig mit der Kapsel synechiert. Bei diesem Patienten war eine ausgedehnte Synechiolyse vor der Implantation einer sulkusfixierten Linse erforderlich.

Abbildung 2 zeigt einen peripher offenen Sulkus zwischen Irisbasis und Kapselrest. Im Bereich der zentralen Iris wurden zarte Synechien mit dem hochauflösenden Ultraschallgerät dargestellt, die sich mit einem Viskoelastikum intraoperativ leicht lösen ließen. Die Implantation einer Linse erfolgte dann problemlos.

Auch ein Soemmering-Ringstar mit partiellen vorderen Synechien konnte echographisch nachgewiesen werden (Abb. 3).

Abbildung 4 zeigt die Vorderabschnitte eines Auges mit fehlender Kapsel und Abbildung 5 einen Kapselrest hinter der Iris, der durch Spaltlampen mikroskopisch nicht nachgewiesen werden konnte.

Insgesamt konnten bei allen Augen der Kammerwinkel, die Iris und der Ziliarkörper nachgewiesen werden. Vorhandene Kapselreste können regelmäßig identifiziert und ihre Lage zur Iris dargestellt werden. Hintere Synechien der Iris mit der Kapsel lassen sich ebenfalls präoperativ sicher aufzeigen.

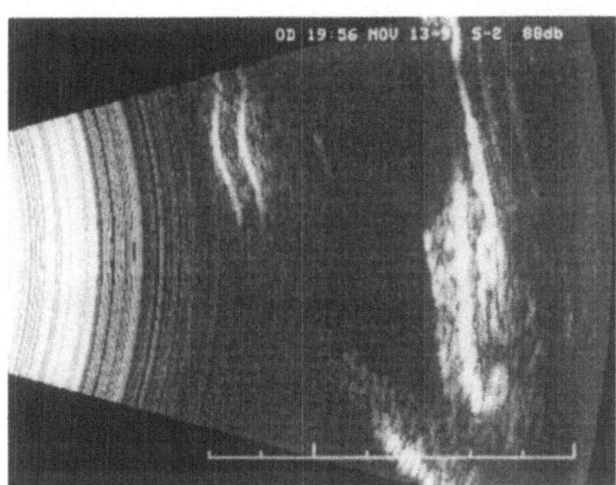

Abb. 1. Intakte Linsenkapsel bei Aphakie nach extrakapsulärer Linsenextraktion

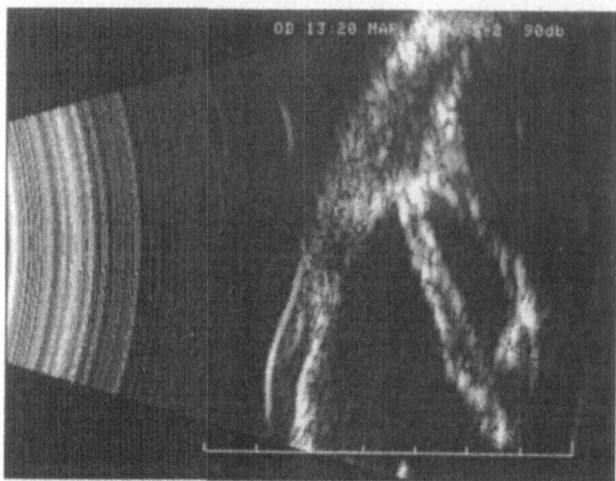

Abb. 2. Peripher offener Sulkus sowie zentrale punktförmige Synechien

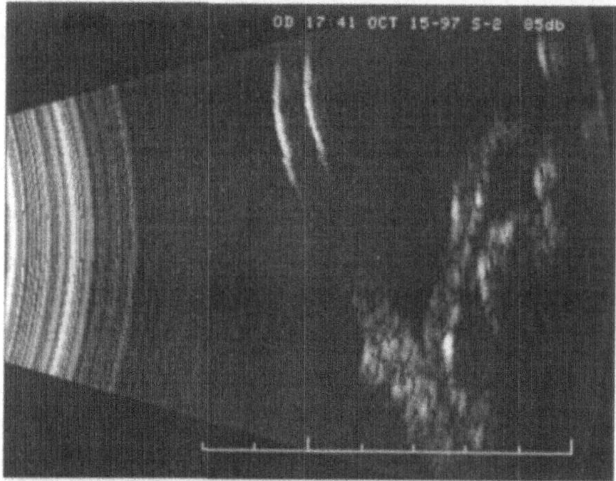

Abb. 3. Soemmering-Ringstar mit partiellen vorderen Synechien

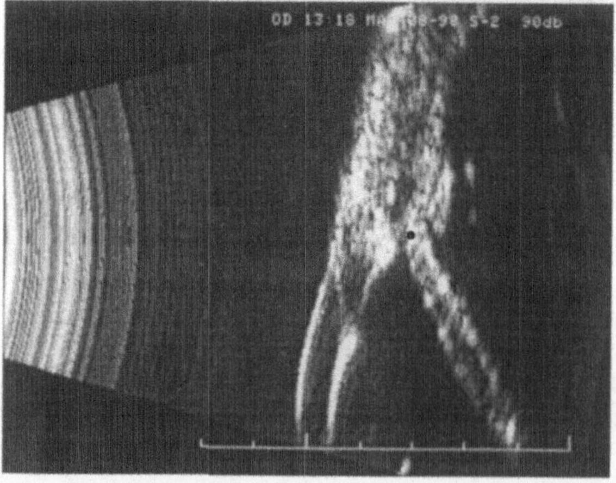

Abb. 4. Sulcus ciliaris und fehlende Kapselreste nach intrakapsulärer Kataraktoperation

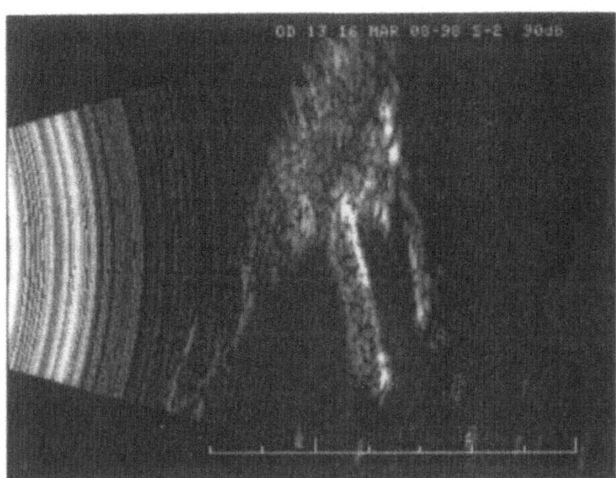

Abb. 5. Retroiridaler Kapselrest

Diskussion

Die hochfrequente und damit hochauflösende Sonographie ermöglicht die Beurteilung von Strukturen des vorderen Augenabschnitts, die der Spaltlampenmikroskopie physiologischerweise (z. B. Irisrückfläche, Sulcus ciliaris, Ziliarkörper) [2, 5, 10, 9, 8] oder durch pathologische Veränderungen (z. B. Hornhautnarben) nicht zugänglich sind [7]. Die oben genannten Autoren führten ihre Untersuchungen mit dem Ultraschall-Biomikroskop der Firma Humphrey mit einer Ultraschallfrequenz von 50 MHz und einer vom Hersteller angegebenen axialen und lateralen Auflösung von 0,05 mm bei einer Eindringtiefe von 5 mm durch. In der vorliegenden Untersuchung benutzten wir ein I^3-System-ABD (Vertrieb M&C) mit einer Ultraschallfrequenz von 20 MHz und einer Auflösung von 0,08 mm bei einer Eindringtiefe 6 mm (Herstellerangaben). Trotz der etwas geringeren Auflösung konnten die Strukturen des vorderen Augenabschnitts sehr gut differenziert werden.

Reste des Kapselsacks konnten sicher dargestellt werden, selbst wenn er bei der Biomikroskopie mit der Spaltlampe hinter der Iris verborgen lag. Auf diese Weise gelang regelmäßig bereits präoperativ die Entscheidung, ob eine sichere Sulkusfixation möglich sein wird oder eine sklerale Fixation durchgeführt werden muß.

Auch pathologische Befunde im Sulcus ciliaris wie regeneratorischer Nachstar oder hintere Synechien der Iris mit der Kapsel konnten regelmäßig aufgedeckt und durch den intraoperativen Befund bestätigt werden. Insbesondere die präoperative Lokalisation und Differenzierung von breitbasigen und isolierten Synechien erleichterten die Wahl des chirurgischen Vorgehens während des Eingriffs.

Insgesamt stellt die hochfrequente Echographie eine hilfreiche und den Patienten wenig belastende Routineuntersuchung für die präoperative Planung einer sekundären Linsenimplantation dar.

Literatur

1. Adam R, Böhnke M, Körner F (1995) Ergebnisse nach Hinterkammerlinsenimplantation mit transskleraler Sulcusnahtfixierung. Klin Monatsbl Augenheilkd 206: 286–291
2. Bacskulin A, Gast R, Bergmann U, Guthoff R (1996) Ultraschallmikroskopische Darstellung der akkomodativen Konfigurationsänderungen des presbyopen Ziliarkörpers. Ophthalmologe 93: 199–203
3. Biglan AW, Cheng KP, Davis JS, Gerontis CC (1996) Results following secondary intraocular lens implantation in children. Trans Am Ophthalmol Soc 94: 353–373
4. Daus W, Tetz M, Buschendorff P (1994) Sekundäre Hinterkammerlinsen. Ophthalmologe 91: 498–502
5. Frieling E, Dembinsky B (1995) Morphometrische Studie des Ziliarkörpers mittels Ultraschallbiomikroskopie. Ophthalmologe 92: 745–749
6. Holland EJ, Daya SM, Evangelista A et al. (1992) Penetrating keratoplasty and transskleral fixation of posterior chamber lens. Am J Ophthalmol 114: 182–187
7. Milner MS, Liebmann JM, Tello C, Speaker MG, Ritch R (1994) Highresolution ultrasound biomicroscopy of the anterior segment in patients with dense corneal scars. Ophthalmic Surg 25: 284–288
8. Pavlin CJ, Sherar MD, Foster FS (1990) Subsurface ultrasound microscopic imaging of the intact eye. Ophthalmology 97: 244–250
9. Pavlin CJ, Harasiewicz K, Sherar MD, Forster FS (1991) Clinical use of ultrasound biomicroscopy. Ophthalmology 98: 287–295
10. Pavlin CJ, Harasiewicz K, Foster FS (1992) Ultrasound biomicroscopy of anterior segment structures in normal and glaucomatous eyes. Am J Ophthalmol 113: 381–389
11. Pavlin CJ, Harasiewicz K, Forster FS (1994) Eye cup for ultrasound biomicroscopy. Ophthalmic Surg 24: 131–132
12. Stark WC, Gottsch JD, Goodman DF, Goodman GL, Pratzer K (1989) Posterior intraocular lens implantation in the absence of capsular support. Arch Ophthalmol 107: 1078–1083
13. Wobmann P, Tschopp H (1994) Die Vorderkammerlinse: 10 Jahre später. Eine Follow-up-Studie. Klin Monatsbl Augenheilkd 204: 288–289

IOL-Bestimmung anhand der Aphakierefraktion vor Sekundärimplantation

W. Happe, S. Faul, W. Haigis, B. Wiechens und S. Behrendt

Zusammenfassung. In bestimmten Fällen kann es wünschenswert sein, die Stärke einer zu implantierenden IOL ohne Ultraschall-Längenbestimmung zu berechnen. Mit einer u. a. von Haigis angegebenen Formel ist dies möglich, wenn die Refraktion des aphaken Auges bekannt ist. Zur Validierung dieser Methode führten wir anhand der Krankenblätter von Patienten nach Sekundärimplantation einer IOL entsprechende Vergleichsberechnungen durch.

Die Berechnungen erfolgten für 59 Patienten mit einem Visus über 0,3, bei denen bereits eine Sekundärimplantation durchgeführt worden war. Neben der neuen Berechnungsweise anhand der Aphakierefraktion (AR) wurden die SRK-II- und die Holladay-Formel zum Vergleich eingesetzt. Da die IOL-Stärke durch die bereits erfolgte Implantation festgelegt war, berechneten wir die zugehörigen Zielrefraktionen der verschiedenen Berechnungsmodi.

Als Mittelwert der Differenzen zwischen tatsächlicher postoperativer Refraktion und spezifischer Zielrefraktion (mean refractive prediction error) ergab sich für AR +0,54 ± 1,50 dpt, für SRK II +0,47 ± 1,15 dpt und für Holladay +0,16 ± 1,21 dpt. Auffällig war eine größere Standardabweichung bei AR für hyperope Augen. Für die Augen mit einer Länge unter 24 mm betrug die Standardabweichung 1,81 dpt, für die Augen mit einer Bulbuslänge über 24 mm dagegen nur 0,90 dpt. Der Unterschied der Varianzen war statistisch signifikant ($p<0{,}05$ F-Test). Für die anderen Berechnungsarten ergab sich nur ein geringer, nicht signifikanter Unterschied.

Die IOL-Bestimmung anhand der Aphakierefraktion ist im Prinzip in korrekter Weise möglich. Allerdings streuen die Werte insbesondere für hyperope Augen stärker als bei der Anwendung Ultraschall-biometrischer Bestimmungsverfahren. In bestimmten Sonderfällen, nämlich myopen Augen mit unsicherer oder nicht durchführbarer Augenlängenmessung, stellt das Verfahren eine interessante Alternative dar.

Summary. In specific cases it can be desirable to calculate the intraocular lens power without ultrasonic biometry. With a formula given, among others, by Haigis, this is possible if the refraction of the aphakic eye is known. To validate this method, we made comparative calculations with the refractive and biometric data of patients who had already undergone secondary IOL implantation.

Fifty nine patients with visual acuity >0.3 were entered in this study. The SRK-II and the Holladay formula were used for comparison with the new formula using the aphakic refraction (AR). Since the IOL power was fixed by the implantation already carried out, we calculated the corresponding desired refractions of the different calculation modes.

The mean difference between the actual postsurgical refraction and the back-calculated desired refraction (mean refractive prediction error) was +0.54 D ± 1.50 D for AR, +0.47 D ± 1.15 D for SRK II, and +0.16 D ± 1.21 D for Holladay. Striking was a larger standard

G. Duncker et al. (Hrsg.)
12. Kongreß der DGII 1998

deviation for the AR formula in hyperopic eyes. For eyes wih a length of less than 24 mm, the standard deviation was 1.81 D. Against this, in eyes with an axial length of more than 24 mm, the standard deviation was only 0.90 D. The difference in the variances was statistically significant ($p<0.05$ F-test). For the other calculation modes the difference was low and not significant.

If correctly applied, IOL determination using aphakic refraction is, in principle, possible. However, especially for hyperopic eyes, there is a wider range of results (scattering) than if ultrasound biometric formulae are used. In special cases, i. e., in myopic eyes with unsafe or infeasible axial length measurement, the method represents an interesting alternative.

Einleitung

In seltenen Fällen kann es sein, daß die Ultraschall-Längenbestimmung des Auges keine zuverlässigen Werte liefert oder gar nicht durchführbar ist [11]. Die Stärke einer zu implantierenden IOL kann mit einer unter anderem von Haigis angegebenen Formel [2] ohne Ultraschall-Längenbestimmung berechnet werden, wenn die Refraktion des aphaken Auges bekannt ist. Die Aphakierefraktion kann, falls dies erforderlich ist, auch intraoperativ, nach Entfernung der natürlichen Linse, bestimmt werden [5]. Zur Validierung dieser Methode führten wir retrospektiv entsprechende Vergleichsberechnungen durch.

Patienten und Methode

Es wurden die refraktiven und biometrischen Daten von 59 Patienten erfaßt, bei denen eine Sekundärimplantation bereits erfolgt war. Ausschlußkriterium war ein Visus prä- oder postoperativ mit Brille oder Kontaktlinse unter 0,3. Hierdurch sollte gewährleistet werden, daß die Refraktionsdaten ausreichend genau sind. Neben der neuen Berechnungsweise anhand der Aphakierefraktion (AR) wurden die SRK-II- [10] und die Holladay-Formel [7] zum Vergleich eingesetzt. Da die IOL-Stärke durch die bereits erfolgte Implantation festgelegt war, berechneten wir die zugehörigen Zielrefraktionen. Diese wurden mit der tatsächlichen postoperativen Refraktion verglichen. Zu beachten ist, daß eine stärkere Streuung der Werte von vornherein zu erwarten war, da für die unterschiedlichen implantierten Linsen keine Individualisierung der IOL-Konstanten erfolgt war. Die IOL-Konstante, die eigentlich für jeden Linsentyp individualisiert werden sollte, ist in der SRK-II-Formel die A-Konstante und in der Holladay-Formel der sog. Surgeon-factor. In der AR-Formel nach Haigis erfolgt die Individualisierung über die Variable „postoperative optische Vorderkammertiefe". Diese wird unter Berücksichtigung der Firmen-ACD im voraus abgeschätzt und fließt in die Formel ein [3]. Die Formel zur Berechnung der IOL anhand der Aphakierefraktion lautet:

$$D_L = \frac{n}{\frac{n}{D_C + Q_{aph}} - d_{AC}} - \frac{n}{\frac{n}{D_C + Q_{des}} - d_{AC}}$$

mit

$$Q_{des} = \frac{REF_{des}}{1 - REF_{des} \cdot d_{VDdes}}; \; Q_{aph} = \frac{REF_{aph}}{1 - REF_{aph} \cdot d_{VDaph}}; \; D_C = \frac{n_C - 1}{R_C}$$

$D_L =$ Brechwert der IOL [dpt]
$D_C =$ Brechwert der Hornhaut [dpt]
$R_C =$ mittlerer Krümmungsradius der Hornhaut [m]
$n =$ Brechungsindex des Kammerwassers und des Glaskörpers (1,336)
$n_C =$ fiktiver Brechungsindex der Hornhaut (1,3315)
$d_{AC} =$ optische Vorderkammertiefe [m]
$d_{VDaph} =$ Abstand zwischen Meßglas (Brillenglas/Kontaktlinse) und Kornea bei der Messung am aphaken Auge [m]
$d_{VDdes} =$ Abstand zwischen Korrektionsglas (Brille) und Kornea für die Zielrefraktion (in der Regel 0,012 bis 0,016 m)
$REF_{aph} =$ sphärisches Äquivalent der Aphakiekorrektion [dpt]
$REF_{des} =$ Zielrefraktion [dpt]

Es handelt sich im Prinzip um die „Dünne-Linsen-Formel" [1], in die aber die Augenlänge (L) nicht als sonographisch gemessener Wert eingeht, sondern nach folgender Formel aus der Refraktion und dem Hornhautbrechwert des aphaken Auges berechnet wird:

$$L = \frac{n}{D_C + Q_{aph}}.$$

Die in die Berechnung eingehende optische Vorderkammertiefe wird jeweils anhand folgender Regressionsgleichung berechnet:

$$d_{AC} = \text{Fa.} - ACD - 3{,}98 + 0{,}17 \cdot L.$$

Ergebnisse

Die tatsächliche postoperative Refraktion war im Mittel myoper als die errechnete Zielrefraktion. Tatsächlich betrug das sphärische Äquivalent des postoperativen Refraktionsdefizits im Mittel aller Patienten −0,94 dpt ± 1,42 dpt. Die Mittelwerte der errechneten Zielrefraktionen lassen sich in Tabelle 1 ablesen.

Tabelle 1. Mittelwerte und Standardabweichungen der berechneten Zielrefraktionen. Da die IOL-Stärke durch die bereits erfolgte Implantation festgelegt war, berechneten wir im nachhinein die bei gegebener IOL-Stärke zugehörige Zielrefraktion

	AR	AR[a]	SRK II	Holladay
Berechnete Zielrefraktion	−0,39 ± 1,88	−0,88 ± 1,81	−0,47 ± 0,63	−0,78 ± 0,92

[a] d_{VDaph} 9 mm (statt 12 mm) bei 50 von insges. 59 Patienten (Erklärung s. Text)

Der Hornhautscheitelabstand der Aphakierefraktion konnte für die Berechnungen nicht aus den Krankenblättern entnommen werden. Wir haben ihn für alle Refraktionswerte, die nicht als Kontaktlinsenstärken vorlagen, mit 12 mm angenommen. Interessanterweise entspricht jedoch der Mittelwert der anhand der Aphakierefraktion berechneten Zielrefraktionen praktisch dem Mittelwert der tatsächlichen postoperativen Refraktion, wenn dieser Hornhautscheitelabstand (d_{VDaph}) für alle Nicht-Kontaktlinsenträger mit 9 mm angenommen wird.

Tabelle 2. Mittelwerte und Standardabweichungen. Differenzen zwischen tatsächlicher postoperativer Refraktion und der berechneten Zielrefraktionen (berechnete Refraktion minus tatsächliche postop. Refraktion)

	AR	AR[a]	SRK II	Holladay
Diff. zur tatsächl. postop. Refraktion (−0,94 ± 1,42)	+0,54 ± 1,50	+0,06 ± 1,50	+0,47 ± 1,15	+0,16 ± 1,21
- AL <24 (tatsächl. postop. Refr.: −0,60 ± 1,54; n=34)	+0,57 ± 1,81	−0,01 ± 1,82	+0,38 ± 1,23	+0,14 ± 1,39
- AL ≥24 (tatsächl. postop. Refr.: −1,40 ± 1,08; n=25)	+0,51 ± 0,90	+0,16 ± 0,90	+0,59 ± 1,03	+0,18 ± 0,90

[a] S. Anm. Tabelle 1

Die Differenzen zu den tatsächlichen postoperativen Refraktionswerten waren im Mittel für die AR-Berechnung und die SRK-II-Formel größer als für die Holladay-Formel (Tab. 2, Abb. 1). Bei der Betrachtung der Ergebnisse fällt vor allem eine größere Standardabweichung bei der AR-Berechnung für hyperope Augen auf (Abb. 2). Für die Augen mit einer Bulbuslänge unter 24 mm betrug die Standardabweichung 1,81 dpt, für die Augen mit einer Bulbuslänge über 24 mm dagegen nur 0,90 dpt (Abb. 3). Der Unterschied der Varianzen war statistisch signifikant (Zwei-Stichproben-F-Test, p=0,0003).

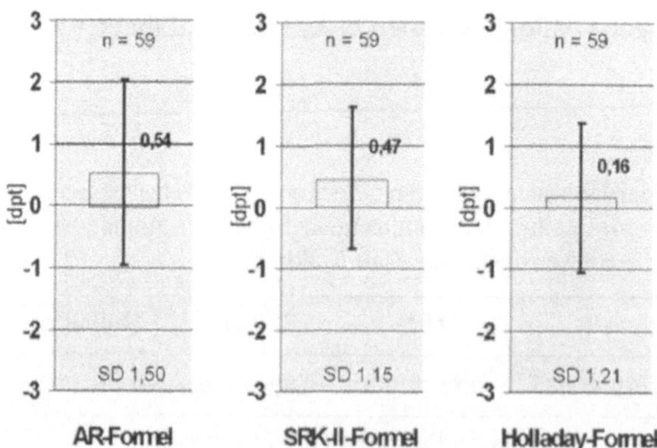

Abb. 1. Differenzen der berechneten Zielrefraktionen zu den tatsächlichen postoperativen Refraktionen (Mittelwert und Standardabweichung)

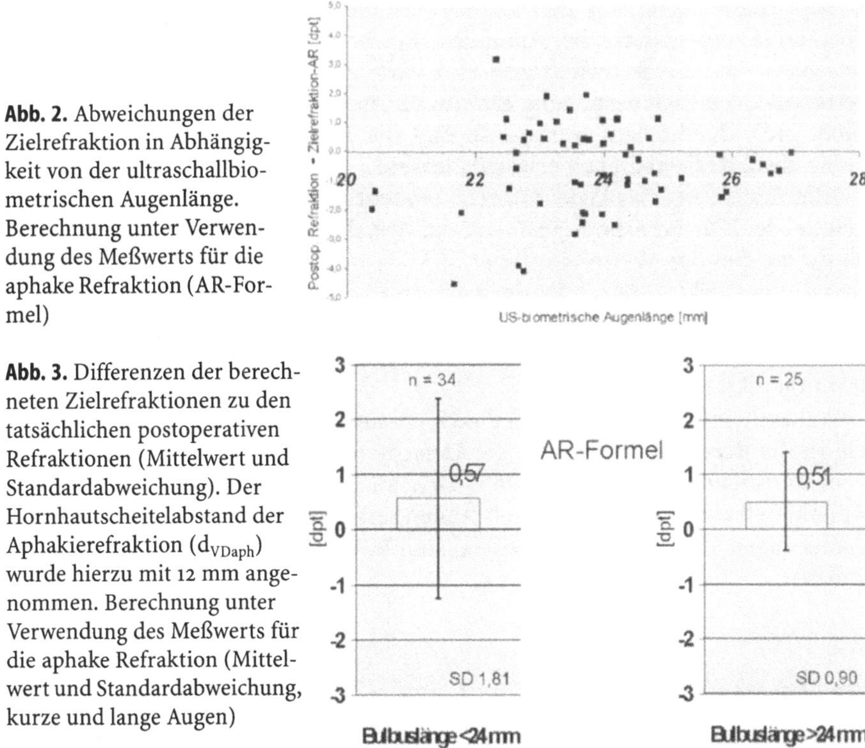

Abb. 2. Abweichungen der Zielrefraktion in Abhängigkeit von der ultraschallbiometrischen Augenlänge. Berechnung unter Verwendung des Meßwerts für die aphake Refraktion (AR-Formel)

Abb. 3. Differenzen der berechneten Zielrefraktionen zu den tatsächlichen postoperativen Refraktionen (Mittelwert und Standardabweichung). Der Hornhautscheitelabstand der Aphakierefraktion (d_{VDaph}) wurde hierzu mit 12 mm angenommen. Berechnung unter Verwendung des Meßwerts für die aphake Refraktion (Mittelwert und Standardabweichung, kurze und lange Augen)

Für die anderen Berechnungsarten, SRK und Holladay, ergab sich nur ein geringer, nicht signifikanter Unterschied für kurze und lange Augen.

Diskussion

Bereits durch frühere Untersuchungen wurde gezeigt, daß die IOL-Berechnung unter Verwendung des Meßwerts für die aphake Refraktion grundsätzlich möglich ist. Sowohl Krag und Olsen [8] als auch Heine et al. [6] fanden hierbei für die berechnete Augenlänge eine Differenz von etwa 0,4 mm zu der biometrisch gemessenen Augenlänge. Die mit Ultraschall gemessene Augenlänge ist kürzer, da nur die Strecke bis zur inneren Grenzmembran der Netzhaut erfaßt wird. Es fehlt ein restliches Stück Strecke bis zu den Photorezeptoren (Stratum nervosum). Im vorliegenden Datenmaterial ist dieser Unterschied ebenfalls vorhanden. Er beträgt jedoch nur 0,19 mm, was allerdings eher der tatsächlichen Netzhautdicke entspricht. Setzt man jedoch für alle präoperativen Refraktionswerte der Nichtkontaktlinsenträger den Hornhautscheitelabstand auf 9 statt 12 mm, so ergibt sich auch für unsere Patienten eine mittlere Differenz zwischen optisch und akustisch bestimmter Augenlänge von 0,39 mm. Gleichzeitig entspricht dann der Mittelwert der berechneten Zielrefraktionen fast dem Mittelwert der tatsächlichen postoperativen Refraktionen. Hieran kann man einmal mehr erkennen, daß der Hornhautscheitelabstand – aufgrund der bei Aphakien üblicherweise relativ hohen Refraktionswerte – für die Berechnungen eine wichtige Größe darstellt. Bei unserer retrospektiven Datenerhebung konnte der genaue Hornhautscheitelabstand nicht individuell erfaßt werden, so daß die Berechnungen von vornherein keine absolute Genauigkeit erwarten lassen.

Allerdings zeigt das Datenmaterial eindeutig, daß die Vorhersagegenauigkeit bei der IOL-Berechnung anhand der Aphakierefraktion bei kurzen Augen abnimmt. Bei der Verwendung der SRK-II- oder der Holladay-Formel zeigt sich dieser Effekt nicht eindeutig. Auch andere Autoren fanden bezüglich der hier zum Vergleich benutzten Formeln einen solchen Effekt nicht [9]. Wie läßt sich die gefundene Eigenheit der Berechnungsweise anhand der Aphakierefraktion erklären?

Wahrscheinlich ist der Einfluß des Hornhautscheitelabstands, der als Variable in die Berechnung eingeht, die Ursache. Das Ausmaß der Abhängigkeit vom Hornhautscheitelabstand läßt sich an Abb. 4 erkennen. Bei höheren Aphakierefraktionen, also kurzen Augen, ergeben sich bereits bei geringen Änderungen des Hornhautscheitelabstands deutlich unterschiedliche IOL-Stärken.

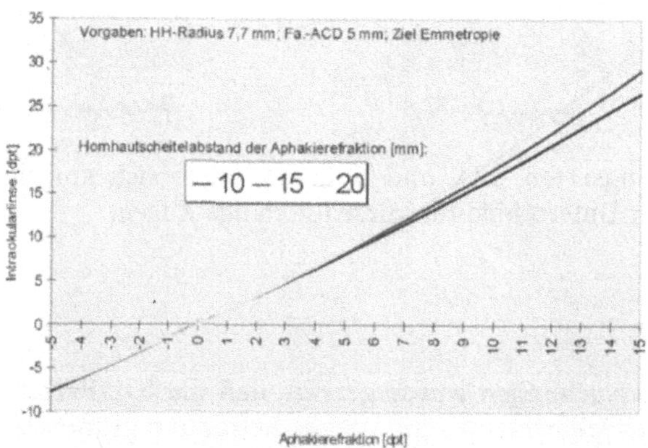

Abb. 4. IOL-Berechnung anhand der Aphakierefraktion (AR-Formel). Verhältnis zwischen Aphakierefraktion und IOL-Brechwert bei verschiedenen Hornhautscheitelabständen. Die in die Berechnung eingehende optische Vorderkammertiefe (d_{AC}) wird jeweils anhand einer Regressionsgleichung berechnet (d_{AC} = Fa.-ACD – 3,98 + 0,17 · L [4]). Hierzu wird die Augenlänge (L) aus Refraktion, zugehörigem Hornhautscheitelabstand und Hornhautradius berechnet

Ein Beispiel: Einer Aphakierefraktion von 15 dpt entspricht bei einem Hornhautscheitelabstand von 10 mm eine IOL-Stärke von 26,6 dpt, bei einem Hornhautscheitelabstand von 15 mm einer IOL-Stärke von 29,1 dpt und bei einem Hornhautscheitelabstand von 20 mm einer IOL-Stärke von 32,2 dpt.

Das Fazit unserer Studie lautet daher, daß die Methode der IOL-Berechnung anhand der Aphakierefraktion um so sicherer ist, je myoper das Auge ist. Der Grund ist, daß der oftmals nur ungenau erfaßbare Hornhautscheitelabstand der Aphakierefraktion bei geringen Aphakierefraktionswerten weniger oder sogar praktisch gar keinen Einfluß auf das Ergebnis hat. Bei hohen hyperopen

Refraktionswerten bewirken dagegen schon geringe Änderungen dieses Werts erhebliche Unterschiede im Ergebnis der Linsenberechnung. Für bestimmte Sonderfälle, nämlich hochmyope Augen mit unsicherer oder nicht durchführbarer Augenlängenmessung, stellt das Verfahren eine interessante Alternative dar.

Literatur

1. Haigis W (1995) Biometrie. In: Kampik A (Hrsg) Optik und Refraktion. Biermann, Zülpich, S 123–140
2. Haigis W (1998) IOL-Berechnung unter Verwendung des Meßwerts für die aphake Refraktion. (in Vorbereitung)
3. Haigis W, Kammann J, Dornbach G, Schüttrumpf R (1993) Vorhersage der postoperativen Vorderkammertiefe bei Implantation von PMMA- und Silikonlinsen im Kapselsack. In: Robert YCA, Gloor B, Hartmann C, Rochels R (Hrsg) 7. Kongreß der Deutschen Gesellschaft für Intraokularlinsen-Implantation. Springer, Berlin Heidelberg, S. 505–510
4. Haigis W, Duzanec Z, Kammann J, Fischer A (1997) Klinische Individualisierung der IOL-Kontanten. In: Vörösmarthy D, Duncker G, Hartmann C (Hrsg) 10. Kongreß der Deutschen Gesellschaft für Intraokularlinsen-Implantation. Springer, Berlin Heidelberg, S. 281–287
5. Happe W, Wiechens B, Haigis W, Behrendt S, Duncker G (1997) Intraoperative Skiaskopie zur Bestimmung des Brechwerts einer zu implantierenden Intraokularlinse. Klin Monatsbl Augenheilkd 210: 207–212
6. Heine A, Haigis W, Guthoff R (1997) Intraoperative Refraktometrie versus Ultraschallbiometrie – vergleichende Untersuchungen zur Kunstlinsenberechnung. In: Vörösmarthy D, Duncker G, Hartmann C (Hrsg) 10. Kongreß der Deutschen Gesellschaft für Intraokularlinsen-Implantation. Springer, Berlin Heidelberg, S 275–280
7. Holladay JT, Musgrove KH, Prager TC, Lewis JW, Chandler TY, Ruiz RS (1988) A three-part system for refining intraocular lens power calculations. J Cataract Refract Surg 14: 17–24
8. Krag S, Olsen T (1991) Secondary IOL power calculation. A comparison of an optical and a biometric method. Acta Ophthalmol 69: 625–629
9. Olsen T, Thim K, Corydon L (1991) Accuracy of the newer generation intraocular lens power calculation formulas in long and short eyes. J Cataract Refract Surg 17: 187–193
10. Sanders DR, Retzlaff J, Kraff MC (1988) Comparison of the SRK II formula and other second generation formulas. J Cataract Refract Surg 14: 136–141
11. Wiechens B, Winter M, Haigis W, Happe W, Behrendt S, Rochels R (1997) Bilateral cataract after phakic posterior chamber top hat-style silicone intraocular lens. J Cataract Refract Surg 13: 392–397

Sklerafixation von Aniridielinsen

H. Hermeking

Zusammenfassung. 15 Patienten wurden mit sklerafixierten Aniridielinsen versorgt. Zugrunde lag eine Irisschädigung oder aber eine Aniridie. Die spezielle Prothetik wurde eingesetzt, um die Patienten zu einer optischen Rehabilitation zu führen.

Methode: Es wurden 3 unterschiedliche Aniridielinsenkonzepte angewandt. Die artifizielle Optik betrug 5 bzw. 4 mm. Bei einigen Patienten wurden gleichzeitig begleitende Maßnahmen wie Pars-plana-Vitrektomie durchgeführt. Allen Patienten war eine schwere Schädigung oder aber ein Fehlen der Regenbogenhaut gemeinsam. Gleichzeitig lag nicht genügend kapsulärer Support vor, um die Aniridieintraokularlinse in den Sulkus zu positionieren. Die klinischen Komplikationen, die auf die Sklerafixationstechnik zurückzuführen waren, waren allesamt von der Sklerafixation üblicher Intraokularlinsen bekannt und vorübergehender Natur. Schwerere Komplikationen waren in den individuellen Ausgangsbefunden der einzelnen Augen, wie beispielsweise schwere Perforationen oder ähnlichem begründet und waren nicht auf die Sklerafixation von Aniridielinsen zurückzuführen. Ischämisch unbedeutende leichtere Dezentrierungen wurden in 30% der Fälle beobachtet. Ansonsten waren die funktionellen und kosmetischen Ergebnisse sehr zufriedenstellend.

Folgerung: Die Einnähung von Aniridielinsen stellt nach unseren Ergebnissen eine sinnvolle Maßnahme dar, um bei entsprechenden Ausgangsbefunden eine optische, aber auch kosmetische Rehabilitation zu erhalten.

G. Duncker et al. (Hrsg.)
12. Kongreß der DGII 1998

Postoperative Ergebnisse bei sklerafixierten Hinterkammerlinsen

K. Hille, P. Dillinger und K.W. Ruprecht

Zusammenfassung. Bei der Implantation einer Hinterkammerlinse (HKL) in aphake Augen ohne intakten Kapsel-Zonula-Apparat wird die transsklerale Fixation von vielen Operateuren bevorzugt. Wir berichten über die postoperativen Ergebnisse der ersten 4 Jahre an unserer Klinik.

Patienten und Methode: Wir untersuchten bei 71 Patienten (73 Augen), denen in den Jahren 1991–1994 in konsekutiver Folge eine transskleral fixierte HKL implantiert worden war, die Zentrierung der HKL, die Visusentwicklung, den operativ induzierten Astigmatismus sowie die postoperativ aufgetretenen Besonderheiten. Die mittlere Nachuntersuchungszeit betrug 27,0 (±16,4) Monate.

Ergebnisse: Der Median des Visus lag präoperativ und postoperativ bei 0,3 (±0,3). Der durch die Operation induzierte Astigmatismus (nach Jaffe) betrug im Mittel 2,5 dpt (±1,9). An bedeutenden Komplikationen beobachteten wir 8mal eine Glaskörperblutung, 2mal eine Aderhautblutung, 5mal ein sekundäres Glaukom, jeweils 3mal eine Endophthalmitis, eine HH-Dekompensation, eine Ablatio retinae sowie ein zystoides Makulaödem. Bei 2 Patienten kam es zu einer revisionsbedürftigen Dezentrierung der HKL.

Schlußfolgerung: Bei den von uns untersuchten, voroperierten oder traumatisch vorgeschädigten Augen beobachteten wir erwartungsgemäß eine größere Komplikationshäufigkeit als nach unkomplizierter HKL-Implantation. Aufgrund der in der Regel guten funktionellen Ergebnisse halten wir bei enger Indikationsstellung an der transsklerale Fixation der HKL fest.

Schlüsselwörter: Sklerafixierte Hinterkammerlinsen, sekundäre Linsenimplantation, postoperative Komplikationen

Summary. In cataract extraction, the standard surgery is the implantation of a posterior chamber lens (PCL) in the capsular bag. We report on postoperative results of patients operated from 1991 to 1994 in our hospital.

Patients and methods: In 73 eyes of 71 patients, we evaluated in a retrospective study the central position of the PCL, the development of visual acuity, the operatively induced astigmatism, as well as the complications. The mean follow-up was 27.0 (±16.4) months.

Results: The mean visual acuity was preoperatively and postoperatively 0.3 (±0.3). The mean of the induced astigmatism (Jaffe) amounted to 2.5 D (±1.9). We observed the following serious adverse effects: in eight cases a vitreous hemorrhage, in two cases a suprachoroidal hemorrhage, in five cases a secondary glaucoma, in two cases a endophthalmitis, a decompensation of the endothelium, a retinal detachment, and a cystoid macular edema, respectively. In two patients we saw a decentration of the PCL.

Conclusions: As the eyes we investigated are already traumatized by earlier operations or traums, we accordingly observed a higher incidence of complications than in standard

G. Duncker et al. (Hrsg.)
12. Kongreß der DGII 1998

PCL implantation. Because of good functional results in most of our patients, we recommend the transscleral fixation of the PCL in strict indications.

Key words: Sklerafixation of posterior chamber lenses, secondary implantation of intraocular lenses, complications

Einleitung

Bei der Kataraktextraktion ist die Fixation der Hinterkammerlinse (HKL) in den Kapselsack das Standardverfahren. Fehlt jedoch ein intakter Kapselapparat, konnte sich in den letzten Jahren die Implantation einer sklerafixierten HKL als alternative Operationsmethode zur Implantation einer Vorderkammerlinse (VKL) oder irisfixierten Intraokularlinse etablieren [1, 3, 4, 7]. Der angestrebte Implantationsort ist dabei der Sulcus ciliaris. Dies ermöglicht die Aufrechterhaltung einer Barriere zwischen vorderem und hinterem Augenabschnitt sowie den auf den Sulcus ciliaris begrenzten Kontakt zwischen Intraokularlinse und Uvea. Die Positionierung der Linsenhaptik im Sulcus ciliaris sowie die transsklerale Nahtfixation bedeuten jedoch einen größeren operativen Aufwand, verbunden mit einer vermehrten Traumatisierung und einer verlängerten Operationszeit.

Von Interesse ist vor allem die Frage, inwieweit durch die Implantation einer sklerafixierten HKL die bekannten Komplikationen von Vorderkammerlinsen vermieden werden können.

Patienten und Methode

Wir untersuchten retrospektiv die postoperativen Ergebnisse der ersten 71 Patienten (73 Augen), bei denen zwischen 1991 und 1994 an unserer Klinik in konsekutiver Folge eine sklerafixierte HKL implantiert wurde. Die Operationen erfolgten durch 4 Operateure.

Bei 18 Augen führten wir eine primäre Implantation, bei 55 Augen eine sekundäre Implantation der sklerafixierten HKL durch. Die Indikationen zur Implantation der sklerafixierten HKL sind in Tabelle 1 aufgeführt. Bei 11 Augen führten wir gleichzeitig eine perforierende Keratoplastik, bei 5 Augen eine Pars-plana-Vitrektomie durch.

Die Daten wurden anhand der Krankenunterlagen sowie von standardisierten Fragebögen, die den weiterbehandelnden Augenärzten zugesandt wurden, erhoben.

Neben dem funktionellen Ergebnis (Visusentwicklung) untersuchten wir die Zentrierung der HKL, den operativ induzierten Astigmatismus [5] sowie die postoperativ aufgetretenen Besonderheiten und Komplikationen.

Das durchschnittliche Alter der Patienten betrug 67,3 Jahre und die durchschnittliche Nachuntersuchungszeit 27 (±16) Monate.

Tabelle 1. Indikation zur Implantation einer sklerafixierten Hinterkammerlinse

Primäre Implantation	[n]	[%]
Geplante ECCE	5	6,8
Linsenluxation	13	17,3
Summe	18	24,7
Sekundäre Implantation		
Explantation einer VKL	5	6,8
Explantation einer HKL	7	9,6
Z.n. perforierender Verletzung	13	17,3
Z.n. Kataraktoperation ohne IOL	30	42,1
Summe	55	75,3
Gesamt	73	100,0

Ergebnisse

Der Median des Visus lag präoperativ und postoperativ bei 0,3 (±0,3). Bei 24 (33%) Patienten verbesserte sich der Visus postoperativ um mehr als eine Zeile, 35 (48%) Patienten erreichten den gleichen Visus und bei 14 (19%) Patienten lag der postoperativ erreichte Visus mehr als eine Zeile unter dem präoperativen. Die individuelle Visusentwicklung ist in Abb. 1 dargestellt. Der durch die Operation induzierte Astigmatismus (nach Jaffe [5]) betrug durchschnittlich 2,5 dpt (±1,9).

In Tabelle 2 sind sämtliche intraoperative und postoperativen Komplikationen aufgelistet.

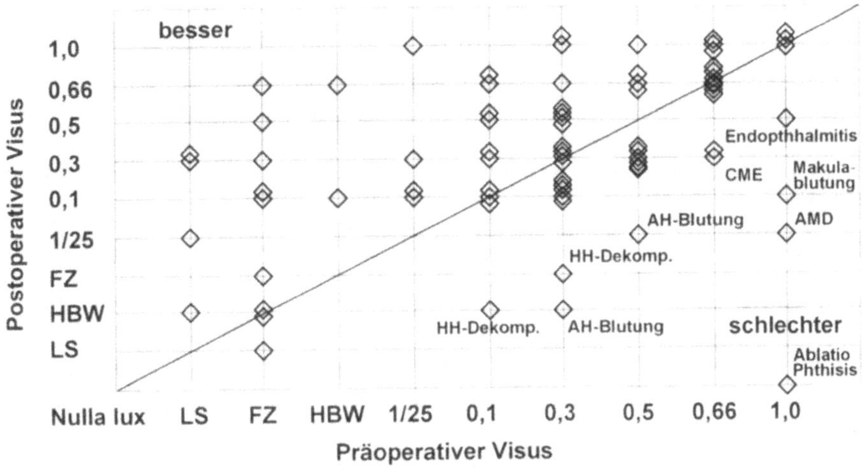

Abb. 1. Die individuelle Visusentwicklung nach Implantation einer sklerafixierten Hinterkammerlinse

Tabelle 2. Komplikationen

Intraoperative Komplikationen	[n]	[%]
Vorderkammerblutung	7	9,6
Glaskörperblutung	7	9,6
Aderhautblutung	2	2,7
Summe	16	21,9
Postoperative Komplikationen		
HKL-Dezentrierung	2	2,7
Endophthalmitis	3	4,1
HH-Dekompensation	3	4,1
Ablatio retinae	3	4,1
Zystoides Makulaödem	3	4,1
Sekundäres Glaukom	5	6,8
Summe	18	24,7
Gesamt	32	43,8

Bei 10 Patienten fanden wir eine Dezentrierung der sklerafixierten HKL um weniger als 2 mm, eine revisionsbedürftige Dezentrierung der HKL beobachteten wir bei 2 Patienten.

Eine Dekompensation des Augeninnendrucks beobachteten wir bei insgesamt 5 (6,8%) Patienten. Dabei handelte es sich um 2 Patienten mit präoperativ bekanntem Glaukom. Bei 4 Patienten gelang eine medikamentöse Einstellung des Augeninnendrucks, bei einem Patienten führte eine Zyklophototherapie zur Normalisierung des Augeninnendrucks.

Eine Ablatio retinae beobachteten wir insgesamt bei 3 Patienten. Es handelte sich dabei in einem Fall um eine 2 Monate postoperativ aufgetretene Reablatio retinae, wobei die Netzhaut durch eine eindellende Operation zum Anliegen gebracht werden konnte. Bei einer am 5. postoperativen Tag aufgetretenen Netzhautablösung an einem hochmyopen Auge konnte die Netzhaut durch eine Pars-plana-Vitrektomie mit SF6-Gas-Tamponade zum Anliegen gebracht werden. Bei einem anderen Patienten trat 2 Monate postoperativ eine Ablatio retinae auf, die durch eine Pars-plana-Vitrektomie und Silikonöltamponade nicht zum dauerhaften Anliegen gebracht werden konnte und zu einer Pthisis bulbi führte.

Diskussion

Über die Hälfte der Implantationen sklerafixierter HKL erfolgte als sekundäre Implantation (s. Tabelle 1). Bei diesen Patienten liegen bereits präoperativ klare optische Medien vor. Dies erklärt, daß der Median des bestkorrigierten Visus bei diesem Patientenkollektiv postoperativ nicht ansteigt (s. Abb. 1). Dennoch hat ein nicht unerheblicher Anteil von Patienten auch beim Sehvermögen von der Operation profitiert. Unter diesen Augen finden sich 11 Patienten mit simultaner Keratoplastik sowie 18 Patienten mit gleichzeitiger Kataraktextraktion.

Ein wesentliches Problem bei der skleralen Fixation von HKL stellt die richtige Position der Implantate dar. Bei 12 Patienten (16,4%) fanden wir eine Dezentrierung der sklerafixierten HKL. Eine leichte Dezentrierung der HKL von weniger als 2 mm hatte in keinem Fall eine klinische Konsequenz. Andere Autoren [1] berichten über eine größere Anzahl von dezentrierten Linsen, fanden bei einer Dezentrierung von weniger als 2 mm jedoch ebenfalls keinen Effekt auf das Sehvermögen.

Bei der transskleralen Fixation der Linse wird mit einer Nadel im Bereich des Sulcus ciliaris durch die Aderhaut gestochen. Daraus resultiert ein hohes Risiko einer intraoperativen Blutung [1]. Allerdings haben Kay et al. [6] bei der histologischen Untersuchung einer akuten intraoperativen suprachorioidalen Blutung keinen Zusammenhang mit der Duchstichstelle der Skleralnaht nachweisen können. Auch bei unseren Patienten traten als häufigste Komplikation intraoperative Blutungen auf (21,9%, s. Tabelle 2). Dabei handelte es sich jedoch in der Regel um relativ harmlose Vorderkammer- und Glaskörperblutungen, die nur zu einer vorübergehenden Sehverschlechterung führten. Bei 4 Patienten (5,5%) war jedoch ein Zweiteingriff zur Entfernung einer dichten Glaskörperblutung (4,1%) bzw. einmal eine Vorderkammerspülung erforderlich. Eine Aderhautblutung als wesentlich ernstere Komplikation beobachteten wir bei 2 Patienten. Bei beiden Patienten resultierte eine postoperative Minderung des Visus.

Durch die lange Operationszeit läßt sich das Auftreten von 3 Endophthalmitiden erklären. Die Häufigkeit dieses Ereignisses liegt mit 2,7% erheblich über dem Durchschnitt bei anderen Operationen.

Bei sklerafixierten HKL beträgt das Risiko eines zystoiden Makulaödems zwischen 5,2% [1] und 9,5% [4]; wir fanden ein solches in 4,1%. Insgesamt entspricht es dem bei Implantation einer VKL [8].

Aufgrund des Eingriffs im Glaskörperraum scheint bei Implantation einer sklerafixierten HKL das Risiko einer Netzhautablösung mit 3,8% [4] (bzw. 4,1% in unseren Ergebnissen) höher zu sein als bei einer VKL (1%) [8].

Insgesamt traten bei 9,5% der Augen operationsbedingte Komplikationen auf, die zu einer Reduktion des Visus führten. Bellucci et al. [2] vergleichen die intraoperativen und postoperativen Komplikationen bei Implantation einer VKL mit der Sklerafixation einer HKL bei 35 bzw. 33 Augen. Sie finden bei beiden Operationsmethoden 6% Komplikationen, die den Visus beeinträchtigten. Bei sklerafixierten HKL beobachten sie häufiger intraoperative Komplikationen, während bei VKL Spätkomplikationen überwiegen. Auch wir fanden bei unseren Patienten vorwiegend intraoperative oder unmittelbar postoperative Komplikationen.

Insbesondere VKL zeigen einen nicht zu vernachlässigenden Schwund der Endothelzellen, der auch noch Jahre nach der Implantation progredient ist. Wegen des erst in Langzeitstudien zu kalkulierenden Risikos der Hornhautendothel-Dekom-pensation empfehlen die Autoren [2, 8] die Implantation einer VKL nur bei Patienten über 70 Jahren und ausreichender Endothelzelldichte, während die sklerafixierte HKL insbesondere bei jüngeren Patienten befürwortet wird [3].

Die Indikation zur Implantation einer sklerafixierten HKL wird in der Regel bei traumatisierten oder voroperierten Augen gestellt (s. Tabelle 1). Außerdem mußte bei 16 Patienten ein kombinierter Eingriff durchgeführt werden. Dies mag eine Erklärung für die nicht unerhebliche Anzahl an Komplikationen sein. Außerdem handelt es sich um die ersten 73 Augen an unserer Klinik, die von 4 verschiedenen Operateuren mit dieser Methode operiert wurden.

Die Ergebnisse unterstreichen, daß es sich bei der Sklerafixation von HKL um eine schwierige Operationstechnik handelt, die weiterer Standardisierung und Vereinfachung bedarf. Unter kritischer Indikationsstellung stellt sie jedoch in der Hand eines geübten Chirurgen eine gute Alternative zur Implantation einer VKL insbesondere bei jungen Patienten mit hoher Lebenserwartung dar.

Literatur

1. Adam R, Böhnke M, Körner F (1995) Ergebnisse nach Hinterkammerlinsenimplantation mit transskleraler Sulkusnahtfixierung. Klin Monatsbl Augenheilkd 206: 286–291
2. Bellucci R, Pucci V, Morselli S, Bonomi L (1996) Secondary implantation of angle-supported anterior chamber and scleral-fixated posterior chamber intraocular lenses. J Cataract Refract Surg 22: 247–152
3. Daus W, Tetz M, Buschendorff P (1994). Sekundäre Hinterkammerlinsen. Ophthalmologe 91: 498–502
4. Holland EJ, Daya SM, Evangelista A et al. (1992) Penetrating keratoplasty and transscleral fixation of posterior chamber lens. Am J Ophthalmol 114: 182–187
5. Jaffe NS, Clayman HM (1975) The pathology of corneal astigmatism after cataract extraction. Trans Am Acad Ophthal Otolaryngol 79: 615–630
6. Kay MD, Epstein RJ, Torczynski E (1993) Histopathology of acute intraoperative suprachoroidal hemorrhage associated with transscleral lens fixation. J Cataract Surg 19: 83–87
7. Stark WC, Gottsch JD, Goodman DF, Goodman GL, Pratzer K (1989) Posterior intraocular lens implantation in the absence of capsular support. Arch Ophthalmol 107: 1078–1083
8. Wobmann P, Tschopp H (1994) Die Vorderkammerlinse: 10 Jahre später. Eine Follow-up-Studie. Klin Monatsbl Augenheilkd 204: 288–289

Viskoelastika: Ein aktueller Vergleich und praktische Konsequenzen*

B. Dick, T. Pakula, T. Hirschmann und N. Pfeiffer

Zusammenfassung. Viskoelastika werden zunehmend in der Vorderabschnittschirurgie eingesetzt. Sie dienen der Aufrechterhaltung einer tiefen Vorderkammer sowie der Protektion des Hornhautendothels und tragen zum Erfolg der Kataraktchirurgie bei.

Die erwünschten Eigenschaften einer viskoelastischen Substanz für ophthalmochirurgische Anwendungsgebiete sind eng mit ihren chemischen und rheologischen Eigenschaften verknüpft. Die verschiedenen Viskoelastika weisen u. a. eine unterschiedliche Viskosität und Pseudoplastizität auf, was praktische Konsequenzen für die Intraokularchirurgie nach sich zieht. Die relevanten rheologischen Eigenschaften (u. a. Viskosität, Relaxationszeit) der derzeit in Deutschland kommerziell verfügbaren viskoelastischen Substanzen wurden von uns vergleichend untersucht. Die grundlegenden Prinzipien der Anwendung, einige spezielle Aspekte und ausgewählte Einsatzmöglichkeiten der Viskoelastika in der Ophthalmochirurgie werden vorgestellt. Das ideale Viskoelastikum erfüllt gewebetaktische, oberflächentaktische sowie raumtaktische Ziele gleichermaßen, vertieft die Vorderkammer und beschichtet verletzbare Strukturen oder traumatisierende Agenzien. Eine klinisch relevante Nebenwirkung der Viskoelastika stellt der postoperative Augeninnendruckanstieg dar, der überwiegend auf eine viskositätsbedingte Erhöhung des Abflußwiderstands im Trabekelmaschenwerk zurückgeführt werden kann. Toxische und allergische Nebenwirkungen sind sehr selten.

Viskoelastika kommen in der Kataraktchirurgie, besonders bei Phakoemulsifikation oder bei kindlicher Katarakt, der Keratoplastik, der Traumachirurgie, selten auch in der fistulierenden Glaukomchirurgie oder z. B. der vitreoretinalen Chirurgie zum Einsatz. Weiterhin werden sie zum externen Hornhautschutz bei verschiedenen Hornhauterkrankungen verwendet.

Keine Substanz kann für alle verschiedenen Anwendungsbereiche als ideal angesehen werden. Die Kenntnis der rheologischen Eigenschaften jeder viskoelastischen Substanz versetzt den Ophthalmochirurgen in die Lage, das geeignetste Viskoelastikum aus der Vielzahl der derzeit auf dem Markt erhältlichen Viskoelastika für die jeweilige chirurgische Situation gezielt auszuwählen.

Summary. Individual properties of a viscoelastic substance for ophthalmological applications are intimately tied to its chemical and rheological characteristics. Independent comparative data for viscoelastic substances are not readily available or interpretable.

Material and methods: We investigated twenty-three different commercially available viscoelastic substances using the advanced rheometric expansion system and the rheome-

* Die Autoren haben kein kommerzielles oder finanzielles Interesse an irgendeinem in dem vorliegenden Artikel erwähnten Produkt oder Gegenstand.

G. Duncker et al. (Hrsg.)
12. Kongreß der DGII 1998

tric scientific 800 device to analyze elastic and viscous modulus, complex viscosity (dynamic frequency dependance), as well as viscosity at the zero shear rate by extrapolation using the Ellis fit.

Results: Viscosity at zero shear rate (Pasec, mean of six different samples): sodium hyaluronate products: Amvisc Plus: 128; AMO Vitrax: 41; Biolon: 243; Dispasan: 130; Healon: 243; Healon GV: 2451; Microvisc: 1162; Microvisc Plus: 3663; Morcher Oil: 1253; Ophthalin Plus: 782; Provisc: 207; Viscoat: 58; Viscorneal (Allervisc): 733; Viscorneal Plus (Allervisc Plus): 1176. Hydroxypropylmethylcellulose (HPMC) products: Acrivisc: 7; Adatocel: 8; Coatel: 6; HPMC Ophthal H: 94; HPMC Ophthal L: 7; Ocucoat: 6.

Conclusion: Sodium hyaluronate as well as HPMC viscoelastic substances demonstrated remarkable differences from each other in rheological properties. In many cases, the results of this independent investigation differed from the values provided by the companies. These real rheologic properties of each substance enable the ophthalmic surgeon to choose his viscoelastic substance among the different ones as necessary to suit each surgical situation.

Einführung

Die Anzahl der Kataraktoperationen ist seit Einführung der IOL-Implantation weltweit deutlich angestiegen. Im Jahre 1997 wurden in Deutschland etwa 420.000 Kataraktoperationen vorgenommen. Eine der wichtigsten Bedingungen für eine Kataraktoperation mit IOL-Implantation ist eine tiefe vordere Augenkammer. Diese Bedingung ist essentiell für mikrochirurgische Manipulationen in dem räumlich beengten vorderen Augenabschnitt und damit letztendlich zum Schutz des für die Transparenz der Kornea verantwortlichen Hornhautendothels. Dieser einschichtige Endothelzellverband ist bekanntlich nicht in der Lage, sich zu regenerieren und geht in unterschiedlichem Ausmaß bei dem chirurgischen Eingriff verloren.

Man kann die Erhaltung einer tiefen Vorderkammer als die Conditio sine qua non für eine erfolgreiche intraokulare Chirurgie am vorderen Augenabschnitt bezeichnen. Ein ganz entscheidender Fortschritt wurde durch die Einführung viskoelastischer Substanzen in die Chirurgie des vorderen Augenabschnitts erzielt [7]. Die durch Viskoelastika ermöglichte effektive Vertiefung der Vorderkammer und der wirksame Schutz des vulnerablen Hornhautendothels vor mechanisch-chirurgischen Traumata und vor toxischen Effekten durch den IOL-Kunststoff haben den Verlauf und die Ergebnisse intraokularer Eingriffe am vorderen Augenabschnitt entscheidend verbessert und damit wesentlich zu dem eingangs genannten Erfolg der Kataraktchirurgie mit Kunstlinsenimplantation beigetragen [5].

1934 gelang Meyer und Palmer die Isolation von Hyaluronsäure aus dem Glaskörper, der sie hieraufhin den Namen gaben. Balazs gelang die Isolation von Hyaluronsäure aus der Nabelschnur und aus dem Hahnenkamm sowie die Erarbeitung einer höheren Reinigungsstufe zum Gebrauch in der Augenheilkunde [2]. Voraussetzung hierfür war ein hochempfindlicher Test für die Erkennung von Entzündungssubstanzen vom Endotoxintyp: der sog. Eulenaffenaugentest. Balazs verkaufte seine Patente an die Firma Pharmacia & Upjohn, die 1979 das erste hochmolekulare Viskoelastikum, Healon, auf den

Markt brachten. Healon wurde zunächst als Ersatz des Glaskörpers und gewinnträchtig auch als Gleit- und Schmiermittel bei Gelenkerkrankungen für Rennpferde eingesetzt. Balazs prägte den Begriff der Viskochirurgie für chirurgische Verfahren, bei denen viskoelastische Lösungen eingesetzt wurden. Meyer-Schwickerath schlug neben Robert Stegmann als einer der Ersten die Anwendung von Hyaluronsäure in der Vorderabschnittschirurgie vor, wo es sich besonders bewährte.

Eisner widmete sich dem chirurgischen Viskoelastikumeinsatz unter taktischen Gesichtspunkten (u. a. Gewebeoberflächen, Raumtaktik). Er stellte den Viskoelastikumeinsatz wie Viskoblockade, -tamponade oder -spatel eindrucksvoll dar [4].

Auf die Bedeutung der Berücksichtigung der physikalischen Grundlagen zur Beurteilung der Eigenschaften von Viskoelastika wies Arshinoff hin. Er teilte die Viskoelastika in 2 Gruppen ein: Zum einen die Gruppe der hochviskösen kohäsiven Viskoelastika und zum anderen die niedrigviskösen dispersiven Viskoelastika [1]. Die Gruppe der hochviskösen Viskoelastika unterteilte er in die sehr viskösen (> 1.000.000 mPas) und die viskösen Viskoelastika. Zu dieser simplifizierten Einteilung darf kritisch erwähnt werden, daß die Zuordnung der Viskoelastikaprodukte zu den einzelnen Gruppen auf den Angaben der Firmen zu ihren Viskoelastika und nicht auf unabhängigen vergleichenden Untersuchungen basiert. Dieses Konzept muß nach den vorliegenden Ergebnissen über die rheologischen und physikochemischen Charakteristika der Viskoelastika zumindest teilweise neu überarbeitet werden [3]. Darüberhinaus steht uns bald ein neues Viskoelastikum zur Verfügung: das sog. „viscous cohesion dissociated high molecular weight viscoelastic", das den Produktnamen Healon 5 trägt und bezüglich der Zusammensetzung so gewählt wurde, daß es speziell auf die Bedürfnisse bei der Phakoemulsifikation zugeschnitten sein soll [3].

Bei der Auswahl eines Viskoelastikums zum intraoperativen Einsatz entscheiden besonders folgende Kriterien:

- Einfachheit der Injektion,
- Ausmaß des Schutzes des Hornhautendothels sowie intraokularen Gewebes,
- Fähigkeit der Schaffung und Aufrechterhaltung von intraokularem Raum,
- Klarheit der Substanz (auch während der Phakoemulsifikation),
- Einfachheit der Entfernung,
- Risiko eines postoperativen Augeninnendruckanstiegs [8],
- potentielle Toxizität,
- Kosten,
- Lagerungsbedingungen.

Die operativen Techniken und Viskoelastikaprodukte haben sich seit der Einführung von Healon gerade in den letzten Jahren weiterentwickelt [9]. Wir verfügen derzeit über eine kaum mehr überschaubare Vielfalt an neuen viskoelastischen Präparaten, weshalb eine Standortbestimmung sinnvoll erscheint.

Hinsichtlich der derzeitigen Gewohnheiten läßt sich folgendes feststellen: In den USA wird nach einer Umfrage von Leaming von weit über 95% der Mitglieder der amerikanischen Gesellschaft für Kataraktchirurgie (ASCRS) Hyaluronsäure als Viskoelastikum der Wahl bei der Phakoemulsifikation eingesetzt (Abb. 1) [6]. In Europa wird Hyaluronsäure ebenfalls am häufigsten verwendet, gefolgt von Hydroxypropylmethylcellulose (HPMC). Im deutschsprachigen Raum wird nach einer Umfrage von Wenzel et al. bei Mitgliedern der DGII zwar ebenfalls Hyaluronsäure von der Mehrzahl der befragten Ophthalmochirurgen angewendet; immerhin setzten 45% der Ophthalmochirurgen HPMC-Präparate ein (Abb. 2) [10].

Auf der Suche nach dem idealen Viskoelastikum stößt man auf eine Vielzahl an Ungereimtheiten, weshalb wir eigene vergleichende Untersuchungen vornahmen, um den realen Gegebenheiten ein wenig näher zu kommen.

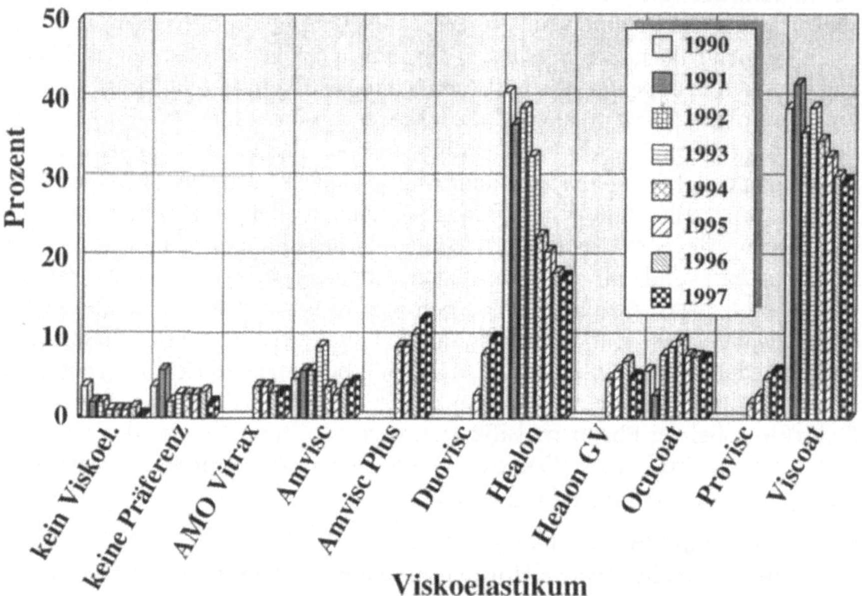

Abb. 1. Verteilung der bei der Phakoemulsifikation bevorzugt eingesetzten Viskoelastikumpräparate bei den Mitgliedern der ASCRS (nach einer Umfrage von Leaming 1998 [6])

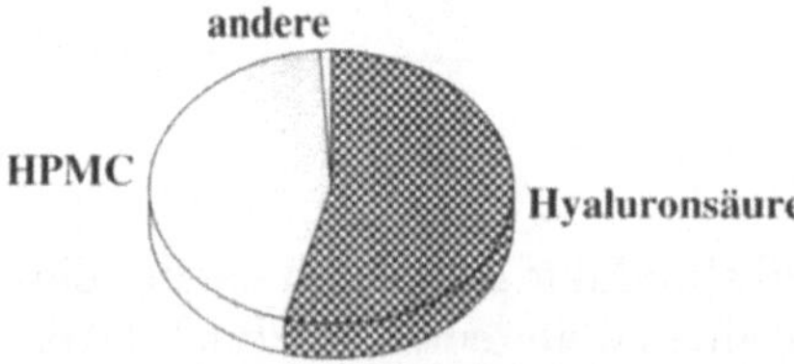

Abb. 2. Verteilung der für die Kataraktoperation verwendeten viskoelastischen Grundsubstanzen bei den Mitgliedern der DGII (nach einer Umfrage von Wenzel et al. 1998 [10])

Material und Methode

Durch diesen Umstand motiviert, untersuchten wir vergleichend alle derzeit auf dem deutschen Markt kommerziell erhältlichen Viskoelastika mit dem Meßsystem Advanced Rheometric Expansion System (ARES; Meßgeometrie: Konus-Platte; Durchmesser d = 25 mm; Winkel $\alpha = 0{,}1°$) und dem RMS 800 (Rheometric Scientifc Inc., Piscataway, USA) auf ihre physikochemischen Eigenschaften hin. Bestimmt wurden die Schermodule G', das sog. Elastizitätsmodul, und G", das sog. Viskositätsmodul:

$G' = \cos\delta\,(\tau'/\gamma)$ = Elastizitätsmodul,
$G'' = \sin\delta\,(\tau''/\gamma)$ = Viskositätsmodul,
δ = Phasenwinkel (Phasenverschiebung zwischen τ-Vektoren),
τ = stress = stress constant × torque (g × cm),
γ = strain = strain constant × shearing angle of motor (radians).

Zu den vorherrschenden Meßbedingungen läßt sich folgendes feststellen: Die Raumtemperatur betrug 23 °C. Die Meßdauer im ARES betrug pro Präparat insgesamt 10 min und wurde bei keiner Messung überschritten. Es wurde von den hohen Frequenzen ausgehend zu den kleinen Frequenzen gemessen.

Als Meßmethode wurde die Prüfung der dynamischen Frequenzabhängigkeit der Viskosität der zu untersuchenden Substanz verwendet. Die Relaxationszeit wurde über den Schnittpunkt von G' mit G" berechnet. Die Nullscherviskosität wurde mittels dem sog. Ellis-Fit mathematisch extrapoliert (Abb. 3). Weiterhin wurde der pH-Wert mit dem pH-Meter (Typ CG 818, Fa. Schott, Hofheim) gemessen. Die Messung erfolgte an insgesamt 6 verschiedenen Viskoelastika-Ampullen pro Produkt, die von den jeweiligen Firmen für diese Untersuchungen überwiegend kostenlos zur Verfügung gestellt wurden.

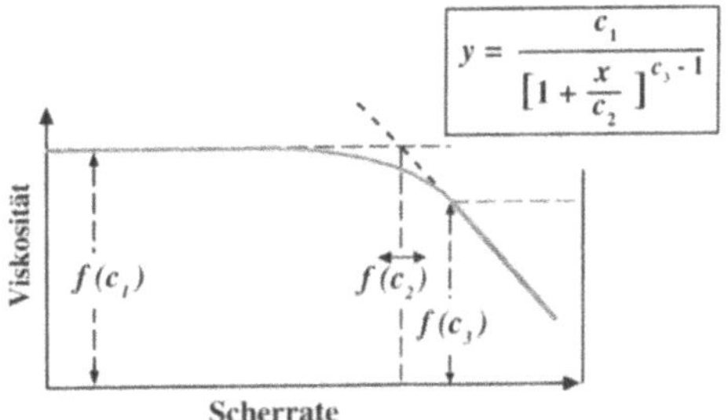

Abb. 3. Viskositätsmodell nach Ellis („Ellis-Fit-Berechnungsansatz") zur mathematischen Extrapolation der Nullscherrate

Ergebnisse

Um die praktische Relevanz der Ergebnisse besser interpretieren zu können, wird dem jeweiligen operativen Anforderungsprofil die entsprechende wünschenswerte physikochemische Eigenschaft zugeordnet. Danach wird anhand der eigenen Ergebnisse dargelegt, welches Viskoelastikum dieser Anforderung am nächsten kommt.

Bei der Kataraktoperation ist für das Stellen der Vorderkammer eine hohe Pseudoplastizität erstrebenswert (Tabelle 1), bei der Kapsulotomie eine hohe Viskosität und bei der Kernentbindung im Rahmen der ECCE eine hohe Pseudoplastizität. Bei der Phakoemulsifikation ist eine niedrige Kohäsion wünschenswert, damit das Viskoelastikum das Auge nicht als Ganzes nach dem Einführen des Phakotips wieder verläßt. Während der Irrigation/Aspiration des Kortex erscheinen gute Benetzungsfähigkeiten als hervorzuhebende Eigenschaft. Zur Füllung des Kapselsacks benötigen wir eine hohe Pseudoplastizität, während das Offenhalten des Kapselsacks eine hohe Viskosität erfordert. Bei der IOL-Implantation treten Scherraten von 5–10 auf, so daß eine gewisse Pseudoplastizität hier zuträglich ist. Eine hohe Kohäsion ermöglicht die leichte Entfernung des Viskoelastikums.

Von den untersuchten hyaluronsäurehaltigen Viskoelastika-Präparaten verfügt Healon GV und Microvisc Plus über die höchste Viskosität in Ruhe, gefolgt von Allervisc Plus, das von der Firma Corneal unter dem Namen Viscorneal Plus vertrieben wird, und Microvisc, das u. a. von der Firma Morcher

Tabelle 1. Im Vordergrund stehende Scherraten und bevorzugte Eigenschaften beim Viskoelastikumeinsatz im Rahmen der ECCE/Phakoemulsifikation

Anforderung	Scherrate	Bevorzugte Eigenschaft
Stellen der Vorderkammer	1000–10.000	Hohe Pseudoplastizität
Kapsulotomie	0	Hohe Viskosität in Ruhe
Kernentbindung	2–5	Pseudoplastizität
Emulsifikation	–	Niedrige Kohäsion
I/A des Kortex	–	Gute Benetzungseigenschaften
Kapselsackfüllung	1000–10.000	Hohe Pseudoplastizität
Offenhalten des Kapselsacks	0	Hohe Viskosität in Ruhe
IOL-Implantation	5–10	Hohe Pseudoplastizität und Elastizität
Entfernung des Viskoelastikums	–	Hohe Kohäsion

Tabelle 2. Viskosität (Pas) bei Nullscherrate (nach Extrapolation mittels Ellis-Fit, n=6)

Acrivisc	7,3	Microvisc	1162,6
Adatocel	8,3	Microvisc Plus	3662,7
AMO Vitrax	41,3	Morcher Oil	1253,3
Amvisc Plus	128,2	Ocucoat	5,9
Biolon	243,2	PeHa-Visco	5,0
Coatel	6,4	Provisc	207,3
Dispasan	130,7	Viscoat	58,3
Dispasan Plus	782,4	Voscorneal (Allervisc)	732,9
Healon	243,3	Viscorneal (Allervisc) Plus	1176,0
Healon GV	2451,4	Visko 1%	205,9
HPMC Ophthal H	93,7	Visko 1,4%	1682,9
HPMC Ophthal L	7,0		

unter dem Namen Morcher Oil (Plus) oder unter dem Namen HSO (Plus) von der Firma Polytech vertrieben wird (Tabelle 2). Dann folgen in absteigender Reihenfolge Dispasan (Ophthalin) Plus, Allervisc (Viscorneal), Healon, Biolon und Provisc mit einer mittleren Viskosität in Ruhe. Amvisc Plus, Viscoat und AMO Vitrax weisen in der Gruppe der hyaluronsäurehaltigen Viskoelastika die geringsten Nullscherviskositätswerte auf. Bei den HPMC-Produkten war erwartungsgemäß kaum eine Viskosität in Ruhe nachweisbar. Eine Ausnahme bildete hier das HPMC Ophthal H, das eine höhere Viskosität aufwies als einige wenige Hyaluronsäure-Produkte. Hingegen erzielten Adatocel, Acrivisc, HPMC Ophthal L, Coatel und Ocucoat sehr niedrige Nullscherviskositätswerte.

Das viskoelastische Verhalten von HPMC Ophthal H entsprach nahezu dem des Amvisc Plus, einem Hyaluronsäure-Produkt. Im Gegensatz zu den übrigen HPMC-Produkten war hier sogar eine geringe pseudoplastische Eigenschaft ähnlich wie beim Hyaluronsäure-Produkt zu erkennen (Abb. 4 u. 5).

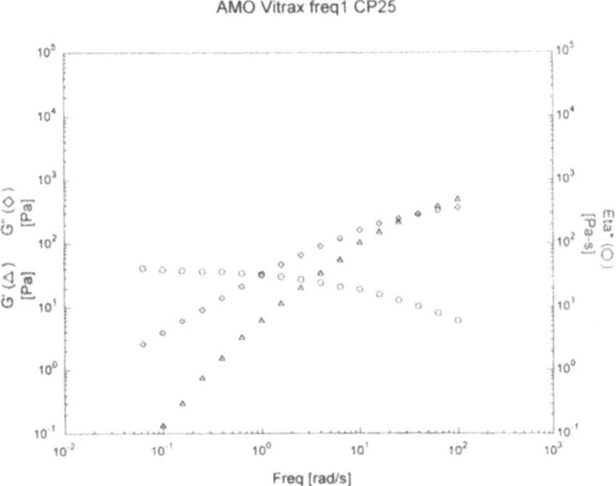

Abb. 4. Graphische Darstellung der Abhängigkeit der Viskosität (Pa-s), des Elastizitätsmoduls G' (Pa) und des Viskositätsmoduls G" (Pa) von der Scherrate (rad/s) für AMO Vitrax (Hyaluronsäure): Mit steigender Scherrate (rad/sec) nimmt die Viskosität (O) etwas ab

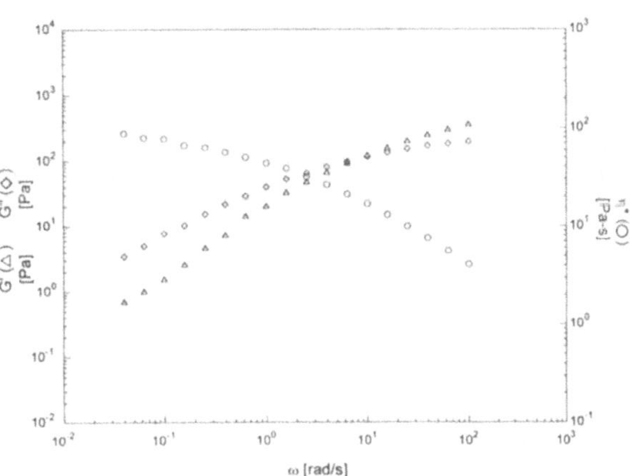

Abb. 5. Graphische Darstellung der Abhängigkeit der Viskosität (Pa-s), des Elastizitätsmoduls G' (Pa) und des Viskositätsmoduls G" (Pa) von der Scherrate (rad/s) für HPMC Ophthal H (Hydroxypropylmethylcellulose): Mit steigender Scherrate (rad/sec) nimmt die Viskosität (O) ab. Dieser Zusammenhang wurde für ein HPMC-Produkt bisher in der Literatur noch nicht beschrieben

Implantation faltbarer Intraokularlinsen

Bei der Implantation von faltbaren Intraokularlinsen ist eine tiefe stabile Vorderkammer sowie eine gleichmäßige Hinterkapselausspannung erstrebenswert. Bei Verwendung eines Injektors dient das Viskoelastikum der Benetzung. Das Viskoelastikum sollte nach der Implantation einfach zu entfernen sein, was bei kohäsiven Viskoelastika einfacher erreicht wird. Zusammenfassend wäre also eine hohe Viskosität und eine relativ hohe Elastizität bei niedriger Scherrate als ideal anzusehen. Diese Eigenschaften werden besonders von den Viskoelastika wie z. B. Healon GV oder Viscorneal/Allervisc Plus erfüllt (Abb. 6).

Bei erhöhtem Glaskörperdruck kann sich die Kapsulorhexis oder IOL-Implantation schwierig gestalten. Wichtig in dieser Situation ist neben einer hohen Viskosität bei Nullscherrate auch eine anhaltende raumtaktische Effek-

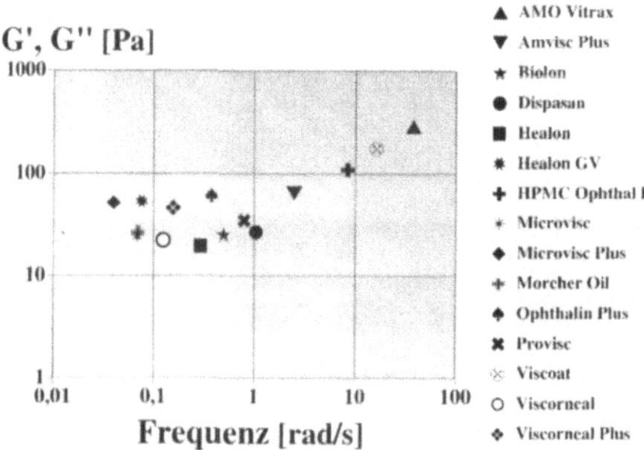

Abb. 6. Abhängigkeit der Elastizität (G') und der Viskosität (G"), beide zusammengefaßt dargestellt durch deren Schnittpunkt, von der Scherrate (rad/sec) (n=6). Je weiter links und je höher der Schnittpunkt in dieser grafischen Darstellung liegt, um so visköser und elastischer ist die Substanz

Tabelle 3. Relaxationszeit als ein Maß für die Dauer der raumtaktischen Effektivität eines Viskoelastikums (n=6)

Produkt	Relaxationszeit (s)	Produkt	Relaxationszeit (s)
Acrivisc	0,06	Microvisc	92,40
Adatocel	0,06	Microvisc Plus	156,89
AMO Vitrax	0,17	Morcher Oil	90,76
Amvisc Plus	2,50	Ocucoat	0,06
Biolon	12,65	PeHa-Visco	0,06
Coatel	0,06	Provisc	7,93
Dispasan	5,99	Viscoat	7,32
Dispasan Plus	16,57	Viscorneal (Allervisc)	7,44
Healon	21,40	Viscorneal Plus	7,30
Healon GV	83,19	Visko	15,62
HPMC Ophthal H	0,75	Visko Plus	44,65
HPMC Ophthal L	0,06		

tivität (Tabelle 3). Die Relaxationszeit spiegelt die Dauer der raumtaktischen Effektivität wieder. Die HPMC-Produkte wiesen eine sehr kurzfristige raumtaktische Effktivität auf. Von den Hyaluronsäureprodukten konnten Dispasan, Provisc oder auch Biolon nur kurz ihre raumtaktische Effektivität aufrechterhalten, wohingegen sich Healon GV, Microvisc und Morcher Oil als besonders langfristig raumtaktisch effektiv erwiesen.

Gewebsmanipulation

Viskoelastika dienen in der Vorderabschnittschirurgie in vielen Situationen der Bewegung bzw. Zurückdrängung von Gewebe in der Vorderkammer. Weiterhin dienen sie der Ausspannung der Kapsel, um ein Ein- bzw. Umrollen zu vermeiden, die Kapsulorhexis zu ermöglichen oder um Gewebsteile voneinander zu trennen. Diese Funktionen ähneln der Aufrechterhaltung der Vorderkammertiefe und benötigen hierzu eine viskoelastische Substanz mit hoher Viskosität, Elastizität und Pseudoplastizität. In Ruhe bzw. bei langsamen Bewegungen innerhalb der Vorderkammer empfiehlt sich ein Viskoelastikum hoher Viskosität, um Gewebe auseinander zu halten. Bei hoher Scherrate innerhalb der Kanüle, die bei der Injektion (annähernd 10.000/s) auftritt, sind die Verlaufskurven der Pseudoplastizität ähnlich bei den derzeit verfügbaren Viskoelastika.

pH-Wert

Das Kammerwasser weist normalerweise einen pH-Wert von 7,38 auf. Das ungeschädigte humane Endothel ist in der Lage, schädigende Einflüsse durch intraokular applizierte Lösungen in einem pH-Wert-Bereich von 6,8–8,1 weitestgehend zu kompensieren. Außerhalb dieses Bereichs tritt eine irreversible morphologische und funktionelle Störung des Hornhautendothels auf. Der kurzzei-

Tabelle 4. Mittelwert der pH-Werte der untersuchten Viskoelastika (n=6)

Produkt	Mittlerer pH-Wert (± SD)	Produkt	Mittlerer pH-Wert (± SD)
Acrivisc	6,3 (±0,07)	Viscorneal (Allervisc) Plus	7,3 (±0,08)
Adatocel	6,31 (±0,05)		
Dispasan (Opthalin) Plus	6,45 (±0,07)	Viscoat	7,32 (±0,07)
PeHa-Visco	6,48 (±0,1)	Microvisc Plus	7,4 (±0,11)
Biolon	7,03 (±0,06)	Morcher Oil	7,4 (±0,12)
Visko	7,07 (±0,11)	HPMC Ophthal H	7,43 (±0,06)
Visko Plus	7,1 (±0,14)	HPMC Ophthal L	7,43 (±0,09)
Provisc	7,11 (±0,09)	Healon	7,44 (±0,08)
Ocucoat	7,18 (±0,06)	Viscorneal (Allervisc)	7,44 (±0,1)
Amvisc Plus	7,2 (±0,12)	Microvisc	7,45 (±0,13)
Coatel	7,26 (±0,14)	Healon GV	7,5 (±0,07)
AMO Vitrax	7,3 (±0,1)	Dispasan (Ophthalin)	7,78 (±0,09)

tige Kontakt einer Lösung mit einem pH-Wert von 6,5 mit gesunden humanen Endothelzellen führte zur Schwellung der Endothelzellen und deren Organellen sowie zur Aufweitung der Interzellulärspalten. Bei kompromittiertem Hornhautendothel wie z. B. Cornea guttata oder Fuchsscher Endotheldystrophie ist dieser pH-Wert-Bereich deutlich kleiner. Vier Viskoelastika lagen mit ihrem mittleren pH-Wert deutlich außerhalb dieses pH-Wert-Bereichs (Tabelle 4).

Zusammenfassung

Viskoelastische Substanzen sind unverzichtbare Werkzeuge in der Ophthalmochirurgie und werden weltweit routinemäßig bei der Kataraktchirurgie und bei anderen chirurgischen Eingriffen am vorderen Augenabschnitt eingesetzt. Besonders beim Einsatz in komplizierten Fällen ist der schützende Effekt der Viskoelastika z. B. auf das Hornhautendothel unbestritten. Derzeit ist eine weiter zunehmende Zahl kommerziell erhältlicher viskoelastischer Präparate verfügbar, die im wesentlichen aus 3 verschiedenen Grundbestandteilen bestehen: Natriumhyaluronsäure, eine Mischung aus Natriumhyaluronsäure mit Chondroitinsulfat sowie Hydroxypropylmethylcellulose. Die Vielzahl von Substanzquellen für das HPMC und die daraus resultierenden möglichen Variationen der Reinheit lassen eine gewisse Zurückhaltung bei seiner Verwendung nachvollziehbar erscheinen. Einige kommerzielle Präparate wurden hinsichtlich des Herstellungsprozesses einer Verbesserung unterzogen, und es wurde ein aufwendiger Filtrationsprozeß eingeführt, der eine weitestgehende Reinheit des Produkts wahrscheinlich macht.

Da das viskoelastische Verhaltensprofil von HPMC Ophthal H dem von Amvisc Plus, einem Hyaluronsäure-Produkt, nahezu entsprach, ist folgende Schlußfolgerung möglich: Im Gegensatz zu den übrigen HPMC-Produkten weist hochmolekulares HPMC eine geringe pseudoplastische Eigenschaft ähnlich wie bei einem Hyaluronsäure-Produkt auf. Die Einteilung der Viskoelastika in Substanzgruppen spiegelt somit nicht in vollem Umfang die funktionellen Unterschiede zutreffend wieder.

Die Auswahl des Viskoelastikums hängt von der beabsichtigten chirurgischen Anwendung ab: Zur Vorderkammeraufrechterhaltung und Gewebsmanipulation bietet Natriumhyaluronat einige Vorteile. Diese liegen im wesentlichen in dem hohen Molekulargewicht, der hohen Viskosität bei niedrigen Scherraten, der großen Elastizität und Pseudoplastizität. Innerhalb der Hyaluronsäurepräparate bestehen teilweise erhebliche Unterschiede im rheologischen Verhalten.

Die Benetzung des Endothels ist nur so lange ein Vorteil, wie die viskoelastische Substanz selber keinen toxischen Schaden (z. B. pH-Wert oder Osmolarität) bzw. keinen Zugschaden auf das Endothel beim Absaugen ausübt. Die kürzeren Molekülketten im Viscoat könnten möglicherweise zu einer vergleichsweise längerdauernden Entfernung aus dem Auge beitragen.

Gefragt nach dem präferierten Viskoelastikum-Anforderungsprofil antworteten fast 70% aller amerikanischen Ophthalmochirurgen, daß sie sich ein

Viskoelastikum für alle Fälle wünschen [6]. Leider erfüllt derzeit kein Viskoelastikum alle Anforderungsprofile gleichzeitig. Die Auswahl des Viskoelastikums sollte sich weniger nach dem Preis als vielmehr nach dem vorrangigen operativen Anforderungsprofil bzw. der Art der Komplikation unter Berücksichtigung der hierfür erforderlichen dargestellten physikochemischen Eigenschaften richten. Die von Arshinoff auf Firmenangaben basierende Einteilung der Viskoelastika in Hauptgruppen wurde aufgrund der vorliegenden Untersuchungsergebnisse und des breiten Spektrums der Viskoelastikaeigenschaften neu überarbeitet und modifiziert [3].

Wünschenswert wäre die Entwicklung und Anwendung einheitlicher Kriterien zur Mitteilung der chemischen, toxischen, rheologischen und klinischen Daten der Produkte durch die vertreibenden Firmen für den Ophthalmochirurgen.

Die verbesserte Kenntnis der Viskoelastika erleichtert eine differenzierte Auswahl des Viskoelastikums in Abhängigkeit von der präoperativen klinischen Situation beziehungsweise den vorliegenden chirurgischen Schwierigkeiten.

Literatur

1. Arshinoff SA (1998) Dispersive and cohesive viscoelastic materials in phacoemulsification revisited 1998. Ophthalmic Practice 16: 24–32
2. Balazs EA (1979) Ultrapure hyaluronic acid and the use thereof. US Patent No. 4.141.973, Oct. 17, 1979
3. Dick B, Schwenn O (1998) Viskoelastika: Eine Übersicht. Physikochemische Eigenschaften und ihre Bedeutung für die Ophthalmochirurgie. Springer, Berlin Heidelberg New York
4. Eisner G (1980) Eye surgery. An introduction to operative technique. Springer, Berlin Heidelberg New York, S 171–181
5. Hessemer V, Dick B (1996) Viskoelastische Substanzen in der Kataraktchirurgie – Grundlagen und aktuelle Übersicht. Klin Monatsbl Augenheilkd 208: 55–61
6. Leaming DV (1998) Practice styles and preferences of ASCRS members – 1997 survey. J Cataract Refract Surg 24: 552–561
7. Liesegang TJ (1990) Viscoelastic substances in ophthalmology. Surv Ophthalmol 34: 268–293
8. Mac Rae SM, Edelhauser HF, Hyndiuk RA, Burd EM, Schultz RO (1983) The effects of sodium hyaluronate, chondroitin sulfate, and methylcellulose on the corneal endothelium and intraocular pressure. Am J Ophthalmol 95: 332–341
9. Rosen ES (1989) Viscoelastic materials: basic science and clinical applications. Pergamon Press, New York, pp 161–163
10. Wenzel M, Ohrloff C, Duncker G (1998) Zum derzeitigen Stand der Katarakt- und refraktiven Hornhautchirurgie – Ergebnisse der Umfrage der DGII 1996. In: Ohrloff C, Kohnen T, Duncker G (Hrsg) 11. Kongreß der Deutschsprachigen Gesellschaft für Intraokularlinsen-Implantation und refraktive Chirurgie. Springer, Berlin Heidelberg New York, S 15–20

Ultraschallausbreitung in Viskoelastika*

A. Frohn, B. Dick, C.P. Fritzen, M. Breitenbach und H.J. Thiel

Zusammenfassung. Um Informationen über die Ultraschallausbreitung innerhalb eines Viskoelastikums während der Phakoemulsifikation zu gewinnen, wurde ein Kunstauge aus Plexiglas gefräst. Durch Öffnungen konnten Viskoelastika oder Wasser in die künstliche Vorderkammer eingebracht werden. Der Tip eines Phakohandstückes wurde eingesetzt und ein Druckwellensensor an der korrespondierenden Stelle des Hornhautapex angebracht. Das Signal des Druckwellensensors wurde mittels eines Speicheroszillografen ausgewertet. Schallfortleitung in verschiedenen Viskoelastika wurden durchgeführt.

Im Vergleich zu BSS wurde die Schalleitung durch Hydroxypropylmethylzellulose nur gering beeinflußt oder verstärkt. Alle untersuchten Hyaluronsäure enthaltenden Präparate führten zu einer Verringerung der Schalleitung. Es bestand keine Korrelation zwischen der Nullscherviskosität und der Schallwellenintensität. Aus diesen Erkenntnissen läßt sich die Empfehlung ableiten, vor Inbetriebnahme des Ultraschalltips Hydroxypropylmethylzellulose-Präparate abzusaugen, insbesondere bei Augen mit Endothelveränderungen.

Summary. To gain information about the propagation of shockwaves in viscoelastic material, an artificial - eye was manufactured by computer milling. The anterior chamber was constructed considering the anatomical dimensions. Three openings were drilled, one for the phaco tip, one for the exchange of different viscoelastics or water, and one for the shock wave sensor. In this model eye, the sensor was fixed to the area corresponding to the corneal apex. The signal of the sensor was analyzed using a direct oscilloscope, measuring the amplitude reaching the corneal apex.

Results: Shockwave propagation was measured in different viscoelastics in comparison with BSS. In hydroxypropylmethylcellulose, the shockwave amplitude was amplified or nearly uninfluenced compared to BSS. Acoustic damping occured in hyaluronic acid preparations.

Conclusion: We recommend the removal of hydroxypropylmethylcellulose prior to the phacoemulsification in order to take care of human corneal endothelium.

* Alle in dieser Arbeit erwähnten Präparatenamen sind eingetragene Warenzeichen. Auf die Kennzeichnung als eingetragene Warenzeichnung wurde jedoch verzichtet. Alle Autoren haben kein kommerzielles oder finanzielles Interesse an irgendeinem Gegenstand, der in der vorliegenden Arbeit erwähnt wurde.

G. Duncker et al. (Hrsg.)
12. Kongreß der DGII 1998

Einleitung

Bei intraokularen Eingriffen werden zumeist Viskoelastika eingesetzt. Dabei verfolgt man zum einen raumtaktische Ziele, zum anderen will man durch die Substanzen das Hornhautendothel schützen [3]. Besonders der Schutz des Hornhautendothels durch das Viskoelastikum führte zu einer breiten Akzeptanz des Einsatzes von viskoelastischen Substanzen in der Kataraktchirurgie [2].

Bei der Phakoemulsifikation mittels Ultraschalltip könnte durch das Viskoelastikum ein gewisser Schutz des Hornhautendothels vor auftreffenden Schallwellen diskutiert werden. Grundsätzlich aber bedarf es der Klärung der Frage, ob und wieweit durch ein Viskoelastikum bezüglich der Kornea eine Dämpfung der Schallwellen erfolgt oder eine bessere Schallankoppelung, die zu einer Verstärkung der Ultraschallbelastung der Endothelzellen führen könnte. Das folgende In-vitro-Experiment wurde durchgeführt, um die Ausbreitung von Ultraschallwellen in verschiedenen viskoelastischen Produkten zu untersuchen.

Material und Methoden

Zur Messung der Ultraschallausbreitung in Viskoelastika wurde ein Kunstauge entwickelt (Abb. 1), bei dem entsprechend den anatomischen Dimensionen eine Vorderkammer in Plexiglas gefräst wurde. Durch eine Öffnung wurden die Viskoelastika oder BSS (Basic Salt Solution) in die künstliche Vorderkammer eingebracht. Durch eine zweite Öffnung wurde der Tip eines Phakohandstücks in eine exakt definierte Position in das Kunstauge eingesetzt (Surgical Design, Ocusystem II, 44 kHz). Die bei der Kataraktoperation üblicherweise verwendeten Saug- und Spülleitungen wurden bewußt nicht angeschlossen, da durch diese Anschlüsse das untersuchte Medium sofort aus der künstlichen Kammer herausgespült worden wäre und Verfälschungen des Meßergebnisses durch erratische Druckschwankungen zu befürchten gewesen wären. In einer dritten Öffnung war ein Druckwellensensor an der korrespondierenden Stelle des Hornhautapex angebracht (Imotec, PVDF-Hydrophon 80-0.5-4.0). Das Signal des Druckwellensensors stellt eine der auftreffenden Schallamplitude proportionale Spannung dar und wurde mit einem Meßverstärker (Kistler Instrumente AG, Typ 5001) registriert und mittels eines Speicheroszillografen (Hewlett Packard, Typ 54603B 60 MHz) erfaßt. Durch die erste Öffnung wurden BSS (Alcon) und verschiedene Viskoelastika eingebracht. Nach jedem Wechsel des Viskoelastikums wurde die künstliche Augenvorderkammer gereinigt, um eine Vermengung, Verdünnung oder molekulare Veränderung des zu untersuchenden Viskoelastikums auszuschließen. Nach Einbringen des zu untersuchenden Mediums wurden jeweils 10 Auslösungen der Schallenergie bei 100% Phakoleistung für jeweils 4 s vorgenommen. Die vom Sensor registrierten Schallamplituden wurden vom Speicheroszillografen registriert, und die der Schallamplitude proportionale Spannung wurde notiert.

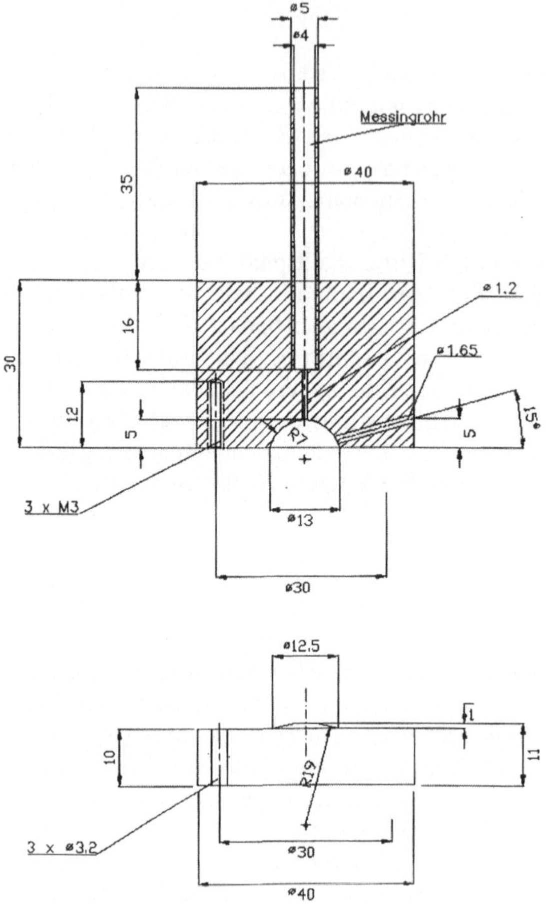

Abb. 1. Schematische Darstellung der verwendeten Meßkammer. *Oben:* Messingrohr zur Aufnahme des Druckwellensensors. *Rechts:* Bohrung mit 15°-Neigung zur Aufnahme des Phakotips. Die dritte Bohrung ist in dieser Ebene nicht dargestellt und läuft parallel zu der Bohrung für den Phakotip. Der untere Teil fungiert als aufgeschraubter Deckel und schließt die Kammer dicht ab. Dazu sind insgesamt 3 Bohrlöcher (3×3,2) mit M3-Schraubengewinde vorgesehen, wie in der Abbildung ersichtlich (3×M3)

Ergebnisse

Die Vergleichsmessungen der Schallfortleitung in verschiedenen Viskoelastika sind in Tabelle 1 zusammenfassend dargestellt. Bei den Hydroxypropylmethylzellulose-Präparaten wurden jeweils nur 5 Messungen vorgenommen, weil danach Schaumbildung einsetzte. Bei allen anderen Präparaten wurden jeweils 10 Messungen registriert und ausgewertet. Im Vergleich zu BSS wurde die Schalleitung durch die Hydroxypropylmethylzellulose-Präparate nur gering beeinflußt oder sogar verstärkt. Alle untersuchten Hyaluronsäure enthaltenden Präparate führten zu einer Reduktion der Schalleitung und somit zu einer Verringerung der am Hornhautapex ankommenden Schallamplitude. Eine Korrelation zwischen Schallwellenamplitude und Nullscherviskosität des Viskoelastikums bestand nicht (Abb. 2).

Tabelle 1. Meßwerte bei den untersuchten Präparaten: Mittelwert und Standardabweichung der Spannung am Meßsensor, die der Amplitude proportional ist. Bei Adatocel und HPMC-Ophthal-H wurden jeweils 5 Meßwerte registriert. Bei den anderen Präparaten wurden jeweils 10 Messungen durchgeführt

Viskoelastikum	BSS	Adatocel	HPMC thal H	Oph-Healon	Viscorneal Plus	Healon GV	Provisc	Viscoat	Dispasan Plus
Standardabweichung	6,14	7,09	4,05	3,84	3,42	1,79	9,69	2,65	4,02
Mittelwert (mV)	83,3	97,7	79,7	74,3	68	65,5	60,9	47,4	31,7
Nullscherviskosität[a]	ca. 0	8	94	243	1176	2451	207	58	782

[a] Nullscherviskosität nach [1]

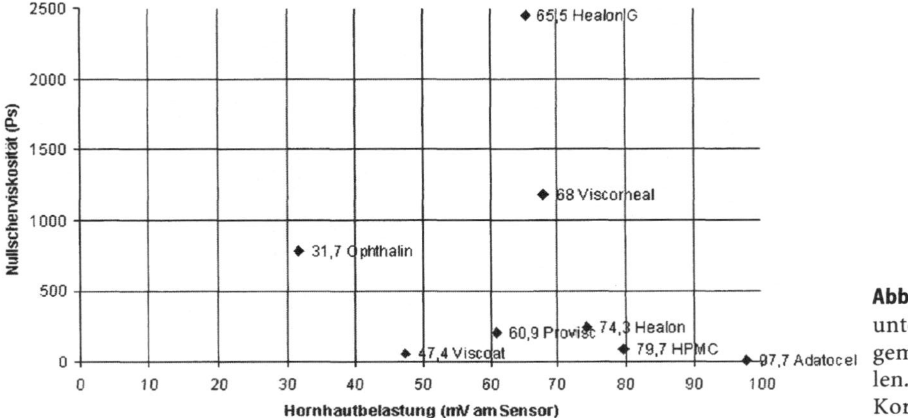

Abb. 2. Zusammenhang zwischen Nullscherviskosität des untersuchten Viskoelastikums (nach Dick et al. [1]) und gemessener Hornhautbelastung (mV) durch Schallwellen. Es besteht keine Korrelation, da der Pearsonsche Korrelationskoeffizient 0,25 beträgt

Diskussion

Während der Phakoemulsifikation mittels Ultraschall ist die Vorderkammer mit der verwendeten Spülflüssigkeit (zumeist BSS) gefüllt. Die während dieser Phase auf die Hornhaut auftreffenden Schallwellen sind z. Z. unvermeidbar. Daher wurde bei der vorliegenden Arbeit die Schallwellenbelastung der künstlichen Hornhaut mit BSS in der Vorderkammer ermittelt und als Bezugswert verwendet. Auf die Umrechnung der vom Sensor registrierten Amplituden wurde verzichtet, da ein relativer Vergleich der Hornhautbelastung bei Viskoelastika-Einsatz, verglichen mit BSS, gewünscht war.

Die Verwendung von Hydroxypropylmethylzellulose-Präparaten führte zu einer Verstärkung der Schallamplitude bzw. beeinflußte die Schallamplitude nur gering. Dagegen kam es bei allen Hyaluronsäure enthaltenden untersuchten Präparaten zu einer Dämpfung der auf die Hornhaut auftreffenden Schallamplituden. Aus diesen Ergebnissen läßt sich die Empfehlung ableiten, vor Inbetriebnahme des Ultraschalltips Hydroxypropylmethylzellulose-Präparate abzusaugen. Dagegen können Hyaluronsäure enthaltende Viskoelastika in der Kammer belassen werden, da alle hier untersuchten Präparate zu einer Schalldämpfung führten. Bei bestehenden Endothelveränderungen empfiehlt sich darüber hinaus, auf einen dem Kammerwasser entsprechenden pH-Wert und eine physiologische Osmolarität des verwendeten Viskoelastikums zu achten, um morphologische und funktionelle Störungen des Endothels zu vermeiden.

Eine Korrelation zwischen Nullscherviskosität und Schalldämpfung war nicht nachweisbar. Da die Nullscherviskosität eine Eigenschaft ist, die bei den untersuchten Präparaten spätestens bei einer Frequenz von 100 Hz nicht mehr besteht [1], ist dieses Ergebnis erklärlich. Daher darf angenommen werden, daß die Schalldämpfung im Bereich der Hornhaut nicht von der Viskosität abhängt, sondern durch andere biomechanische oder rheologische Eigenschaften [4] der eingesetzten Substanzen hervorgerufen wird.

Literatur

1. Dick B, Pakula T, Pfeiffer N (1998) Viskoelastika: Ein aktueller Vergleich und praktische Konsequenzen. In: Duncker G, Ohrloff C, Wilhelm FW (Hrsg) 12. Kongreß der DGII. Springer, Berlin Heidelberg New York
2. Hessemer V, Dick B (1996) Viskoelastische Substanzen in der Kataraktchirurgie. Grundlagen und aktuelle Übersicht. Klin Monatsbl Augenheilkd 209: 55–61
3. Hoopes PC (1982) Sodium hyaluronate (Healon) in anterior segment surgery: a review and a new use in extracapsular surgery. J Am Intraocul Implant Soc 8: 148–154
4. Liesegang TJ (1990) Viscoelastic substances in ophthalmology. Surv Ophthalmol 34: 268–293

Intraokularlinsen-Verlagerung nach Neodymium: YAG-Laser-Kapsulotomie

O. Findl, W. Drexler, R. Menapace, M. Georgopoulos, G. Rainer und A.F. Fercher

Zusammenfassung. Eröffnung der hinteren, getrübten Linsenkapsel mittels Nd:YAG-Laser ist nach wie vor die Standardtherapie bei regeneratorischem und fibrotischem Nachstar. Eine neue, hochpräzise Biometriemethode, genannt Teilkohärenz-Laserinterferometrie, ermöglicht erstmals die genaue Messung der IOL-Position vor und nach Kapsulotomie mit einer Genauigkeit von 3 µm.

Methodik: Linsen-Kapsel-Abstand und Vorderkammertiefe vor und nach Nd:YAG-Laser-Kapsulotomie wurden bei 33 Patienten mit Nachstar gemessen. Der Großteil der Patienten konnte in 2 Gruppen aufgeteilt werden: Patienten mit einer Ein-Stück-PMMA-IOL (Pharmacia 809C) und Patienten mit faltbarer Drei-Stück-Silikon-IOL (Allergan SI30).

Ergebnisse: Bei allen 33 Patienten kam es zu einer IOL-Verlagerung nach hinten. Diese betrug im Mittel 25 µm (9–55 µm). Es zeigte sich kein signifikanter Unterschied im Ausmaß der IOL-Verlagerung zwischen den beiden IOL-Gruppen. Bei 48% der Patienten konnte ein positiver Linsen-Kapsel-Abstand gemessen werden. Dieser betrug im Mittel 75 µm (19–140 µ).

Schlußfolgerung: Mit der Teilkohärenz-Laserinterferometrie ist es erstmals möglich, kleinste, bisher nicht meßbare Verschiebungen der IOL nach YAG-Kapsulotomie zu detektieren und Linsen-Kapsel-Abstände zu quantifizieren. Dies wird durch die hohe Auflösung (10 µm) und hohe Präzision (3 µm) ermöglicht. Die Verlagerung der IOL nach hinten wird wahrscheinlich durch Entlastung der gespannten hinteren Kapsel ermöglicht.

G. Duncker et al. (Hrsg.)
12. Kongreß der DGII 1998

YAG-Kapsulotomie als mögliche Ursache einer IOL-Luxation

C. Meyer, H. Hoerauf, C. Framme, J. Roider und H. Laqua

Zusammenfassung. Die Luxation einer IOL in den Glaskörperraum nach einer YAG-Kapsulotomie ist eine seltene Komplikation. Wir berichten über Patienten, bei denen es nach einer Nd:YAG-Kapsulotomie mit einer zeitlichen Verzögerung von 6 Monaten spontan zu einer Luxation der IOL in den Glaskörperraum kam und diskutieren die hier möglichen auslösenden Pathomechanismen.

Fallvorstellungen: Beim ersten Patienten war eine Kataraktoperation mit Sulkusfixation und späterer YAG-Kapsulotomie von Kapselresten komplikationslos erfolgt. 6 Monate später trat eine IOL-Luxation in den Glaskörper auf. Beim zweiten Patienten war nach konventioneller Ablatio-OP, Katarakt-OP und YAG-Kapsulotomie eine Luxation der IOL mit komplettem Kapselsack in den hinteren Glaskörperraum aufgetreten.

Diskussion: In Fall 1 könnte ein sekundäres Schrumpfen der Kapselreste nach YAG-Kapsulotomie Auslöser für die Luxation gewesen sein. Im Fall 2 lag eine komplette Zonulolyse vor. Schrumpfungsvorgänge im Kapselsack und sekundäre Traktionen am Zonulaapparat könnten hier zur kompletten Zonulolyse geführt haben.

Schlußfolgerung: Für eine zeitlich verzögerte IOL-Luxation nach einer Nd:YAG-Kapsulotomie kommen sekundäre Veränderungen im Kapselsack und am Zonulaapparat in Betracht.

Summary.
Background: Dislocation of an IOL into the vitreous cavity after Nd:YAG laser posterior capsulotomy is a rare complication. We report on two patients with IOL dislocation 6 months after Nd:YAG laser posterior capsulotomy, and discuss possible pathomechanisms.

Patients: In the first patient, a cataract extraction was performed with sulcus fixation of a PMMA-IOL after posterior capsule rupture. Six months after Nd:YAG laser posterior capsulotomy for capsular remnants the IOL luxated into the vitreous cavity. The second patient had retinal detachment surgery followed by an uncomplicated cataract extraction and with intracapsular IOL fixation. Six months after a Nd:YAG capsulotomy, the IOL luxated within the complete capsular bag into the vitreous cavity.

Discussion: In case 1, a shrinking of the capsular remnants as well as an increased mobility of the IOL might have caused the dislocation. In case 2, secondary traction of the capsular bag and a possible preexisting zonular damage might have caused a complete zonulolysis followed by IOL dislocation.

Conclusion: Secondary changes of the capsular bag and traction to the zonular fibers after Nd:YAG capsulotomy may cause an IOL dislocation even with a few months' delay.

G. Duncker et al. (Hrsg.)
12. Kongreß der DGII 1998

Einleitung

Zu den bekannten Komplikationen einer Nd:YAG-Kapsulotomie zählen die rhegmatogene Netzhautablösung, das zystoide Makulaödem oder ein postoperativer Tensioanstieg [1, 3–6, 8]. Die Luxation einer IOL in den Glaskörperraum nach einer YAG-Kapsulotomie gilt als äußerst seltene Komplikation. In der Literatur wurden IOL-Luxationen nach einer YAG-Kapsulotomie bei Hydrogellinsen und Schiffchenlinsen beschrieben [2, 7]. Wir berichten über 4 uns zugewiesene Patienten, bei denen es nach einer Nd:YAG-Kapsulotomie mit einer zeitlichen Verzögerung von 6 Monaten spontan zu einer Luxation der IOL in den Glaskörperraum kam, und diskutieren die hier möglichen auslösenden Pathomechanismen.

Patient 1

Beim ersten Patienten handelt es sich um einen 82jährigen Mann. Bei der Kataraktoperation war eine PMMA-Hinterkammerlinse wegen Kapselruptur in den Sulkus implantiert worden. 19 Monate postoperativ wurde wegen störender Kapselreste und Nachstar in der optischen Achse eine YAG-Kapsulotomie durchgeführt, was zu einer spontanen Visusverbesserung auf 1,0 für den Patienten führte. 6 Monate später bemerkte der Patierit plötzlich eine Sehverschlechterung auf 0,1. Spaltlampenmikroskopisch fanden sich nur noch periphere Kapselreste hinter der Iris. Die IOL war funduskopisch im Glaskörper zu erkennen. Sie wurde im Rahmen einer Pars-plana-Vitrektomie entfernt.

Patient 2

Als Vorgeschichte war bei dem zweiten Patienten zunächst eine rhegmatogene Ablatio bei Myopie mit einer limbusparallelen Plombe versorgt worden. Sieben Jahre später wurde eine komplikationslose Kataraktoperation mit kapselsackfixierter PMMA-Hinterkammerlinse durchgeführt. Nach weiteren 4 Jahren erfolgte eine YAG-Kapsulotomie, der Visus stieg auf 1,0 an. Nochmals 6 Monate später bemerkte der Patient einen plötzlichen Visusabfall. Durch eine spontane Luxation der IOL mit komplettem Kapselsack in den hinteren Glaskörperraum war der Visus auf 0,1 abgesunken. Spaltlampenmikroskopisch fanden sich keine Kapselsackreste mehr. In diesem Fall wurde bei Unikussituation, Myopie und vorausgegangener Netzhautoperation auf eine chirurgische Revision verzichtet. Der Follow-up beträgt bisher 18 Monate, der Visus ist mit Aphakiekorrektur durch Kontaktlinse bei 0,9 stabil.

Diskussion

In beiden Fällen war sowohl die Kataraktoperation als auch die YAG-Kapsulotomie komplikationslos verlaufen. Ein direktes Trauma sowie ein Marfan- oder Weill-Marchesani-Syndrom konnten ausgeschlossen werden.

Ob tatsächlich ein Zusammenhang mit der YAG-Kapsulotomie besteht, bleibt unklar. In beiden Fällen kommen aber unterschiedliche Pathomechanismen in Betracht:

Im ersten Fall war es zu einem Einreißen bzw. einer Vergrößerung der bereits bestehenden Kapselöffnung nach YAG-Kapsulotomie gekommen. Mögliche Auslöser könnten sowohl ein sekundäres Schrumpfen des Kapselsacks [1] als auch eine erhöhte Mobilität der IOL im Kapselsack gewesen sein. Allerdings ist es auch möglich, daß während der Kataraktoperation mit Kapselruptur die Fixation im Sulkus bereits instabil war und durch die Kapsulotomie die unterstützenden Kapselanteile beseitigt wurden. Die zeitliche Verzögerung jedoch scheint auf Veränderungen und Schrumpfungsvorgänge in den Kapselresten zurückzuführen zu sein.

Im zweiten Fall war die Hinterkammerlinse mit dem kompletten Kapselsack in den hinteren Glaskörper luxiert, so daß eine komplette Zonulolyse diesem Ereignis vorausgegangen sein muß. Ursache hierfür könnte eine bestehende Vorschädigung des Zonulaapparates im Rahmen der Kataraktoperation sein, so daß die YAG-Kapsulotomie der letzte Auslöser für die Luxation gewesen war. Als Mechanismus sind aber auch Traktionen des vorderen Glaskörpers am Kapselsack und den Zonulafasern denkbar. Eine vermehrte Traktion nach YAG-Kapsulotomie könnte zum Einreißen der restlichen Zonulafasern geführt haben und schließlich eine Luxation des gesamten Kapselsacks samt Inhalt in den Glaskörperraum nach sich gezogen haben. Wahrscheinlicher aber scheinen auch hier Schrumpfungsvorgänge im Kapselsack nach der YAG-Kapsulotomie, die zur Traktion an den Zonulafasern und letztendlich zur kompletten Zonulolyse führten.

Zusammenfassung

In seltenen Fällen kann nach einer Nd:YAG-Kapsulotomie auch mit einer Verzögerung von mehreren Monaten eine IOL-Luxation auftreten. Als mögliche Pathomechanismen dafür kommen Schrumpfungsvorgänge des Kapselsacks und Traktionen am Zonulaapparat in Betracht.

Literatur

1. Davidson JA (1993) Capsule contraction syndrome. J Cataract Refract Surg 19: 582–589
2. Dick B, Schwenn O, Stoffelns B, Pfeifer N (1998) Späte Luxation einer schiffchenförmigen Silikonlinse in den Glaskörper nach Nd:YAG-Kapsulotomie. Ophthalmologe 95: 181–185
3. Fick LA, Steele AD (1985) Complications of Nd:YAG laser posterior capsulotomy. Trans Ophthalmol Soc UK 104: 529–531
4. Fourman S, Apisson J (1991) Late-onset elevation in intraocular pressure after neodynium:YAG laser posterior capsulotomy. Arch Ophthalmol 109: 511–513
5. Holweger RR, Marefat B (1997) Intraocular pressure change after neodynium:YAG capsulotomy. J Cataract Refract Surg 23: 115–121

6. Levy JH, Pisacano AM, Anello RD (1990) Displacement of bag-placed hydrogel lenses into the vitreous following Neodym:YAG laser capsulotomy. J Cataract Refract Surg 16: 563–566
7. Nirankari VS, Richard RD (1985) Complications associated with the use of the Nd:YAG laser. Ophthalmology 92: 1371–1375
8. Steinert RF, Puliafito CA, Kumar SR et al. (1991) Cystoid macular edema, retinal detachment, and glaucoma after Nd:YAG laser posterior capsulotomy. Am J Ophthalmol 112: 373–380

Katarakt und Sensorik

Binokularprobleme nach Kataraktchirurgie

W. de Decker und Y. Suleiman

Zusammenfassung

Doppeltsehen: Neben dem Hervortreten alter Phorien ist die retrobulbäre Injektion Ursache für vertikales Doppeltsehen. Dabei kommt es zu echten Überfunktionen des M. rectus inferior, auch ohne Kontraktur. Hierzu wird eine eigene Hypothese vorgetragen.

Aniseikonie: Patienten mit einseitigem Linsenverlust, mit und ohne IOL, deren Binokularsehen lange unterbrochen war, können groteske Aniseikonien entwickeln. Diese erweisen sich oft als „Phantom-Aniseikonie", die sich nach Wiedereintritt von Binokularsehen zurückbildet. Der Umgang mit diesem Problem wird kasuistisch erläutert.

Random-dot-Stereopsis: Nach Implantation künstlicher Linsen tritt diese Fähigkeit oft nicht wieder ein. Implantiert man aber Stufenlinsen (die viel diffuser abbilden), so bleibt die „Globalstereopsis" meist erhalten. Dies wird auf den Stiles-Crawfort-Effekt (2. Ordnung) zurückgeführt.

Summary

Vertical diplopia following cataract surgery. The well-known disturbance shows many different aspects. Hypo- or hyperdeviation, paretic or accellerated motion – all are described. The main typus seen here is a hyperactivity of the inferior rectus muscle. Our hypothesis is that there is a secondary hyperfunction following denervation and, partly, faulty reinnervation. In face of the controversial descriptions and discussion in the literature, it seems almost impossible to obtain a general picture.

Phantom aniseikonia following delayed secondary implantation of a lens implant. We have seen eight patients up to now who emphazised unnatural size differences, when after years of obstructed binocular vision a binocular sensation was physically possible again. Obviously, the brain is testifying the related size parameters permanently, while measuring from both sides. Once this possibility is blocked, size differences become huge and disproportional, but never paradoxial. Once the binocular interaction is working again, this may be correct or insufficient, and phantom aniseikonia fades away gradually within about 6 weeks.

Restoration of global stereopsis following the implantation of step-curved lens implants. Fifty four of 60 patients with such an implant had perfect „global" stereopsis, while patients with crystal-clear artificial lenses normally do not reach this standard. This appears to be due to the scatter of light, which is normal in natural diffraction and seems to be part of a program to activate „global" stereopsis, telling the brain to recognize „natural" conditions for stereopsis. It would be helpful to convince the industry to produce lens implants with some haze and diffraction, in order to regain a better cortical rebound answer in terms of refined binocular vision.

G. Duncker et al. (Hrsg.)
12. Kongreß der DGII 1998

Einleitung

Die im folgenden dargestellten Problemkomplexe sind es, die uns als „Sensoriker“ am häufigsten für die mikrochirurgisch orientierte Augenheilkunde tätig werden lassen:

1. Vertikale Diplopie nach retrobulbärer Injektion,
2. Phantom-Aniseikonie nach später Sekundärimplantation,
3. Qualität des Stereosehens nach Kunstlinsenimplantation.

Vertikale Diplopie nach Katarakt-OP in Lokalanästhesie

Hierüber gibt es schon wieder eine umfangreiche Literatur, die aber meist keine zufriedenstellende Motilitätsanalyse enthält. Höherstände und Tieferstände, Heber- und Senkerparesen begegnen uns in vielen Arbeiten, ohne daß wirklich Klarheit vorliegt. Es ist hier nicht möglich, diese Literatur vollständig zu analysieren. Dem Interessierten wird empfohlen, die im folgenden angegebenen Arbeiten zu lesen, um sich ein Bild von der klinischen und folglich von der Meinungsvielfalt zu machen [2, 3, 8, 9, 11, 13]. Insofern ist der Literatur leider nicht zu entnehmen, ob der Typus, den wir meistens sehen, tatsächlich repräsentativ ist.

Wir sehen meist ein Voreilen der Senkung am operierten Auge, wie auch Burns u. Seigel [2], seltener einen konkomitanten Tieferstand dieses Auges (Abb. 1). Geläufig erscheint daneben die Ausbildung einer regelrechten Kontraktur des M. rectus inferior, die wir bei nur 3 von 16 Fällen fanden, oder des M. rectus superior [13]. Meist wird angegeben, die „Retro“ sei schmerzhaft gewesen.

Zunächst bestand bei unseren Fällen für 1–2 Wochen ein Höherstand (eine Senkerparese), dann folgte eine kurze Zeit mit Beschwerdefreiheit. Schließlich, nach 2–4 Wochen, trat progressiver Tieferstand ein. Je tiefer der (in unserem Kollektiv typische) Patient blickt, desto mehr eilt das betroffene Auge in der Senkung vor (Abb. 1). Diese Abbildung zeigt auch, daß Fälle dabei sind, die im Aufblick kaum eine Vertikaldivergenz (VD) haben. Zumindest diese Fälle haben keine Kontraktur des M. rectus inferior (der ja dann im Aufblick minder dehnbar wäre).

Auch die häufige Vermutung einer Schädigung des M. rectus superior durch die „Zügelnaht“ ist abwegig. Um diesen Muskel zu schädigen, muß man mindestens 2 cm nach hinten greifen. Kontrovers diskutiert wird ferner eine toxische Schädigung des M. rectus inferior durch direkte Injektion [3, 8]. Auch das scheidet eigentlich aus. Wir haben oft Muskeln bei Schieloperationen direkt injiziert, ohne jede Folge. Gleichwohl dürfte der Schlüssel hier liegen.

Auffälligerweise erhalten wir derart geschädigte Patienten stets von den gleichen Operateuren, wobei die „Mutterklinik“ für Ophthalmologie (Prof. Dr. R. Rochels) bisher nicht einen Fall zu beklagen hatte. Ferner benutzen die meisten uns zuweisenden Operateure eine Bangerter-Kanüle, deren Biegung es erlaubt, die Injektion nahe am Bulbus zu setzen. Dabei geschieht es offenbar,

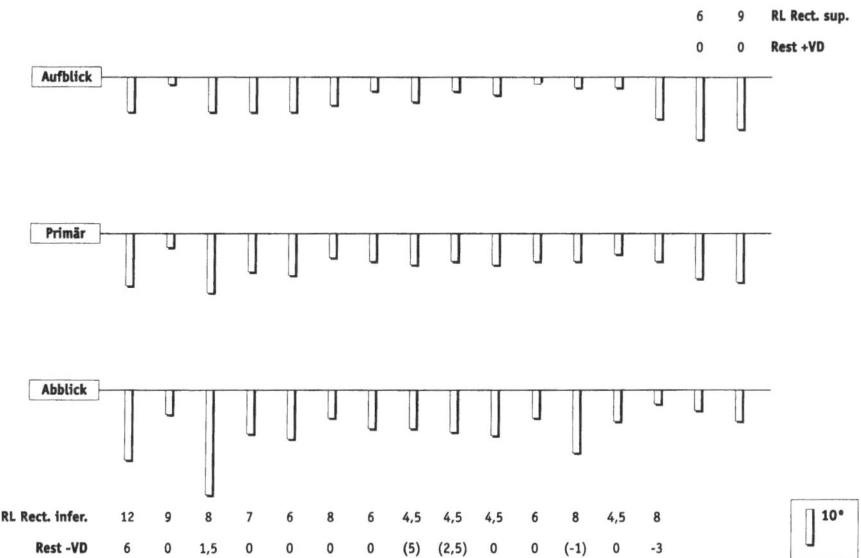

Abb. 1. Die Säulen zeigen für jeden Einzelfall, wie groß die Vertikaldivergenz im Aufblick, in Primärposition und im Abblick ist. Die meisten Patienten zeigen eine Akzeleration der Senkung des geschädigten Auges im Abblick (Rect.-inferior-Überfunktion). Wenige zeigen konkomitante oder kontrakte Verhältnisse

daß der lokale Überdruck die hier an der Innenseite des Muskels eintretenden Nervenstämmchen absprengt.

Unter diesem Aspekt wäre an dieser Stelle auch die direkte Muskelinjektion fatal [9]. Für die Hypothese spricht, daß wir gelegentlich lokal paradoxe EMG ableiten können, daß es also zu einer partiell fehlerhaften Reinnervation gekommen ist. Eine direkte Überfunktion kann es auch nach überschießender Reinnervation mit einigen wenigen Endigungen geben, die keine Endplatte erreichen und eine Azetylcholinschwemme im Gewebe erzeugen. Wieweit doch Kontraktur, vermehrte Vorspannung u. ä. beitragen, ist schwer zu sagen. Wir hoffen, die hier skizzierte Hypothese noch einigermaßen beweisen zu können. In praktischer Hinsicht ist die großzügige Rücklagerung des M. rectus inferior angezeigt, durchaus in Lokalanästhesie.

Phantom-Aniseikonie nach später Sekundärimplantation

Die Verantwortung für das Tolerieren einer Sekundärimplantation nach langer Unterbrechung des Binokularsehens teilen die Mikrochirurgen gerne mit dem Strabologen. Wir sehen deshalb diese Fälle. Unter ihnen haben wir bisher 8 gefunden, die Aniseikonien hatten, die es nach den üblichen Rechenverfahren nicht geben dürfte. Das Phänomen ist mehrfach beschrieben worden [5, 12, 15], aber praktisch nicht bekannt. Die Aniseikonien waren nie paradox, sondern in der richtigen Richtung viel zu groß, so groß, daß die Unterschiede, die

Tabelle 1. Entwicklung der subjektiven Aniseikonie (Phasendifferenz-Haploskopie) nach Sekundärimplantation einer IOL bzw. effektiver optischer Korrektion. Alle Werte in 100 plus prozentuale Vergrößerung, subjektive Empfindung des ungeschädigten Auges = 100

	Vor Versorgung	Nach Implantation	Mit Gesamt-korrektion	(Verlauf)
Fall 1 13 Jahre perf. Verletzung	Suppression	106–112	102–103	(9 Monate)
Fall 2 47 Jahre Cat. complicata	116/128 meridional	110	101	(4 Monate)
Fall 3 58 Jahre perf. Verletzung Amotio sanata	138	120	111	(3 Jahre)

man mit verschiedenen Formeln und auftabulierten Kalkulationen zur Brechkraft der IOL erhält, dagegen ganz gering erschienen. Tabelle 1 zeigt 3 solcher Fälle im Verlauf. Nach einigen Wochen schwindet die abnorme Erscheinung, und zwar nicht nur, wenn wieder Fusion eintritt, sondern auch schon, wenn bloß beide Bilder scharf zum Vergleich präsent sind (Simultanperzeption).

Offenbar eicht das Gehirn lebenslang den Maßstab jedes Auges am anderen. Das ist auch nötig, denn Akkommodation, Presbyopie und Kernsklerose mit Myopisierung ändern die Größe der retinalen Projektion ständig. Offenbar brauchen die Herren vom inneren Eichamt einige Wochen, um zu glauben, sie seien nicht länger suspendiert. Sobald sie wieder arbeiten, tritt Fusion ein: genau auf dem Niveau der Veranlagung, und sei das ein funktionstüchtiger Mikrostrabismus.

Wir messen die Aniseikonie am Phasendifferenzhaploskop mit Aulhorn-Monden und Volkmann-Ringen [1, 7, 16] (Abb. 2).

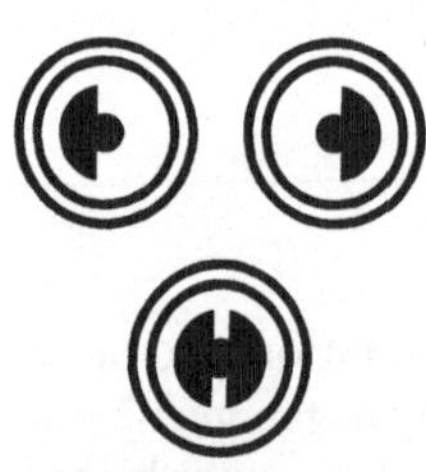

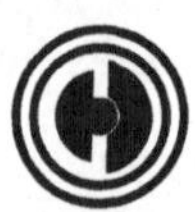

Abb. 2. Aulhorn-Monde dienen, gerade Kanten zugewandt, zum Größenvergleich am Phasen-Differenz-Haploskop mit Zoomobjektiv. Die Aniseikonie ergibt sich, als Bruch geschrieben, aus den primitiv gemessenen Zentimetern an der Projektionswand. Bei Fusionsfähigen stützen Volkmann-Ringe die periphere Fusion. (Zur weitergehenden Information wende man sich an die Autoren.)

Qualität des Stereosehens nach Kunstlinsenimplantation, Random-dot-Stereopsis nach Implantation von Stufenlinsen

Schon 1979 haben wir darauf hingewiesen, daß die Implantation „kristallklarer" IOL in 80% der Fälle zum Verlust des Random-dot-Stereosehens führt [4]. Diese besondere Sinnesqualität unterscheidet den Normalen von Patienten mit Mikrostrabismus, oder, häufiger, mit subnormalem Binokularsehen, welche die nächst geringere Qualifikation, das Konturen-Stereosehen, auch haben („Fliege"). Trotz unseres Hinweises von damals hat sich eines nicht gebessert: Die Literatur über das Stereosehen nach Staroperation unterscheidet immer noch kaum je zwischen beiden Ebenen der Befähigung zum räumlichen Sehen. Ein bekanntes Buch über Multifokalimplantate ist sogar völlig frei von jeder Befassung mit dem binokularen Aspekt [14].

Tatsächlich fehlt den meisten Staroperierten mit klaren Implantaten die „globale" Random-dot-definierte Fähigkeit postoperativ [4].

Groß war unser Erstaunen, als wir 2 Kollektive auswerteten (je n=30), die entweder einseitig oder beidseitig eine sog. multifokale Stufenlinse erhalten hatten. 90% der Staroperierten sehen damit Random-dot-Stereovorlagen räumlich [10] (Tab. 2). Da dies sowohl für die einseitig wie für die beidseitig derart versorgten Leute gilt, muß es an dem Implantat selbst liegen; dieses streut Licht, wie es die natürliche Linse auch tut.

Streulicht bestreicht die Flanken der Zapfen (Stiles-Crawfort-Effekt). Offenbar brauchen sie das, um ihre Signale so zu kodieren, daß das Gehirn erfährt, die übliche, von der natürlichen Linse erzeugte „weiche" Abbildung liege wieder vor. Vor dem Hintergrund der Sehweise anderer Vertebraten ergibt sich der folgende Versuch einer Interpretation dieses zunächst paradox erscheinenden Verhaltens:

Sauropsiden (Vögel, Reptilien) haben keinen Mikrotremor der Augen, der bei den Säugetieren dafür sorgt, daß keine Lokaladaptation für das gesehene Bild eintritt. Ein Storch, ein Frosch – wer sich zuerst bewegt, hat einen kardinalen Fehler begangen. Insofern ist es sinnvoll, daß Sauropsidenaugen in den Zapfen Öltröpfchen enthalten, die den Strahlengang axial im Rezeptor bündeln und die Qualität des retinalen Bildes verbessern. Der Mikrotremor des Säugetierauges begrenzt die Qualität der retinalen Abbildung unbeschadet

Tabelle 2. Kompilation aus [10]. Ein- oder beidseitige Implantation vom „Stufenlinsen-Array": Die Häufigkeit des Wiedereintretens normaler „globaler" Stereopsis (Pixelsehen) entspricht der Häufigkeit normalen Binokularsehens in der Bevölkerung unter Ausschluß von 1% Mikrostrabismus und 10% subnormalem Binokularsehen

	n	Kompl. Suppr.	Subn. BES	Random-dot-Stereo
Einseitig	31	1	3	27
Beidseitig	29	1	1	27

der kortikal noch ausgeführten Nachbesserungen. Sobald aber obligater Mikrotremor vorwaltet, wird das Licht zwangsläufig die Zapfen auch seitlich-flankierend umspülen. Deshalb lohnt hier kein Öltröpfchen. Offenbar herrscht ein rezeptives kortikales Programm, das die limitierenden Faktoren (Mikrotremor, Stiles-Crawfort-Effekt der seitlichen Anstrahlung der Rezeptoren in der Retina) global als „eins" nimmt, als „reductio externa". Wunderbarerweise führt die Implantation einer Stufenlinse mit etwas nebelhafter Abbildungsqualität dazu, daß das Gehirn mit Freuden den so vertrauten Stiles-Crawfort-Effekt erkennt und das hochwertige „globale" räumliche Sehen wieder in Betrieb nimmt.

Um das Ergebnis von 90% richtig zu bewerten, muß man sich erinnern, daß ja auch in der Normalpopulation nicht alle Personen Random-dot-Stereosehen haben. Unter 20 älteren Vergleichspersonen ohne Katarakt fanden wir 5, die die große Fliege nicht in voller Höhe sahen. Ihnen fehlte die Random-dot-Fähigkeit, ihr Binokularsehen ist „subnormal". 10–15% der ansonsten gesunden, nichtschielenden Population haben nur subnormales Binokularsehen [6]. Sie schielen nicht, haben keine Beschwerden; aber es fehlt die „normative Norm" des exquisiten Stereo-Pixel-Sehens. Vor diesem Hintergrund ist anzunehmen, daß nahezu alle sensorisch vollkompetenten Patienten mit Stufenlinsen Globalstereopsis wiedererlangen. Es wäre zu erwägen, in primär klare IOL einen Trübungsfaktor einzubauen, der für 2–4% Streulicht sorgen sollte. Hienieden ist nichts ganz klar.

Literatur

1. Aulhorn E (1966) Phasendifferenz-Haploskopie. Klin Monatsbl Augenheilkd 148: 540–544
2. Burns C, Seigel LA (1988) Inferior rectus recession for vertical tropia after cataract surgery. Ophthalmology 95: 1120–1121
3. Catalano RA, Nelson LB, Calhoun JH et al. (1987) Persistent strabismus presenting after cataract surgery. Ophthalmology 94: 491–494
4. Dannheim E, Retzlaff HU (1979) Fusions- und Aniseikonieprobleme bei einseitiger Aphakie. Klin Monatsbl Augenheilkd 174: 629–634
5. Dannheim-de Decker E, de Decker W (1996) Phantom-Aniseikonie. Z Prakt Augenheilkd 17: 423–424
6. Dannheim-de Decker E, Haase W, de Decker W (1991) Subnormal binocular vision. In: Tilson G et al. (eds) Trans VIIth Orthoptic Congr. Fahner, Nürnberg, pp 172–176
7. de Decker W, Baenge J (1981) Additional tests on the phase-difference-haploscope. In: Mein J, Moore S (eds) Orthoptics, Research and Practice. IV Intern Orthoptic Congr, Bern 1979. Kimpton, London, pp 215–218
8. Esswein MB, von Noorden GK (1993) Paresis of a vertical rectus muscle after cataract extraction. Am J Ophthalmol 116: 424–430
9. de Faber JT, von Noorden GK (1991) Inferior rectus muscle palsy after retrobulbar anesthesia for cataract surgery. Am J Ophthalm 112: 209–210
10. Gronemeyer A, Häring G, Schmidt FU (1998) Binokularsehen und Aniseikonie nach bilateraler Implantation refraktiver multifokaler Linsen. In: Ohrloff C, Kohnen T, Duncker G (Hrsg) 11. Kongreß der DGII 1997. Springer, Berlin Heidelberg New York
11. Hamed LM, Helveston EM, Ellis FD (1987) Persistent binocular diplopia after cataract surgery. Am J Ophthalmol 103: 741–744

12. Harrer S (1985) Binokularsehen nach Hinterkammerlinsenimplantation. Klin Monatsbl Augenheilkd 187: 265–269
13. Lüthi M (1996) Diplopie nach Kataract-Operation. Orthoptik Pleoptik 20: 56–59
14. Maxwell A, Nordan LT (1991) Current concepts of multifocal intraocular lenses. Slack, Thorofare/NJ
15. Menne K, Trinkmann R (1986) Funktionelle Aniseikonie nach Implantation in der Hinterkammer in der frühen postoperativen Phase. Klin Monatsbl Augenheilkd 188: 60–61
16. Volkmann AW (1863) Physiologische Untersuchungen im Gebiete der Optik, 2. Heft. Breitkopf & Härtel, Leipzig

Morphologische Analyse der Nachstarentwicklung nach Kataraktoperation und Einfluß des Fixationsverhaltens

G.U. Auffarth, S. Anatkov, B. Schmidt, Ch. Nimsgern und M.R. Tetz

Zusammenfassung. Die Ausbildung der Cataracta secundaria stellt immer noch die häufigste Komplikation nach extrakapsulärer Kataraktextraktion dar. Die Studie untersucht die morphologische Entwicklung der Nachstarbildung über einen Zeitraum von 6 Jahren postoperativ und vergleicht den Einfluß des Fixationsortes auf die Hinterkapseltrübung.

Patienten und Methoden: Bei 218 Patienten im Alter von 73,2±6,9 Jahren wurde die Nachstarentwicklung über einen Zeitraum von 6 Jahren analysiert. Die Nachstarausprägung der Hinterkapsel wurde dabei morphologisch mittels des EPCO- (evaluation of posterior capsule opacification)-Computeranalyse-Systems ausgewertet. Hierbei wird die Dichte der Nachstartrübung (graduiert von 0–4) mit der Fläche hinter der Linse multipliziert. Desweiteren wurde die Ausprägung des Nachstars bei jeweils 43 Patienten mit Kapselsack bzw. Sulkusfixation der Linsen in einer gematchten Paarvergleichsstudie verglichen.

Ergebnisse: Während in den ersten 2 postoperativen Jahren nur relativ geringe Nachstarwerte gemessen werden, steigen die Werte im 3. postoperativen Jahr auf das Doppelte bis Dreifache an und zeigen im weiteren Verlauf nur einen geringen Anstieg. Die mittels EPCO ermittelten Nachstarwerte zeigten eine signifikante Korrelation zum Beobachtungszeitraum (p<0,001, Spearman-Korrelationsanalyse) und zum Fixationsort. Der gematchte Paarvergleichstest ergab für kapselsackfixierte Linsen einen signifikant geringeren Nachstarwert im Vergleich zur Sulkusfixation (Kapselsackfixation 0,91±0,67, Sulkusfixation 1,28±0,62, p=0,0029).

Schlußfolgerungen: Die Studie zeigt den Verlauf der Nachstarentwicklung über einen Zeitraum von 6 Jahren auf. Meist wird ein Maximalwert bei den hier untersuchten im Mittel 70jährigen Patienten im Verlauf des 3. Jahres erreicht. Die Kapselsackfixation zeigte im Vergleich zur Sulkusfixation signifikant geringere Nachstarwerte.

Summary. The development of posterior capsule opacification (PCO) is still the most frequent complication after extracapsular cataract extraction. This study aims to analyze the morphological development of PCO over a period of 6 years, and compares the influence of IOL fixation site on PCO.

Patients and methods: We analyzed 218 patients, aged 73.2±6.9 years, concerning PCO development over 6 years postoperatively. PCO was evaluated morphologically using the EPCO (= evaluation of posterior capsule opacification) computer analysis system. With this method, the density of PCO (graded from 0 to 4) is multiplied with the area involved. In addition, a matched-pairs analysis was performed comparing 43 patients with sulcus versus bag-fixated IOLs.

Results: PCO values are relatively small during the first 2 postoperative years, increasing then to maximal values at year 3 and 4. From year 5 to 6, they reach a steady state. There was

G. Duncker et al. (Hrsg.)
12. Kongreß der DGII 1998

a significant correlation between morphological PCO values and implant duration ($p<0.001$, Spearman correlation analysis) and to fixation site of the IOL. The matched-pairs analysis showed significantly lower PCO values for bag-fixated IOLs compared to sulcus-fixated IOLs (bag fixation: 0.91 ± 0.67; sulcus fixation: 1.28 ± 0.62; $p=0.0029$).

Conclusions: This study demonstrates PCO development over a 6-year postoperative period. Maximal morphological PCO values are reached during the 3rd and 4th postoperative year. Bag fixation of IOLs showed significantly lower PCO values compared to sulcus fixation.

Hintergrund

Die Ausbildung der Cataracta secundaria stellt immer noch die häufigste Komplikation nach extrakapsulärer Kataraktextraktion dar [1, 2, 3, 9]. Eine Vielzahl von Einflußfaktoren ist bisher identifiziert worden. Neben intraokularlinsenspezifischen Faktoren, wie IOL-Material und Design, sind auch okuläre und systemische Erkrankungen als nachstarfördernd oder -reduzierend nachgewiesen worden [1–8, 10, 11, 12]. Auch die Operationstechniken und die Kapselsackreinigung können einen wichtigen Einfluß haben [1, 2, 3].

Über den natürlichen Verlauf der Nachstarbildung wurde bisher nur wenig berichtet, da es schwierig ist, die bekannten Einflußfaktoren in einer homogenen Patientengruppe zu isolieren. Die hier vorgelegte Studie untersucht die morphologische Entwicklung der Nachstarbildung über einen Zeitraum von 6 Jahren postoperativ und vergleicht den Einfluß des Fixationsortes auf die Hinterkapseltrübung.

Patienten und Methoden

Bei 218 Patienten im Alter von $73{,}2 \pm 6{,}9$ Jahren wurde die Nachstarentwicklung über einen Zeitraum von 6 Jahren analysiert. Die Nachstarausprägung der Hinterkapsel wurde dabei morphologisch mittels des EPCO- (evaluation of posterior capsule opacification-)Computeranalyse-Systems ausgewertet. Dieses System basiert auf dem morphologischen Nachstarauswertungssystem nach Tetz et al. [12]. Hierbei wird die Dichte der Nachstartrübung (graduiert von 0–4) mit der Fläche hinter der Linse multipliziert. Desweiteren wurde die Ausprägung des Nachstars bei jeweils 43 Patienten mit Kapselsack bzw. Sulkusfixation der Linsen in einer gematchten Paarvergleichsstudie verglichen. Hierbei waren die einzelnen Vergleichspaare bezüglich des Alters, des Nachbeobachtungszeitraumes, der Linsenart und des Operateurs strukturgleich. Die statistische Auswertung erfolgte mit Hilfe von Häufigkeitsverteilungsdiagrammen, der Errechnung der Mittelwerte und Standardabweichungen sowie nichtparametrischen Testverfahren, wie des Wilcoxon-Matched-Pairs-Tests. Es wurden hierfür die Statistikprogramme Microsoft Excel 7.0 und Systat 5.03 for Windows und Statistica 4.5 für Windows benutzt.

Ergebnisse

Abbildung 1a zeigt die Verteilung aller individuellen Nachstarwerte. Es zeigt sich eine signifikante Korrelation zur Implantationsdauer ($r=0{,}38$, $p<0{,}001$, Spearman-Korrelationsanalyse). Es zeigt sich weiterhin eine große Streubreite der Werte. Während es einzelne Patienten gibt, die bereits im 1. und 2. postoperativen Jahr Nachstarwerte zwischen 1,5 und 2 erreichen, gibt es auch solche, die nach 6 Jahren noch unter 0,5 liegen. Die Durchschnittswerte der Patienten zeigen, daß während der ersten 2 postoperativen Jahre nur relativ geringe Nachstarwerte gemessen werden, wohingegen die Werte im 3. postoperativen Jahr auf das Doppelte bis Dreifache ansteigen. Im weiteren Verlauf zeigt sich dann nur noch ein geringer Anstieg (Abb. 1b).

Der gematchte Paarvergleichstest ergab für kapselsackfixierte Linsen einen signifikant geringeren Nachstarwert im Vergleich zur Sulkusfixation (Kapselsackfixation $0{,}91\pm0{,}67$, Sulkusfixation $1{,}28\pm0{,}62$, $p=0{,}0029$). Abbildung 2 zeigt hierfür die Ergebnisse der einzelnen Match-Partner. Die hellen Balken geben die Paare an, bei denen das sulkusfixierte Auge einen höheren Nachstarwert zeigte, die dunklen Balken die Paare, bei denen die kapselsackfixierten IOL höhere Nachstarwerte aufwiesen.

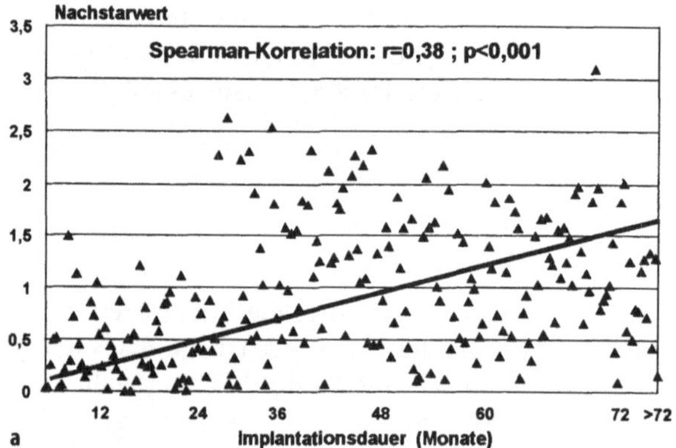

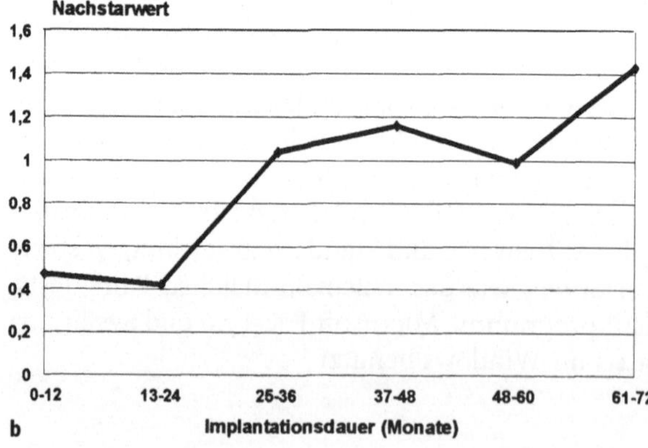

Abb. 1. a Nachstarausprägung in Relation zur Implantationsdauer. Darstellung der Einzelwerte aller 218 Patienten. **b** Nachstarausprägung in Relation zur Implantationsdauer. Darstellung der Durchschnittswerte pro Jahr

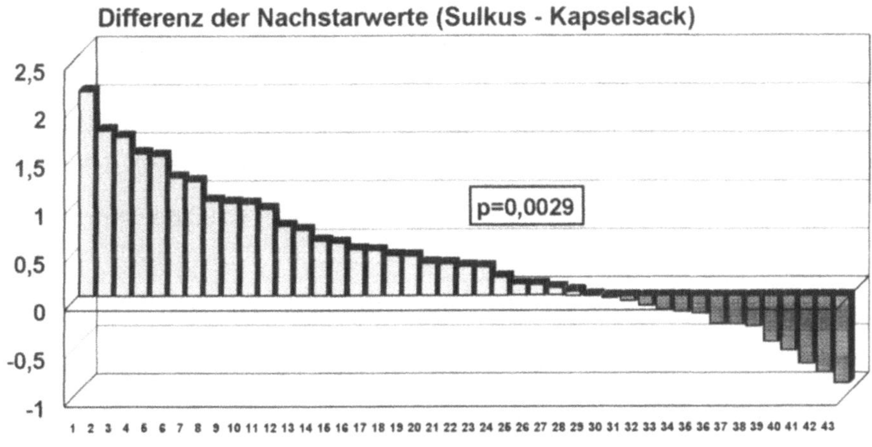

Abb. 2. Darstellung der Differenzen der Nachstarwerte bei sulkus- und kapselsackfixierten IOL im Rahmen des Paarvergleichstests

Schlußfolgerungen

Die Studie zeigt den Verlauf der Nachstarentwicklung über einen Zeitraum von 6 Jahren auf. Meist wird ein Maximalwert bei den hier untersuchten im Mittel 70jährigen Patienten im Verlauf des 3. Jahres erreicht. Die Kapselsackfixation zeigte im Vergleich zur Sulkusfixation signifikant geringere Nachstarwerte.

Die Ergebnisse der morphologischen Nachstarauswertung korrelieren gut mit unseren Untersuchungen zur Nd:YAG-Laser-Kapsulotomie bei Cataracta secundaria [5]. Hierbei zeigte sich, daß die Kapsulotomien im Durchschnitt im 3. postoperativen Jahr durchgeführt wurden, d. h. wenn auch die höchsten Nachstarwerte gemessen werden konnten.

Die Studie zeigt weiterhin, daß der nachstarreduzierende Effekt z. B. eines Linsenmaterials oder -designs erst nach 3–4 Jahren abschließend zu beurteilen ist.

Die Streubreite der in Abbildung 1a dargestellten Ergebnisse ist ein Beleg dafür, welch ein multifaktorielles Geschehen die Nachstarentwicklung ist. Interessant ist hierbei insbesondere die weiterführende Analyse derjenigen Patienten, die auch nach 5–6 Jahren nur sehr geringe Nachstarwerte vorweisen.

Literatur

1. Apple DJ, Solomon KD, Tetz MR et al. (1992) Posterior capsule opacification. Surv Ophthalmol 37: 73–116
2. Auffarth GU, Apple DJ (1997) Einfluß von Intraokularlinsendesign und operativen Tech-

niken auf die Nachstarentwicklung. In: Ohrloff C, Kohnen T, Duncker G (Hrsg) Kongreßband 11. Kongreß der Deutschsprachigen Gesellschaft für Intraokularlinsen-Implantation und refraktive Chirurgie, Frankfurt 1997. Springer, Berlin Heidelberg New York, S 241–248

3. Auffarth GU, Wesendahl TA, Assia EI, Apple DJ (1995) Pathophysiology of modern capsular surgery. In: Steinert RF (ed) Cataract surgery: technique, complications & management. Saunders, Philadelphia, pp 314–324
4. Auffarth GU, Nimsgern C, Tetz MR, Krastel H, Völcker HE (1997) Erhöhte Nachstarrate und Besonderheiten der Nd:YAG-Laser-Kapsulotomie bei Retinitis pigmentosa. Ophthalmologe 94: 791–795
5. Auffarth GU, Nimsgern C, Tetz MR, Krastel H, Völcker HE (1998) Analyse der Energiemengen zur Nd:YAG-Laserkapsulotomie bei Cataracta secundaria. In: Duncker G, Ohrloff C, Wilhelm FW (Hrsg) Kongreßband 12. Kongreß der Deutschsprachigen Gesellschaft für Intraokularlinsen-Implantation und refraktive Chirurgie, Halle 1998. Springer, Berlin Heidelberg New York 224–229
6. Born C, Ryan D (1990) Effect of intraocular lens optic design on posterior capsular opacification. J Cataract Refract Surg 16: 188–192
7. Davis P, Hill P (1989) Inhibition of capsule opacification by convex surface posterior three-piece all PMMA C-loop lenses: a fellow eye and same lens study. Eur J Implant Refract Surg 1: 237–240
8. Hansen SO, Solomon KD, McKnight GT et al. (1988) Posterior capsular opacification and intraocular lens decentration. Part I: Comparison of various posterior chamber lens designs implanted in the rabbit model. J Cataract Refract Surg 14: 605–613
9. McDonnell P, Zarbin M, Green W (1983) Posterior capsule opacification in pseudophakic eyes. Ophthalmology 90: 1548–1553
10. Percival SPB, Setty SS (1988) Analysis of the need for secondary capsulotomy during a five year follow-up. J Cataract Refract Surg 14: 379–382
11. Tetz MR, Lehrer I, Klein U, Völcker HE (1994) Cataracta secundaria bei Diabetes mellitus. In: Pham DT, Wollensack J, Rochels R, Hartmann C (Hrsg) 8. Kongreß der Deutschen Gesellschaft für Intraokularlinsen-Implantation (DGII). Springer, Berlin Heidelberg NewYork, S 398–406
12. Tetz MR, Auffarth GU, Sperker M, Blum M, Völcker HE (1997) Evaluation of a photographic image analysis system for PCO scoring. J Cataract Refract Surg 23: 1515–1520
13. Tetz MR, Auffarth GU, Wersching CH, Nimsgern C, Völcker HE (1998) Vergleichende Untersuchungen zur Nachstarausprägung bei Faltlinsen und PMMA Linsen. Klin Monatsbl Augenheilkd 212 (Suppl 2): 23 (Abstr)

Frühkindliche Hornhauttrübungen als Ursache einer Formdeprivationsmyopie beim Menschen

C. Meyer, M. Müller und G.I.W. Duncker

Zusammenfassung. Die Untersuchungen von Hubel u. Wiesel wurden 1981 mit dem Nobelpreis ausgezeichnet. Sie hatten den Einfluß des Gehirns auf das Auge und umgekehrt erkannt. Durch Vernebelung von Augen konnten sie ein Augenlängenwachstum erzeugen. Neue tierexperimentelle Studien beweisen, daß so durch ein schlecht oder nicht optimal fokussierendes Netzhautbild Kurzsichtigkeit erzeugt werden kann. Viele experimentelle Arbeiten zur Formdeprivationsmyopie (FDM) wurden in den letzten Jahren im ophthalmologischen Schrifttum publiziert.

Bisher fehlten aber überzeugende Beweise, daß die neue Theorie zur Myopiegenese auch beim Menschen Gültigkeit hat. An einem großen homogenen Patientenkollektiv von fast 187 Patienten konnten wir erstmals nachweisen, daß durch frühkindliche Bildstörungen auch in menschlichen Augen ein Längenwachstum (FDM) induziert wird.

Der Mittelwert der Refraktion betrug -4,43 dpt, was einer Verschiebung zur Myopie um nahezu 5 dpt entspricht. Trat die Hornhauttrübung in der frühen schnellen Wachstumsphase des Auges auf, so lagen die Durchschnittswerte bei -6,68 dpt. Trübte sich die Hornhaut dagegen nach dem 5. Lebensjahr, so war der Mittelwert mit -1,67 dpt deutlich niedriger als in Gruppe I. Um zu beweisen, daß es sich um eine echte Achsenmyopie handelt, führten wir Biometrien durch. Die Achsenlängen unserer Skrofulosapatienten lagen im Mittel bei 26,53 mm verglichen mit dem Normwert von 24,00 mm am Normalkollektiv. Die Bulbuslänge unserer Skrofulosapatienten war also im Mittel 2,53 mm länger.

Während wir in früheren Studien besonders die Amblyopie untersucht haben, soll diese Arbeit besonders den Aspekt der Formdeprivationsmyopie beleuchten. Unsere Studie konnte die Gültigkeit von jahrzehntelangen Tierexperimenten aus dem Bereich der Sinnesphysiologie, Neurologie und Ophthalmologie belegen. Sie soll damit eine Brücke zwischen Klinik und Grundlagenforschung schlagen.

Summary. The importance of visual impressions for the postnatal development of the visual system were landmark explorations by the Nobel Prize winners Hubel and Wiesel.

They demonstrated that neural connections can be modulated by environmental influences during a critical period of postnatal development, and presumed a blurred retinal image as a trigger for axial elongation. Voluminous literature has shown that in different species the young growing eye can locate the focus and alter the growh. However, only few clinical data are available, on the possibility of the same mechanism in humans.

From clinical experience we know that patients suffering from keratitis scrophulosa peracta from early infancy are frequently shifted towards high myopia.

Encouraged by Zrenner, we started first a retrospective multicenter study on patients suffering from keratitis scrophulosa peracta.

Our study reviewed 187 adult patients who had had corneal opacification in early childhood. We were especially interested in age of onset, refraction, and axial length. In these

G. Duncker et al. (Hrsg.)
12. Kongreß der DGII 1998

patients, the mean refraction of –4.43 D (diopters = D) was markedly shifted towards myopia of almost 5 D, compared to +0.5 D in the general population. Patients with early onset had considerably higher myopia (–6.67 D) than those with late onset (–1.67 D). Compared with the normal axial length of 24.00 mm, we evaluated 26.53 mm for our patients. The myopic shift of 2.53 mm was mainly caused by an enlarged vitreous cavity. Our results confirm that FDM controls the growth of the eye also in human beings. The large number of patients establishes a reliable counterpart regarding form deprivation myopia. Our study demonstrates the prognosis and long-term effects of FDM. The large number of patients, the single pathogenesis, and the early onset of opacification made this trail a unique confirmation of Hubel's and Wiesel's observations in animals.

Einleitung

Frühkindliche Seheindrücke spielen eine wichtige Rolle für die Entwicklung des gesamten visuellen Systems. Diese bahnbrechenden Erkenntnisse der Neurophysiologen Hubel und Wiesel wurden 1981 mit dem Nobelpreis für Medizin ausgezeichnet [26, 4, 31]. An jungen heranwachsenden Affen mit Hornhauttrübung konnten sie z. B. eine Modulierung der neuronalen Verschaltung nachweisen und dadurch am Auge eine Zunahme der Achsenlänge induzieren [37].

Seit diesen Entdeckungen rückte die Pathophysiologie von Refraktionsfehlern wieder ins Zentrum der Forschung. Neben epidemiologischen Studien zur Refraktionsverteilung in verschiedenen Populationen auf der Erde, wurde bei Klein- und Schulkindern auch die juvenile Entwicklung von Brechungsfehlern untersucht [10, 11, 19].

Daneben sind viele tierexperimentelle Arbeiten zu erwähnen. In Deutschland sind am bekanntesten die Untersuchungen der Tübinger Arbeitsgruppe, die bei Hühnerküken durch Vorsatz von Mattgläsern und Minuslinsen ein Längenwachstum des Bulbus erzeugen konnte [3].

Wir unterscheiden heute eine *Formdeprivationsmyopie* (FDM) von einer linseninduzierten Myopie (LIM) [29]. Für beide macht man unterschiedliche Regelmechanismen verantwortlich. Leider gibt es aber auch nach einem Jahrzehnt experimenteller Myopieforschung nahezu keine klinischen Beweise dieser Theorien.

Angeregt durch ein Referat von Prof. Zrenner auf der DOG 1992 über die FDM untersuchten wir systematisch Patienten mit Keratitis scrophulosa peracta, bei denen uns schon früher eine Häufung hochgradiger Myopien aufgefallen war.

Prof. Goldmann hatte noch zu Beginn des Jahrhunderts berichtet, daß die Augenstationen mit Skrofulosapatienten voll belegt waren und dies in Europa eine epidemiologisch weit verbreitete Erkrankung war [9]. Die Scrophulosa erzeugt gewöhnlich eine stromale, flächenhafte, prominente Infiltration, die am Limbus beginnend nach zentral wandert. Befallen werden besonders Klein- sowie Schulkinder, wenn sie unter ungünstigen hygienischen Bedingungen aufwachsen.

Nach dem zweiten Weltkrieg sank in Deutschland die Inzidenz deutlich ab.

Ein Anstieg von Skrofulosapatienten wurde seit den Siebzigern beobachtet. Sie waren vorwiegend als Gastarbeiter aus der Türkei und Rußland in die Bundesrepublik gekommen [20, 22].

Methoden

In einer retrospektiven Studie an der Augenklinik Osnabrück, Universitätsaugenklinik Kiel und Lübeck konnten wir die Befunde von 187 Patienten mit Keratitis scrophulosa peracta auswerten. Die klinische Diagnose war jeweils postoperativ durch eine histologische Untersuchung der Hornhauttrepanate an den Universitäten Erlangen, Kiel oder Heidelberg bestätigt worden. Als *Ausschlußkriterien* galten: unsaubere Diagnose wie Keratitis anderer Genese (z. B. Herpes) und ungenaue Anamnese.

Der Beginn der Keratitis scrophulosa wurde von unseren Patienten zwischen dem 1. und 29. Lebensjahr angegeben. Das durchschnittliche Erkrankungsalter betrug 5,9 Lebensjahre.

Aus der Literatur wissen wir, daß man am gesunden Auge ein kindliches schnelles Augenwachstum bis zum Ende des 4. Lebensjahres und ein langsameres, juveniles Wachstum ab dem 5. Lebensjahr unterscheiden kann [28]. Aus diesem Grund teilten wir unser Patientenkollektiv in 2 Gruppen:

- Gruppe 1 bis zum vollendeten 4. Lebensjahr (n= 81),
- Gruppe 2 ab dem 5. Lebensjahr (n=106).

Ergebnisse

Zunächst verglichen wir die Refraktionsverteilung unserer Skrofulosapatienten mit der epidemiologischen Normalverteilung nach Stenström [32]. Er hatte 10.000 Patienten auf ihre Refraktion untersucht und war auf Werte zwischen -15,25 dpt und +8,0 dpt mit einem statistischen Mittelwert von 0,5 dpt gekommen.

Bei zylindrischer Refraktion wurde diese in sphärische Äquivalente umgerechnet. Die Refraktionswerte unserer Skrofulosapatienten lagen zwischen -20,5 dpt und 8,75 dpt; der Mittelwert betrug -4,43 dpt, was einer Verschiebung zur Myopie um nahezu 5 dpt entspricht. Bei einigen unserer Patienten waren die Hornhauttrübungen so stark, daß keine verläßlichen präoperativen Refraktionen ermittelt werden konnten (Abb. 1).

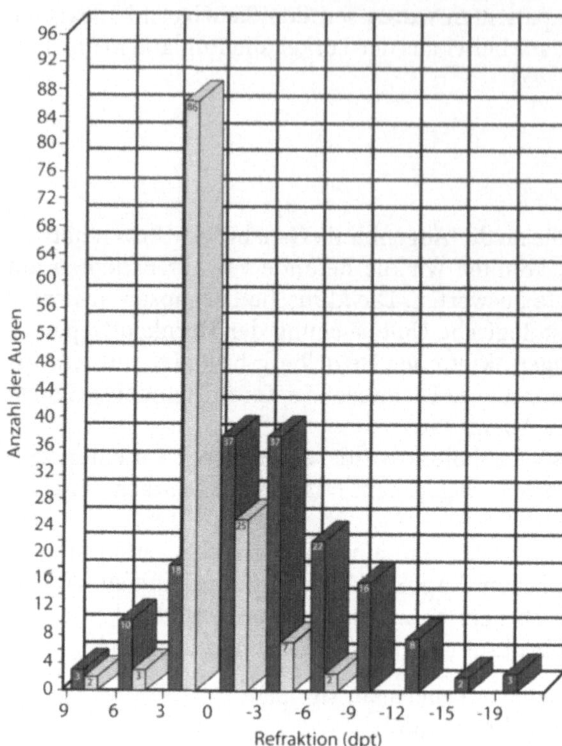

Abb. 1. Refraktion: Vergleich von allen Skrofulosapatienten mit der Normalverteilung nach Stenström

Beide Gruppen unterscheiden sich hochsignifikant ($p \leq 0{,}001$) voneinander. Unterteilt man unser Patientenkollektiv in die erwähnten 2 Gruppen, so ist der Unterschied noch deutlicher. Trat die Hornhauttrübung in der frühen schnellen Wachstumsphase (Gruppe 1) des Auges – also vor dem vollendeten 4. Lebensjahr auf, so lagen die Refraktionswerte zwischen +8,75 dpt und –20,5 dpt; der Durchschnittswert betrug –6,68 dpt. 30% der Patienten hatten eine sehr hohe Myopie von –9,0 dpt.

Trübte sich die Hornhaut dagegen nach dem 5. Lebensjahr (Gruppe 2) – also in der späteren langsamen Wachstumsphase –, so lag die Myopie zwischen –19 dpt und +8,5 dpt. Der Mittelwert war mit –1,67 dpt deutlich niedriger als in Gruppe 1.

Um zu beweisen, daß es sich um eine echte Achsenmyopie handelt, führten wir Biometrien durch. Diese ergaben Achsenlängen zwischen 20,35 und 31,43 mm mit einem Mittelwert von 26,53 mm. Stenström [32] fand dagegen Achsenlängen zwischen 21,26 und 32,00 mm. Sein Normwert von 24,00 mm wurde auch von Rohen am Normalkollektiv bestätigt. Neueste Biometrieuntersuchungen von Haigis aus Würzburg ergaben sogar, daß die durchschnittliche Achsenlänge bei 23,48 mm liegt. Die Bulbuslänge unserer Skrofulosapatienten war also im Mittel 3 mm länger [12, 13] (Abb. 2).

Eine Aufschlüsselung nach dem *Erkrankungsalter* ergab folgendes Bild: In

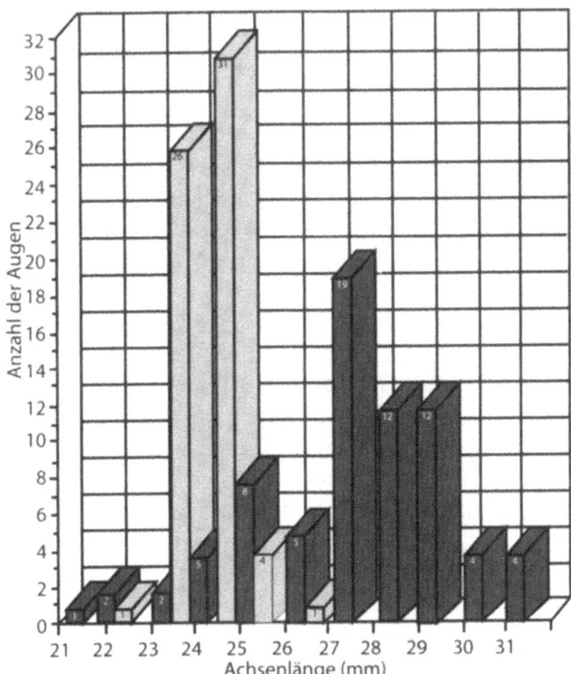

Abb. 2. Achsenlänge: Vergleich von allen Skrofulosapatienten mit der Normalverteilung nach Stenström

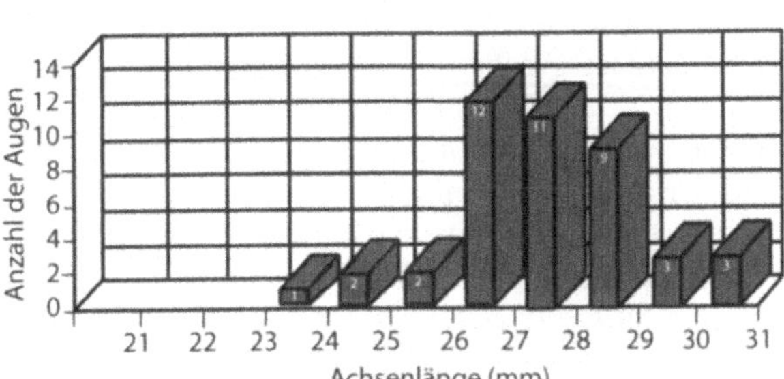

Abb. 3. Achsenlänge Gruppe 1

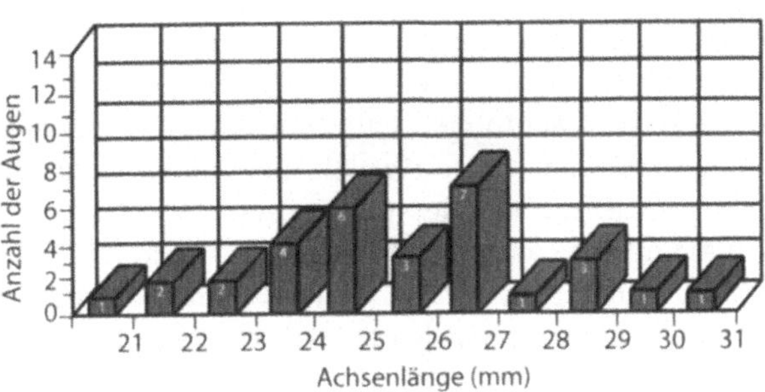

Abb. 4. Achsenlänge Gruppe 2

der Gruppe 1 reichten die Biometriewerte von 24,11 bis 31,43 mm. Der statistische Mittelwert lag bei 27,46 mm. Bei knapp der Hälfte konnten wir hochmyope Achsenlängen über 27 mm messen. Sämtliche Augen waren länger als die Mittelnorm von 23,48 mm von Haigis (Abb. 3). In der Gruppe 2 betrug der Mittelwert 25,25 mm. In dieser Gruppe mit sehr unterschiedlichem Erkrankungsbeginn streuten die Werte von 20,35 bis 31,28 mm. Immerhin war bei knapp einem Drittel die Achsenlänge über 27 mm. In dieser Gruppe fanden wir auch 2 Fälle mit verkürztem Bulbus, d. h. unter 24 mm Länge (Abb. 4).

Diskussion

Wie erklärt man nun diese Befunde mit neuen tierexperimentellen Modellen? Das Auge des Menschen ist ein optisches Instrument von beachtlicher Präzision. Für die Schärfentiefe des Augensystems muß die Augenlänge auf etwa 0,1 mm abgestimmt sein. Nachgeschaltete lokale Instanzen beurteilen die Bildqualität der optischen Bildschärfe [29]. Während die *LIM* genaugenommen durch eine Defokussierung entsteht, liegt bei der *FDM* eine Deprivation vor, und der Kontrastverlust ist unabhängig von der Sehentfernung.

Bei der *Deprivationsmyopie* wird durch Vorsatz von Mattscheiben ein getrübter, diffuser Bildeindruck erzeugt [2]. Die Steuerung des retinalen Regelkreises ist gestört, und ein exzessives Längenwachstum des Auges schreitet unkontrolliert voran [30].

Selbst durch die Vernebelung von Teilen des Gesichtsfeldes konnte ein staphylomatöses Wachstum der korrespondierenden Netzhaut erzeugt werden [3, 15]. Bei der FDM sinkt die Freisetzung von Dopamin aus den amakrinen Zellen der Netzhaut. Dopaminagonisten können eine FDM unterdrücken und sind Ansatz für eine mögliche pharmakologische Therapie [1]. Da im Tierexperiment auch nach Durchtrennung des Sehnervs eine FDM erzeugt werden kann, nimmt man einen lokalen retinalen Regelkreis an [34].

Bei *linseninduzierten Refraktionsfehlern* kann durch Vorsatz von Minusgläsern eine Myopie und durch Plusgläser eine Hyperopie erzeugt werden [18]. Die Netzhaut erkennt die Bildebene und paßt das ganze Gesichtsfeld auf lokaler Photorezeptorebene optimal an. Im Gegensatz zur FDM tritt die LIM nicht nach Durchtrennung des Sehnervs auf [7]. Man schließt deshalb, daß vor allem zentralnervöse Mechanismen die wesentliche Rolle spielen [5, 33, 36].

Diese Beobachtungen haben in der Zwischenzeit internationale Anerkennung gefunden [17]. Natürlich lassen sich tierexperimentelle Ergebnisse an Hühnerküken und Affen nur teilweise auf den Menschen übertragen [23, 38]. Aufgrund klinischer Beobachtungen vermutete man aber, daß es beim Menschen ähnliche Steuermechanismen gibt und daß junge menschliche Augen ebenfalls in ihrem Wachstum von visuellen Eindrücken gelenkt werden [6].

Die Erforschung der Myopiegenese beim Menschen ist durch viele bekannte und vor allen unbekannte sowohl genetische als auch umweltbedingte Faktoren erschwert. Nur in einer „sensitiven Periode" kann am heranwachsenden Auge eine FDM induziert werden. Ist diese abgeschlossen, so vermag eine

Hornhauttrübung kein Achsenwachstum mehr zu erzeugen [14]. Dafür sprechen z. B. Beobachtungen über Myopisierung bei kongenitaler Katarakt oder Ptosis. Diese konnten damals jedoch noch nicht mit neuen Theorien zur Myopiegenese in Zusammenhang gebracht werden [16, 24, 25].

Über Achsenlängenwachstum durch *Hornhauttrübungen* gibt es bisher nur 3 Studien. Erstmals war Reinhardt 1952 der Zusammenhang zwischen Myopie und Hornhautnarben aufgefallen [27], 1988 stellte Gee [8] an 79 Patienten mit Hornhauttrübungen verschiedener Genese eine generelle Zunahme der Achsenlänge fest. Eine Moorfields-Studie von 1990 bestätigte an 10 kongenitalen hereditären Hornhautdystrophien im Ultraschall ebenfalls eine Zunahme der Achsenlänge [35].

Größere systematische Untersuchungen zu dieser Frage fehlten bisher. Wir konnten nun erstmals an einem großen Kollektiv nachweisen, daß eine in der Jugend auftretende Hornhauttrübung mit ziemlicher Gesetzmäßigkeit eine FDM auszulösen vermag. Die Keratitis scrophulosa ist aus mehreren Gründen hierfür ein geeignetes Paradebeispiel:

- Es handelt sich um ein Krankheitsbild einheitlicher Genese.
- Die Erkrankung tritt klassischerweise in der frühen Kindheit auf.
- Wir konnten auf eine beträchtliche Patientenzahl zurückblicken.

Unsere Ergebnisse bestätigen eindeutig, daß Umwelteinflüsse, insbesondere die Deprivation des Netzhautbildes in früher Jugend, auch beim Menschen eine FDM auszulösen vermögen. Mit unserem Beitrag wollen wir eine Brücke zwischen aktuellen Tiermodellen und der klinischen Beobachtung schlagen.

Die Bedeutung für die Skrofulosapatienten liegt darin, daß bei frühkindlicher Deprivation nicht nur mit funktioneller Amblyopie, sondern auch mit organischen Netzhautschäden durch hohe Myopie gerechnet werden muß. Ein Faktor, der besonders bei der Indikation zur Keratoplastik zu berücksichtigen ist.

Die Arbeit wurde für den International Chibret-Award '98 nominiert.

Literatur

1. Chew SJ, Beuerman RW (1995) Visual form deprivation induces myopia in the infant rabbit, which is reduced by muscarinic antagonists applied directly to the sclera (Abstr). Proc 5th Int Conf Myopia MIRF 1995, p 231
2. Crawford ML, Pesch TW, von Noorden GK, Harwerth RS, Smith EL (1991) Bilateral form deprivation in monkeys. Electrophysiologic and anatomic consequences. Invest Ophthalmol Vis Sci 32: 2328–2336
3. Diether S, Schaeffel F (1997) Local changes in eye growth induced by imposed local refractive error despite active accommodation. Vision Res 37: 659–668
4. Fester D, Chung S, Wheat H (1996) Orientation selectivity of thalmic input to simple cells of cat visual cortex. Nature 380: 249–252
5. Fong DS (1997) Is myopia related to amplitude of accommodation? Am J Ophthalmol 123: 416–416
6. Frieler AR (1997) Myopia of premature: nature, nuture, or disease? Br J Ophhalmol 81: 2–3

7. Fujikado T, Kawasaki Y, Ohmi G, Tano Y (1997) Retinal function with lens-induced myopia compared with form-deprivation myopia in chicks. Graefes Arch Clin Exp Ophthalmol 235: 320–324
8. Gee SS, Tabbara KF (1988) Increase in ocular axial length in patients with corneal opacification. Ophthalmology 95: 1276–1278
9. Goldmann H (1968) Der Weg der Augenheilkunde in den letzten 50 Jahren. Schweiz Med Wochenschr 98: 809
10. Goss DA, Cox VD, Herrin-Lawson GA, Nielsen ED, Dolton WA (1990) Refractive error, axial length and hight as a function of age in young myopes. Optom Vis Sci 67: 332–338
11. Grosvener T, Flom MC (1991) Refractive anomalies. Research and clinical applications. Butterworth-Heinemann, Boston, pp 1–433
12. Haigis W (1995) Biometrie bei komplizierten Ausgangssituationen. In: Rochels et al. (Hrsg) 9. Kongreß der Deutschsprachigen Gesellschaft für Intraokularlinsen-Implantation und refraktive Chirurgie DGII. Springer, Berlin Heidelberg New York, S 17–26
13. Haigis W (1995) Ultraschall In Augenärztlichen Untersuchungsmethoden. In: Straub W, Kroll P, Küchle HJ (Hrsg) Augenärztliche Untersuchungsmethoden. Enke, Stuttgart, S 255–304
14. Harwerth RS, Smith EL, Duncan GC, Crawford MLJ, Noorden GK (1986) Multiple sensitive periods in the development of the primate visual system. Science 232: 235–238
15. Hirata A, Negi A (1998) Morphological changes of choriocapillaris in experimentally induced chick myopia. Graefes Arch Clin Exp Ophthalmol 236: 132–137
16. Hoyt CS, Stone RD, Fromer C, Billson FA (1997) Monocular axial myopia associatad with neonatal eyelid closure in human infants. Am J Ophthalmol 91: 197–200
17. Hubel DH (1997) Vision in dim light. Nature 388: 32–33
18. Hung LF, Crawford MLJ, Smith E (1995) Specticale lenses alter eye growth and the refractive status of young monkeys. Nature Med 1: 761–765
19. McBrien NA, Adams DA (1997) A longitudinal investgation of adult-onset and adult progression of myopia in an occupational group. Invest Ophthalmol Vis Sci 38: 321–333
20. Meiser S, Sundmacher R (1991) Keratoplasty in infancy and early childhood with special reference to the auto rotations technique. Fortschr Ophthalmol 88: 363–367
21. Meyer C, Müller M (1995) Formdeprivationsmyopie durch Keratitis scrophulosa. Ophthalmologe 93: 361–366
22. Meyer C, Duncker G, Meyer HJ (1997) Axial myopia in keratitis phlyctaenulosa caused by from deprivation myopia. In: Lass J (ed) Advances in cornea research: selected transactions of the world. Cornea Congress 1996 97: 597–608
23. Mutti DO, Zadnik K, Adams AJ (1996) Myopia: the nature versus nuture debate goes on. Invest Ophthalmol Vis Sci 37: 952–957
24. Noorden von GK, Crawford MLJ (1978) Lidclosure and refractive error in macaque monkeys. Nature 272: 53
25. O'Leary DJ, Millodot M (1979) Eyelid closure causes myopia in humans. Experientia 35: 1478–1479
26. Raviola E, Wiesel TN (1985) An animal model of myopia. N Engl J Med 312: 1606–1615
27. Rumpelhardt K (1952) Untersuchungen über die Beziehungen zwischen Myopie und Hornhautnarben. Klin Monatsbl Augenheilkd 120: 397–403
28. Saunders KJ (1995) Early refractive development in humans. Surv Ophthalmol 40: 207–216
29. Schaeffel F (1997) Current research into development of myopia. Klin Monatsbl Augenheilkd 211: 12–16
30. Smith EL, Harwerth RS, Crawford ML, von Noorden GK (1987) Observation on the effects of form deprivation on the refractive status of the monkey. Invest Ophthalmol Vis Sci 28: 1236–1245

31. Sompolinsky H, Shapley R (1997) New perspectives on the mechanisms for orientation selectivity. Curr Opin Neurobiol 7: 514–522
32. Stenström S (1948) Untersuchungen über die Variation und Kovariation der optischen Elemente des menschlichen Auges, trans Woolf D. Am J Optom 25: 218
33. Thorn F, Arnel J, Cameron L, Thorn S (1997) Myopic adults see through defocus better than emmetropes. Proc 6th Int Conf Myopia, MIRF 1997. Springer, Berlin Heidelberg New York, S 218
34. Troilo D, Francis E, Yi G (1997) The temporal characteristics of the eye growth control mechanisms differ following optic nerve section. Vision Science and its applications, Vol. 1.1997 OSA Technical Digest Series (Optical Sco America. Washington DC, 1997), pp 134–137
35. Twomey JM, Gilvarry A, Restori M, Kirkness CM, Moore A, Holden AL (1990) Ocular enlargement following infantile corneal opacification. Eye 4: 497–503
36. Wallman J, McFadden S (1995) Monkey eyes grow into focus. Nature Med 1: 737–739
37. Wiesel TN, Raviola E (1979) Increase in axial length of the mocaque eye after corneal opacification. Invest Ophthalmol Vs Sci 18: 1232–1236
38. Zadnik K, Mutti DO (1995) How applicable are animal myopia models to human juvenile onset myopia. Vision Res 35: 1283–1288

Behandlung der Cataracta congenita

R. Winter

Zusammenfassung. Das visuelle Endergebnis bei kongenitaler Katarakt hängt ganz entscheidend von der frühen chirurgischen Intervention, aber auch der intensiven pleoptischen Nachbehandlung ab. Die Wahl des Operationszeitpunktes ist erschwert durch fehlende verläßliche Funktionsangaben. Bei nur mäßig dichten Katarakten helfen hier vor allem „Preferential looking" und die Abbildungsqualität auf dem Augenhintergrund.

Die Operationstechnik unterscheidet sich von der senilen Katarakt grundlegend. Am besten geeignet ist das Instrumentarium der Hinterabschnittschirurgie mit bimanueller, minimalinvasiver Technik. Besondere Aufmerksamkeit ist der Verhinderung des regeneratorischen Nachstars zu widmen.

Nach wie vor kontrovers ist die Indikation zur Implantation einer Kunstlinse. In der Regel sind die postoperativen Reizzustände mit nachfolgender Synechierung, kapsulärer Fibrosierung bis hin zur Ausbildung von Sekundärglaukom bei Kindern deutlich vermehrt. Eine intensive Nachbehandlung kann die Komplikationen vermindern. Die Wahl der richtigen Intraokularlinse ist beim wachsenden Auge erschwert, so daß die Implantation derzeit nicht als Standard angesehen werden kann.

Vor allem bei einseitiger kongenitaler Katarakt ist eine intensive postoperative pleoptische Betreuung für das funktionelle Endergebnis unerläßlich.

G. Duncker et al. (Hrsg.)
12. Kongreß der DGII 1998

Kataraktchirurgie im jungen Erwachsenenalter

S. Bodanowitz, H. Claßen und H. Pöstgens

Zusammenfassung. Unsere Studie soll Indikationen und Ergebnisse von Kataraktoperationen bei Patienten zwischen dem 20. und 40. Lebensjahr darstellen und eine Abschätzung ermöglichen, ob hier ein klinischer Verlauf zu erwarten ist, der sich von der Operation bei seniler Katarakt unterscheidet.

Methodik: Im Rahmen einer retrospektiven Erhebung wurden die Daten aller Patienten zwischen dem 20. und 40. Lebensjahr ausgewertet, die von 1993 bis 1996 an einer Katarakt operiert wurden (Standardtechnik: Phakoemulsifikation, nahtloser skleraler Tunnel, PMMA-IOL). Dabei handelte es sich um 60 Augen von 51 Patienten (27 Frauen und 24 Männer) mit einem Durchschnittsalter von 33,4 (21–40) Jahren. Die Patienten wurden im Mittel 28,3 (12–52) Monate nachbeobachtet. Ausschlußkriterium für die Studie waren Katarakt-OP im Rahmen eines kombinierten Eingriffs.

Ergebnisse: Ursachen für die Kataraktentstehung waren langjährige Steroidmedikation (15 Augen), Zustand nach Pars-plana-Vitrektomie (11 Augen), perforierende Linsenverletzungen (8 Augen), Fortschreiten einer kongenitalen Katarakt (8 Augen), Uveitis (6 Augen), unklare Ätiologie (12 Augen). Der präoperative Visus lag zwischen HBW und 0,8 (Mittel: 0,23), am Ende der Nachbeobachtungszeit betrug der postoperative Visus im Mittel 0,85 (HBW bis 1,2). Bei 16 Augen (27%) wurde wegen Nachstar eine YAG-Laser-Kapsulotomie durchgeführt. Komplikationen wie Endophthalmitis oder Pseudophakieamotio wurden nicht beobachtet. Kein Patient fühlte sich durch den Verlust der Akkomodationsfähigkeit auf dem operierten Auge gestört.

Schlußfolgerung: Für die meisten Katarakte im jugendlichen Erwachsenenalter kann eine spezifische Entstehungsursache gefunden werden. Anhand der vorliegenden Serie von 60 Augen findet sich kein Hinweis auf eine Komplikationsrate, die von der Operation bei seniler Katarakt abweicht. Für die Indikationsstellung zur OP sollten die gleichen Kriterien wie bei der senilen Katarakt gelten.

G. Duncker et al. (Hrsg.)
12. Kongreß der DGII 1998

Katarakt und Retina

Katarakt und Diabetes

P. Wiedemann

Zusammenfassung
Problemstellung: 11% aller an einer Katarakt operierten Patienten leiden an Diabetes, 4% haben eine proliferative diabetische Retinopathie. Alle Komplikationen der Kataraktoperation (Entzündung, Makulaödem, Hinterkapselfibrose, Ischämien) treten bei Diabetikern häufiger auf als bei der Normalbevölkerung.

Methodik und Ergebnisse: Anhand eines Literaturüberblicks und eigener Erfahrungen werden die Wahl der Operationsmethode und des Linsentyps sowie die Vor- und Nachteile eines ein- bzw. zweizeitigen Vorgehens und die Indikationen zur Kombination mit einer Vitrektomie erörtert.

Diskussion: Die diabetische Retinopathie ist keine Kontraindikation zur Linsenimplantation. Allerdings müssen die Patienten aufgeklärt werden, daß das Sehvermögen sich verschlechtern kann. Die Operationsentscheidung sollte daher auf einer genauen Kenntnis des Verlaufs der diabetischen Retinopathie basieren. Die z. Z. beste Methode ist die Implantation einer Hinterkammerlinse in den Kapselsack. Eine ausreichende perioperative Laserkoagulation ist notwendig, ebenso eine gute Blutzuckereinstellung und eine engmaschige postoperative Kontrolle.

G. Duncker et al. (Hrsg.)
12. Kongreß der DGII 1998

Primäre Intraokularlinsen-Implantation während der Pars-plana-Vitrektomie mit intraokularer Fremdkörperentfernung

S. Pavlovic

Zusammenfassung

Hintergrund: Penetrierende Augenverletzungen mit intraokularem Fremdkörper (FK) werden häufig von ausgedehnter Augenbeschädigung begleitet, einschließlich Verletzung der Linse und Entstehung der traumatischen Katarakt. Zweck dieser Untersuchung ist die Beurteilung der chirurgischen Ergebnisse und der Komplikationsrate nach primärer Intraokularlinsen- (IOL-)Implantation während der Pars-plana-Vitrektomie mit intraretinaler Fremdkörperentfernung.

Methode: Wir berichten über 6 aufeinanderfolgende Fälle von gleichzeitiger Kataraktextraktion mit primärer IOL-Implantation, kombiniert mit Glaskörperchirurgie und intraokularer FK-Entfernung. Alle Patienten hatten präoperativ eine traumatische Katarakt mit intraokularem Fremdkörper. In 5 Fällen war der FK intraretinal, in einem Fall lag der FK präretinal mit Netzhaut-Einschlagstelle. Die Nachbeobachtungszeit lag zwischen 5 und 45 Monaten (im Mittel 21,3 Monate).

Ergebnisse: Eine Sehschärfenverbesserung um 2 oder mehr Stufen wurde postoperativ in 5 von 6 Fällen (83,3%) erreicht. Bei 5 Augen (83,3%) war die bestkorrigierte postoperative Sehschärfe besser als 0,5. Ein Auge wurde erfolgreich reoperiert wegen einer Netzhautablösung, die sich 2 Monate postoperativ entwickelt hatte. In 5 Fällen wurde eine Ein-Stück-Polymethylmethycrylat- (PMMA-)IOL eingepflanzt, bei einem Patienten wurde eine Drei-Stück-Hydrogel-IOL mit PMMA-Haptik implantiert. Bei 4 Augen wurde die IOL in den Kapselsack eingepflanzt, in 2 Fällen wurde die IOL im Ziliarsulkus plaziert. Den IOL-Implantationen wurden keine intra- oder postoperativen Komplikationen zugeschrieben.

Schlußfolgerung: Primäre IOL-Implantation nach kombinierter Kataraktextraktion und vitroretinaler Chirurgie mit FK-Entfernung ist eine sichere und attraktive Alternative zu 2 getrennten Eingriffen bei Patienten mit penetrierender Augenverletzung und intraokularem Fremdkörper. Die Hauptvorteile sind eine schnellere visuelle Rehabilitation mit einer einzelnen Operation, reduzierte Kosten, weniger Unbequemlichkeit für die Patienten sowie schnelle Wiederherstellung des binokularen Sehvermögens.

G. Duncker et al. (Hrsg.)
12. Kongreß der DGII 1998

Linsenoperation bei intraokularen Fremdkörpern im hinteren Augenabschnitt

P. Strmeň

Zusammenfassung. In der Universitäts-Augenklinik in Bratislava wurden in den Jahren 1989–1993 51 Patienten und in den Jahren 1994–1997 55 Patienten mit 56 Augen mit intraokularen Fremdkörpern im hinteren Augenabschnitt behandelt. Die 1. Gruppe der Patienten wurde im Rahmen einer retrospektiven und die 2. im Rahmen einer prospektiven Studie ausgewertet. Die Nachbeobachtungszeit liegt zwischen 3 Monaten und 6 Jahren. Gleich nach dem Unfall war die Linse bei 41 Augen klar. Sie ist nur bei 19 Augen (17,8%) klar geblieben. Eine klare Linse wurde aus 7 Augen entfernt. Teilweise getrübt war die Linse nach dem Unfall bei 13 Augen. Die äquatorialen Trübungen sind bei 5 Augen stabil geblieben. Gleich nach dem Unfall war die Linse bei 49 Augen getrübt oder zerstört. Eine gleichzeitige Kataraktoperation und Entfernung des intraokularen Fremdkörpers mit einer IOL-Implantation wurde bei 20 Patienten durchgeführt. Aus einem Auge wurde später eine Hinterkammerlinse (HKL) wegen einer PVR-Netzhautablösung wieder entfernt. Bei weiteren Operationen wurde eine HKL in weitere 8 Augen implantiert. Aus 2 Augen wurde die Linse wegen einer PVR-Netzhautablösung entfernt. Insgesamt wurde die Linse aus 77 Augen herausgenommen (72%), eine Kunstlinse ist in 25 Augen (23,7%) implantiert worden. Die Linse ist in 24 Augen geblieben (22,4%). Drei Augen mit ursprünglich klarer Linse sind geschrumpft. Drei Patienten warten noch auf eine Kataraktoperation. Das individuelle Vorgehen bei Linsenbeteiligung in diesen Unfällen hängt von den Schäden ab, die der Fremdkörper im hinteren Augenabschnitt verursacht hat.

Schlüsselwörter: Linsenoperationen, intraokularer Fremdkörper

Summary. At the Department of Ophthalmology of the Comenius University in Bratislava 51 patients were treated in 1989–1993 and 55 patients in 1994–1997 with 56 eyes injured by a posterior eye segment intraocular foreign body. The first group of patients was evaluated in a retrospective study and the second group in a prospective study. The follow-up period ranged from 3 months to 6 years. Immediately after the injury the lens was clear in 41 eyes. The lens remained clear in only 19 eyes (17.8%). A clear lens was removed from seven eyes by foreign body removal. Immediately after injury the lens was partially opacificated in 13 eyes. The partial cortical cataract remained stable in five eyes. After injury the lens was cataractous or fully destroyed in 49 eyes. A simultaneous foreign body and cataract removal with an IOL implantation was performed in 20 eyes. In one patient with tractional retinal detachment an IOL was later removed. In subsequent reoperations an IOL was implanted in eight further eyes. It was later removed from two of them for tractional retinal detachment. All told, a lens was removed from 77 eyes (72%), and an IOL implanted in 25 eyes (23.7%). The lens remained in 24 eyes (22.4%). Three eyes atrophied with a primary clear lens. Three patients are awaiting a cataract operation. Individual access to injured or

G. Duncker et al. (Hrsg.)
12. Kongreß der DGII 1998

noninjured lenses depends upon the pathological changes caused by the foreign body in the posterior segment of the eye.

Key words: lens surgery, intraocular foreign body

Einleitung

Bei penetrierenden Augenverletzungen mit einem intraokularen Fremdkörper (IOFK) im hinteren Augenabschnitt ist auch die Linse sehr oft geschädigt [3, 10, 12]. Das Ausmaß der Linsenschäden gleich nach dem Unfall hängt von der Lokalisation und der Größe der Eintrittswunde, der Bahn und der Größe des Fremdkörpers ab. Die Linsentrübungen können bei verschiedenen intraokularen Komplikationen wie z. B. bei einer Endophthalmitis oder einer proliferativen Vitreoretinopathie (PVR) oder auch bei der Versorgung des Unfalls und bei seinen späteren Komplikationen entstehen. Das Schicksal der Linse hängt von dem Schicksal des Augapfels ab. Wenn das Auge sehr schwer geschädigt ist, dann wird auch eine klare Linse zusammen mit dem ganzen Auge zugrundegehen.

Um das Vorkommen und die Art der Versorgung der Linsenschäden bei den Unfällen mit einem IOFK im hinteren Augenabschnitt festzuhalten, haben wir an der Universitäts-Augenklinik in Bratislava eine Studie durchgeführt.

Patienten und Methode

In einer retrospektiven Studie wurden die klinischen Daten von 51 Patienten (50 Männer und 1 Frau im Alter von 5–65 Jahren) mit einem IOFK im hinteren Augenabschnitt ausgewertet, die im Zeitraum von Januar 1989 bis Dezember 1993 an der Universitäts-Augenklinik Bratislava behandelt wurden (Patientengruppe 1).

In einer prospektiven Studie wurden die klinischen Daten von 55 Patienten (53 Männer und 2 Frauen im Alter von 8–75 Jahren) bei gleichem Unfall ausgewertet, die im Zeitraum von Januar 1994 bis Dezember 1997 an dieser Klinik behandelt wurden (Patientengruppe 2).

Unter anderen erforschten Faktoren wurde auch der Linsenzustand gleich nach dem Unfall und am Ende der Nachbeobachtungszeit ausgewertet. In der Gruppe 1 war die Linse gleich nach dem Unfall klar bei 20 Augen, teilweise getrübt bei 7 Augen und völlig getrübt oder zerstört bei 20 Augen. Aus 4 Augen wurde die zerstörte Linse schon vor der Extraktion des Fremdkörpers entfernt. In der Gruppe 2 waren bei einem Patienten beide Augen verletzt. Darum werden in dieser Gruppe 56 Augen ausgewertet. Gleich nach dem Unfall war die Linse klar bei 21 Augen, teilweise getrübt bei 6 Augen und getrübt oder zerstört bei 29 Augen.

Die Nachbeobachtungszeit liegt zwischen 3 Monaten und 6 Jahren.

Ergebnisse

Gruppe 1

Von 20 unmittelbar posttraumatisch klaren Linsen in der 1. Gruppe ist nur bei 7 Patienten die Linse klar geblieben. Bei 3 Augen entwickelte sich eine Phthisis bulbi (einmal nach einer Endophthalmie, aus einem Auge wurde der IOFK nicht entfernt und aus einem weiteren Auge wurde nach einer Schußverletzung eine Kapselhülse 15×7 mm entfernt). Eine Pars-plana-Lentektomie wurde bei 4 Augen durchgeführt, einmal bei einer Endophthalmitis, einmal wurde ein großer Glassplitter (8×6×1,5 mm) translimbal entfernt, bei einem Auge wegen einer vorderen proliferativen Vitreoretinopathie (PVR). Eine Linse trübte sich im Laufe einer Pars-plana-Vitrektomie (PPV) ein. Bei späteren Reoperationen wurde eine Lentektomie bei 4 Augen durchgeführt. Bei 2 Augen wurde nach einer extrakapsulären Kataraktextraktion (einmal Phakoemulsifikation, einmal Spül/Saug-Verfahren) eine Hinterkammerlinse (HKL) implantiert. Aus einem Auge wurde diese später wegen einer PVR-Netzhautablösung wieder entfernt.

Bei 7 Augen war die Linse nach dem Unfall teilweise getrübt. Die äquatorialen Trübungen sind bei 2 Augen stabil geblieben, bei 5 Augen trübte sich die Linse völlig. Aus einem Auge wurde die weiche Linse nach 2 Monaten abgesaugt, aber wegen einer infausten Traktionsnetzhautablösung implantierten wir keine HKL. Bei 4 Augen wurde nach 6–27 Monaten eine extrakapsuläre Kataraktextraktion (ECCE) mit einer HKL (3mal in Kapselsack und einmal in Sulcus ciliaris) durchgeführt. Da die Patienten junge Männer waren, wurde nach dem Ausschneiden der vorderen Kapsel der Kern mit einem Spül-Saug-(S/S-)Verfahren abgesaugt.

Aus 20 Augen wurde die getrübte Linse gleichzeitig mit dem IOFK entfernt. Aus 2 schwer geschädigten Augen wurden nur die Linsenreste und aus 2 Augen (mit zu spät diagnostizierten IOFK) eine reduzierte Linse entfernt. Bei 9 Augen wurde eine Pars-plana-Lentektomie durchgeführt. Von diesen 13 Augen sind wegen der Verletzungen des hinteren Augenabschnittes 10 blind geblieben. Bei 7 Augen wurde eine ECCE (4mal S/S-Verfahren, 2mal Kernexpression, einmal Phakoemulsifikation), in 6 Augen mit einer HKL (4mal in Kapselsack und 2mal in Sulcus ciliaris) und in einem Auge mit einer kammerwinkelgetragenen Linse (KW-IOL) in einem Auge durchgeführt. Wegen einer PVR-Netzhautablösung wurde nach 13 Monaten die HKL aus einem Auge herausgenommen.

Aus 2 Augen wurde die Linse bei der Primärversorgung des Unfalls entfernt. Aus einem Auge wurde der IOFK erst 2 Jahre nach der Extraktion einer traumatischen Katarakt herausgenommen. Bei einem Auge wurde aufgrund der getrübten Linse die Anwesenheit eines Fremdkörpers erst 9 Monate nach dem Unfall festgestellt. Zuerst wurde eine ECCE (S/S-Verfahren) mit einer HKL durchgeführt, und einen Monat danach wurde der IOFK herausgenommen. Einen Überblick der Linsenoperationen der 1. Gruppe gibt die Tabelle 1.

Tabelle 1. Das Schicksal der Linsen in der 1. Gruppe der Patienten

1. *Klare Linse*		
Klar geblieben	7	
Zerstörte Augen – Phthisis bulbi	3	
Lentektomie klarer Linse		
• Endophthalmitis	1	
• PVR Retinaablösung	2	
• großer IOFK translimbal entfernt	1	
Lentektomie bei späteren Revitrektomien	4	
HKL nach Revitrektomien mit Sil.-Öl (eine IOL später entfernt)	2	
Subtotal		20
2. *Linse teilweise getrübt*		
Trübungen stabilisiert	2	
Progression der Trübungen		
• S/S + HKL (nach 6–27 Mon.)	4	
• S/S (inop. Netzhautablösung)	1	
Subtotal		7
3. *Linse entfernt gleichzeitig mit IOFK*		
Linsenreste	2	
Lentektomie	9	
Kapsulektomie (3 und 6 Mon. nach Unfall)	2	
S/S, Kernexpress., Phako + HKL	6	
S/S + KW-IOL	1	
Subtotal		20
4. *Linse teilweise oder völlig entfernt vor IOFK-Extraktion*		
S/S + HKL	1	
S/S, 2 J. später Kapsulektomie (Netz.-Abl. + IOFK)	1	
Primäre Versorgung (inkl. Lentektomie)	2	
Subtotal		4
Total		51

Gruppe 2

Gleich nach dem Unfall war die Linse bei 21 Augen klar. Dieser Zustand war bei 12 Augen stabil. Bei 3 Augen begann die Linse sich später zu trüben. In einer Linse sind diese Trübungen stabil geblieben, 2 Patienten warten auf eine Kataraktoperation. Eine klare Linse wurde bei 3 Patienten entfernt, bei 2 Patienten wegen schwerer Einblutungen gleich hinter der Linse, bei einem Patienten wurde ein großer Glassplitter (13×7×2 mm) translimbal entfernt. Während späterer Reoperationen wegen einer PVR wurden weitere 3 Linsen extrahiert.

Nach dem Unfall war die Linse bei 6 Patienten teilweise getrübt. Feine äquatoriale Trübungen sind bei 3 Patienten geblieben. Bei 3 weiteren Patienten hatte sich die Linse getrübt und wurde aus 2 Augen entfernt, einmal während einer Revitrektomie. In einem Auge wurde in einer anderen Augenabteilung eine HKL implantiert. Ein Jahr nach der Implantation wurde die IOL wegen einer schweren PVR-Netzhautablösung wieder entfernt.

Bei 29 Augen wurden der IOFK und die getrübte oder zerstörte Linse während desselben Eingriffs herausgenommen. Die Linsenreste wurden aus 2 Augen entfernt. Eine Lentektomie wurde bei 8 Augen durchgeführt und je einmal ein Spül-Saug-Verfahren, die Kernexpression, die Phakofragmentation und die Phakoemulsifikation. Aus 2 Augen wurden die Linsen im Rahmen einer Exenteration bei einer Endophthalmitis herausgenommen. In 13 Augen wurde gleichzeitig eine HKL implantiert. Zwei Monate nach einer HKL-Implantation wurde bei einem Patienten eine Operation gegen Netzhautablö-

Tabelle 2. Das Schicksal der Linsen in der 2. Gruppe der Patienten

1. *Klare Linse*		
Klar geblieben	12	
Spätere Linsentrübungen		
• teilweise, stabil	1	
• totale, Operation ist geplant	2	
Lentektomie bei Revitrektomien	3	
Lentektomie		
• Netzhautablösung	2	
• großer IOFK entfernt translimbal	1	
Subtotal		21
2. *Linse teilweise getrübt*		
Stabile äquatoriale Trübungen	3	
Lentektomie bei Revitrektomien	1	
Progressive Katarakt		
• S/S + HKL, später entfernt	1	
• Operation ist geplant	1	
Subtotal		6
3. *Linse entfernt gleichzeitig mit IOFK*		
Ganze Linse entfernt		
• Lentektomie	9	
• Phako + Kapselreste	1	
• S/S + Kapselreste	1	
• Phakofragmentation	1	
• bei Eviszeration	2	
Linsenreste	1	
S/S, Kapsel entfernt später bei Revitrektomie	1	
S/S, Kernexpress., Phako + HKL	13	
Subtotal		29
Total		56

S/S (Limbus)	- Kapselsack	4
S/S (Limbus)	- Sulcus cil.	4
S/S (Tunnel)	- Sulcus cil.	3
Kernexpression	- Kapselsack	2
Kernexpression	- Sulcus cil.	1
Phako (Limbus)	- Sulcus cil.	2
Phako (Limbus)	- Kapselsack	1
Phako (Tunnel)	- Sulcus cil.	1
Phako (Tunnel)	- Kapselsack	1
Total		19

Tabelle 3. Technik der Kataraktoperation bei gleichzeitiger IOFK- und Linsenentfernung mit HKL-Implantation

sung mit Silikonöltamponade durchgeführt. Nach der Silikonölentfernung ist die HKL gut zentriert und die Netzhaut ist angelegt. Einen Überblick der Linsenoperationen der 2. Gruppe gibt die Tabelle 2.

Die Technik der Kataraktoperationen bei gleichzeitiger Linsenentfernung mit HKL-Implantation und der IOFK-Entfernung wird in der Tabelle 3 dargestellt.

Diskussion

Das oberste Behandlungsziel bei Unfällen mit einem IOFK ist die Erhaltung des Auges und die Wiederherstellung bzw. der Erhalt der Funktion. Der IOFK ist nur ein Teilproblem. Der Behandlungsplan sollte das ganze Auge einbeziehen und nicht den Fremdkörper allein [7]. Seit vielen Jahren ist bekannt, daß nach penetrierenden Hornhautverletzungen mit einem traumatischen Katarakt eine Kataraktoperation gleichzeitig durchgeführt werden kann [9]. Es ist sogar möglich, eine intraokulare Linse zu implantieren [8]. Hauptprinzip der modernen Fremdkörperchirurgie ist, die gesamte Extraktion unter optischer Kontrolle vorzunehmen [5]. Demnach muß die Operationsstrategie auch das Linsenschicksal einschließen.

Dabei stellt sich die Frage, die ganze Linse zu entfernen bzw. die Linsenkapsel zu erhalten und die Möglichkeit, eine Intraokularlinse zu implantieren. Es gibt Autoren, die eine gleichzeitige Lentektomie und Vitrektomie, wenn die Linse geschädigt ist [13], bevorzugen. Es gibt auch Autoren, die in Einzelfällen gleichzeitig eine intraokulare Linse implantieren, auch bei Patienten, denen ein IOFK aus dem Glaskörperraum und sogar auch aus der Netzhaut entfernt wurde [1, 2, 4, 6, 14]. Die Ergebnisse unserer Studie haben gezeigt, daß man die klare Linse nach dem Unfall nur entfernen muß, wenn eine schwere Endophthalmitis den Unfall kompliziert, wenn eine Netzhautablösung, die eine Silikonöltamponade erzwingt, perioperativ diagnostiziert wird, oder wenn man aus dem Glaskörperraum einen großen IOFK entfernen muß. Wenn es möglich ist, bevorzugen wir bei teilweise getrübter Linse ein Zweietappenverfahren, wobei bei dem ersten Eingriff der IOFK entfernt und später die Kataraktoperation durchgeführt wird. Man weiß nie genau, ob die umschriebenen Linsentrübungen stabil bleiben oder nicht. Diese Ansicht teilen auch Pieramici et al. [11]. Bei dem kombinierten Verfahren gehen wir individuell vor. Wir kombinieren den vorderen und den Pars-plana-Zugang. Seit 2 Jahren bereiten wir den skleralen Tunnel vor und machen eine Kapsulotomie. Dann wird eine ECCE durchgeführt und der IOFK entfernt. Nach der Beurteilung der Situation im hinteren Augenabschnitt und in Einzelfällen nach dem Kapselpolieren implantieren wir eine HKL. Vom Kapselzustand hängt es ab, ob die HKL in den Kapselsack oder in den Sulcus ciliaris implantiert wird. Wenn die Lage im hinteren Abschnitt für die Linsenimplantation ungünstig ist und eine PVR-Netzhautablösung droht, entfernen wir den ganzen Kapselsack. Trotz gründlicher Analyse entstand bei 2 unserer Patienten 2 bzw. 13 Monate nach dem Eingriff eine Traktionsablatio. Nur bei einem Patienten sind wir nach der Reoperation erfolgreich geblieben. Die visuelle Rehabilitation mittels Hinterkammerlinsenimplantation ist heute bei der Mehrzahl der Patienten mit traumatischer Katarakt bei vertretbarem operativem Risiko möglich [15]. Dieser Ansicht stimmen wir zu.

In 9 Jahren haben wir 107 Augen mit einem IOFK im hinteren Augenabschnitt behandelt. Die Linse ist nur bei 19 Augen klar geblieben; in weiteren 5 Augen haben äquatoriale Linsentrübungen die Sehschärfe nicht beeinträchtigt. Bei 77 Augen wurde die Linse entfernt. Eine Intraokularlinse wurde gleichzeitig mit der IOFK-Entfernung in 20 Augen implantiert. Von diesen wurde später eine HKL explantiert. Bei der Reoperation wurde eine HKL in weiteren 7 Augen implantiert, wovon 2 wegen einer Netzhautablösung später wieder entfernt werden mußten. Bei einem Patienten wurde eine HKL noch vor der IOFK-Entfernung implantiert. Die Linse ist in 24 Augen erhalten geblieben (22,4%). Drei Augen mit ursprünglich klarer Linse sind geschrumpft. Bei 3 Patienten ist eine Kataraktoperation geplant.

Literatur

1. Alesaev KI (1988) Intraocular correction in penetrating eye injuries. Oft Zurnal 44: 419–421
2. Chan TK, MacIntosh G, Yeoh R, Lim ASM (1993) Primary posterior chamber IOL implantation in penetrating ocular trauma. Intern Ophthalmol 17: 137–141
3. Clemens S, Grerding H, Wilhelm F (1996) Die kombinierte Vitrektomie, Splitterextraktion und Kataraktoperation mit Intraokularlinsenimplantation. In: Rochels R, Duncker G, Hartmann C (Hrsg) 9. Kongreß der Deutschsprachigen Gesellschaft für Intraokularlinsen-Implantation. Springer, Berlin Heidelberg New York, S. 58–64
4. Coleman DJ, Lucas BC, Rondeau MJ, Chang S (1987) Management of intraocular foreign bodies. Ophthalmology 94: 1647–1653
5. Heimann K, Paulmann H, Tavakolian U (1983) The intraocular foreign body. Principles and problems in the management of complicated cases by pars plana vitrectomy. Int Ophthalmol 6: 235–242
6. Koenig SB, Han DP, Mieler WP, Abrams GW, Jaffe GJ, Burton TC (1990) Combined phacoemulsification and pars plana vitrectomy. Arch Ophthalmol 108: 362–364
7. Kuhn F, Morris R, Whiterspoon CD, Harris CHL, Brown S (1993) Magnetische intraokulare Fremdkörper im hinteren Augenabschnitt. Ophthalmologe 90: 539–548

8. Mori S, Takimoto H, Kobayashi Y (1979) Results of intraocular lens insertion for traumatic eyes and effects on binocular vision. Graefes Arch Klin Exp Ophthalmol 210: 175–182
9. Muga R, Maul E (1978) The management of lens damage in perforating corneal lacerations. Br J Ophthal 62: 784–787
10. Percival SPB (1974) A decade of intraocular foreign bodies. Br J Ophthalmol 56: 454–461
11. Pieramici DJ, Capone A, Rubsamen PE, Roseman RL (1996) Lens preservation after intraocular foreign body injuries. Ophthalmology 103: 1563–1567
12. Punnonen E, Laatikainen L (1989) Prognosis of perforating eye injuries with intraocular foreign bodies. Acta Ophthalmol 66: 483–491
13. Rubsamen PE, Irvin WD, McCuen BWII et al. (1995) Primary intraocular lens implantation in the setting of penetrating ocular trauma. Ophthalmology 102: 101–107
14. Strmeň P, Oláh Z (1994) Intraocular lens implantation in traumatic cataract caused by intraocular foreign body. Cs Ophthal 50: 340–347
15. Tetz M, Blum M, Greiner C, Völcker HE (1993) Traumatische Katarakte. Ophthalmologe 90: 360–363

Minimal-invasive Linsenimplantation bei Kindern mit Marfan-Syndrom: Methodische Entwicklung und erste Ergebnisse der Langzeitbeobachtung nach 3 Monaten

H. Gerding

Zusammenfassung Die Ergebnisse einer endokapsulären manuellen Linsenabsaugung und IOL-Implantation mit einseitiger Sulkusnaht unter vollständigem GK-/Hinterkapselerhalt an 11 Augen (7 Kinder) mit spontaner Linsensubluxation werden vorgestellt.

Summary. First results (11 eyes, 7 patients, 3 months follow-up) of a novel technique for the surgical management of subluxated lenses are reported. Principle steps are: endocapsular aspiration, one side transscleral suture fixation with preservation of the vitreous.

Einleitung

Eine Dislokation der Linse findet sich bei 50–80% aller Patienten mit einem Marfan-Syndrom [7]. Subluxierte Linsen verursachen komplexe, nicht korrigierbare Abbildungsfehler: Axiale parallele Strahlenbündel können nicht foveal konvergieren; ein foveal abgebildetes unendlich fernes Objekt ist nur über schräg und exzentrisch auf die Linse auftreffende Strahlenbündel konstruierbar. Die damit einhergehenden therapierefraktären Abbildungsfehler (Astigmatismus schiefer Bündel, Koma und Bildverzeichnung) wirken sich besonders gravierend aus, wenn die Pupillenfläche noch vollständig von der Linse bedeckt und der Linsenrand weniger als 2,5 mm von der Pupillenmitte entfernt ist [9]. Besteht diese Situation in der sensiblen Phase des visuellen Systems, dann ist eine Amblyopieentwicklung nur durch linsenchirurgische Maßnahmen vermeid- und behandelbar. Hinsichtlich einer optimalen Rehabilitation durch Linsenimplantation bei spontaner Subluxation im Kindesalter (v. a. einseitige Indikation) liegen konzeptionell und in klinischer Anwendung nur Einzelfallbeobachtungen vor [3, 11]. Es ist Ziel der vorliegenden Arbeit, das für diese Patienten entwickelte operative Verfahren vorzustellen und über erste klinische Ergebnisse der laufenden Langzeituntersuchung zu berichten.

G. Duncker et al. (Hrsg.)
12. Kongreß der DGII 1998

Material und Methoden

Die Entwicklung des operativen Konzepts beinhaltete die 3 folgenden Schritte:

1. Analyse der intra- und postoperativen Behandlung und resultierender Komplikationen des klinikeigenen Kollektivs von Patienten mit chirurgisch behandelten Linsendislokationen;
2. In-vitro-Simulation des operativen Vorgehens der Linsenchirurgie bei insuffizientem Zonulaapparat und schrittweise Entwicklung des definitiven Vorgehens im experimentell-chirurgischen Labor unter Verwendung von enukleierten Tieraugen und für die Hornhautentnahme ungeeigneter Spenderaugen;
3. Auswahl und Testung eines geeigneten Linsentyps unter dem Aspekt einer postoperativen Stabilität der Sulkuslage sowie der anatomischen Integrität der vorderen Glaskörpergrenzmembran.

Patientenkollektiv

Sämtliche operativ behandelten kindlichen Patienten (6× Marfan-Syndrom, 1× idiopathische Linsensubluxation) wurden im Rahmen einer Spezialsprechstunde präoperativ betreut. In allen Fällen wurde vor Operationsindikation die Möglichkeit der verbessernden optischen Korrektion eingehend analysiert. Dies beinhaltete die unabhängige Skiaskopie durch 2 pädiatrisch-ophthalmologisch erfahrene Untersucher, ggf. die Evaluation einer neuen Glasverordnung bzw. u. U. die Nutzung eines aphaken Pupillenflächenanteils durch medikamentöse Mydriasis. Eine Linsenimplantation wurde nur indiziert, wenn durch diese Maßnahmen keine Sehleistung von 0,3 für die Ferne erzielt werden konnte. Die präoperative Diagnostik beinhaltete den Ausschluß einer Homozystinurie sowie eine eingehende Beurteilung der kardiovaskulären Situation durch die pädiatrische Fachabteilung der jeweils kooperierenden Kinderklinik.

Die Indikation zur Linsenimplantation wurde bei 7 Kindern (11 Augen) gestellt und der Eingriff im Alter zwischen 2,8 und 11,8 Jahren (Median: 4,4 Lebensjahre) ausgeführt. In 4 Fällen erfolgte eine beidseitige, bei 3 Kindern wegen einer noch guten Funktion des Partnerauges nur eine einseitige Operation. Kontrollen wurden innerhalb der 1. postoperativen Woche täglich und anschließend nach 2, 4, 8 und 12 Wochen vorgenommen. Die postoperative Behandlung umfaßte neben der lokalen Applikation einer Steroid-Antibiotika-Kombination die zusätzliche Anwendung nichtsteroidaler antiphlogistischer Augentropfen. Auf die Applikation pupillenerweiternder Medikamente wurde grundsätzlich verzichtet, da bei kindlichen Linsenimplantationen nach eigener Beobachtung ein relativ hohes Risiko der Entwicklung eines Iris capture besteht [2]. Lediglich zur Lösung von Synechien wurde eine kurzwirkende Pupillenerweiterung vorgenommen.

Ergebnisse

Operatives Vorgehen

Die prinzipiellen Schritte des aus In-vitro-Versuchen konzipierten operativen Vorgehens sind in Abb. 1 skizziert. Vor Beginn der Operation werden die Implantationsrichtung und der Ort der einseitigen transskleralen Nahtfixation festgelegt. Die Implantationsrichtung entspricht in erster Näherung der Luxationsachse mit einem Vorderkammerzugang in der oberen Zirkumferenz. Ort der einseitigen Nahtfixation ist die der Luxationsrichtung entgegengesetzte Seite, d. h. im Bereich der frei erkennbaren, am meisten gedehnten oder destruierten Zonulafasern. Das Standardvorgehen beinhaltet folgende Schritte:

1. Limbus- oder fornixständige Bindehauteröffnung im Tunnelbereich und nahe der transskleralen Fixationsstelle (TFS).
2. Präparation eines Skleradeckels über der TFS sowie eines zunächst noch geschlossenen korneoskleralen Tunnels (Frown incision).
3. Vorderkammereröffnung (via Tunnel) mit einer 1,0 mm breiten Lanze.

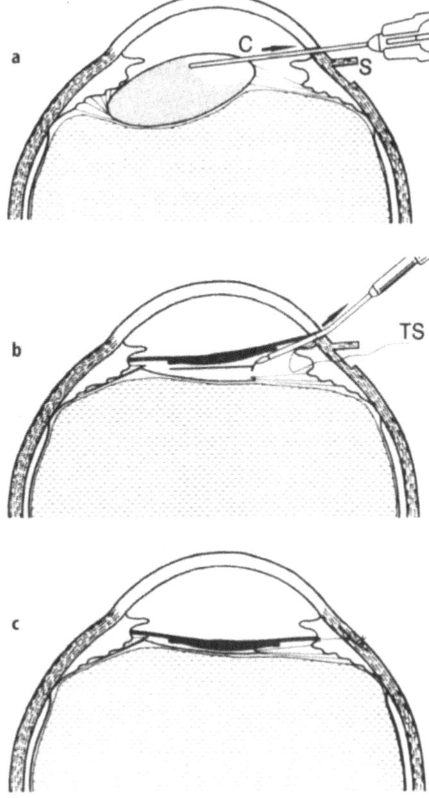

Abb. 1. Prinzipielle Schritte des Vorgehens bei minimal-invasiver Linsenimplantation. **a** Manuelle endokapsuläre Aspiration von Kern und Rinde; S Skleradeckel zur Dekkung der transskleralen Fixationsnaht. **b** Entfernung der abgetrennten Linsenvorderkapsel bei einseitig in den Sulkus eingebrachter, teilweise noch im Tunnelschnitt liegender Intraokularlinse; TS transskleraler Fixationsfaden. **c** Endsituation mit Erhalt von Linsenhinterkapsel, Zonulafasern und vorderer Glaskörpergrenzmembran. Der Tunnelverlauf ist aus Gründen der Übersicht hier nicht detailgetreu dargestellt

4. Viskoelastisches Abdecken des freiliegenden Zonulabereichs (Healon, „Zonuloprotektion") unter Vermeidung verschiebungsbedingter Faserbelastungen.
5. Schonende Füllung des restlichen Vorderkammervolumens durch das Viskoelastikum.
6. Ausführung einer Mini-Kapsulorhexis/-punktion (max. 1,5 mm Durchmesser) mit einer gebogenen 27-G-Kanüle oder Lanze in unmittelbarer Nähe des Tunnelzugangs.
7. Rein manuelle endokapsuläre Aspiration von Kern- und Rindenmaterial mit einer gewinkelten, durch eine 2-ml-Spritze geführten Tränenwegskanüle mit intermittierender Teilauffüllung des Kapselsacks durch BSS-Lösung oder Viskoelastikum; im retroiridalen Bereich Absaugen von Rindenmaterial unter Verwendung einer modifizierten, an der Spitze gebogenen Kanüle gleicher Bauart (Abb. 2).
8. Viskoelastische Expansion des Sulkuszugangs im Bereich der Nahtfixation.
9. Sulkuspunktion ab externo mit einer modifizierten Parazenteselanze (0,3 mm Breite).
10. Einführung des transskleralen Fixationsfadens (Polypropylen 10–0) mit Hilfe einer modifizierten Zyklodialyse-Kanüle ab externo.
11. Fassen des Fadens in der Vorderkammer mit einer Vitrektomiepinzette und Herausführung durch den Tunnelschnitt.
12. Verknotung des Fadens mit einem Haptikbügel (Morcher 48B [10x], Pharmacia 722y [1x]).
13. Erweiterung des sklerokornealen Tunnels und Einschieben der vorderen Linsenhaptik in den Sulcus ciliaris bei noch stehendem zweiten Haptikbügel im Tunnelschnitt.
14. Einführung einer Ong-Schere unterhalb der Optikebene der IOL zum Abtrennen der Linsenvorderkapsel und Vorderkapselentfernung.
15. Plazierung der zweiten Haptik in den Sulcus ciliaris (Abb. 2).
16. Verschluß des Ab-externo-Zugangs zum Sulkus durch den transskleralen Fixationsfaden und intrasklerale Verknotung desselben.
17. Medikamentöse Pupillenverengung durch Acetylcholin.
18. Ausführung einer peripheren Iridektomie (nicht in allen Fällen).
19. Sicherung des Tunnels durch 3 Einzelknopfnähte.
20. Adaptation des Skleradeckels oberhalb der transskleralen Nahtfixationsstelle.
21. Verschluß der Bindehaut.

Als Modifikation wurde die Ausführung von Schritt 9 und 10 unter Anwendung eines Endoskops (Fa. Schwind) mit dem Ziel einer präzisen Sulkuslokalisation in 2 Fällen vorgenommen.

Präoperative Befunde

Die Sehleistung der 11 operierten Augen umfaßte die Spanne von 1/35–0,2 (Median: 0,1). Bei 8 der 11 Augen lag eine Suluxation nach oben (vertikal, temporal oder nasal), bei 2 Augen eine horizontale Verlagerung (temporal) und einmal nach temporal unten vor. Die Pupillenmitte war in allen Fällen noch von der Linse bedeckt; der Linsenrand befand sich ausnahmslos innerhalb einer 2-mm-Zone vom Pupillenzentrum.

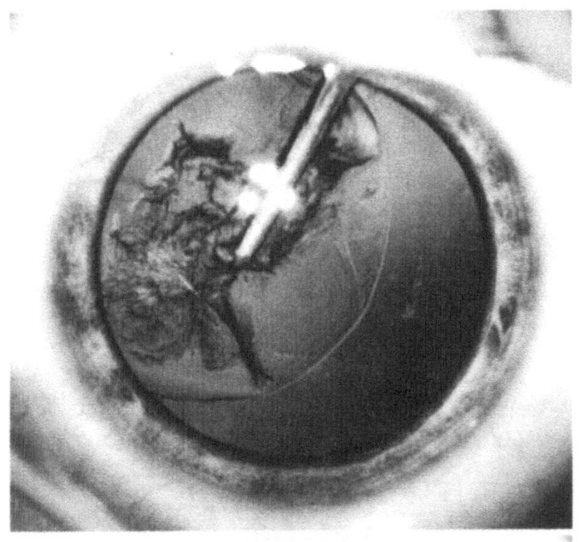

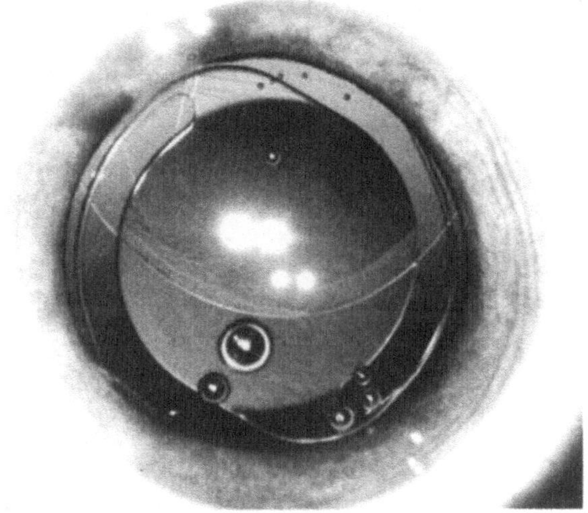

Abb. 2. *Oben:* Situation nach partieller manueller endokapsulärer Aspiration von Linsenmaterial. *Unten:* Einseitig transskleral nahtfixierte Hinterkammerlinse. Deutlich erkennbar ist die verbliebene Hinterkapselkontur der präoperativ nach oben luxierten Linse

Intraoperative Situation

Eine umschriebene transversale Diastase von Zonulafasem in 6-Uhr-Position (<1 h) mit geringfügigem Glaskörpervorfall in die vordere Augenkammer trat in einem Fall ein. Bei diesem Patienten (11,8 Jahre) wurde der Pseudophakos bilateral durch eine transsklerale Sulkusnaht fixiert. Bei einem Patienten mit einem präoperativ erkennbaren segmentalen Defekt der Zonulafasern (bds.) in 6-Uhr-Position wurde gezielt eine umschriebene Vitrektomie via Tunnelschnitt im Zugangsbereich der transskleralen Nahtfixationsstelle ausgeführt.

Funktionelle Ergebnisse nach 3 Monaten

Die ermittelte Sehleistung der an der standardisierten Nachbeobachtung nach 3 Monaten teilnehmenden Probanden (n=7, 11 Augen) sind in Abb. 3 dargestellt. In allen Fällen konnte eine deutliche Verbesserung der Funktion von 2 oder mehr Stufen der Sehleistungsskala erzielt werden. Die Spanne der postoperativen Sehleistung nach 3 Monaten reichte von 0,3 bis 0,7 (Median 0,4). Bei 5/11 Augen wurde trotz der relativ kurzen Nachbeobachtungszcit eine Funktion von 0,5 oder besser erzielt.

Postoperativer Verlauf und Komplikationen

Postoperativ zeigte sich an einem Auge bei intraoperativ scheinbar unverletzter Zonulaebene ein schmaler, zum Tunnelschnitt ziehender Glaskörper-

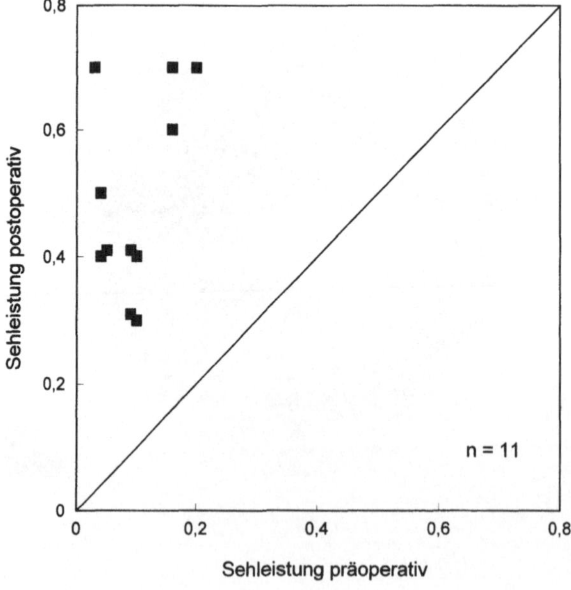

Abb. 3. Postoperative Sehleistung zum Zeitpunkt der standardisierten Nachuntersuchung nach 3 Monaten in Relation zum präoperativen Befund

strang, der am 3. postoperativen Tag durch Scherenschlag entfernt wurde. In einem Fall traten am 2. postoperativen Tag nach einem mäßigen stumpfen Trauma eine schnell resorbierende Vorder-, Hinterkammerblutung, eine optisch nicht relevante, geringfügige und im Verlauf stabile Dezentrierung des Pseudophakos nach unten und eine mäßige Pupillendezentrierung nach oben bei umschriebener vorderer Synechie zum Tunnelschnitt auf. Weitere Komplikationen (Glaukom, zystoides Makulaödem, Netzhautablösung etc.) wurden während des Nachbeobachtungszeitraums nicht festgestellt. Die verbliebene Hinterkapsel entwickelte im postoperativen Verlauf typischerweise eine fibrotische Kontraktion, die von einer Verlagerung des Kapselmaterials in Luxationsrichtung und einer subsequenten Freigabe der optischen Achse begleitet war.

Diskussion

Die Entwicklung chirurgischer Techniken zur Behandlung spontan dislozierter Linsen der letzten Jahrzehnte läßt sich in 3 Phasen einteilen [1, 4, 5, 6, 8, 10, 11]:

1. Phase des offenen,
2. Phase des geschlossenen Vorgehens (beide ohne Linsenimplantation),
3. geschlossene Linsen-/Glaskörperchirurgie kombiniert mit Kunstlinsenimplantation.

Die 1. Phase des instabilen offenen Vorgehens (Expression, Kryoextraktion, Linsenablassung) war durch relativ hohe Komplikationsraten (Amotio retinae, Glaukom etc.) gekennzeichnet, so daß daraus eine berechtigte Zurückhaltung gegenüber diesen Eingriffen resultierte. Erst in der 2. Phase des geschlossenen Vorgehens (Limbus- oder Pars-plana-Zugang) unter Anwendung von Vitrektomien, der geschlossenen Phakoemulsifikation oder einfachen Absaugkanülen konnte eine weitgehend komplikationsfreie Linsenentfernung mit relativ guten funktionellen Ergebnissen erzielt werden. Als Nachteile dieser Verfahren sind der fehlende optische Linsenersatz (insbesondere bei Einseitigkeit) und teilweise die Notwendigkeit zur invasiven Glaskörperchirurgie zu erwähnen. Untersuchungen zur Sicherheit und funktionellen Effizienz einer Kombination von Phase-2-Techniken mit einer Intraokularlinsenimplantation sind Gegenstand der Phase-3-Entwicklung (Tabelle 1).

Sowohl der Einsatz von Vorderkammerlinsen als auch die kombinierte transsklerale Sulkusnahtfixation erscheint nach den bisherigen Mitteilungen als sicher anwendbare Option für die Behandlung adulter Patienten mit spontaner Linsensubluxation [4, 5, 6]. Das hier vorgestellte operative Vorgehen wurde speziell für den Bereich der kindlichen, optisch nicht korrigierbaren Linsensubluxation innerhalb der amblyopierelevanten sensiblen Phase des visuellen Systems konzipiert. Dabei wurden die Vorteile eines geschlossenen Verfahrens der Linsenentfernung mit einem vollständigen Erhalt des Glaskörpers und seiner anterioren Grenzmembran sowie dem Einsatz von Hinterkammerlinsen kombiniert. Die nur einseitige transsklerale Nahtfixation

Tabelle 1. Literatur zur IOL-Implantation bei spontaner Linsensubluxation. PPVL Pars-plana-Vitrektomie/Lentektomie, ICCE intrakapsuläre Linsenextraktion, MASS manual aspiration/single suture, VKL Vorderkammerlinse, HKL Hinterkammerlinse, TRD tapetoretinale Degeneration, TSNF transsklerale Nahtfixation, k.A. keine Angaben

Autoren	Augen (n)	Diagnosen	Alter (Jahre)	Technik	Linsentyp	Follow-up	Funktion	Komplikationen
Girard et al. 1990 [4]	5	Marfan (4) TRD (1)	29–36	PPVL	VKL	1–5 Jahre	Alle <0,25	Hyphäma 1/5
Adank u. Hennekes 1993 [11]	2	Marfan?	3	Phako	HKL	k.A.	k.A.	–
König u. Mieler 1996 [6]	4	Marfan	25–62	PPVL	VKL	4–9 Monate	Alle >0,7	Pupillärer Block 2/4
Klüppel et al. 1997 [5]	19	Marfan (8) Idiopathisch (11)	19–63	PPVL, Phako, ICCE	HKL (Sulkus, TSNF)	1–67 Monate	0,1–1,25	IOL-Dislokation 1/19 Amotio retinae 1/19
Gerding 1998 [3]	2	Homozystinurie	10	MASS	HKL	12 Monate	0,9	Iris capture (posttraumatisch/transient)

wurde als minimaler Fixationskompromiß unter dem Aspekt einer notwendigen Wachstumsreserve (kritisch bei beidseitiger Nahtfixation) und unter gleichzeitiger Ausnutzung einer Stabilisierung im gegenüberliegenden Sulkus durch den stabileren Teil der Zonulafasern und die kontrahierenden Kapselreste gewählt. Die bisherigen Ergebnisse lassen schon nach kurzer Beobachtungs- und Nachbehandlungszeit (Amblyopie) eine gute funktionelle Rehabilitation ohne nennenswerte Komplikationen erkennen. Die Tatsache, daß sich dieses Prinzip über längere Zeit bei der Homozystinurie (wesentlich schwächer ausgebildeter Restzonulaapparat) bewährt hat [3], läßt eine günstige Entwicklung in der Zukunft erwarten.

Literatur

1. Behki R, Noël LP, Clarke WN (1990) Limbal lensectomy in the management of ectopia lentis in children. Arch Ophthalmol 108: 809–811
2. Büchner T, Busse H, Gerding H (1998) Intraokularlinsenimplantation im Kindesalter. Ophthalmologe 95: 307–316
3. Gerding H (1998) Ocular complications and a new surgical approach to lens dislocation in homocystinuria due to cystathionine-β-synthetase deficiency. Eur J Pediatr 157 (Suppl 2): 94–101
4. Girard LJ, Canizales R, Esnaola N, Rand WJ (1990) Subluxated (ectopic) lenses in adults. Ophthalmology 97: 462–465
5. Klüppel M, Sundmacher R, Althaus C (1998) Operative Versorgung Marfan-assoziierter und idiopathischer Linsensubluxationen. Ophthalmologe 94: 739–744
6. König SB, Mieler WF (1996) Management of ectopia lentis in a family with Marfan syndrome. Arch Ophthalmol 114: 1058–1061
7. Nelson LB, Maumenee IH (1982) Ectopia lentis. Surv Ophthalmol 27: 143–160
8. Plager DA, Parks MM, Helveston EM, Ellis FD (1992) Surgical treatment of subluxated lenses in children. Ophthalmology 99: 1018–1023
9. Romano PE, Kerr NC, Hope GM (1990) Bilateral ametropic functional amblyopia in genetic ectopia lentis: it's relation to the amount of subluxation, an indicator for early surgical management. Binocular Vis 5: 71–78
10. Salehpour O, Lavy T, Leonard J, Taylor D (1996) The surgical management of nontraumatic ectopic lenses. J Pediatr Ophthalmol Strabism 33: 8–13
11. Adank AM, Hennekes R (1993) Phacoemulsification of the subluxated or atopic lens. Bull Soc Belge Ophthalmol 249: 33–39

Korneale Topographie nach Pars-plana-Vitrektomie

C. Wirbelauer, H. Hoerauf, J. Roider und H. Laqua

Zusammenfassung

Einleitung: Nach Pars-plana-Vitrektomie (PPV) ist über die skleralen Zugänge eine Beeinflussung der Hornhautkontur möglich. In dieser Untersuchung wollten wir mögliche Oberflächenveränderungen anhand der kornealen Topographie im Verlauf objektivieren.

Patienten und Methoden: In einer kontrollierten klinischen Studie wurden prospektiv 28 konsekutive Patienten untersucht. Es handelte sich hierbei um vitreoretinale Erkrankungen ohne Voroperationen und mit einem potentiellen Visusanstieg nach dem Eingriff. Alle Patienten wurden über eine standardisierte konventionelle PPV ohne zusätzliche buckelnde Maßnahmen operiert. Die Hornhautoberfläche wurde anhand der kornealen Topographie präoperativ, in der ersten postoperativen Woche, nach 4 Wochen sowie im Mittel nach 4 Monaten analysiert.

Ergebnisse: In der 1. postoperativen Woche ergab die simulierte Keratometrie einen mittleren chirurgisch induzierten Astigmatismus von 3,40±2,10 dpt ($p<0,008$). Nach 4 Wochen und 4 Monaten kam es zu einem Abfall auf 1,19±1,07 dpt ($p<0,008$) und 0,70±0,63 dpt (n. s.). Die regionale Analyse der Brechkraftänderungen bestätigte eine signifikante Aufsteilung ($p<0,008$) im Bereich des superonasalen und temporalen Halbmeridians und eine Abflachung ($p<0,008$) im Bereich des inferioren und des inferonasalen Halbmeridians. Diese kornealen Veränderungen persistierten in einigen Fällen für mehrere Wochen, teilweise in einer asymmetrischen und irregulären Konfiguration. Nach 4 Monaten konnten schließlich in allen beobachteten Fällen erneut homogene Oberflächenmerkmale festgestellt werden.

Schlußfolgerung: Ein deutlicher Anstieg des kornealen Astigmatismus sowie erhebliche Veränderungen der Hornhautoberfläche können nach PPV in der frühen postoperativen Phase auftreten. Im Verlauf kommt es nach mehreren Wochen zu einer Stabilisierung auf präoperative Werte. Das mögliche Auftreten von irregulären Hornhautmerkmalen sowie der zeitliche Verlauf der Krümmungsänderungen sollten in der postoperativen funktionellen Rehabilitation berücksichtigt werden.

Summary. The purpose of this prospective, controlled, clinical study was to investigate corneal shape changes due to pars plana vitrectomy (PPV) in patients with potential visual improvement postoperatively.

Patients and methods: A total of 28 consecutive patients undergoing conventional PPV were studied. Sequential determinations by corneal topography were performed preoperatively, during the first postoperative week, at 4 weeks and after 4 months.

Results: The mean surgically-induced simulated keratometric astigmatism was 3.40±2.10 Diopters [D] ($P<0.008$) during the first postoperative week. After 4 weeks and 4 months the values decreased to 1.19±1.07 D ($p<0.008$) and 0.70±0.63 D (n. s.), respecti-

G. Duncker et al. (Hrsg.)
12. Kongreß der DGII 1998

vely. Regional corneal topographic analysis confirmed significant curvature changes with corneal steepening ($p<0.008$), which corresponded to the superonasal and temporal semimeridian, and flattening ($p<0.008$) along the inferior and interonasal semimeridian. Corneal changes persisted in some cases for several weeks, partly in an asymmetric and irregular configuration. After 4 months the cornea regained a homogeneous pattern in all patients studied.

Conclusion: A substantial increase of corneal astigmatism and distinct shape changes can occur after PPV in the immediate postoperative period. Stabilization at preoperative values was observed in the following period in the course of several weeks. The time course of corneal curvature alterations should be considered in postoperative management to detect refractive causes of inadequate visual acuity.

Einleitung

Bei der Pars-plana-Vitrektomie (PPV) wurde festgestellt, daß die skleralen Inzisionen die Hornhautkurvatur beeinflussen können und somit ein wichtiger Faktor der visuellen Rehabilitation sind [6, 9, 15]. Veränderungen der Hornhautoberfläche, die ein asymmetrisches oder irreguläres Muster aufweisen, können die Sehkraft deutlich beeinträchtigen. Bei elektiven Eingriffen bei Patienten mit einer potentiell guten Makulafunktion ist eine schnelle visuelle Rehabilitation besonders wichtig. Die korneale Topographie hat sich hierbei als wichtiges Diagnostikum in der quantitativen und qualitativen Beurteilung von Oberflächenveränderungen der Hornhaut bewährt [13]. Deshalb wollten wir in dieser Untersuchung die Veränderungen, die durch den chirurgischen Zugang und dessen Verschluß nach PPV auftreten, anhand der kornealen Topographie im postoperativen Verlauf dokumentieren.

Patienten und Methoden

In einer kontrollierten klinischen Studie wurden prospektiv 28 konsekutive phake Patienten nach konventioneller PPV untersucht. Bei allen Patienten wurde ein vollständiger ophthalmologischer Status mit Spaltlampenbiomikroskopie, Applanationstonometrie und binokuläre indirekte Ophthalmoskopie durchgeführt. Einschlußkriterien waren elektive vitreoretinale Erkrankungen mit einem potentiellen Visusanstieg nach dem Eingriff. Die unterschiedlichen Indikationen waren in unserem Patientenkollektiv ein Makulaforamen (n=10), eine epiretinale Gliose (n=8), eine Glaskörperhämorrhagie (n=7) oder Glaskörpertrübungen (n=3). Bei keinem Patienten lagen Voroperationen oder Erkrankungen der Hornhaut vor. Postoperative Untersuchungen erfolgten in der 1. Woche, nach 4 Wochen und nach einer mittleren Nachuntersuchungszeit von 4 Monaten.

Nach Einverständniserklärung wurde bei allen Patienten eine standardisierte PPV mit 3 Zugängen ohne zusätzliche buckelnde Maßnahmen durchgeführt [15]. Am Ende der Operation wurden die Sklerotomien jeweils mit einer Kreuzstichnaht aus resorbierbaren Polyglykolsäure-Fäden (Vicryl, Ethicon,

Norderstedt) verschlossen. Der Fadendurchmesser reichte von 6–0 bis 8–0. In 11 Fällen wurde zusätzlich Gas eingefüllt.

Anhand der kornealen Topographie (Eyemap EH-290, Version 5.02, Alcon, Fort Worth) wurden quantitativ der absolute simulierte Astigmatismus der zentralen 3-mm-optischen Zone sowie der vektoranalytisch berechnete chirurgisch induzierte Astigmatismus [8] ermittelt. Alle Messungen waren Durchschnittswerte aus 2 topographischen Bildern.

Regionale Brechkraftänderungen wurden in 8 Halbmeridianen, d. h. in 45°-Intervallen analysiert. Aufgrund der derzeitigen Limitierungen von Placido-Ring-gestützten Geräten [13] schränkten wir die Erhebungen auf die 3- und 5-mm-optischen Zonen ein, die die größte Genauigkeit aufweisen. Dieses entspricht somit 16 Punkten in 8 Halbmeridianen. Für jede dieser Lokalisationen wurde die präoperative Brechkraft von der postoperativen subtrahiert, um die chirurgisch induzierten Änderungen zu berechnen [11]. Alle Augen wurden hierbei rechnerisch wie rechte Augen behandelt.

Die gespeicherten Daten der Videokeratographie mit der höchsten Qualität wurden dann weiter in der absoluten Skalierung mit 0,25-dpt und 1,0-dpt-Intervallen ausgewertet. Die qualitative Einteilung der einzelnen Topographien erfolgte durch Überlagerung des dioptrischen Diagramms und dem dazugehörigen videokeratoskopischen Bild anhand eines objektiven Klassifikationssystems [4].

Veränderungen wurden anhand des Wilcoxon-Tests für verbundene Stichproben analysiert. Nach Bonferroni-Korrektur wurden statistische Unterschiede mit $p<0{,}008$ als signifikant gewertet.

Ergebnisse

Insgesamt wurden 28 Patienten mit einem mittleren Alter von 62±13 Jahren untersucht. In Abbildung 1 sind die simulierten Werte für den absoluten Astigmatismus sowie für den chirurgisch induzierten Astigmatismus in der zentralen 3-mm-optischen Zone zusammengefaßt. Der mittlere absolute Astigmatismus stieg in der ersten postoperativen Woche auf 3,30±2,01 dpt ($p<0{,}008$) an und fiel im weiteren Verlauf nach 4 Monaten auf annähernd präoperative

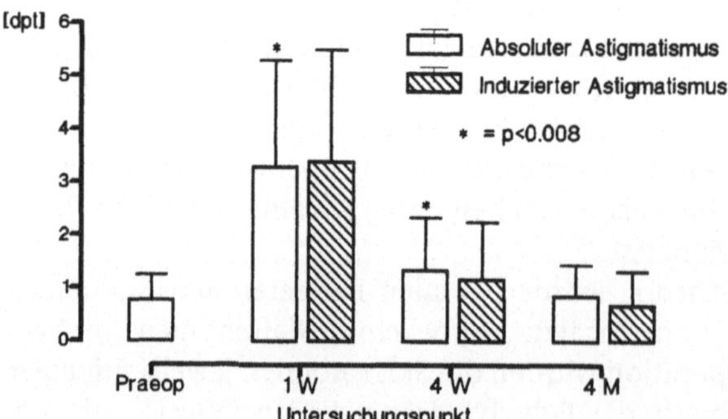

Abb. 1. Simulierte Keratometrie der zentralen 3-mm-optischen Zone im Verlauf (Mittelwert ± Standardabweichung)

Werte zurück. Der mittlere chirurgisch induzierte Astigmatismus lag bei 3,40±2,10 dpt mit einem Maximum bei 9,06 dpt in der unmittelbaren postoperativen Phase.

Die topographischen Brechkraftänderungen der Hornhaut in den 16 untersuchten Bereichen waren am größten im superonasalen (45°) und temporalen (180°) Halbmeridian (Tabelle 1). In diesen Regionen kam es zu einer erheblichen kornealen Aufsteilung ($p<0{,}008$), die in einigen Fällen mehr als 6 dpt betrug. Dagegen kam es in den gegenüberliegenden Lokalisationen im inferioren (270°) und inferonasalen (315°) Halbmeridian zu deutlichen Abflachungen ($p<0{,}008$) (s. Tabelle 1). Nach 4 Wochen kam es zu einer Verringerung der beobachteten Brechkraftänderungen. Eine gewisse Instabilität der Hornhaut konnte aber bis zum letzten Untersuchungszeitpunkt nach 4 Monaten festgestellt werden, wo sich in den 0°- und 315°-Halbmeridianen eine signifikante Abflachung zeigte.

Die topographische Klassifizierung des Oberflächenmusters ist in Tabelle 2 im Verlauf zusammengefaßt. Die Topographien veränderten sich in der ersten postoperativen Woche von einem meist homogenen Erscheinungsbild (86%) zu überwiegend asymmetrischen Sanduhrformen (57%) und häufigen irregulären Mustern (25%). Durch die Sklerotomien wiesen 25 (89%) der Patienten solche induzierten Veränderungen auf. Der Wundverschluß verursachte hierbei erhebliche segmentale zentrale und periphere Aufsteilungen in den temporalen Quadranten der Hornhaut. Bei den meisten Patienten gingen diese

Tabelle 1. Mittlere regionale Brechkraftänderungen der kornealen Topographie in den 3- und 5-mm-optischen Zonen im Verlauf (Mittelwert ± Standardabweichung)[a]

	Mittlere Brechkraftänderungen [dpt]					
	1. Wo		**4 Wo**		**4 Mo**	
Optische Zone (mm)	**3**	**5**	**3**	**5**	**3**	**5**
Halbmeridian (°)						
0	0,66±1,24	0,04±1,55	0,35±0,93	0,03±1,04	-0,71±0,72[b]	-0,81±0,99[b]
45	1,48±1,88[b]	0,59±1,45	0,73±1,05[b]	0,17±1,49	-0,44±0,64	-0,73±0,85
90	0,01±1,65	-0,50±1,65	0,21±1,14	-0,09±1,10	-0,29±0,84	-0,51±0,88
135	-0,09±1,13	0,08±1,40	0,23±0,94	0,39±1,08	-0,21±0,72	-0,21±0,63
180	1,25±1,58[b]	1,65±1,46[b]	0,65±0,98	0,79±1,16[b]	-0,10±0,72	-0,14±0,80
225	0,63±2,23	0,93±2,14	0,41±0,92	0,23±1,31	-0,23±0,65	-0,40±0,84
270	-1,05±1,55[b]	-0,87±1,70	0,13±1,14	0,07±1,30	-0,25±0,96	-0,51±0,97
315	-0,96±1,35[b]	-0,92±1,52	-0,01±0,97	-0,11±1,04	-0,38±0,66	-0,63±0,58[b]

[a] Die Werte wurden durch Subtrahierung der präoperativen von der postoperativen Brechkraft berechnet. Positive Werte zeigen eine Aufsteilung und negative Werte eine Abflachung an. Alle Augen wurden rechnerisch wie rechte Augen behandelt.

[b] $p<0{,}008$, Vergleich der postoperativen Werte mit den präoperativen Werten (Wilcoxon-Test).

Veränderungen im Verlauf zurück. In einigen Fällen zeigten sich jedoch eine asymmetrische Sanduhrform (21%) oder fokale Aufsteilungen und Abflachungen (14%) bis zu 4 Wochen nach der Operation, die teilweise im Heilungsverlauf erneut auftraten. Bei allen beobachteten Patienten kam es schließlich nach 4 Monaten zu einem vollständigen Rückgang der Veränderungen, und die ursprüngliche Hornhautform stellte sich wieder ein.

Tabelle 2. Topographische Klassifizierung des Oberflächenmusters im Verlauf[a]

	Homogen[b]	Symmetrische Sanduhrform	Asymmetrische Sanduhrform	Irregulär
Präoperativ	24 (86)	3 (11)	1 (3)	0 (0)
Postoperativ				
1. Wo	2 (7)	3 (11)	15 (57)	7 (25)
4 Wo	15 (54)	3 (11)	6 (21)	4 (14)
4 Mo	18 (95)	1 (5)	0 (0)	0 (0)

[a] Anzahl der Augen (%)
[b] Homogen entspricht runden und ovalen Hornhautmustern zusammen

Diskussion

In dieser Untersuchung konnten wir anhand der kornealen Topographie verdeutlichen, welche erheblichen und teilweise komplexen Hornhautveränderungen nach standardisierter PPV im zeitlichen Verlauf auftreten können. Trotz der geringen Größe der Sklerotomien und deren relativen Entfernung zur zentralen Kornea wurde die Hornhautoberfläche in der optischen Achse in der unmittelbaren postoperativen Phase deutlich beeinflußt. Der topographisch ermittelte mittlere induzierte Astigmatismus lag in der ersten postoperativen Woche bei durchschnittlich mehr als 3 dpt mit einer maximalen Änderung von bis zu 9 dpt, was frühere Untersuchungen bestätigt [6, 9]. Änderungen mit einem Anstieg des Astigmatismus kamen bei mehr als 90% der Patienten nach konventioneller PPV vor.

Die Dynamik der Wundheilung nach PPV mit Einfluß auf die Hornhaut kann hierbei unterschiedlichen Faktoren zugeordnet werden, die hauptsächlich die Wundkonstruktion und deren Verschluß betreffen. Lokale postoperative Bulbusdeformierungen sind bereits aus dem Bereich der Kataraktchirurgie gut bekannt [2, 8]. In der unmittelbaren postoperativen Phase konnten wir in unserem Patientenkollektiv nach PPV häufig segmentale Aufsteilungen im superonasalen und temporalen Halbmeridian beobachten. Dies entspricht der Lokalisation der Sklerotomien, die somit zu frühen, vorübergehenden Änderungen durch Fadenzug und Kauterisationseffekte führen. Im operativen Meridian beeinflußt die radiale Kraft der Naht und deren Gewebekompression die Hornhautkurvatur am stärksten [1, 12, 14]. In einer experimentellen Untersuchung konnte berechnet werden, daß eine Differenz von 0,1 mm im skleralen Gewebe etwa eine Dioptrie induzieren kann [1]. Die lokalisierte Kompression des Gewebes flacht die Sklera ab und steilt die zentrale Hornhaut im Meridian der Inzision auf. Diese Effekte werden durch die sklerale Kauterisation im Bereich der Inzision noch verstärkt, da die thermische Kontraktion des behandelten Gewebes zu einer unmittelbaren zentralen Aufsteilung führt [3].

Bei mehreren Patienten konnten wir auch asymmetrische und irreguläre Muster feststellen. Durch die nur 1 mm großen Sklerotomien kommt es zu einer fokalen Verteilung der Zugkräfte und zu einem gewissen Ausmaß an Hornhautverzerrung [6, 10]. Die in dieser Untersuchung dargestellten topographischen Änderungen bestätigen eine komplexe Kräfteverteilung durch das Zusammenwirken von 3 skleralen Inzisionen und deren Nahtverschluß.

Die Modifikationen der Hornhautform verringerten sich im weiteren Heilungsverlauf nach 4 Wochen. Mit zunehmender Heilung der skleralen Inzision verringerte sich das Wundödem, lösten sich die Fäden mit nachfolgendem Spannungsverlust auf und nahm die Kollagenkontraktur durch die Kauterisation ab. Die Entspannung der Wunde verursachte eine Abflachung. Bei mehreren Patienten traten aber nach 4 Wochen erneut irreguläre und multifokale Hornhautformen auf, die die optische Achse verzerrten. Diese Veränderungen sind durch Unterschiede in der zeitabhängigen Hydrolyse des Fadenmaterials zu erklären. Bei allen Patienten konnte schließlich nach 4 Monaten eine Normalisierung der Hornhautoberfläche beobachtet werden.

Unsere Ergebnisse der postoperativen keratometrischen Analyse [15] haben gezeigt, daß dünnere Fäden tendenziell geringere Veränderungen verursachen. Durch die Wahl geeigneter Fadendurchmesser kann deshalb die frühe Kompression des Gewebes verringert werden, und durch die geringere Materialmenge kommt es im Verlauf zu einer schnelleren Hydrolyse. Das Verhalten unterschiedlicher Materialien und die für die Wundheilung günstigste Kombination sollte in späteren Verbesserungen überdacht und untersucht werden [7]. Außerdem gibt es neue Ansätze, bei denen selbstschließende Sklerotomien klinisch durchführbar sind [5] und somit auf einen Nahtverschluß völlig verzichtet werden kann. Die geringere postoperative Beeinflussung der Hornhautoberfläche ist möglicherweise dadurch vorteilhaft.

Zusammenfassend konnte unsere Untersuchung nach PPV bei Patienten mit einem gutem Visuspotential signifikante Veränderungen der Hornhautoberfläche mit erheblichen asymmetrischen und teilweise irregulären Komponenten nachweisen. Stabile Brechungsverhältnisse ergaben sich erst nach mehreren Wochen durch Spannungsverlust des Nahtmaterials und durch Abnahme des Kauterisationseffektes im Bereich der Sklerotomien. Nach unseren Beobachtungen können durch die Wahl von Fäden mit geringem Durchmesser, vorsichtigem Dosieren des Fadenzuges und leichter Kauterisation im Wundbereich diese frühen Veränderungen günstig beeinflußt werden. Schließlich sollte ein Mißverhältnis zwischen guter Makulafunktion und geringer Sehkraft unter anderem Anlaß sein, die Hornhaut topographisch zu analysieren. Dadurch können mögliche refraktive Ursachen eines unzureichenden Visusanstiegs festgestellt werden. Die Berücksichtigung dieser Faktoren kann zu einer schnelleren und stabilen optischen Rehabilitation nach PPV führen.

Literatur

1. Arciniegas A, Amaya LE (1984) Experimental modification of the corneal curvature by means of scleral surgery. Ann Ophthalmol 16: 1155–1166
2. Armeniades CD, Boriek A, Knolle GE (1990) Effect of incision length, location, and shape on local corneoscleral deformation during cataract surgery. J Cataract Refract Surg 16: 83–87
3. Bergmann MT, Koch DD, Zeiter JH (1988) The effect of scleral cautery on corneal astigmatism in cadaver eyes. Ophthalmic Surg 19: 259–262
4. Bogan SJ, Waring GO III, Ibrahim O, Drews C, Curtis L (1990) Classification of normal corneal topography based on computer-assisted videokeratography. Arch Ophthalmol 108: 945–949
5. Chen JC (1996) Sutureless pars plana vitrectomy through self-sealing sclerotomies. Arch Ophthalmol 114: 1273–1275
6. Eckert T, Eckardt C (1996) Verhalten des Hornhautastigmatismus nach Pars-plana-Vitrektomie mit oder ohne gleichzeitiger Kataraktoperation. Ophthalmologe 93: 38–44
7. Gimbel HV, Raanan MG, DeLuca M (1992) Effect of suture material on postoperative astigmatism. J Cataract Refract Surg 18: 42–50
8. Jaffe NS (1981) Postoperative corneal astigmatism. In: Jaffe NS (ed) Cataract surgery and its complications. Mosby, St. Louis, pp 92–110
9. Jampel HD, Thompson JT, Nunez M, Michels RG (1987) Corneal astigmatic changes after pars plana vitrectomy. Retina 7: 223–226
10. Koch DD, Del Pero RA, Wong TC, McCulloch RR, Weaver TA (1987) Scleral flap surgery for modification of corneal astigmatism. Am J Ophthalmol 104: 259–264
11. Koch DD, Haft EA, Gay C (1993) Computerized videokeratographic analysis of corneal topographic changes induced by sutured and unsutured scleral pocket incisions. J Cataract Refract Surg 19: 166–169
12. Rowsey JJ (1983) Ten caveats in keratorefractive surgery. Ophthalmology 90: 148–155
13. Seitz B, Behrens A, Langenbucher A (1997) Corneal topography. Curr Opin Ophthalmol 8: 8–24
14. Van Rij G, Waring GO III (1984) Changes in corneal curvature by sutures and incisions. Am J Ophthalmol 98: 773–783
15. Wirbelauer C, Hoerauf H, Roider J, Laqua H (1998) Corneal shape changes after pars plana vitrectomy. Graefes Arch Clin Exp Ophthalmol (im Druck)

Häufigkeit der Pseudophakieablatio bei Myopia magna

S. Motsch und C.D. Quentin

Zusammenfassung. In einer retrospektiven Studie wurde die Häufigkeit einer Pseudophakieablatio bei hoch myopen Augen untersucht. 157 kataraktextrahierte Augen von 112 Patienten mit einer Bulbuslänge von über 26,0 mm nahmen an der Studie teil. Die Kataraktextraktionen mittels einer ECCE oder Phakoemulsifikation und Implantation einer Hinterkammerlinse wurden im Zeitraum vom 25.10.91 bis zum 25.10.96 durchgeführt.

Bei 3 männlichen Augen kam es zu einer Pseudophakieablatio; bei 2 dieser Augen war es intraoperativ zu einer Kapselruptur und Zonulolyse gekommen. Intraoperative Komplikationen erhöhen das Risiko einer Pseudophakieablatio bei hoch myopen Augen von 0,7 auf 1,9%. Die häufigste postoperative Komplikation war bei 96 Augen ein Nachstar, dies entspricht 61,1%. Eine andere postoperative Komplikationen war ein Makulaschichtforamen.

Schlüsselwörter: Kataraktextraktion, Hinterkammerlinsenimplantation, Myopia magna, Netzhautablösung

Summary. The incidence of retinal detachment after cataract surgery in highly myopic eyes (axial length over 26.0 mm) has been studied retrospectively. The study included 157 eyes of 112 patients. The cataract extraction and implantation of a posterior chamber lens was performed between 25th October 1991 and 25th October 1996.

Three eyes of three males developed a retinal detachment. During surgery two of them had a rupture of the posterior capsule with an anterior vitrectomy. In our patients the risk of retinal detachment increased from 0.7% to 1.9% after complications intraoperatively. Posterior capsule opacification was the most frequent complication, occuring in 96 eyes (61.1%). One macular hole was seen two months after surgery.

Key words: cataract surgery, IOL implantation, myopia, retinal detachment

Fragestellung

Das Risiko einer Pseudophakieablatio bei hoch myopen Augen wird in der Regel als hoch eingeschätzt. Die Angaben der Häufigkeit reichen in der Literatur von 0 bis zu 7,3% [1, 4, 5, 6, 10]. Immer mehr hoch myope Patienten wünschen eine operative Änderung der Refraktion. Um das Risiko einer Pseudophakieablatio in dieser Risikogruppe abschätzen zu können, wurde eine retrospektive Studie durchgeführt.

G. Duncker et al. (Hrsg.)
12. Kongreß der DGII 1998

Patienten und Methoden

In einer retrospektiven Studie wurden Augen erfaßt, die im Zeitraum vom 25.10.91 bis zum 25.10.96 kataraktextrahiert wurden. Die biometrisch gesicherte Bulbuslänge betrug >26,0 mm. Es wurde entweder eine ECCE oder eine Phakoemulsifikation mit Implantation einer Hinterkammerlinse durchgeführt. 157 Augen von 112 Patienten wurden in diese Studie aufgenommen. Die Bulbuslänge betrug im Mittel 28,4 mm und reichte von 26,04 mm bis zu 34,18 mm. Das Alter der Patienten lag zwischen 40 und 88 Jahren (Mittelwert: 67,7 Jahre). 89 Augen waren von weiblichen und 68 Augen von männlichen Patienten.

Die Patienten wurden von 7 verschiedenen Ärzten operiert, darunter 5 Ober- bzw. Chefärzte und 2 Fachärzte.

Die Nachbeobachtungszeit endete mit der letzten Kontrolle des Patienten bei uns oder bei dem weiterbetreuenden niedergelassenen Kollegen, bei denen schriftlich anhand eines standardisierten Fragebogens Daten zum weiteren Verlauf abgefragt wurden. Nach der Durchführung einer YAG-Kapsulotomie wurden die betroffenen Augen nicht weiter beobachtet, da dieser operative Eingriff das Risiko einer Pseudophakieablatio erhöht [13, 14]. Daraus ergibt sich eine durchschnittliche Nachbeobachtungszeit von 24,8 Monaten. Sie reichte von 2 bis zu 68 Monaten.

Bei der Durchsicht der Patientenakten wurden auch die Operationsprotokolle und Aktennotizen evaluiert, um die Häufigkeit perioperativer Komplikationen beurteilen zu können.

Ausschlußkriterien waren:

- gleichzeitig oder vorausgegangene Operation einer Netzhautablösung,
- gleichzeitig oder vorausgegangene Glaskörperchirurgie,
- gleichzeitig oder vorausgegangene perforierende Keratoplastik,
- vorausgegangene Contusio bulbi,
- Frühgeborenenretinopathie.

Ergebnisse

Aus Tabelle 1 werden die postoperativen Komplikationen ersichtlich.

Tabelle 1. Postoperative Komplikationen

	Gesamt (n=157)	Phako (n=67)	ECCE (n=83)
Pseudophakieablatio	3	2	1
Makulaschichtforamen	1	1	0
Hornhautdekompensation	3	1	2
Linsendezentrierung	4	0	4
Nachstar	96	44	52

Zu einer Pseudophakieablatio kam es bei 3 der 157 retrospektiv beobachteten Augen:

- Patient 1: 70jähriger männlicher Patient mit einer Bulbuslänge von 29,95 mm. Eine Phakoemulsifikation wurde intraoperativ wegen eines zu harten Kerns in eine ECCE-Operation umgewandelt. Postoperativ kam es zu einer Pseudophakieablatio nach einem Monat.
- Patient 2: 42jähriger männlicher Patient mit einer Bulbuslänge von 30,67 mm. Bei der Phakoemulsifikation kam es intraoperativ zur Kapselruptur mit Zonulolyse, und eine vordere Vitrektomie war erforderlich. Die Pseudophakieablatio trat 4 Monate später auf.
- Patient 3: 53jähriger männlicher Patient mit einer Bulbuslänge von 33,75 mm. Bei der ECCE wurde wie bei Patient 2 eine vordere Vitrektomie bei Kapselruptur und Zonulolyse erforderlich. Die Pseudophakieablatio trat jedoch erst 34 Monate postoperativ auf.

Das Risiko der Pseudophakieablatio bei hoch myopen Augen beträgt in unserem Patientengut 1,9%, ohne intraoperative Komplikationen sogar nur 0,9%. In allen 3 Fällen handelt es sich um männliche Patienten.

Bei einem Patienten trat ein Makulaschichtforamen 2 Monate postoperativ nach einer komplikationslosen Phakoemulsifikation auf. Bei den 3 Fällen der Hornhautdekompensation bestanden jeweils schon Vorschädigungen, in 2 Fällen eine Cornea guttata und bei einem Fall eine bandförmige Hornhautdegeneration. Bei 3 der Linsendezentrierungen wurde eine Revision vorgenommen, beim 4. Fall lehnte der Patient den Eingriff ab.

Es fällt auf, daß die Häufigkeit des *Nachstars* sehr hoch ist, sie beträgt 61,1%. Bei 70 dieser 96 betroffenen Augen wurde eine YAG-Kapsulotomie durchgeführt, das entspricht 44,6%. Im Schnitt erfolgte diese Operation 24 Monate postoperativ.

Da intraoperative Komplikationen eine bedeutende Rolle bei der Pseudophakieablatio-Entwicklung spielen und auch sonst in der Literatur häufiger bei hoch myopen Augen als bei emmetropen Augen beschrieben werden, haben wir die perioperativen Komplikationen in Tabelle 2 zusammengetragen.

Die umschriebenen subretinalen Blutungen wurden postoperativ bei der Funduskopie in Mydriasis entdeckt. Zwei dieser Blutungen betrafen die Augen desselben 56 Jahre alten Patienten. Alle 3 Blutungen resorbierten sich wieder.

Tabelle 2. Perioperative Komplikationen

	Gesamt (n=157)	Phako (n=72)	ECCE (n=85)
Subretinale Blutung	3	1	2
Vorderkammerblutung	2	2	0
Vordere Vitrektomie	18	10	8
Zonulolyse	3	1	2

Die Vorderkammereinblutungen nach Phakoemulsifikation erfolgten aus dem Tunnelschnitt und resorbierten sich ebenfalls problemlos. Ein besondere Beobachtung sollte man jedoch der sehr hohen Vitrektomiehäufigkeit zukommen lassen. Denn diese intraoperative Komplikation erhöht das Ablatiorisiko deutlich. Die Häufigkeit einer vorderen Vitrektomie betrug bei uns 11,6%.

Diskussion

Folgende Ergebnisse sollte man bei der Frage, ob man eine Clear-lens-Extraktion durchführen sollte, beachten: Von 157 retrospektiv untersuchten Augen mit einer Bulbuslänge von ≥26,0 mm erlitten 3 männliche Augen eine Pseudophakieablatio, das entspricht 1,7%. Häufig wird in der Literatur angegeben, daß intraoperative Komplikationen bei myopen Augen häufiger sind als bei emmetropen Augen; dies war auch in unserem Patientengut der Fall [12]. Trotz erhöhter intraoperativer Komplikationsrate ist das Risiko der Pseudophakieablatio bei unseren Patienten kaum höher als bei kataraktextrahierten emmetropen Augen, die ein Risiko von 0,9–1,17% haben [6]. Die Häufigkeit der Pseudophakieablatio steigt durch die intraoperativen Komplikationen in unserem Patientengut von 0,9 auf 1,7% an. Zum pathophysiologischen Vorgang wird erläutert, daß bei einer Kapselruptur die Inzidenz einer hinteren Glaskörperabhebung steigt, da die Hinterkapsel die Funktion einer Barriere zwischen Glaskörperraum und Hinterkammer verliert und der Glaskörper instabiler wird [3, 7].

Bei der Diskussion der Häufigkeit von Pseudophakieablationen bei hoch myopen Augen ist zu beachten, daß die Häufigkeit der Netzhautablösung bei phaken hoch myopen Augen, welche abhängig vom Alter ist, von 1,1% bis zu 6,8% beträgt, wobei die Häufigkeit mit dem Alter zunimmt [2]. In der Literatur wird die Häufgkeit der Pseudophakieablatio bei hoch myopen Augen im Alter von unter 30 Jahren höher eingeschätzt als bei Patienten, die älter als 30 Jahre sind [5, 6]; diese Behauptung konnte bei uns weder unterstützt noch widerlegt werden, da der jüngste Patient 40 Jahre alt war. Daß Männer häufiger als Frauen von einer Pseudophakieablatio betroffen sind, bestätigt sich auch in unserem Patientenklientel [5].

Die häufigste Komplikation in unserem Patientengut war mit 61,1% der Nachstar. Eine erhöhte Nachstarrate im Vergleich zu emmetropen pseudophaken Augen wird auch in der Literatur beschrieben [8]. Ob durch eine YAG-Kapsulotomie, die in 44,6% notwendig war, die Komplikationsrate langfristig ansteigt, bedarf weiterer Untersuchungen. In der älteren Literatur, als noch ICCE- oder ECCE-Operationen ohne die Implantation einer Hinterkammerlinse erfolgten, wird die Häufigkeit der Pseudophakieablatio bei hoch myopen Patienten als wesentlich häufiger beschrieben. Bei Wilkinson beträgt das Risiko 1978 3,6%, bei Percival 1986 4,1% und bei Lindstrom 1987 9,6% [9, 11, 15]. Durch die Kleinschnittchirurgie mit Phakoemulsifikation und Implantation einer niedrig brechenden Hinterkammerlinse wird eine Stabilisierung des Glaskörpers erreicht und eine Reduzierung der Netzhautablösungsrate erzielt, die in ihrer Inzidenz der des emmetropen Auges ähnlich ist.

Literatur

1. Blum M et al. (1997) Ergebnisse nach Kataraktoperation mit Myopiekorrektion bei Myopia magna. Ophthalmologe 94: 20–23
2. Böhringer HR (1956) Statistisches zu Häufigkeit und Risiko der Netzhautablösung. Ophthalmologica 131: 331
3. Buratto L (1991) Cataract surgery in high myopia. Eur J Implant Refract Surg 3: 271–278
4. Fritch CD (1997) Lensectomy with IOL called safe after 7 years' experience. Refract Surg 10: 43
5. Jacobi FK, Hessemer V (1997) Pseudophakic retinal detachment in high axial myopia. J Cataract Surg 23: 1095–1102
6. Javitt JC (1994) Claer-lens extraction for high myopia. Arch Ophthalmol 112: 321–323
7. Kammann J, Kaschub H (1997) Erfahrungen und Überlegungen zur Kataraktchirurgie bei hoch myopen Augen. Klin Monatsbl Augenheilkd 210: aA4–5
8. Kohnen S, Brauweiler P (1996) First results of cataract surgery and implatation of negative power intraocular lenses in highly myopic eyes. J Cataract Refract Surg 22: 416–420
9. Lindstrom RL (1987) Retinal detachment in axial myopia. Dev Ophthalmol 14: 37
10. Panzitt M, Freigassner P (1997) Kataraktoperation bei Myopia alta. Spektrum Augenheilkd 11: 233–235
11. Percival SPB (1987) Redefinition of high myopia: the relationship of axial length measurement to myopia pathology and its relevance to cataract surgery. Dev Ophthalmol 14: 42–46
12. Percival SPB, Setty SS (1993) Sight-threatening pathology related to high myopia after posterior chamber lens implantation: a prospective study. Eur J Implant Refract Surg 5: 95–98
13. Rickmann-Barger L et al. (1989) Retinal detachment after neodymium:YAG laser posterior capsulotomy. Am J Ophthalmol 107: 531–536
14. Tielsch JM et al. (1996) Risk factors for retinal detachment after cataract surgery. A population-based case-control study. Ophthalmology 103: 1537–1545
15. Wilkinson CP et al. (1978) Retinal detachment following phacoemulsification. Ophthalmology 85: 151–156

Retinale Funktion nach intraokularer Lidocaingabe bei der Kataraktoperation

T. Heuermann, N. Anders, K. Rüther, P. Rieck, D.T. Pham und C. Hartmann

Zusammenfassung. Mittels Ableitung des Elektroretinogramms wurde untersucht, ob sich ein Einfluß von intraokular gegebenem Lidocain, das als Lokalanästhetikum bei der Kataraktoperation gegeben wurde, auf die Netzhautfunktion nachweisen läßt. Bei insgesamt 20 Patienten wurde präoperativ sowie kurz postoperativ ein photopisches ERG an beiden Augen abgeleitet. 10 Patienten erhielten 0,15 ml, weitere 10 Patienten 0,4 ml konservierungsstofffreies 1%iges Lidocain. Dabei zeigte sich eine statistisch signifikante Reduktion der Amplitudenwerte im Einzelblitz-ERG nur in der 0,4 ml Gruppe ($p<0{,}05$). Die intraokulare Gabe von konservierungsstofffreiem Lidocain mag abhängig von der injizierten Menge eine Beeinflussung der retinalen Funktion zur Folge haben.

Summary. The purpose of this study was to find out if there is any influence of lidocaine applied intraocularly on the retinal function of cataract patients undergoing phacoemulsification. A photopic electroretinogram was recorded before and within 2 h after the injection of the anesthetic agent. A group of ten patients received a volume of 0.4 cc, and ten patients a volume of 0.15 cc lidocaine. The recordings showed a statistically significant reduction of the b-wave amplitudes only in the 0.4 cc group. The intraocular application of low concentrations of lidocaine might have an influence on retinal function.

Einleitung

Neben den klassischen Anästhesieverfahren bei der Kataraktoperation, der peribulbären und der retrobulbären Injektion, gewinnen alternative Anästhesieverfahren in den letzten Jahren immer mehr an Bedeutung [5]. Neben der subkonjunktivalen Injektion, der Schwamm-(Sponge-)Oberflächenanästhesie und der reinen Tropfanästhesie wurde vor kurzem auch die intraokulare Gabe von konservierungsstofffreien Lokalanästhetika vorgestellt [2]. Hierbei wird häufig Lidocain verwendet. Gegen die Anwendung von Lidocain werden immer wieder die Risiken eventueller Toxizität auf Hornhautepithel und -endothel [4, 6] sowie mögliche Auswirkungen auf die Retinafunktion diskutiert [1, 3, 7].

Kürzlich berichteten Hoffmann u. Fine über das Auftreten eines kompletten Visusverlustes bei einem Patienten nach intrakammeraler Gabe von 1%igem Lidocain [3]. 1986 beschrieben Lincoff et al. 2 Fälle von versehentlicher intraokularer Injektion von 2%igem Lidocain mit konsekutivem Visusabfall auf Lichtschein [6]. Die retinale Funktion hatte sich erst nach 16 h wieder vollstän-

G. Duncker et al. (Hrsg.)
12. Kongreß der DGII 1998

dig erholt. In einem daraufhin durchgeführten Tierexperiment konnte an 13 Kaninchenaugen ein Erlöschen der b-Welle des ERG nach intraokularer Injektion von 0,3 ml 2%igem Lidocain gezeigt werden. Einen weiteren Patienten mit Visusverlust beschrieb Schechter 1985 [7]. Auswirkungen von Lidocain auf das ERG beschrieb Brown bereits 1961 [1].

Wir haben uns daher die Frage gestellt: Läßt sich mittels Ableitung des ERG am Patienten ein Einfluß von intrakammeral appliziertem Lidocain auf die retinale Funktion nachweisen.

Material und Methoden

Nach den Standards der International Society for Clinical Electrophysiology of Vision (ISCEV) haben wir ein photopisches ERG am Patientenauge abgeleitet. Sowohl ein Einzelblitz-ERG als auch das 30-Hz-Flimmer-ERG wurden untersucht. Die Ableitungen erfolgten mit dem elektrophysiologischen System Nicolet Spirit. Die Blitzintensität betrug 2,5 cds/m^2 und die Hintergrundsleuchtdichte 30 cd. Auf ein skotopisches ERG wurde verzichtet, da dieses den Patienten postoperativ nicht zugemutet werden konnte. Zur Ableitung haben wir sterile Einmalelektroden (ERG-Jet-Elektroden), die wie Haftschalen auf die Hornhaut aufgesetzt werden, verwendet. Alle Patienten haben diese Elektroden auch am frisch operierten Auge gut toleriert.

In diese Studie wurden 20 Patienten, die zur Kataraktoperation eingewiesen wurden, unter Berücksichtigung der von uns festgelegten Ausschlußkriterien (enge Pupille, bekannte chronisch ostruktive Lungenerkrankungen, schwerhörige, desorientierte, ängstliche Patienten, Ultimus-Augen) aufgenommen. Es wurde präoperativ sowie innerhalb von 2 h postoperativ (97±19 min) ein photopisches ERG abgeleitet. Die Operation – Phakoemulsifikation mit Hinterkammerlinsenimplantation – erfolgte in lokaler Anästhesie mittels Gabe von 1%igem Lidocain in die Vorderkammer zu Beginn der Operation. Hierbei wurde bei 10 Patienten das Operationsauge mit 0,4 ml (Durchschnittsalter 65±6,3 Jahre), bei den anderen 10 Patienten mit 0,15 ml (Durchschnittsalter 68±8,2 Jahre) intraokularem Lidocain anästhesiert. Zuvor wurde das zu operierende Auge mit 2 Trpf. Oxybuprocain (Novesine) betäubt.

Es wurden die Latenzzeiten und die Amplitudenwerte der b-Welle der abgeleiteten ERG-Potentiale zur statistischen Auswertung herangezogen. Die Differenz zwischen Partnerauge und operiertem Auge wurde errechnet und die präoperativen mit den postoperativen Werten verglichen. Eine Prüfung auf eventuelle Signifikanzen erfolgte mit dem Wilcoxon-Signed-Rank-Test (Signifikanzniveau 0,05).

Ergebnisse

Die Analgesie war bei allen Patienten ausreichend. Bei allen Patienten war zum präoperativen und postoperativen Zeitpunkt ein ERG ableitbar. Beide Diagramme (Abb. 1a, b) zeigen die Latenzzeiten und Amplitudenwerte der operierten Augen in Prozent vom Partnerauge, das gleich 100% gesetzt wurde. Hinsichtlich der Latenzzeiten der Einzelblitz-ERG als auch der 30-Hz-Flicker-ERG zeigen sich kaum Unterschiede zwischen den prä- und den postoperativen Werten. Weder in der 0,15-ml-Gruppe noch in der 0,4-ml-Gruppe waren Abnahmen oder Zunahmen der erhobenen Werte auffällig. Anders bei den Amplitudenwerten. Hier läßt sich eine Abnahme der Amplitude im Einzelblitz-ERG in der 0,15-ml-Gruppe wie auch in der 0,4-ml-Gruppe erkennen. Diese scheint in der 0,4-ml-Gruppe erheblicher. Die Amplituden im 30-Hz-Flimmer-ERG zeigten keine signifikanten Änderungen in beiden Gruppen.

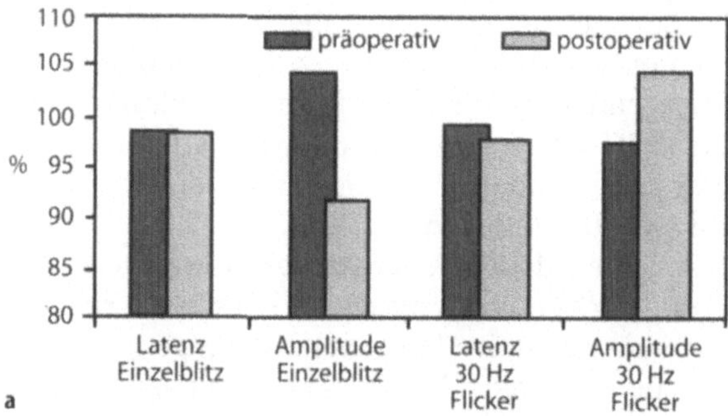

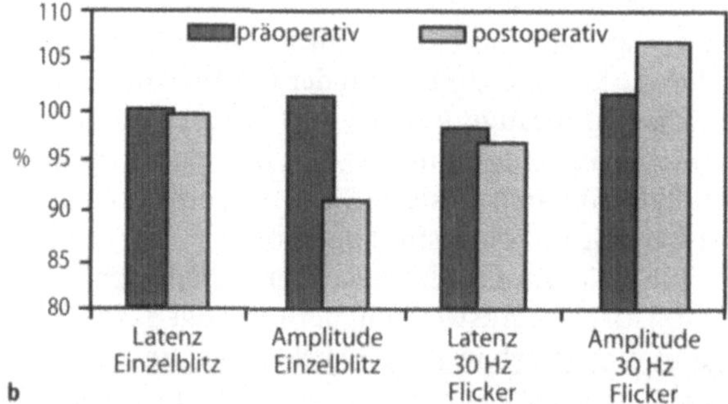

Abb. 1. Latenzzeiten und Amplitudenwerte der operierten Augen **a** der 0,15-ml- und **b** der 0,4-ml-Gruppe in Prozent vom Partnerauge, das gleich 100% gesetzt wurde

Bei der statistischen Auswertung fällt folgendes auf: In der 0,4-ml-Gruppe zeigt sich eine statistisch signifikante Amplitudenreduktion beim Einzelblitz-ERG ($p=0,037$). Die entsprechende Vergleichsgruppe, die 0,15 ml Lidocain erhielt, zeigte trotz der ebenfalls vorhandenen Amplitudenabnahme keine statistisch signifikanten Veränderungen. Die übrigen Untersuchungen waren statistisch unauffällig.

Diskussion

Aus der Literatur ist bekannt, daß intraokular applizierte Lokalanästhetika Auswirkungen auf die Netzhautfunktion haben können (s. Einleitung). Hiebei sind jedoch Menge und Konzentration des LA sowie der Ort der Applikation zu berücksichtigen. Während Schechter und Lincoff deutliche Veränderungen der Retinafunktion nach Gabe von 2%igem Lidocain in den Glaskörper, also in unmittelbare Netzhautnähe (im Rahmen einer akzidentellen Bulbusperforation) beobachteten [6, 7], berichtet Hoffmann über einen beobachteten Visusverlust nach intrakammeraler Gabe von 0,5 ml 1%igem Lidocain [3]. Wir haben in dieser Studie bei allen Patienten eine Abnahme der Amplitudenwerte der b-Welle im Einzelblitz-ERG gesehen, die als ein Hinweis auf eine veränderte Funktion der inneren Netzhautschichten gesehen werden kann. Diese war nur in der Gruppe, die 0,4 ml 1%iges Lidocain in die Vorderkammer erhalten hat, statistisch signifkant. Die nicht signifikante geringe Zunahme im 30-Hz-Flimmer ERG ist nur schwer zu erklären. Bei der Beurteilung der Ergebnisse dieser Studie sollte aber berücksichtigt werden, daß die Aussagekraft sicherlich durch die geringe Patientenanzahl und mögliche intraindividuelle Schwankungen der ERG-Potentiale erheblich eingeschränkt ist. In einer kontrollierten Studie ist eine größere Fallzahl nötig, um zum einen zu prüfen, ob diese Ergebuisse reproduzierbar sind, des weiteren, ob zu einem späteren Ableitezeitpunkt weiterhin Auffälligkeiten im ERG bestehen.

Literatur

1. Brown KT, Wiesel TN (1961) Localization of origins of electroretinogram components by intraretinal recording in the intact cat eye. J Physiol 58: 257–280
2. Fichman RA (1993) Phacoemulsification with topical anesthesia. In: Fine ICH, Fichman RA, Grabow HB (eds) Clear corneal cataract surgery and topical anesthesia. Slack, Thorofare/NJ, pp 5–26
3. Hoffmann RS, Fine IH (1997) Transient no light perception visual acuity after intracameral lidocaine injection. J Cataract Refract Surg 23: 957–958
4. Judge AJ, Najafi K, Lee DA, Miller KM (1997) Corneal endothelial toxicity of topical anesthesia. Ophthalmology 104/9: 1373–1379
5. Leaming DV (1997) Practice styles and preferences of ASCRS members – 1996 survey. J Cataract Refract Surg 23/5: 527–535
6. Lincoff H, Zweifach P, Brodie S (1985) Intraocular injection of lidocaine. Ophthalmology 92/11: 1587–1591
7. Schechter RJ (1985) Management of inadvertent intraocular injections. Ann Ophthalmol 17: 771–775

Neue Techniken, neue Materialien

Neue Entwicklungen des intraokularen Linsenersatzes

H.-R. Koch

Zusammenfassung. Innovation im Bereich des Intraokularlinsendesigns betreffen Material, Haptik und Optik. Während in der ersten Phase vorwiegend Verbesserungen an der IOL-Haptik vorgenommen wurden, zeichnete sich die zweite Phase durch die Entwicklung neuer Materialien aus. Zum gegenwärtigen Zeitpunkt finden sich die stärksten Innovationsimpulse im Bereich der Optik. Hier ist es im besonderen die Entwicklung von multifokalen und torischen Oberflächen, die die Möglichkeiten der intraokularen Korrektur in neue Bereiche haben vorstoßen lassen. Besonders interessant sind Mehrkomponentenlinsen und die Möglichkeit der Individualfertigung auf Rezept.

G. Duncker et al. (Hrsg.)
12. Kongreß der DGII 1998

Einsatzmöglichkeiten des Waterjets in der Kataraktchirurgie?

F. Wilhelm, G. Duncker, A. Holtkamp, J. Darman und R. Hanschke

Zusammenfassung

Hintergrund: Der Wasserstrahl ist in der Industrie als Werkzeug bereits wohl etabliert. Auch in verschiedenen Fachrichtungen der Medizin, insbesondere der Leberchirurgie, wird er bereits eingesetzt. Für die Ophthalmochirurgie wäre die Zerkleinerung des Linsenkerns mittels des Waterjet denkbar. Beim Polieren der Hinterkapsel verbleiben oftmals Epithelreste, die zur Bildung von Nachstar führen können. In der Peripherie des Linsenäquators gelingt auf Grund der eingeschränkten Sicht die Entfernung der Linsenrindenreste meist nur unvollständig. Auch hier sehen wir eine Möglichkeit, mit Hilfe des Wasserstrahlskalpells die Operationsergebnisse zu verbessern.

Methode: An enukleierten Schweineaugen wurden mittels Wasserstrahl Phakoemulsifikation und Kapselpolitur durchgeführt und die Kapseln rasterelektronenmikroskopisch untersucht. Zusätzlich wurden im Wasserbad humane Linsenkerne mittels Waterjet durchtrennt und ebenfalls rasterelektronenmikroskopischen Untersuchungen unterzogen.

Ergebnisse: Die Kapseln zeigten nach Einsatz des Wasserstrahls insbesondere in der Äquatorgegend deutlich weniger verbliebene Epithelzellen und Rindenreste manueller Kapselpolierung. Die humanen Linsenkerne konnten durch den Wasserstrahl problemlos durchtrennt werden.

Schlußfolgerungen: Die Ergebnisse zeigen, daß der Waterjet in der Kataraktchirurgie eine Verbesserung der Operationsergebnisse bringen könnte. Weitere Untersuchungen sind nötig, um diese Technik für die ophthalmochirurgische Praxis adaptieren zu können.

Summary

Background: The water jet is already well established in different fields of industry. In medicine it is mostly used in liver surgery. In ophthalmology using the water jet method in cataract surgery for dividing the lens nucleus is imaginable. In polishing the posterior capsule lens epithelial cells often remain, causing secondary cataracts. This could be another field for improvement of cataract surgery by using the water jet.

Methods: On freshly enucleated porcine bulbs we performed cataract surgery - phacoemulsifikation and polishing of the capsule - by using the water jet. By scanning electron microscope examination we compared the findings after using water jet and manual polishing. Additionally we emulsified human lens nuclei obtained by extracapsular cataract extraction using the water jet and examined the edges of the nucleus fragments by scanning electron microscope.

Results: The comparison showed that the epithelial cells and lens fragments on the capsule were markedly reduced after using the water jet procedure. Dividing the nucleus by water jet was possible without any problems.

Conclusion: The results show the possibility of improvement of cataract surgery by using the water jet. Further studies are necessary to adapt this technique for routine surgery in humans.

G. Duncker et al. (Hrsg.)
12. Kongreß der DGII 1998

Einleitung

Mit der Etablierung der Phakoemulsifikation sowie der Einführung von Kapsulorhexis und Kleinschnittechniken wurde in der Kataraktchirurgie ein Standard erreicht, der kaum noch Möglichkeiten für einer Verbesserung erkennen läßt. Trotzdem gibt es auch bei einer nach dem heutigen Stand der Wissenschaft perfekt durchgeführten konventionellen Kataraktoperation Ansatzpunkte zur Verbesserung. Der postoperative Endothelzellverlust konnte zwar durch ein schonenderes Vorgehen bereits erheblich reduziert werden, jedoch wird insbesondere der Temperatursteigerung durch den Phakotip im Tunnelbereich während der Phakoemulsifikation eine vermehrte Belastung des Stromas und der empfindlichen Endothelschicht zugeschrieben. Eine unzureichende Entfernung der Linsenepithelien insbesondere im Äquatorbereich führt vor allem bei jüngeren Patienten zur Entstehung von regeneratorischem Nachstar. Da dieser wiederum weitere operative Eingriffe nach sich zieht, wird versucht, dessen Entstehung auf den verschiedensten Wegen vorzubeugen.

Der Wasserstrahl wird als schneidendes, glättendes und putzendes Werkzeug bereits vielfach in der Industrie eingesetzt. Auch in verschiedenen operativen Fachrichtungen der Medizin ist diese Methode des Waterjets bereits anerkannt.

Ziel dieser Arbeit war es, in einem ersten Versuch die Einsatzmöglichkeiten des Wasserstrahlskalpells für die Kataraktchirurgie zu testen und Schlußfolgerungen für die technische Realisierung überhaupt sowie für weitere experimentelle Voruntersuchungen zu ziehen.

Material und Methoden

Es wurden frisch enukleierte Schweineaugen (maximal 12 h post mortem) den ersten Schritten einer regelrechten Kataraktoperation bis zur Eröffnung der Vorderkapsel mittels Kapsulorhexis unterzogen. Danach erfolgte die Entfernung des Linseninhaltes konventionell durch Phakoemulsifikation durch Ultraschall oder die Emulsifikation der Linse mittels des Waterjets bei gleichzeitiger Absaugung der verflüssigten Linsenmassen. Anschließend wurde die Hinterkapsel der Linse bei der ersten Gruppe einschließlich der hinter der Iris gelegenen und damit nicht einsehbaren Äquatorregion soweit als möglich zum einen manuell mittels Polierkanüle und zum anderen mittels Wasserstrahl von Linsenepithel gesäubert. Dabei kam der Prototyp des Wasserstrahlgerätes der Firma euromed Medizintechnik (Schwerin) mit einem entsprechend adaptierten Düsenhandstück bei einem Außendurchmesser von 1,2 mm (Abb. 1) zum Einsatz.

Die Vorderabschnitte der Bulbi wurden anschließend in der Äquatorregion abgetrennt und in Glutaraldehyd gebracht. Nach ausreichender Fixierung konnte der Kapselsack schonend herauspräpariert werden und die Kapseln nach entsprechender Vorbereitung der rasterelektronenmikroskopischen (REM) Betrachtung unterzogen werden. Bei verschiedenen Vergrößerungen wurde die Kapsel hinsichtlich verbliebener Epithel- und Rindenreste inspiziert.

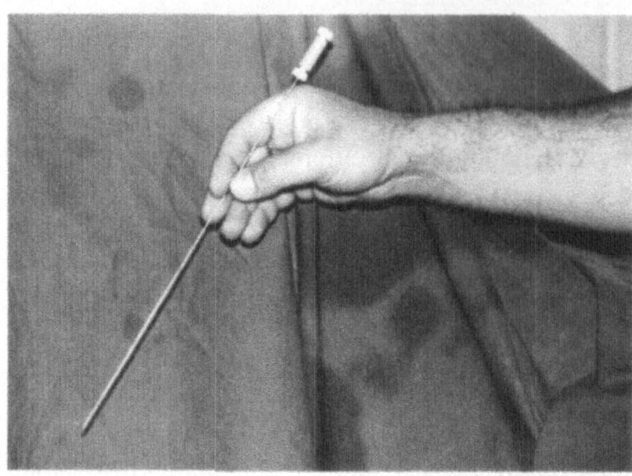

Abb. 1. Prototyp des Handstücks für das Wasserstrahlskalpell (Fa. euromed Medizintechnik, Schwerin) mit einem Außendurchmesser von 1,2 mm

Außerdem wurden humane Linsenkerne, die bei Operationen wegen ihrer hohen Härte durch eine geplante extrakapsuläre Kataraktextraktion gewonnen wurden, im Wasserbad dem Strahl des Wasserskalpells ausgesetzt, um die Möglichkeit der Zerkleinerung dieser Kerne durch den Waterjet zu testen.

Ergebnisse

Während der Kapselpolitur wurde darauf geachtet, daß biomikroskopisch unter dem Operationsmikroskop im einsehbaren Bereich des Kapselsackes keine Linsenepithelien oder -fasern mehr erkennbar waren. Der Arbeitsdruck des Waterjets lag während der Kapselpolierung bei 3 bar. Der Wert von 4 bar wurde in keinem Fall überschritten. Dabei wurde im nicht einsehbaren Bereich hinter der Iris nur in einem solchen Maße manipuliert, wie es auch in vivo vertretbar gewesen wäre. Rasterelektronenmikroskopisch zeigte der Vergleich der Befunde an den separierten Kapseln, daß bei den manuell polierten Kapseln sowohl zentral als auch und insbesondere in der Äquatorregion vermehrt Epithelzellen und amorphe Linsenmassen verblieben waren. Mit dem Wasserstrahl gelang es hingegen in allen Fällen, die Hinterkapsel vollständig zellfrei zu polieren. Bei der manuellen Polierung verblieben in allen Kapseln Epithelzellen in der Peripherie und im Äquatorbereich und z. T. erhebliche Reste amorphen Materials (Abb. 2).

Die harten humanen Kerne wurden mit dem Waterjet in allen Fällen problemlos durchtrennt. Im REM-Bild war zu erkennen, daß die Kerne durch den Wasserstrahl glatt durchtrennt wurden und die Schnittränder von Kernpartikeln freigespült worden waren (Abb. 3).

Da hierzu teilweise Wasserdrücke von bis zu 12 bar notwendig waren, gab es Probleme, den Kern so zu fixieren, daß er einerseits nicht durch den Strahl weggespült und zum anderen nicht durch das fixierende Instrument bereits erheblich deformiert oder gar zerdrückt wurde.

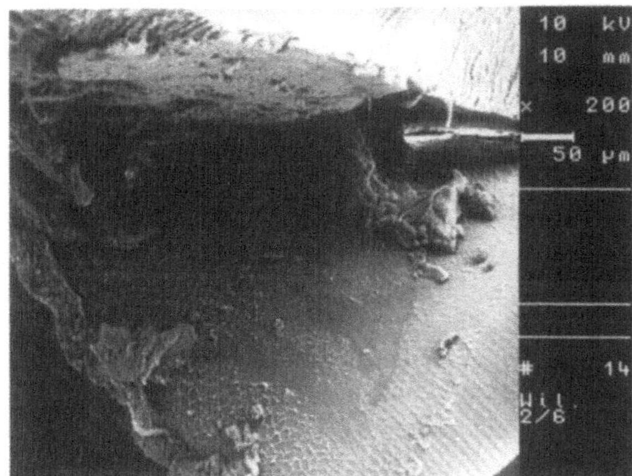

Abb. 2. REM-Aufnahme der peripheren Hinterkapsel nach manueller Polierung. Deutlich sichtbar verbliebene Linsenepithelzellen und Rindenmassen

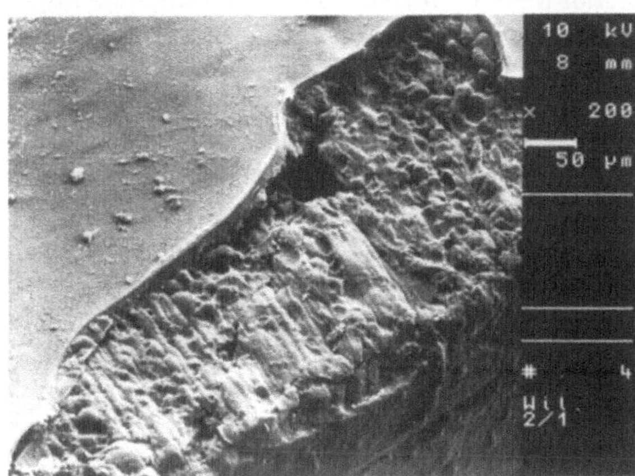

Abb. 3. REM-Aufnahme der Schnittkanten eines humanen Linsenkerns nach Durchtrennung mittels des Waterjet. – Keine Kernpartikel an den Rändern

Diskussion

Obwohl derzeit die Wasserstrahltechnologie in verschiedenen chirurgischen Fachdisziplinen klinisch erprobt wird, ist bisher nahezu ausschließlich über den Einsatz des Waterjets in der Leberchirurgie publiziert worden. Nach dem ersten Bericht durch Papachristou u. Barters 1982 [8] hat es nahezu 10 Jahre gedauert, bis die ersten Anwenderberichte aus verschiedenen Arbeitsgruppen über den Einsatz zur blutarmen Resektion von Lebergewebe erschienen [1, 2, 4]. Diese Erfolgsmeldungen haben sicher dazu beigetragen, daß auch Vertreter anderer operativer Fächer die Vorteile des schonenden und gut dosierbaren Vorgehens nutzen wollen. Es wird sich zeigen, ob auch die Ophthalmochirurgie hiervon profitieren kann. Die Phakoemulsifikation des Linsenkernes mittels des Wasserstrahls könnte hier ein mögliches Einsatzgebiet sein. Die Etablierung des Ultraschalls bei der Linsenkernzerkleinerung hat bereits zu einer deutlichen Reduzierung der Endothelzellverluste im Vergleich mit der ECCE geführt [5, 7]. Um diese Endothelschäden weiter zu verringern, wurde die Operationstechnik ständig modifiziert [3, 6]. Daß dies noch nicht ausreicht, zeigt die Tatsache, daß es beispielsweise Anstrengungen gibt, um ein Verfahren zur Laserphakoemulsifikation einzuführen. Da die Erwärmung des Gewebes im Tunnelbereich während der konventionellen Phakoemulsifikation beim Ersatz durch den Waterjet wegfallen würde und außerdem von noch kleineren Zugängen für das Instrument ausgegangen wird, scheint eine weitere Reduzierung der postoperativen Endothelzellverluste auf diesem Wege möglich. Auf der anderen Seite ist davon auszugehen, daß bei dem bisher verwendeten Handstück des Waterjets intraokulare Turbulenzen mit dem Rotieren von Kernfragmenten zu erwarten sind, die eine zusätzliche Endothelschädigung bedingen. Um diese zu verhindern, muß ein völlig neuartiger Saug/Jet-Ansatz entwickelt werden, der außerdem beim Zerkleinern harter Kerne ein direktes Einwirken des Hochdruckstrahls auf so vulnerable Strukturen wie die Hinterkapsel verhindert.

Ein weiterer Vorteil deutet sich durch die Ergebnisse der rasterelektronenmikroskopischen Untersuchungen an den Kapseln an. Insbesondere in der Äquatorbucht ist durch die gut dosierbare und kontrollierbare Erzeugung von Turbulenzen eine sorgfältigere Entfernung der Linsenepithelien und Rindenreste zu erwarten. Jeder Kataraktoperateur weiß die Hartnäckigkeit auf der Hinterkapsel und in der Peripherie fest haftender Rindenreste zu schätzen. Weitere Untersuchungen sind notwendig, um den Waterjet so zu adaptieren, daß die Phakoemulsifikation der Linse und die Kapselpolitur schonend für die empfindlichen intraokularen Strukturen durchgeführt werden können.

Literatur

1. Baer HU, Maddern GJ, Blumgard LH (1991) New water-jet dissector: initial experience in hepatic surgery. Br J Surg 78: 502–503
2. Guastella T, Baer GJ, Maddern, Blumgard LH (1991) Un nuovo dissettore a getto fluido nella chirurgia epatobilare. Ann Ital Chir 63: 187–191
3. Hayashi K, Nakao F, Hayashi F (1994) Corneal endothelial cell loss after phakoemulsifikation using nuclear cracking procedures. J Cataract Refract Surg 20: 44–47
4. Izumi R, Shimizu Y, Yagi M, Yamaguchi A, Konishi K, Nagakawa T, Miyazaki I (1993) Hepatic resection using a water jet dissector. Jpn J Surg 23: 31–35
5. Kohlhaas M, Stahlhut O, Tholuck J, Richard G (1997) Entwicklung der Hornhautdicke und -endothelzelldichte nach Kataraktextraktion mittels Phakoemulsifikation. Ophthalmologe 94: 515–518
6. Kosrirukvongs P, Slade SG, Berkeley RG (1997) Corneal endothelial changes after divide and conquer versus chip and flip phakoemulsifikation. J Catract Refract Surg 23: 1006–1012
7. Matheu A, Castilla M, Duch F, Marti M, Lillo J, Gil M (1997) Manual nucleofragmentation and endothelial cell loss. J Cataract Refract Surg 23: 995–999
8. Papachristou DN, Barters R (1982) Resection of the liver with a water jet. Br J Surg 69: 93–94

Phako ohne Ultraschallenergie

U. Giers

Zusammenfassung
Fragestellung: Phako-Handgriffe haben leider die unangenehme Eigenschaft zu altern und auszufallen. Dies geschieht gern mitten im OP-Programm, während alle anderen Handgriffe unsteril oder zur Reparatur eingesandt sind. Was dann?

Material und Methoden: Bei knapp 1000 Fällen von Clear-cornea-Phakos im Laufe des Jahres 1997 kam es ca. 5mal zu Beginn einer Kataraktoperation zum Ausfall des Phako-Handstücks. In einigen dieser Fälle hätte das Warten auf einen sterilen Ersatz eine längere OP-Unterbrechung zur Folge gehabt. Deswegen wurde bei mittelharten Linsenkernen versucht, die Operation ohne Ultraschallenergie fortzusetzen.

Ergebnisse: Bei Linsenkernen bis zu mittlerer Härte gelingt es, mit dem Phakotip bei Einstellen einer sehr hohen Saugleistung sowohl den Phako-Chop als auch das anschließende Beseitigen der gewonnenen Kernfragmente völlig ohne jede Ultraschallenergie durchzuführen. Hierbei muß ein zweites Instrument die Kernanteile dem Tip zuführen und hineinstopfen.

Schlußfolgerung: Auch mit elektrisch defekten Phakohandgriffen kann eine Phakooperation durchgeführt bzw. zu Ende geführt werden, wenn zu Beginn oder während des Eingriffs die Ultraschalleistung ausfällt.

G. Duncker et al. (Hrsg.)
12. Kongreß der DGII 1998

Entwicklung von Refraktion, Visus, Augeninnendruck, Hornhautdicke und Endothelzelldichte nach Erbiumlaserphako

E. Fischer und H. Höh

Zusammenfassung
Einleitung: Im Rahmen einer prospektiven multizentrischen Studie wurde seit August 1997 in unserer Klinik die Kataraktoperation mit dem Erbiumiaser an bislang 41 Augen durchgeführt. Ziel dieser Studie war es, neben der Kontrolle der operationstechnischen Parameter und Festlegung der Indikationsstellung Refraktion, Visus, Augeninnendruck, Hornhautdicke und Endothelzelldichte im Verlauf von 2 Monaten zu beobachten.

Material und Methode: Wir berichten über 25 komplett nachuntersuchte Augen. Die Patienten wurden von einem Operateur operiert. Präoperativ und am 1., 4., 14. und 60. postoperativen Tag wurde eine eingehende Untersuchung nach Studienprotokoll durchgeführt. Neben dem morphologischen Befund und der Feststellung von Komplikationen wurden Refraktion, Visus, Augeninnendruck, Hornhautdicke und Endothelzellzahl bestimmt.

Ergebnisse: Die aufgetretenen Komplikationen waren in ihrer Verteilung und Häufigkeit mit denen nach herkömmlicher Kataraktoperation vergleichbar. Bei einer Patientin kam es zur Entwicklung einer postoperativen Endophthalmitis, die wir jedoch nicht auf das neue Operationsverfahren zurückführen. Die Patientin, die nach einem stationären Aufenthalt mit systemischer Antibiose einen Visus von 0,2 erreichte, schied aus der weiteren Studie aus. Bei den verbleibenden 25 Patienten stieg der Visus von 0,3 präoperativ auf 0,7 postoperativ nach 2 Monaten an und entspricht hiermit der Visusentwicklung nach Ultraschallphakoemulsifikation. Auch der Verlauf der Keratometerwerte sowie des Augeninnendrucks entsprach dem nach Ultraschallphako. Die Pachymetrie zeigte eine Hornhautdickenzunahme von durchschnittlich 0,9%. Der Endothelzellverlust betrug lediglich 1,8%. Hornhautdickenzunahme und Endothelzellverlust liegen damit deutlich unter den Daten nach herkömmlicher Ultraschallphakoemulsifikation.

Zusammenfassung: Bei vergleichbarer Komplikationsrate, Visusentwicklung und Verhalten des Augeninnendrucks, jedoch niedrigerer Endothelzellverluste und Hornhautdickenzunahme im Vergleich zur herkömmlichen Ultraschallphakoemulsifikation halten wir die Laserphako für ein endothelschonendes, zukunftsträchtiges Operationsverfahren. Prospektive vergleichende Studien sind zur Festlegung des Stellenwertes der Erbiumlaserphakoemulsifikation erforderlich.

Schlüsselwörter: Erbiumlaser, Phakoemulsifikation, Visus, Augeninnendruck, Pachymetrie, Endothel, Hornhautdicke

Summary. Since August 1997 we have performed erbium laser phacoemulsification in 41 eyes within a prospective multicenter study. Aim of the study is to obtain information about refraction, visual acuity, intraocular pressure, corneal thickness and endothelial cell counts up to two months after surgery.

G. Duncker et al. (Hrsg.)
12. Kongreß der DGII 1998

Material and methods: We report on 25 eyes with 100% follow-up. We took baseline data and data from the 1st, 4th, 14th and 60th postoperative day from the charts. Information about refraction, visual acuity, ocular pressure, corneal thickness, endothelial cell counts, slit lamp microscopical findings and complications was gathered.

Results: The observed complications were not different from those found in ultrasonic emulsification. Visual acuity rose from 20/70 to 20/25 two months following surgery. Corneal thickness increased by 0.9%, and endothelial cell loss was 1.8% after two months compared to baseline. Increase in corneal thickness and endothelial cell loss are thus much lower than after conventional ultrasonic phacoemulsification.

Conclusion: Because of the low complication rate, good visual recovery and high protection of the endothelium we think that erbium laser phaco deserves further investigation and propose that a controlled prospective study be carried out.

Key words: erbium laser, phacoemulsification, visual acuity, intraocular pressure, pachymetry, endothelium, corneal thickness

Einleitung

Der Erbiumlaser ist in der Augenheilkunde bereits aus der Glaukomchirurgie und dem Einsatz bei der Entfernung von kleineren Lidtumoren bekannt [3, 5, 7, 9, 11, 12, 15, 16, 17]. Durch die Firma Aesculap Meditec (Jena) wurde das Lasersystem MCL-29 entwickelt, mit dem eine Phakoemulsifikation mittels Erbiumlaser möglich ist. Im Rahmen einer prospektiven, multizentrischen Pilotstudie wurden die Wirksamkeit des Verfahrens sowie die operationstechnischen Daten überprüft. In dieser Arbeit stellen wir unsere ersten monozentrischen Ergebnisse hinsichtlich Visusentwicklung, Augeninnendruck, Hornhautdicke und Endothelzellzahl vor.

Material und Methoden

Die Pilotstudie wurde in 2 Phasen durchgeführt. Nach Zustimmung der Ethikkommission Mecklenburg-Vorpommern wurden zunächst 11 Augen von 8 Patienten operiert. Nach einem Beobachtungszeitraum von 2 Monaten erfolgte die Vorlage eines Zwischenberichts bei der Ethikkommission. Die Ergebnisse rechtfertigten die Fortführung der Pilotstudie in Form einer zweiten Phase. Es wurden daraufhin weitere 30 Augen mit Erblumlaserphakoemulsifikation operiert. Zum Zeitpunkt der Veröffentlichung waren 41 Augen von Patienten in die Studie aufgenommen. Ein Auge wurde aufgrund einer postoperativen Komplikation aus der Studie ausgeschlossen. Bei 25 Augen von 21 Patienten sind die Nachuntersuchungen abgeschlossen. Die im folgenden vorgestellten Daten beziehen sich auf diese komplett nachuntersuchten Patienten. Hierbei handelt es sich um 13 männliche und 12 weibliche Patienten. Das durchschnittliche Alter betrug 67,0 Jahre. Die Patienten entsprachen einem unselektierten Patientenkollektiv unserer Klinik und wurden nach eingehender Aufklärung und Einverständniserklärung in die Studie aufgenommen. Die Ausschlußkriterien waren dieselben wie bei Ultraschallemulsifikation. Nach einem Studienprotokoll wurde eine eingehende präoperative Untersuchung durchgeführt. Hierbei wurden neben dem morphologischen Befund der Visus, der Augeninnendruck, die Hornhautdicke, gemessen mit dem Gerät Pachette-DG-II, und die Endothelzellzahl, bestimmt mit dem Programm EM-1100 der Firma Tomey, ermittelt. Nachuntersuchungen wurden am 4., 14. und 60. postoperativen Tag durchgeführt. Alle Operationen wurden vom gleichen Operateur durchgeführt.

Da es sich bei den erhobenen Daten, außer beim Augeninnendruck, um nicht normal verteilte Daten handelt, verwendeten wir die nichtparametrischen Lagemaße Median und Quartil zum Vergleich.

Ergebnisse

Der Visus wurde präoperativ, am 1., 4., 14. und 60. postoperativen Tag ermittelt. Es handelt sich um den bestkorrigierten Visus nach objektiver Refraktion und subjektivem Feinabgleich. Der Visus stieg von 0,3 auf 0,7 am 60. postoperativen Tag an. Abbildung 1 zeigt die Visusentwicklung.

Der Augeninnendruck wurde bei allen Nachuntersuchungen anhand der Applanationstonometrie nach Goldmann ermittelt. Er stieg im Median von 15 mm Hg auf 16 mm Hg am 1. postoperativen Tag an. Am 60. postoperativen Tag lag der Augeninnendruck mit 11 mm Hg im Median 3 mm Hg unter dem präoperativen Ausgangswert (Abb. 2).

Die Hornhautdicke wurde mittels Ultraschallpachymetrie präoperativ, am 1. und 60. postoperativen Tag ermittelt. Gemessen wurde die zentrale Hornhautdicke, wobei ein Mittelwert aus 3 Messungen gebildet wurde. Präoperativ lag die Hornhautdicke im Median bei 567 µm.

Am 4. postoperativen Tag zeigt sich eine Hornhautdickenzunahme um 8,9%. Nach 2 Monaten hat die Hornhautdicke mit 569 µm nahezu den präoperativen Ausgangswert erreicht, was einer Hornhautdickenzunahme von 0,3% entspricht (Abb. 3).

Die Endothelzellzahl wurde präoperativ und am 60. postoperativen Tag mit Kontaktmessung bestimmt. Nach 3 zentralen Messungen wurde ein Mittelwert

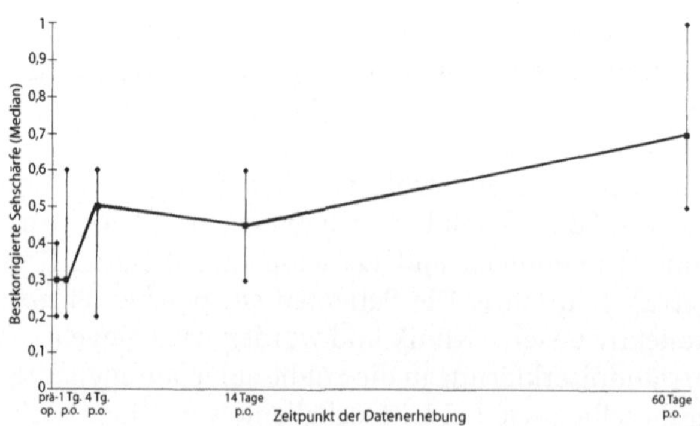

Abb. 1. Visusentwicklung nach Erbiumlaserphakoemulsifikation

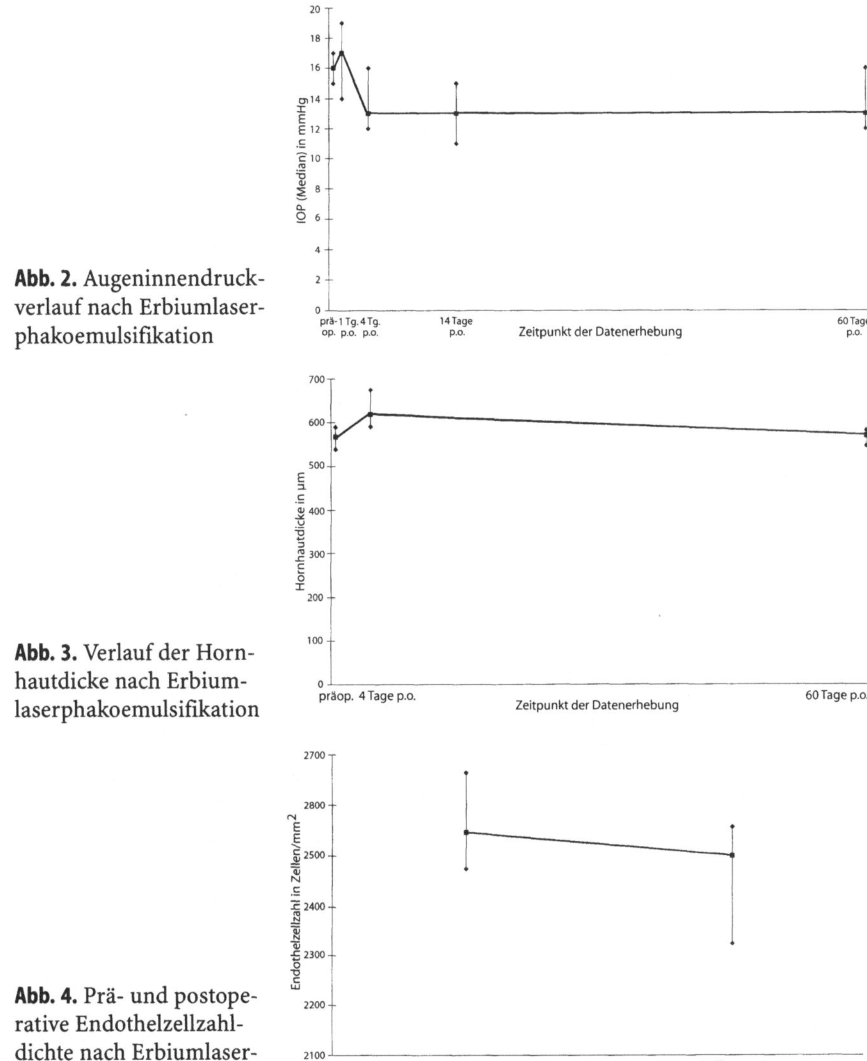

Abb. 2. Augeninnendruckverlauf nach Erbiumlaserphakoemulsifikation

Abb. 3. Verlauf der Hornhautdicke nach Erbiumlaserphakoemulsifikation

Abb. 4. Prä- und postoperative Endothelzellzahldichte nach Erbiumlaserphakoemulsifikation

berechnet. Die Endothelzellzahl sank von 2546 mm^2 auf 2500 mm^2, was einem Endothelzellverlust von 1,8% entspricht. Die Entwicklung der Endothelzellzahl ist in Abb. 4 grafisch dargestellt.

Diskussion

Die Glaukomchirurgie hat mit der Erbiumlasersklerostomie eine Bereicherung erfahren [7, 11, 12, 15, 16, 17]. Ziel der Studien war, inwieweit der Erbiumlaser auch als Verfahren in der Kataraktchiruge wirksam sein könnte [2, 5, 6, 7, 9, 11, 12, 15, 16, 17, 18, 19]. Die hier vorgestellten Daten zeigen, daß es sich bei der Erbiumlaserphakoemulsifikation um ein wirksames Verfahren handelt. Der mediane Visus stieg von 0,3 präoperativ auf 0,7 nach 2 Monaten postoperativ an. Von den 40 durch uns operierten Patienten kam es bei keinem der Patienten zu einem Visusabfall. Bei Patienten mit bekannter Makulaerkrankung (areoläre Aderhautatrophie und Z.n. Makulachirurgie bei Makulaforamen) konnte durch die Operation keine Visusverbesserung erzielt werden. Der durchschnittliche Visusverlauf von 0,3 auf 0,7 ist mit dem nach herkömmlicher Kataraktchirurgie an einem unselektierten Patientengut vergleichbar [24].

Ferner machen die hier vorgestellten Daten deutlich, daß es sich bei diesem Operationsverfahren um ein schonendes Verfahren handelt, was am Druckverlauf der Hornhautdicke und der Endothelzellzahl sichtbar wird.

Das intraoperative Trauma mit Beeinträchtigung der Flußdynamik des Kammerwassers, die Verwendung eines Viskoelastikums, die Pigmentausschwemmung und die Antwort auf das verwendete Steroid führen in der Regel nach Kataraktchirurgie zu einem frühen postoperativen Druckanstieg [25, 26, 27, 28]. Unter prophalyktischer Gabe von einmal 1 Tbl. Diclofenamid 0,25 mg lag der intraokulare Druck bei unserem Patientengut im Median 1 mm Hg über dem Ausgangswert und liegt damit deutlich unter den in der Literatur angegebenen Werten nach herkömmlicher extrakapsulärer Kataraktoperation [25, 26, 27, 28]. Zwei Monate postoperativ liegt der mediane Augeninnendruck mit 11 mm Hg 3 mm Hg unter dem Ausgangswert. Dies entspricht den Angaben aus der Literatur, die auch bei Ultraschallphakoemulsifikation und Kernexpression unabhängig von der Schnittführung eine Drucksenkung bis zu 40% des Ausgangswertes beschreiben. Der genaue Mechanismus des Druckabfalls ist hierbei jedoch noch ungeklärt [29, 30, 31, 32].

Ebenso zeigen die Endothelzelldichte und die Hornhautdickenzunahme nach Erbiumlaserphakoemulsifikation eine überraschend niedrige Verlustrate im Vergleich zur herkömmlichen Kataraktoperation. So lag die Endothelverlustrate in unserem Patientenkollektiv bei 1,8% im Vergleich zu 7,2–18% nach den Literaturangaben bei Ultraschallphakoemulsifikation [20, 21, 22, 23]. Die Hornhautdickenzunahme liegt bei 0,3% im Vergleich zu 7–8% [23]. Das Hornhautendothel kann bei der Kataraktextraktion auf vielfältige Weise geschädigt werden. Während Größe, Form, Lokalisation des Zugangs, verwendetes Instrumentarium sowie die Wahl der Spüllösung und des Viskoelastikums bei Ultraschallphakoemulsifikation und Erbiumlaseremulsifikation vergleichbar sind, liegt die in das Auge übertragene Energie bei der Erbiumlaserphakoemulsifikation deutlich niedriger. Durch die verminderte Energieübertragung, in der Regel ein bis zwei Größenordnungen unter der bei Ultraschallphakoemulsifikation, kommt es zu einer mit geringer Vorderkammererwärmung, die mit einem geringeren Reizzustand und einem niedrigen Endothelverlust einhergeht [32]. Durch den geringen Endothelzellverlust kommt es zu einer erheblich niedrigeren Quellung der Hornhaut.

Auch die geringe Hornhautdickenzunahme von 0,31% im Vergleich zu 7–8% nach Ultraschallphakoemulsifikation ist so zu erklären [23]. Durch den nur geringen Endothelzellverlust kommt es zu einer erheblich niedrigeren Quellung der Hornhaut.

Die Zahlenvergleiche mit der Literatur sind nur mit Einschränkung möglich, da sowohl die Hornhautdicke als auch die Endothelzellzahl sehr empfindliche Parameter sind, die durch die Kernhärte, den Operationszugang oder durch den Operateur starken Schwankungen unterliegen. Ferner liegen den Daten nur eine kleine Patientenzahl und ein kurzer Beobachtungszeitraum zugrunde. Es hat sich um eine Pilotstudie gehandelt, deren Ziel es war, die Wirksamkeit und die operationstechnischen Daten eines neuen Operationsverfahrens zu testen. Eine interne Kontrollgruppe haben wir nicht durchgeführt. Dennoch wird deutlich, daß es sich bei der Erbiumlaserphakoemulsifikation um ein wirksames und ein schonendes Verfahren handelt, das die Weiterentwicklung und die Planung von kontrollierten Studien rechtfertigt.

Danksagung

Wir danken der Firma Aesculap-Meditec, Jena, für die Überlassung des Erbiumlasers MCL 29 sowie der dazugehörigen Lichtleitfasern und Handstücke.

Literatur

1. Barak A, Desatnik H, Ma-Naim T, Ashkenasi I, Neufeld A, Melamed S (1996) Early postoperative intraocular pressure pattern in glaukomatosus and nonalaukomatosus patients. J Cataract Refract Surg 2: 607–611
2. Bourne WM, Nelson LR, Hodge DO (1997) Central corneal endothelial cell changes over a ten-year period. Invest Ophthal Vic Sci 38: 779–782
3. Berger JW, Talamo JH, LaMarche KJ, Kim SH, Snyder RW, D'Amico DJ, Marcellino G (1996) Temperature measurements during phacoemulsification and erbium:YAG laser phakoablation in model systems. J Cataract Refract Surg 22: 372–378
4. Brazitikos P, Bochow TW, D'Amico DJ, Hmelar M, Mathis M, Marcellino G (1996) Experimental ocular surgery with a high repetition rate erbium-YAG laser. Invest Ophthal Vis Sci 37: 571
5. Cherfan GM, Rich WJ, Wright G (1983) Raised intraocular pressure and other problems with sodium hyaluronate and cataract surgery. Trans Ophthalm Soc UK 103: 277–279
6. Daberkow I, Höh H (1994) First clinical results with the erbium-laser-sklerostomy. Ger Ophthalmol 3: 355
7. Dick HB, Kohnen T, Jacobi FK, Jacobiy KW (1996) Long-term endothelial cell loss following phacomulsification through a temporal clear corneal incision. J Cataract Refract Surg 22: 63–71
8. Fischer E, Schmidbauer JM, Höh H (1997) Antiproliferative Therapie bei Erbium:YAG-Lasersklerostomie ab externo: Mitomycin C im Vergleich mit 5-Fluoruracil. Ophthalmologe 94 [Suppl 1]: 166–167
9. Gailitis RP, Patterson SW, Samuels MA, Haen K, Ren Q, Waring GO (1993) Comparison of laser phacovaporization using the Er-YAG and the Er-YSGG laser. Arch Ophthalmol 111: 697–700
10. Galin MA, Lin LL-K, Obstbaum SA (1978) Cataract extraction and intraocular pressure. Trans Ophthalmol Soc UK: 124–127

11. Höh H, Schmidbauer JM, Fischer E (1996) Erbiumlasersklerostomie – eine Standortbestimmung. Klin Monatsbl Augenheilkd 209: 13
12. Höh H (1997) Preliminary results with erbium laser phacoemulsification. Rev Mex Oftalmol [Suppl 21]: 136–137
13. Höh H, Fischer E (1997) Erste Ergebnisse mit der Erbiumlaserphakoemulsifikation. Klin Monatsbl Augenheilkd 211 [Suppl 7]: 16–17
14. Höh H, Fischer E (1998) Erste Ergebnisse mit der Erbiumlaserphakoemulsifikation. Klin Monatsbl Augenheilkd [Suppl] 2: 20
15. Höh H, Fischer E (1998) Erste Ergebnisse mit der Erbiumlaserphakoemulsifikation. In: Duncker GIW, Ohrloff C, Wilhelm F (Hrsg) 12. Kongreß der DGII. Springer, Berlin Heidelberg New York, S 382–390
16. Jahn EC, Emke M (1995) Wie reproduzierbar und stabil ist die Augendrucksenkung nach extrakapsulärer Kataraktextraktion. Klin Monatsbl Augenheilkd 207: 348–352
17. Jahn CE (1995) Senkung des intraokularen Druckes durch Phakoemulsifikation und Hinterkammerlinsenimplantation. Ophthalmologe 1995: 560–563
18. Jähnig T, Schmidbauer JM, Höh H (1996) Therapie des Hypotoniesyndroms nach Erbiumlasersklerostomie mit weicher Kontaktlinse. Ophthalmologe [Suppl 1] 93: 67
19. Kammann J, Dornbach G, Cormar E (1995) 2 Jahre Kleinschnittchirurgie. Ophthalmologe 92: 166–269
20. Kaskel S, Höh H (1998) Mitomycin C als subkonjunktivale Injektion vor Erbiumlasersklerostomie – Dosierung und Komplikationen. Klin Monatsbl Augenheilkd [Suppl] 2: 2–3
21. Klebe S, Walkow T, Ander W, Hartmann (1998) Postoperativer Endothelzellverlust nach Phakoemulsifikation in Abhängigkeit von der Lokalisation des korneoskleralen 7-mm-Tunnelschnittes. In: Ohrloff C, Kohnen T, Duncker G (Hrsg) 11. Kongreß der Deutschsprachigen Gesellschaft für Intraokularlinsen-Implatation und refraktive Chirurgie. Springer, Berlin Heidelberg New York, S 201–206
22. Kohlhaas M, Stahlhut O, Thieluck J, Richard G (1997) Entwicklung der Hornhautdicke und Endothelzahldichte nach Kataraktoperation. Ophthalmologe 7: 515–518
23. Noecker RJ, Kramer TR, Ellsworth LG, Snyder RW, Yarborough M (1994) Endolenticular phacolysis using the Erbium:YAG laser on autopsy lenses: a histopathologic study. Proc SPIE 2126: 315–322
24. Rich WJ, Radtke ND, Cohan BE (1974) Early ocular hypertension after cataract extraction. Br J Ophthalmol 58: 725–731
25. Ross BS, Puliafito CA (1994) Erbium:YAG and Holmium:YAG laser ablation of the lens. Lasers Surg Med 15: 74–82
26. Schmidbauer JM, Höh H, Daberkow I (1995) Subconjunctival antiproliferative therapy using 5-fluorouracil in erbiumlasersclerostomy ab externo. Ger J Ophthalmol 4 [Suppl 1]: 69
27. Schmidbauer JM, Höh H, Jähnig T, Daberkow I (1996) Antiproliferative Therapie mit 5-Fluorouracil bei Erbium:YAG-Laser-Sklerostomie ab externo. Ophthalmologe 93: 569–575
28. Schmidbauer JM, Fischer E, Höh H (1997) Anpassung weicher Verbandlinsen zur Therapie des postoperativen Hypotoniesyndroms nach Erblumlasersklerostomie ab externo. Contactologia 19: 65–69
29. Sponagel LD, Gloor B (1986) Ist die Implantation einer Hinterkammerlinse ein drucksenkender Eingriff? Klin Monatsbl Augenheilkd 188: 495–499
30. Wetzel W, Brinkmann R, Koop N, Schröder F, Birngruber R (1997) Laserphakoemulsifikation mit dem Er:YAG-Laser. In: Vörösmarthy D, Duncker G, Hartmann Ch (Hrsg) 10. Kongreß der Deutschsprachigen Gesellschaft für Intraokularlinsen-Implantation und refraktive Chirurgie. Springer, Berlin Heidelberg New York, S 356–359
31. Yoshida A, Kanno H, Kado M, Reindl M, Donitzky C (1996) New Erbium YAG laser system for cataracta surgery. Invest Ophthalmol Vis Sci 37: 769

Thermische und mechanische Nebeneffekte bei der Er:YAG-Laser-Phakoablation

H. Lubatschowski, M. Busemann, N. Mommsen, O. Kermani und H. Welling

Zusammenfassung

Problemstellung: Die optische Eindringtiefe der Er:YAG-Laserstrahlung bei 2,94 µm Wellenlänge in biologisches Gewebe liegt bei etwa 1 µm. Damit eignet sich dieser Laser grundsätzlich für mikrochirurgische Eingriffe wie etwa die Phakoemulsifikation. Aufgrund der explosionsartigen Verdampfung des Gewebewassers werden jedoch während und nach der Lasereinwirkung am Faserende heftige mechanische und thermische Folgereaktionen induziert, die schädigende Auswirkungen auf weiter außerhalb liegendes Gewebe haben können.

Methodik: Mittels Temperaturmessungen und mit den Methoden der Kurzzeitphotographie kann das Ausmaß der mechanischen und thermischen Nebenwirkungen sichtbar gemacht werden. An Modellsubstanzen (BSS, Polyacrylamid, Agar-Gel) wurden Temperaturentwicklung und Kavitationsblasendynamik in Abhängigkeit der äußeren Parameter wie Pulsenergie, Repetitionsrate des Lasers sowie Durchmesser des Faserhandstücks analysiert.

Ergebnisse: Der Anstieg der Temperatur des Probenvolumens (3 ml) bleibt selbst bei hohen Laserenergiedosen (3 kJ) und ohne kühlende Spülflüssigkeit unter 5° und liegt damit deutlich unter dem Temperaturanstieg bei üblicher Ultraschalleinstrahlung. Die laserinduzierten Kavitationsblasen können abhängig von der Pulsenergie des Lasers sich auf bis über 1 mm Entfernung von der Faserspitze erstrecken. Im Gegensatz zu den ultraschallerzeugten Kavitationsblasen, deren Durchmesser sich auf wenige 100 µm beschränken, erscheint damit bei voller Laserleistung das mechanische Schädigungspotential der Laserstrahlung größer als die schädigende Wirkung des Ultraschalls.

Schlußfolgerung: Bei moderaten Laserleistungen (40 mJ, 40 Hz) ist der Laser im Hinblick auf mechanische und thermische Nebenwirkungen das schonendere Instrument zur Emulsifikation der Linse. Um jedoch vergleichbare Abtragzeiten wie die der Ultraschallemulsifikation zu erreichen, sind deutlich höhere Laserleistungen erforderlich, bei denen die Kavitationsblasen eine Reichweite in der Größenordnung von einigen Millimetern erreichen können. Bei der jeweiligen Situation angepaßter, wohl dosierbarer Pulsenergie und/oder Repetitionsrate stellt damit der Er:YAG-Laser eine sichere und schonende Alternative zur Emulsifikation der Linse dar.

G. Duncker et al. (Hrsg.)
12. Kongreß der DGII 1998

Erste klinische Erfahrungen mit der Er:YAG-Laser-Phakoablation

O. Kermani, N. Mommsen und H. Lubatschowski

Zusammenfassung

Problemstellung: Unter Laborbedingungen erweist sich die Linsenablation mit dem Er:YAG Laser als thermisch und mechanisch weniger belastend, als die Emulsifikation der Linse mit Ultraschallenergie. Erste klinische Anwendungen müssen zeigen, ob auch Methodik und Effizienz des Lasereinsatzes in der Kataraktchirurgie heutigen Ansprüchen genügen.

Methodik: Er:YAG-Laser der Fa. Wavelight (5–60 mJ/Puls, 10–60 Hz). ZrF-Lichtleitfaser (220 cm) mit Handstück (Tip: Hohlrohr mit Quarzfaser: 350 µm Durchmesser). Irrigation und Aspiration (Vakuum bis 500 mm Hg) balanciert. Wahlweise mit dem Fußschalter linear (bei konstanter Frequenz) die Energie zu erhöhen oder linear (bei konstanter Energie) die Pulsfrequenz zu erhöhen.

Der Laser ist bei 20 Augen mit unkomplizierter Katarakt und unterschiedlichem Sklerosierungsgrad zum Einsatz gekommen. Die behandelten Patienten waren informiert und mit dem Eingriff einverstanden. Der operative Eingriff erfolgte über einen temporalen Clear-cornea-Zugang. Es folgten Kapsulorhexis und Hydrodissektion. Bei der folgenden Linsenablation wurde zunächst der sklerosierte Kern ausgehöhlt, der verbleibende Epinukleus wurde in die Pupillarebene mobilisiert und dort weiter mit dem Laser bearbeitet und abgesaugt. Bei Überschreiten eines Zeitlimits von 5 min oder aber bei drohenden Manöverproblemen wurde in konventionelle Ultraschallemulsifikation umgewandelt.

Ergebnisse: Insgesamt konnte unter den angegebenen Bedingungen in 3 Fällen mittleren Sklerosierungsgrades die Operation komplett mit dem Laser durchgeführt werden. In keinem Fall kam es zu einer Kapselruptur. Der postoperative Verlauf entsprach den Erfahrungen nach konventioneller Ultraschalltechnik.

Schlußfolgerung: Die vorgegebenen Laserparameter genügen derzeit noch nicht für einen systematischen Einsatz in der Kataraktchirurgie. Wünschenswert wäre die Erhöhung der Repetitionsrate auf Werte um 80–100 Hz bei Pulsenergien bis zu 100 mJ/Puls. Insgesamt aber erscheint die Lasertechnik sehr moderat in ihrer Wechselwirkungsdynamik und somit im Prinzip einfacher in der Handhabung als die Ultraschalltechnik.

Summary

Problem: Er:YAG laser energy has been proved to be less stressful with regard to thermal and mechanical side effects in cataract ablation than ultrasound energy as used in the well-established phacoemulsification technique. First clinical investigations must demonstrate the value of the laserphaco technique with regard to safety and efficacy.

Methods: The *Adagio* Er:YAG-laser from Wavelight-Erlangen (5–60 mJ/Puls, 10–60 Hz) was used in this preliminary study. Energy transmission is performed through a zirkonium-fluoride-optical fiber (220 cm) with a hand-piece (tip: silica fiber with 350 µm diameter) which in its size resembles a conventional ultrasound handpiece. Irrigation and

G. Duncker et al. (Hrsg.)
12. Kongreß der DGII 1998

aspiration (vacuum up to 500 mm Hg) are well balanced. The foot pedal can be used to increase either the pulse energy (at constant puls frequency) or the pulse frequency (at constant pulse energy). Twenty human eyes with cataract formation (sclerosis types II–IV) were chosen for this preliminary study. Informed consent of the patients, who had to be in good general condition, was a precondition for selection. Other criteria were: a better fellow eye, no other anterior segment pathology. Surgery was performed with standby of a US-phacomachine (Geuder). A time limit of 5 min was set for laser-tissue interaction time and imminent surgical problems would have ceased further laser action.

Results: In 3 out of the 20 cases, complete laserphaco was achieved within the limitation of the settings. The reason for intervention in 17 cases were: 12 cases over time limit and 5 cases with imminent surgical problems. There were no major surgical complications in any of the 20 cases. The postop follow up was uneventful. Epithelial edema (++ – +++) and striae keratitis (++) were seen in three and seven cases, respectively. There was no case with fibrin formation or other signs of enhanced inflammatory reaction.

Conclusion: Er:YAG-laser phacoablation is more gentle and less dynamic in comparison with US-phacoemulsification. To date, the main obstacle in a systematic application of Er:YAG-laser systems for cataract surgery is the long time necessary for total cataract removal.

Einführung

Grundlegende Voraussetzungen für den Einsatz von Laserstrahlung in der Kataraktchirurgie

Für den potentiellen Einsatz des ablativ wirkenden Lasers für die Kataraktchirurgie müssen eine Reihe wichtiger Voraussetzungen erfüllt sein.

Die Wellenlänge der Laserstrahlung sollte hohe Absorption, also geringe Eindringtiefe, in Wasser haben. Denn auch wenn die getrübte Linse über intensiv absorbierende Chromophore im nahen UV verfügt, so sind doch das Gewebewasser sowie die zum Einsatz kommende Spülflüssigkeit die Hauptabsorber bei der Linsenbearbeitung mit dem Laser. Die Eindringtiefe sollte so gering sein, daß eine Linsenbearbeitung auch in unmittelbarer Nähe der zu schonenden Linsenkapsel möglich ist.

Potentiell phototoxische Nebenwirkungen der gewählten Wellenlänge sollten ausgeschlossen werden.

Die in einer bestimmten Zeiteinheit und innerhalb eines definierten Volumens deponierte Energie sollte so hoch sein, daß photoablative gegenüber photothermischen Wechselwirkungsmechanismen überwiegen. Das Problem hierbei ist, daß hohe Energiedichten in der Regel nur um den Preis der Entstehung auch höherer photomechanischer Wechselwirkungsfolgen (Schockwellen/Kavitationsblasen) zu erzielen sind.

Schließlich muß die Wellenlänge der Laserstrahlung in der gewählten Energiedichte gute Transmissionseigenschaften für Lichtleitfasern aufweisen.

Berücksichtigt man diese genannten Prämissen, so reduziert sich der für einen Einsatz in der Kataraktchirurgie zur Verfügung stehende spektrale Bereich auf das nahe und mittlere Infrarot, also 2,0–3,0 µm Wellenlänge. [4, 11, 9].

Erste Versuche zur Phakoablation

Ende der 80er Jahre gab es eine Reihe von Untersuchungen verschiedener Arbeitsgruppen über den möglichen Einsatz der Excimer Laser Technologie in der Kataraktchirurgie [10, 7, 6, 5].

Von den hier zur Verfügung stehenden Wellenlängen 193 nm (ArF), 248 nm (KrF) und 308 nm kam nur die zuletzt genannte, die des XeCl-Excimer Lasers, für einen möglichen Einsatz in Frage, so daß hier auch erste Konzepte für einen klinischen Einsatz entwickelt werden konnten.

Gründe hierfür sind die unzureichende Lichtleitfasertransmission von 193 nm und die außerordentlich hohe potentielle Mutagenität der 248 nm-Strahlung.

Aber auch bei der 308 nm-XeCl-Excimer-Laserstrahlung zeigte sich, daß ein Einsatz in der intraokularen Chirurgie mehr als fragwürdig war. Obwohl die Strahlung des XeCl Lasers gute Absorptionseigenschaften im getrübten Linsenmaterial aufweist, zeigten die experimentellen Studien, daß ein erheblicher Teil der Strahlung die Netzhaut erreichte, auch wenn noch verhältnismäßig dicke Linsenschichten und die Glaskörpersubstanz diese abschirmten. Zudem führte die spezifische Chromophorenabsorption innerhalb der Linsenmassen zur Entstehung einer intensiven Sekundärstrahlung, die ihrerseits die Netzhaut mit potentiell schädlicher UV-Energie belastete. Ein weiteres Problem war die schwache Bearbeitungseffizienz der Excimer-Laserstrahlung. Gerade bei härteren sklerosierten Nuklei überschritt die Ablationszeit klinisch tolerierbare Grenzen von 3–5 min doch recht deutlich.

Er:YAG Laser für den intraokularen Einsatz zur Linsenablation

Nicht nur die potentielle toxische Gefahr der UV-Laserstrahlung, auch der den Gaslasern eigene hohe technologische Aufwand ließen die großen Anstrengungen der Entwicklungsarbeit im Bereich der im mittleren Infrarot emittierenden Festkörperlaser gerechtfertigt erscheinen. Bekannteste Vertreter sind hier der Holmium:YAG- (2,1 μm-) und der Erbium:YAG- (2,94 μm-)Laser.

Maßgebend für die Wechselwirkungsqualität dieser Lasertypen ist deren hohe Absorption im Wasser, das bei etwa 3 μm einen maximalen Absorptionsgipfel aufweist [8].

Gewebewasser wirkt wie ein absorbierendes Chromophor, wenn es mit Laserlicht dieses Wellenlängenbereiches bestrahlt wird. Die eigentümliche Steilheit des Absorptionsgipfels bei 3 μm macht aber schon deutlich, weshalb zwischen dem Holmium- und dem Erbiumlaser erhebliche Qualitätsunterschiede in der Materialbearbeitung festzustellen sind. Der Holmiumlaser hat in Wasser immerhin noch eine Eindringtiefe von 500 μm. Die erzielbaren Energiedichten reichen daher nicht aus, die thermischen Effekte der Wechselwirkung zu unterdrücken. Anders beim Erbiumlaser. Mit einer Eindringtiefe in Wasser von nur etwa 1 μm sind ausreichend hohe Energiedichten erzielbar. Die sehr rasche und intensive Aufheizung des Gewebewassers führt zu einer explosionsartigen Verdampfung (Photoabalation/Photovaporisation). Die

Gewebematrix wird bei der entstehenden Explosion mitgerissen, so daß ein Ablationseffekt entsteht, der beinahe der Güte der Excimer Laser Bearbeitung entspricht, der aber eine deutlich höhere Effizienz aufweist [13].

Die vielversprechenden Untersuchungen der Wechselwirkungseigenschaften des Erbiumlasers setzten eine ganze Reihe von Entwicklungen für diesen Lasertyp in Gang. Eines der Hauptprobleme der Auseinandersetzung in dem Arbeitsgebiet war der Energietransport. Der Absorptionsgrad der Erbiumlaserstrahlung in Wasser hatte nämlich auch einen nicht unerheblichen praktischen Nachteil. Ein Energietransport in konventionellen Quarz-Lichtleitfasern ist nur über sehr kurze Strecken von wenigen Zentimetern möglich, da selbst der geringe Wasseranteil extrem wasserarmer synthetischer Quarze noch zu hoch ist, Absorption innerhalb der Faserstrecke zu verhindern. Die Folge ist, daß zwangsläufig jeder Versuch, Erbium-Laserstrahlung über solche konventionelle Fasersysteme zu transportieren, zu einer Zerstörung der Faser selbst führt.

Das Problem wurde durch die Kombination verschiedener Fasersysteme praktikabel gelöst.

Größere Streckenabschnitte werden über sog. Zirkonium Fluorid (ZrF-)Fasern gemeistert, ein Lichtleitfasermaterial, das sehr gute Transmissionseigenschaften für die Erbiumlaserstrahlung aufweist, das aber erstens nicht ganz billig, zweitens sehr bruchanfällig und drittens aufgrund seiner Wasserlöslichkeit möglicherweise toxisch ist [12]. Die Zirkoniumfaser wird für den klinischen Gebrauch „gecoated". Hierdurch wird sie ausreichend flexibel gestaltet und von Wasser und Luftfeuchtigkeit isoliert. Das Handstück ist für den Resttransport der Laserstrahlung mit einem kurzen Stück Quarzfaser ausgestattet.

Der Erbiumlaser muß als technologisch noch nicht voll ausgereift eingestuft werden, steht aber mittlerweile auch schon für andere Verfahren und Disziplinen (Zahnheilkunde, Dermatologie) zur Verfügung.

Erste klinische Erfahrungen

In dieser Arbeit wird über die ersten klinischen Erfahrungen mit der Er:YAG-Laser-Phakoablation berichtet.

Dem klinischen Einsatz sind intensive In-vitro- und In-vivo-Untersuchungen vorausgegangen. Untersucht wurden die spezifischen Ablationseigenschaften für sklerosierte, getrübte humane Linsenkerne mit besonderem Blick auf die Ablationseffizienz. An Augenmodellen wurde in der Operationssimulation die thermische Belastung innerhalb der Vorderkammer unter extremen Bedingungen geprüft. Die für die Er:YAG-Laser-Photoablation oder -Photovaporisation typische Kavitationsblasendynamik wurde mittels Kurzzeitphotographie mit besonderem Blick auf den Einfluß von Pulsdauer und Leistung sowie geometrische Blasenausdehnung analysiert. Die Ergebnisse dieser laserphysikalischen Laboruntersuchungen waren der Grundstein der weiteren Arbeit, zeigte sich doch, daß die Er:YAG-Laserphakoablation geringere thermische und mechanische Sekundäreffekte induzierte, als dies bei der etablierten Ultraschallphakoemulsifikation der Fall war.

Auch ein phototoxisches Strahlungsrisiko ist bei der hier zum Einsatz kommenden Infrarotstrahlung nicht zu erwarten, liegt doch die optische Eindringtiefe bei 2,94 μm bei nur einem Mikrometer und sind Sekundärstrahlungsphänomene bei den für den klinischen Einsatz relevanten Energiedichten nicht zu erwarten.

Material und Methoden

Das Patientenkollektiv

Das Patientenkollektiv für diese erste Pilotstudie rekrutierte sich aus unkomplizierten Kataraktfällen. Im September bis Dezember 1997 wurden insgesamt 20 Patienten (Alter: 54–82 Jahre) an jeweils einem Auge mit dem Er:YAG-Laser am grauen Star behandelt. Der Sklerosierungsgrad der Linsenkerne wurde anhand der an der Spaltlampe erkennbaren Linsenkernfärbung geschätzt. 10 der Linsenkerne wiesen einen Sklerosierungsgrad II auf, 4 zeigten einen Sklerosierungsgrad III und 6 Augen wiesen einen Sklerosierungsgrad IV des Linsenkerns auf. Der vordere Augenabschnitt wies in keinem der Fälle pathologische Auffälligkeiten auf. Es wurde Wert auf eine ausreichende Vorderkammertiefe gelegt. In allen Fällen war das andere Auge bereits erfolgreich konventionell operiert worden oder aber es bestand noch keine Veranlassung zur Operation. 6 der 20 Augen wiesen diskrete trockene altersabhängige Pigmentveränderungen im Bereich der Makula auf. In 2 Fällen lag eine fortgeschrittene Makulopathie nach Junius Kuhnt (IV) vor. In 2 Fällen waren netzhautchirurgische Maßnahmen vorausgegangen, und in einem Fall lag ein Zustand nach einem zentralen Venenverschluß und panretinaler Laserkoagulation vor.

Der Allgemeinzustand der Patienten war stabil, es lagen anamnestisch keine schwerwiegenden Herz-Kreislauf-Erkrankungen vor, auch lagen keine relevanten Stoffwechselerkrankungen vor.

Alle Patienten waren über Art und Vorgehensweise des operativen Eingriffs sowie über den experimentellen Charakter der Operation aufgeklärt und hatten ihr Einverständnis erklärt. Die Patientencompliance war außerordentlich gut, die Bereitschaft, sich mit einem Laser operieren zu lassen, sehr groß.

Die Operationen wurden unter Stand-by einer konventionellen Ultraschall-Phakomaschine (Geuder Megatron) durchgeführt. Es war geplant, bei einem Überschreiten eines Zeitlimits von 5 min auf konventionelle Ultraschalltechnik umzusteigen. Auch das Auftreten drohender komplizierter Situationen oder die Entwicklung komplizierter Manöver sollte als Anlaß genommen werden, auf Ultraschall umzusteigen.

Der Phakolaser

Das in dieser Studie zum Einsatz kommende Er:YAG-Laser-System zur Phakoablation wurde von der Fa. WaveLight (Erlangen) zur Verfügung gestellt.

Das Gerät (Adagio) verfügt über ein Monitordisplay, auf dem sich alle Funktionen steuern und programmieren lassen. Die Pulsenergie reicht von 5 bis

60 mJ/Puls (Wellenlänge: 2,94 μm). Die Pulsfrequenz ist einstellbar von 10-60 Hz. Die Pulslänge liegt bei 200 μs. In das Gerät sind der Laserkopf, das Netzteil, die Computersteuerung sowie die I/A-Pumpe integriert. Flow, Aspiration und Vakuum lassen sich ebenfalls über den Monitor steuern. Die maximale Vakuumleistung liegt bei 500 mm Hg. Das Gerät hat etwa die Größe eines ophthalmologischen Nd:YAG- oder Argon-Lasers. Die Lichtleitfaser aus ZrF zeigt einen ausreichend guten Biegeradius (18 cm), ist 220 cm lang und läßt sich gut handhaben. Über einen T-Träger mit Rollschiene wird das relativ hohe Gewicht des Faser-/Schlauchsystemes abgefangen. Das Handstück hat gleiche Ausmaße wie ein Ultraschallhandstück. I/A-Zuführungen sind ebenfalls wie bei konventionellen Ultraschallhandstücken konstruiert. Innerhalb des Handstückes erfolgt die Ankopplung an einen Quarzstab, der dem Energietransport in den Tip und somit in das Augeninnere dient. Der Tip hat die gleichen Ausmaße wie ein Ultraschall-Tip, hat einen Innendurchmesser von 1,2 mm und führt in seinem Lumen die 320 μm starke Quarzoptik, die bis zum Lumenrand reicht. Das Handstück kann separat (dampf-)sterilisiert werden, das Schlauchsystem wird mit Einweg-Plastikmaterial steril überzogen.

Während der Operation wird das Gerät, wie bei der konventionellen Ultraschalltechnik, über einen Multifunktions-Fußschalter gesteuert.

Der Fußschalter hat 3 direkte Phasenfunktionen. Die 1. Druckphase gibt den Flow frei, die 2. schaltet die Aspiration hinzu und die 3. gibt den Laser frei. Die Laserfunktion ist linear über die Bedienung des Fußschalters zu steigern. Hierbei kann wahlweise bei konstanter Energie die Pulsfrequenz erhöht oder aber bei konstanter Pulsfrequenz die Energie erhöht werden. Eine Vorwahl der Laserparameter erfolgt über den Bedienermonitor. Bei vollständig durchgedrücktem Fußschalter kann der Laser unmittelbar deaktiviert werden, wenn eine Fußbewegung nach rechts erfolgt.

Operationstechnik (Abb. 1 A–D)

Alle Augenoperationen wurden in lokaler, peribulbärer Anästhesie durchgeführt. Der Zugang zum Auge erfolgt über einen temporalen Clear-cornea-Schnitt von 3,2 mm Breite und 2 mm Länge. Nach Auffüllen der Vorderkammer mit viskoelastischem Material wurde die vordere Linsenkapsel mit einer gebogenen Kanüle mittels Kapsulorhexis (5–7 mm Durchmesser) eröffnet. Hydrodissektion und Kerndelineation waren die nächsten Arbeitsschritte, bevor eine Parazentese gelegt wurde und der Laser für die Linsenablation zum Einsatz kam.

Nach erfolgter Linsenablation oder aber Beendigung der Kernemulsifikation mit Ultraschall konnten die Rindenreste konventionell abgesaugt werden. Die Operation wurde mit der Implantation einer faltbaren Silikonlinse (SI40 von der Fa. Pharm-Allergan) und dem Absaugen des hierzu erforderlichen Viskoelastikums beendet. Einer subkonjunktivalen Injektion eines Antibiotika-Steroid-Gemisches folgte das Anlegen eines stabilen Augenverbandes.

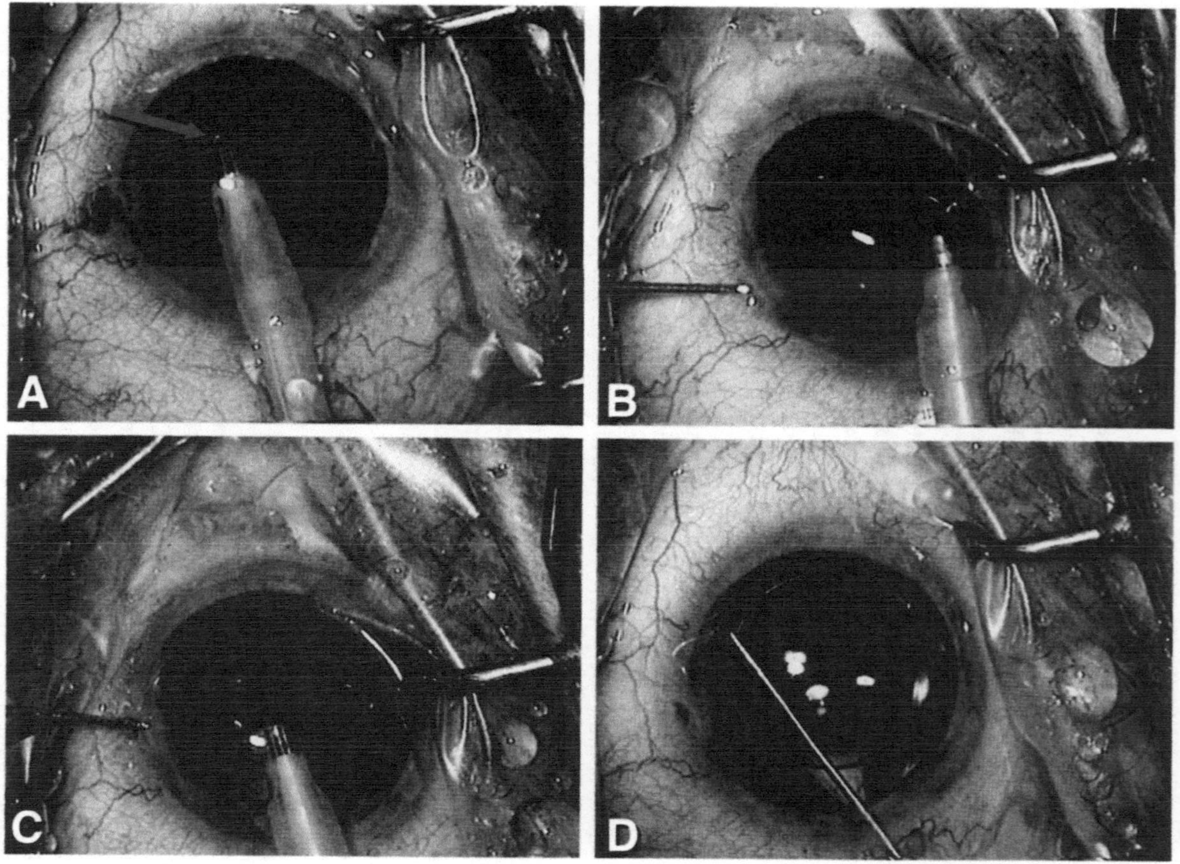

Abb. 1. Die Bildfolge zeigt das prinzipielle Vorgehen bei der Er:YAG-Laserphakoablation mit dem Adagio-System (Fa. WaveLight, Erlangen). **A** zeigt, wie zunächst der Linsenkern zentral ausgehöhlt („sculpting") wird (*Pfeil:* Kavitationsbläschen am Ort der Wechselwirkung).
B zeigt, wie nach dem Sculpting der übriggebliebene Epinukleus in die Pupillarebene manövriert wird.
C Der Rest des Epinukleus wird nun in der Pupillarebene unter hohem Vakuum am Lasertip gehalten und einer Laserablation zugeführt.
D Abgeschlossen wurden alle Eingriffe mit der Implantation einer Silikonfaltlinse (Typ SI40 Pharm-Allergan)

Postoperativer Verlauf

Die erste postoperative Kontrolle erfolgte am Folgetag nach der Operation. Weitere Kontrollen erfolgten am 2. postop. Tag sowie 1 Woche, 3 Wochen und 6 Wochen post OP. Die letzten Kontrollen lagen 3 Monate nach erfolgter Staroperation. Die postoperative Behandlung erfolgte lokal mit Augentropfen (Mycinopred® 5mal tgl.) und Augensalbe (Isopto-Max® einmal zur Nacht). Geprüft wurden der Visus sowie der applanatorische Augeninnendruck. Eine komplette Vorderabschnitts- und Hinterabschnitts-Befunderhebung erfolgte an der Spaltlampe mit besonderem Blick auf Hornhautquellung, Vorderkammer-Reizzustand, Kapselschrumpfung und Kapseltrübung sowie zentralen und peripheren Netzhautbefund.

Ergebnisse

Von den 20 Fällen konnte die komplette Linsenablation innerhalb der gesetzten Grenzen in 3 Fällen vollendet werden. Bei 2 der 3 Fälle handelte es sich um Linsen mit einem Sklerosierungsgrad II, in einem Fall lag ein Sklerosierungsgrad III vor.

Die Vorgehensweise war in allen 20 Fällen gleich. Zunächst wurde der Linsenkern zentral ausgehöhlt („sculpting“). Bei den härteren Linsentypen (IV) gelang dies nicht innerhalb des Zeitlimits von 5 min, so daß hier auf Ultraschall-Phakoemulsifikation umgewandelt wurde, um die Operation zu Ende zu führen. Keine Probleme bereitete das Sculpting bei den übrigen Linsentypen. Nach dem Sculpting wurde der übrig gebliebene Epinukleus in die Pupillarebene manövriert. Dies geschah entweder durch Häkchendruck bei 3 Uhr und gleichzeitiges Unterminieren und Unterspülen mit dem Tip bei 9 Uhr (temporaler Zugang!) oder aber durch Rotation des Restkernes um die eigene Achse mit Häkchendruck nach 6 Uhr, so daß die hinteren Linsenanteile nun zuvorderst in der Pupillarebene zu liegen kamen. Dieses Manöver wurde durch zusätzlich eingebrachtes Viskoelastikum unterstützt.

Das Überschreiten des Zeitlimits erforderte während des nun folgenden Arbeitsganges die Unterbrechung und Umwandlung des Eingriffes in weiteren 4 Fällen. In 4 Fällen kam es zu einer allmählich einsetzenden Pupillenverengung, die die Umwandlung ratsam erscheinen ließ. In 2 Fällen verloren die Patienten die Geduld, wurden unruhig und machten somit eine Umwandlung und rasche Beendigung des Eingriffes erforderlich. In einem Fall gelang die Mobilisation des Linsenrestes in die Pupillarebene nicht, so daß auch hier frühzeitig das Ultraschallgerät mit der hier zur Verfügung stehenden zusätzlichen Option eines Venturi-Pumpeffektes zum Einsatz kam. Die Ansaugung und Ablation des Linsenrestes in den übrigen 3 Fällen gelang ohne weitere Probleme innerhalb der gesetzten Grenzen.

In allen 20 Fällen waren Kapselrand und Kapselhinterwand intakt, so daß wie geplant eine Faltlinse eingesetzt werden konnte. In keinem Fall kam es zu einer thermischen Koagulation der Hornhaut im Schnittbereich („corneal burn“).

Der Ablationsvorgang mit dem Er:YAG-Laser zeigt eine starke Abhängigkeit von der Materialdichte. Bei gleicher Pulsfrequenz und Pulsenergie reichen die Kavitationsblasenketten etwa 0,5–1 mm weit, wenn die Ablation im harten Linsenkern erfolgt. Die Kavitationskanäle können 2–3 mm im Kortexmaterial erreichen und sogar bis zu 10 mm, wenn nur Spülflüssigkeit vor dem Laser-Tip steht. Die Fußsteuerung ist hier also von entscheidender Bedeutung für die Ablationsstragie. Herabsetzung von Pulsfrequenz und/oderPulsenergie sind erforderlich, wenn Kortexmaterial bearbeitet wird. Hingegen kann bei der Bearbeitung des harten Linsenkernes die maximale Kapazität der Laserleistung gefahren werden. Die Erhöhung der Pulsenergie ist effizienter in Bezug auf die Ablationskapazität als die Erhöhung der Pulsfrequenz. Eine höhere Pulsfrequenz führt zudem zu einer stärkeren Zunahme der Reichweite der Kaviatationskanäle als eine entsprechende Erhöhung der Pulsenergie. Diese Erfahrungen aus den In-vitro- und In-vivo-Untersuchungen mit der Er:YAG-Laser-Phakoablation bestätigten sich bei den klinischen Untersuchungen.

Die Gesamtenergie bei den 3 erfolgreich beendeten Laseroperationen reichte von 560 J bis 1,2 kJ. Die hier verwandten Pulsenergien lagen bei 20–45 mJ/Puls und einer Repetitionsrate von 20–40 Hz.

Allen 20 Fällen gemeinsam war ein hoher Flüssigkeitsumsatz von mindestens 250 ml (BSS). Dies ist eher auf die längere Operationszeit zurückzuführen als auf einen möglicherweise zu großen Schnitt in der Hornhaut. Der Ablationsvorgang spielt sich bei der Erbiumlaserphako anders als bei der Ultraschallemulsifikation nicht unmittelbar am Tip ab. Bei der Ultraschallanwendung erfolgt die Emulsifikation nach Okklusion des Tips mit Linsenmaterial. Bei der Laserphako liegt der Ort der Wechselwirkung etwa 1 mm vor dem Tip. Das ablatierte Material wird mit der Spülflüssigkeit durch die Vorderkammer gespült, um dann über das Lumen des Tips abgesaugt zu werden. Toxische oder inflammatorische Reaktionen sind zwar nicht zu erwarten, da das Material nicht photochemisch, sondern photothermisch und dann letztlich mechanisch zerkleinert wird. Aber diese Besonderheit des Lasereinsatzes erhöht den Gesamtflüssigkeitsumsatz nicht unerheblich.

Der postoperative Verlauf entsprach in allen 20 Fällen den Erfahrungen nach Ultraschall-Phakoemulsifikation. In 2 Fällen wurde eine erhöhter Augeninnendruck (32 bzw. 36 mm Hg) gemessen, der aber nach Ablaß über die Parazentese nicht wieder auftrat und am ehesten auf verbliebenes Viskoelastikum zurückzuführen war. Eine Schnittleckage wurde in keinem Fall verzeichnet. Der Quellungszustand der Hornhaut war am 1. postoperativen Tag stärker ausgeprägt, als dies nach konventioneller OP-Technik beobachtet wird. Ein ausgeprägtes Epithelödem (++ / +++) fand sich in 3 Fällen, Descemet-Falten wurden in weiteren 7 Fällen verzeichnet. Nach 1 Woche war der Hornhautbefund in allen Fällen wieder regelrecht. Der intraokulare Reizzustand war im postoperativen Verlauf ebenfalls nicht auffällig. Ein milder Reizzustand (Z+/++) fand sich in den ersten 3 Wochen in allen Fällen. Eine außergewöhnliche Schrankenstörung (Tyndall > +) lag aber in keinem Fall vor. Die Sehschärfe verbesserte sich in allen 20 Fällen von präoperativ bestkorrigiert HBW bis 0,2 auf bestkorrigiert 1/50 bis 0,6 nach 6 Wochen.

Nach 3 Monaten war in drei Fällen eine beginnende Nachstarentwicklung festzustellen; in einem Fall zeigte der vordere Kapselrand starke Fibrosierungserscheinungen. Die Hinterkammerlinsen waren aber in allen 20 Fällen zentriert und wurden gut vertragen.

Diskussion

Die Optimierung der Phakoablationstechnik mit dem Erbiumlaser wird vor dem geschilderten Hintergrund unter der Maxime erfolgen: Steigerung des Wirkungsgrades bei gleichzeitiger Verfeinerung des Instrumentariums.

Insbesondere der hohe Flüssigkeitsumsatz bei der Laserphako belastet am ehesten den Endothelapparat der Hornhaut. Die bei der Er:YAG-Laser-Phakoablation geringere thermische und mechanische Belastung des Auges im Vergleich zur Ultraschalltechnik lassen eine längere OP-Dauer bis zu 10 min durchaus möglich erscheinen. Allein der in dieser Zeit erfolgende Flüssigkeitsaustausch und die damit verbundenen Turbulenzen in der Vorderkammer müssen unbedingt verringert werden. Erste Entwicklungsansätze in dieser Richtung werden derzeit untersucht.

Der Wirkungsgrad des Lasers läßt sich nicht beliebig ohne Schädigungsrisiko erhöhen. Sowohl thermische Effekte, als auch die Pulsreichweiten werden kritisch bei Pulsenergien von über 80 mJ/Puls und Frequenzen über 100 Hz. Eine Verbesserung des Wirkungsgrades ist möglicherweise aber auch durch eine Vergrößerung des Quarzstabdurchmessers zu erzielen. 400 µm Faserdurchmesser scheinen aber auch hier als Grenze gesetzt zu sein, da sonst die Energiedichte am Faserende zu gering ausfallen würde.

Eine Miniaturisierung des Instrumentariums ist im Bereich des Möglichen. Dies kann auch durch eine Teilung der Arbeitsinstrumente in ein bimanuelles System erfolgen. Lichtleitfaser und Aspiration könnten in einem Instrument und Irrigation in einem zweiten geführt werden. Ein solches Konzept einer bimanuellen Laserphako wurde erstmals von Dardenne et al. Ende der 80er Jahre für den XeCl-Excimer-Laser entwickelt [2]. Später adaptierte Brauweiler dieses erfolgversprechende Konzept auch für die von Dodick mitentwickelte Laser-Lysis. Ein Verfahren, bei dem Stoßwelleneffekte eines gütegeschalteten Nd:YAG-Lasers über eine Titanmembran an das zu zertrümmernde Linsenmaterial übersetzt werden [3, 1].

Der maximale Durchmesser des Instrumentariums könnte so auf 1,2 mm reduziert werden. Die sehr verhaltene Ablationsdynamik sowie die geringe mechanische und thermische Belastung bei der Erbiumlaser-Phakoablation lassen eine Beschränkung des Operationsvorganges auf den endokapsulären Raum durchaus möglich erscheinen.

Auch wenn heute noch keine adäquaten Linsenersatzmaterialien für den klinischen Routineeinsatz zur Verfügung stehen, so ist doch jetzt schon klar, daß eine Eingrenzung des Emulsifikations/Ablations-Arbeitsganges auf den endokapsulären Raum unbestreitbare Vorteile hat. Als wichtigster sei hier der Schutz des Endothelzellapparates genannt, der bei der konventionellen Ultraschall-Phakotechnik nach wie vor unter den Turbulenzen der Spülflüssigkeit zu leiden hat. Eine Eingrenzung des Operationsvorganges innerhalb des endokapsulären Raumes, unter Erhalt der vorderen Kapselanteile, könnte hier ein deutlicher Fortschritt sein. Die Stabilisierung der Vorderkammer mit viskoelastischem Material stellt kein Problem dar.

Die Entwicklung eines neuen Operationssystems für die Kataraktchirurgie muß natürlich auch unter wirtschaftlichen Aspekten erfolgen. Der wichtigste positive Wirtschaftlichkeitsaspekt liegt in der Versatilität der Infrarotlasersysteme. Die jüngsten, sehr vielversprechenden Publikationen über die Fortschritte in der okuloplastischen und refraktiven Chirurgie oder aber in der Glaskörperchirurgie machen dies deutlich. So könnte sich der Er:YAG-Infrarotlaser zu einer sinnvollen modularen Ergänzung des augenärztlichen operativen Instrumentariums entwickeln. Er:YAG-Laser-PRK, -Sklerostomie und -Phakoablation sowie Vitrektomie wären die Anwendungsgebiete, die auf der Hand liegen. Es werden sich aber auch andere Einsatzgebiete, wie z. B. die Dakryozystorhinostomie oder okulo-dermatologische Anwendungen weiter erschließen lassen.

Es zeigt sich, daß das Gebot der Wirtschaftlichkeit in der Anwendung von Hochtechnologie immer unter dem Aspekt der Gesamtperspektiven bemessen werden muß. Der Laser war einer der wichtigsten Wegbereiter der ambulanten und minimal-invasiven Chirurgie in der Ophthalmologie; er ist aus der Gegenwartstechnologie nicht mehr wegzudenken und wird die zukünftige Entwicklung auch in der Kataraktchirurgie möglicherweise nachhaltig prägen.

Literatur

1. Brauweiler P (1997) Bi-manual Dodick laser-phacolysis. Proc Annual Meeting ASCRS Boston
2. Dardenne MU, Koch HR et al. (1989) History of cataract surgery: from the antique to laserphako. Proc Annual Meeting Egypt Soc Ophthalmol, Cairo
3. Dodick JM, Patterson SW, Samuels MA et al. (1991) Experimental studies on the development and propagation of shock waves created by the interaction of short Nd:YAG laser pulses with a titanium target: possible implications for Nd: YAG laser phacolysis of the catarctous human lens. J Cataract Refract Surg 17: 794–797
4. Esterowitz L, Hoffmann CA, Levin K et al. (1986) Mid-IR solid state laser with fiber optics as an ideal medical scalpel. Proceedings on the International Conference on Lasers '85. Soc Quantum Electron, Las Vegas, NV, Dec 2–6 (1985), pp 68–71
5. Kermani O, Dardenne MU et al. (1990) In-vitro investigations on 308 nm XeCl-excimer laser cataract ablation. Lasers Light Ophthalmol 3: pp 173–186
6. Martinez ME, Grundfest W et al. (1989) Excimer ablation of the human lens at 308 nm with a fiber delivery system. J Cataract Refract Surg 125: 409–414
7. Nanevicz TM, Prince MR, Gawanda AA et al. (1986) Excimer laser ablation of the lens. Arch Ophthalmol 104: 1825–1829
8. Olmes A (1998) Modellierung der Infrarot-Photoablation biologischer Weichgewebe. Shaker, Aachen
9. Peyman GA, Katoh N (1987) Effects of an erbium:YAG laser on ocular structures. Int Ophthalmol 10: 245–253

10. Puliafito CA, Steinert RF, Deutsch TF et al. (1985) Excimer laser ablation of the cornea and lens. Ophthalmology 92: 741–748
11. Ross BS, Puliafito CA (1994) Erbium:YAG and Holmium-YAG Laser ablation of the lens. Lasers in Surgery and Medicine 15: 74–82
12. Tran DC, Levin KH (1986) Zirconium fluoride fiber requirements for mid-infrared laser surgery applications. Proc SPIE, Int Soc Opt Eng (USA), Optical Fibers in Medicine II 713: 36–37
13. Wetzel W, Brinkmann R, Koop N et al. (1996) Photofragmentation of lens nuclei using the Er:YAG laser: preliminary report of an in vitro study. German J Ophthalmol 5: 281–284

Erste Ergebnisse mit der Erbiumlaser-Phakoemulsifikation

H. Höh und E. Fischer

Zusammenfassung

Einleitung: Seit August 1997 führen wir eine prospektive Pilotstudie durch zur Prüfung der Eignung der Erbiumlaser-Phakoemulsifikation zur Kataraktoperation unter klinischen Bedingungen sowie zur Erfassung auftretender und potentieller Nebenwirkungen der Methode. Nach Zustimmung der Ethikkommission zum Studienprotokoll wurden in einer Vorphase zunächst 10 Augen operiert und danach 2 Monate nachbeobachtet. Nach Vorliegen der Nachbeobachtungsergebnisse und erneuter Zustimmung der Ethikkommission wurde die Studie mit weiteren 30 Augen fortgeführt, so daß bislang insgesamt 40 auswertbare Augen in die Studie aufgenommen sind. In einer Zwischenauswertung liegen nun die Ergebnisse der ersten 25 Augen vor.

Material und Methode: Alle Operationen wurden von einem Operateur mit dem Erblumlaser MCL 29, Aesculap Meditec, Jena, durchgeführt. Untersuchungen erfolgten präoperativ sowie am 1., 4., 14. und 60. postoperativen Tag nach einem standardisierten Protokoll. Bei 25 Augen von 21 Patienten liegen nun die Nachuntersuchungsergebnisse nach 2 Monaten vor (13 weiblich, 12 männlich, Alter 22–90 Jahre, m=67). Die Kataraktoperation wurde 19mal über den kornealen Tunnel und 6mal über den skleralen Tunnel durchgeführt. Es wurden 21 flexible und 4 PMMA-Linsen implantiert. Die Kernhärte der Augen reichte von 0 bis 4, wobei 4 Augen eine Kernhärte von 3 oder 4 aufwiesen. Es wurden Phakolaserhandstücke mit gebogener und gerader Handstückspitze sowie unterschiedlich abgewinkelter Handstückspitze eingesetzt. Die Einzelpulsenergie wurde zwischen 10 und 20 mJ gewählt. Die am häufigsten verwendete Applikationsfrequenz war 60 Hz. Die Phakozeit betrug im Median 2,2 min und die durchschnittlich applizierte Leistung 0,15 W. Im Median wurden 19,8 J Energie ins Auge übertragen.

Ergebnisse: Eine vollständige Emulsifikation des Kerns war bei 22 von 25 Augen (88%) möglich. Es hat sich dabei um Kernhärten von 0–3 gehandelt. Eine teilweise Emulsifikation des Kerns war zweimal bei Kernhärte 3 und einmal bei Kernhärte 4 möglich (3 Augen, 12%). Die vollständige Emulsifikation wurde bei diesen 3 Augen mit dem Ultraschallhandgriff durchgeführt. Zweimal trat eine hintere Kapselruptur sowie einmal eine Zonulolyse, jeweils mit Glaskörperprolaps auf. Bei allen Patienten gelang es, eine Intraokularlinse einzusetzen. Intraoperative Komplikationen traten nach der zehnten Operation nicht mehr ein (Lernkurve). Postoperativ traten keine Komplikationen auf, die nicht auch von der Ultraschall-Phakoemulsifikation bekannt sind. Eine Patientin mit einer postoperativen Endophthalmitis, die nicht auf das neue Operationsverfahren zurückzuführen ist, wurde von der Auswertung ausgeschlossen.

Zusammenfassung: Die Erbiumlaser-Phakoemulsifikation ist ein neues Operationsverfahren, das unter klinischen Alltagsbedingungen einsatzfähig ist. Derzeit lassen sich Kernhärten bis zu Grad 2 erfolgreich emulsifizieren. Für höhere Kernhärten sind weitere Opti-

G. Duncker et al. (Hrsg.)
12. Kongreß der DGII 1998

mierungen der technischen und operationstechnischen Parameter erforderlich. Vorteile des Verfahrens gegenüber der Ultraschallemulsifikation liegen in der ein bis zwei Größenordnungen geringeren Energieübertragung in das Auge, der fehlenden Erwärmung der Vorderkammer, der fehlenden Gefahr einer Hornhautverbrennung sowie einem erleichterten operativen Zugang bei tiefliegenden Bulbi durch eine problemlose Biegung der Emulsifikationskanüle. Die ersten Ergebnisse dieser Pilotstudie sind ermutigend und rechtfertigen die weitere Prüfung dieses neuen Operationsverfahrens.

Summary. Since August 1997 we have been performing a prospective pilot study concerning the suitability of erbium laser phacoemulsification in cataract surgery under clinical conditions and the registration of appearing and potential side effects of this method. After approval of the study protocol by the Ethics Commission, in the first phase 10 eyes were operated with a follow-up of 2 months. After the first follow-up results and renewed approval by the Ethics Commission, the study was continued with a further 30 eyes, so that at present 40 eyes have been admitted to the study. In an interim analysis, the results of the first 25 eyes can be presented.

Material and methods: Surgery was performed by one experienced surgeon with the erbium laser MCL 29, Aesculap Meditec Co., Jena, Germany. Patients were examined preoperatively, and on the 1st, 4th, 14th and 6th postop day following a standardized protocol. In 25 eyes of 21 patients the results after 2 months are available (13 female, 12 male, age 22 to 90 years, average = 67). Cataract surgery was performed as clear corneal cut (19 times) or as scleral pocket incision (6 times). Twenty one flexible and 4 PMMA lenses were implanted. Nucleus hardness was between 0 and 4; 4 eyes showed a nucleus hardness of 3 or 4. Curved or straight handpiece cannulas with differently sloped tips of probe were used. The single-pulse energy was between 10 and 20 mJ. The most common frequency was 60 Hz. The phaco time was 2,2 min (median) and the power 0.15 W (average). The total energy transmission was 19.8 J (average).

Results: A total emulsification of the nucleus was possible in 22 of 25 eyes (88%). These eyes showed nucleus hardnesses between 0 and 3. A partial emulsification of the nucleus in nucleus hardness 3 was possible in two eyes, in nucleus hardness 4 in one eye (three eyes – 12%). The total emulsification was finished in these 3 eyes by ultrasonic phacoemulsification. Two ruptures of the posterior capsule rupture and one zonulolysis occurred, each time with prolapse of vitreous. In all cases, an intraocular lens could be implanted. Intraoperative complications did not appear after the tenth operation (learning curve). Postoperative complications which are not known in ultrasonic phacoemulsification did not appear. One patient with postoperative endophthalmitis, which cannot be attributed to the new surgical method, was excluded from the analysis.

Conclusion: Erbium laser phacoemulsification is a new surgical method which can be used under clinical conditions. At the moment it works well in nucleus hardnesses up to 2. For higher nucleus hardnesses, technical and surgical parameters have to be improved. Advantages of erbium laser phacoemulsification compared to ultrasonic phacoemulsification are less energy transmission into the eye, no warming of anterior chamber, impossibility of corneal burn, and easier surgery in the low bulbus by curved handpiece cannula. The first results of this pilot study are encouraging, and justify the further examination of this new surgical method.

Fragestellung

Die Emulsifikation der Augenlinse mittels Ultraschall stellt mittlerweile ein etabliertes Verfahren der Kataraktchirurgie dar. Eine Linsenemulsifikation ist prinzipiell auch mit einem Erbiumlaser möglich. Ein solches für die Kataraktoperation geeignetes Lasersystem wird von der Firma Aesculap-Meditec, Jena, hergestellt. Ziel dieser prospektiven Pilotstudie war es, die technische Durchführbarkeit der Erbiumlaser-Sklerostomie unter klinischen Alltagsbedingungen zu prüfen. Ferner wurde auch intensiv auf potentielle Nebenwirkungen der neuen Methode geachtet.

Methodik

Da es sich um eine erste Pilotstudie am Menschen handelt, wurde die Teilnehmerzahl auf 40 Augen begrenzt. Zur weiteren Erhöhung der Sicherheit wurde die Pilotstudie in 2 Phasen unterteilt. In der ersten Phase wurden lediglich 10 dieser 40 Augen in die Studie aufgenommen und operiert. Erst nachdem von diesen 10 Augen Ergebnisse von mehr als 2 Monaten Nachbeobachtungszeit vorlagen und diese Ergebnisse die Fortführung der Studie rechtfertigten, wurden weitere 30 Augen in die Studie aufgenommen. Die Zustimmung der Ethikkommission der Ärztekammer Mecklenburg-Vorpommern zur Durchführung der Pilotstudie sowie die Zustimmung nach Vorlegen des Zwischenberichtes nach Abschluß der ersten Phase wurden eingeholt.

Aufgenommen wurden 34 konsekutive Patienten, die die Augenklinik Neubrandenburg seit August 1997 zur stationären oder ambulanten Kataraktoperation aufsuchten und sich bereiterklärt haben, an der Studie teilzunehmen, und bei denen keine Ausschlußkriterien vorlagen. Ausschlußkriterien von der Studie waren die gleichen wie bei der Ultraschall-Phakoemulsifikation. Nicht einwilligungsfähige Patienten wurden allerdings ausgeschlossen.

Mit dem Verfahren der Erbiumlaser-Phakoemulsifikation (ELP) wurden bislang 41 Augen operiert. Bei einer Patientin trat am zweiten postoperativen Tag eine sporadische Endophthalmitis auf, die nicht im Zusammenhang mit dem Verfahren der Erbiumlaser-Phakoemulsifikation steht. Diese Patientin wurde aus der Studie herausgenommen. An ihre Stelle wurde ein 41. Patientenauge für die Studie rekrutiert, so daß insgesamt 40 auswertbare Verläufe vorliegen. Davon sind bislang bei 25 Augen die Nachuntersuchungen abgeschlossen. Die Ergebnisse bei diesen 25 Augen werden im folgenden vorgestellt.

Bei allen Patienten wurden neben den für eine Kataraktoperation überlicherweise durchgeführten Vor- und Nachuntersuchungen zusätzlich vor OP am 1., 4., 14. und 60. postoperativen Tag folgende Untersuchungen durchgeführt: Bestimmung des Augeninnendruckes mit der Applanationstonometrie nach Goldmann, Messung der Keratometerwerte mit dem Zeiss-Ophthalmometer, Messung der Hornhautdicke mit dem Pachymeter Pachette DG II sowie Bestimmung der Endothelzellzahl mit dem EM 1100 der Firma Tomey.

Die Bestimmung von Hornhautdicke und Endothelzellzahl erfolgte ausschließlich präoperativ sowie am 60. postoperativen Tag.

Für die Studie wurde uns der Erbiumlaser ELS 29 der Firma Aesculap Meditec, Jena, zur Verfügung gestellt. Der operative Zugang erfolgte bei 19 Augen über einen lateralen oder kranialen Clear-cornea-Zugang (in Abhängigkeit vom vorbestehenden Astigmatismus), bei 6 Augen über einen skleralen Tunnelzugang mit 61 mm Tunnelbreite und 3,5–41 mm Tunnellänge. Nach Kapsulorhexis und Hydrodissektion sowie Hydrodelineation wurden die Operationen mit speziell gefertigten Laserhandstücken durchgeführt. Äußerlich ähneln diese Laserhandstücke einem Ultraschallhandgriff. Sie weisen einen zentralen Aspirations- und einen peripheren Irrigationskanal auf. Anstelle des Stromkabels verfügt der Laserhandgriff über eine Lichtleitfaser aus Zirkoniumfluorid, über die die Laserenergie vom Lasergerät zur Handstückspitze transportiert wird. Es standen uns 10 verschiedene Laserhandstücke zur Verfügung. Sie unterschieden sich im wesentlichen in der Gestaltung der Kanüle (gerade oder gebogen) sowie in der Gestaltung der Spitze (90°/60°-Abschrägung und Positionierung der Lichtleitfaser zur Laserspitze).

Bei 13 Augen erfolgte die Operation unter Zuhilfenahme gebogener Handstücke, bei 12 Augen wurden gerade Handstücke eingesetzt. Die Handstückspitzen waren bei 12 Augen 90° abgeschrägt, bei 13 Augen 60° abgeschrägt.

Sobald von der Kernhärte her möglich, wurde die Divide- und Conquer-Technik eingesetzt. Falls sich zeigte, daß wegen hoher Kernhärte die Emulsifikationszeit mit dem Laser 4 min überschritt, wurde auf Ultraschallemulsifikation umgestellt.

In 19 Augen wurden faltbare Silikon-Intraokularlinsen implantiert, in 2 Augen multifokale Silikon-Intraokularlinsen. Zwei weitere Augen erhielten faltbare Acryl-Intraokularlinsen und in 4 Augen wurden starre PMMA-Intraokularlinsen implantiert.

Tabelle 1 listet die bei Aufnahme klassifizierte Kataraktform auf. Tabelle 2 gibt die intraoperativ festgelegte Kernhärte wieder. Die Klassifikation der Kernhärte basiert auf einem Neubrandenburger Klassifikationsschema, das von Kernhärte 0 bis Kernhärte 4 reicht. Tabelle 3 faßt die Klassifikationskriterien zusammen. Es handelt sich um eine Klassifikation, die intraoperativ vom Operateur gemäß Tabelle 3 vorgenommen wird. Sie ist genauer als präoperative Schätzungen der Kernhärte an der Spaltlampe. Alle Operationen wurden ausschließlich durch denselben Operateur durchgeführt (H.H.).

Tabelle 1. Kataraktformen bei stationärer Aufnahme

Cataracta corticalis	9
Cataracta corticonuclearis	9
Cataracta subcapsularis posterior	4
Cataracta complicata	2
Cataracta pulverulenta	1

Tabelle 2. Kernhärten

Härte 0	4 Augen
Härte 1	11 Augen
Härte 2	6 Augen
Härte 3	3 Augen
Härte 4	1 Auge

Tabelle 3. Neubrandenburger intraoperatives Kernhärtenklassifikationsschema

Härte 0	Kern weich, intraoperativ kaum von Rinde abzugrenzen
Härte 1	Kern vom Härteverhalten deutlich von Rinde abgrenzbar, Kern in der Regel klein, nicht sehr hart
Härte 2	Kern deutlich härter und größer, sehr deutlich von Rinde abgegrenzt
Härte 3	Kern sehr hart, in der Regel sehr groß
Härte 4	„bruneszente Kernsklerose"

Ergebnisse

Bei 25 der 40 in die Studie aufgenommenen Augen liegen alle Nachuntersuchungsergebnisse bis zum 60. postoperativen Tag vor. In dieser Arbeit sollen die Daten zur operativen Durchführbarkeit und zu aufgetretenen und potentiellen Komplikationen vorgestellt werden. Die Ergebnisse zu Visus, Augeninnendruckverlauf, Hornhautdicke und Endothelzellzahl werden separat dargestellt [4].

Bei 22 von 25 operierten Augen (88%) gelang die vollständige Emulsifikation des Kerns. Die Kernhärten lagen zwischen 0 und 3. Bei 3 Augen gelang nur eine teilweise Emulsifikation des Kerns. Es hat sich 2mal um Kernhärte 3 und einmal um Kernhärte 4 gehandelt. Bei Kernhärte 3 konnten 40 bzw. 60% des Kerns mit dem Laser emulsifiziert werden. Da die Laser-OP-Zeit 4 min überschritt, wurde die Laserphakoemulsifikation abgebrochen und der Kern mit dem Ultraschallhandgriff entfernt. Bei einem Auge mit Kernhärte 4 konnten mit der Laserphako etwa 20% des Kerns entfernt werden. Wegen der Überschreitung des Limits von 4 min wurde der restliche Kern ebenfalls mit Ultraschall entfernt.

Die Einzelpulsenergie des Erbiumlasers wurde zumeist mit 20 mJ gewählt. Die winzigste Applikationsfrequenz war bei 60 Hz. Sie wurde bei 21 von 25 Patienten verwendet. Eine niedrigere Applikationsfrequenz von 20 und 40 Hz wurde nur bei 4 Augen eingesetzt. Die Phakozeit betrug im Durchschnitt 2,2 min (Median). Die applizierte Gesamtenergie betrug 19,8 J (Median). Es wurde somit durchschnittlich eine Leistung von 0,15 W appliziert.

Intraoperativ traten 2 Kapselrupturen sowie eine Zonulolyse auf. Bei diesen 3 Augen kam es durch die Kapselruptur bzw. durch die Zonulolyse zu einem kleinen Glaskörperprolaps der Vorderkammer, der mittels vorderer Vitrektomie entfernt werden mußte. Diese 3 Komplikationen traten während der ersten 10 Operationen auf. Nach den ersten 10 Operationen traten keine intraoperativen Komplikationen mehr auf. Neben den auch schon von der Ultraschall-Phakoemulsifikation her bekannten Komplikationen waren keine weiteren, für Erbiumlaser spezifischen Komplikationen zu beobachten.

Postoperativ war bei 3 Augen eine passagere Hornhautstromaquellung am 1. postoperativen Tag zu beobachten. Es hat sich um 3 Patienten mit Kernhärte 3 und 4 gehandelt, bei denen sowohl eine lange Erbiumlaser- als auch eine lange Ultraschall-Phakoemulsifikationszeit (Ultraschallzeit mehr als 2 min) erforderlich war. Bei allen Patienten war am 2. postoperativen Tag die Hornhaut wieder klar.

Bei 2 Patienten bestand am postoperativen Tag ein 2 mm hohes Hyphäma, das aus dem skleralen Tunnel entstanden war. Es war am 4. postoperativen Tag nicht mehr nachweisbar.

Bei einem Patienten trat am 1. postoperativen Tag ein Augeninnendruckanstieg über 30 mm Hg auf, der mit systemischen Karboanhydrasehemmern in den Normbereich gesenkt werden konnte. Am 4. postoperativen Tag war der Augendruck ohne zusätzliche drucksenkende Medikation reguliert.

Der postoperative Verlauf unterschied sich nicht von dem nach Ultraschall-Phakoemulsifikation bekannten. Spezifische, dem Erbiumlaserverfahren anzulastende Komplikationen oder Auffälligkeiten wurden nicht beobachtet.

Diskussion

Seit 1993 führen wir bei bestimmten Indikationen Erbiumlaser-Sklerostomien als filtrierende Eingriffe durch [3, 5, 7, 9, 11, 12, 15, 16, 17]. Nach eingehender Erfahrung mit dem chirurgischen Potential eines Erbiumlasers entstand das Interesse, seine Leistungsfähigkeit in der Kataraktchirurgie zu prüfen. Die vorliegende Literatur ließ interessante Ergebnisse erwarten [2, 6, 13, 14, 18, 19].

Die vorliegende Pilotstudie hat gezeigt, daß die Erbiumlaser-Phakoemulsifikation ein Operationsverfahren ist, das im klinischen Alltag eingesetzt werden kann [8, 10]. Mit der verwendeten Hardware war eine Emulsifikation bis zur Kernhärte 2 bei allen Patienten möglich. Bei einem Patienten mit Kernhärte 3 konnte ebenfalls innerhalb von 4 min der Kern vollständig mit dem Erbiumlaser emulsifiziert und abgesaugt werden. Für höhere Kernhärten sind im Vergleich zur Ultraschall-Phakoemulsifikation derzeit noch relativ lange Emulsifikationszeiten erforderlich. Aus Sicherheitsgründen haben wir daher die Erbiumlaser-Phakoemulsifikation nach 4 min abgebrochen und als Ultraschall-Emulsifikation weitergeführt. Um eine schnellere Emulsifikation auch bei höheren Kernhärten zu erreichen, sind weitere Optimierungen der Operationstechnik und der Gerätetechnik erforderlich. Wünschenswert wäre eine Erhöhung der Applikationsfrequenz auf 100 Hz oder mehr. Weitere Fortschritte sind von der Optimierung der Handstückspitze zu erwarten.

In Imitation der Ultraschall-Phakoemulsifikation wurde bei den meisten Operationen Divide- und Conquer-Technik entwickelt. Diese hat sich bei härteren Kernen für die Ultraschall-Emulsifikation als geeignetes Operationsverfahren herausgestellt. Die Entwicklung einer der Erbiumlaser-Phakoemulsifikation adäquaten Operationsmethode steht noch aus. Die Divide- und Conquer-Technik stellt eine Möglichkeit dar. Wir gehen jedoch davon aus, daß durch Entwicklung von Operationstechniken, die den Eigenschaften der Erbiumlaser-Phakoemulsifikation besser Rechnung tragen, weitere Fortschritte in der Verkürzung der Operationszeit zu erwarten sind.

Wie die Ultraschall-Phakoemulsifikation unterliegt auch die Erbiumlaser-Phakoemulsifikation einer Lernkurve. Bei den ersten 10 Augen ist 2mal zu einer Kapselruptur und einmal zu einer Zonulolyse, jeweils mit Glaskörperprolaps, gekommen. Nach der 10. Operation sind keinerlei Komplikationen mehr aufgetreten. Die im Vergleich zur Ultraschall-Phakoemulsifikation relativ hohe Häufigkeit von Glaskörperkomplikationen ist lernkurvenbedingt. Diese Lernkurve gilt offensichtlich auch für einen erfahrenen Ultraschall-Phakooperateur. Die Lernkurve scheint allerdings kurz zu sein, da nach der 10. Operation keinerlei intraoperative Komplikationen aufgetreten sind. Die Lernkurve ist somit beim Übergang von Ultraschall-Phakoemulsifikation zur Erbiumlaser-Phakoemulsifikation kürzer, als sie von der extrakapsulären Kataraktextraktion zur Ultraschall-Phakoemulsifikation bekannt ist.

Postoperativ sind keinerlei Komplikationen aufgetreten, die nicht auch von der Ultraschall-Phakoemulsifikation bekannt sind. Spezifische Erbiumlaser Phakoemulsifikations-bedingte Komplikationen konnten wir weder intra- noch postoperativ beobachten.

Da sich derzeit jede neue Kataraktoperationsmethode an der Ultraschall-Phakoemulsifikation messen muß, erhebt sich die Frage, welche Vorteile die Erbiumlaser-Phakoemulsifikation der Ultraschallmethode gegenüber haben könnte. Ein Vorteil liegt darin, daß wesentlich weniger Energie in das Auge übertragen wird. Bei der Erbiumlaser-Phakoemulsifikation wird ein bis zwei Größenordnungen weniger Energie appliziert, um eine Emulsifikation zu erreichen, als das mit der Ultraschall-Emulsifikation der Fall ist. Aufgrund der verminderten Energieübertragung in das Auge wäre mit einer besseren Verträglichkeit und weniger Reizzustand des Auges zu rechnen. Zum Reizzustand liegen uns derzeit keine Daten vor. Eigene Untersuchungen [4] haben gezeigt, daß die Verringerung der Endothelzelldichte, der Endothelzellzahl sowie die Zunahme der Hornhautdicke nach Emulsifikation mit dem Erbiumlaser deutlich geringer ist als sie im Schrifttum für die Ultraschall-Phakoemulsifikation angegeben ist. Das könnte eine positive Konsequenz der geringeren Energieübertragung in das Auge sein.

Infolge der geringeren Energieübertragung kommt es zu praktisch keiner Erwärmung der Vorderkammer. Im Gegensatz zur Ultraschall-Phakoemulsifikation besteht somit keine Gefahr, durch Vorderkammerüberwärmung bei zu geringem Spülflüssigkeitsdurchfluß Gewebeschäden zu setzen.

Weder die ins Auge eingeführte Kanüle noch die Spitze der Kanüle erhitzen sich während der Laseremulsifikation. Eine Hornhautverbrennung, wie sie bei Ultraschall-Phakoemulsifikation in Einzelfällen beschrieben ist, ist mit dem Erbiumlaser-Endstück nicht möglich.

Bei tiefliegenden Bulbi kann der Zugang mit dem Ultraschall-Phakoemulsifikations-Handstück schwierig sein. Eine gebogene Handstückspitze kann hier eine erhebliche Erleichterung des Zugangs darstellen. Beim Erbiumlaser ist es kein Problem, die Handstückspitze je nach Erfordernis zu biegen, sofern die Biegung innerhalb des möglichen Biegeradius der Lichtleitfaser bleibt.

Diese Pilotstudie hat gezeigt, daß die Erbiumlaser-Phakoemulsifikation ein Verfahren ist, das im klinischen Alltag eingesetzt werden kann. Für Kernhärten bis zum Grad II zeigen sich bereits jetzt sehr gute klinische Ergebnisse. Für höhere Kernhärten sind weitere Optimierungen der technischen und operationstechnischen Parameter erforderlich. Spezifische intra- oder postoperative Komplikationen, die dem Erbiumlaser-Verfahren anzulasten wären, sind nicht aufgetreten.

Aufgrund dieser ermutigenden Ergebnisse und der erläuterten potentiellen Vorteile des Erbiumlaser-Emulsifikationsverfahrens über das Ultraschall-Emulsifikationsverfahren halten wir es für empfehlenswert, das Verfahren weiterzuentwickeln und es in einer prospektiven randomisierten Studie unmittelbar mit dem Ultraschallverfahren zu vergleichen.

Danksagung

Wir danken der Firma Aesculap-Meditec, Jena, für die Überlassung des Erbiumlasers MCL 29 sowie der dazugehörigen Lichtleitfasern und Handstücke.

Literatur

1. Berger JW, Talamo JH, LaMarche KJ, Kim SH, Snyder RW, D'Amico DJ, Marcellino G (1996) Temperature measurements during phacoemulsification and erbium:YAG laser phakoablation in model systems. J Cataract Refract Surg 22: 372–378
2. Brazitikos P, Bochow TW, D'Amico DJ, Hmelar M, Mathis M, Marcellino G (1996) Experimental ocular surgery with a high repetition rate Erbium-YAG laser. Invest Ophthal Vis Sci 37: 571
3. Daberkow I, Höh H (1994) First clinical results with the erbium-laser-sklerostomy. German J Ophthal 3: 355
4. Fischer E, Höh H (1998) Entwicklung von Refraktion, Visus, Augeninnendruck, Hornhautdicke und Endothelzellzahl nach Erbiumlaserphakoemulsifikation. In: Duncker GIW, Ohrloff C, Wilhelm F (Hrsg) 12. Kongreß der DGII. Springer, Berlin Heidelberg New York, S 362–368
5. Fischer E, Schmidbauer H (1997) Antiproliferative Therapie bei Erbium:YAG-Laser-sklerostomie ab externo: Mitomycin C im Vergleich mit 5-Fluoruracil. Ophthalmologe 94 [Suppl 1]: 166–167
6. Gailitis RP, Patterson SW, Samuels MA, Haen K, Ren Q, Waring GO (1993) Comparison of laser phacovaporization using the Er-YAG and the Er-YSGG laser. Arch Ophthalmol 111: 697–700
7. Höh H, Schmidbauer JM, Fischer E (1996) Erbiumlasersklerostomie – eine Standortbestimmung. Klin Monatsbl Augenheilkd 209 [Suppl 3]: 13
8. Höh H (1997) Preliminary results with erbium laser phacoemulsification. Rev Mexi Oftalmol [Suppl 21]: 136–137
9. Höh H, Fischer E (1997) Erste Ergebnisse mit der Erbiumlaserphakoemulsifikation. Klin Monatsbl Augenheilkd 211 [Suppl 7]: 16–17
10. Höh H, Fischer E (1998) Erste Ergebnisse mit der Erbiumlaserphakoemulsifikation. Klin Monatsbl Augenheilkd [Suppl 2]: 20

11. Jähnig T, Schmidbauer JM, Höh H (1996) Therapie des Hypotoniesyndroms nach Erbiumlasersklerostomie mit weicher Kontaktlinse. Ophthalmologe 93 [Suppl 1]: 67
12. Kaskel S, Höh H (1998) Mitomycin C als subkonjunktivale Injektion vor Erbiumlasersklerostomie - Dosierung und Komplikationen. Klin Monatsbl Augenheilkd [Suppl 2]: 2–3
13. Noecker RJ, Kramer TR, Ellsworth LG, Snyder RW, Yarborough M (1994) Endolenticular phacolysis using the Erbium:YAG laser on autopsy lenses: a histopathologic study. Proc SPIE 2126: 315–322
14. Ross BS, Puliafito CA (1994) Erbium:YAG and Holmium:YAG laser ablation of the lens. Lasers Surg Med 15: 74–82
15. Schmidbauer JM, Höh H, Daberkow I (1995) Subconjunctival antiproliferative therapy using 5-fluorouracil in erbiumlasersclerostomy ab externo. Ger J Ophthalmol 4 [Suppl 1]: 69
16. Schmidbauer JM, Höh H, Jähnig T, Daberkow I (1996) Antiproliferative Therapie mit 5-Fluorouracil bei Erbium:YAG-Laser-Sklerostomie ab externo. Ophthalmologe 93: 569–575
17. Schmidbauer JM, Fischer E, Höh H (1997) Anpassung weicher Verbandlinsen zur Therapie des postoperativen Hypotoniesyndroms nach Erbiumlasersklerostomie ab externo. Contactologia 19: 65–69
18. Wetzel W, Brinkmann R, Koop N, Schröder F, Birngruber R (1997) Laserphakoemulsifikation mit dem Er:YAG-Laser. In: Vörösmarthy D, Duncker G, Hartmann C (Hrsg) 10. Kongreß der Deutschsprachigen Gesellschaft für Intraokularlinsen-Implantation und refraktive Chirurgie. Springer, Berlin Heidelberg New York, S 356–359
19. Yoshida A, Kanno H, Kado M, Reindl M, Donitzky C (1996) New Erbium YAG laser system for cataracta surgery. Invest Ophthalmol Vis Sci 37: 769

Phakoemulsifikation mit dem Er:YAG-Laser: Simulation humaner Linsenkerne mit Tiermodellen

A. Höche, J. Schäfer und J. Strobel

Zusammenfassung. Der gepulste Er:YAG-Laser bietet optimale Voraussetzungen für eine exakte oberflächliche Ablation biologischen Gewebes bei minimaler Gewebsschädigung. In der vorliegenden Studie wird ein Tiermodell gesucht, das zur Simulation der Phakoemulsifikation mittels Er:YAG-Laser an humanen extrahierten Katarakt-Linsenkernen geeignet ist.

Dazu werden Schweinebulbi Fixierungen nach Bouin (A), mit dem Susa-Gemisch nach Heidenhain (B), der aufsteigenden Alkoholreihe (C) und der Formalinfixierung (D) unterzogen. Die Phakoemulsifikation der Modellsysteme erfolgt mit einem modifizierten Therapielaser (MCL29 der Fa. Aesculap Meditec GmbH). Rasterelektronenmikroskopisch (REM) werden physiologische Strukturen der Linse sowie Endothelschädigungen nach Phakoemulsifikation untersucht.

Die Fixierungen A und B zeigen gut erhaltene Linsenstrukturen bei vergleichbaren Materialabtragungsraten, während durch die Fixierungen C und D das Linsenmaterial destrukturiert wird. REM-Aufnahmen von nach A fixierten Schweinebulbi belegen auffällige Endothelzelldefekte nach Phakoemulsifikation mittels Er:YAG-Laser, die mit sinkender Pulsenergie abnehmen.

Schlüsselwörter: Katarakt, Phakoemulsifikation, Er:YAG-Laser

Summary. Pulsed Er:YAG lasers are well suited for precise superficial ablation of biological tissue with a minimum damage of tissue. In this study, we are investigating animal model systems to simulate the phacoemulsification of human lenses using Er:YAG lasers.

Pig bulbi are treated with Bouin fixation (A), Susa mixture by Heidenhain (B), uprising alcohol fixation (C), and formalin fixation (D). Comparative phacoemulsification of the different fixations is performed using a modified therapy laser (MCL29 Aesculap Meditec GmbH). Physiological structures of the lenses, as well as endothelial cell losses after phacoemulsification, are analyzed by scanning electron microscopy (SEM).

After A- and B-fixations, lens structures remain in good condition, whilst fixation C destroys the lens material. Fixation A is used for the examination of endothelium damage. SEM micrographs prove considerable endothelial cell losses after Er:YAG laser phacoemulsification. However, the cell loss is reduced with decreasing pulse energy.

Key words: cataract, phacoemulsifiaction, Er:YAG laser

G. Duncker et al. (Hrsg.)
12. Kongreß der DGII 1998

Einleitung

Der gepulste Er:YAG-Laser zeigt aufgrund seiner Wellenlänge von 2,94 μm eine extrem hohe Absorption in biologischen Geweben und bietet damit optimale Voraussetzungen für eine exakte oberflächliche Ablation bei minimaler Gewebsschädigung.

Es wird ein Tiermodell gesucht, das der Phakoemulsifikation mittels Er:YAG-Lasers an humanen extrahierten Linsenkernen gleicht.

Material und Methoden

Untersuchungsmaterial

Frische Schweinebulbi werden unterschiedlichen Fixierungen unterzogen, um das oben genannte Modell zu entwickeln, da sie sich ohne Fixierung als zu weich erwiesen und die Linse sich allein durch Aspiration entfernen läßt.

Fixierungen

Frische Schweinebulbi werden folgenden Fixierungen unterzogen:

- Pikrinsäure-Formol-Eisessig-Gemisch nach Bouin (A): 15 ml gesättigte wäßrige Pikrinsäurelösung wird mit 5 ml Formol (35%ig) gemischt, dann wird 1 ml Eisessig zugesetzt [3]. Schweinebulbi werden für 24 h in Bouinsches Gemisch eingelegt, sodann 24 h in 70%igem und anschließend 24 h in 80%igem Alkohol gespült.
- Susa-Gemisch nach Heidenhain (B): Lösung 1: 45 g Sublimat und 5 g NaCl werden in 700 ml Aqua dest. gelöst. Lösung 2: 20 g Trichloressigsäure werden in 100 ml Aqua dest. gelöst. 70 ml der Lösung 1 werden mit 10 ml der Lösung 2 gemischt; dann werden 20 ml Formol (35%ig) und 4 ml Eisessig zugegeben [3]. Es werden ganze Schweinebulbi für 24 h in Susa-Gemisch fixiert und anschließend in 90%igem Alkohol mehrmals gespült.
- Aufsteigende Alkoholreihe (C): Schrittweise werden die Präparate in 50-, 60-, 70- und 80%igem Alkohol entwässert. Vor der Entwässerung werden die Linsen mit Kapselsack vorsichtig den Schweinebulbi entnommen und für jeweils 24 h in den einzelnen Alkoholstufen mehrmals gespült.
- Formalinfixierung (D): 35%ige wäßrige Formaldehydlösung wird mit Aqua dest. zu einer 2- bzw. 4%igen Lösung verdünnt. Die Schweineaugen wurden für jeweils 24 h in der 2- bzw. 4%igen Lösung fixiert.

Phakoemulsifikation

Die vergleichende Phakoemulsifikation der Modelle erfolgt mit einem modifizierten Er:YAG-Laser der Firma Aesculap Meditec GmbH mit folgenden Eigenschaften:

- Wellenlänge 2,94 µm,
- Pulslänge 250 µs,
- wählbare Frequenz 5–20 Hz,
- wählbare Pulsenergie 10–100 mJ.

Von einem Alcon-Phaco-Emulsifier-Aspirator der Serie Ten Thousand wird die I/A-Einheit an das Handstück des Lasers angeschlossen. Die den fixierten Augen entnommenen Linsen werden in einem Plastikaugenmodell der Firma Iatrotech Inc., Kalifornien, USA, fixiert. Anschließend werden sie mit ca. 1000 Pulsen bei einer Frequenz von 20 Hz und einer Pulsenergie von 40 mJ gelasert, um die entstandenen Gewebsverluste quantitativ vergleichen zu können. Parallel zum Laser wird mit der Irrigation/Aspiration des Alcon-Gerätes gearbeitet, wobei als Irrigationsflüssigkeit Aqua dest. zum Einsatz kommt.

Rasterelektronenmikroskopie (REM) und spezielle Präparation

Nach der Behandlung werden die Bouin-, Susa- und Alkohol-fixierten Linsen kritisch-Punkt getrocknet, mit 20 nm Gold gesputtert und anschließend rasterelektronenmikroskopisch untersucht (REM260 der Fa. Cambridge Instruments). Dabei wird geprüft, inwieweit die physiologische Struktur der Linse nach den Fixierungen erhalten bleibt.

Endothelschädigung

Im frischen Schweinebulbus wird die Linse mit einer Frequenz von 20 Hz und einer Pulsenergie von 40 mJ (ca. 170 Pulse) bzw. 10 mJ (ca. 210 Impulse/Linsenkern) gelasert und dabei auf Irrigation/Aspiration verzichtet. Anschließend wird die Cornea mit einer 2 mm breiten Skleralamelle abgetrennt, nach Bouin fixiert und rasterelektronenmikroskopisch untersucht.

Zum Vergleich mit den Bearbeitungen bei den beiden oben genannten Laserenergien wird von unbehandelten Augen die Cornea auf gleiche Weise präpariert, fixiert und im REM betrachtet.

Ergebnisse

Gut erhaltene Strukturen der Schweinelinse zeigen die Bouin-Fixierungen (Abb. 1) und die Fixierungen unter Verwendung des Susa-Gemisches nach Heidenhain (Abb. 2), während durch die Fixierung mittels aufsteigender Alkoholreihe das Linsenmaterial destrukturiert wird (Abb. 3). Die Formalinfixierung erweist sich als ungeeignet, da das Linsenmaterial splittert und die Aspiration verstopft.

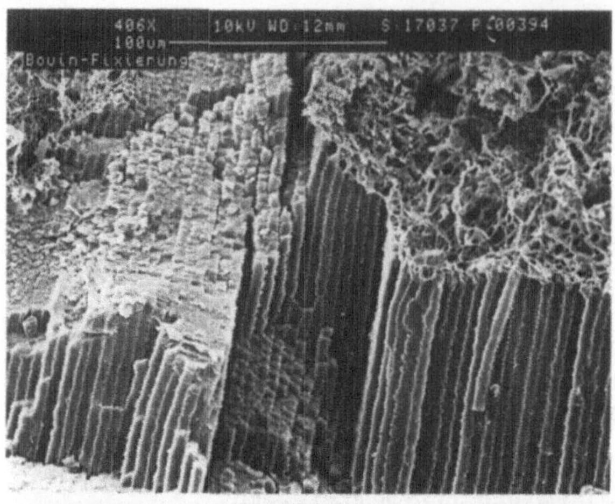

Abb. 1. Bouin-fixierte Schweinelinse nach Laserbeschuß (REM-Aufnahme)

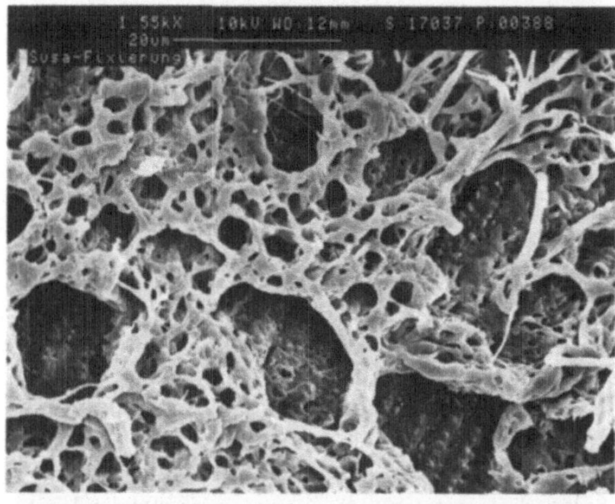

Abb. 2. Susa-fixierte Schweinelinse nach Laserbeschuß (REM-Aufnahme)

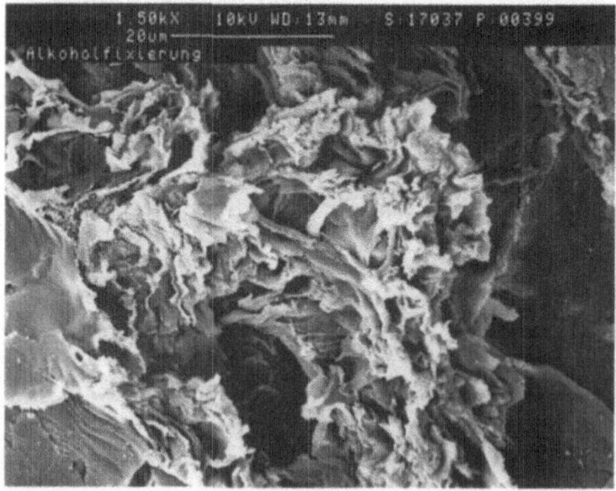

Abb. 3. Alkohol-fixierte Schweinelinse nach Laserbeschuß (REM-Aufnahme)

Die Materialabtragungsrate und die entstehende Kratergröße nach Laserbeschuß sind bei den Bouin-Fixierungen und den Susa-Fixierungen nach Heidenhain vergleichbar und kommen denen für humanes Linsenmaterial am nächsten.

Die Bouin-Fixierung wird für die Untersuchungen auf Endothelschäden herangezogen. Im Vergleich zum Endothel unbehandelter Schweineaugen (Abb. 4) belegen rasterelektronenmikroskopische Aufnahmen auffällige Endothelzelldefekte nach Phakoemulsifikation durch Er:YAG-Laser sowohl mit einer Pulsenergie von 40 mJ und einer Frequenz von 20 Hz (Abb. 5) als auch mit einer Pulsenergie von 10 mJ, wobei hier die Schäden von geringerem Ausmaß sind (Abb. 6).

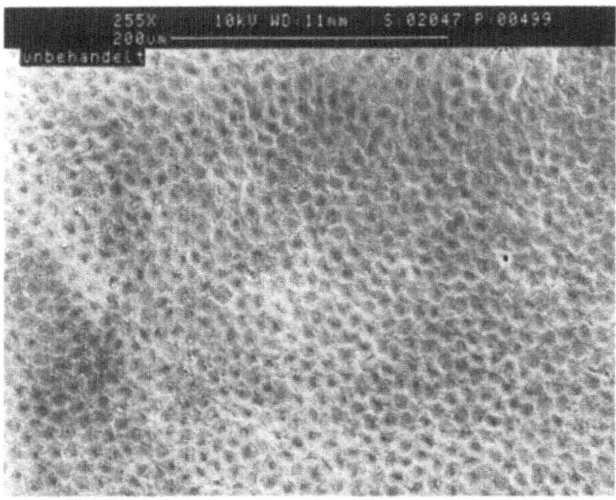

Abb. 4. Endothel der Cornea eines Schweineauges (REM-Aufnahme)

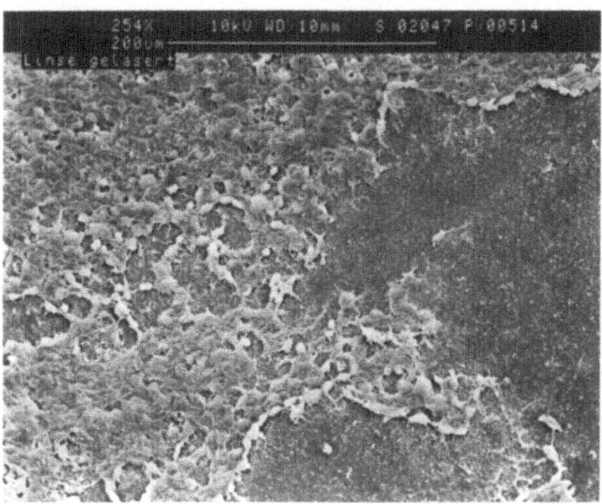

Abb. 5. REM-Aufnahme des Endethels der Cornea eines Schweineauges nach Phakoemulsifikation mittels Er:YAG-Lasers (20 Hz, 40 mJ)

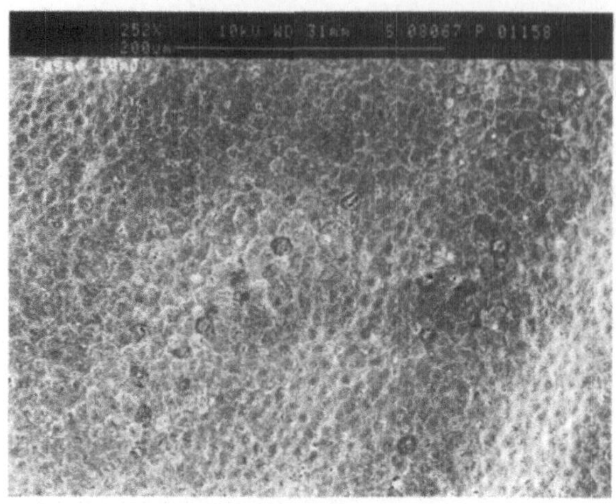

Abb. 6. REM-Aufnahme des Endothels der Cornea eines Schweineauges nach Phakoemulsifikation mittels Er:YAG-Lasers (20 Hz, 10 mJ)

Diskussion

Durch die Anwendung der Standardtherapie bei Kataraktextraktionen (Ultraschall-Phakoemulsifikation) steht für Studienzwecke kaum mehr menschliches Linsenmaterial zur Verfügung. Zur systematischen Untersuchung der Phaoemulsifikation mittels Er:YAG-Lasers ist daher ein tierisches Modellsystem wünschenswert, das den Eigenschaften menschlicher Linsenkerne möglichst nahe kommt. Die REM-Untersuchungen unterschiedlich fixierter Schweinebulbi belegen nach der Phakoemulsifikation mit dem Er:YAG-Laser, daß sowohl die Fixierung nach Bouin als auch die Verwendung des Susa-Gemisches nach Heidenhain als tierische Modellsysteme in Frage kommen. Unter Verwendung besagter Fixierungen können bei geringem präparativem Aufwand Schweinelinsen so verändert werden, daß sie zumindest dem Materialabtragungsverhalten menschlicher Linsenkerne bei der Phakoemulsifikation mittels Er:YAG-Lasers sehr nahe kommen.

Es zeigt sich jedoch auch, daß bei der Er:YAG-Laser-Phakoemulsifikation am Schweinebulbus Endothelzelldefekte auftreten, die vermutlich auf mechanische Schädigung durch Kavitationsblasendynamik zurückzuführen sind [5]. Weiterführenden Studien geben Anlaß zu der Hoffnung, daß durch eine Optimierung der Laserparameter (Steigerung der Frequenz bei niedrigeren Pulsenergien) die mechanischen Schäden vermindert werden können [4, 2]. Allerdings erfordert dies auch herstellerseitig Modifizierungen an den Lasergeräten.

Cubeddu et al. [1] beschreiben, daß der Erbium:YAG-Laser besser für die Ablation von weicheren Geweben geeignet ist, da die Gewebsschädigungen bei der Abtragung weicheren Gewebes von geringerem Ausmaß sind. Daher wird in einer weiterführenden Untersuchung die Elastizität unterschiedlich fixierter Schweinelinsenkerne im Vergleich zu menschlichen Linsenkernen quantitativ erfaßt, um auch eine diesbezügliche Charakterisierung vornehmen zu können.

Danksagung

Herzlich danken möchten wir Frau Hermann vom Institut für Ultrastrukturforschung des Klinikums der Friedrich-Schiller-Universität Jena für die Durchführung der rasterelektronenmikroskopischen Untersuchungen.

Literatur

1. Cubeddu R, Sozzi C, Taroni P, Valentini G, Bottiroli G, Groce AC (1997) Study of mechanical and thermal damage in brain tissue after ablation by erbium-YAG laser. Lasers Med Sci 12:21–30
2. Peyman GA, Katoh N (1987) Effects of an erbium:YAG laser on ocular structures. Int Ophthalmol 10: 245–253
3. Romeis B (1989) Mikroskopische Technik, 17. Aufl. Urban und Schwarzenberg, München
4. Ross BS, Puliafito CA (1994) Erbium-YAG and holmium-YAG laser ablation of the lens. Lasers Surg Med 15: 74–82
5. Wetzel W, Brinkmann R, Koop N, Birngruber R (1996) Photofragmentation of lens nuclei using the Er:YAG laser: preliminary report of an in vitro study. Ger J Opthalmol 5(5): 281–284

Kapsulorhexis vs. Er:YAG-Laser-Kapsuloplastik – Mikromorphologie und Biomechanik im Vergleich

N. Mommsen, H. Lubatschowski und O. Kermani

Zusammenfassung

Problemstellung: Die manuelle Kapsulorhexis mittels gebogener Kanüle oder Rhexispinzette gilt heute als das Verfahren der Wahl zur Eröffnung der vorderen Linsenkapsel bei der Phakoemulsifikation. Jüngste Entwicklungen erlauben nun auch die Eröffnung der vorderen Linsenkapsel mit dem Er:YAG-Laser. Zu prüfen war die biomechanische Qualität der Kapselöffnung mit besonderem Blick auf deren Reißfestigkeit sowie die histomorphologischen Besonderheiten der Kapselränder nach Anwendung der einen bzw. anderen Methode.

Methodik: Die In-vitro-Untersuchungen wurden an frisch enukleierten Schweinebulbi durchgeführt. Nach Trepanation der Hornhaut wurde an je 20 Augen eine Kapsulorhexis (5–9 mm Durchmesser) mit gebogener Kanüle bzw. dem Er:YAG-Laser angelegt. Die Branchen einer modifizierten feinmechanischen Schieblehre wurden in die Kapselöffnung eingeführt und unter definierten Bedingungen so weit geöffnet, bis ein Einreißen der Kapselränder festzustellen war. Kapselrandmaterial von beiden Verfahrenstechniken wurde licht- und rasterelektronenmikroskopisch aufgearbeitet. Der Energietransport erfolgte bei dem eingesetzten Er:YAG-Laser mittels Lichtleitfaser und angekoppeltem Handstück. Zur Eröffnung der Linsenkapsel wurden Pulsenergien von 5–10 mJ (20 Hz) appliziert.

Ergebnisse: Die Kapselöffnung nach manueller Kapsulorhexis erweist sich als geringfügig stabiler und damit reißfester im Vergleich zur Laser-Kapsuloplastik. Die mikromorphologischen Untersuchungen zeigen eine sehr viel glattere und dem anatomischen Verlauf der Faserstruktur entsprechende Struktur des Kapselrandes nach manueller Rhexis.

Schlußfolgerung: Die Durchführung einer Laser-Kapsuloplastik ist vergleichsweise einfach in der Handhabung. Biomechanisch und mikromorphologisch erscheint die konventionelle Methode der Kapsulorhexis mit gebogener Kanüle oder Rhexispinzette vorteilhaft. Es gilt zu prüfen, ob sich bestimmte Indikationen finden lassen, bei der die Er:YAG-Laserkapsuloplastik von Vorteil sein könnte.

G. Duncker et al. (Hrsg.)
12. Kongreß der DGII 1998

Modell einer IOL: Künstliche Akkommodation

N.M. Sergienko

Zusammenfassung. Die Wirkung einer IOL mit veränderlichen optischen Kräften wird am Modell dargestellt. Die Kennzeichen dieser IOL sind ein unbegrenzter Akkommodationsbereich, Fernsteuerung und ein hermetisches System.

Das Modell wird mit Videodemonstration gezeigt.

G. Duncker et al. (Hrsg.)
12. Kongreß der DGII 1998

Patent-Nr. 19538951 – Vorrichtung zum Spreizen einer Iris

D.H. Holzwig

Zusammenfassung

Hintergrund: Ein neuer Irisretraktor sollte helfen, das Problem der engen Pupille zu bewältigen. Die Pupille sollte intraoperativ erweitert werden, die Regenbogenhaut geschützt sein und eine ungewollte Miosis wirksam verhindert werden.

Material und Methoden: Es wurde ein Irisretraktor aus hochmolekularem PMMA entwickelt. Der V-förmige Retraktor hat eine Größe von 6,9 x 7,1 mm mit 2 Positionslöchern an den Enden und einem Durchmesser von jeweils 0,5 mm. Zur bequemen Implantation läßt sich der Retraktor auf 3 mm zusammendrücken. Er wurde bei Patienten während der Kataraktoperation implantiert, die eine enge Pupille hatten, und bei Patienten mit Irisrandsaumatrophie zur Schonung des Gewebes.

Ergebnisse: Der Irisretraktor nach Holzwig ermöglichte eine einfache und kontrollierte Spreizung des Irissphinkters während der Operation. Er ließ sich schnell und technisch problemlos über den Tunnelschnitt einführen und wieder entfernen. Mit Hilfe einer neu entwickelten Implantationspinzette konnte der Irisretraktor vor der Anwendung komprimiert und in der Pupillarebene kontrolliert geöffnet werden. Positionslöcher erleichterten die Handhabung. Eine seitliche Nut des Irisretraktors schützte den Irissaum während der gesamten Operation. Die Implantationszeit lag unter einer Minute. Auch die Entfernung des passageren Implantats erfolgte sekundenschnell. Es wurden bisher 30 Irisretraktoren implantiert. In 3 Fällen zeigten sich Pigmentausschwemmungen an der Stelle der Iris, die der Spitze des Retraktors am nächsten war. In 2 Fällen war der Explantationsvorgang aufgrund einer engen Tunnellefze schwierig. Bei der Serie der ersten 10 Retraktoren war die Flexibilität nicht ausreichend, und beim Falten brachen 2 Retraktoren. Die Implantationspinzette wurde 3mal im Design geändert. Während der Operation waren die Pupillen aller Patienten auf 7 mm geöffnet worden, so daß die intraoperativen Bedingungen erheblich verbessert wurden.

Schlußfolgerung: Der Irisretraktor nach Holzwig in Kombination mit der neuentwickelten Implantationspinzette ermöglicht eine schnelle und einfache Handhabung, um das Problem der engen Pupille zu lösen.

Summary. A new iris retractor should help to solve the problem of a narrow pupil. The pupil should be widened and protected during the operation, and an unwanted miosis should be effectively prevented.

Material and methods: An iris retractor made of high molecular PMMA has been developed. The V-shaped retractor's dimensions are 6.9 x 7.1 mm with two positioning holes of 0.5 mm diameter. For easy implantation, the retractor can be compressed to 3 mm. During cataract extraction it was used for patients with narrow pupils and to protect the tissue of patients with iris problems.

Results: The iris retractor by Holzwig enabled a simple and controlled spreading of the iris during operation. The implantation and explantation through a tunnel cut was perfor-

G. Duncker et al. (Hrsg.)
12. Kongreß der DGII 1998

med fast and without technical problems. By using a newly developed forceps, the iris retractor could be compressed before implantation and then carefully opened in the pupil level of the eye. Positioning holes facilitated the handling. A lateral groove of the iris retractor protected the fringe of the iris during the whole operation. The implantation time was less than 1 min. Explantation after the operation also occurred within seconds. Up to 30 new iris retractors have been implanted. In three cases pigment erosions could be observed in the part of the iris close the apex of the retractor. In two cases the explantation became difficult because of a narrow tunnel corridor. With the first ten retractors, the flexibility was not sufficiant, and two retractors broke while being compressed. The implantation forceps design was changed three times. During the operation, the pupil of all patients was opened at 7 mm, so that a significant improvement of the operative conditions could be achieved.

Conclusions: The iris retractor by Holzwig, together with the newly developed implantation forceps, enables a fast and easy handling to solve the narrow pupil problem.

Einleitung

Schwierige präoperative Bedingungen durch Allgemeinerkrankungen und anatomische Gegebenheiten erschweren Operationen der vorderen Augenabschnitte.

Patienten mit miotischer Pupille operieren zu müssen, erhöht das Risiko der Verletzung der Iris. Ein Lösungsansatz ist der Versuch, präoperativ medikamentös die Pupille zu erweitern. Intraoperativ wird versucht, mit vorhandenen Irisdilatatoren bis zur totalen Iridektomie das Problem zu lösen. Ein neuer Irisretraktor sollte die Pupille intraoperativ reversibel schnell und einfach erweitern und die Regenbogenhaut während der Operation schützen.

Entwicklung des Patentes 19538951

Die ersten Vorstellungen des temporären Implantats wurden mit Handzeichnungen konkretisiert. Die Idee eines in V-Form ausgebildeten Spreizkörpers wurde mit CAD-Maschinen zu Prototypen umgesetzt. Designänderungen und die Analyse von Bruchstellen führten zu weiteren Mustern.

Material

Der IR besteht aus hochmolekularem PMMA. Der V-förmige Irisretraktor hat in seiner aktuellen Form eine Größe von 6,9 x 7,1 mm (Abb. 1) mit einer seitlichen Außennut. Der Retraktor hat an den Enden der 0,4 mm breiten und 0,8 mm hohen Schenkel 2 Positionierungslöcher mit einem Durchmesser von 0,5 mm. Er ist komprimierbar auf 3 mm.

Pinzette

Die neu konstruierte Pinzette wurde mehrmals modifiziert, bis sie eine bequeme Einführung des Irisretraktors ermöglichte.

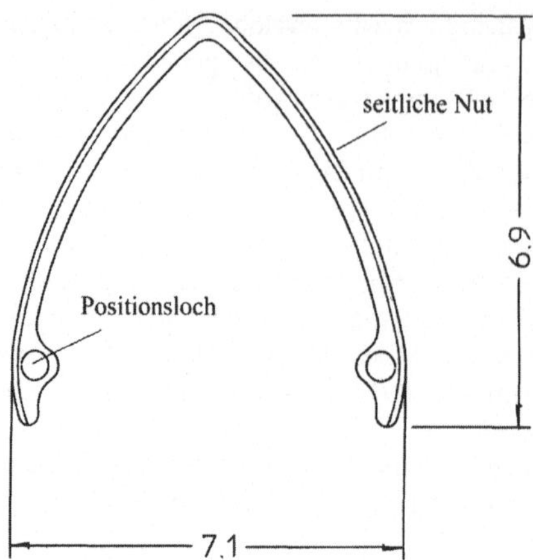

Abb. 1. Der Irisretraktor nach Holzwig hat in seiner aktuellen Form eine Größe von 6,9 x 7,1 mm

Indikation

Nach vorheriger Aufklärung wurde der Irisretraktor bei Patienten während der Operation eingesetzt, die eine enge Pupille hatten und bei denen nur ein invasiver Eingriff, z. B. totale Iridektomie, eine Kataraktoperation ermöglicht hätte. Es wurden zuerst Patienten mit Hilfe dieser Methode operiert, die entweder auf dem zu operierenden Auge amblyop waren oder eine ausgeprägte Makuladegeneration hatten.

Ergebnisse

Bisher wurden 30 Irisretraktoren dieser Generationen benutzt.

Intraoperative Operationsstrategie

Bei Operationen im retroiridialen Raum, insbesondere bei der Kataraktoperation mit Tunneltechnik wurde der in der Sklera angelegte Tunnel oder der in der Hornhaut (clear cornea) präparierte Tunnel zur Implantation des Irisretraktors genutzt. Zuerst wurde ein Viskoelastikum intraokular injiziert, damit der Retraktor besser in die Pupillenebene gleiten konnte. Der IR wurde zu einer verengten Form mit etwa parallelen Schenkeln und einer Breite von geringer als 3 mm mit Hilfe einer Pinzette zusammengedrückt und durch die Tunnelöffnung in die Pupille eingesetzt (Abb. 2). Bei bimanueller Operationsweise konnte der Retraktor durch die Parazenthese bei 3 Uhr zusätzlich mit einem Spatel kontrolliert und korrigiert in die Pupillarebene gedrückt werden. Der Retraktor wurde vorsichtig nach 6 Uhr vorgeschoben, und nachdem die Schenkel in die Mitte der Pupillarebene paßten, wurde die Pinzette kontrolliert geöffnet und die Pupille weitete sich unter dem sanften Druck des Irisretraktors. Die schonende Dehnung des Irissphinkters führte zu einer ca. 7-mm-Pupillenöffnung. Anschließend konnte problemlos die Phakoemulsifi-

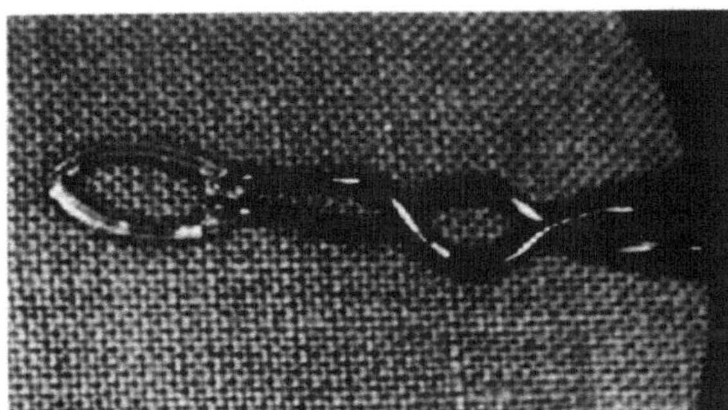

Abb. 2. Vor dem Implantieren wird der Irisretraktor mit einer neuen Pinzette komprimiert

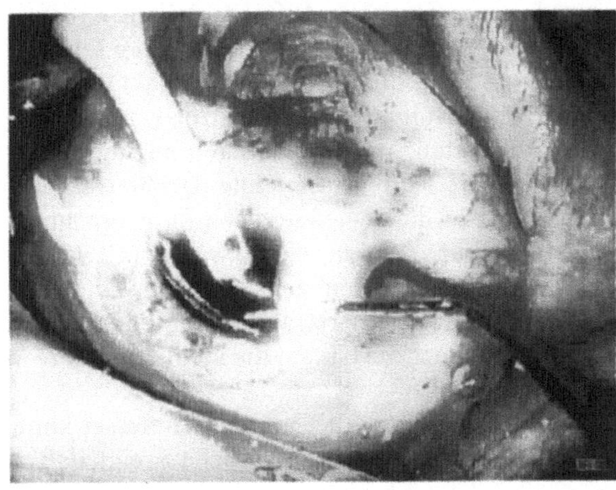

Abb. 3. Mit Hilfe des Irisretraktors HIR wurde die Phakoemulsifikation problemlos durchgeführt

kation durchgeführt werden (Abb. 3). Nachdem die Rindenreste abgesaugt und die Intraokularlinse eingesetzt worden waren, konnte der Irisretraktor durch Fassen mit einer Pinzette aus der Pupillarebene herausgeholt werden.

Eine Möglichkeit der Retraktorentfernung ist, den Retraktor mit dem Spatel aus der Pupillarbene nach oben zu drücken und dann um 180 Grad zu drehen. Durch Fassen mit der Pinzette kann er mit der Spitze zuerst durch den Tunnel herausgezogen werden. Eine andere Möglichkeit ist, den Retraktor mit der Implantationspinzette über die Positionslöcher zu falten und zu explantieren.

Operationserfolge und Komplikationen

30 Irisretraktoren wurden implantiert. Die Tabelle 1 zeigt die Operationskomplikationen.

Bei den ersten 10 brachen 2mal die Schenkel bereits beim Falten des Retraktors. Bei der zweiten Serie von 10 Retraktoren konnte nach Verbesserung des Materials dieses Problem beseitigt werden.

Die Öffnung des Tunnels sollte mindestens 3 mm betragen, da sich der Retraktor bei einer schmaleren Erweiterung nur schwer durch den Tunnel zwängen ließ.

Tabelle 1. Operationskomplikationen

	Total	Irispigment-verlust	Explantation erschwert	IR gebrochen	Sonstige Probleme	Implantation nicht möglich
Patienten	30	3	2	2	5	3

Ein Gleiten der Irisretraktorspitze unter die Regenbogenhaut wurde beobachtet.

Dreimal gelang das Implantieren nicht, da der Retraktor nicht in die Pupillarebene gedrückt werden konnte. Vermutlich waren die Schenkellängen nicht geeignet. Aus diesem Grunde wurde jetzt eine erneute Modifikation mit geringeren Schenkellängen in Auftrag gegeben.

Bei 2 Operationen war das Explantieren sehr schwierig und dauerte länger. Gründe waren wohl der sehr enge Tunnel und die untere Tunnellefze.

Auch ein Irispigmentverlust wurde vereinzelt beobachtet.

Fünfmal gelang das Implantieren nur unter erschwerten Bedingungen, da eine geeignete Faßpinzette fehlte. Der Retraktor rutschte ab oder er konnte nicht sofort in die geeignete Position gebracht werden, weil die Zapfen der Pinzette zu kurz oder zu schmal waren. Mit der letzten Modifikation der Pinzette konnte das Problem gelöst werden.

Unter Einsatz des Irisretraktors war die Pupille maximal geöffnet, und postoperativ reagierte die Iris auf die medikamentöse Miosis ohne pathologischen Befund.

Auch bei Pupillen mit 2 mm Durchmesser konnte der Irisretraktor erfolgreich implantiert werden. Die Tabelle 2 zeigt, daß bei allen Patienten die Pupillen postoperativ wieder miotisch wurden. Das Pupillenspiel war ohne pathologischen Befund. Tunnelundichtigkeiten aufgrund des Gebrauchs des Irisretraktors konnten nicht beobachtet werden.

Tabelle 2. Pupillengröße

Irisretraktor nach Holzwig	Patienten Anzahl absolut	Pupille präoperativ [mm]	Pupille intraoperativ [mm]	Pupille sofort postoperativ [mm]	Pupille 1. Tag postoperativ [mm]
	30	3,51	6,98	5,74	4,14
Standardabweichung		1,18	0,05	1,24	1,54

Diskussion

Versagt die medikamentöse Mydriasis, so werden unterschiedliche Lösungsansätze seit Jahren eingesetzt, um erfolgreich zu operieren. Chirurgische totale Iridektomien mit und ohne Irisnaht, aber auch unterschiedliche Modelle von Dilatatoren finden ihren intraoperativen Einsatz. Irishäkchen benötigen zum Einsatz zusätzliche Parazentesen. Es werden so weitere Eindringpforten für Keime geschaffen, die zusätzlich den intraokularen postoperativen Druck durch Fisteln sinken lassen können. Unterschiedliche Formen der Operationshilfen zum mechanischen Dehnen und Überdehnen der Regenbogenhaut führen zu Einrissen und Blutungen intraoperativ und unrunden Pupillen postoperativ. Dilatatoren in Ringform benötigen große Implantationsöffnungen oder sind zu unelastisch, um für Endothel und Iris schonend implantiert werden zu können. Der Irisretraktor nach Holzwig (HIR) hat entscheidende Vorteile. Er kann durch einen 3-mm-Tunnel ohne zusätzlichen Schnitt implantiert werden. Er öffnet schnell und einfach die Pupille auf ca. 7 mm. Zusätzlich läßt sich der HIR auch bei pigmentierten Augen mit mittelweiten Pupillen zur Schonung des Irispigmentverlustes bei einer Phakoemulsifikation bequem nutzen. Bei der nachfolgenden Linsenimplantation kann der Irisretraktor auch bei notwendiger Tunnelerweiterung bei einer nichtgefalteten HKL in situ belassen werden. Lediglich bei ganz engen Pupillen war die Implantation des HIR aufgrund der Schenkellänge schwierig. Bei der anstehenden Modellmodifikation sollten auch diese Pupillen problemlos intraoperativ geweitet werden können.

Schlußfolgerung

Bei allen Operationen war die Pupille nach kürzester Implantationszeit maximal geöffnet, und nach der Operation reagierte die Iris auf die medikamentöse Miosis ohne pathologische Veränderung.

Der neue Irisretraktor nach Holzwig in Kombination mit der neu entwickelten Implantationspinzette ermöglicht eine schnelle und einfache Handhabung und kann das intraoperative Problem der engen Pupille sicher lösen.

Literatur

1. Beluci R, Morselli S, Pucci V (1995) Small pupils an indication of phacoemulsification. Eur J Implant Ref Surg 7: 236–239
2. Engels T (1995) Intraoperative Pupillendehnung zur Sichtverbesserung bei den Kataraktoperationen. Ophthalmo-Chirurgie 7: 69–78
3. Graether J (1995) Grather pupil expander manages the small pupil during cataract surgery. Ocular surgery news, international edition, 7, 5: 40–41
4. Miller KM, Keener GT (1994) Stretch pupilloplasty for small pupil phacoemulsification. Am J Ophthalmol 117: 107–108
5. Novak J (1994) Irishäkchen ELLA. In: Rochels R, Duncker G, Hartmann C (Hrsg) 9. Kongreß der DGII. Springer, Berlin Heidelberg New York, S 147–151
6. Schlosshardt S (1996) Vorstellung eines neuen Pupillen-Dilatators, Video anl. der 9. Jahrestagung der Operierenden Augenärzte Deutschlands 13.–16. Juni 1996, Meistersingerhalle Nürnberg, S 99–104
7. Keuch R, Bleckmann H (1998) Sphinkterdehnung mit einem neuartigen Pupillendilatator für die Kataraktchirurgie bei engen Pupillen. Klin Monatsbl Augenheilkd 212 (Suppl. 2): 21

Sphinkterdehnung mit einem neuartigen Pupillendilatator für die Kataraktchirurgie bei enger Pupille

R.J. Keuch und H. Bleckmann

Zusammenfassung. Die Sphinkterdehnung zur Erweiterung enger Pupillen wurde verschiedentlich als effiziente Methode in der Kataraktchirurgie beschrieben. Wir versuchten, die Methode durch die Entwicklung eines neuartigen Instruments zu modifizieren und zu erleichtern. Wir führten 10 Phakoemulsifikationen bei Patienten mit engen Pupillen durch, nachdem wir zuvor die Pupille mit dem neu entwickelten Instrument zur monomanuellen Sphinkterdehnung geweitet hatten. Der Pupillendurchmesser wurde nach medikamentöser Mydriasis, nach intrakameraler Anwendung von Adrenalin 1:10.000, nach ein- und zweimaliger Sphinkterdehnung und am Ende der OP gemessen. Bei unzureichendem Effekt wurde eine weitere Pupillenerweiterung durch eine Pupilloplastik herbeigeführt. Dies war in einem der 10 Fälle erforderlich. Die Methode erwies sich als sicher, leicht und effizient. In allen Fällen zeigte sich bereits nach einer Dehnung eine deutliche Erweiterung der Pupille, die sich durch zweimalige Anwendung noch steigern ließ. Multiple kleinste Pupillarsaumblutungen unterschiedlicher Stärke zeigten sich immer, blieben aber ebenso wie die häufig resultierenden Sphinkterkerben ohne klinische Folgen. Die Irisstruktur und die Pupillomotorik waren postoperativ stets regelrecht. Die Dehnung der Pupille mit dem vorgestellten Instrument stellt eine sichere, leicht durchführbare und effiziente Methode im Management der engen Pupille für die Kataraktchirurgie dar.

Summary. Our study was performed to establish the safety and effectivity of a newly designed instrument for the dilatation of constricted pupils prior to cataract surgery. We performed ten phacos in patients with small pupils using the Keuch pupil dilator for the sphincter-stretching technique. The pupil size was measured following medical mydriasis, following intracameral use of adrenaline 1:10000, following one and two stretching maneuvers, and at the end of the operation. In one case of ineffective dilatation, a pupilloplasty was added. In every single case a single stretching maneuver was satisfactory, but the dilatation could be further advanced through a second use of the instrument. Multiple small bleedings at the margin of the pupil could be recognized in all cases, but they had no clinical relevance. The postoperative pupillary light reaction was satisfactory in all patients. The method was shown to be safe, effective, and easy to use.

Einleitung

Die Effektivität der Sphinkterdehnung für die Erweiterung enger Pupillen in der Kataraktchirurgie ist von verschiedenen Autoren beschrieben worden [3, 6, 4, 1, 2]. Die bimanuelle Technik ist aber in ihrer Anwendung für den weniger geübten Chirurgen nicht ganz unkompliziert. Daher entstanden Gedanken

G. Duncker et al. (Hrsg.)
12. Kongreß der DGII 1998

über die Vereinfachung der Methode, die zur Entwicklung eines neuartigen Instruments führten. Ziel der Entwicklung war es dabei, ein Instrument zu schaffen, das sicher und leicht in der Anwendung ist und auch dem weniger geübten Kataraktchirurgen gute Ergebnisse ermöglicht. Ein weiterer Faktor, der in die Entwicklung einfloß, war der Wunsch, mit den klassischen Zugängen zur Vorderkammer auszukommen (Clear-cornea-Inzision bzw. sklerokornealer Tunnel und Parazentese). Ein zusätzliches Präparieren sollte vermieden werden. Das vorläufige Endergebnis dieser Entwicklung stellt der in Zusammenarbeit mit der Firma Katena (USA) erstellte „Keuch-Pupillendilatator" dar. Nachdem die theoretischen Überlegungen abgeschlossen waren und ein Prototyp des Instruments vorlag, überprüften wir das Instrument auf seine Praxistauglichkeit. Dabei wurde insbesondere auf die Effektivität des Instruments, auf die Sicherheit der Anwendung und auf etwa auftretende Komplikationen geachtet.

Material und Methoden

Grundlage der Studie waren 10 Kataraktoperationen bei Patienten mit engen Pupillen, bei denen zur Erweiterung der Pupillen am Beginn der Operation die Technik der monomanuellen Sphinkterdehnung angewendet wurde. Das hierfür verwendete Instrument – der Keuch-Pupillendilatator – besteht aus einem Griff, an dessen Oberseite sich ein verschiebbares Knöpfchen befindet. Mit diesem wird die Position zweier am Ende des Instruments angebrachter Häkchen zueinander verändert, so daß sich nach dem Einhaken in den Irissaum eine schlitzförmige Pupillendehnung erzielen läßt. Nach dem Schließen des Instruments wird es wieder aus dem Auge entfernt und kann über einen ca. 90° versetzten zweiten Zugang (Parazentese von mindestens 1,3 mm Weite) erneut angewendet werden. Die Patienten, bei denen die Dehnung mit dem Pupillendilatator durchgeführt wurde, waren die ersten 10 konsekutiven Fälle einer Routine-Kataraktoperation, bei denen wir aufgrund unzureichender Pupillenweite eine chirurgische Pupillenerweiterung durchführen mußten. Hierfür wurde das Instrument nach Eingabe eines Viskoelastikums in die Vorderkammer über den 12-Uhr-Zugang in das Auge eingebracht. Die beiden Häkchen wurden in den Pupillarsaum eingehakt, die Häkchen voneinander entfernt, und die so erzielte Dehnung wurde für rund 10 s gehalten. Anschließend erfolgten die Schließung des Instruments und die Entfernung aus der Vorderkammer. Nach erneuter Eingabe von Viskoelastikum und Messung des Pupillendurchmessers wurde die Dehnung über den zweiten Zugang wiederholt. Der Pupillendurchmesser wurde in allen Fällen zu verschiedenen Zeitpunkten gemessen: nach maximaler medikamentöser Mydriasis, nach intrakameraler Anwendung von Adrenalin 1:10.000, nach einmaliger und nach zweimaliger Dehnung mit dem Dilatator sowie am Ende der Operation. Im Falle einer insuffizienten Pupillenweite ersetzte eine Pupilloplastik (Mini-Sphinkterotomien) die inkomplette Dehnung. Anschließend erfolgte die Kataraktoperation in üblicher Weise mit Implantation einer Intraokularlinse

(Silens 5, Domilens). Alle Komplikationen und Besonderheiten in der Anwendung wurden dokumentiert.

Ergebnisse

Die Abb. 1 zeigt den Keuch-Pupillendilatator. Der dilatierende Teil des Instruments wird in geschlossenem Zustand in die Vorderkammer eingebracht. Die beiden Häkchen werden in die verengte Pupille eingehakt (*A*). Anschließend werden die Häkchen mit dem Schiebeknöpfchen voneinander entfernt (*B*) und der rigide Sphinkter gedehnt. Nach dem Schließen des Instruments kommt es zu einer bleibenden Erweiterung der Pupille. Über einen zweiten, ca. 90° versetzten Zugang kann der Vorgang wiederholt werden, um den Effekt zu verstärken. Die Abb. 2 gibt die Pupillenweite zu den verschiedenen Zeitpunkten der Operation wieder. Die mittlere Pupillenweite ließ sich durch eine einmalige Dehnung von 4,1 auf 6,0 mm erweitern. Die zweite Dehnung zeigte, verglichen mit der ersten, einen deutlich geringeren Effekt. Allerdings war im Einzelfall die Verteilung der Effizienz zwischen der ersten und der zweiten Dehnung unterschiedlich. Die angestrebte Pupillenweite von mindestens 4,5 mm wurde nur in einem Fall nach zweimaliger Dehnung nicht erreicht, und es wurden im Anschluß an die Dehnungen Sphinkterotomien zur Pupillenerweiterung präpariert. In den meisten Fällen war eine einmalige Dehnung durch den 12-Uhr-Zugang bereits ausreichend, um eine befriedigende Pupillenweite zu erreichen, so daß eine zweite Dehnung nur zur Überprüfung der Effizienz einer weiteren Dehnung nötig war. In allen Fällen waren

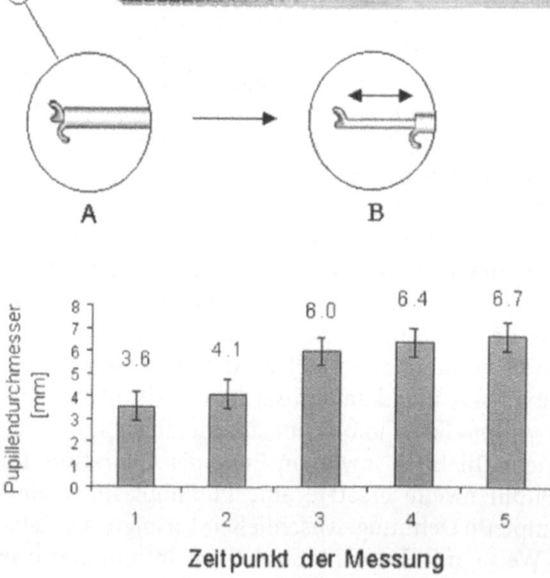

Abb. 1. Der Keuch-Pupillendilatator in (*A*) geschlossener und in (*B*) geöffneter Position

Abb. 2. Meßwerte der Pupillenweite zu 5 verschiedenen Zeitpunkten, Mittelwert ± Standardabweichung (n=10). *1* nach medikamentöser Mydriasis, *2* nach intrakameraler Adrenalinanwendung, *3* nach einmaliger Dehnung, *4* nach zweimaliger Dehnung, *5* am Ende der Operation

multiple kleinste Blutungen am Pupillarsaum zu finden, die stets spontan sistierten und keine klinischen Probleme bereiteten. Sonstige Komplikationen ergaben sich während der ersten 10 Operationen nicht. Postoperativ war die Pupillomotorik stets erhalten, und die Pupillenform zeigte ein kosmetisch und funktionell gutes Ergebnis. Es konnte am ersten postoperativen Tag ein gegenüber einer Standardoperation gering erhöhter Reizzustand gefunden werden, der stets ohne Fibrinbildung blieb und der unter Standardtherapie mit steroidhaltigen Augentropfen problemlos zu beherrschen war.

Diskussion

Das Verfahren der Sphinkterdehnung hat sich in den Händen zahlreicher Operateure bewährt und gehört mittlerweile zu einem Standardverfahren in der Kataraktchirurgie. Histologische Untersuchungen von exzidierten Sphinkteranteilen, die im Rahmen von partiellen Sphinkterektomien bei Kataraktoperationen von Patienten mit enger Pupille gewonnen wurden, haben gezeigt, daß sich fibröse Strikturen im Bereich des Sphinkters finden, die zum Dilatationsdefizit führen. Nach mechanischer Überwindung dieser Strikturen ist die Pupille anschließend bei erhaltener Pupillomotorik wesentlich besser dilatierbar [5]. Die Stretchtechnik, mit der die Sphinkterrigiditäten am Beginn der Kataraktoperation überwunden werden, variiert dabei von Operateur zu Operateur. Zum einen kann die Dehnung mit Hilfe von Häkchen oder Spateln bimanuell erfolgen, was insbesondere an den weniger erfahrenen Operateur erhöhte Anforderungen stellt, zum anderen kann sie monomanuell mit dem Beehler-Pupil-Dilator oder dem hier vorgestellten Keuch-Pupil-Dilator erfolgen. Der größte Vorteil des Keuch-Dilatators liegt unseres Erachtens nach in der Möglichkeit einer monomanuellen, technisch einfachen Dehnung über die bestehenden Standardzugänge. Insbesondere die zunehmenden Versuche einer Verkleinerung des 12-Uhr-Zugangs auf 2 mm und weniger machen es erforderlich, Instrumente zu entwickeln, die bei solch kleinen Zugängen noch angewandt werden können. Da der erforderliche Zugang für den Keuch-Pupillendilatator nur 1,3 mm beträgt, ist es möglich, ihn schon über eine größere Parazentese in die Vorderkammer einzuführen. Durch die Verwendung von 2 Auflagepunkten ist die Technik darüber hinaus unkomplizierter als bei Drei- und Vierpunktauflagen. Das Instrument hat sich auch in der weiteren Anwendung als effektiv und sicher bewährt. Die besten Erfolgsraten zeigten sich bei engen bis sehr engen Pupillen nach langjähriger Miotikatherapie, bei Patienten mit pseudoexfoliationssyndrom-assoziiertem Dilatationsdefizit und bei synechierten Pupillen. Bei dem Versuch, mittlere Pupillenweiten zu dehnen, zeigte sich eine deutlich geringere Erfolgsrate. Je rigider der Sphinkter, desto effektiver war die Dehnung. Dies betraf insbesondere die erste Dehnung, die in solchen Fällen ausgeprägte Durchmesserzunahmen zur Folge hatte. Während der weiteren Anwendung zeigte sich innerhalb der ersten 70 Operationen ein Sphinkterriß, der mit einer Irisnaht versorgt werden mußte. Weitere schwerwiegende Komplikationen fanden sich nicht.

Literatur

1. Cohen JS, Osher RH (1995) Combined cataract, implant, and filtering surgery. In: Steiner RF (ed) Cataract surgery: technique, complications, & management, 1st edn. Saunders, Philadelphia
2. Dinsmore SC (1996) Modified stretch technique for small pupil phacoemulsification with topical anesthesia. J Cataract Refract Surg 22(1): 27–30
3. Mackool RJ (1992) Small pupil enlargement during cataract extraction. A new method. J Cataract Refract Surg 18(5): 523–526
4. Miller KM, Keener GT Jr (1994) Stretch pupilloplasty for small pupil phacoemulsification [letter]. Am J Ophthalmol 117(1): 107–108
5. Pham DT, Volkmer C, Leder K, Wollensak J (1997) Partielle Sphinkterektomie in der Kataraktchirurgie. Klinische und Histopathologische Ergebnisse [Abstr]. Ophtalmologe 94 [Suppl 1]: 57
6. Shepherd DM (1993) The pupil stretch technique for miotic pupils in cataract surgery. Ophthalmic Surg 24(12): 851–852

Optimierung der Osteoodontokeratoprothese nach Strampelli: Der Einfluß des Prothesendurchmessers auf das Gesichtsfeld

K. Hille, H. Landau und K.W. Ruprecht

Zusammenfassung. Die Osteoodontokeratoprothese (OOKP) nach Strampelli hat sich bei der operativen Versorgung schwerster vaskularisierter Hornhautnarben bewährt. Durch den optischen Zylinder ist das Gesichtsfeld (GF) der Patienten jedoch erheblich eingeschränkt.

Patienten und Methode: Wir untersuchten die Abhängigkeit des maximalen theoretisch möglichen GF-Durchmessers von den Zylinderparametern eines Keratoprothesezylinders anhand einer optischen Modellrechnung. Das Ergebnis verglichen wir mit den GF der von uns operierten Patienten, bei denen wir PMMA-Zylinder von einem Durchmesser von 3,0 bzw. 3,5 mm implantierten.

Ergebnisse: Der theoretisch maximale Öffnungswinkel des GF bzw. der von den von uns operierten Patienten erreichte (in Klammern) beträgt bei der von uns verwendeten Zylinderlänge von 8 mm und einem Durchmesser des Zylinders von 3 mm 55 Grad (35–40 Grad), bei einem Durchmesser von 3,5 mm 62 Grad (50 Grad). Der Visus und die ophthalmoskopische Beurteilbarkeit des Fundus ist bei dem Patienten mit einem Zylinderdurchmesser von 3,5 mm besser.

Schlußfolgerung: Bei einer OOKP bleiben die GF-Außengrenzen unter dem theoretisch errechneten Wert. Auch deshalb sollte ein Zylinder mit einem möglichst großen Durchmesser gewählt werden. Die Größe des Zylinders wird jedoch durch den Durchmesser der zur Verfügung stehenden Zahnwurzel limitiert.

Schlüsselwörter: Osteo-Odonto-Keratoprothese, Hornhautchirurgie, Optik

Summary. In surgical management of severe corneal scarring, the osteo-odonto-keratoprosthesis (OOKP) according to Strampelli is recognized to be the best choice. Nevertheless, patients are handicapped by a constricted visual field.

Patients and methods: We calculated the theoretical maximum visual field according to the length and diameter of the cylinder of a keratoprosthesis in a mathematical model. The theoretical values were compared with our findings in three patients operated for an OOKP in our hospital.

Results: The theoretical diameter of the visual field obtained by the patients (in brakes) was, respectively, 55° (35–40) with a cylinder of 8-mm length and a diameter of 3 mm, and 62° (50) with a diameter of 3.5 mm. Visual acuity was better and the examination of the fundus was easier in patients with a diameter of 3.5 mm.

Conclusions: In OOKP the visual field of patients is less than the theoretical value. An optical cylinder with the highest diameter should be used. The size of the cylinder is limited by the diameter of the disposable root of the tooth.

Key words: corneal scars, corneal surgery, keratoprosthesis, visual rehabilitation

G. Duncker et al. (Hrsg.)
12. Kongreß der DGII 1998

Einleitung

Stark vaskularisierte Hornhautnarben und eine Insuffizienz der limbalen Stammzellen des Hornhautepithels führen in der Regel zu einer Abstoßung von Hornhauttransplantaten. Bei solchen Patienten ist eine optische Rehabilitation daher nur durch eine Keratoprothese (KP) möglich.

In der Literatur wird über eine hohe Ausstoßungsrate bei allen KP berichtet [2, 4]. Lediglich bei der Osteoodontokeratoprothese (OOKP) nach Strampelli [5, 6], die eine biologische Haptik aufweist, ist das Ausstoßungsrisiko erheblich geringer und sind damit die Langzeitergebnisse deutlich besser [1, 2, 4].

Eines der Hauptprobleme der OOKP ist das eingeschränkte Gesichtsfeld (GF) der Patienten entsprechend dem kleinen Durchmesser des optischen Zylinders. Bei einer Vergrößerung des Durchmessers des Zylinders erwarten wir dementsprechend eine Vergrößerung des GF. Wir erstellten ein mathematisches Modell für die Berechnung des GF in Abhängigkeit von dem Durchmesser und der Länge des Zylinders und verglichen die theoretischen Werte mit unseren postoperativen Ergebnissen.

Material und Methode

Operationstechnik

Nach klinischer und radiologischer Diagnostik wird ein einwurzeliger Zahn mit umgebendem Alveolarfortsatzknochen osteotomiert. Durch Längsteilung der Zahnwurzel sowie Abtrennen des Kronen- und Wurzelspitzenabschnitts entsteht ein Zahn-Knochen-Segment, das in einer Präzisionsbohrung senkrecht zur angeschnittenen Dentinoberfläche einen vorberechneten optischen PMMA-Zylinder zentral aufnimmt. Der Zahn-Knochen-PMMA-Komplex wird in die von einem Mundschleimhauttransplantat bedeckte Hornhaut implantiert.

Patienten

Zur Auswertung kamen 3 Patienten, die an unserer Klinik operiert wurden und keine anderen das GF limitierenden ophthalmologischen Erkrankungen aufwiesen. Bei 2 Patienten wurde eine OOKP unter Verwendung eines Eckzahns sowie eines 8 mm langen und 3,0 mm dicken PMMA-Zylinders (Refraktion 60 dpt) durchgeführt, bei einem Patienten benutzten wir die Wurzel eines

Tabelle 1. Die Dimensionen der von uns implantierten Zylinder

Länge (l)	8 mm	8 mm
Extraokularer Durchmesser (a)	3 mm	3,5 mm
Intraokularer Durchmesser (i)	3,5 mm	4 mm
Radius der sphärischen Außenfläche (r)	7,738 mm	7,738 mm

oberen mittleren Schneidezahns und implantierten einen 3,5 mm im Durchmesser messenden und 8 mm langen PMMA-Zylinder.

Die Abmessungen der verwendeten Zylinder sind in Tabelle 1 zusammengefaßt.

Mathematisches Modell

In Abb. 1 sind die optischen Verhältnisse an einem Keratoprothesezylinder dargestellt. Bei der mathematischen Kalkulation der maximalen GF-Außengrenzen gingen wir wie folgt vor:

Die Parameter, die die optischen Eigenschaften des Zylinders bestimmen, sind die Länge (l), der Durchmesser des Zylinders außerhalb (a) und innerhalb (i) des Auges, die äußere und innere Oberfläche des Zylinders sowie der Brechungsindex von PMMA (n).

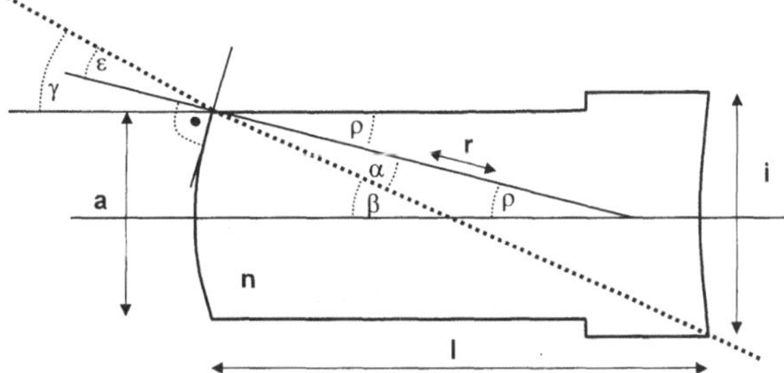

Abb. 1. Optische Verhältnisse in einem Keratoprothesezylinder. *l* Länge des Zylinders; *a* Durchmesser des Zylinders außerhalb, *i* innerhalb des Auges; *r* Radius der sphärischen Außenfläche; *n* Brechungsindex von PMMA

Die äußere Oberfläche des Zylinders ist konvex und kann als eine sphärische Fläche mit dem Radius r beschrieben werden. Der Winkel ϱ, der die Größe des Sektors der sphärischen Fläche a der extraokularen Oberfläche des Zylinders bestimmt, wird definiert durch:

(1) $\sin(\varrho) = (a/2)/r$.

Ein Lichtstrahl, der unter dem Winkel ε auf die Fläche a auftrifft, wird unter einem Winkel α in den PMMA-Zylinder gebrochen. Da der Brechungsindex von Luft 1 und der Brechungsindex n von PMMA bekannt ist, gilt an der Oberfläche des Zylinders, daß:

(2) $\sin(\varepsilon) = n \times \sin(\alpha)$.

Um das maximale theoretische GF zu berechnen, muß der maximale Winkel β bestimmt werden, unter dem ein Lichtstrahl durch den Zylinder fallen kann. Für eine bekannte Länge (l) und einen extraokularen (a) und eines intraokularen (i) Durchmesser des PMMA-Zylinders gilt:

(3) $\tan(\beta) = ((a+i)/2)/l$.

Unter der Voraussetzung, daß der Radius größer als die halbe Zylinderlänge l ist ($r>l/2$), gilt für den maximalen Winkel β:

(4) $\beta = a + \varrho$

und für den Winkel des GF γ

(5) $\gamma = \varepsilon + \varrho$.

Unter diesen Bedingungen ist der maximale GF-Winkel γ:

(6) $\gamma = \arcsin(a/2r) + \arcsin[n \times \sin[\arctan((a+i)/2 \times l) - \arcsin(a/2r)]]$.

Ergebnisse

Abb. 2 zeigt die Außengrenzen der GF aller 3 Patienten. Die GF sind weitgehend zentriert, die Außengrenzen liegen bei den Patienten mit einem Zylinderdurchmesser von 3 mm zwischen 10 und 20 Grad, bei einem Durchmesser von 3,5 mm zwischen 20 und 35 Grad.

Da die Linse bei allen Patienten zur Vermeidung einer sekundären Katarakt entfernt werden muß, beträgt die Refraktion der Zylinder 60 dpt. Der Radius der asphärischen Fläche beträgt 7,738 mm und der refraktive Index des verwendeten PMMA 1,49. Unter Benutzung der oben beschrieben Formel (6) für das maximale GF errechneten wir die Abhängigkeit des Winkels γ von dem Zylinderdurchmesser bei einer Länge des Zylinders von 8 mm (Abb. 3). Die zusätzlich eingetragenen Linien stellen die Außengrenzen der GF unserer Patienten dar. Da die GF nicht absolut zentriert sind, können die Außengrenzen nicht als Punkt dargestellt werden. In Abb. 4 errechneten wir deshalb dieselbe Abhängigkeit vom Gesamtdurchmesser des Gesichtsfelds. Für die Darstellung der Patienten benutzten wir den horizontalen Durchmesser.

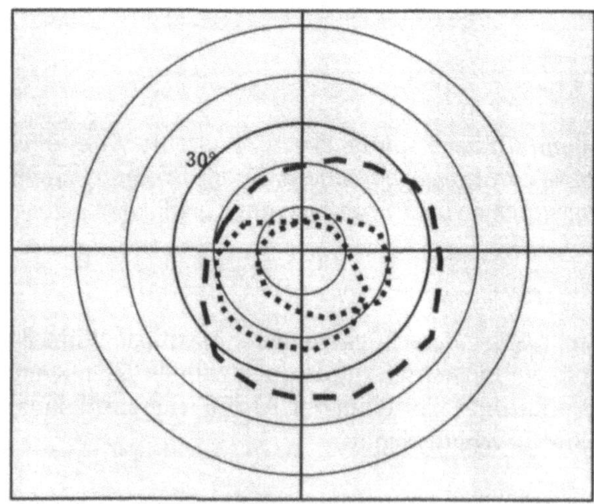

Durchmesser des Zylinders:
3mm: ...... ; 3,5mm: ----

Abb. 2. Die Außengrenzen der Gesichtsfelder aller 3 Patienten

Es zeigt sich, daß der in der Praxis erreichte maximale Durchmesser des GF unter dem theoretischen Wert bleibt, und zwar deutlicher bei den Patienten mit den kleinen Durchmessern des Zylinders als bei den Patienten mit dem größeren.

In Abb. 5 ist der GF-Durchmesser als Funktion der Zylinderlänge in Abhängigkeit vom Zylinderdurchmesser dargestellt.

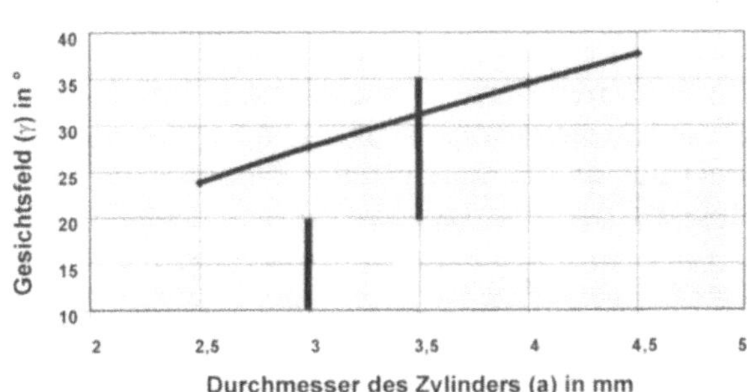

Abb. 3. Das maximale theoretische Gesichtsfeld als Funktion des Zylinderdurchmessers. Die Balken repräsentieren die Außengrenzen der von uns operierten Patienten

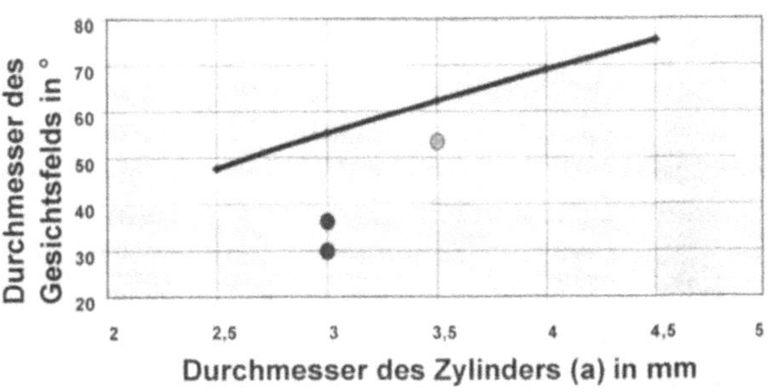

Abb. 4. Der Gesamtdurchmesser des maximalen theoretischen Gesichtsfelds als Funktion des Zylinderdurchmessers. Die horizontalen Gesichtsfeld-Durchmesser der von uns operierten Patienten sind zusätzlich eingetragen

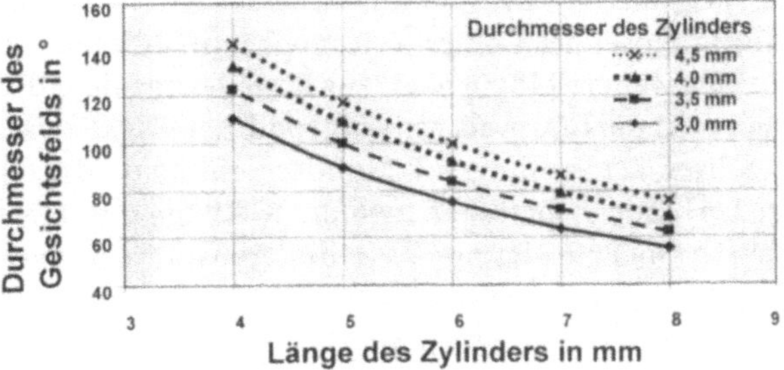

Abb. 5. Der Gesamtdurchmesser des maximalen theoretischen Gesichtsfelds als Funktion der Zylinderlänge in Abhängigkeit vom Zylinderdurchmesser

Diskussion

Aufgrund der Fixation der alloplastischen Optik durch körpereigenes Material hat die OOKP die besten Langzeitergebnisse. Der relativ lange und dünne Plexiglaszylinder führt jedoch zu einer erheblichen Einschränkung des GF der Patienten. Mit unserem mathematischen Modell konnten wir den Einfluß des Durchmessers und der Länge des Zylinders auf das GF darstellen. Wie erwartet, finden wir eine Vergrößerung des GF mit steigendem Durchmesser und kürzerer Länge des Zylinders. Bei unseren Patienten erreichte das GF nicht die theoretischen Werte, insbesonders bei den Patienten mit den kleinen Prothesendurchmessern lag der Wert um ein Drittel darunter. Wir vermuten, daß die Reflexion an den Rändern des Zylinders und dadurch hervorgerufene Blendung das Sehvermögen und die GF-Weite reduziert.

Ein weiteres Problem ist die Zentrierung des Zylinders (s. Abb. 2). Besonders bei einem schmalen Zylinder kommen die Grenzen des GF nahe an das Zentrum heran (bis zu 10 Grad). Die Benutzung eines größeren Zylinderdurchmessers kann somit nicht nur zu einer Vergrößerung des GF, sondern auch zu einer sicheren Zentrierung, einem besseren zentralen Sehvermögen und letztendlich zu günstigeren Bedingungen bei der ophthalmoskopischen Fundusbeurteilung führen.

Die Möglichkeit, das GF durch die Vergrößerung des Zylinders zu erweitern, wird durch den Durchmesser des zur Verfügung stehenden Zahnes beschränkt. Deshalb ist die Wahl des geeigneten Zahnes von herausragender Bedeutung. Die Wurzeln der oberen Eckzähne haben den größten Durchmesser, gefolgt von den Schneidezähnen, den oberen Prämolaren, wenn sie einwurzlig sind, und den unteren Eckzähnen. Außerdem ist es erforderlich, den vestibulopalatinalen Durchmesser zu benutzen, da er größer als der frontale Durchmesser ist. Deswegen zeigt eine gewöhnliche Röntgenaufnahme nicht den verwendeten Durchmesser des Zahnes. Diese Angaben sind jedoch erforderlich, um den Zylinderdurchmesser bereits präoperativ zu kalkulieren. Ein hochauflösendes Computertomogramm gibt hier mehr Aufschluß.

Eine weitere Möglichkeit zur Erweiterung des GF besteht in der Verkürzung des Zylinders (s. Abb. 5). Aufgrund der Dicke des Zahns und um ein Überwachsen der Prothese mit Mundschleimhaut oder eine intraokulare Membran zu verhindern, beträgt bei einer OOKP die minimale Länge 8 mm. Eine Alternative zur Befestigung des Zylinders ist deshalb erforderlich. Für die Haptik wurden bereits die verschiedensten Materialien ausprobiert [4], die Langzeitergebnisse waren jedoch meist enttäuschend. Die OOKP ist die bisher einzige mit Erfolgen über mehr als 20 Jahre [1–3].

Als dritte Möglichkeit können die Patienten myopisiert werden. Alle unsere Patienten haben eine Refraktion zwischen −7 und −10 dpt. Sie können ohne Korrektur in der Nähe lesen und haben einen Visus zwischen 0,4 und 0,8. Eine stärkere Myopisierung würde jedoch aufgrund der erforderlichen Brillenkorrektur den Fernvisus reduzieren.

Literatur

1. Falcinelli G, Missiroli A, Petitti V, Pinna C (1987) Osteo-odonto-keratoprosthesis up-to-date. Acta XXV Concilium Ophthalmologicum. Kugler and Ghedini, Mailand, 2: 2772–2776
2. Falcinelli GC, Barogi G, Taloni M, Falcinelli G (1993) Osteoodontokeratoprosthesis: present experience and future prospects. Refract Corneal Surg 9: 193
3. Falcinelli GC, Falsini B, Taloni M, Piccardi M, Falcinelli G (1995) Detection of glaucomatous damage in patients with osteo-odontokeratoprosthesis. Br J Ophthalmol 79: 129–134
4. Lund OE (1982) Grenzen und Möglichkeiten der optischen Keratoprothese. Ein klinischer und histopathologischer Bericht. Klin Monatsbl Augenheilkd 180: 3–12
5. Strampelli B (1964) Nouvelle orientation biologique dans la kératoplastie. Bull Mem Soc Française Ophthalmol 77: 145–161
6. Strampelli B (1966) Perfezionamenti technici della osteo-odonto cheratoprosthesi. Ann Ottalmol 92: 155–178

Polydimethylsiloxan-Schaumstoff ein neues Haptikmaterial für Keratoprothesen

E. Berger, C. Kreiner und R. Guthoff

Zusammenfassung. Seit 1990 werden in der Keratoprothetik mikroporöse alloplastische Haptikmaterialien, insbesondere Polytetrafluorethylen untersucht. Durch die Entwicklung neuer technischer Verfahren ist es möglich, offenporigen Polydimethylsiloxan-Schaumstoff herzustellen und durch ein „surface engineering" die Biomaterialoberfläche zu hydrophilisieren.

Die dauerhafte Stabilisierung einer Keratoprothese in der Hornhaut wird durch das Einwachsen von Keratozyten in das Haptikmaterial begünstigt. Ebenso werden dadurch die Epitheleinsprossung und das Einwandern von Erregern entlang der Keratoprothese verhindert. Es ist nachzuweisen, ob Zellen an der hydrophilisierten Silikonschaumstoffoberfläche wachsen und in die tieferen Schichten des offenporigen Materials einwandern.

Die Oberfläche von offenporigem Polydimethylsiloxan-Schaumstoff wurde anionisch beladen. Zur Prüfung der Biokompatibilität und Zytotoxizität wurden die Prüflinge in Gewebekultur mit Mausfibroblasten (L 929) gebracht. Der oberflächliche Zellbewuchs sowie die Zelleinsprossung in die tiefergelegenen Schichten wurden lichtmikroskopisch untersucht.

Nach 5 Tagen ist eine geschlossene Zellage auf der Biomaterialoberfläche, auch unter Einbeziehung der tiefer liegenden Porenanteile, nachweisbar.

Infolge der Oberflächenmodifikation läßt sich nachweisen, daß Zellen in den offenporigen Polydimethylsiloxan-Schaumstoff einwachsen und auf der modifizierten Oberfläche haften. Da Silikon als optisch wirksames Material in der Ophthalmologie durch Intraokularlinsen und Kontaktlinsen hinlänglich bekannt ist, steht nach einer entsprechenden Verarbeitung und Oberflächenmodifikation ein neues Material für die Keratoprothesenhaptik zur Testung im Tiermodell zur Verfügung.

Summary. The early history of keratoprosthesis (KPros) research is 200 years old. Quengsy first suggested replacing a completely opaque cornea with a silver-rimmed glass window. Porous skirt materials had been succsessfully used since 1990. Expanded polytetrafluoroethylene (ePTFE) was found to be the most satisfactory.

The best of the available KPros are prone to serious complications, such as extrusion, infection, intraocular inflammation, membrane formation, and glaucoma. The interfaces between components of the KPros and the interfaces between the KPros and host tissue constitute sites where epithelial downgrowth, leakage, and infection can occur.

New technical processes allow the production of porous polydimethylsiloxane. This research has focused on surface-modificated porous polydimethylsiloxane foamed material. The material was cultured with mouse fibroblasts. Epithelialization and fibroblast ingrowth into the porous polydimethylsiloxane was seen after 5 days.

Surface-modificated porous polydimethylsiloxane foamed material seems to be a potential material for the flexible skirt of KPros.Further investigations are needed for assessment of this alloplastic material in the rabbit cornea.

G. Duncker et al. (Hrsg.)
12. Kongreß der DGII 1998

Einleitung

Seit ca. 200 Jahren wird der Ersatz der getrübten Hornhaut durch alloplastische Materialien in den Fällen angestrebt, bei denen die Übertragung menschlichen Hornhautgewebes nicht in Frage kommt oder bereits mehrfach fehlgeschlagen ist.

Von dem französischen Ophthalmologen Quengsy stammt der Gedanke, ein transparentes Material in das Zentrum der eingetrübten Hornhaut zur Wiederherstellung des Sehvermögens einzusetzen [6].

Strampelli entwickelte 1963 die sogenannte Osteoodontokeratoprothese mit einer Halterung aus Dentin und einer optischen Zone aus Plexiglas [12]. Damit gelang es, die Abstoßungsquote erheblich zu reduzieren.

Die Untersuchungen der letzten Jahre konzentrierten sich vor allem auf die Optimierung der besonders sensiblen Grenzzone zwischen dem Kunststoffmaterial und der Wirtshornhaut. Seit 1990 werden mikroporöse alloplastische Materialien, insbesondere Polytetrafluorethylen untersucht [1, 2, 3, 8, 9, 10].

Das Problem der dichten Verbindung zwischen der Haptik und der Wirtshornhaut einerseits und der Optik und Haptik andererseits konnte bisher trotz intensiver experimenteller und klinischer Forschungen nicht zufriedenstellend gelöst werden.

Die daraus resultierenden Komplikationen äußern sich unter anderem in:

- Extrusion der Keratoprothese,
- Infektionen,
- intraokularen Entzündungen [11, 13, 14].

In vielen Fällen ist damit eine erneute Operation und unter Umständen der Verlust des Auges verbunden.

Die Anforderungen an ein ideales Haptikmaterial sind durch klinische und experimentelle Untersuchungen hinlänglich bekannt. Keines der bisher eingesetzten Materialien wird gegenwärtig den komlexen Anforderungen gerecht [4, 5].

Silikon als optisch wirksames Material hat sich in der Ophthalmologie durch Intraokularlinsen und Kontaktlinsen bewährt. Durch die Entwicklung neuer technischer Verfahren ist es möglich, offenporigen Polydimethylsiloxan-Schaumstoff herzustellen.

Material und Methode

Die Problematik bestand darin, den offenporigen Silikonschaumstoff hinsichtlich der Einsatzmöglichkeit als Haptikmaterial für Keratoprothesen zu beurteilen.

Die hydrophobe Silikonschaumstoffoberfläche wurde durch anionische Beladung hydrophilisiert. Als Aufbewahrungslösung diente proteinfreies Nährmedium (RPM 1640). Zur Prüfung der Biokompatibilität und Zytotoxizität wurden die Prüflinge in Gewebekultur mit Mausfibroblasten (L 929) gebracht. Nach der Anfertigung von Präparateschnitten erfolgte die Färbung mit Hämalaun. Der oberflächliche Zellbewuchs sowie die Zelleinsprossung in die tiefergelegenen Poren wurden lichtmikroskopisch untersucht.

Ergebnisse

Nach 5 Tagen ist eine geschlossene Zellage auf der Biomaterialoberfläche, auch unter Einbeziehung der tiefer liegenden Porenanteile, nachweisbar (Abb. 1).

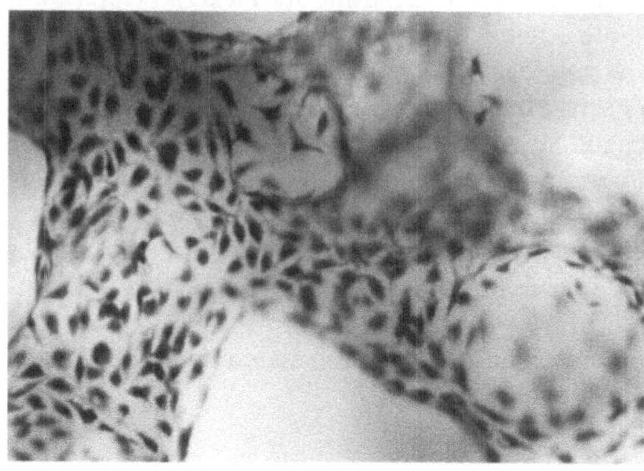

Abb. 1. Histologische Darstellung von offenporigem Polydimethylsiloxan-Schaumstoff mit eingewachsenen Mausfibroblasten (weiß-gelbliche Fläche: alloplastisches Material); Hämalaunfärbung

Diskussion

Die Fixation der Keratoprothese in der Hornhaut ist eines der Hauptprobleme des alloplastischen Hornhautersatzes.

In den letzten Jahren hat sich der Einsatz von mikroporösen alloplastischen Haptikmaterialien als vorteilhaft erwiesen. Die zweite Generation der biointegrativen Keratoprothesen wurde von Legeais et al. in vivo getestet. Als Haptikmaterial wurde mikroporöses Polytetrafluorethylen (ePTFE) eingesetzt [7].

Durch die Entwicklung neuer technischer Verfahren ist es möglich, offenporigen Polydimethylsiloxan-Schaumstoff herzustellen und durch ein „surface engineering" die Biomaterialoberfläche zu hydrophilisieren. Da Silikon in der Opthalmochirurgie aufgrund seiner guten Biokompatibilität bereits vielfältige Verwendung findet, erscheinen die Untersuchungen von Silikonschaumstoff hinsichtlich der Einsatzmöglichkeit als Haptikmaterial für Keratoprothesen sinnvoll.

Infolge der Oberflächenmodifikation läßt sich nachweisen, daß Zellen in den offenporigen Polydimethylsiloxan-Schaumstoff einwachsen und auf der Oberfläche haften.

Der Nachweis der Biokompatibilität und der Eignung des Materials als Keratoprothesenhaptik bedarf weiterer Untersuchungen im Tiermodell.

Literatur

1. Drubaix I, Legeais JM, Malekchehire N et al. (1996) Collagen synthesized in fluorocarbon polymer implant in the rabbit cornea. Exp Eye Res 62/4: 367–376
2. Gautier S, Duchesne B, Parel JM, Lacombe E, Legeais JM, Alfonso E (1996) Porous PTFE membranes for keratoprosthesis – comparison of intracorneal biocompatibility. Invest Ophthalmol Vis Sci 37/3: 1452
3. Guo A, Rife LL, Rao NA, Smith RE (1996) Anterior segment prosthesis development – evaluation of expanded polytetrafluoroethylene as a sclera-attached prosthetic material. Cornea 15/2: 210–214
4. Hicks CR, Lou X, Platten S et al. (1997) Keratoprosthesis results in animals: an update. Austr N Z J Ophthalmol 25 [Suppl 1]: S 50–52, Refs 7
5. Hicks CR, Fitton HJ, Chirila TV, Crawford GJ, Constable IJ (1997) Keratoprotheses: advancing toward a true artificial cornea. Surv Ophthalmol 42: 175–189
6. Hirschberg J (1912) Geschichte der Augenheilkunde. Die Augenheilkunde der Neuzeit. In: Graefe A, Saemisch T (Hrsg) Handbuch der gesamten Augenheilkunde, 14. Band, 2. Buch. Engelmann, Leipzig, S 92–106
7. Legeais JM, Briat B, Drubaix I, Thevenin D, Savoldelli M, Renard G, Pouliquen Y (1996) A 2nd generation of biointegrable keratoprosthesis – first in-vivo evaluation. Invest Ophthalmol Vis Sci 37/3: 1450
8. Legeais JM, Renard G, Pouliquen Y (1995) Biointegrable keratoprosthesis, 4 years study. Vis Res 35 [Suppl S]: 4116
9. Legeais JM, Renard G, Parel JM, Savoldelli M, Pouliquen Y (1995) Keratoprosthesis with biocolonizable microporous fluorocarbon haptic. Preliminary results in a 24-patient study. Arch Ophthalmol 113/6: 757–763
10. Legeais JM, Drubaix I, Briat B et al. (1997) Influence of ePTFE polymer implant permeability on the rate and density of corneal extracellular matrix synthesis. J Biomed Mater Res 36/1: 49–54, Refs 30
11. Mortemousque B, Dorot N, Poirier L, Williamson W, Brousse D, Verin P (1995) Retroprosthesis membrane as a complication of retrocorneal fixation keratoprosthesis. Complication des keratoprotheses a fixation posterieure: les membranes retroprothetiques. a propos de 4 cas. J Fr Ophthalmol 18/10: 608–613
12. Strampelli B (1963) Osteo-odonto-Keratoprothesis. Ann Ottal 89: 1039
13. Teichmann KD, al-Hussain HM, Karcioglu ZA (1996): Long-term complications of Strampelli's osteo-odonto-keratoprosthesis. Aust N Z J Ophthalmol 24/2: 158–159
14. Wu XY, Tsuk A, Leibowitz HM, Trinkausrandall V (1996) Comparison of 3 different porous materials intended for use in a keratoprosthesis. Invest Ophthalmol Vis Sci 37/3: 1451

Ultraschall und Biomikroskopie

Echographie des silikonölgefüllten Auges

S. Clemens

Zusammenfassung. Trotz der physikochemischen Annahmen kann die Netzhautsituation nach Vitrektomie mit Silikonölinstillation charakterisiert werden. Da die echographischen Charakteristika für Silikonöl stark unterschiedlich zu allen Eigenschaften von Geweben sind, müssen einige Regeln beachtet werden. Heute ist die Ultraschallechographie die wichtigste Untersuchung nach Vitrektomie mit Silikonölinstillation und trüben Medien.

Summary. Despite physicochemical assumptions, the echographic diagnosis of the situation of the retina after pars plana vitrectomy with silicone oil instillation can be characterized. Since the ultrasonic properties of silicone oil are totally different from any known tissue, some rules must be kept in mind. Today, ultrasonography is the most important examination after vitrectomy with silicone oil and opaque media.

Einleitung

Die Pars-plana-Vitrektomie mit der Instillation von Silikonöl ist heute eine weltweit etablierte Methode zur Wiederanlegung und Sicherung der anatomischen Position über den Zeitpunkt der Vernarbung von Koagulationsherden und Rückgang der PVR-Reaktion hinaus. Trübungen der Medien können nach einem solchen Eingriff besonders auftreten in Form der Silikonölkeratopathie, der Emulgierung von Silikonöl mit sogenanntem inversem Hypopyon, der beschleunigten Zunahme der Kern- und hinteren Schalentrübung oder der beschleunigten Nachstarbildung der Hinter- oder Vorderkapsel. Zur Frage des Umfanges einer Netzhautablösung hinter Silikonöl stellte sich die Elektrophysiologie als unzureichend heraus, da die Silikonblase als Isolator wirksam ist. Daher bot sich die Echographie als etabliertes bildgebendes Verfahren mit relativ einfacher Handhabung und guter topographischer Aussagemöglichkeit an. Da von seiten der Skleraechos eine Abschattung und mangelnde Diagnosemöglichkeit dahinter befindlicher Strukturen bekannt war, wurde angenommen, daß dies hinter Silikonöl als noch stärkerem Reflektor jegliche Aussage unmöglich macht. Ab 1983 wurden Studien zur Darstellbarkeit verschiedener Netzhautsituationen durchgeführt, die letztendlich zu einer heute allgemein akzeptierten Untersuchungsmöglichkeit geführt haben [2].

G. Duncker et al. (Hrsg.)
12. Kongreß der DGII 1998

Material und Methoden

Ausgehend von bekannten Netzhautsituationen wurde über einen Zeitraum von mehr als 15 Jahren bei insgesamt über 500 Fällen nach Vitrektomie mit Silikonölinstillation eine echographische Diagnostik vorgenommen. Die dabei verwendeten Geräte waren: Kretz-Technik Typ 7200-MA mit leicht fokussiertem Schallkopf 10-Mhz und 5 mm Durchmesser, das B-Bild-Gerät Ophthalmic B-scan nach Bronson-Turner, das Triscan von Biophysic medical, das Ophthascan und das Gerät I^3. Nach Überprüfung der Geräteparameter mit Testreflektor W38 nach Haigis und Buschmann (1980) wurde eine Analyse in A-, B- und A/B-Bild vorgenommen. Nach anfänglicher Erprobung an klaren Medien wurde in 400 Fällen eine Untersuchung bei trüben Medien durchgeführt. Durch Wiederholungsmessungen und Befragen des Operateurs wurde eine Gewährleistung der Qualität sichergestellt. Die Untersuchung erfolgte am sitzenden bzw. kopfüber-geneigten Patienten zur genauen Diagnostik der 6-Uhr-Position der Peripherie. Die Dokumentation erfolgte mit Polaroid-Film schwarz-weiß. Die Messung der Zackenbreite erfolgte mit Kaliper im unteren Viertel nach den Kriterien von Haigis und Buschmann. Die Empfindlichkeit am Empfänger wurde submaximal unter Berücksichtigung der transpalpebralen Ankopplung bei 80 dB eingestellt.

Ergebnisse

Nach Messung der Schallgeschwindigkeit im verwendeten Silikonöl (zunächst Wacker-Chemie für Laborzwecke, 99%ige Reinheit), später spezielle, hochgereinigte Silikonöle mit 1000 cst wurde eine Schallgeschwindigkeit bei 1000 m/s gefunden [2]. Die Impedanz ist unter Berücksichtigung der Dichte und der Schallgeschwindigkeit gegenüber der wäßrigen Phase auf rund 2/3 vermindert. Hieraus ergibt sich ein um 10mal höherer Reflektionsunterschied der Grenzfläche Silikonöl-wäßrige Phase als beim Grenzflächenecho zwischen wäßriger Phase und Netzhautoberfläche. Durch die hohe Reflektivität ist die Begrenzung der Silikonölblase höher als das Skleraecho. Durch die Notwendigkeit, den Schallkopf über der Pars plana aufzusetzen, ergibt sich eine konvexe Oberfläche der Eintrittsstelle für den Schallstrahl. Dies führt zu einem Lupeneffekt, der nur ein kleines Segment aus dem Fundus darstellt. Untersuchungen durch Hornhaut, Linse oder Pars plicata des Ziliarkörpers führen zu unkalkulierbaren Streuphänomenen. Nach eigenen Untersuchungen führt die Schallabsorption pro durchlaufenem Millimeter Silikonöl für Hin- und Rückweg zu ca. 1 dB und ist damit 10fach höher als in der Glaskörperphase.

Durch die jeweils kleinen Ausschnitte des Augenhintergrundes in der Darstellung muß der Untersucher sich das Bild zusammengesetzt vorstellen und etwa doppelt so viele Einzelpositionen abfragen, wie beim Auge ohne Silikonölfüllung. Zur optimalen Auswertung des Silikonölsignals ist ein möglichst senkrechtes Auftreffen auf der Blasenoberfläche erforderlich. Dies kann mit den heutigen kommerziellen B-Bild-Geräten sehr leicht durch den A/B-Vektor überprüft werden, da dieser eine besonders genaue Darstellung des senkrechten Anstieges der A-Zacke ermöglicht. Achsenabweichungen um mehr als 15 Grad von der Senkrechten machen sich durch deutlichen Informationsverlust bemerkbar. Hierdurch führt die Sichelbildung des Silikonöls bei nicht vollständiger Füllung des Glaskörperraumes zu einer Erschwerung der Diagnostik. Der Untersucher kann sich dadurch helfen, daß er den Patienten auffordert, sich nach vorne zu beugen und quasi auf seinen Bauch zu schauen. Hierdurch wird die 6-Uhr-Position des Auges nach oben gehoben und führt zu

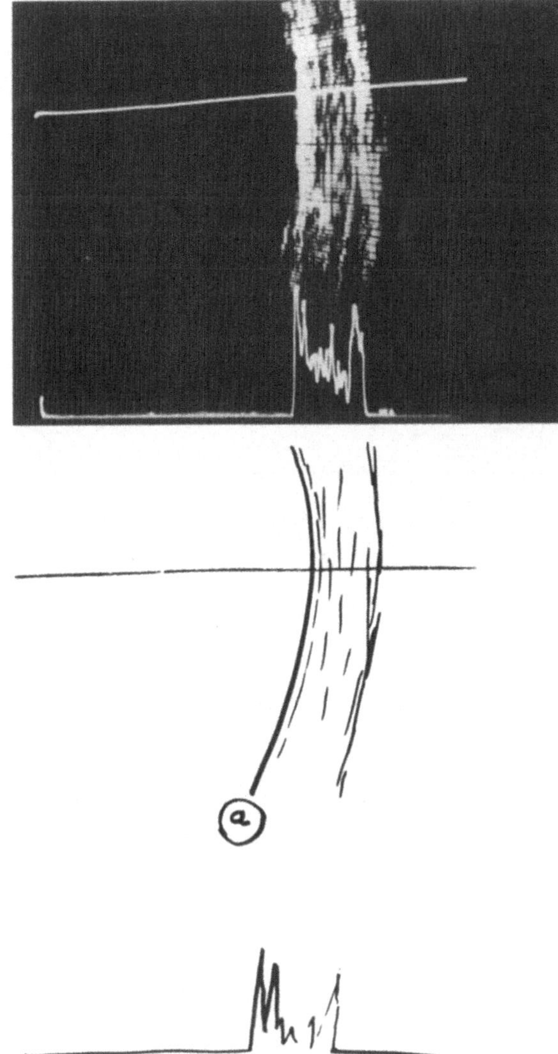

Abb. 1. B- und A/B-Bild eines silikonölgefüllten Auges mit anliegender Netzhaut. *a* kurvilineares Begrenzungsecho der Silikonblase in Kontakt mit anliegender Netzhaut. Deutlich sind die Aufweitung der Zacke auf 1,5 mm und eine Asymmetrie zu erkennen. Silikonecho ist höher als Skleraecho

einem innigen Kontakt zwischen Silikonöl und der Netzhaut. Durch Aufsetzen des Schallkopfes auf dem Oberlid kann dann mit dem üblichen diagonalen Schallstrahl eine genaue Untersuchung durchgeführt werden.

Die Untersuchungsergebnisse der Netzhaut zeigten, daß alle auftretenden Möglichkeiten der postoperativen Netzhautsituation nach Silikonölfüllung darstellbar sind. Die Abb. 1 zeigt ein silikonölgefülltes Auge mit vollständiger Füllung. Das Silikonöl liegt der Netzhaut an. Der subretinale Raum ist nicht nachweisbar. Insofern ist eine anliegende Netzhaut nachgewiesen. Besonders deutlich tritt das kurvilineare Echo als Grenzflächenecho der Silikonblase auf. Im A/B-Vektor ist die besonders hohe Reflektivität zu erkennen, die höher ist als das Skleraecho. An der Asymmetrie der Zacke a und der Aufweitung ist zu erkennen, daß die Silikonblase mit Gewebe in Kontakt gekommen ist. Wenn sie das nicht tut, ist die Zacke scharf begrenzt, schmal und symmetrisch. Der

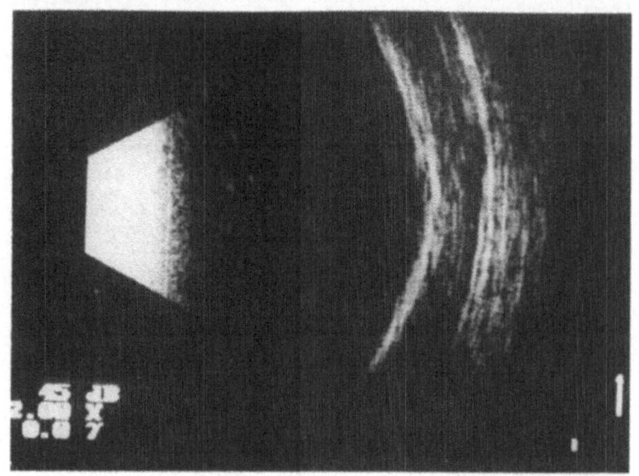

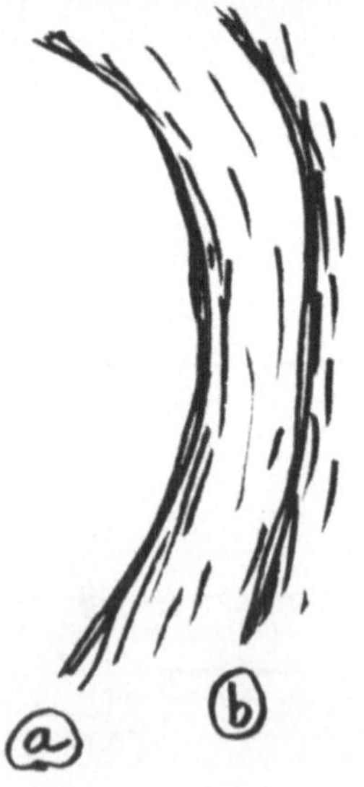

Abb. 2. Oraparallele Darstellung der Cerclageprominenz und der zentralen Netzhaut über eine Einstellung. *a* Silikon in Kontakt mit anliegender Netzhaut auf der Cerclageprominenz. *b* Silikonöl in Kontakt mit anliegender Netzhaut am zentral davor abfallenden Plombenhang. Dicke des Abtastsektors ca. 4 mm

Nachweis der Netzhaut gelingt somit indirekt. In diesem Zusammenhang sind Schallköpfe mit einem Durchmesser von 5 mm günstiger als die heute allgemein üblichen mit 3 mm, da ein besserer flächenintegrierender Effekt besteht. Auch die Darstellung von Cerclagen oder Plomben kann mit der Echographie durch das Silikonöl hindurch durchgeführt werden. Wenn der Sektorschallkopf parallel zur Cerclage gehalten wird, läßt sich simultan eine Darstellung der Cerclageprominenz und des davon zentral liegenden Fundus durchführen (Abb. 2). Auf beiden Oberflächen befindet sich wieder eine maximal reflektierende kurvilineare Linie, die aus Geometriegründen jeweils nicht optimal senkrecht getroffen werden konnte. Eine Aussage über die jeweils auf der Aderhaut anliegende Netzhaut ist dennoch möglich. Zur Demonstration der unterschiedlichen Schall-Laufzeit im und außerhalb des Silikonöls ist eine Situation mit unvollständiger Füllung des Glaskörperraumes dargestellt (Abb. 3).

Es handelt sich hier praktisch um ein monokulares Doppelbild, gesehen mit Ultraschall. Die Silikoneinschlüsse in der wäßrigen Phase können die Laufzeit

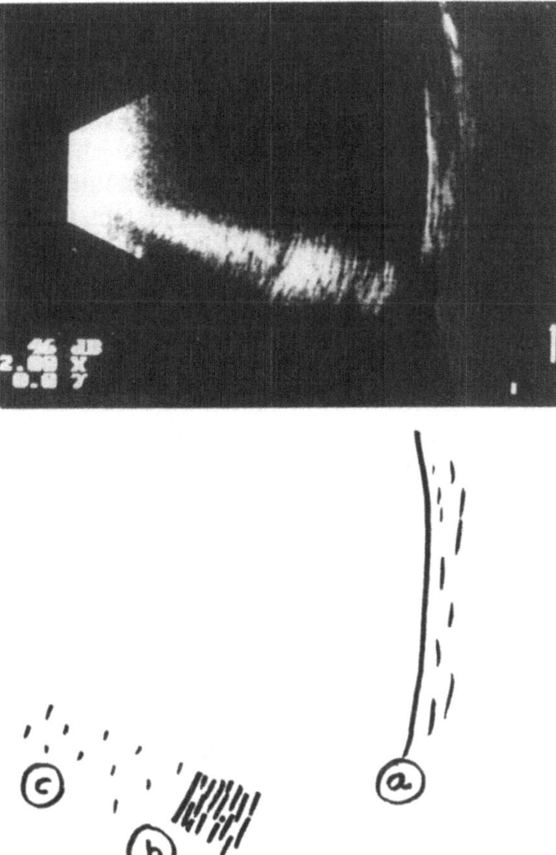

Abb. 3. Darstellung anliegender Netzhaut durch Silikonöl (*a*) und durch wäßrige Phase (*b*); deutliche Verlängerung der Laufzeit durch Silikonöl (*a*); *c* emulgierte Ölbläschen in wäßriger Phase ohne Beeinflussung der Laufzeit

nicht grundsätzlich verändern. Mit den Untersuchungen der verschiedenen Situationen konnte herausgefunden werden, daß auch subretinales Silikonöl anhand der verstärkten Grenzflächensignale nachweisbar ist [3]. Auf Grund der hohen Absorptionswirkung des Silikonöls kann der Bulbus nicht als Vorlaufstrecke für die Orbita benutzt werden. Die dortigen Signale sind stark abgeschwächt und können auch bei maximaler Empfängerleistung keine Diagnostik bis in das innere Drittel der Orbita erreichen. Ebenso verhält es sich mit der Diagnostik von äußeren Augenmuskeln. Weil der Weg des Schallstrahles möglichst nicht axial gelegt werden sollte, kann das Netzhautzentrum nicht ganz so genau beurteilt werden wie eine ringförmige Zone von 20 Grad bis 90 Grad Abstand vom Zentrum. Durch Lagerung des Patienten kann eine optimale Positionierung der Silikonblase für die 6-Uhr-Position erreicht werden. Hiermit ist auch eine Beurteilung der Netzhaut möglich. Kommt es zu Anlagerungen von Glaskörpersträngen in die Silikonblase hinein, kann dies ebenfalls anhand einer Deformierung in einer Einzelposition erkannt werden. Im Gegensatz zu einer Netzhautablösung fehlt jedoch der flächenhafte Effekt in 2 Dimensionen.

Diskussion

Nach der Erprobungsphase der Kriterien bei klaren Medien konnte auch bei trüben Medien eine verläßliche Diagnostik erreicht werden, die dem Auge ohne Silikonölfüllung nicht nachsteht. Die Erfahrungen des Untersuchers sollten hierfür jedoch durch Mitwirkung bei Vitrektomien und Beschäftigung mit diesem speziellen Gebiet über mindestens 1/2 bis ein Jahr geschult werden. Nach den ersten Hinweisen auf Signale hinter dem Silikonöl durch Verbeek et al. (1981) [4] konnte ein Kriterienkatalog zur Beurteilung der Netzhautsituation erarbeitet werden. Bei sorgfältiger Beurteilung der Einzelkriterien ist eine verläßliche Aussage möglich. Die Fehlerquote für falsch-positive Diagnosen der Netzhautablösung liegt bei unter 1%. Die falsch-negative Aussage liegt bei unter 5%. Erleichternd kommt hinzu, daß es sich stets um Augen mit maximaler Vitrektomie und damit verminderten Störechos handelt. Im Gegensatz hierzu ist die Situation nach perforierenden Verletzungen oder schweren diabetischen proliferativen Retinopathien ohne Silikonöl sehr viel unübersichtlicher. Auch bei fehlender Darstellbarkeit der Netzhaut hinter dem Schlagschatten des Silikonöls ist eine genaue Beurteilung möglich, da die Ölblase durch Kontakt zur Gewebsoberfläche modifiziert wird. Sowohl im A- als auch im B-Bild können diese Kriterien anhand der Zackenasymmetrie und Aufweitung dargestellt werden. Im reinen B-Bild macht sich eine Abweichung von der idealen kurvilinearen Oberfläche bemerkbar. Die längere temporäre Endotamponade mit Perfluorkarbonflüssigkeiten hat sich nicht etablieren können. Sollte eine Restmenge in Blasenform am Glaskörperboden zurückbleiben, ist dies durch eine Pseudoexkavation bei Laufzeitverlängerung auf ca. 700 m/s (Perfluordekalin) gekennzeichnet. Da jedoch in Zukunft weitere Substanzen für die Endotamponade vorliegen werden, wird hierzu ein erneutes Interesse der Darstellbarkeit geweckt werden.

Literatur

1. Clemens S (1992) The retinal pigment epithelium in clinical echography. Acta Ophthalmol 204 [Suppl]: 92–95
2. Clemens S, Kroll P (1984) Echographische Befunde nach intravitrealer Silikonölinstillation. Klin Monatsbl Augenheilkd 185: 17–21
3. Clemens S, Kroll P, Rochels R (1984) Ultrasonic findings after treatment of retinal detachment by intravitreal silicone instillation. Am J Ophthal 98: 369–373
4. Verbeek AM, Bayer AL, Thijssen JM (1981) Echographic diagnosis after intraocular silicone oil injection. In: Thijssen JM, Verbeek AM (eds) Docum Ophthal Proc Series vol 29. Junk, The Hague

Indikationen zur hochauflösenden Ultraschall-sonographie

U. Fries

Zusammenfassung. Die hochauflösende Ultraschallsonographie des Augenvorderabschnitts ist eine hilfreiche und sinnvolle Ergänzung der übrigen klinischen diagnostischen Methoden zur Beurteilung der anterioren und bulbuswandständigen Läsionen des Augapfels und der okulären Adnexe. Sie hat in den letzten Jahren einen festen Platz in der klinischen Diagnostik eingenommen. Untersuchungsschwerpunkte sind tumoröse Läsionen, die Glaukomdiagnostik, Traumata und komplizierte Situationen nach Intraokularlinsenimplantation.

Einleitung

Die hochauflösende Ultraschallsonographie des Augenvorderabschnittes, die seit einigen Jahren als Ultraschallbiomikroskopie mit dem 50-MHz-Linearscanner UBM 840 (Zeiss Humphrey) bekannt ist, hat auch bei anderen Firmen Anstoß zur Wiederaufnahme der Entwicklung höherfrequenter Systeme jenseits der 10 MHz gegeben (Abb. 1a, b). In Deutschland ist als zweites System ein 20-MHz-Sektorscanner der Firma I^3-Inc. auf dem Markt eingeführt. Das UBM-840 hat bei einer lateralen und axialen Auflösung von 50 µm eine maximale Eindringtiefe von 5 mm, so daß die oberflächlichen 3–4 mm des Bulbus untersucht werden können. Die 20-MHz-Sonde des I^3-Systems weist eine deutlich größere Eindringtiefe von etwa 15 mm auf, der Sektorscanner hat eine andersartige Abbildungsgeometrie, es können auch tiefergelegene Strukturen mit einer etwas geringeren Auflösung von knapp 0,1 mm im Bereich des Fokus untersucht werden. Beiden Systemen ist gemeinsam, daß eine Immersionsankopplung im Wasserbad erfolgen muß.

G. Duncker et al. (Hrsg.)
12. Kongreß der DGII 1998

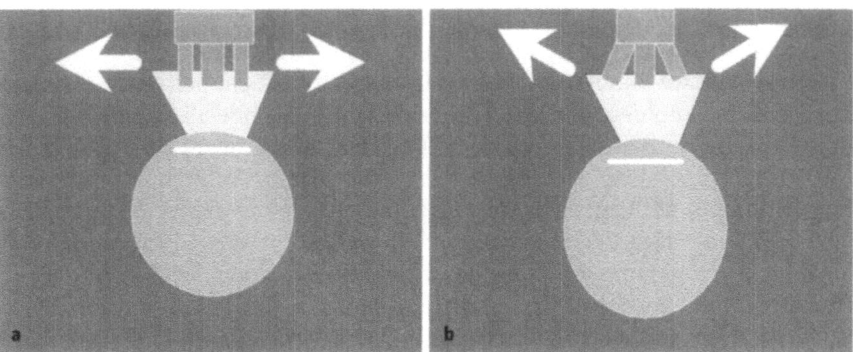

Abb. 1. Schemaskizze der Immersionsankopplung. **a** 50-MHz-Linearscanner, UBM 840; **b** 20-MHz-Sektorscanner, I^3-Inc

Die Beurteilung des Augenvorderabschnittes ist primär eine Domäne der Spaltlampenbiomikroskopie, es gibt jedoch eine ganze Reihe von Indikationen, bei denen eine additive hochauflösende Sonographie des Augenvorderabschnittes zusätzliche Informationen vermittelt. Dies sind einerseits Läsionen im Bereich derjenigen Regionen des Augenvorderabschnittes, die nicht primär eingesehen werden können sowie die Beurteilung von Raumforderungen und die sonographische Darstellung des Augenvorderabschnittes bei trüben optischen Medien. Auch bei scheinbar reiner Vorderabschnittsfragestellung steht die Ultraschallbiomikroskopie additiv neben der konventionellen Ultraschalldiagnostik, mit der der jeweilige Bulbus zur Befundkomplettierung ebenso sorgfältig untersucht werden muß. Sinnvollerweise erfolgt die hochfrequente Untersuchung des Vorderabschnittes routinemäßig zirkulär im Uhrzeigersinn mit Stundentakt im radiären und limbusparallelen Schnittbild unter Wahl der jeweiligen Geräteeinstellung, die die bestmögliche Abbildung im jeweiligen Fall ergibt. Andere, d. h. schräge Schnittebenen sind im Einzelfall insbesondere dann sinnvoll, wenn sie zusätzliche Informationen zur Läsionscharakterisierung bieten.

Kornea

Für den Bereich der Kornea eignet sich die Ultraschallbiomikroskopie mit dem UBM 840 am besten. Als akustisch hochreflektive Grenzflächen zeigen sich die Epitheloberfläche, die Bauman-Membran und die Descemet-Membran. Das Hornhautstroma ist niedermittelreflektiv und grenzt sich deutlich von den hochreflektiven akustischen Grenzflächen ab. Das Hornhautendothel ist nicht darstellbar, mit einer Dicke von etwa 5–7 µm liegt es jenseits der erreichbaren Ortsauflösung. Bei geeigneter Untersuchungstechnik lassen sich fast alle bekannten Korneabefunde auch akustisch biomikroskopisch darstellen, das spaltlampenmikroskopische Korrelat der akustischen Mikroskopie ist durch die Schallreflexion an Grenzflächen charakterisiert. Die Lage und Ausdehnung einer Läsion sind in der gegebenen Auflösung von 50 μm darstellbar, anhand der akustischen Kriterien lassen sich Rückschlüsse auf die Art der Läsion ziehen. Im Bereich der Kornea können Erosionen, Bullae, die Ausdehnung von Dystrophien, z. B. die Abgrenzung, ob eine oberflächliche oder tiefere makuläre Hornhautdystrophie vorliegt, Kalzifikationen bei bandförmiger Hornhautdegeneration, Descemetozelen bzw. Descemetolysen, Narben nach Korneatrauma, die Lage von Korneanahtadaptationen, der Verlust der Bauman-Membran nach Excimer-Laser (PTK, PRK), die Ausprägung eines Keratokonus, die Wundadaptation nach perforierender Keratoplastik (Abb. 2), der Heilungsverlauf kornealer Operationszugänge u. a. untersucht werden. Diese Untersuchungen sind insbesondere dann von Interesse, wenn mittels anderer Verfahren eine vollständige Abschätzung des Befundes nicht möglich ist und die gefundenen Untersuchungsergebnisse therapeutische Konsequenzen haben.

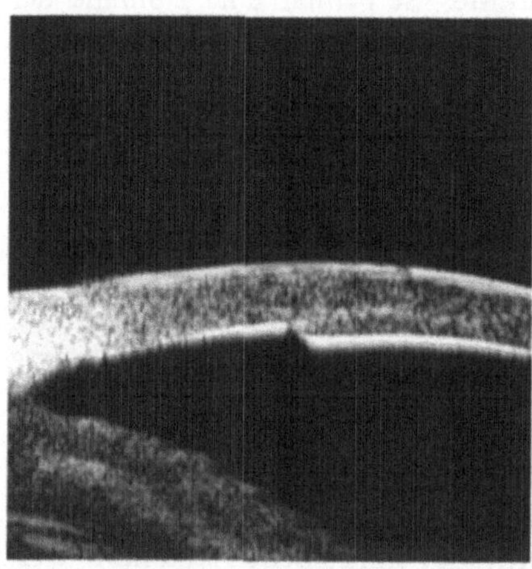

Abb. 2. Ultraschallbiomikroskopie (50 MHz) nach perforierender Keratoplastik bei Keratokonus. Die Korneaoberfläche ist stufenfrei adaptiert; intern ist die Stufe zum dickeren Empfängerscheibchen deutlich erkennbar

Augenvorderkammer

Im Bereich der Augenvorderkammer können korpuskuläre Reflektoren, wie z. B. Zellen oder Hyphämata, in freibeweglicher bzw. agglutinierter Form unterschieden werden. Es können anteriore Synechien, Fremdkörper, Korpusprolapse und andere Diagnosen gestellt bzw. evaluiert werden.

Iris

Im Bereich der Iris können solide (Abb. 3) von zystischen (Abb. 4) Läsionen unterschieden werden, nach YAG-Iridotomien können anhand ihrer Lokalisation und Größe sowie der Effektivität (Kurvaturmodulation) beurteilt werden. Weiterhin ist es möglich, die Kurvatur der Iris zu bestimmen, die wichtig ist für die Glaukomdiagnostik. Im Bereich der Iris sind ebenso anteriore bzw. posteriore Synechien darstellbar. Die akustische Charakterisierung von Irislä-

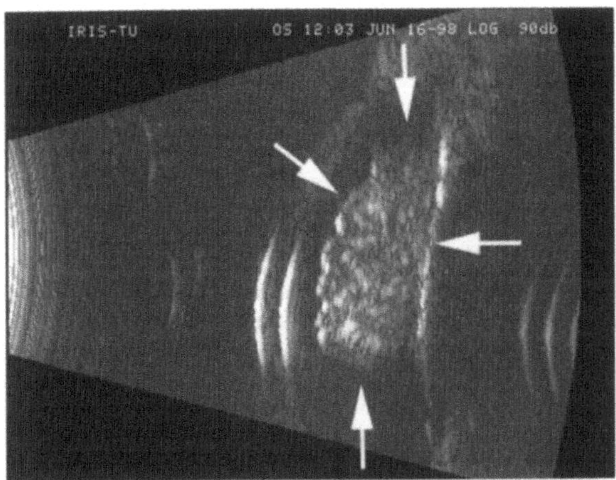

Abb. 3. Hochauflösende (20 MHz) radiäre Sonographie eines großen Iristumors (*Pfeile*)

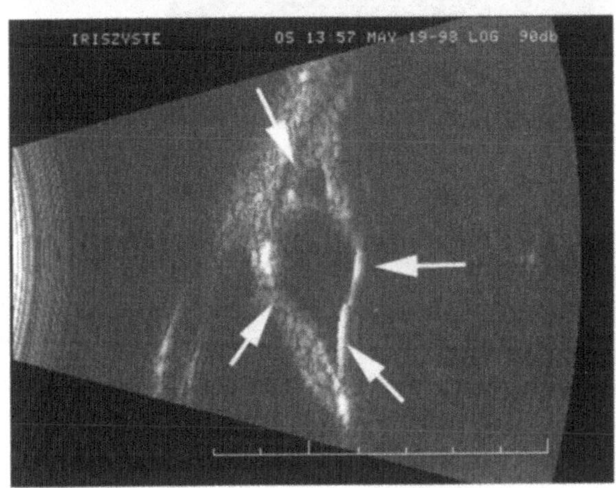

Abb. 4. Hochauflösende (20 MHz) radiäre Sonographie einer Iriszyste (*Pfeile*)

sionen unterscheidet neben der Differenzierung von Raumforderungen zwischen Substanzdefekten (z. B. Iridektomie), Lageveränderungen (z. B. traumatische Iridodialyse) und anderen Defekten (z. B. Kolobom).

Kammerwinkel

Die Region des Kammerwinkels ist in der Glaukomdiagnostik von besonderer Bedeutung. Sie kann mittels Ultraschallbiomikroskopie gut dargestellt werden, es können enge von weiten Kammerwinkeln unterschieden werden. Die Ultraschallbiomikroskopie hat zu neuem pathomechanischem Verständnis im Bereich verschiedener Glaukome, wie z. B. des Pigmentglaukoms, das eine Retrokurvatur der Iris aufweist, des kongestiven Glaukoms mit Anterokurvatur der Iris und übertiefer Hinterkammer, des Plateau-Iris-Glaukoms mit Anterorotation der Ziliarkörperzotten, und Instabilität der Iriswand u. a. geführt.

Ziliarkörper

Die Ziliarkörperregion ist optisch in aller Regel nur sehr schwer beurteilbar. Die Strukturen des Ziliarkörpers wie der Ziliarmuskel, die Pars plana und die Pars plicata lassen sich ultraschallmikroskopisch gut untersuchen und Läsionen solider bzw. zystischer Art abgrenzen. Im Falle eines Bulbustraumas können Art und Ausmaß einer Zyklo- bzw. Iridodialyse beurteilt werden. Im Rahmen von Hypotoniesyndromen oder bei Malignomen ist die Darstellung eines Uveaeffusionssyndromes mit Ziliarkörpereffusion möglich, bei Frühveränderungen zeigen sich im Bereich der Ziliarkörpereffusion Septen, die bei späterer Beurteilung nur noch rarefiziert erscheinen (Abb. 5).

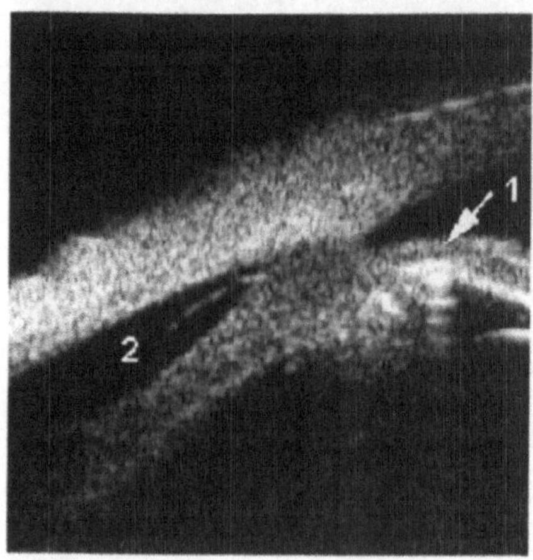

Abb. 5. UBM (50 MHz) bei Pseudophakie und Hypotonie. Die Haptik (*1*) liegt im Bereich der Iriswurzel, der subziliare Raum (*2*) ist bei Ziliarkörpereffusion eröffnet

Linsen, Pseudophakos

Im Rahmen der hochfrequenten Ultraschallsonographie der Linse und des Pseudophakos zeigt sich, daß die vorderen Linsenabschnitte durch das UBM 840 (50 MHz) sowie die Haptikposition im Bereich des Kapselsackes oder Sulcus ciliaris bzw. bei Malpositionen im wandständigen Bereich gut darstellbar sind, die Gesamtbeurteilungen der kristallinen Linse (Abb. 6) jedoch in aller Regel nur mit dem I^3-System (20 MHz) formatfüllend gelingen. Es lassen sich mittels der hochauflösenden Ultraschallsonographie Trübungen und Diskontinuitätszonen der Linse darstellen, die Lage von intralentalen Fremdkörpern klären und eine etwaige posteriore Linsenperforation als Unterbrechung des kurvilinearen Echos lokalisieren. Neben der Darstellung kongenitaler Linsentrübungen wie Pyramidalstar und posteriorem Polstar sind Linsenabnormalitäten wie z. B. Sphärophakie u. a. erkennbar. Im Rahmen von komplizierten Intraokularlinsensituationen läßt sich besonders durch das fremdkörperartige Echo von PMMA-Haptiken (Abb. 7) eine genaue Lokalisation der Haptikposition darstellen (im Bereich des Kapselsackes, des Sulkus oder Ziliarkörpers, Pars plana, des Kammerwinkels, der Vorderkammer, Hornhautrückfläche bzw. jeder anderen denkbaren Situation). Bei unbekannter Pseudophakie lassen sich Rückschlüsse auf die Intraokularlinsenmaterialien aus dem akustischen Verhalten und einer bei zentraler Untersuchung durchgeführten Dikkenmessung ziehen. PMMA zeigt sehr viele Wiederholungsechos, Acryl weniger, während eine Silikonlinse wegen der geringen Schallgeschwindigkeit von 1000 m/s überproportional dick erscheint. Die Zonulafasern sind im UBM 840 mit Mühe darstellbar, die Untersuchung ist jedoch schwierig. Bei PEX-Glaukomen sind die Zonulafasern deutlich breiter- und höherreflektiv, hierbei gelingt die Zonuladarstellung überproportional deutlich. Weiterhin können Zysten im Bereich der Pars plana sowie eine Differenzierung der peripheren Ablatio retinae und Uveitis durchgeführt werden.

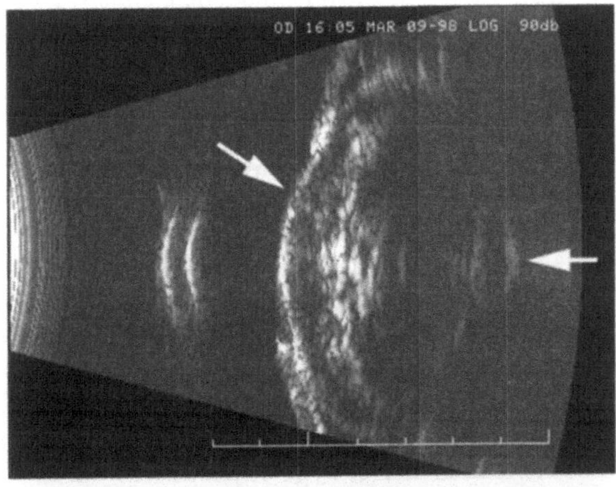

Abb. 6. Hochauflösende (20 MHz) zentrale Sonographie einer kristallinen Linse (*Pfeile*) mit Rindenkatarakt. Wegen der hochreflektiven zentralen Pulverulenta-Trübungen sind die Echos der hinteren Linsenanteile sehr niedrig reflektiv

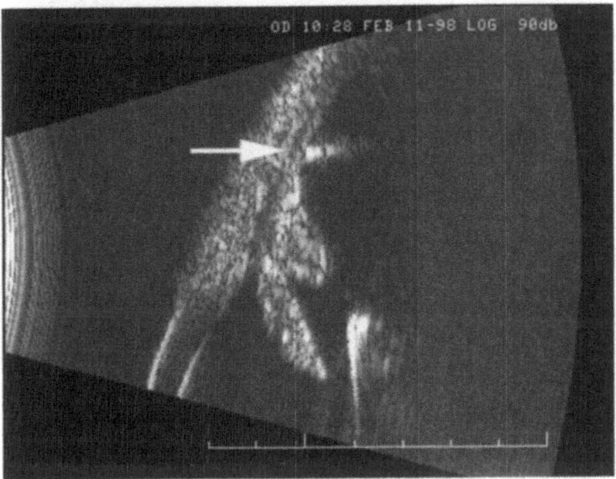

Abb. 7. Hochauflösende (20 MHz) radiäre Sonographie bei Subluxatio lentis. Die Haptik (*Pfeil*) liegt im Bereich der Pars plana

Vitreoretinaler Raum

Im Bereich des anterioren vitreoretinalen Raumes sind die Vitrektomiezugänge erkennbar, es läßt sich die Glaskörperbasis mit eventueller Inkarzeration von Corpus vitreus in die Ostien darstellen. Die vordere Glaskörpergrenzfläche ist bei Abbebung von der Linse bzw. dem Ziliarkörperraum darstellbar, insbesondere, wenn eine Glaskörperblutung mit Blutbetauung derselben vorliegt. Bei phthisischen phaken Augen gelingt es manchmal, den total verschlossenen PVR-Trichter darzustellen. Nach Silikonölchirurgie ist die Grenzfläche zwischen Kammerwasser und Silikonöl deutlich sichtbar; einzelne Vesikel im Bereich des Ziliarkörpers, der Zonulafasern, der Hinter- bzw. Vorderkammer (inversus Hypopyon – Hyperoleum) sind wegen ihrer zum Kammerwasser grundverschiedenen akustischen Impedanz und kugeligen Form als fremdkörperartige Echos gut darstellbar.

Äußeres Auge, Adnexe

Prominente tumoröse Läsionen der Konjunktiva bzw. des Lidapparates sind für die ultraschallbiomikroskopische Untersuchung geeignet. Bei Läsionen der Konjunktiva ist eine Abgrenzung nach der Tiefe zur Sklera hin möglich, was für das operative Vorgehen von Interesse ist. Pigmentierte Läsionen lassen sich nach ihrer Genese hin differenzieren, alte inkorporierte metallische Fremdkörper wie z. B. Hochofenschlacken lassen sich oftmals klinisch nicht von pigmentierten Läsionen wie einer Melanosis conjunctivae bzw. einem Frühmelanom unterscheiden, anhand der akustischen Kriterien jedoch eindeutig differenzieren. Bei geeigneter Untersuchungstechnik lassen sich auch die ableitenden Tränenwege untersuchen.

Literatur

1. Buschmann W, Trier HG (1989) Ophthalmologische Ultraschalldiagnostik. Springer, Berlin Heidelberg New York
2. Fries U, Ohrloff C (1994) Ultraschallbiomikroskopie bei komplizierter Pseudophakie. Ophthalmologe 91: 139
3. Fries U, Müller HM, Heider W (1996) Darstellbarkeit (Auflösung und Quantifizierung) von Hornhautbefunden mittels Ultraschallbiomikroskopie (UBM). Ophthalmologe 93: 257–261
4. Fries U, Ohrloff C (1996) Darstellung des Kapselspannrings bei Pseudophakie. Klin Monatsbl Augenheilkd 209: 211–214
5. Fries U, Ohrloff C, Makabe R (1997) Ultraschallbiomikroskopie (UBM) nach fistulierender Glaukomoperation. Klin Monatsbl Augenheilkd 211 [Suppl 6]: 10
6. Guthoff R (1988) Ultraschall in der Ophthalmologischen Diagnostik. Enke, Stuttgart
7. Guthoff R, Stave J, Bergmann U (1994) Die Lagebeurteilung von Intraokularlinsenhaptiken in vivo mit Hilfe der Ultraschallbiomikroskopie – Möglichkeiten und Grenzen. In: Pham DT, Wollensak J, Rochels R, Hartmann C (Hrsg) 8. Kongreß der DGII. Springer, Berlin Heidelberg New York, S 155–161

8. Pavlin CJ, Foster FS (1995) Ultrasound biomicroscopy of the eye. Springer, Berlin Heidelberg New York Tokyo
9. Schnaudigel OE, Fries U (1994) Biomikroskopische Beurteilung von Haptikposition und innerem Wundkanal nach Phakoemulsifikation (Tunneltechnik, Frown-Inzision) und IOL-Implantation nach 9–12 Monaten. In: Pham DT, Wollensak J, Rochels R, Hartmann C (Hrsg) 8. Kongreß der DGII. Springer, Berlin Heidelberg New York, S 101–104

Klinische und ultraschallbiomikroskopische Befunde nach Kapselspannringimplantation

S. Behrendt, D. Kaufmann, B. Nölle und B. Wiechens

Zusammenfassung

Fragestellung: Der Kapselspannring nach Witschel wird bei der Kataraktoperation zur Stabilisierung derLinsenkapsel in schwierigen Situationen eingesetzt. Zielsetzung der Untersuchung war die dauerhafte Stabilität von Kapselsack, IOL- und Spannringposition zu überprüfen und längerfristige klinische Ergebnisse zu erhalten.

Methoden: In der Zeit seit 1995 wurden in unserer Klinik 27 Kapselspannringe implantiert. Soweit verfügbar, wurden die Patienten mit den üblichen klinischen Verfahren (Visus, Spaltlampenmikroskopie, Funduskopie, Tonometrie) sowie mit einem Ultraschallbiomikroskop mit 20-MHz-Schallkopf (Innovative Imaging Inc.) nachuntersucht. Die Nachbeobachtungszeit lag bei 1–20 (Mittelwert 10) Monaten.

Ergebnisse: Ein Patient blieb aphak, bei einem weiteren mußten Kapselspannring und IOL explantiert werden, einmal bestand eine deutliche IOL-Dezentrierung mit gutem Visus (0,8). Alle übrigen Patienten wiesen eine nicht oder nur minimal dezentrierte IOL mit stabilem Sitz auf. Der Visus betrug im Median 0,8. In allen Fällen konnte die Lage des Kapselspannringes, der IOL-Haptik und ihre Beziehung zum Corpus ciliare ultraschallbiomikroskopisch bestimmt werden.

Schlußfolgerung: Durch Einsatz des Kapselspannrings kann eine langfristig stabile IOL-Situation auch bei komplizierter Ausgangslage mit partieller Zonulolyse erzielt werden. Das 20-MHz-Ultraschallbiomikroskop bietet bei der postoperativen Kontrolle wichtige Zusatzinformationen über Lagebeziehungen zwischen Spannring, IOL-Haptik und Corpus ciliare.

G. Duncker et al. (Hrsg.)
12. Kongreß der DGII 1998

Berechnung der Kunstlinsenstärke nach photorefraktiver Keratektomie

A. Langenbucher, B. Seitz, N.X. Nguyen, M.M. Kus und M. Küchle

Zusammenfassung

Problemstellung: Nach photorefraktiver Keratektomie (PRK) wurde über die Notwendigkeit eines Kunstlinsenaustausches wegen Hyperopie und Anisometropie nach Kataraktoperation und Hinterkammerlinsenimplantation (ECCE) berichtet. Ziel der Studie war die Modifikation einer theoretischen Formel zur Berechnung des Kunstlinsenstärke, die den Besonderheiten der Hornhautmorphologie nach PRK gerecht wird.

Patienten und Methodik: Ausgehend von einem Modellauge mit 2 endlich dicken Linsen (Hornhaut und Linse) werden die Berechnungen für ein Kunstlinsenimplantat durchgeführt. Von der Vereinfachung, die Hornhaut als unendlich dünne Linse anzunehmen (Binkhorst-Formel), wurde abgesehen. Als Parameter werden ausschließlich die Krümmungsdaten und Mittendicken sowie die biometrischen Größen des Auges einschließlich der Hornhautdicke benötigt.

Ergebnisse: Als Berechnungsbasis für ein Kunstlinsenimplantat gilt die implizite Formel:

$$D_{IOL} = \frac{1}{\frac{d_B - d_L - d_{VK} - d_H}{n_G} + \frac{d_{IOL}\, D_{HOL}}{n_{IOL}\, D_{IOL}}} - \frac{1}{\frac{R_{1H}\, R_{2H}\, n_H - R_{2H}\, d_H\, (n_H - 1)}{R_{2H}\, (n_H - 1) n_H + R_{1H}\, (n_{VK} - n_H)\, n_H - (n_H - 1)\, (n_{VK} - n_H)\, d_H} + \frac{d_{IOL}\, D_{2IOL}}{n_{IOL}\, D_{IOL}} + \frac{d_{VK}}{n_{VK}}}$$

Dabei bedeuten D_{IOL} die dioptrische Brechkraft des Implantats, R_{1H} und R_{2H} den Krümmungsradius der Hornhautvorder- und Rückfläche, D_{1IOL} und D_{2IOL} die Brechkräfte der Vorder- und Rückfläche des Implantats sowie d_B, d_{VK}, d_{IOL}, d_H die biometrischen bzw. vom Implantathersteller angegebenen Werte der Bulbuslänge, Vorderkammertiefe, Kunstlinsendicke und Hornhautdicke. Für die Brechungsindizes n_H, n_{VK}, n_G, n_{IOL} von Hornhaut, Vorderkammer, Glaskörper und Implantat werden die entsprechenden Werte des Gullstrandschen Modellauges bzw. die Angaben des Implantatherstellers eingesetzt. Die Berechnung kann mit einem Iterationsverfahren (z. B. Simplex-Maeda-Algorithmus) realisiert werden.

Schlußfolgerung: Die Annahme eines „Dicke-Linsen-Systems" für das optische System Hornhaut-Linse erlaubt keine explizite Berechnung eines Kunstlinsenimplantats, soweit nicht weitere Vereinfachungen möglich sind. Die beiden brechenden Flächen der Hornhaut gehen separat in die Berechnungsvorschrift ein, so daß eine selektive morphologische Veränderung an der Vorderfläche durch eine PRK nicht zu einer systematischen Fehlkalkulation des Implantats bei einer späteren ECCE führen sollte.

Summary. *Purpose:* Reports on intraocular lens exchange due to hyperopia or anisometropia after cataract surgery (ECCE) following photorefractive keratectomy (PRK) have been

G. Duncker et al. (Hrsg.)
12. Kongreß der DGII 1998

published. The purpose of this study was to present a modified formula for IOL power calculation, which accounts for the corneal morphology after PRK.

Patients and methods: Based on a model eye with two lenses (cornea and cristalline lens) and four refractive surfaces, we implemented the calculations for IOL power. Simplifications defining the cornea and lens as a thin lens, as in the Binkhorst formula, were avoided. Parameters of the modified formula were the slope of the anterior and posterior surface of cornea and lens as well as biometrical values.

Results: From the generalized form of theoretical IOL power calculation formula, we derived a modification:

$$D_{IOL} = \frac{1}{\frac{d_B - d_L - d_{VK} - d_H}{n_G} + \frac{d_{IOL} D_{HOL}}{n_{IOL} D_{IOL}}} - \frac{1}{\frac{R_{1H} R_{2H} n_H - R_{2H} d_H (n_H - 1)}{R_{2H} (n_H - 1) n_H + R_{1H} (n_{VK} - n_H) n_H - (n_H - 1)(n_{VK} - n_H) d_H} + \frac{d_{IOL} D_{2IOL}}{n_{IOL} D_{IOL}} + \frac{d_{VK}}{n_{VK}}}$$

where D_{IOL} is the dioptric power of the IOL, R_{1H} and R_{2H} the radius of curvature of the anterior and posterior corneal surface, D_{1IOL} and D_{2IOL} the dioptric power of the anterior and posterior corneal surface, and d_B, d_{VK}, d_{IOL}, d_H the ultrasonic or nominal values for axial length, anterior chamber depth, central IOL thickness, and corneal pachymetry. For the refractive indices n_H, n_{VK}, n_G, n_{IOL} of the cornea, aqueous humor, vitreous, and IOL, the nominal values from the Gullstrand model or values from the IOL distributor must be used. Calculations may be done with an iteration procedure (i. e., Simplex-Maeda-Algorithm) using a PC.

Conclusion: Based on a real two-lens system for the optical system cornea lens, an IOL cannot be calculated using an explicit formula without further simplifications. Both refractive surfaces of the cornea have to be considered for IOL calculation to avoid errors after refractive procedures that change exclusively the radius of curvature of the anterior corneal surface.

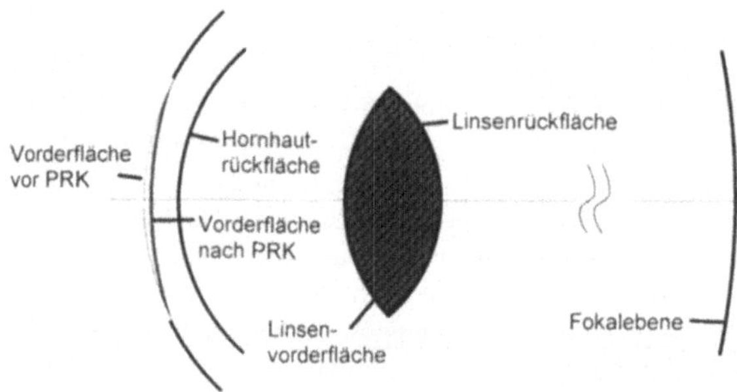

Abb. 1. Schematische Darstellung aller refraktiv wirksamen Grenzflächen am Auge. Eine Veränderung der Vorderflächenkrümmung der Hornhaut beeinflußt zusätzlich die zentrale Hornhautdicke

Einleitung

Für die Behandlung von gering- bis mittelgradigen Myopien stellt die photorefraktive Keratektomie (PRK) heute bei Brillen- und Kontaktlinsenintoleranz ein wissenschaftlich anerkanntes Verfahren dar [1, 6, 11, 15]. Hierbei wird bekanntlich die Hornhautvorderfläche abgeflacht [14].

Neben der Regression des refraktiven Effekts und der subepithelialen Narbenbildung (Haze) [5, 7, 12, 13] kann ein weiteres bisher ungelöstes Problem auftreten, wenn sich bei diesen Patienten nach Jahren oder Jahrzehnten eine Katarakt entwickelt und die Brechkraft der zu implantierenden Kunstlinse berechnet werden soll. In der Tat gibt es Berichte über die Notwendigkeit eines Kunstlinsenaustausches nach PRK wegen vom Patienten nicht tolerierter Hyperopie und/oder Ammetropie [Odenthal et al., ARVO-Poster, 1996]. Die wichtigsten Störgrößen bei der Kunstlinsenberechnung sind bekanntlich die fehlerhafte Bulbuslängenbestimmung sowie die fehlerhafte Bestimmung der Brechkraft der Hornhaut [8, 9].

Ziel dieser Studie war es, einen Formalismus zur Berechnung einer Kunstlinse für die extrakapsuläre Kataraktextraktion anzugeben, der die beiden refraktiv wirksamen Flächen der Hornhaut berücksichtigt. Dabei soll von der allgemeinen Berechnungsvorschrift für ein optisches System, bestehend aus 2 dicken Linsen (Hornhaut und Linse), ausgegangen werden, ohne weitere Vereinfachungen im Sinne einer Vernachlässigung der zentralen Dicke vorzunehmen.

Methoden

Aus der Literatur [2–4] ist eine implizite Berechnungsvorschrift bekannt, mit deren Hilfe eine Strahldurchrechnung für ein optisches System, bestehend aus Brille, Kontaktlinse, Hornhaut und intraokularer Linse, erfolgen kann. Die gängigen theoretischen Formeln zur Berechnung des Kunstlinsenimplantats (z. B. Binkhorst, Haigis) gelangen zu einer expliziten Berechnungsvorschrift über eine Vernachlässigung von Termen oder der Annahme eines „Dünne-Linse-Systems" für die Hornhaut und die Linse. Dabei repräsentieren die Keratometerwerte nicht mehr das Brechkraftverhalten der gesamten Hornhaut, da die Voraussetzung für einen effektiven Brechungsindex n=1,3315 nur bei einer festen Proportionalität zwischen Vorder- und Rückflächenkrümmung zulässig ist. Für ein Auge, das in etwa den Proportionen des Gullstrandschen Modells entspricht, liefert diese Formel für die klinische Anwendung Ergebnisse mit hinreichender Genauigkeit. Wird jedoch wie nach refraktiven Eingriffen ausschließlich die Krümmung einer brechenden Fläche verändert, so sind vereinfachende Annahmen im Sinne einer „dünnen Linse" nicht mehr zulässig.

Die von uns angegebene Berechnungsvorschrift berücksichtigt neben den Brechungsindizes der Hornhaut, des Kammerwassers, der Linse und des Glaskörpers die Krümmung der Hornhautvorderfläche und Rückfläche von Hornhaut und Linse sowie die biometrisch bestimmten Größen Achslänge, Vorderkammertiefe, Linsendicke und die pachymetrisch evaluierte zentrale Hornhautdicke.

Anhand eines Beispiels soll der Fehler abgeschätzt werden, der auftreten kann, wenn mit einem effektiven Brechungsindex gerechnet wird und die beiden brechenden Flächen der Hornhaut nicht differenziert werden. Ein Patient unterzieht sich ausgehend von einem Keratometerwert von 43 dpt einer PRK mit -8 dpt. Nach der PRK sollte man davon ausgehen, daß bei dem Patienten ein Keratometerwert von 35 dpt gemessen wird. Unter der Annahme, daß bei dem Eingriff ausschließlich die Krümmung der Vorderfläche verändert wird und bei der Keratometrie mit einem effektiven Brechungsindex von Radien in Brechkräfte umgerechnet wird, wird ein Keratometerwert von 39 dpt abgelesen. Bei einer späteren Kataraktextraktion wäre eine Unterschätzung des Kunstlinsenimplantats und eine daraus resultierende Hyperopie die Folge.

Ergebnisse

Durch Berücksichtigung der Vorder- und Rückflächenkrümmung bei Hornhaut und Linse wurde die Binkhorst-Formel für den Einsatz nach einem selektiv auf die Vorderfläche der Hornhaut wirksamen refraktiven Eingriff modifiziert:

$$D_{IOL} = \frac{1}{\dfrac{d_B - d_L - d_{VK} - d_H}{n_G} + \dfrac{d_{IOL}\, D_{1IOL}}{n_{IOL}\, D_{IOL}}} - \frac{1}{\dfrac{R_{1H}\, R_{2H}\, n_H - R_{2H}\, d_H\,(n_H - 1)}{R_{2H}\,(n_H - 1) n_H + R_{1H}\,(n_{VK} - n_H)\, n_H - (n_H - 1)\,(n_{VK} - n_H)\, d_H} + \dfrac{d_{IOL}\, D_{2IOL}}{n_{IOL}\, D_{IOL}} + \dfrac{d_{VK}}{n_{VK}}}$$

In dieser impliziten Berechnungsvorschrift bedeuten D_{IOL} die dioptrische Brechkraft des Implantats, R_{1H} und R_{2H} den Krümmungsradius der Hornhautvorder- und Rückfläche, D_{1IOL} und D_{2IOL} die Brechkräfte der Vorder- und Rückfläche des Implantats sowie d_B, d_{VK}, d_{IOL}, d_H die biometrischen bzw. vom Implantathersteller angegebenen Werte der Bulbuslänge, Vorderkammertiefe, Kunstlinsendicke und Hornhautdicke. Für die Brechungsindizes n_H, n_{VK}, n_G, n_{IOL} von Hornhaut, Vorderkammer, Glaskörper und Implantat werden die entsprechenden Werte des Gullstrandschen Modellauges bzw. die Angaben des Implantatherstellers eingesetzt. Die Berechnung kann mit einem Iterationsverfahren (z. B. Simplex-Maeda-Algorithmus) realisiert werden, das ausgehend von einem Startwert über Tangentenberechnungen ein Kunstlinsenimplantat ermittelt, das der o. g. Bedingung am ehesten genügt.

Aus dem vom Keratometer abgelesenen Wert für die Brechkraft der gesamten Hornhaut D_H kann die Kurvatur der Hornhautvorderfläche über eine Entnormierung aus den Angaben des Keratometers abgeleitet werden:

$$D_{IH} = D_H \frac{n_c - 1}{n_{eff} - 1} \text{ oder } R_{IH} = \frac{D_H}{n_{eff} - 1}$$

Ist die Rückflächenkrümmung der Hornhaut nicht meßtechnisch zugänglich, kann der Wert des Gullstrandschen Augenmodells von knapp -6 dpt eingesetzt werden. Der Term, in den neben den Brechkräften der Vorder- und Rückfläche die Hornhautdicke eingeht, liegt in der Größenordnung von 0,1 dpt und kann für klinische Überlegungen vernachlässigt werden.

Diskussion

Das im Methodenteil angeführte Beispiel zeigt, daß unter Verwendung der keratometrischen Hornhautbrechkraftwerte nach Kataraktoperation mit Kunstlinsenimplantation tendentiell eine *Hyperopisierung* zu erwarten ist. Die Fehlbestimmung der Linse scheint um so ausgeprägter zu sein, je größer die zuvor mittels PRK korrigierte Kurzsichtigkeit, also je stärker die Abflachung der Hornhautvorderfläche war.

Die Annahme eines „Dicke-Linsen-Systems" für das optische System Hornhaut-Linse erlaubt keine explizite Berechnung eines Kunstlinsenimplantats, soweit nicht weitere Vereinfachungen möglich sind. Die beiden brechenden Flächen der Hornhaut gehen separat in die oben genannte Berechnungsvorschrift ein, so daß eine selektive morphologische Veränderung an der Vorderfläche durch eine PRK nicht zu einer systematischen Fehlkalkulation des Implantats bei einer späteren ECCE führen sollte. Somit kann der Formalismus auch nach refraktiven Eingriffen, bei denen das Verhältnis der Brechkraft von Hornhautvorder- und -rückfläche verändert wird, angewendet werden, wenn von einer Vereinfachung im Sinne einer dünnen Linse abgesehen werden sollte. Sind die Brechkräfte der Hornhautvorder- und -rückfläche einer direkten Messung nicht zugänglich, so kann über eine Entnormierung aus dem tatsächlichen bzw. fiktiven Index auf die Vorderflächenkrümmung geschlossen werden [10]. Als Rückflächenkrümmung kann bei Bedarf auf die Angaben des Gullstrandschen Modellauges (-5,9 dpt bzw. 6,8 mm Radius) zurückgegriffen werden.

Das Ergebnis dieser Überlegungen führt zu einer impliziten Formel, die mit modernen Rechnern im Rahmen eines Optimierungsproblems lösbar ist. Mit den modernen Topographiesystemen ist neben der Vorderflächenkrümmung der Hornhaut das Dickeprofil und die Rückflächenkrümmung meßbar.

In der Praxis wird sich zeigen, inwieweit bei allen verbreiteten Formeln zur Berechnung eines Kunstlinsenimplantats eine Modifikation vorzunehmen ist, wenn im Laufe der kommenden Jahre die Häufigkeit der Kataraktextraktionen mit Hinterkammerlinsenimplantation nach einem refraktiven Eingriff zunehmen wird.

Literatur

1. Epstein D, Fagerholm P, Hamberg-Nyström H, Tengroth B (1914) Twenty-four-month follow-up of excimer laser photorefractive keratectomy for myopia. Refractive and visual acuity results. Ophthalmology 101: 1558–1564
2. Haigis W (1996) Einfluß der Optikform auf die individuelle Anpassung von Linsenkonstanten zur IOL-Berechnung. In: Rochels R, Duncker GIW, Hartmann C (Hrsg) 9. Kongreß der Deutschen Gesellschaft für Intraokularlinsen-Implantation. Springer, Berlin Heidelberg New York, S 183–189
3. Haigis W, Duzanec Z, Kammann J, Fischer A (1997) Klinische Individualisierung von IOL-Konstanten. In: Vörösmarthy D, Duncker GIW, Hartmann C (Hrsg) 10. Kongreß der

Deutschen Gesellschaft für Intraokularlinsen-Implantation. Springer, Berlin Heidelberg New York, S 281–287
4. Haigis W (1995) Biometrie. In: Kampik A (Hrsg) Jahrbuch der Augenheilkunde 1995. Biermann, Zülpich, S 123–140
5. Lohmann C, Gartry D, Kerr Muir M et al. (1991) „Haze“ in photorefractive keratectomy: its origins and consequences. Lasers Light Ophthalmol 4: 15–34
6. McDonnell PJ, Moreira H, Clapham TN et al. (1991) Photorefractive keratectomy for astigmatism – initial clinical results. Arch Ophthalmol 109: 1370–1373
7. McDonnell PJ (1995) Excimer laser corneal surgery: new strategies and old enemies. Invest Ophthalmol Vis Sci 36: 4–8
8. McEwans JR, Massengill RK, Friedel SD (1990) Effect of keratometry and axial length measurement errors on primary implant power calculations. J Cataract Refract Surg 16: 61–70
9. Olsen T (1991) Sources of error in intraocular lens power calculation. J Cataract Refract Surg 18: 125–129
10. Olsen T (1986) On the calculation of power from curvature of the cornea. Br J Ophthalmol 70: 152–154
11. Seiler T, McDonnell PJ (1995) Excimer laser photorefractive keratectomy. Surv Ophthalmol 40: 89–118
12. Seiler T, Derse M, Pham T (1992) Repeated excimer laser treatment after photorefractive keratectomy. Arch Ophthalmol 110: 1230–1233
13. Seiler T, Holschbach A, Derse M et al. (1994) Complications of myopic photorefractive keratectomy with the excimer laser. Ophthalmology 101: 153–160
14. Seitz B, Behrens A, Langenbucher A (1997) Corneal topography. Curr Opin Ophthalmol 8(IV): 8–24
15. Taylor HR, McCarty CA, Aldred GF; for the Melbourne Excimer Laser Group (1996) Predictability of excimer laser treatment. Arch Ophthalmol 114: 248–251

Fehlbestimmung von Hornhautbrechkraft und Kunstlinsenstärke bei Kataraktoperation nach photorefraktiver Keratektomie

B. Seitz, A. Langenbucher, N.X. Nguyen, M.M. Kus und M. Küchle

Zusammenfassung

Problemstellung: Nach photorefraktiver Keratektomie (PRK) wurde über die Notwendigkeit eines Kunstlinsenaustausches wegen Hyperopie und Anisometropie nach Kataraktoperation und Hinterkammerlinsenimplantation berichtet. Ziel dieser Studie war es, die gemessenen Hornhautbrechkräfte nach PRK mit den gemäß der Veränderung des sphärischen Äquivalents berechneten zu vergleichen und den Einfluß dieser Diskrepanz auf die Fehlbestimmung der Kunstlinsenstärke (IOL-Stärke) in einem Modell systematisch zu analysieren.

Patienten und Methodik: In diese nichtrandomisierte, prospektive, klinische Querschnittstudie wurden 31 Augen von 21 Frauen und 10 Männern im Alter von 32,3±6,6 Jahren einbezogen. Subjektive Refraktion, Keratometrie (KR, Zeiss), TMS-1-Topographie (TOPO, Tomey) und Pachymetrie (Tomey) wurden durchgeführt vor und 15,8±10,4 Monate nach PRK bei Myopie [n=24, -1,5 - -8,0 (im Mittel -5,4±1,9) Dioptrien (D)] oder myopem Astigmatismus [n=7, Sphäre -2,0 - -7,5 (im Mittel -4,4±1,9) D; Zylinder -1,0 - -3,0 (im Mittel -1,9±0,7) D]. Für die *gemessene* ($KR_{gem}/TOPO_{gem}$) und *berechnete* Hornhautbrechkraft ($KR_{ber}/TOPO_{ber}$) wurde die IOL-Stärke nach der SRK/T- und der Haigis-Formel berechnet und die theoretische postoperative Refraktion für die *berechnete* Hornhautbrechkraft unter Vorgabe der emmetropisierenden IOL-Stärke für die *gemessene* Hornhautbrechkraft bestimmt.

Ergebnisse: Nach PRK war die mittlere KR_{gem} (40,3±1,4 D) signifikant größer (maximal 3,3 D) als die mittlere KR_{ber} (38,9±1,9 D) ($p<0,001$). Im Mittel wurde die relative Abflachung der Hornhaut nach PRK keratometrisch um 30% (maximal 61%) und die resultierende theoretische IOL-Stärke nach PRK um 2,0 (maximal 4,5) D unterschätzt. Die dadurch induzierte mittlere Ametropie nach fiktiver Kataraktoperation hätte somit +1,4 (maximal +3,1) D betragen. Für beide Formeln resultierten bei Verwendung der Keratometriedaten eine signifikant höhere IOL-Stärke (mehr als 1 D) als bei Verwendung der Topographiedaten ($p<0,001$). Die Fehlbestimmung der IOL-Stärke korrelierte hochsignifikant mit der Veränderung des sphärischen Äquivalents nach PRK ($p=0,001$) und der intendierten zentralen Ablationstiefe ($p=0,004$).

Schlußfolgerung: Nach Korrektur mittel- und höhergradiger Myopien mittels PRK weist die Standardkeratometrie zu steile Brechkraftwerte aus. Um eine Fehlbestimmung der IOL-Stärke und Hyperopisierung nach Kataraktoperation zu vermeiden, müssen die Brechkraftwerte korrigiert werden. Hierfür bietet sich vorläufig eine empirische quadratische Regressionsgleichung an ($KR_{kor} = -15,468 + 1,596 \cdot KR_{gem} - 0,006 \cdot KR_{gem}^2$), die jedoch für Myopien über -8 D erst noch zu verifizieren wäre. Langfristig muß jedoch in derartigen Situationen das zugrundeliegende Problem, nämlich die fehlerhafte Umrechnung von Hornhautradien in Brechkräfte, gelöst werden.

G. Duncker et al. (Hrsg.)
12. Kongreß der DGII 1998

Summary

Purpose: Reports have been published on intraocular lens exchange due to hyperopia or anisometropia after cataract surgery following photorefractive keratectomy (PRK). The purpose of this study was to assess the validity of corneal power measurement and standard intraocular lens power (IOLP) calculation after PRK in a model.

Patients and methods: In this nonrandomized, prospective, cross-sectional, clinical study, 31 eyes of 21 females and 10 males (mean age at the time of surgery 32.3±6.6 years, range 24.4 to 49.5 years) were included. Subjective refractometry, standard keratometry (KR), TMS-1 corneal topography analysis (TOPO), and pachymetry were performed before and 15.8±0.4 months after PRK for myopia [n=24, -1.5 to -8.0 diopters (D), mean -5.4±1.9 D] or myopic astigmatism (n=7, sphere -2.0 to -7.5 D, mean -4.4±1.9 D; cylinder -1.0 to -3.0 D, mean -1.9±0.7 D). IOLP calculations were made using two different formulas (SRK/T and Haigis). Keratometric power and topographic simulated keratometric power as *measured* (KR_{meas}, $TOPO_{meas}$) and as *calculated* (KR_{calc}, $TOPO_{calc}$), according to the spherical equivalent change after PRK, IOLP for emmetropia, and postoperative refraction for *calculated* corneal powers but presetting the respective emmetropic IOLP for *measured* corneal powers were assessed.

Results: After PRK, mean KR_{meas} (40.3±1.4 D) was significantly greater (maximum 3.3 D) than mean KR_{calc} (38.9±1.9 D) ($p<0.001$). On average, the relative flattening of the cornea after PRK was underestimated by 30% (maximum 61%) and the resulting theoretical IOLP after PRK was underestimated by 2.0 (maximum 4.5) D. For both formulas, IOLP values using KR were significantly higher (more than 1 D) than IOLP values using TOPO ($p<0.001$). The theoretically induced mean refractive error after cataract surgery was +1.4 (maximum +3.1) D. IOLP underestimation correlated significantly with the spherical equivalent change after PRK ($p=0.001$) and the ablation depth during PRK ($p=0.004$).

Conclusions: To avoid underestimation of IOLP and hyperopia after cataract surgery following PRK, measured corneal power values should be corrected. We propose a preliminary empirical quadratic regression formula for correcting the KR to be entered into one of the IOLP calculation formulas: $KR_{cor} = -15.468 + 1.596 \cdot KR_{meas} - 0.006 \cdot KR_{meas}^2$. However, in the long run, a modification of power calculation from recorded radius of curvature has to be adopted.

Einleitung

Für die Behandlung von gering- bis mittelgradigen Myopien stellt die photorefraktive Keratektomie (PRK) heute bei Brillen- und Kontaktlinsenintoleranz ein wissenschaftlich anerkanntes Verfahren dar [1, 11, 16, 23]. Hierbei wird bekanntlich die Hornhautvorderfläche abgeflacht [19].

Neben der Regression des refraktiven Effekts und der subepithelialen Narbenbildung (Haze) [8, 12, 17, 18] kann ein weiteres bisher ungelöstes Problem auftreten, wenn sich bei diesen Patienten nach Jahren oder Jahrzehnten eine Katarakt entwickelt und die Brechkraft der zu implantierenden Kunstlinse berechnet werden soll. In der Tat gibt es Berichte über die Notwendigkeit eines Kunstlinsenaustausches nach PRK wegen vom Patienten nicht tolerierter Hyperopie und/oder Anisometropie [Odenthal et al., ARVO-Poster 1996]. Die wichtigsten Störgrößen bei der Kunstlinsenberechnung sind bekanntlich die fehlerhafte Bulbuslängenbestimmung sowie die fehlerhafte Bestimmung der Brechkraft der Hornhaut [13, 14].

Ziel dieser Studie war es,

1. die Validität der Hornhautbrechkraft nach PRK mittels Keratometrie bzw. Hornhauttopographieanalyse zu untersuchen,
2. die Validität der Kunstlinsenberechnung in einem Modell zu evaluieren,
3. Korrelationen der Fehlbestimmung zu klinischen Parametern herzustellen (Übersicht 1),
4. eine Empfehlung zur korrekten Einschätzung der Hornhautbrechkraft nach PRK zu geben.

Übersicht 1. Klinische Parameter, die auf ihre Korrelation mit der Kunstlinsenfehlbestimmung hin untersucht wurden

- Augenlänge
- Hornhautdicke nach PRK
- Intendierte zentrale Ablationstiefe
- Keratometrische Brechkraft vor PRK
- Hornhautdickenänderung nach PRK
- Änderung des sphärischen Äquivalents (SE)

Patienten und Methoden

In die Studie gingen 21 Frauen und 10 Männer im Alter von 24–50 (im Mittel 32±7) Jahren ein. Alle PRK Eingriffe wurden im „Scanning-Slit-Mode" mit dem MEL60-Excimerlaser (Aesculap-Meditec, Jena) durchgeführt (Übersicht 2). Die perioperative Vorgehensweise war standardisiert (Übersicht 3) [20–22]. Bei 24 Patienten wurde eine reine Kurzsichtigkeit von -1,5 bis -8,0 (im Mittel 5,4±1,9) Dioptrien (D) behandelt, bei 7 Patienten ein myopischer Astigmatismus. Hierbei lag der sphärische Anteil zwischen -2,0 und -7,5 (im Mittel -4,4±1,9) D, der korrigierte Zylinder zwischen -1,0 und -3,0 (im Mittel -1,9±0,7) D.

Übersicht 2. Technische Parameter bei der Durchführung der PRK

- Excimerlaser 193 nm (MEL 60, Aesculap-Meditec)
- Scanning Slit Mode, Saugvorrichtung
- Optische Zone: 5,0–6,0 mm
- Energiedichte: 200 mJ/cm^2
- Repetitionsrate: 20/s

Übersicht 3. Perioperative Details bei der PRK

- Präop.: Diclofenac, Pilocarpin, Kokain
- Intraop.: Mechanische Epithelentfernung
- Postop.: Diclofenac, Cyclopentolat, Ofloxacin, Druckverband

Für die Studie relevante Untersuchungen (Übersicht 4) wurden vor und im Mittel 15,8±10,4 Monate nach der PRK durchgeführt. *Zielgrößen* waren die keratometrische (KR) bzw. topographische (TOPO) Brechkraft, wie sie direkt mit dem Gerät „gemessen" wurde, bzw. wie sie entsprechend der Änderung des sphärischen Äquivalents nach der PRK berechnet wurde. Hierbei galt: $KR_{ber}/TOPO_{ber} = KR_{gem}/TOPO_{gem}$ – (postoperatives sphärisches Äquivalent – präoperatives sphärisches Äquivalent). Die Berechnung der Kunstlinsenstärke (IOL-Stärke) wurde für die gemessenen und die berechneten Hornhautbrechkraftwerte modellhaft nach der SRK/T-Formel und der in unserer Klinik verwendeten Haigis-Formel für eine Standardintraokularlinse (Übersicht 5) durchgeführt [2–4]. Die theoretische postoperative Refraktion nach einer fiktiven Kataraktextraktion wurde für die berechnete Hornhautbrechkraft unter Vorgabe der emmetropisierenden IOL-Stärke für die gemessene Hornhautbrechkraft bestimmt.

Für die statistischen Analysen wurden neben nichtparametrischen Tests (Mann-Whitney-Test für unverbundene, Wilcoxon-Test für verbundene Stichproben) der Rangkorrelationskoeffizient nach Spearman sowie die multiple Regressionsanalyse verwendet.

- Subjektive Refraktometrie
- Standardkeratometrie (Zeiss)
- Topographieanalyse (TMS-1)
- Hornhautpachymetrie (Tomey)
- Achsenlängenmessung (Alcon)
- IOL-Stärkenberechnung (SRK/T, Haigis)

Übersicht 4. Klinische Untersuchungsmethoden

- PMMA, bikonvex
- Optik-Durchmesser 6,5 mm, Haptik-Durchmesser 13,5 mm, Abwinkelung der Haptik 10°
- Akonstante 118,8; ACD-Wert 5,1
- Implantation in die Kapsel

Übersicht 5. Charakteristika einer Standard-IOL, für die die theoretischen Berechnungen durchgeführt wurden

Ergebnisse

Sowohl vor als auch nach der PRK lagen die topographisch gemessenen Brechkraftwerte signifikant über den keratometrisch ermittelten Werten ($p<0,001$). Nach der PRK war die gemessene zentrale Hornhautbrechkraft signifikant größer als die berechnete ($p<0,001$) (Tabelle 1a). Im Mittel wurde die relative Abflachung der Hornhaut durch die PRK keratometrisch im Mittel um 30% (maximal 61%) unterschätzt (Tabelle 1b).

Für beide Formeln ergaben sich unter Verwendung der berechneten Hornhautbrechkraft signifikant größere IOL-Stärken ($p<0,001$). Die Keratometrie führte zu signifikant höheren IOL-Stärken im Vergleich zur Topographie ($p<0,001$) (Tabelle 2a). Im Mittel würde sich die theoretisch induzierte Hyperopie basierend auf der Keratometrie auf +1,4 (maximal +3,1) D, basierend auf der Topographie auf +2,5 bzw. +2,7 (maximal +4,4) D belaufen (Tabelle 2b).

Die Unterschätzung der IOL-Stärke korrelierte signifikant mit der Änderung des sphärischen Äquivalents nach der PRK ($p=0,001$) (Abb. 1a) sowie der intendierten Ablationstiefe während der PRK ($p=0,004$) (Abb. 1b).

Auf der Suche nach einer Methode, die gemessenen Brechkraftwerte nach PRK zu korrigieren, wurden lineare und quadratische Regressionsgleichungen entwickelt, wobei die berechneten Hornhautbrechkraftwerte mit den gemessenen und der Änderung im sphärischen Äquivalent ΔSE in Beziehung gesetzt wurden (Tabelle 3). Es zeigte sich, daß eine quadratische Regressionsgleichung basierend allein auf den gemessenen Hornhautbrechkraftwerten nach PRK die beste Approximation lieferte (Abb. 2).

Tabelle 1a. Gemessene und berechnete Hornhautbrechkraft vor und nach PRK (*KR* konventionelle Keratometrie, *TOPO* Topographie)

Brechkraft [D]	KR	p<0,001	TOPO
Präop.	43,4±1,0		44,8±1,1
Postop. gemessen	40,3±1,4		41,4±1,5
p<0,001			
Postop. berechnet	38,9±1,9		40,2±2,0

Tabelle 1b. Unterschätzung der Hornhautabflachung nach PRK (*KR* konventionelle Keratometrie, *TOPO* Topographie)

Δ Brechkraft	KR	TOPO
Absolut [D]	1,4±0,9	2,5±1,0
Relativ [%]	30±19	56±21

Tabelle 2a. Emmetropisierende Kunstlinsenstärke basierend auf Keratometrie (*KR*) bzw. Topographie (*TOPO*) für gemessene und berechnete Hornhautbrechkraft (SRK/T bzw. Haigis-Formel)

IOL-Stärke [D]	KR	p<0,001	TOPO
SRK/T gemessen	18,5±2,3		17,3±2,3
p<0,001			
SRK/T berechnet	20,0±2,1		18,6±2,4
Haigis gemessen	18,9±2,5		17,3±2,6
p<0,001			
Haigis berechnet	20,9±2,4		19,0±2,8

Tabelle 2b. Theoretische Refraktion nach fiktiver Kataraktoperation

Refraktion [D]	KR	p<0,001	TOPO
SRK/T	+1,4±0,9		+2,5±1,0
Haigis	+1,4±0,9		+2,7±1,1

Tabelle 3. Multiple Regressionsanalyse zur Approximation der berechneten aus der gemessenen Hornhautbrechkraft (*ΔSE* Änderung des sphärischen Äquivalents nach PRK)

(1) $\text{KR-ber} = a_1 + b_1 \cdot \text{KR}$

(2) $\text{KR-ber} = a_2 + b_2 \cdot \text{KR} + c_1 \cdot \text{KR}^2$

(3) $\text{KR-ber} = a_3 + b_1 \cdot \text{KR} + b_3 \cdot \Delta\text{SE}$

(4) $\text{KR-ber} = a_4 + b_2 \cdot \text{KR} + c_1 \cdot \text{KR}^2 + b_4 \cdot \Delta\text{SE} + c_2 \cdot \Delta\text{SE}^2$

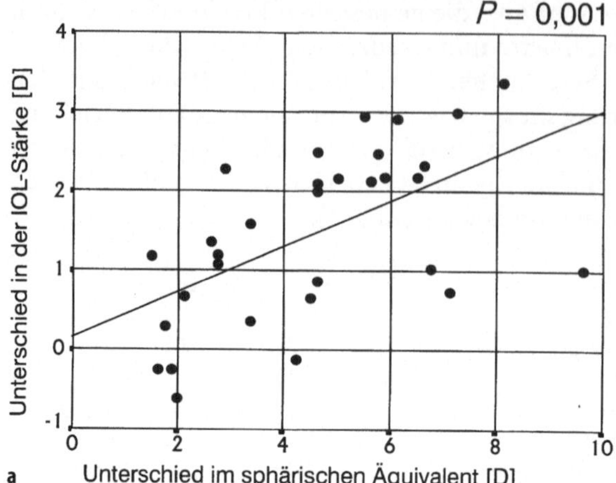

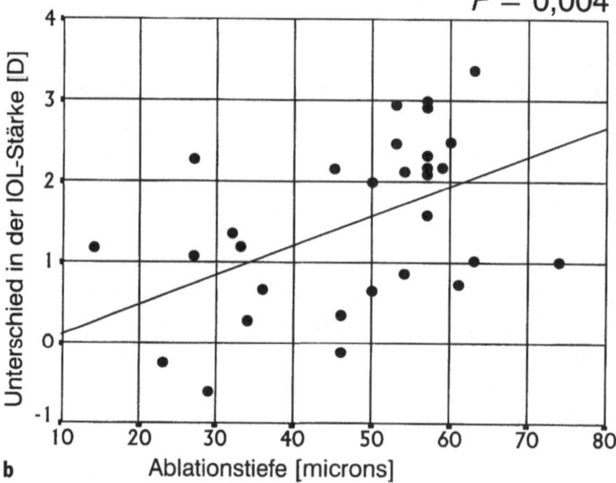

Abb. 1. a Unterschätzung der IOL-Stärke in Korrelation zur Änderung des sphärischen Äquivalents nach der PRK; **b** Unterschätzung der IOL-Stärke in Korrelation zur intendierten Ablationstiefe während der PRK

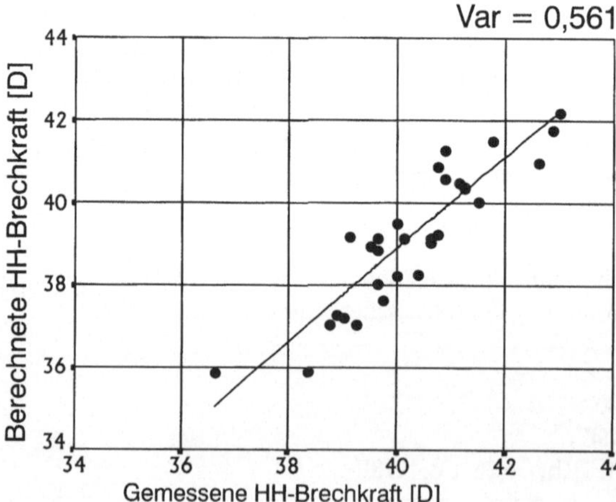

Abb. 2. Quadratische Regressionsgleichung zur Approximation der „wahren“ Hornhautbrechkraft aus der gemessenen keratometrischen Brechkraft nach PRK (n=31)
KR-kor = −15,468 + 1,596 · KR − 0,006 · KR^2

Diskussion

Unsere Ergebnisse zeigen, daß unter Verwendung der keratometrischen und mehr noch der topographischen Hornhautbrechkraftwerte nach Kataraktoperation mit Kunstlinsenimplantation tendentiell eine *Hyperopisierung* zu erwarten ist. Die Fehlbestimmung der Linse scheint um so ausgeprägter zu sein, je größer die zuvor mittels PRK korrigierte Kurzsichtigkeit, also je stärker die Abflachung der Hornhautvorderfläche war.

Warum aber kommt es zu der Überschätzung der Hornhautbrechkraft nach PRK, die wir als Ursache der IOL-Stärken-Fehlbestimmung annehmen? Typischerweise erzeugt der Übergang von Luft ($n_{Luft} = 1{,}000$) zu Hornhautvorderfläche unter Verwendung des tatsächlichen Refraktionsindexes der Hornhaut von $n=1{,}376$ bei einem Radius von 7,7 mm eine positive Brechkraft von 48,8 D. Der Übergang von Hornhautrückfläche zu Kammerwasser ($n_{Kammerwasser} = 1{,}336$) erzeugt bei einem angenommenen Krümmungsradius von 6,8 mm eine negative Refraktion von –5,9 D. Die heute auf dem Markt befindlichen Keratometer, aber auch Topographiesysteme messen primär die Hornhautvorderflächenkrümmung. Über eine paraxiale Formel (Brechkraft [D] = (n_{eff} –1,00) ÷ Vorderradius [m]) wird daraus die Gesamtbrechkraft der Hornhaut berechnet. Dabei wird allerdings ein effektiver refraktiver Index entsprechend dem Gullstandschen Modellauge zugrunde gelegt. Dieser beträgt für das Zeiss-Ophthalmometer 1,3313, für das TMS-1 1,3375. Dieser effektive refraktive Index charakterisiert die Refraktion der Hornhaut, wenn sie als unendlich dünne Linse durch eine einzige brechende Fläche repräsentiert wird [5, 15]. Diese historische Methode der Berechnung der Gesamtbrechkraft der Hornhaut aus dem Vorderflächenradius ist nach PRK – und analog wahrscheinlich auch nach LASIK – nicht mehr valide, weil das Verhältnis der Vorder- zur Rückflächenkrümmung deutlich zunimmt und die zentrale Hornhautdicke abnimmt.

Der Mechanismus einer Hyperopisierung nach Kataraktoperation und Kunstlinsenimplantation dürfte von der Form vorausgegangener refraktiver Eingriffe abhängen. Nach radialer Keratotomie bleiben die zentrale Hornhautdicke und vermutlich auch das Verhältnis zwischen Vorder- und Rückflächenkrümmung der Hornhaut weitgehend unverändert. Hier spielt neben der methodisch schwierigen Keratometrie die mechanische Instabilität der Hornhaut für die unmittelbar nach der Kataraktoperation besonders ausgeprägte Hyperopisierung eine entscheidende Rolle [7, 9, 10]. Dagegen wird die Vorderfläche der Hornhaut nach myopischer PRK flacher, während die Rückflächenkrümmung unverändert bleiben dürfte [Seitz et al., unveröffentlichte Daten]. Nachdem die Keratometrie nach gut zentrierter PRK technisch unproblematisch ist, dürfte hier vor allem der *systematische* Fehler in der Umrechnung der Radien in Brechkräfte verantwortlich sein, wie er bei Keratometern, Topographiesystemen, aber auch innerhalb einiger IOL-Berechnungsformeln entsteht [2].

Um also eine unerwünschte Hyperopisierung bei Kataraktextraktion und Kunstlinsenimplantation nach PRK zu vermeiden, sollten die Hornhautbrechkraftmessungen korrigiert werden. Bei Patienten, deren Hornhautbrechkraft und Refraktion vor der PRK bekannt ist, kann dies durch eine Subtraktion der Änderung des sphärischen Äquivalents nach PRK von der Hornhautbrechkraft vor PRK geschehen [6]. Ein „Zurückrechnen" der Brillenrefraktion auf den Hornhautscheitel führt hierbei zu tendenziell größeren korrigierten Hornhautbrechkraftwerten und damit niedrigeren IOL-Stärken, so daß dieses Detail in der Praxis ignoriert werden kann, um nach der IOL-Implantation „auf der sicheren, d. h. myopischen Seite zu sein".

Lassen sich die Werte vor der PRK nicht sicher eruieren, kann die von uns dargestellte quadratische Regressionsgleichung ($KR_{kor} = -15{,}468 + 1{,}596 \cdot KR_{gem} - 0{,}006 \cdot KR_{gem}^2$) zu einer Approximation des wahren Brechkraftwertes, der in die IOL-Berechnungsformeln eingesetzt werden sollte, herangezogen werden. Es bleibt jedoch zu bedenken, daß diese Regressionsgleichung auf einer geringen Anzahl von Augen basiert und daß PRK-Korrekturen von >−8 D bei der Darstellung nicht einbezogen wurden. Sicherlich müßte dieser theoretische Ansatz weiter verbessert werden, sobald eine Anzahl tatsächlicher Kataraktoperationen nach PRK durchgeführt worden ist.

Auf lange Sicht muß allerdings in derartigen Situationen das zugrundeliegende Problem, nämlich die fehlerhafte Umrechnung von Hornhautradien in Brechkräfte, gelöst werden. Solange die Rückflächenkrümmung der Hornhaut nicht meßbar ist, könnte ein erster Schritt in diese Richtung sein, die Brechkraft der Hornhautvorderfläche (n=1,376) zu berechnen und dazu die theoretische Rückflächenbrechkraft der Hornhaut von −5,9 D zu addieren. Dieser Wert von −5,9 D, basierend auf dem Gullstrandschen Normalauge, hat sich in einer Serie von Normalprobanden, die mit dem Orbscan-Topographiesystem vermessen wurden, gut bestätigt [Seitz et al., DOG-Abstrakt 1998].

Literatur

1. Epstein D, Fagerholm P, Hamberg-Nyström H, Tengroth B (1994) Twenty-four-month follow-up of excimer laser photorefractive keratectomy for myopia. Refractive and visual acuity results. Ophthalmology 101: 1558–1564
2. Haigis W (1998) IOL calculation according to Haigis. WWW-World Wide Web: http://www.augenklinik.uni-wuerzburg.de/uslab/ioltxt/haid.htm
3. Haigis W (1996) Einfluß der Optikform auf die individuelle Anpassung von Linsenkonstanten zur IOL-Berechnung. In: Rochels R, Duncker GIW, Hartmann C (Hrsg) 9. Kongreß der Deutschen Gesellschaft für Intraokularlinsen-Implantation. Springer, Berlin Heidelberg New York, S 183–189
4. Haigis W, Duzanec Z, Kammann J, Fischer A (1997) Klinische Individualisierung von IOL-Konstanten. In: Vörösmarthy D, Duncker GIW, Hartmann C (Hrsg) 10. Kongreß der Deutschen Gesellschaft für Intraokularlinsen-Implantation. Springer, Berlin Heidelberg New York, S 281–287
5. Haigis W (1995) Biometrie. In: Kampik A (Hrsg) Jahrbuch der Augenheilkunde 1995. Biermann, Zülpich, S 123–140
6. Hoffer KJ (1995) Intraocular lens power calculation for eyes after refractive keratotomy. J Refract Surg 11: 490–493
7. Koch DD, Liu JF, Hyde LL et al. (1989) Refractive complications of cataract surgery after radial keratotomy. Am J Ophthalmol 108: 676–682

8. Lohmann C, Gartry D, Kerr Muir M et al. (1991) „Haze" in photorefractive keratectomy: its origins and consequences. Lasers Light Ophthalmol 4: 15–34
9. Lyle WA, Jin GJC (1997) Intraocular lens power prediction in patients who undergo cataract surgery following previous radial keratotomy. Arch Ophthalmol 115: 457–461
10. Markovits AS (1986) Extracapsular cataract extraction with posterior chamber intraocular lens implantation in a postradial keratotomy patients. Arch Ophthalmol 109: 1370–1373
11. McDonnell PJ, Moreira H, Clapham TN et al. (1991) Photorefractive keratectomy for astigmatism – initial clinical results. Arch Ophthalmol 109: 1370–1373
12. McDonnell PJ (1995) Excimer laser corneal surgery: new strategies and old enemies. Invest Ophthalmol Vis Sci 36: 4–8
13. McEwans JR, Massengill RK, Friedel SD (1990) Effect of keratometry and axial length measurement errors on primary implant power calculations. J Cataract Refract Surg 16: 61–70
14. Osen T (1992) Sources of error in intraocular lens power calculation. J Cataract Refract Surg 18: 125–129
15. Olsen T (1986) On the calculation of power from curvature of the cornea. Br J Ophthalmol 70: 152–154
16. Seiler T, McDonnell PJ (1995) Excimer laser photorefractive keratectomy. Surv Ophthalmol 40: 89–118
17. Seiler T, Derse M, Pham T (1992) Repeated excimer laser treatment after photorefractive keratectomy. Arch Ophthalmol 110: 1230–1233
18. Seiler T, Holschbach A, Derse M et al. (1994) Complications of myopic photorefractive keratectomy with the excimer laser. Ophthalmology 101: 153–160
19. Seitz B, Behrens A, Langenbucher A (1997) Corneal topography. Curr Opin Ophthalmol 8(IV): 8–24
20. Seitz B, McDonnell PJ (1996) Photorefractive keratectomy surgical techniques (general considerations, myopia, astigmatism, hyperopia, presbyopia). In: Talamo JH, Krueger RR (eds) The excimer manual: a clinicians' guide to excimer laser surgery. Little, Brown, Boston, pp 77–108
21. Seitz B, Hayashi S, Wee WR et al. (1995) In vitro effects of aminoglycosides and fluoroquinolones on keratocytes. Invest Ophthalmol Vis Sci 37: 656–665
22. Seitz B, Sorken K, LaBree LD et al. (1996) Corneal sensitivity and burning sensation comparing topical ketorolac and diclofenac. Arch Ophthalmol 114: 921–924
23. Taylor HR, McCarty CA, Aldred GF for the Melbourne Excimer Laser Group (1996) Predictability of excimer laser treatment. Arch Ophthalmol 114: 248–251

Darstellbarkeit von Intraokularlinsen mittels hochauflösendem Ultraschall – Eine In-vivo-/In-vitro-Studie

Y. Pansdorf, U. Fries und C. Ohrloff

Zusammenfassung. Die hochauflösende Ultraschallsonographie gilt als qualifizierte Methode zur Darstellung von Intraokularlinsen. Der Pseudophakos läßt sich bei einer Untersuchungsfrequenz von 20 MHz in seinem größten Durchmesser in einem Ultraschallscan abbilden. Die unterschiedlichen IOL-Materialien stellen sich im Scan verschieden dar, so daß man auch bei unbekanntem Pseudophakos bzw. erschwertem Einblick anhand der jeweiligen Ultraschallcharakteristiken Rückschlüsse auf das Pseudophakosmaterial ziehen kann.

Schlüsselwörter: Ultraschallbiometrie, hochauflösender Ultraschall, Intraokularlinsen

Summary. High-frequency ultrasonography is an adequate method to evaluate intraocular lenses. The largest diameter of pseudophakos can be shown with a 20-MHz probe. Visualization by ultrasound scans differs according to IOL materials. So it is possible to identify an unknown pseudophaco by ultrasound examination, by the different acustic characteristics on the scan.

Key words: ultrasound biomicroscopy, high-frequence ultrasound, IOL

Fragestellung

Durch die immer größer werdende Anzahl der zur Verfügung stehenden Intraokularlinsenmaterialien (PMMA, Soft-Acryl, Silicon, Hema u. a.) gewinnt die Intraokularlinsenidentifikation in vivo zunehmend an Bedeutung. Wenn es gelingt, den unterschiedlichen IOL-Materialien auch im hochfrequenten Ultraschall in vitro bestimmte Charakteristika zuzuordnen, erscheint auch in vivo eine Identifikation des unbekannten IOL-Materials eines externen Pseudophakos mittels Sonographie möglich [1].

Material und Methoden

Mit 20 MHz (I^3) wurden jeweils 10 Patienten mit unterschiedlichen Intraokularlinsentypen untersucht. Die von uns in vivo untersuchten Linsentypen waren: One-piece-PMMA, Three-piece-soft-Acryl, Three-piece Silikon. In vitro untersuchten wir 30 verschiedene Intraokularlinsentypen der Materialien: PMMA,

G. Duncker et al. (Hrsg.)
12. Kongreß der DGII 1998

Soft-Acryl, Silikon, Hema. Die Linsentypen wurden alle bei 35 °C mit dem 20-MHz-Sektorscanner untersucht und charakterisiert, so daß sie mit den in vivo unter gleichen Bedingungen erhobenen Daten verglichen werden konnten.

Ergebnisse

Die jeweiligen Intraokularlinsentypen stellen sich im hochfrequenten Ultraschallscan durch ihre verschiedenen Materialien unterschiedlich dar. Sie sind wegen des typischen Erscheinungsbildes der alloplastischen Materialien in vitro und auch in vivo erkennbar und einzuordnen. Durch die unterschiedliche Brownsche Molekularbewegung ergeben sich für die verschiedenen Materialien charakteristische Schallgeschwindigkeiten.

Die diagnostischen Ultraschallgeräte arbeiten mit einer Schall-Laufzeit-Transformation von 1532 m/s. Silikonlinsen erscheinen als „falsch" zu dick, da

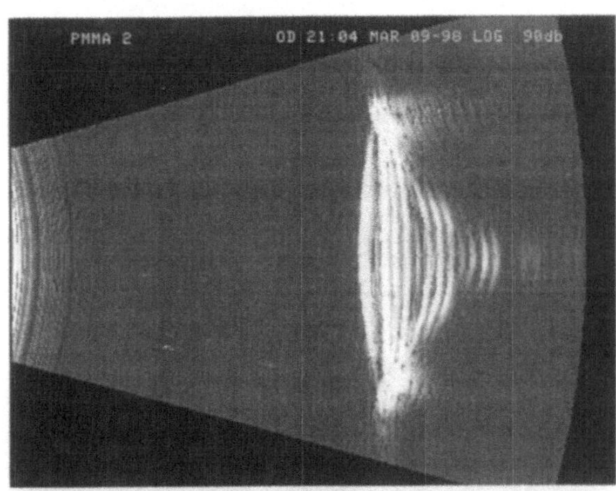

Abb. 1. PMMA in vitro (20-MHz-Sonographie)

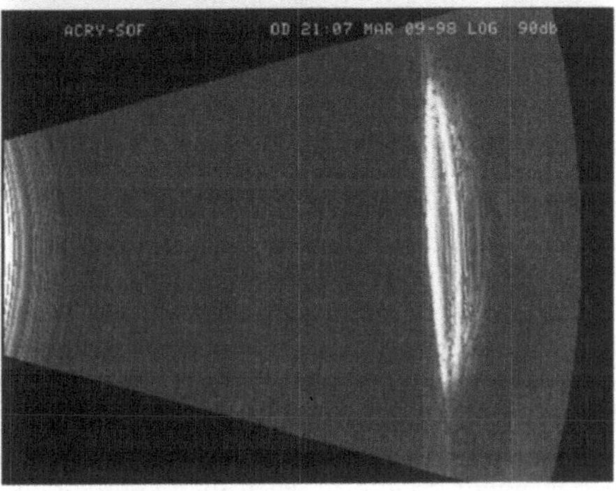

Abb. 2. Acry-Sof in vitro (20-MHz-Sonographie)

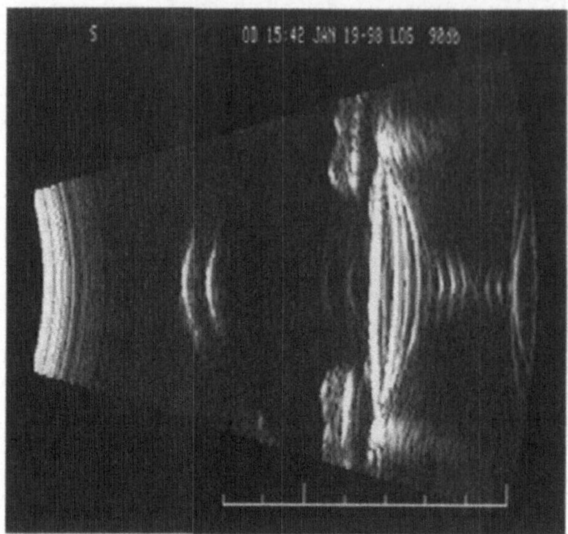

Abb. 3. Silikon-IOL in vitro (20-MHz-Sonographie)

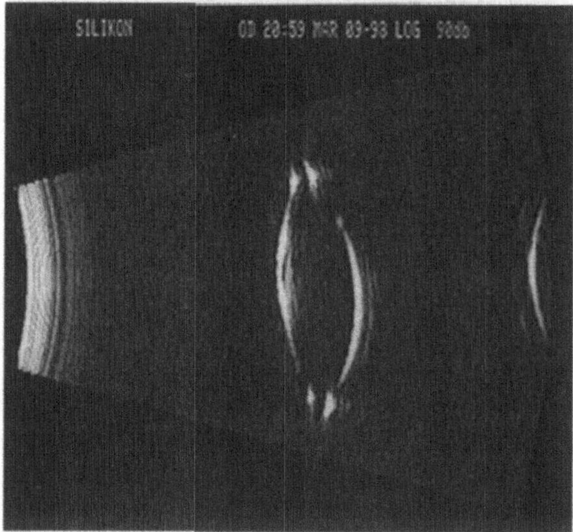

Abb. 4. PMMA in vivo (20-MHz-Sonographie)

die Schallgeschwindigkeit in Silikon (1000 m/s) langsamer ist als im Kammerwasser. Daher wird bei einer durchgeführten Biometrie mit einer Silikonlinse im Auge die gemessene Bulbuslänge „falsch" zu lang. Bei der Acryl-Soft-Linse ist die Schallgeschwindigkeit höher als die Schallgeschwindigkeit des Kammerwassers (Acry-Sof-Linse = 2002 m/s, Kammerwasser = 1532 m/s), so daß sich die Linse „falsch" zu dünn darstellt bzw. die Bulbuslänge bei der Biometrie „falsch" zu kurz gemessen wird und einer Korrektur bedarf. Auch zeigen sich bei der Acry-Sof-Linse im Ultraschallbild Wiederholungsechos, die bei der Silikonlinse kaum zu sehen sind. PMMA-Linsen haben mit 2700 m/s die

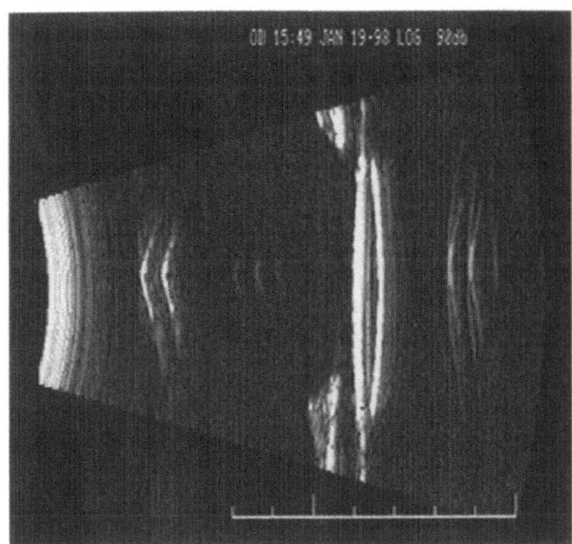

Abb. 5. Acry-Sof in vivo (20-MHz-Sonographie)

höchste Schallgeschwindigkeit, wodurch sie im Ultraschall noch stärker als „falsch“ zu dünn gemessen werden. In der Biometrie wird die Bulbuslänge wesentlich kürzer gemessen.

Diskussion

Die hochauflösende Ultraschallsonographie (20 MHz und 50 MHz) ist zur Darstellung von Intraokularlinsen geeignet [3–7, 9]. Durch das unterschiedliche Erscheinungsbild der Intraokularlinsen im hochauflösenden Ultraschall [10] kann man eine in vivo untersuchte unbekannte Linse mit großer Wahrscheinlichkeit einer Materialgruppe zuordnen, da sich die Intraokularlinsenmaterialien in vivo und in vitro sonographisch gleich verhalten. Die IOL-Identifikation in vivo ist von entscheidender Bedeutung für eine genaue Biometrie eines pseudophaken Auges [2] z. B. bei einem Linsenaustausch oder der Biometrie des Partnerauges bei einer bevorstehenden Kataraktoperation. Auch bei der steigenden Anzahl an Silikonlinsen und intraokularen Eingriffen mit Silikonöl bei pseudophaken Augen ist eine In-vivo-Identifikation des Intraokularlinsentyps auch bei erschwertem intraokularem Einblick sinnvoll.

Der hochauflösende Ultraschallscan stellt somit eine wenig invasive, aber zuverlässige Methode [8] dar, IOL-Materialien in vivo zu identifizieren.

Literatur

1. Buschmann W, Trier HG (1989) Ophthalmologische Ultraschalldiagnostik. Springer, Berlin Heidelberg New York
2. Fries U, Ohrloff C (1994) Ultraschallbiometrie pseudophakerAugen – Beeinflussung der Schallaufzeit durch IOL-Materialien. In: Pham DT, Wollensak J, Rochels R, Hartmann C (Hrsg) 8. Kongreß der DGII. Springer, Berlin Heidelberg New York, S 155–161
3. Fries U, Ohrloff C (1994) Ultraschallbiomikroskopie bei komplizierter Pseudophakie. Ophthalmologe 91: 139
4. Fries U, Ohrloff C (1996) Darstellung des Kapselspannrings bei Pseudophakie. Klin Monatsbl Augenheilkd 209: 211–214
5. Guthoff R (1988) Ultraschall in der Ophthalmologischen Diagnostik. Enke, Stuttgart
6. Guthoff R, Stave J, Bergmann U (1994) Die Lagebeurteilung von Intraokularlinsenhaptiken in vivo mit Hilfe der Ultraschallbiomikroskopie – Möglichkeiten und Grenzen. In: Pham DT, Wollensak J, Rochels R, Hartmann C (Hrsg) 8. Kongreß der DGII. Springer, Berlin Heidelberg New York, S 155–161
7. Pavlin CJ, Foster FS (1995) Ultrasound biomicroscopy of the eye. Springer, Berlin Heidelberg New York
8. Rott HD (1987) Berichte der europäischen Watchdog-Gruppe: Biologische Wirkung und Sicherheitsaspecte. Ultraschall 8: 108–109
9. Schnaudigel OE, Fries U (1994) Biomikroskopische Beurteilung von Haptikposition und innerem Wundkanal nach Phakoemulsifikation (Tunneltechnik, Frown-Inzision) und IOL-lmplantation nach 9–12 Monaten. In: Pham DT, Wollensak J, Rochels R, Hartmann C (Hrsg) 8. Kongreß der DGII. Springer, Berlin Heidelberg New York, S 101–104
10. Schnitzler EM, Fries U, Ohrloff C (1997) Die In-vivo-Darstellbarkeit von Intraokularlinsen mit Ultraschallsystemen verschiedener Frequenz und unterschiedlicher Bauart. In: Ohrloff C, Kohnen T, Duncker G (Hrsg) 11. Kongreß der DGII. Springer, Berlin Heidelberg New York, S 482–485

Keratometrie und IOL-Berechnung

W. Haigis

Zusammenfassung. Sechs verschiedene Formeln zur Bestimmung der Brechkraft der Hornhaut aus ihrem vorderen Krümmungsradius wurden bezüglich der zugrundeliegenden Vorstellungen untersucht. Da prinzipiell zur genauen Brechwertbestimmung zusätzlich die Kenntnis des hinteren Krümmungsradius nötig ist, versuchen alle Formeln, diesen durch entsprechende Annahmen zu berücksichtigen. Für „Normalaugen" mit einem dem Gullstrand-Auge folgenden Krümmungsradienverhältnis wurde in Modellrechnungen gezeigt, daß sich die Hornhautbrechkraft D_C am genauesten durch $D_C = 331{,}5/R$ bestimmen läßt. Weitere Rechnungen ergaben, daß diese Beziehung zwingend falsch wird und nicht mehr eingesetzt werden kann, wenn das Radienverhältnis deutlich vom Gullstrand-Verhältnis abweicht. Dies gilt für Augen nach hornhautrefraktiven Eingriffen. In solchen Fällen sollte entweder eine Refraktionsanamnese durchgeführt oder – nach Eingriffen, die den Hinterradius nicht beeinflussen – eine Keratometereichung gemäß $D_C = 376/R-5{,}88$ verwendet werden. Als vertretbare Alternative für beide Gruppen hat sich die Berechnung gemäß $D_C = 336/R-0{,}68$ erwiesen.

Schließlich ergaben retrospektive IOL-Berechnungen für 2 Intraokularlinsentypen, daß sich die Verwendung unterschiedlich kalibrierter Ophthalmometer bzw. verschiedener Brechkraftdefinitionen voll in vergleichbaren Änderungen der postoperativen Refraktion niederschlägt (bis zu $\approx$ 1 dpt). Der Einfluß solcher mit der Berechnung der Hornhautbrechkraft zusammenhängenden Abweichungen muß daher – neben anderen – mit durch die individuelle Optimierung von IOL-Konstanten kompensiert werden.

Summary. Six different formulas to determine the refractive power of the cornea on the basis of its anterior curvature were analyzed with respect to the underlying conditions. Since additional knowledge of the posterior radius is principally necessary for a precise power determination, all formulas make allowance for its refractive contribution by certain individual assumptions. For „normal" eyes with a curvature ratio following the Gullstrand eye, it was shown in model calculations that corneal power D_C could best be described by $D_C = 331.5/R$. Further calculations demonstrated that this formula necessarily becomes wrong and must not be used in eyes with curvature ratios significantly different from the Gullstrand ratio. This is true for eyes having undergone refractive corneal surgery. In these cases, the refractive history method should be applied or – after surgery not affecting the posterior radius – $D_C = 376/R-5.88$ should be used as keratometer calibration. The formula $D_C = 336/R-0.68$ turned out to be an acceptable alternative which might be used equally well in both groups.

Finally, it was shown by retrospective IOL calculations for two different lens types that different keratometer calibrations and/or corneal power definitions are fully translated into respective changes in postoperative refraction (up to $\approx$ 1 dpt). The influence of such deviations having their origin in the calculation of corneal power – among others – also needs to be compensated by individualization of lens constants.

G. Duncker et al. (Hrsg.)
12. Kongreß der DGII 1998

Einleitung

Etwa 2/3 der Brechkraft des Auges entfallen auf die Hornhaut. Ihr Brechwert ist neben der Achsenlänge eine entscheidende Größe bei der Auswahl einer intraokularen Linse, die direkt in die Berechnung eingeht: ca. 20–40% der Fehler bei der IOL-Berechnung sind der Hornhautbrechkraft anzulasten. Zu ihrer Bestimmung existieren in der Praxis verschiedene Verfahren und Geräte, die indes zu keinen einheitlichen Meßwerten führen. Dies liegt z. T. an unterschiedlichen Gerätekalibrierungen. Als Folge davon können sich deutliche Abweichungen zwischen den mit verschiedenen Geräten erhaltenen Meßwerten ergeben. Die in moderne Biometriegeräte eingebauten Programme zur IOL-Berechnung benutzen ihrerseits unterschiedliche Umrechnungsformeln zur Transformation von Krümmungsradien in Brechkräfte und umgekehrt. So führen verschiedene Gerätekalibrierungen und Umrechnungsverfahren bei der Brechkraftberechnung dazu, daß der Einfluß der Keratometrie auf das refraktive Ergebnis nach IOL-Implantation nur schwer zu durchschauen ist. Problematisch ist auch der Einsatz von Keratometern bei Augen nach refraktiven Hornhauteingriffen, bei denen zu hohe Hornhautbrechkräfte bestimmt werden. Gründe hierfür finden sich u. a. ebenfalls in den verwendeten Umrechnungsformeln. Daher sollen im folgenden die Herkunft verschiedener Ophthalmometer-Kalibrierungen und deren Einflüsse auf die Ergebnisse der IOL-Berechnung untersucht werden. Weiter soll geklärt werden, welchen Einschränkungen der Einsatz von Ophthalmometern nach refraktiv-chirurgischen Eingriffen unterliegt.

Hornhautbrechkraft und Keratometerindex

Zwei hierzulande populäre Keratometer sind das entfernungsunabhängige Zeiss-Ophthalmometer („Zeiss-Bombe“) sowie das Keratometer nach Javal-Schiötz. Die Umrechnung zwischen gemessenem Krümmungsradius R in mm und Hornhautbrechkraft D_C in dpt erfolgt dabei gemäß (vgl. z. B. [14]):

$$D_C := 332/R \text{ (Zeiss) bzw. } D_C := 337.5/R \text{ (Javal).}$$

Diese unterschiedlichen Gerätekalibrierungen führen z. B. bei einem Krümmungsradius von 7,7 mm zu Hornhautbrechkräften (Zeiss: $D_C = 43{,}12$ dpt, Javal: $D_C = 43{,}83$ dpt), die sich um ≈ 0,7 dpt voneinander unterscheiden.

Beide Umrechnungsformeln basieren auf der Flächenbrechkraft D

$$D = (n^* - 1)/r$$

einer sphärischen Grenzfläche mit Radius r, die Luft (n_L=1) gegen ein Medium mit dem Brechungsindex n* abgrenzt, wobei dieser durch 1,332 (Zeiss) bzw. 1,3375 (Javal) gegeben ist. Der Wert von 1,3375, der auch in allen Videokeratographiesystemen eingesetzt wird [9], ist vergleichbar mit dem Brechungsindex von Tränenfilm, Kammerwasser und Glaskörper (1,336). Nach Helmholtz (zit.in [9]) sollte 1,336 zur Umrechnung Krümmungsradius – (Gesamt-)Brechkraft der Hornhaut verwendet werden. Seine eigenen Messungen ergaben 1,337. Dieser Wert wurde anfangs von Javal (zit. in [9]) übernommen, der ihn später willkürlich auf 1,3375 änderte, damit ein Krümmungsradius von 7,5 mm genau zu einem Brechwert von 45,00 dpt führt. Der „wahre" Brechungsindex der Hornhaut hingegen ist 1,376 und geht ebenfalls zurück auf Helmholtz sowie auf Gullstrand [9].

Im Gegensatz zum willkürlichen Keratometerindex 1,3375 läßt sich der Wert 1,332 auf das Gullstrand-Auge (Nr. 2) zurückführen [3]. Will man die Gesamtbrechkraft der Hornhaut (Abb. 1 links)

$$D_C = \frac{n_C - n_L}{R_1} + \frac{n_K - n_C}{R_2} - \frac{(n_C - n_L)}{R_1}\frac{(n_K - n_C)}{R_2}\frac{d_C}{n_C} \qquad (0)$$

durch alleinige Messung des Vorderradius R_1 mit Hilfe einer Beziehung wie oben

$$D_C = \frac{n^* - n_L}{R_1}$$

angeben, so kann man eine Bestimmungsgleichung für den „fiktiven" Brechungsindex n^* herleiten:

$$n^* = n_C + (n_K - n_C)\left(\frac{R_1}{R_2} - \frac{d_C}{n_C}\frac{(n_C - n_L)}{R_2}\right).$$

Durch Einsetzen der Werte des Gullstrand-Auges (Tabelle 1) ergibt sich sofort $n^*=1{,}3315$. Auch Hartinger (zit. in [12]) und Littmann (zit. in [14]) geben einen Index von 1,332 bzw. 1,3315 an. Olsen kommt durch Plausibilitätsüberlegungen auf denselben Wert (1,3315) [10] und empfiehlt wie Haigis [4], ihn der Horn-

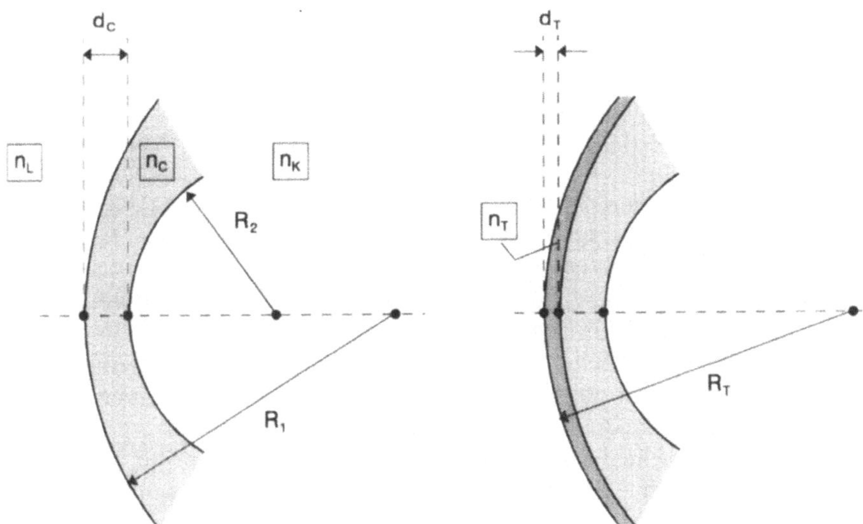

Abb. 1. Schematische Darstellung der Hornhaut ohne (*links*) und mit (*rechts*) Tränenlinse (Bezeichnungen lt. Tabelle 1)

Tabelle 1. Hornhautdaten der theoretischen Augen nach Gullstrand und Le Grand (nach Le Grand u. El Hage [8]). *HH* Hornhaut, *KW* Kammerwasser. Für die Tränenlinse wurde eine Dicke von 10 μ angenommen

Parameter	Symbol	Einheit	Gullstrand	Le Grand
Brechungsindex Luft	n_L		1,000	1,000
Brechungsindex HH	n_C		1,3760	1,3771
Brechungsindex KW	n_K		1,3360	1,3374
Mittendicke der HH	d_C	[mm]	0,500	0,550
Vord. Krümmungsradius	R_1	[mm]	7,7	7,8
Hint. Krümmungsradius	R_2	[mm]	6,8	6,5
Brechungsindex Tränenlinse	n_T		1,336	1,3374
Dicke der Tränenlinse	d_T	[mm]	0,010	0,010
Krümmungsradius der Tränenlinse	R_T	[mm]	7,7	7,8
Gesamtbrechkraft der HH		[dpt]	43,05	42,36
Brechkraft d. HH-Meniskus		[dpt]	−0,68	−1,00
Brechkraft vord. Tränenfläche		[dpt]	43,64	43,26
Brechkraft vord. HH-Fläche		[dpt]	5,20	5,09
Brechkraft hint. HH-Fläche		[dpt]	−5,88	−6,11

hautbrechkraftbestimmung im Rahmen der IOL-Berechnung zugrunde zu legen. Thijssen [13] fordert in diesem Fall, von der Javal-Brechkraft 1 dpt abzuziehen, d. h. die Berechnung gemäß $D_C = 337{,}5/R - 1$ (D_C in dpt), R in mm) vorzunehmen. Sein Ansatz geht zurück auf das theoretische Auge von Le Grand [8], dessen Daten ebenfalls in Tabelle 1 zusammengefaßt sind. Der Korrekturfaktor von 1 dpt entspricht dabei gerade der Brechkraft des Hornhautmeniskus in einem wäßrigen Medium mit Brechungsindex 1,3374, das vorne durch den Tränenfilm (mit einer angenommenen Dicke von 10 μ), hinten durch Kammerwasser gebildet wird (vgl. Abb. 1 rechts). Für dessen äußeren Krümmungsradius wird dabei von einem Wert gleich dem vorderen Hornhautradius bzw. höchstens 10 μ größer ausgegangen. Der Effekt der Tränenlinse auf die Gesamtbrechkraft der Hornhaut (42,36 dpt) ist vernachlässigbar gering und macht sich erst in der 4. Stelle nach dem Komma bemerkbar. (Dies wird unmittelbar einsichtig, wenn man sich das 3-Flächen-System aus Tränenfilm und Hornhaut in Einzellinsen in Luft zerlegt vorstellt.).

Wie man aus Tabelle 1 leicht abliest, erhält man die Gesamtbrechkraft (42,36 dpt) der Hornhaut in guter Näherung durch Addition der Brechkraft der vorderen Tränenfläche (43,26 dpt) und der des Hornhautmeniskus (−1,00 dpt). Es bleibt ein Rest von ≈ 0,1 dpt, der auf die Vernachlässigung der Hornhautmittendicke in dieser Näherung zurückzuführen ist.

Führt man dieselbe Betrachtung für das theoretische Auge von Gullstrand durch, so ergibt sich – als Äquivalent zum Vorgehen von Thijssen [13] – $D_C = 336/R - 0{,}68$.

So wie dieser Autor und Olsen [10] in ihren Arbeiten zur IOL-Berechnung genaue Vorschriften machen, wie hierbei die Hornhautbrechkraft zu berechnen ist, gilt dies auch für andere Formelautoren. Für die SRK-II-Formel (vgl. z. B. [11] wird etwa die Umrechnung nach Javal vorausgesetzt, während z. B. Holladay et al. [7] wie Binkhorst [1] von einem Wert von 4/3 für den „fiktiven Brechungsindex der Hornhaut" ausgehen.

Einfluß verschiedener Brechkraftdefinitionen

Aus der Vielzahl möglicher Keratometerindizes sollen nun folgende Umrechnungsformeln zur Hornhautbrechkraftbestimmung näher betrachtet werden (D_C in dpt, R in mm):

$D_C = 331{,}5/R$ (1),
$D_C = 337{,}5/R$ (2),
$D_C = (1000/3)/R$ (3),
$D_C = 337{,}4/R - 1$ (4),
$D_C = 336/R - 0{,}68$ (5),
$D_C = 376/R - 5{,}88$ (6).

Die Herkunft der Beziehungen (1)–(5) wurde oben schon behandelt, wobei für (4) jetzt der Kammerwasserbrechungsindex (1,3374) des LeGrandschen Auges verwendet wird. Zusätzlich wurde (6) aufgenommen. Diese Beziehung ergibt sich, wenn man unter Vernachlässigung der Mittendicke die vordere und hintere Hornhautflächenbrechkraft addiert und für letztere den entsprechenden Wert (–5.88 dpt, vgl. Tabelle 1) des Gullstrand-Auges einsetzt.

Von Interesse ist, wie gut diese Umrechnungsformeln (1)–(6) die wahre Brechkraft von Hornhäuten mit verschiedenen Krümmungsradien beschreiben. Zu diesem Zweck wurde für eine Modellhornhaut (mit $d_C = 0{,}5$ mm) der Vorderradius R_1 von 6–9 mm variiert, wobei für den Hinterradius R_2 angenommen wurde, daß er sich entsprechend dem Radienverhältnis (6,8/7,7) des Gullstrand-Auges (Tabelle 1) verhielt. Berechnet wurde jeweils die Differenz zwischen den nach den Formeln (1)–(6) ermittelten Schätzwerten DCest und dem mittels (0) berechneten „wahren" Brechwert DCwahr. Die Ergebnisse

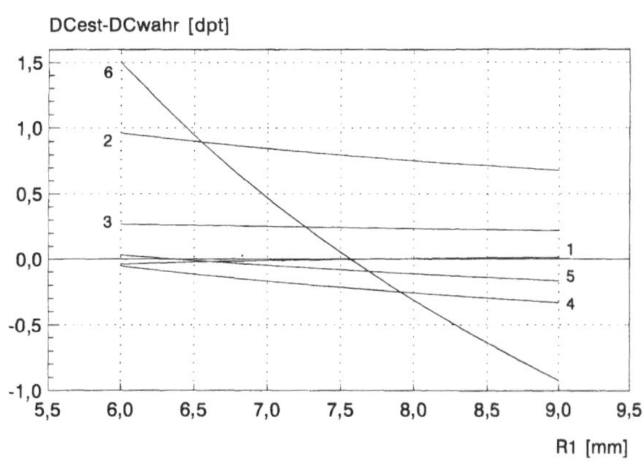

Abb. 2. Differenz zwischen den nach (1)–(6) berechneten Schätzwerten *DCest* und der mittels (0) ermittelten wahren Brechkraft *DCwahr* für Modellhornhäute (Dicke $d_C = 0{,}5$ mm) verschiedener Vorderradien R_1, deren Hinterradien sich wie beim Gullstrand-Auge verhalten (d. h. $R_1/R_2 = 7{,}7/6{,}8$)

sind in Abb. 2 dargestellt. Erwartungsgemäß schneidet die Berechnung nach (1) am besten ab, da der Keratometerindex von 1,3315 gerade unter der Voraussetzung eines konstanten Radienverhältnisses entsprechend dem Gullstrand-Auge hergeleitet wurde. Die „Javal-Eichung" (2) führt zu *über*schätzenden Abweichungen von 0,7 bis 1,0 dpt. Geringer sind die Differenzen bei den „Tränenlinsen-Formeln" (4) (≈ -0,05 bis -0,3 dpt) und (5) (≈ 0,05 bis -0,15 dpt), wobei letztere verständlicherweise besser abschneidet, da sie auf demselben Modell (Gullstrand-Auge) beruht wie die zu messenden Hornhäute. Die größten Abweichungen (1,5 bis -0,9 dpt) ergeben sich mit (6), da hier die Gewichtung der Abhängigkeit vom Vorderradius R_1 am größten ist; dementsprechend reagiert (6) auf Änderungen von R_1 am empfindlichsten.

Brechkraft nach refraktiver Hornhautchirurgie

Während Formel (1) wie ersichtlich die genauesten Ergebnisse bei Normalaugen liefert, bei denen das Verhältnis von Vorder- zu Hinterradius dem des Gullstrand-Auges entspricht, kann (1) natürlich bei einem davon abweichenden Verhältnis nicht mehr verwendet werden. Dies ist bei Augen nach refraktiven Hornhauteingriffen der Fall, bei denen ja gerade eine Änderung des Radienverhältnisses durch Neumodellierung des Vorderradius beabsichtigt ist. Zur Abschätzung der Brauchbarkeit der Umrechnungsformeln (1)–(6) in solchen Fällen wurden wieder Modellrechnungen durchgeführt.

Ausgehend vom Gullstrand-Auge (s. Tabelle 1; wg. weiterer Einzelheiten vgl. z. B. [8, 12]) wurde dessen Achsenlänge (24,149 mm) im Bereich 24,149±5 mm variiert. Unter Benutzung des Dicke-Linsen-Formalismus [2] wurden sodann die axial induzierten Fehlrefraktionen dieser modifizierten Gullstrand-Augen berechnet. Anschließend wurde bestimmt, welche Vorderradien diese Fehlrefraktionen kompensieren, d. h. die Modellaugen für jede Achsenlänge wieder emmetropisieren würden. Die Ergebnisse sind in Abb. 3 dargestellt.

Damit lagen nun achsenlängenabhängige Modellhornhäute (mit konstantem Hinterradus von 6,8 mm) vor, deren Krümmungsquotienten nach einer

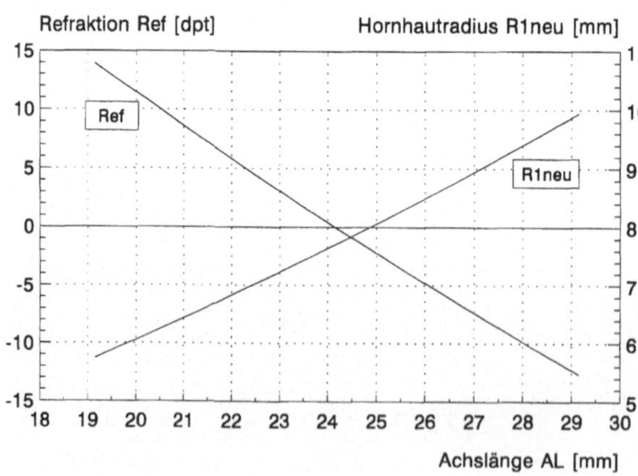

Abb. 3. Fehlrefraktion *Ref* des Gullstrand-Auges, verursacht durch Variation der Achsenlänge *AL* sowie notwendige Vorderradien *R1neu* zur Kompensation dieser Fehlrefraktionen vs. Achsenlänge

simulierten Vorderradien-Änderung nicht mehr dem Gullstrand-Auge folgten. An diesen Hornhäuten wurde erneut die Brechkraft mit Hilfe der Beziehungen (1)–(6) bestimmt.

Zusätzlich wurden die von Holladay und Hoffer für solche Augen empfohlenen Verfahren der *Refraktionsanamnese* („refractive history method") (7) und der Kontaktlinsenmethode („contact lens method") (8) eingesetzt [5, 6]:

$$D_C = D_C\text{pre} + \frac{\text{REFpre}}{1 - 0{,}012\,\text{REFpre}} - \frac{\text{REF}}{1 - 0{,}012\,\text{REF}} \tag{7}$$

$D_C$pre frühere Hornhautbrechkraft vor hornhautchirurgischem Eingriff
REFpre frühere Refraktion vor hornhautchirurgischem Eingriff
REF aktuelle Refraktion

$$D_C = \text{PK} + \text{PK2'} + \frac{\text{REFm}}{1 - 0{,}012\,\text{REFm}} - \frac{\text{REFo}}{1 - 0{,}012\,\text{REFo}} \tag{8}$$

REFm Refraktion mit Kontaktlinse
REFo Refraktion ohne Kontaktlinse
PK Brechkraft (=0) der (planen) Kontaktlinse
PK2' Brechkraft der Basiskurve der Kontaktlinse

Analog zur Darstellung in Abb. 2 wurden wieder die Differenzen zwischen den mittels (1)–(8) erhaltenen Werten DCest und den nach (0) berechneten „wahren" Brechwerten DCwahr bestimmt und in Abb. 4 für verschiedene Achsenlängen (und damit für verschiedene Hornhautvorderradien) aufgetragen. Für die Brechkraftbestimmung mit der Kontaktlinsenmethode nach (8) wurde von einer „planen" (PK=0) Linse mit einer Brechkraft PK2' der Basiskurve von 43,0 dpt ausgegangen.

Die besten Ergebnisse in Abb. 4 erhält man mit der Refraktionsanamnese (7). Dies ist nicht verwunderlich, da für die Modellrechnungen keine Meßwerte verwendet werden können, sondern die bei der Definition des Modells zuvor investierten Werte für DCpre, REFpre und REF. Das nächstbeste Ergeb-

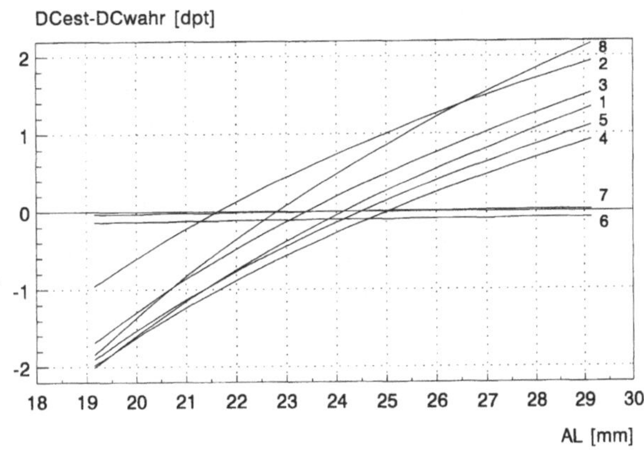

Abb. 4. Differenz zwischen den nach (1)–(8) berechneten Schätzwerten *DCest* und der mittels (0) ermittelten wahren Brechkraft *DCwahr* für Modellhornhäute (Dicke dC = 0,5 mm, Hinterradius = 6,8 mm) verschiedener Vorderradien R_1 (nach Abb. 3), deren Krümmungsradienverhältnis von dem des Gullstrand-Auges abweicht (d. h. R1/R2 ≠ 7,7/6,8)

nis ergibt sich mit (6) mit einer konstanten kleinen Abweichung von ≈0,1 dpt über den gesamten Bereich, die aus der Vernachlässigung der Hornhautmittendicke in (6) resultiert. Auch dieses relativ gute Ergebnis kann nicht verwundern, da (6) von einem konstanten Hinterradius von 6,8 mm ausgeht, was ja ebenfalls ein Charakteristikum des verwendeten Modells über den gesamten Bereich ist. Während (6) am empfindlichsten auf Änderungen des Vorderradius reagiert und somit hier den kleinsten Fehler erzeugt, liefern die Beziehungen (1)–(5) achsenlängen- bzw. radienabhängige Fehler. Dasselbe Verhalten resultiert aus der Anwendung der Kontaktlinsenmethode (7), wobei zu berücksichtigen ist, daß die Verwendung einer Kontaktlinse mit einer anderen Basiskurve zu einer Verschiebung der Kurve entlang der AL-Achse führen würde. Besonders im Hinblick auf den Bereich langer Augen schneiden die „Tränenlinsen-Formeln" (4) und (5) noch am besten ab – besser insbesondere als die „Zeiss-Eichung" (1), die sich für „normale Augen", (mit einem Radienverhältnis von 6,8/7,7, vgl. Abb. 2) als am geeignetsten erwiesen hatte.

Hornhautbrechkraft und IOL-Berechnung

Zur Abschätzung des Einflusses unterschiedlicher Keratometerkalibrierungen und Hornhautbrechkraftformeln auf das postoperative Refraktionsergebnis wurden retrospektiv IOL-Berechnungen durchgeführt. Dabei wurden die biometrischen und keratometrischen Daten von Patienten zugrundegelegt, die mit Intraokularlinsen vom Typ Rayner 752 U (n=83) und Kabi-Pharmacia 808AC (n=55) versorgt worden waren. Die Ultraschallbiometrie war mit einem Grieshaber-Biometry-System (GBS), die Bestimmung der Hornhautradien mit einem Zeiss-Ophthalmometer (Zeiss-Bombe) durchgeführt worden. Bei der Rechnung wurde wie folgt vorgegangen: Ausgehend von der IOL-Berechnung nach Haigis (z. B. [4]) wurde für jede implantierte Intraokularlinse unter Verwendung der IOL-Firmenkonstanten die zu erwartende postoperative Refraktion berechnet und mit der tatsächlich erreichten verglichen. Diese Rechnung wurde insgesamt 6mal durchgeführt, wobei jeweils eine andere der Beziehungen (1)–(6) zur Bestimmung der in die Formel eingehenden Hornhautbrechkraft verwendet wurde. Das Ergebnis in Form des mittleren Refraktionsfehlers (mittl. Abweichung zwischen berechneter und tatsächlicher Refraktion) bei Verwendung der Firmen-IOL-(ACD-)Konstanten ist in Tabelle 2 (Spalten 1 und 2) dargestellt. Es reicht von +0,59 bis –0,44 dpt bei der Rayner-Linse bzw. +0,06 bis –0,97 bei der Kabi-Pharmacia-IOL und tritt zwischen den Berechnungsformeln (2) und (4) auf. Wie erkenntlich, schlägt sich die unterschiedliche Berechnungsweise für die Hornhautbrechkraft betragsmäßig voll in entsprechenden Abweichungen der postoperativen Refraktion nieder.

In einem zweiten Schritt wurde berechnet, welche ACD-Konstante für jede der Hornhautbrechkraftformeln (1)–(6) zur *korrekten Refraktionsvorhersage* geführt hätte. Das Ergebnis für die beiden IOL ist ebenfalls in Tabelle 2 zusammengefaßt (Spalten 3 und 4): Bei einer Firmen-ACD-Konstanten von 4,70 mm

Tabelle 2. Ergebnisse der IOL-Berechnung nach Haigis [4] für 2 verschiedene IOL-Typen [Rayner 752U (n=83) und Kabi-Pharmacia 808AC (n=55)] bei Verwendung der Formeln (1)-(6) zur Ermittlung der Hornhautbrechkraft. Linke Doppel-Spalte: mittlerer Refraktionsfehler (tatsächl. Refraktion - berechnete Refraktion) bei Verwendung der Firmen-ACD-Konstante. Rechte Doppel-Spalte: notwendige ACD-Konstante zur Erzielung eines mittleren Refraktionsfehlers = 0

IOL-Typ	Ra. 752U	Ph. 808AC	Ra. 752U	Ph. 808AC
Firmen-ACD	4,70	4,80	4,70	4,80
HH-Brechkr.-Definit.	Mittlerer Refraktionsfehler b. Verwendung d. Firmen-ACD		Nötige ACD-Konstante f. mittl. Refraktionsfehler = 0	
(1) 331,5/R	−0,21±0,87	−0,73±0,71	4,57	4,31
(2) 337,5/R	+0,59±0,87	+0,06±0,72	5,12	4,86
(3) (1000/3)/R	+0,03±0,87	−0,49±0,71	4,73	4,48
(4) 337,4/R-1	−0,44±0,87	−0,97±0,71	4,39	4,15
(5) 336/R−0,68	−0,31±0,87	−0,83±0,71	4,49	4,24
(6) 376/R−5,88	−0,28±0,87	−0,85±0,76	4,49	4,23

für die Rayner-Linse hätte man Werte von 4,39–5,12 mm benötigt, um die Unterschiede aufgrund der Hornhautbrechkraftbestimmung aufzufangen und die Refraktion korrekt vorauszuberechnen. Bei der Kabi-Pharmacia-Linse (Firmenkonstante 4,80 mm) gehen die entsprechenden Werte von 4,15–4,86 mm. Solche Unterschiede in den ACD-Konstanten findet man sonst nur in den Firmenangaben für völlig unterschiedliche Linsentypen.

Zusammenfassung

Sechs verschiedene Formeln zur Bestimmung der Brechkraft der Hornhaut aus ihrem vorderen Krümmungsradius wurden bezüglich der zugrundeliegenden Vorstellungen untersucht. Da prinzipiell zur genauen Brechwertbestimmung zusätzlich die Kenntnis des hinteren Krümmungsradius nötig ist, versuchen alle Formeln, diesen durch entsprechende Annahmen zu berücksichtigen. Für „Normalaugen" mit einem dem Gullstrand-Auge folgenden Krümmungsradienverhältnis wurde in Modellrechnungen gezeigt, daß sich die Hornhautbrechkraft D_C am genauesten durch D_C = 331,5/R bestimmen läßt. Weitere Rechnungen ergaben, daß diese Beziehung zwingend falsch wird und nicht mehr eingesetzt werden kann, wenn das Radienverhältnis deutlich vom Gullstrand-Verhältnis abweicht. Dies gilt für Augen nach hornhautrefraktiven Eingriffen. In solchen Fällen sollte entweder eine Refraktionsanamnese durchgeführt oder - nach Eingriffen, die den Hinterradius nicht beeinflussen - eine Keratometereichung gemäß D_C = 376/R−5,88 verwendet werden. Als vertretbare Alternative für beide Gruppen hat sich die Berechnung gemäß D_C = 336/R−0,68 erwiesen.

Schließlich ergaben retrospektive IOL-Berechnungen für 2 Intraokularlinsentypen, daß sich die Verwendung unterschiedlich kalibrierter Ophthalmometer bzw. verschiedener Brechkraftdefinitionen voll in vergleichbaren Änderungen der postoperativen Refraktion niederschlägt (bis zu ≈ 1 dpt). Der Einfluß solcher mit der Berechnung der Hornhautbrechkraft zusammenhängenden Abweichungen muß daher – neben anderen – mit durch die individuelle Optimierung von IOL-Konstanten kompensiert werden.

Literatur

1. Binkhorst RD (1975) The optical design of intraocular lens implants. Ophthalmic Surg 6: 17–31
2. Haigis W (1991) Strahldurchrechnung in Gauß'scher Optik zur Beschreibung des Systems Brille-Kontaktlinse-Hornhaut-Augenlinse (IOL). In: Schott K, Jacobi KW, Freyler H (Hrsg) 4. Kongreß der DGII, Essen 1990. Springer, Berlin Heidelberg New York, S 233–246
3. Haigis W (1995) Biometrie. In: Kampik A (Hrsg) Jahrbuch der Augenheilkunde 1995: Optik und Refraktion. Biermann, Zülpich, S 123–140
4. Haigis W (1996) Einfluß der Optikform auf die individuelle Anpassung von Linsenkonstanten zur IOL-Berechnung. In: Rochels R, Duncker GIW, Hartmann C (Hrsg) 9. Kongreß der Deutschen Gesellschaft für Intraokularlinsen-Implantation, Kiel 1995. Springer, Berlin Heidelberg New York, S 183–189
5. Hoffer KJ (1995) Intraocular lens power calculation for eyes after refractive keratotomy. J Refract Surg 11: 490–493
6. Holladay JT (1989) IOL calculations following RK. Refract Corneal Surg 5(3): 203
7. Holladay JT, Musgrove KH, Prager TC, Lewis JW, Chandler TY, Ruiz RS (1988) A three-part system for refining intraocular lens power calculations. J Cataract Refract Surg 14: 17–24
8. Le Grand Y, El Hage SG (1980) Physiological Optics. Springer, Berlin Heidelberg New York
9. Mandell RB (1994) Corneal power correction factor for photorefractive keratectomy. J Refract Corneal Surg 10: 125–128
10. Olsen T (1986) On the calculation of power from curvature of the cornea. Br J Ophthalmol 70: 152–154
11. Retzlaff J, Sanders DR, Kraff MC (1990) Lens implant power calculation – a manual for ophthalmologists & biometrists, 3rd edn. Slack, Thorofare/NJ, USA
12. Siebeck R (1960) Optik des menschlichen Auges. Springer, Berlin Göttingen Heidelberg
13. Thijssen JM (1975) The emmetropic and the iseiconic implant lens: computer calculation of the refractive power and its accuracy, Ophthalmologica, Basel 171: 467–486
14. Zeiss C (1993) Handbuch für Augenoptik, Carl Zeiss, D-73446 Oberkochen

Teilkohärenz-Laserinterferometrie: eine neue hochpräzise Biometrie-Methode zur Verbesserung der Refraktion nach Kataraktchirurgie

O. Findl, W. Drexler, R. Menapace, G. Rainer, C. Vass, C.K. Hitzenberger und F. Fercher

Zusammenfassung. Teilkohärenz-Laserinterferometrie („partial coherence interferometry – PCI") ermöglicht eine nichtinvasive, hochpräzise Bestimmung intraokularer Distanzen. Die gewünschte postoperative Refraktion nach Kataraktchirurgie wird im wesentlichen durch eine genaue Biometrie des zu operierenden Auges erreicht.

Methodik: Ultraschall- und PCI-Biometrie wurden in 85 Kataraktaugen durchgeführt. Zur Berechnung der benötigten IOL-Brechkraft wurden die Ultraschalldaten in die SRK-II-Formel eingesetzt. Nach Phakoemulsifikation erfolgte die Implantation einer Acrysof MA60BM durch einen temporalen Ventilschnitt in den Kapselsack. Präoperativ ermittelte PCI-Daten wurden retrospektiv in die SRK-II-Formel eingesetzt. Die dadurch erreichbare postoperative Refraktion wurde mit der nach 3 Monaten tatsächlich gemessenen verglichen.

Ergebnisse: Die mittels PCI erzielte Meßpräzision war um einen Faktor 10 besser als mit Ultraschall. Dadurch konnte eine 30%ige Verbesserung der postoperativen Refraktion erreicht werden. Eine weitere Verbesserung wird mittels Anwendung dieser hochpräzisen Biometriemethode mit neuesten IOL-Berechnungsformeln erzielt und vorgestellt. Außerdem wird gezeigt, daß die Verwendung von zusätzlichen mittels PCI ermittelten, präoperativen Biometrieparametern die vorhergesagte postoperative Vorderkammertiefe und somit auch die erzielbare Refraktion deutlich verbessern.

Schlußfolgerung: Durch diese neue, nichtinvasive, hochpräzise Biometriemethode wird eine deutliche Verbesserung der postoperativen Refraktion nach Kataraktchirurgie erreicht.

G. Duncker et al. (Hrsg.)
12. Kongreß der DGII 1998

Vergleich der Vorderkammertiefenmessung mittels Ultraschall und Scheimpflug-Fotografie

U. Baum, M. Blum und J. Strobel

Zusammenfassung

Hintergrund: Zur Festlegung der Kunstlinsenbrechkraft wird heute vor der Kataraktchirurgie eine Ultraschallbiometrie durchgeführt. Hierbei läßt sich die Fixation des Patienten nur mäßig kontrollieren. Eine Impression der Hornhaut ist möglich und nur bei der aufwendigen Anwendung einer Wasservorlaufstrecke auszuschließen. Im Gegensatz hierzu ermöglicht es die Spaltlampenfotografie, den vorderen Augenabschnitt darzustellen, ohne die Integrität oder die Form des Bulbus zu verändern. Bei einem Vergleich der gemessenen Vorderkammertiefen zwischen den oben genannten Methoden könnten deshalb Unterschiede auftreten.

Patienten und Methode: Über einen Zeitraum von 6 Wochen wurden im Rahmen einer Querschnittsstudie konsekutiv alle Patienten vor der geplanten Kataraktoperation an jeweils einem Auge mit beiden Methoden untersucht.

Die Ultraschallbiometrie wurde routinemäßig mit dem Allergan-Humphrey-Biometer Model 820 durchgeführt. Für die optische Messung stand das auf dem Scheimpflug-Prinzip basierende Analysesystem EAS-1000 (Firma Nidek) zur Verfügung.

Ergebnisse: Die Meßdaten und Befunde von jeweils einem Auge von 132 Patienten wurden ausgewertet. Das Durchschnittsalter der Patienten lag bei 68 Jahren (min. 11, max. 92). Es handelte sich um 88 (67%) weibliche und 44 (33%) männliche Patienten. Die mittels Ultraschall erhobene mittlere Tiefe der Vorderkammer betrug $2,98 \pm 0,398$ mm. Optisch wurde eine Vorderkammertiefe von $3,10 \pm 0,448$ mm gemessen. Mit dem t-Test ergab sich eine signifikante Differenz ($t = 4,4$; $p < 0,001$).

Diskussion: Die Scheimpflug-Fotografie erlaubt die unmittelbare Kontrolle der Fixation sowie die Messung in der optischen Achse. Die vollständig berührungsfreie Untersuchung schließt eine Impression aus und besitzt eine gute Reproduzierbarkeit. Die Fotografie ist für den Patienten nicht belastend und beliebig wiederholbar. Sie erreicht jedoch bei Medientrübungen ihre methodische Grenze.

Schlüsselwörter: Scheimpflug-Fotografie, Biometrie, Vorderkammertiefe

Summary

Background: To define the power of an IOL before cataract extraction, ultrasound measurement of the bulbus length is a routine procedure. The fixation of the patient is insufficiently controlled with this method and only the immersion technique can exclude an impression of the cornea. Slit lamp photography offers the chance to produce a picture of the anterior segment of the eye without this disadvantage. However, a comparison of measurements made with both methods may show variation in the results.

Methods: Over a 6-week period, all patients undergoing cataract extraction were examined by use of the Allergan Humphrey Biometer (model 820) and the anterior eye segment analysis system EAS-1000 (Nidek). The EAS-1000 is based on the Scheimpflug principle.

G. Duncker et al. (Hrsg.)
12. Kongreß der DGII 1998

Results: One hundred and thirty two eyes of 132 patients were examined. Average age was 68 years (11–92 years). Eighty eight patients (67%) were female, 44 (33%) male patients. Anterior chamber depth was 2.98 (±0.398) by ultrasound vs. 3.10 (±0.448) by optical measurement. On the use of the t-test method a significant difference was found ($t = 4.4$; $p<0.001$).

Discussion: Scheimpflug photography offers the chance of direct fixation control therefore measurements are performed in the optical axis. An impression of the cornea is avoided and the reproducibility is excellent. However, opacification of the optical media is a serious disadvantage of this method.

Key words: Scheimpflug photography, biometry, anterior chamber depth

Einleitung

Die Biometrie dient am Auge der Erfassung von alters-, refraktions- und medikamentenbedingten Änderungen und ist für die Planung von katarakt- und glaukomchirurgischen Eingriffen von besonderer Bedeutung [3, 12]. Vor einer Kataraktextraktion wird heute routinemaßig eine Ultraschallbiometrie durchgeführt, um die Kunstlinsenbrechkraft festzulegen. Die Fixation des Patienten läßt sich dabei nur mäßig kontrollieren, und eine Impression der Hornhaut ist nur bei der aufwendigen Anwendung einer Wasservorlaufstrecke auszuschließen.

Goldmann erkannte bereits 1939 die Möglichkeit, Spaltlichtfotos für Meßzwecke zu nutzen [4]. Eine ausreichende Tiefenschärfe wird unter der 1906 vom österreichischen Kartographen Scheimpflug genannten Bedingung erreicht (Abb. 1):

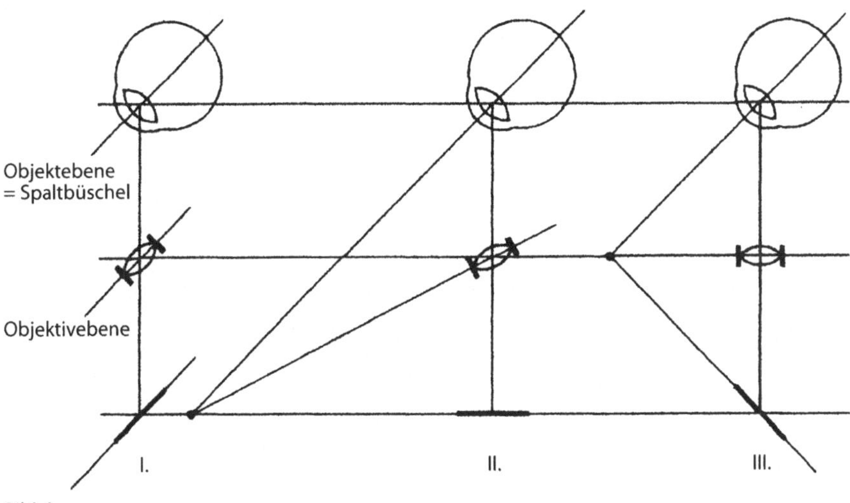

Abb. 1. Spaltlampenfotografie: Nur im Schema II und III wird die Scheimpflug-Bedingung erfüllt [9]

Die Fläche des Films und die der Objektivlinse müssen die Fläche des Spaltstrahls in einer einzigen Linie durchschneiden und die dabei entstehenden Winkel müssen sich entsprechen [13].

Bei einem Vergleich der gemessenen Vorderkammertiefen zwischen der Ultraschall- und der Scheimpflug-Methode sind deshalb Unterschiede zu erwarten.

Patienten und Methode

Mit dem Ziel, die biometrischen Daten des vorderen Augenabschnittes von der Scheimpflug-Kamera EAS-1000 mit der routinemäßig angewandten Ultraschallmethode zu vergleichen, wurden über einen 6wöchigen Zeitraum alle Patienten untersucht, die sich einer Kataraktextraktion unterzogen. Ausgeschlossen wurden Patienten mit anatomischen Veränderungen oder mangelnder Fixation. Unter Berücksichtigung der tageszeitabhängigen Änderungen der Vorderkammerdimensionen [8] wurde jeweils die Vorderkammertiefe einschließlich der Hornhautdicke in den Vormittagsstunden gemessen. Das auf einer Scheimpflug-Kamera basierende Analysesystem für den vorderen Augenabschnitt EAS-1000 der Firma Nidek arbeitet mit einer Spaltbreite von 0,08 mm, einem Beobachtungswinkel von 45° und einer Blitzintensität von 50 mW. Das Ultraschallbiometer Allergan-Humphrey-Biometer-Model-820 arbeitet nach dem Kontaktverfahren mit 10 MHz. Als Schallgeschwindigkeit für das Kammerwasser wird 1532 m/s angenommen.

Der statistische Vergleich der Parameter zwischen den beiden Methoden erfolgte mit dem Mittelwertvergleich für abhängige Stichproben (t-Test). Der Grad des linearen Zusammenhanges zwischen den Meßergebnissen wird mit dem Pearsonschen Korrelationskoeffizienten dargestellt. Weiterhin kommt der Interklassenkorrelationskoeffizient (IKK_{Lin}) nach Lin [7] zur Anwendung.

Ergebnisse

Von 132 Patienten (132 Augen) liegen die Daten vor. Das Alter der Patienten lag zwischen 11 und 92 Jahren (Mittel 68±17 Jahre). Es handelte sich um 88 (67%) weibliche und 44 (33%) männliche Personen.

Die Vorderkammertiefe betrug im Mittel beim EAS-1000 3,10 mm und ist signifikant größer als bei der Ultraschall-Methode mit 2,98 mm ($t = 4{,}40$; $p<0{,}001$). Es ergibt sich eine mittlere Differenz von $D = 0{,}12$ mm.

Die Regressionsgerade in Abb. 2 ist zugunsten des EAS-1000 verschoben. Sie weist außerdem eine Verkippung gegen die Winkelhalbierende auf. Der Pearsonsche Korrelationskoeffizient ($r_{Pearson} = 0{,}713$; $p<0{,}001$) mißt lediglich die Straffheit der Punktwolke in bezug auf eine Gerade. Die Abweichungen der Punkte von der Winkelhalbierenden berücksichtigt der Interklassenkorrelationskoeffizient nach Lin, der ebenfalls den starken Zusammenhang zwischen den beiden Methoden verdeutlicht ($IKK_{Lin} = 0{,}681$).

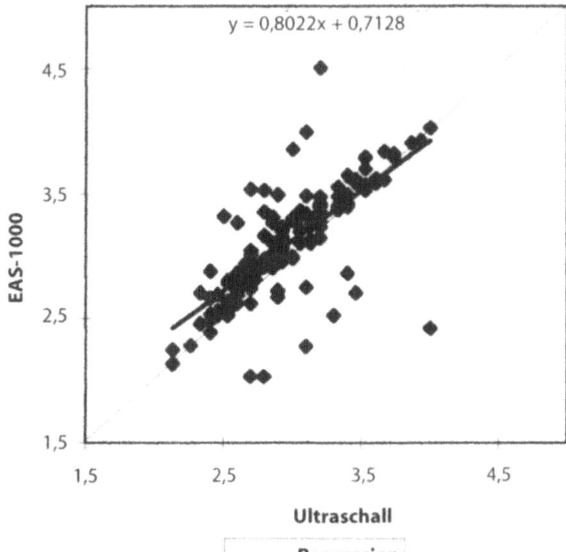

Abb. 2. Gegenüberstellung der Meßergebnisse beider Methoden für die Vorderkammertiefe

Diskussion

Durch die Kopplung der Aufnahmeeinrichtung an eine CCD-Kamera können die Bilder bei der eingesetzten Scheimpflug-Kamera sofort auf dem Monitor betrachtet werden. Die zeitaufwendige Prozedur der Filmentwicklung entfällt. Es ist möglich, qualitativ hochwertige, reproduzierbare Schnittbilder des vorderen Augenabschnittes mit einer Tiefenschärfe von etwa 8 mm in vivo zu erzeugen. Nach Winter werden durch die beschriebene Scheimpflug-Anordnung schnittpunktnahe Punkte vergrößert und schnittpunktferne Punkte verkleinert [15]. Die Beeinflussung des Abbildungsmaßstabes durch die brechenden Medien verhält sich umgekehrt.

Es bedarf also einer Entzerrung der Abbildungsfehler, wobei man auf den Scheimpflug-Abbildungen 2 Effekte unterscheiden muß:

1. Kamerabedingte Verzerrungen entstehen, da die Film- und die Objektebene nicht parallel zueinander stehen. Der Abbildungsmaßstab auf dem Bild ist dadurch nicht konstant.
2. Das Licht passiert auf seinem Weg von den inneren Strukturen des Auges bis zur Filmebene verschiedene brechende Medien. Es entstehen refraktive Verzerrungen [6].

Diese beiden Effekte hat Unger in einem Diagramm gegenübergestellt (Abb. 3) [14]. Bei der gewählten Kombination von Vergrößerung und Beobachtungswinkel heben sich beide Effekte in den axialen Bereichen nahezu auf. Für die Darstellung von unterschiedlichen optischen Zonen können nach Niesel nur Spaltbreiten unter 0,1 mm genutzt werden. Der günstigste Winkel zwischen Spalt- und Aufnahmeeinrichtung beträgt 40–45° [9, 10].

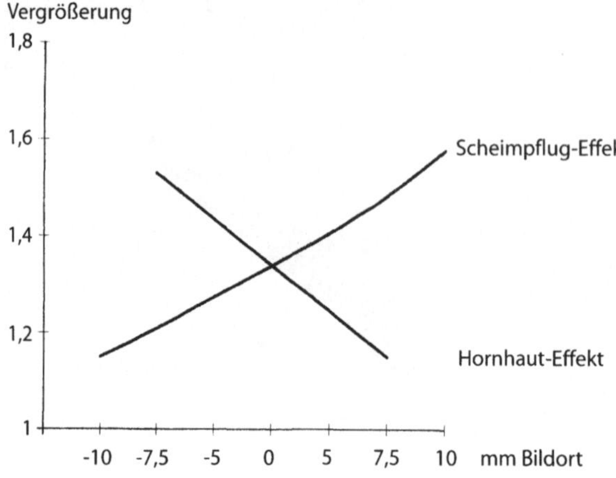

Abb. 3. Gegenüberstellung der verzerrenden Effekte der Hornhaut und des Scheimpflug-Prinzips nach Unger [14]

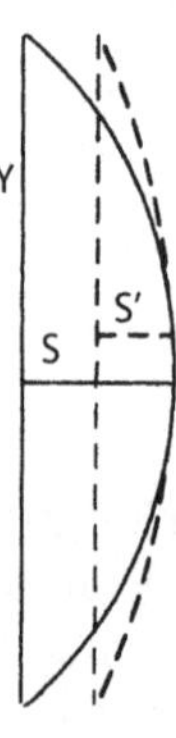

Abb. 4. Schematische Darstellung der optischen Verzeichnung der Hornhautwölbung und der Vorderkammertiefe bei einem Beobachtungswinkel von 75° [2], *Y* ist der Hornhautdurchmesser, *S* die wahre Kammertiefe, *S'* die scheinbare Kammertiefe

In der Abb. 4 werden die Verzeichnungen des vorderen Augenabschnitts verdeutlicht, wie sie in den Aufnahmen des EAS-1000 auttreten (Abb. 5).

Beim Engwinkelglaukom mit flacher Vorderkammer fallen die Meßwerte des Ultraschalls im Durchschnitt kleiner aus (s. Abb. 2). Unter Miotikatherapie kann eine Fehlmessung auftreten, wenn die Iris als hintere Begrenzung der Vorderkammer interpretiert wird. Durch Olbert wurde eine vermehrte Streuung der Meßwerte bei unbeeinflußter Pupille gegenüber einer Untersuchungsreihe in Mydriasis festgestellt [11], die beim miotikatherapierten Engwinkelglaukom noch stärker ins Gewicht fallen dürfte.

Die Information über die Reabilität beider Meßverfahren läßt sich nur unzureichend in einer Maßzahl fassen. In der Abb. 6 wird für jedes Wertepaar die Differenz über dem Mittelwert dargestellt.

Bei den Ausreißern oberhalb der 2fachen Standardabweichung wurden sonografisch flachere Vorderkammern ermittelt. Bei der Durchsicht der Patientendaten fällt auf, daß diese Differenzen bei Bulbuslängen über 25,0 mm auftraten. Nach Haigis ist bei langen Augen die Forderung, alle 4 okularen Echos im A-Bild maximal darzustellen, nicht immer erfüllbar. Die veränderten Konturen des Bulbus insbesondere bei Staphylomen können trotz sorgfältiger Messung zu falschen Längenmessungen führen [5].

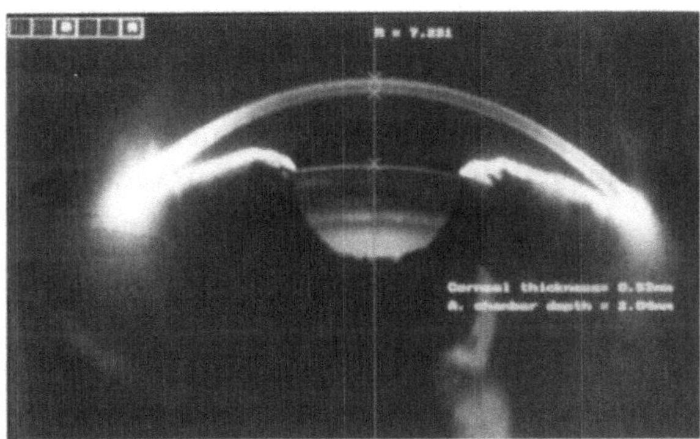

Abb. 5. Die Scheimpflug-Aufnahme zeigt eine Abflachung der Hornhautwölbung. Durch die optische Verzeichnung ist die Asphärität der Hornhautperipherie kaum erkennbar

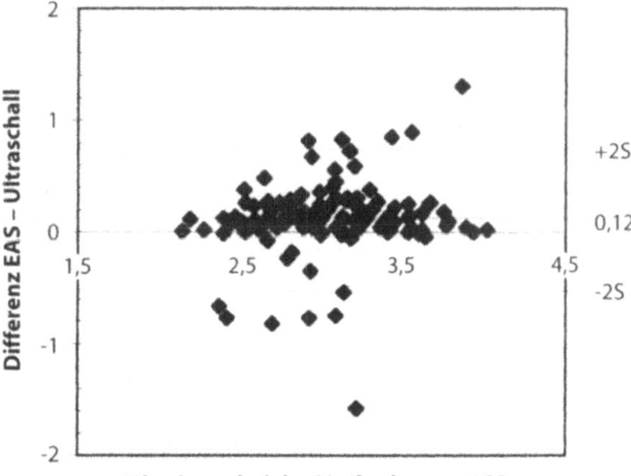

Abb. 6. Residuenartige Darstellungsform nach Bland u. Altman [1]; *2S* entspricht der 2fachen Standardabweichung

Für die Ausreißer im negativen Differenzbereich unterhalb der 2fachen Standardabweichung fallen die sonografischen Meßwerte höher aus. Bei diesen Patienten maßen die Bulbuslängen im Durchschnitt 22,3 mm im Gegensatz zur Gesamtgruppe mit 23,4 mm. Eine Verkippung des Ultraschallmeßkopfes in bezug auf die optische Achse läßt die Vorderkammer fälschlich zu tief und die Bulbuslänge zu kurz erscheinen. Die schlechtere Kontrolle des Meßvorganges während der Ultraschallbiometrie läßt eine Messung außerhalb der optischen Achse zu. Bereits eine Abweichung um 5° kann eine Fehlmessung von 0,1 mm für die Vorderkammertiefe bedeuten. Bei einer Parallelverschiebung zur optischen Achse tritt zwangsläufig eine scheinbare Verkürzung des Bulbus auf [5].

Die Untersuchungseinheit EAS-1000 zeichnet sich durch eine gute Reproduzierbarkeit bei hohem Auflösungsvermögen aus und liefert insbesondere unter Miotikatherapie verläßliche und ausreichend genaue biometrische Ergebnisse. Die Auswertung der Scheimpflug-Aufnahmen gestaltet sich relativ zeitaufwendig. Bei Medientrübungen erreicht die optische Methode ihre Grenzen.

Die Ultraschallbiometrie ist mittels spezieller Biometriegeräte schnell und zuverlässig durchführbar. Sie ermöglicht mit einem Meßvorgang die Erfassung der Vorderkammertiefe, der Linsendicke und der Bulbuslänge. Das häufig genutzte Kontaktverfahren benötigt eine Oberflächenanästhesie und kann durch Impression die Form des Bulbus verändern.

Literatur

1. Bland JM, Altman DG (1986) A note on the use of the intraclass correlation coefficient in the evaluation of agreement between two methods of measurement. Lancet: 307–380
2. Collingnon-Brach J (1969) Etude de la biometrie de la cornee au myoen d'une technique photographique. Ophthalmologica [Basel] 159: 442–459
3. Congdon NG, Quigley HA, Hung PT, Wang TH, Ho TC (1996) Screening techniques for angle-closure glaucoma in rural Taiwan. Acta Ophthalmol 103: 1118–1123
4. Goldmann H (1939) Spaltlampenphotographie und -photometrie. Ophthalmologica [Basel] 98: 257–270
5. Haigis W (1995) Biometrie bei komplizierten Ausgangssituationen. In: Rochels R et al. (Hrsg) 9. Kongreß der Deutschsprachigen Gesellschaft fur Intraokularlinsen-Implantation. Springer, Berlin Heidelberg New York, S 17–26
6. Kampfer T, Wegener A, Dragomirescu V, Hockwin O (1989) Improved biometry of the anterior eye segment. Ophthalmic Res 21: 239–248
7. Lin LI-K (1989) A concordance correlation coefficient to evaluate reproducibility. Biometrics 45: 255–268
8. Mapstone R, Clark CV (1985) Diurnal variation in the dimensions of the anterior chamber. Arch Ophthalmol 103: 1485–1486
9. Müller W, Brandt HP (1976) Spaltlampenfotografie zu Meßzwecken. In: Müller W, Brandt HP (Hrsg) Spaltlampenfotografie der vorderen Augenabschnitte. Thieme, Leipzig, S 15–21
10. Niesel P (1966) Spaltlampenphotographie der Linse für Meßzwecke. Ophthalmologica [Basel] 152: 387–395
11. Olbert D (1985) Die Biometrie des vorderen Augenabschnittes. Habilitation, Heidelberg
12. Rosengren B (1959) Die Messung der Vorderkammertiefe als Methode zur Differenzierung verschiedener Arten von Glaukom. Ber Deutsch Ophthalmol Ges, S 128–132
13. Scheimpflug T (1906) Der Photoperspektograph und seine Anwendung. Photographische Korrespondenz 43: 516
14. Unger V (1979) Spaltlampen-Photographie der menschlichen Linse nach dem Scheimpflug-Prinzip. Dissertation, Bonn
15. Winter E (1981) Geometrische und densitometrische Vermessung des vorderen Augenabschnittes an den Spaltlampenphotographien, die mit einer neuartigen, nach dem Scheimpflug-Prinzip arbeitenden Kamera erhalten werden. Dissertation, Bonn

Genauigkeit des Biometrieverfahrens zur Brechkraftberechnung von Intraokularlinsen vor Kataraktoperation – Egebnisse der Augenklinik der Friedrich-Schiller-Universität Jena

J. Schrecker und J. Strobel

Zusammenfassung

Aufgabenstellung: In einer retrospektiven Langzeitauswertung wurde die Genauigkeit des an der Jenaer Augenklinik genutzten Biometrieverfahrens zur Bestimmung der Brechkraft von Intraokularlinsen in Abhängigkeit von der verwendeten Kataraktoperationstechnik untersucht.

Patienten und Methode: Für 349 als ECCE und 90 als Phakoemulsifikation durchgeführte Kataraktoperationen aus dem Jahr 1992 werden die Abweichungen der präoperativ berechneten von der am Entlassungstag und nach mindestens 3 Monaten postoperativ im subjektiven Abgleich ermittelten Refraktion bestimmt.

Ergebnisse: Die mittlere Abweichung beträgt am Entlassungstag 1,0 dpt (ECCE 1,0 dpt/Phako 1,0 dpt) und nach mindestens 3 Monaten postoperativ 1,6 dpt (ECCE 1,7 dpt/Phako 1,2 dpt). 88,1% der Differenzen befinden sich dabei am Entlassungstag ≤2 dpt (ECCE 89,0%/Phako 85,0%) und nach mindestens 3 Monaten 72,8% (ECCE 69,0%/Phako 87,5%). Mit größerem Abstand zum operativen Eingriff zeigt sich eine signifikante Verschiebung des sphärischen Äquivalents in Richtung Myopie.

Schlußfolgerungen: Nach Phakoemulsifikation ergeben sich signifikant kleinere Differenzen vom Refraktionsziel als nach ECCE. Die Abweichungen sind nach über 3 Monaten signifikant größer als am Entlassungstag.

Summary

Purpose: In a retrospective long-term study, the accuracy of the intraocular lens implant power calculation was examined in dependency on the procedure of cataract surgery.

Materials and measurement: Three hundred and forty nine cataract extractions were performed as ECCE and 90 as phacoemulsification. The deviation in the preoperative calculated from the postoperative in subjective matching-determined refraction was calculated on discharge day and at least 3 months after surgery.

Results: On average, the deviation is 1.0 D on discharge day (ECCE 1.9 D/phaco 1.0 D) and 1.6 D at least 3 months postoperatively (ECCE 1.7 D/phaco 1.2 D). 88.1% have differences ≤2 D on discharge day (ECCE 89.0%/phaco 85.0%) and 72.8% at least 3 months after surgery (ECCE 69.0%/phaco 87.5%). There is a statistically significant shift of the spherical equivalent to myopia on comparing both coverage dates.

Conclusion: After phacoemulsification, there is a statistically significant smaller deviation from the refraction aim in comparision to ECCE. The differences 3 months after surgery are significantly higher than on discharge day.

G. Duncker et al. (Hrsg.)
12. Kongreß der DGII 1998

Einleitung

Die Implantation einer kapselsackfixierten künstlichen Intraokularlinse stellt heute die Standardmethode zur Wiederherstellung der Sehschärfe bei einer Kataraktoperation dar [3]. Der in Verbindung mit diesem Eingriff notwendige Ausgleich der Aphakie erfordert zum einen die präoperative Festlegung der erforderlichen Linsenbrechkraft, ermöglicht gleichzeitig aber auch eine Korrektur eventuell vorbestehender Refraktionsfehler [4, 6]. Die ersten Berichte über die Entwicklung von Formeln zur präoperativen Linsenberechnung gehen auf Fjodorow und Gernet zurück [2, 9]. Um das angestrebte postoperative Refraktionsziel mit geringstmöglicher Abweichung zu erreichen, ist die präoperative Messung von Hornhautbrechkraft und Augenlänge sowie die darauf basierende Berechnung der notwendigen Linsenbrechkraft die heutzutage obligate Methode [1, 5, 7, 8]. Die nachfolgend dargestellte Untersuchung beschreibt die Genauigkeit des an der Jenaer Augenklinik genutzten Biometrieverfahrens.

Patientengut und Methode

Die durchgeführten retrospektiven Auswertungen basieren auf einer Langzeitauswertung von Kataraktoperationen, die im 2. Halbjahr des Jahres 1992 an der Jenaer Augenklinik durchgeführt wurden. Es werden nur solche Eingriffe berücksichtigt, bei denen die Implantation der Hinterkammerlinse in den Kapselsack erfolgte.

Zwei verschiedende Operationstechniken kamen zur Anwendung. Insgesamt 6 Operateure waren an den als extrakapsuläre Kataraktextraktion ausgeführten Eingriffen beteiligt. Alle Eingriffe in Phakoemulsifikationstechnik wurden von einem Operateur vorgenommen.

Die postoperative Datenerfassung bezieht sich grundsätzlich auf 2 Zeiträume: 1. Daten am Entlassungstag – dies entspricht dem 2. bis 5. postoperativen Tag; 2. Daten aus einem Zeitraum nach 4–21 Monaten postoperativ, in dem von einem relativ stabilen Endzustand ausgegangen werden kann.

Die Bestimmung der Hornhautbrechkraft erfolgte an einem entfernungsabhängigen Keratometer nach Javal. Mittels Ultraschallbiometrie wurde die Augenlänge am liegenden Patienten in Kontakttechnik bestimmt. Die Berechnung der Linsenbrechkraft erfolgte computergestützt auf der Grundlage der Binkhorst-II-Formel.

Um einen Rückschluß auf die Güte der biometrischen Linsenbrechkraftberechnung ziehen zu können, werden die Differenzen zwischen dem postoperativ im subjektiven Abgleich ermittelten sphärischen Äquivalent und der präoperativ berechneten Zielrefraktion gebildet. Die Ergebnisse nach ECCE bzw. Phakoemulsifikation werden hierbei separat ausgewertet und einander gegenübergestellt. Eine weitere Untergliederung des Datenmaterials erfolgt anhand der Augenlänge in kurze (<22 mm), mittlere (22–24 mm) und lange (>24 mm) Bulbi. Zur Gewährleistung stabiler Refraktionswerte unter zentralen Fixationsbedingungen werden nur Augen mit einem Visus ≥0,2 in die Studie aufgenommen. Folgende statistische Testverfahren kommen zur Anwendung: Für Vergleiche innerhalb eines Erfassungszeitraumes der U-Test nach Mann-Whitney sowie der Kruskall-Wallis-Test, für Vergleiche zwischen beiden Erfassungszeiträumen der gepaarte t-Test bzw. der Wilcoxon-Test.

Ergebnisse

Insgesamt stehen die Daten von 439 operierten Augen zur Verfügung. Das Durchschnittsalter zum Operationszeitpunkt beträgt 72,8 Jahre. 349 (79,5%) der Kataraktoperationen wurden als geplante extrakapsuläre Linsenextraktion durch Kernexpression und 90 (20,5%) mit Phakoemulsifikationstechnik durchgeführt. Betrachtet man das gesamte Patientengut, so zeigt sich am Entlassungstag bei 45,5% eine Abweichung von der Zielrefraktion in Richtung „plus" (d. h. IOL zu schwach) und bei 54,5% in Richtung „minus" (d. h. IOL zu stark). Beim Vergleich mit dem Erfassungszeitraum nach 4–21 Monaten wird eine Verschiebung in Richtung einer zu starken Linse erkennbar: 21,5% der Abweichungen liegen jetzt im Plus- und 78,5% im Minusbereich (Abb. 1).

Um eine Mittelwertbildung und eine allgemeine Vergleichbarkeit mit in der Literatur gemachten Angaben zu ermöglichen, wird im folgenden mit den Beträgen der Differenzwerte gearbeitet. Diese liegen am Entlassungstag bei 59,0% der Augen ≤1 dpt und bei 88,1% ≤2 dpt sowie im Zeitraum nach minde-

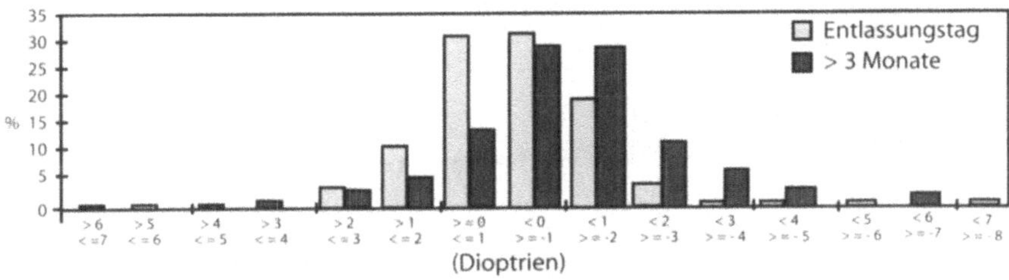

Abb. 1. Differenz zwischen postoperativem sphärischem Äquivalent und berechneter Restrefraktion am Entlassungstag und nach mindestens 3 Monaten

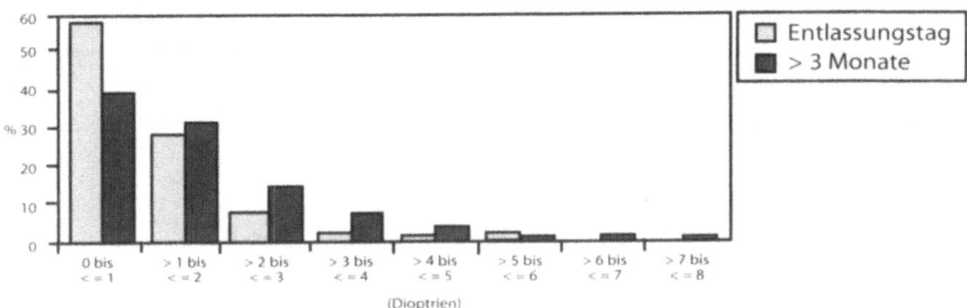

Abb. 2. Differenz zwischen postoperativem sphärischem Äquivalent und berechneter Restrefraktion am Entlassungstag und nach mindestens 3 Monaten

stens 3 Monaten bei 40,5% ≤1 dpt und bei 72,8% ≤2 dpt. Die mittlere Abweichung von der angestrebten Refraktion (Mittelwert der Beträge der Differenzen) steigt von 1,0 dpt am Entlassungstag auf 1,6 dpt nach über 3 Monaten an (Abb. 2).

Damit sind die Abweichungen am Entlassungstag signifikant geringer gegenüber den Werten im Erfassungszeitraum nach über 3 Monaten (gepaarter t-Test: p<0,001).

Betrachtet man die Differenz zwischen postoperativem sphärischem Äquivalent und berechneter Refraktion hinsichtlich der angewandten Operationstechnik, so zeigt sich in den beiden Gruppen ein ähnliches Verhalten wie im gesamten Patientengut. Die Differenzen liegen im Zeitraum nach 4–21 Monaten im Mittel bei 1,7 dpt (1,0 dpt am Entlassungstag) für die ECCE und bei 1,2 dpt (1,0 dpt am Entlassungstag) für die Phakoemulsifikationstechnik. Innerhalb der 1-dpt-Grenze befinden sich nach 4–21 Monaten 36,8% (57,0% am Entlassungstag) der als geplante ECCE und 55,0% (65,0% am Entlassungstag) der mit Phakoemulsifikationstechnik operierten Augen. Innerhalb der 2-dpt-Grenze liegen 69,0% (89,0% am Entlassungstag) der als ECCE und 87,5% (85,0% am Entlassungstag) der als Phako operierten Augen (Abb. 3 und 4).

Für die aufgezählten Differenzen ergeben sich für die Phakoemulsifikationstechnik am Entlassungstag nur geringe, nach über 3 Monaten dann aber

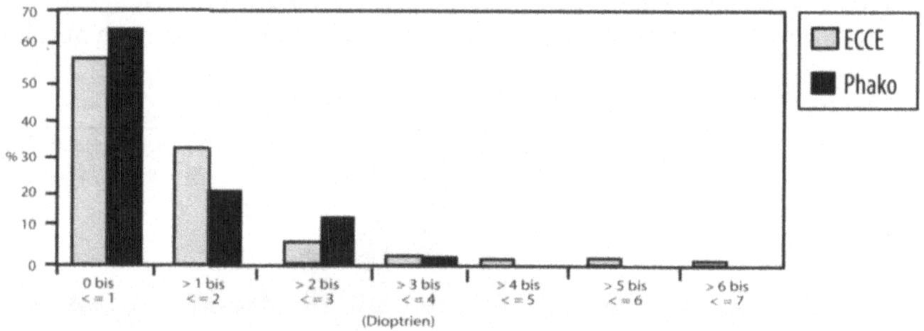

Abb. 3. Differenz zwischen postoperativem sphärischem Äquivalent und berechneter Restrefraktion in Abhängigkeit von der Operationstechnik am Entlassungstag

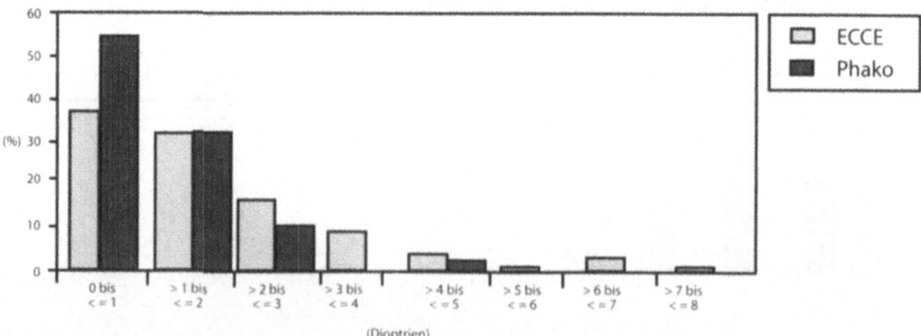

Abb. 4. Differenz zwischen postoperativem sphärischem Äquivalent und berechneter Restrefraktion in Abhängigkeit von der Operationstechnik nach über 3 Monaten

deutliche Vorteile. Im statistischen Vergleich der beiden Operationstechniken kann nur für den nach 4–21 Monaten postoperativ liegenden Erfassungszeitraum ein statistisch signifikanter Unterschied nachgewiesen werden (U-Test nach Mann-Whitney: p=0,0486). Vergleicht man hier die beiden Erfassungszeiträume miteinander, so zeigt sich nach ECCE ein signifikant stärkeres Anwachsen der Differenzen mit größerem Abstand zur Operation als nach Phakoemulsifikation (U-Test nach Mann-Whitney: p=0,0246).

Die differenzierte Betrachtung hinsichtlich der Augenlänge erfolgt mit einer Unterteilung in kurze (<22 mm), mittlere (22–24,5 mm) und lange (>24,5 mm) Bulbi. Hierbei zeigen sich am Entlassungstag für mittlere Bulbuslängen die genauesten Ergebnisse mit einer mittleren Abweichung von 0,9 dpt. Größere Differenzen ergeben sich in den Gruppen kurzer und langer Augen mit 1,2 dpt bzw.1,4 dpt. Im Zeitraum nach mindestens 3 Monaten sind die Differenzen in allen 3 Gruppen signifikant größer (Wilcoxon-Test: p<0,001). Der Mittelwert liegt für mittlere Augenlängen dann bei 1,6 dpt, für kurze Augen bei 1,6 dpt und für lange Augen bei 1,7 dpt. Sowohl für die Auswertungen am Entlassungstag als auch für den Erfassungszeitraum nach 4–21 Monaten postoperativ zeigen sich bei der vorgenommenen Unterteilung keine statistisch signifikanten Unterschiede zwischen den einzelnen Längengruppen (Kruskal-Wallis-Test).

Bei einer Unterteilung der Augenlänge in kleinere Intervalle haben die Daten vor allem für die Gruppen mit sehr großer bzw. sehr kleiner Bulbuslänge aufgrund der geringen Fallzahl im einzelnen jeweils nur eine eingeschränkte Aussagekraft, bestätigen in ihrer Gesamtheit jedoch das Ausbleiben größerer Abweichungen (Abb. 5).

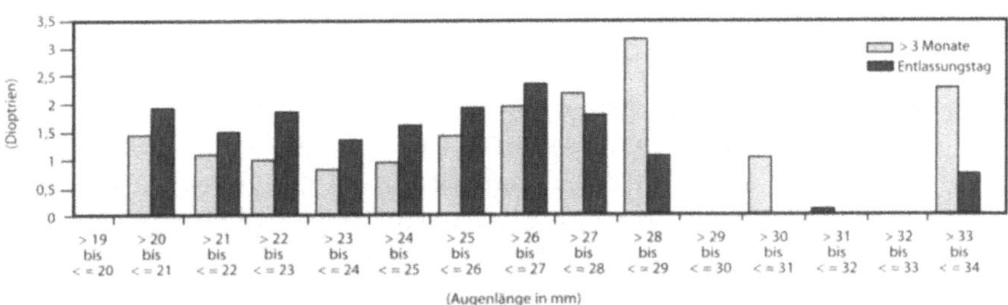

Abb. 5. Mittelwert der Differenz zwischen postoperativem sphärischem Äquivalent und berechneter Restrefraktion in Abhängigkeit von der Bulbuslänge

Der Mittelwert des sphärischen Äquivalents liegt am Entlassungstag bei −0,8 dpt, bewegt sich aber mit größerem zeitlichem Abstand in Richtung Myopie und erreicht im Zeitraum nach über 3 Monaten −1,9 dpt. Insgesamt liegt bei 45,6% der Augen nach über 3 Monaten postoperativ (am Entlassungstag bei 66,7%) eine im Normalfall angestrebte Myopie zwischen ≤0 dpt und ≥−2 dpt vor. Nach ECCE liegt der Mittelwert des postoperativen sphärischen Äquivalents am Entlassungstag bei −0,8 dpt und nach über 3 Monaten bei

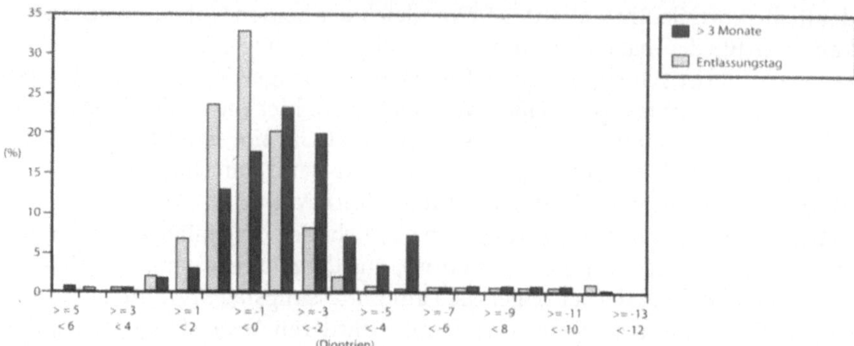

Abb. 6. Postoperatives sphärisches Äquivalent am Entlassungstag und nach mindestens 3 Monaten

–1,9 dpt. Nach Phakoemulsifikation beträgt der Mittelwert des sphärischen Äquivalents –1,0 dpt am Entlassungstag und –1,8 dpt nach über 3 Monaten (Abb. 6).

Im statistischen Vergleich der beiden postoperativen Erfassungszeiträume läßt sich eine hoch signifikante Verschiebung (Wilcoxon-Test: $p<0{,}001$) des sphärischen Äquivalents in Richtung Myopie beobachten (im Mittel um –1,1 dpt). Diese ist bei Gegenüberstellung der beiden Operationstechniken nach ECCE (im Mittel um –1,1 dpt) wiederum signifikant größer als nach Phakoemulsifikation (im Mittel um –0,8 dpt) (U-Test nach Mann-Whitney: $p=0{,}0288$).

Schlußfolgerungen

Nach Phakoemulsifikation ergeben sich signifikant geringere Differenzen von der berechneten Zielrefraktion als nach ECCE. Am Entlassungstag sind diese signifikant kleiner als im Erfassungszeitraum nach mindestens 3 Monaten. Mit größerem Abstand zum operativen Eingriff zeigt sich eine signifikante Verschiebung des postoperativen sphärischen Äquivalents in Richtung Myopie, die die Ursache für die Zunahme der Abweichungen vom Refraktionsziel darstellt. Diese ist nach ECCE wiederum signifikant größer als nach Phako. In Abhängigkeit von der Augenlänge finden sich keine signifikanten Unterschiede zwischen kurzen, mittleren und langen Augen.

Literatur

1. Boerrigter RM, Thijssen JW, Verbeek AM (1985) Intraocular lens power calculations: the optimal approach. Ophthalmologica [Basel] 191: 89–94
2. Fjodorov SN, Kolinko AJ (1967) Estimation of optical power of the IOL. Vestn Oftalmol [Moskau] 4: 27–31

3. Jacobi KW, Strobel J (1989) Optische Rehabilitation durch Kataraktchirurgie. Sonderdruck aus Augenarzt 23: 141–144
4. Olsen T, Thim K, Corydon L (1991) Accuracy of the newer generation intraocular lens power calculation formulas in long and short eyes. J Cataract Refract Surg 17: 187–193
5. Olson RJ (1987) Intraocular lens power calculations: an extra edge or expansive waste. Arch Ophthalmol 105: 1035–1036
6. Retzlaff JA, Sanders RD, Kraff M (1990) Lens implant power calculation. A manual for ophthalmologists & biometrists. Slack, Thorofare/NJ
7. Strobel J, Jacobi KW (1979) Die Berechenbarkeit der erforderlichen Linsenstärke und der Restrefraktion bei Implantation künstlicher Linsen. Ber Dtsch Ophthalmol Ges 76: 603–604
8. Strobel J (1980) Implantation von intraocularen Linsen bei höheren Ametropien. Sitzungsbericht der 139. Versammlung des Vereins Rhein-Westf Augenärzte: 53
9. Werner H, Ostholt H, Gernet H (1976) Beitrag zur augenseitigen Optik. Graefes Arch Klin Exp Ophthal 199: 281–291

Hochfrequente ultraschallsonographische Darstellung von Linsentrübungen

U. Fries, D. Rapprich und C. Ohrloff

Zusammenfassung. Die sonographische Darstellung von Linsentrübungen erfolgt meist bei reduziertem Einblick oder vor Kataraktchirurgie bei komplizierter Ausgangslage. Die höherfrequente Ultrschalldiagnostik erlaubt die Untersuchung der ganzen (20 MHz) bzw. der anterioren Linsenanteile (50 MHz). Sie charakterisiert Areale unterschiedlicher Reflektivität und ermöglicht weitere zur chirurgischen Intervention wichtige Informationen.

Schlüsselwörter: Katarakt, Ultraschallbiomikroskopie

Summary. Modern ultrasound machines have reached a resolution which allows examining opacities within the lens. The whole lens (20 MHz, I^3-System) or the anterior part (50 MHz, UBM 840) can be examined. They show a good demarcation of areas with high and low reflectivity inside the lens and provide further information, especially prior to surgery.

Key words: cataract, ultrasound biomicroscopy

Einleitung

Die primäre Kataraktdiagnostik erfolgt biomikroskopisch an der Spaltlampe. Nach Diagnosestellung kann eine weitere Untersuchung zum Ausprägungsgrad und Lokalisation von Linsentrübungen durch Scheimpflug-Fotographie erfolgen. Moderne bildgebende Verfahren haben eine Ortsauflösung erreicht, mit der auch Teilstrukturen innerhalb der getrübten Linse dargestellt werden können. Es soll mittels hochfrequenter Ultraschallsonographie untersucht werden, ob und wie sich verschiedene Katarakttrübungen sonographisch charakterisieren lassen.

Patienten und Methodik

Prospektiv wurden Augen mit kongenitalen und erworbenen Kataraktformen mittels zweier hochauflösender Ultraschallsysteme in Immersionstechnik untersucht. Diese waren der 20-MHz-Schallkopf des I^3-Systems (Sektorscanner) und der 50-MHz-Schallkopf des UBM 840 (Zeiss Humphrey, Linearscanner).

G. Duncker et al. (Hrsg.)
12. Kongreß der DGII 1998

Die Scans wurden zunächst so gelegt, daß alle Linsen, soweit im jeweiligen System abbildbar, in radiären, limbusparallelen und zentralen Scans in allen Ebenen dargestellt wurden. Die Schnittebenen wurden derart optimiert, daß die untersuchten Trübungen bzw. Reflektivitätsunterschiede optimal dargestellt werden konnten. Gemäß der optischen Diagnosestellung wurde angestrebt, von den verschiedenen Kataraktformen jeweils 10 Augen zu untersuchen.

Ergebnisse

Von den senilen Kataraktformen konnten jeweils 10 Augen an der Studie teilnehmen, von kongenitalen kindlichen Kataraktformen jedoch teilweise deutlich weniger. Die hochfrequente Ultraschallsonographie im Augenvorderabschnitt ist geeignet, Linsentrübungen zu erfassen und diese akustisch darzustellen. Innerhalb der Linsen können so unterschiedliche akustische Kriterien abgegrenzt werden. Zonen mit deutlich unterschiedlicher akustischer Impedanz wie z. B. Kalzifikationen und Linsenkortex zeigen den besten Kontrast (Abb. 1). Weiterhin sind akustische Grenzflächen, z. B. Kortex/Nukleus, Kalzifikation/Kortex, differenzier- bzw. diagnostizierbar. Das 20-MHz-System gibt eine Darstellung bis etwa 13 mm Tiefe. Die Hornhautoberfläche, Linsenvorder- und -rückfläche und Iris sind nur bei relativ senkrechter Beschallung gut darstellbar, es zeigt sich ein schmaler Sektor. Das UBM 840 verfügt über eine maximale Eindringtiefe von 4–5 mm, es werden primär die Kornea, die Vorderkammer, die Iris und der vordere Linsenbereich dargestellt. Bei tiefen (zumeist myopen) Vorderkammern (Hht + VK $\geq$ 4 mm) gelingt die Linsendarstellung im I^3-System unproblematisch, im UBM 840 oftmals nur peripher und zentral gar nicht. Die Beurteilung im UBM 840 beschränkt sich auf die bulbuswandnahen Linsenanteile, die hintere Linsenkapsel kann im Regelfall nicht untersucht werden.

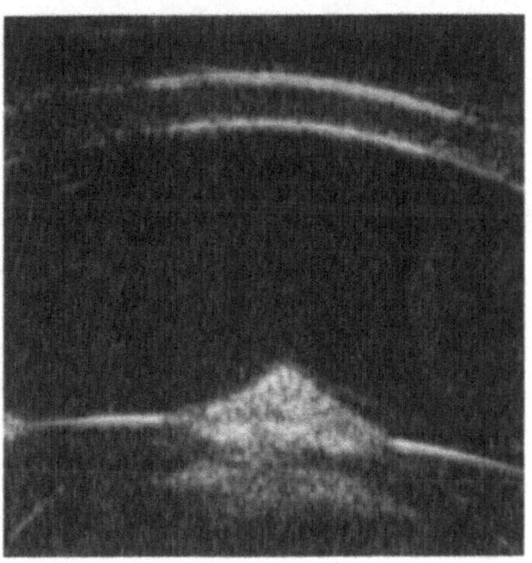

Abb. 1. Anteriorer Polstar (50 MHz, UBM)

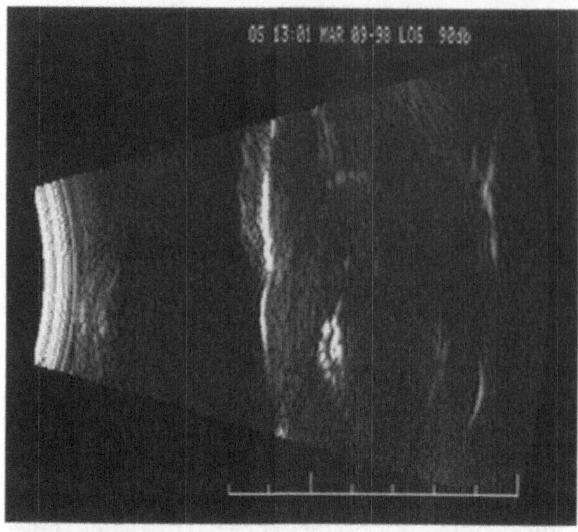

Abb. 2. Trübungen im Bereich der anterioren Kortex-Nukleus-Grenze

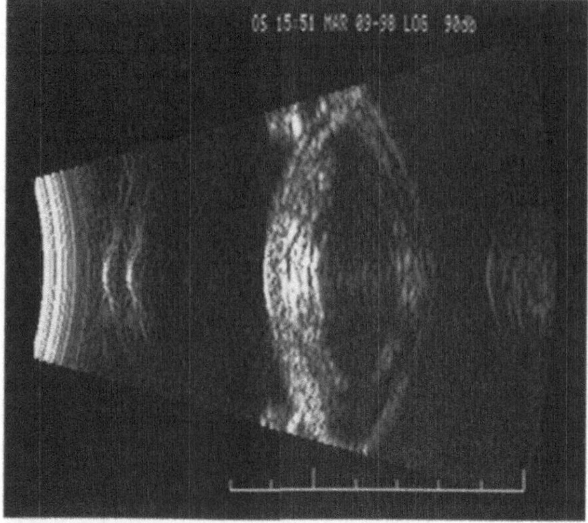

Abb. 3. Senile Rindenkatarakt

Diskussion

Die hochfrequente Ultraschallsonographie des Augenvorderabschnittes hat mittlerweile eine Qualität erreicht [1–5], mit der bei reduziertem Einblick eine Kataraktdiagnostik mit Lokalisation der Linsentrübung möglich geworden ist. Es handelt sich um 2 Ultraschallsysteme mit unterschiedlichen physikalischen Eigenschaften [6], der 20 MHz-Sektor-Scanner des UBM 840. Die räumliche Auflösung des I^3-Systems liegt bei 0,1 mm, die des UBM 840 bei etwa 0,05 mm. Die größere Eindringtiefe des I^3-Systems gestattet es, den Gesamtbereich der Linse zu untersuchen und abzuscannen, während beim UBM 840 Läsionen im vorderen Rinden- und Linsenbereich gut darstellbar sind; eine tiefe Linsendarstellung ist wegen der mangelnden Penetration jedoch nicht möglich.

Beide Systeme arbeiten in Immersionsankopplung, weswegen sie gerade bei den „interessanten" Fällen nach penetrierter Verletzung mit radiologisch unsicherer Fremdkörperposition im Vorderabschnitt von besonderem Interesse wären. Das I^3-System mit NaCl (Immersionsmedium) gefüllten sterilen Fingerlingen bzw. Überziehern wird dennoch verwendet. Trotz des physikalisch ungünstigen Sektorscanners und der geringen Auflösungsgüte zeigt das I^3-System in der Linsendiagnostik deutliche Vorteile gegenüber dem UBM 840, da es das derzeit einzige verfügbare höherauflösende System ist, mit dem die Linse jenseits der konventionellen Ultraschalldiagnostik in toto dargestellt werden kann.

Literatur

1. Fries U, Ohrloff C (1994) Ultraschallbiomikroskopie bei komplizierter Pseudophakie. Ophthalmologe 91: 139
2. Fries U, Ohrloff C (1996) Darstellung des Kapselspannrings bei Pseudophakie. Klin Monatsbl Augenheilkd 209: 211–214
3. Guthoff R, Stave J, Bergmann U (1994) Die Lagebeurteilung von Intraokularlinsenhaptiken in vivo mit Hilfe der Ultraschallbiomikroskopie – Möglichkeiten und Grenzen. In: Pham DT, Wollensak J, Rochels R, Hartmann C (Hrsg) 8. Kongreß der DGII. Springer, Berlin Heidelberg New York, S 155–161
4. Pavlin CJ, Foster FS (1995) Ultrasound biomicroscopy of the eye. Springer, New York
5. Schnaudigel OE, Fries U (1994) Biomikroskopische Beurteilung von Haptikposition und innerem Wundkanal nach Phakoemulsifikation (Tunneltechnik, Frown-Inzision) und IOL-Implantation nach 9–12 Monaten. In: Pham DT, Wollensak J, Rochels R, Hartmann C (Hrsg) 8. Kongreß der DGII. Springer, Berlin Heidelberg New York, S 101–104
6. Schnitzler EM, Fries U, Ohrloff C (1997) Die In-vivo-Darstellbarkeit von Intraokularlinsen mit Ultraschallsystemen verschiedener Frequenz und unterschiedlicher Bauart. In: Ohrloff C, Kohnen T, Duncker G (Hrsg) 11. Kongreß der DGII. Springer, Berlin Heidelberg New York, S 482–485

Scheimpflug-Technik – mehr als Linsendiagnostik

D.E. Möller, H.-J. Huebscher, P. Stümpel und D. Steinbrück

Zusammenfassung. Die Einführung der Scheimpflug-Technik bietet eine reproduzierbare Linsendiagnostik. Jedoch zeigt die Auswertung konventioneller Scheimpflug-Fotografien einige Nachteile. Die Weiterentwicklung zur Scheimpflug-Videografie ergibt mit höherer Meßgenauigkeit auch eine verbesserte Hornhautdiagnostik. Bestimmung von Sitz und Lage der IOL werden möglich.

Summary. Scheimpflug photography serves as a standard reproducible imaging of cornea and lens. Conventional Scheimpflug photographs, however, are somewhat unsatisfactory. Scheimpflug videography has the advantage of avoiding manual densitometric evaluation and facilitating digital comparison of off-line photographs and on-line videographs with high spatial resolution. Proof of the situation of the IOL is possible.

Die Einführung der Scheimpflug-Technik in die Augenheilkunde ermöglichte eine reproduzierbare Linsendiagnostik. Auf den grundlegenden Studien von Hockwin et al. seit 1977 [1] basiert der Bonner-Prototyp einer kompakten Scheimpflug-Spaltlichtkamera.

Dieser Prototyp diente als Vorlage der industriellen Fertigung der Scheimpflug-Kamera SL-45 durch Topcon Optical Co., Tokyo, die heute noch als Standard angesehen wird. Weitere Scheimpflug-Kameras anderer Firmen sind auf dem Markt wie z. B. Zeiss SLC, Nidek EAS-1000 oder die „Oxford camera" von Marcher Enterprises (Hereford, UK).

Das Scheimpflug-Prinzip dient der weitgehend entzerrten Abbildung schrägstehender Objekte und ermöglicht damit eine gleichmäßig scharfe Darstellung von Hornhaut und Linse. Die Anordnung des optischen Systems kann so erfolgen, daß die beleuchtete Objektebene (Auge) und die Bildebene (Film) gegenüber der Objektivhauptebene um den gleichen Betrag abgewinkelt werden. Objektebene und Bildebene stehen bei der Topcon-Kamera SL-45 z. B. senkrecht aufeinander.

Die Scheimpflug-Fotografie ermöglicht Densitometrie und Biometrie. Die Auswertung der Scheimpflug-Aufnahmen kann auf unterschiedliche Weise erfolgen:

G. Duncker et al. (Hrsg.)
12. Kongreß der DGII 1998

- Lineare Densitometrie mit konstanter Meßfenstergröße in verschiedenen Bereichen der Filmnegative. Je stärker die Lichtstreuung in einem Gebiet, um so stärker ist die Filmschwärzung und damit der Densitometerwert.
- Digitalisierung der Scheimpflug-Aufnahme und Darstellung isodensitometrischer Linien und Auswertung mittels Bildanalyse.
- Kopplung mit CCD-Matrixkamera und digitaler Aufzeichnung zur computergestützten Datenverarbeitung.

Die herkömmliche Scheimpflug-Fotografie bietet einige Nachteile wie Wartezeiten, Material- und Verarbeitungsunterschiede. Die kleinste mit der Densitometrie darstellbare Veränderung beträgt 100 µm. Aus diesem Grund wurde von Huebscher u. Schmidt [2] an der Bucher Augenklinik die Scheimpflug-Videografie entwickelt. Eine CCD-Matrixkamera wird dazu in der Bildebene der Scheimpflug-Kamera Topcon SL-45 positioniert. Sie ermöglicht eine Objektabbildung von 3,8 x 5,6 mm, die aus 512 x 512 Pixeln besteht. Auf einem Pixel werden ca. 7,4 x 10,9 µm in 256 Graustufen dargestellt. Damit ist gegenüber der Standarddensitometrie der Scheimpflug-Fotografie eine bessere Auflösung möglich. Es lassen sich sehr kleine Veränderungen nachweisen. Das bedeutet nicht nur eine qualitativ bessere Linsendiagnostik. Die Scheimpflug-Fotografie ist darüber hinaus geeignet, die wesentlichen klinischen Veränderungen der Hornhaut darzustellen. Trübungen können lokalisiert, dokumentiert und mittels Densitogramm quantitativ erfaßt werden. Veränderungen der Hornhautdicke und auch der Hornhautradien sind nachweisbar.

Die Densitogramme lassen sich sowohl entlang einer Linie parallel zur optischen Achse als auch entlang eines beliebig zu wählenden Hornhautradius aufzeichnen. Mit der Speicherung verschiedener Densitogramme können diese mittels digitaler Subtraktion verglichen werden. Der Nachweis feinster Trübungen wie z. B. der Glistenings in Acryllinsen ist möglich. Mittels der Densitometrie kann der Heilverlauf nach PRK, LASIK und anderen hornhautchirurgischen Verfahren verfolgt werden. Die Grauwertänderungen in jeder Zeile dienen zur Bestimmung von Strukturgrenzen und machen Biometrien möglich. Die berührungslose Bestimmung der Hornhautdicke gleichzeitig mit der Densitometrie gehört zum Anwendungsgebiet der Scheimpflug-Technik. Die Scheimpflug-Videografie hat sich somit als wertvolle Erweiterung der Scheimpflug-Technik erwiesen.

Literatur

1. Hockwin O et al. (1989) Die Scheimpflug-Photographie der Linse. Fortschr Ophthalmol 86: 304–311
2. Huebscher H-J, Schmidt H (1994) On-line Scheimpflug imaging and it's potential for in vivo examination of cornea and lens. Ophthalmie Res. 26 (Suppl 1): 33–38
3. Olbert D (1991) Optical problems of anterior chamber depth biometry by Scheimpflug photography. Ophthalmic Res 23: 342–347
4. Olbert D, Kehrhahn OH (1992) Biometric constancy of the anterior eye segment as demonstrated by 7 slit image photography according to the Scheimpflug principle. Ophthalmic Res 24: 27–31

5. Sasaki K, Fujisawa K, Sakamoto Y (1992) Quantitative evaluation of nuclear cataract using image analysis. Ophthalmic Res 24 [Suppl 1]: 26–31
6. Shibata T, Hockwin O, Weigelin E, Kleinfeld O, Dragomirescu V (1984) Biometrie der Linse in Abhängigkeit vom Lebensalter und von der Kataraktmorphologie. Auswertung von Scheimpflugfotos des vorderen Augenabschnittes. Klin Monatsbl Augenheilkd 185: 35–42

Evaluierung der Holladay-II-Formel für die Intraokularlinsenimplantationsberechnung bei Faltlinsenimplantation

M.J. Koch, T. Kohnen und C. Ohrloff

Zusammenfassung. Mit der Zunahme der Kleinschnittchirurgie unter Verwendung von faltbaren Intraokularlinsen wurde der chirurgisch induzierte Astigmatismus verringert. Neuere Formeln zur Berechnung von Intraokularlinsen wurden entwickelt, um die postoperative Vorhersage der Refraktion noch genauer bestimmen zu können.

Material und Methoden: Wir operierten 39 Augen mittels posteriorer limbaler Tunnelinzision und Implantation einer faltbaren Intraokularlinse. Es wurden ausschließlich faltbare Silikonlinsen (SI-40NB, Allergan) und faltbare Acryllinsen (MA60BM, Alcon) mit einer Stärke von +13,5 bis +30,0 dpt implantiert. Die Operationstechnik bestand in bimanueller Phakoemulsifikation, bimanueller Rindenabsaugung und Kapselsackpolitur. Alle Operationen wurden von einem Operateur durchgeführt. Zur Berechnung der Intraokularlinse wurde das Programm Holladay-IOL-Consultant verwendet mit der Holladay-II-Formel. Zur Bestimmung des postoperativen Refraktionsergebnisses wurde die manifeste Refraktionsbestimmung 4–8 Wochen postoperativ zugrunde gelegt.

Ergebnisse: Die Refraktion wich im Mittel um -0,26 dpt (Standardabweichung ±0,59, Median 0,39 dpt) von dem berechneten postoperativen Wert ab. Alle Patienten waren mit dem erzielten Operationsergebnis zufrieden.

Schlußfolgerung: Die erste Auswertung ergab ein zufriedenstellendes, noch zu optimierendes Ergebnis für die postoperative Refraktionsbestimmung nach Faltlinsenimplantation und Berechnung mit der Holladay-II-Formel.

Summary. Surgically induced astigmatism has been decreased with small-incision cataract surgery and implantation of intraocular foldable lenses (IOL). New formulas for calculation have been developed to increase the accuracy for the postoperative refraction.

Material and methods: We implanted foldable IOLs in 39 eyes using a posterior limbal tunnel incision. We used silicone IOL (SI-40NB, Allergan) and hydrophobic acrylic IOLs (MA60BM, Alcon) of +13.5 to +30.0 diopters (D). Operation technique consisted in bimanual phacoemulsification, bimanual cortex aspiration and polishing of the posterior capsule. All procedures were performed by one surgeon. We calculated the intraocular lens with the program.Holladay IOL-Consultant and the Holladay II-formula. Manifest refraction 4 to 8 weeks postoperatively was defined as postoperative refraction.

Results: Refraction deviated from the predicted refraction by -0.26 D (standard deviation of ±0.59, median of -0.39 D). All patients were satisfied with the operative outcome.

Conclusion: The first evaluation has shown a very acceptable, but still suboptimal, result.

G. Duncker et al. (Hrsg.)
12. Kongreß der DGII 1998

Einleitung

Durch die Weiterentwicklung der kataraktchirurgischen Operationstechniken wird die Berechenbarkeit der postoperativen Refraktion immer wichtiger für den Erfolg eines Eingriffes [4].

Die Zunahme der Kleinschnittchirurgie unter Verwendung faltbarer Intraokularlinsen führte zu einer Verringerung des chirurgisch induzierten Astigmatismus. Kombinierte Operationstechniken - Kleinschnittchirurgie und astigmatische Keratektomie - können sogar einen vorbestehenden Astigmatismus intraoperativ korrigieren [4, 5]. Für die erfolgreiche Implantation von Multifokallinsen ist die postoperative Emmetropie eine unbedingte Voraussetzung [1, 6].

Diese Anforderungen sollten jedoch nicht nur für die anatomischen „Normalaugen" mittlerer Achsenlängen erfüllt werden, wie dies schon durch empirische Linsenberechnungsformeln der 1. und 2. Generation erreicht werden konnte. Die präzise Vorhersagbarkeit der postoperativen Refraktion ist insbesondere für von dem Durchschnitt abweichende Achsenlängen heute ebenfalls gefordert. So muß durch Einfügen zusätzlicher Rechenparameter das Verhältnis der Augenabschnitte zueinander und im Bezug zur Achsenlänge berücksichtigt werden [3], damit nicht multiple individuelle empirische Korrekturfaktoren jedes einzelnen Operateurs weiterhin diese abschätzend miteinbeziehen müssen.

Nicht zuletzt der gestiegene Anspruch der Patienten erfordert weitere Verbesserungen in der Intraokularlinsenberechnung.

Material und Methode

39 Augen von 27 Patienten, 6 weibliche und 21 männliche, im Alter von 55–93 Jahren mit einer präoperativen Refraktion von –6,25 bis +2,5 dpt und einer Achsenlänge von 20,28–27,04 mm wurden mit faltbaren Intraokularlinsen versorgt. Es wurde von einem Operateur (T.K.) in allen Fällen eine komplikationslose bimanuelle Phakoemulsifikation, Rindenabsaugung und Kapselsackpolitur durch eine temporale limbale Tunnelinzision ohne Naht durchgeführt. 39 Faltlinsen der Typen Allergan SI40NB und Alcon MA60BM wurden „in the bag" implantiert, davon 19 MA60BM von +23,0 bis +30,0 und 20 SI40NB von +13,5 bis +24,5 dpt. Die präoperative Berechnung des Implantates wurde mit dem Programm Holladay-IOL-Consultant durchgeführt, das alternativ zu der hier evaluierten Holladay-II- auch noch die Holladay-I-, Holladay-R-, SRK/T- und Hoffer-Formel enthält. In die Berechnung nach der Holladay-II-Formel gehen folgende Parameter ein: Refraktion, Achsenlänge, Vorderkammertiefe, Linsendicke, Keratometrie, Hornhautdurchmesser und Alter des Patienten.

Für eine weitergehende Auswertung wurden die operierten Augen nach der Achsenlänge unterteilt in lange Achsenlänge >24,5 mm (23 Augen), mittlere Achsenlänge von 23,0–24,5 mm (13 Augen) und in kurze Achsenlänge <23,0 mm (3 Augen).

Ergebnisse

Die Abweichung von der präoperativ angestrebten und berechneten Zielrefraktion betrug für die Gesamtstichprobe von 39 Augen im Mittel -0,26 dpt mit einer Standardabweichung von ±0,59, der Median lag bei -0,39 dpt (Abb. 1 u. 2).

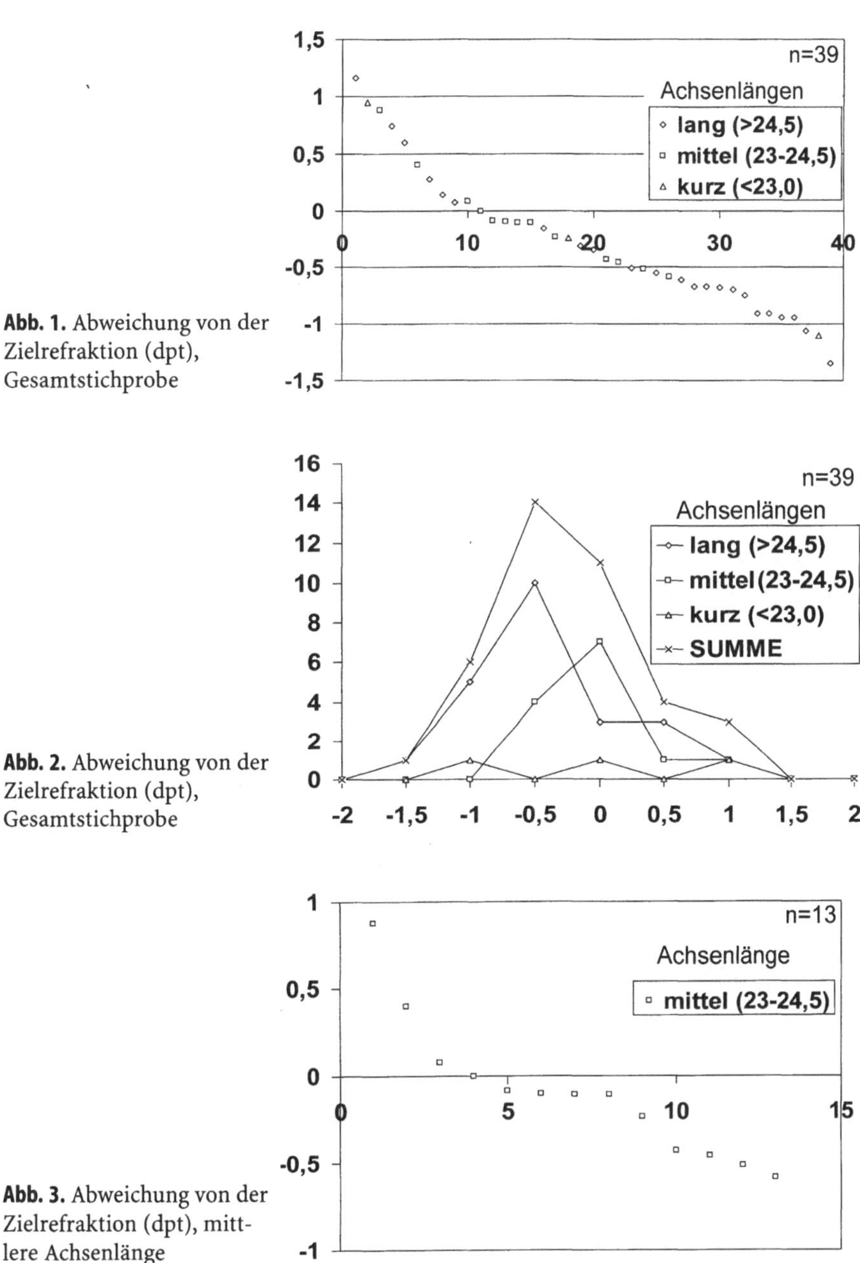

Abb. 1. Abweichung von der Zielrefraktion (dpt), Gesamtstichprobe

Abb. 2. Abweichung von der Zielrefraktion (dpt), Gesamtstichprobe

Abb. 3. Abweichung von der Zielrefraktion (dpt), mittlere Achsenlänge

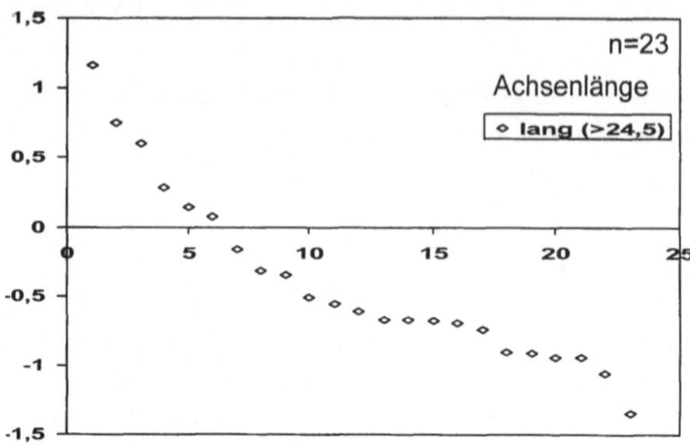

Abb. 4. Abweichung von der Zielrefraktion (dpt), lange Achsenlänge

Tabelle 1. Ergebnisse nach der Achsenlängeneinteilung

Achsenlänge [mm]	Mittelwert [dpt]	Standardabweichung	Median	Anzahl
Alle Achsenlängen	-0,26	±0,59	-0,39	39
Lange Achsenlängen	-0,35	±0,61	-0,58	23
Mittlere Achsenlängen	-0,39	±0,21	-0,10	13
Kurze Achsenlängen	-0,28	entfällt	-0,25	3

Die Auswertung der Ergebnisse nach der Achsenlängeneinteilung (Tabelle 1) ergab für mittlere Achsenlängen ein Mittel von –0,29 dpt (13 Augen, Abb. 3) und für lange Achsenlängen einen Mittelwert von –0,35 dpt (23 Augen, Abb. 4). Die kurzen Achsenlängen (3 Augen) konnten wegen der geringen Anzahl nicht weitergehend ausgewertet werden.

Diskussion

Die erste Auswertung der postoperativen Refraktion nach Faltlinsenimplantation und Berechnung mit der Holladay-II-Formel ergab ein zufriedenstellendes, aber noch zu optimierendes Ergebnis.

Bei der erst kleinen Anzahl hier ausgewerteter Implantationen kann über die Genauigkeit bei kurzen Achsenlängen noch keine Aussage getroffen werden, da diese in der Stichprobe nur mit 3 Augen vertreten waren.

Fehlermöglichkeiten neben der Formel liegen in der Biometrie, der Keratometrie sowie der Refraktionsbestimmung. In der weitergehenden Evaluation einer größeren Anzahl von Patienten wird den Problemen Rechnung getragen werden durch den vergleichenden Einsatz mehrerer Formeln. Gleichzeitig wird die Biometrie durch den Einsatz eines digital kodierten Analoggerätes verbessert. Die Einbeziehung der kornealen Topographie zusätzlich zur Keratometrie mit genauerer Auswertung der Hornhautoberfläche sollte eine weitere Verbesserung insbesondere bei irregulären Oberflächen ermöglichen.

Wie auch schon bei einer Studie von PMMA-Implantationen, bei der die Holladay-Formel die im Vergleich genauesten Ergebnisse für lange Achsenlängen erreichte [2], zeigte die Vorhersagbarkeit der postoperativen Refraktion nach Faltlinsenimplantation mit der Holladay-II-Formel insgesamt zufriedenstellende Ergebnisse, insbesondere für mittlere und lange Achsenlängen.

Literatur

1. Eisenmann D, Jacobi FK, Jacobi KW (1996) Die „Array"-Silikon-Multifokallinse: Erfahrungen nach 150 Implantionen. Klin Monatsbl Augenheilkd 208: 270–272
2. Hoffmann PC, Hütz WW, Eckhardt HB (1997) Bedeutung der Formelauswahl für die postoperative Refraktion nach Katarakt-Operation. Klin Monatsbl Augenheilkd 211: 168–177
3. Holladay JT (1997) Standardizing constants for ultrasonic biometry, keratometry, and intraocular lens power calculations. J Cataract Refract Surg 28: 1356–1370
4. Kohnen T, Koch MJ (1998) Refractive aspects of cataract surgery. Curr Opin Ophthalmol 9: 60–65
5. Kohnen T, Koch MJ (1998) Emmetropization at cataract surgery. In: Maskett S, Crandell AS (eds) Atlas of cataract surgery (In press)
6. Liekfeld A, Pham DT, Wollensak J (1995) Funktionelle Ergebnisse bei bilateraler Implantation einer faltbaren refraktiven multifokalen Hinterkammerlinse. Klin Monatsbl Augenheilkd 207: 283–286

Praktische Aspekte der Ultraschalldiagnostik bei intraokularen Erkrankungen

F. Tost

Zusammenfassung. Die Ultraschalluntersuchung ist ein wesentlicher Bestandteil der augenärztlichen Diagnostik intraokularer Erkrankungen namentlich bei getrübten optischen Medien. Unter diesem Gesichtspunkt werden praktische Hinweise zum Vorgehen bei der klinischen, echographischen Untersuchung zusammengefaßt. Die Beachtung von wichtigen Korrelationen echographischer Befunde und pathomorphologisch-anatomischer Strukturen ist für die Zuverlässigkeit der Methode von besonderer Bedeutung. Auf die gerätetechnischen Standards wird hingewiesen. Im Hinblick auf die Qualitätssicherung werden die Mindestanforderungen an die im Anschluß an die Untersuchung vorzunehmende Befunddokumentation vorgestellt.

Schlüsselwörter: Ultraschall, Augenheilkunde, Diagnostik

Summary. Report on a training course in ultrasound examination in ophthalmology for beginners. It includes a demonstration of several modern techniques, evaluation of tissue structures in various ocular diseases, and mapping of pathomorphological alterations in the orbit and the eye. Standardized techniques and requirements in investigative quality are discussed.

Key words: ultrasound, ophthalmology, tissue differentiation

Einleitung

Obwohl der medizintechnische Fortschritt zur wesentlichen Verbesserung bildgebender Verfahren geführt hat, ist die diagnostische Ultraschalluntersuchung des Auges nach wie vor wesentlicher Bestandteil der klinischen Routinediagnostik. Der Einsatz modifizierter Ultraschallmethoden und Verbesserungen in der Informationsverarbeitung wie z. B. die Ultraschallbiomikroskopie, die kombinierte Farbdoppler- und B-Bilduntersuchung sowie die dreidimensionale Ultraschalltechnik erschließen der Augenheilkunde neue Anwendungsgebiete oder erhöhen die Zuverlässigkeit echographischer Verfahren.

G. Duncker et al. (Hrsg.)
12. Kongreß der DGII 1998

Methodik

Die Qualität der echographischen Gewebediagnostik im A- und B- Bildverfahren wird von zwei Faktoren entscheidend beeinflußt:

1. Von gerätetechnischen Parametern. Hier ist auf die umfassende Darstellung in den Publikationen der TIMUG und die in den KV-Richtlinien dargelegten technischen Standards zu verweisen. Für die klinische Ultraschalluntersuchung von unmittelbarer Bedeutung ist die physikalisch-technischen Gerätemöglichkeiten zur exakten Charakterisierung pathomorphologischer Strukturen (u. a. Ausnutzung der Verstärkerkennlinien, Nachverstärkung, tiefenabhängiger Verstärkerausgleich). Die Diagnostik wird um so sicherer, je mehr akustische Einzelphänomene geprüft werden und in die abschließende Befundung einfließen.
2. Von einem „normierten“ Konzept für die ultrasonographische Gewebsdiagnostik.
   Folgende Fähigkeiten und Kenntnisse des Untersuchers sind hierfür eine wichtige Voraussetzung:
   - das Wissen um die technischen Parameter des Diagnostikgerätes,
   - die klinisch-ophthalmologische Voruntersuchung des Patienten (möglichst durch den Untersucher selbst),
   - Kenntnisse der anatomisch-pathomorphologischen Leitstrukturen des Auges,
   - die zuverlässige Beziehung zwischen Schallkopfposition und projizierter morphologischer Struktur,
   - die umfassende klinische Differentialdiagnose.

Um Fehler während des Untersuchungsablaufes zu vermeiden z. B. durch ein „Übersehen“ pathomorphologischer Strukturen bei der abschnittsweise vorzunehmenden Abtastung des Sehorganes ist ein systematischer Untersuchungsablauf unumgänglich. An der Halleschen Universitäts-Augenklinik hat sich folgendes Vorgehen bewährt: Die echographische Gewebsdiagnostik wird am liegenden Patienten durchgeführt. Der Untersucher sitzt seitlich neben dem Patienten. Nach Ankopplung des Schallkopfes (Kopplungsmedium Methylzellulose) durch ein lockeres Aufsetzen auf das Oberlid wird mit der echographischen Untersuchung begonnen. Diese erfolgt zweckmäßigerweise durch die (halb-)geschlossenen Augenlider. Der Schallkopf wird zuerst im Bereich des Überganges zwischen medialem und temporalem Oberliddrittel positioniert. Der N. opticus als wichtiger „echographischer Bezugspunkt“ wird dann leicht erfaßt. Die schallkopfführende Hand stützt sich an der Orbitakante auf. Mit der anderen Hand werden die Geräteeinstellungen (z. B. Dezibelregler, Nachverstärkung, Time-Gain-Control, Zoom-Funktion) während des Untersuchungsvorgangs modifiziert.

Empfehlenswert ist es, die Markierung des Schallkopfes oben zu führen. In der sagittalen Schnittebene werden dann die oberen Quadranten auf dem Bildschirm oben und die unteren dementsprechend unten projiziert. Im rechten Winkel zur Schnittebene (Schallkopfmarkierung beachten!) wird das Auge anschließend nach Segmenten abgetastet. Im Anschluß an die Primärposition wird die Diagnostik unter Ausnutzung der 9 Hauptblickrichtungen fortgesetzt. Die Ausführung der Kommandobewegungen durch den Patienten kann bei halbgeschlossenen Augenlidern leicht kontrolliert werden. Durch eine koordinierte Schallkopfführung lassen sich alle topographisch-anatomischen Strukturen sukzessiv erfassen. Werden pathologische Strukturen z. B. Membranen im Glaskörperraum lokalisiert, müssen Kinetik und topographische Anatomie während der Ausführung kurzer Kommandobewegungen in der Schnittebene erfaßt werden. Die Prüfung weiterer Parameter (A-Modus, Binnenreflektivitätsmessung, Pegeldifferenzmessung) vervollständigt die echographische Gewebsdiagnostik.

Eine ordnungsgemäße Befunddokumentation sollte die nachstehenden Kriterien berücksichtigen, die zugleich den Empfehlungen des Arbeitskreises „Bildgebende Verfahren“ des BVA entsprechen:

1. Die Bilddokumentation mit zwei Abbildungen im B-Bildverfahren und einer Darstellung im A-Modus. Die jeweilige Schnittebene ist zu vermer-

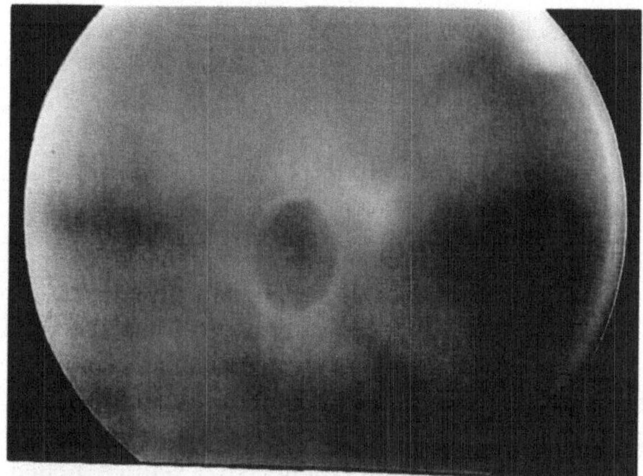

Abb. 1. Hintere Glaskörperabhebung. Deutliche Darstellung des abgelösten peripapillären Ringes (Martegiani)

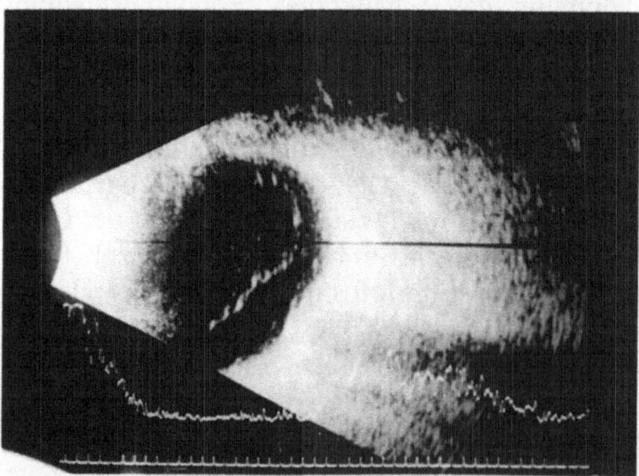

Abb. 2. Glaskörperblutung und hintere Glaskörperabhebung. Zahlreiche intra- und retrohyaloidale Reflektoren. Aufgrund von Sanguisauflagerungen zeigt die Grenzmembran eine höhere Reflektivität. Wichtig für die echographische Diagnose: die vor der Papille (Echoschatten) frei bewegliche, nicht inserierende Membranstruktur

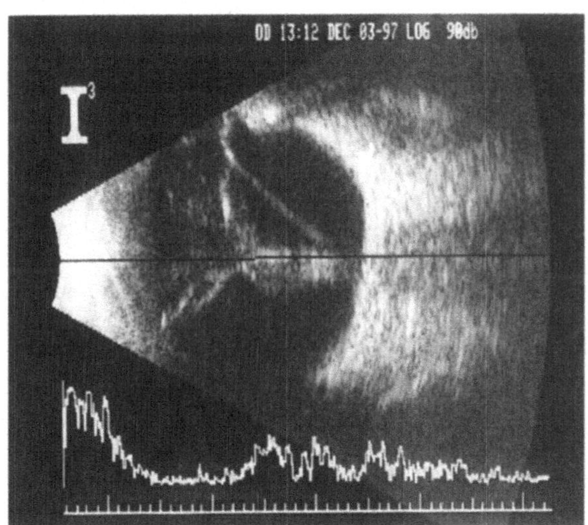

Abb. 3. Alte, totale Ablatio retinae im Echogramm. Die Membranstrukturen setzen an der Papille an

ken, und nach Möglichkeit sind topographisch-anatomische Orientierungspunkte einzubeziehen.

2. Eine verbale Beschreibung der akustischen Phänomene.

Bei der echographischen Diagnostik intraokularer Erkrankungen sind aus Sicht des Untersuchers zwei Situationen zu unterscheiden. Bei optisch klaren Medien kann eine Ultrasonographie zur Mitbeurteilung der Dignität solider intraokularer Prozesse notwendig sein. Gestatten Trübungen keine Beurteilung der tieferliegenden Augenabschnitte, ist eine Erfassung pathomorphologischer Befunde mittels Ultraschall von besonderer Relevanz und u. a. für die präoperative Aufklärung des Patienten besonders wertvoll (Abb. 1–3). Zu erwartende echografisch-morphologische Strukturen sind:

- Veränderungen der Bulbuskonfiguration, z. B. Staphylom;
- punktförmige Reflektoren im Glaskörperraum, z. B. Blutung, Entzündung (Endophthalmitis), Degeneration (asteroide Hyalose);
- Membranen im Glaskörperraum, z. B. Glaskörpergrenzmembran, Ablatio, Chorioidalamotio, Retinoschisis, epiretinale Gliose, Zysten;
- solide intraokulare Strukturen, z. B. Tumoren, Pseudotumoren, Linsenluxation, Fremdkörper.

Die Ultraschalluntersuchung ist etabliert bei der Durchführung von Verlaufskontrollen z. B. nach Tumorbehandlung, in der präoperativen Planung glaskörperchirurgischer Eingriffe und bei der Fremdkörperdiagnostik. Bereits heute ist eine adäquate ophthalmologische Diagnostik ohne Echographie oft unvollständig. Zukünftig werden sich weitere Einsatzmöglichkeiten für die Ultraschallanwendung in der Routinediagnostik z. B. durch Messung von Tumorvolumina im dreidimensionalen Echogramm ergeben.

Literatur

1. Buschmann W, Trier HG (1989) Ophthalmologische Ultraschalldiagnostik. Springer, Berlin Heidelberg, S 1-494
2. Cusumano A, Coleman DJ, Silverman RH et al. (1998) Three-dimensional ultrasound imaging. Ophthalmology 105: 300–306
3. Fledelius HC (1997) Ultrasound in ophthalmology. Ultrasound Med Biol 23: 365–375
4. Guthoff R (1988) Ultraschall in der ophthalmologischen Diagnostik. Enke, Stuttgart, S 1–182
5. Meyer G, Lieb WE (1998) Farbduplexsonographie in der Augenheilkunde. Ultraschall Klin Prax 11: 76–79
6. TIMUG (1997) Ultraschallseiten. „Gelbe Seiten". TIMUG e.V. Bonn, S 1–26

Refraktive Chirurgie

Perspektiven der refraktiven Chirurgie

T. Seiler

Zusammenfassung. Die in den letzten Jahren vorgestellte verwirrende Vielzahl von Varianten der refraktiven Chirurgie machen eine Zuordnung nach „wissenschaftlich akzeptiert“, „in der klinischen Erprobung befindlich“ und „experimentell“ notwendig. Insbesondere ist das Problem der prämaturen Verbreitung refraktiv-chirurgischer Verfahren wichtig geworden, da auch im niedergelassenen Bereich heute experimentelle Verfahren regelmäßig durchgeführt werden.

Zu den wissenschaftlich anerkannten Verfahren zählen heute nur die limbusparallele Keratotomie zur Astigmatismusreduktion und die myopc PRK für Korrekturen bis zu -6 dpt. Das LASIK-Verfahren, das primär für höhere Myopien vorgestellt wurde, ergibt bei Korrekturen unter 10 dpt akzeptable Ergebnisse, was die Refraktion und den Visus anbetrifft, jedoch ist die Komplikationsrate wesentlich höher als 1–2%, was wir als Sicherheitsschwelle ansehen. Dasselbe gilt für die PARK (photoastigmatische refraktive Keratektomie), wo die Komplikationsrate bei 5% und mehr liegt. Diese beiden Verfahren, ebenso wie die hyperope PRK zur Korrektur bis zu 3 dpt, sind als in der klinischen Erprobung anzusehen, während der intrastromale Ring ebenso wie die hyperope LASIK noch eindeutig experimentellen Charakter haben.

Summary. Photorefractive keratectomy (PRK) is accepted world-wide for corrections of myopia up to -7D. Using elliptical ablative zones myopic astigmatism may also be operated on. However, the refractive success rate is not as good as in myopic PRK and the cylinder is notoriously undercorrected. Also, the complication rate is approximately 5% and more, too high for a routine clinical procedure.

There is an international trend towards LASIK for correction of moderate and high myopia. Whereas a few years ago LASIK was heralded to be good for corrections up to 30 D, an upper limit of 15 D is today generally accepted. The complication rate of LASIK is still in the order of 5%, much too high to be clinically acceptable.

The intrastromal ring for low myopia (up to -4 D) and phakle IOLs are currently investigated in prospective studies. Holmium laser thermokeratoplasty for hyperopia up to +2.5 D is plaqued with significant regression, but has a minimal complication rate.

Einleitung

Ende des letzten Jahrhunderts wurde von Fukala und Vacher die sog. Myopieoperation an einem größeren Patientenkollektiv erprobt. Dabei handelte es sich um eine Entfernung der klaren Linse, ein Verfahren, das mindestens 100 Jahre vorher bereits bekannt war, jedoch nur vereinzelt durchgeführt wurde.

G. Duncker et al. (Hrsg.)
12. Kongreß der DGII 1998

Innerhalb weniger Jahre wurden allein im deutschen Sprachgebiet Tausende von Augen operiert, bis sich fast 10 Jahre später in retrospektiven Studien herausstellte, daß sich durch diese Operation die Inzidenz von Netzhautablösungen signifikant erhöhte. Danach verschwand diese Operation wieder.

Diese Episode der Ophthalmologie ist ein Paradebeispiel der prämaturen Verbreitung eines Verfahrens, ein Phänomen, das wir seit einigen Jahren wieder in Deutschland finden. Gerade der Bereich der refraktiven Chirurgie scheint dafür anfällig zu sein, da im großen Stil auch im niedergelassenen Bereich LASIK-Operationen durchgeführt werden, obwohl die bisherige Literatur weder die Sicherheit noch die Wirksamkeit des Verfahrens, geschweige denn den Indikationsbereich belegt. Eine ähnliche Situation entsteht auf dem deutschen Markt beim intrastromalen Ring zur Korrektur von niedrigen Myopien.

Material und Methoden

Aus der Literatur und aus eigenen Studien werden die Komplikationsraten und Erfolgsraten für die zur Zeit in Deutschland angewendeten refraktiv-chirurgischen Verfahren ermittelt.

Unter der refraktiven Erfolgsrate versteht man den Prozentsatz der Patienten, der nach einem definierten Zeitintervall (meist 1 Jahr) in einem Intervall von + oder −1,0 dpt um die Zielrefraktion herum liegt. Diese Erfolgsrate ist zwar ein grobes Maß für die Treffsicherheit des Verfahrens, hat jedoch mit dem tatsächlichen Erfolg einer Operation wenig zu tun, da die subjektive Zufriedenheit des Patienten sich nach anderen Kriterien richtet.

Unter der Komplikationsrate verstehen wir heute den Prozentsatz der Patienten, der nach einem bestimmten Zeitintervall (meist 1 Jahr) einen Visusverlust von mehr als einer Snellen-Linie erfahren hat. Diese Definition ist schwach, da einerseits nur der Hochkontrastvisus eingeht und andererseits die Einteilung des Visus nach Snellen-Linien a priori den Visusverlust schönt. So muß ein Patient bei einem Ausgangsvisus von 1,0 (20/20) schon einen Visusverlust auf 0,6 erleiden (20/30), um als komplizierter Fall zu gelten. Darüber hinaus ist daran zu denken, daß das Sehen eben nicht nur die Qualität Hochkontrastvisus besitzt, sondern auch Gegenlichtvisus und Niedrigkontrastsehen, Qualitäten, die im täglichen Leben oft wichtiger sind als der Hochkontrastvisus. Gerade bei den anderen Dimensionen der Sehqualität hat es in der Literatur bisher nur wenige Anstrengungen gegeben, den Visusverlust nach refraktiven Operationen zu erfassen.

Ergebnisse

Es soll hier nicht auf die Ergebnisse der myopen PRK eingegangen werden, da die wissenschaftliche Akzeptanz der Myopiekorrektur bis zu 6 dpt vielfach dokumentiert wurde und in Übersichtsartikeln dargestellt ist (z. B. [8]). Bei diesen prospektiven Studien zur myopen PRK wurde deutlich, daß Korrekturen über 6 dpt, sowohl was die Erfolgsrate von 60% und weniger als auch die Komplikationsrate von 5% und mehr anbetrifft, nicht akzeptabel sind.

Die photoastigmatische Keratektomie wurde in 2 frühen Studien als wirksam und sicher apostrophiert [9, 2], obwohl nur eine Erfolgsrate, mindestens beim Zylinderwert, von etwa 60–70% erzielt wurde. Insgesamt war auch die Trefferquote beim sphärischen Äquivalent etwas schlechter als bei der reinen sphärischen Myopiekorrektur. In beiden Studien wurde eine Komplikationsrate von 0% angegeben. Folgearbeiten aus den Jahren 1997 und 1998 belegen jedoch eine wesentlich höhere Komplikationsrate von über 5% [10, 1]. Diese Diskrepanz ist durch die Selektion der Patienten zu erklären, wobei in den ersten Studien vermehrt amblyope Augen operiert wurden, bei denen ein Visusverlust um mehr als eine Snellen-Linie selten auftritt.

Die LASIK-Operation wurde ursprünglich eingeführt zur Korrektur hoher Myopien, um die kornealen Heilungsvorgänge, die häufig zu Vernarbungen führten, zu umgehen. In der Tat wurden 1996 Arbeiten vorgestellt, bei denen Korrekturen bis zu 20 dpt und darüber durchgeführt wurden. Die erzielten Erfolgsraten waren allerdings schlecht, bei Komplikationsraten bis zu 12% (Tabelle 1). Insbesondere das Problem des iatrogenen Keratokonus, das erst 1998 bei den Kongressen diskutiert wurde, machen eine vorsichtigere Indikationsstellung der LASIK-Operation notwendig. Gegenwärtig liegen die von Autoritäten abgegebenen Empfehlungen für die Höchstgrenze bei 12, maximal 15 dpt Kurzsichtigkeit. Die Komplikationen durch Mikrokeratome scheinen weniger geworden zu sein, da sich bessere und zuverlässigere Geräte auf dem Markt befinden bzw. beim Patienten eingesetzt werden. Mit diesen neuen Konstellationen einer veränderten Indikationsstellung und einer veränderten Technik liegen bisher noch keine prospektiven Studien vor, so daß das Verfahren als noch in der klinischen Erprobung befindlich angesehen werden muß.

Tabelle 1. Erfolgs- und Komplikationsraten von LASIK zur Myopiekorrektur

Autoren	Bereich	Erfolgsrate [%]	Komplikationsrate [%]
Knorz 1996 [6]	-6,0 bis -29,0 dpt	47	12
Helmy 1996 [4]	-6,0 bis -10,0 dpt	60	5
Marinho 1996 [7]	-10,0 bis -22,0 dpt	68	8,8

Bei der hyperopen PRK liegen sehr unterschiedliche Ergebnisse vor. Die frühen Arbeiten von Dausch et al. belegen eine hohe Effizienz der hyperopen PRK bis zu 6 oder 7 dpt, jedoch findet sich in einem hohen Prozentsatz eine katastrophale Abnahme des Gegenlichtvisus [3]. Auch werden von anderen Autoren bei Kongressen sehr anderslautende Ergebnisse vorgebracht, insbesondere wird über die Inzidenz von apikalen Narben berichtet, deren zahlenmäßige Erfassung bisher noch nicht gelungen ist. Jedenfalls scheint mit der Korrekturhöhe die Komplikationsrate erheblich zuzunehmen, jedoch sind der

Indikationsbereich und auch die Mindestanforderung an die optische Zone noch nicht definiert. Deshalb kann dieses Verfahren bestenfalls als in der klinischen Erprobung angesehen und sollte eher noch als experimentell eingestuft werden. Im letzten Jahr wurde eine Arbeit publiziert [5], bei der Korrekturen bis zu +4,0 dpt ohne Nebenwirkungen und Komplikationen vorgestellt wurden, bei einer refraktiven Erfolgsrate von etwa 80%. Dieses Verfahren der hyperopen PRK muß sich allerdings mit der hyperopen LASIK messen, von der im letzten Jahr erste Berichte in der Literatur zu verzeichnen sind. Wir dürfen gespannt darauf warten, welches der beiden Verfahren sich durchsetzen wird, indem die Standards für Wirksamkeit und Sicherheit erfüllt werden.

Auch über den intrastromalen Ring, ein Verfahren zur Korrektur niedriger Myopien, liegen noch keine größeren prospektiven Studien vor. Das Verfahren wird von verschiedenen Operateuren wegen seiner geringeren Investitionen und seiner Reversibilität geschätzt. Bis zum Vorliegen der Mecca-Studie, einer multizentrischen europäischen Studie, muß das Verfahren allerdings noch als experimentell bezeichnet werden. Insbesondere ist auf die Induktion von Astigmatismus und Folgen der mangelnden Ernährung der Hornhaut vom Limbus her zu achten.

Diskussion

Von den bisherigen Verfahren, die landauf, landab angewendet werden, gilt bisher nur die myope PRK zur Korrektur bis zu 6 oder 7 dpt als wissenschaftlich anerkannt. Für Verfahren, die sich in der klinischen Erprobung befinden, ebenso wie experimentelle Verfahren, ist nach der Deklaration von Helsinki ein Ethikkommissionsvotum notwendig. Trotz dieser Einschränkung werden fast alle Verfahren, die oben besprochen wurden, nahezu uneingeschränkt in Deutschland durchgeführt, wie auf einem „Markt der Möglichkeiten“. Die Kommission für refraktive Laserchirurgie der DOG und des BVA versucht diesen Wildwuchs durch klare Empfehlungen einzudämmen, jedoch sind dies unverbindliche Empfehlungen, die nur im Prozeßfalle und bei mangelnder Aufklärung eine Rolle spielen.

Sowohl bei der PRK für myopen Astigmatismus und Hyperopie als auch der LASIK kommt es noch in zu vielen Fällen zu Komplikationen. Hier ist die internationale Marge von 1–2% der behandelnden Augen mit Visusverlust klar, auch wenn immer wieder Verwässerungen dieser Kriterien versucht werden. Insbesondere hat hier die Laserindustrie bei der Food-and-Drug-Administration ganze Arbeit geleistet und das einstmals harte Kriterium von 1–2% mit so viel Ausnahmen versehen, daß es eigentlich nicht mehr greift. Trotzdem müssen wir im wissenschaftlichen Bereich von einer Komplikationsrate von 1% ausgehen, da sich diese Komplikationsrate auch an anderen, intraokularen Eingriffen orientiert, z. B. der Kataraktoperation. Ein Vergleich der Komplikationsrate refraktiv-chirurgischer Eingriffe mit Kontaktlinsen zeigt die nach wie vor nachrangige Stellung der refraktiv-chirurgischen Methoden gegenüber Brillen und Kontaktlinsen.

Das Phänomen der prämaturen Verbreitung einer Operationstechnik ist seit langem bekannt. Dabei wird aus nichtmedizinischen Beweggründen ein Verfahren routinemäßig angewendet, dessen wissenschaftliche Erarbeitung noch nicht abgeschlossen ist, also Komplikationen, Indikationen und Kontraindikationen noch nicht formuliert sind. Dieses Phänomen ist in der Geschichte bereits vielfach aufgetreten: bei der Entfernung der klaren Linse zur Myopiekorrektur um 1890, bei der radialen Keratotomie um 1980 in den USA, bei der Keratomileusis vor 20 Jahren, bei der ALK vor 10 Jahren und bei der LASIK heute. Offensichtlich wird das ethische Veranwortungsbewußtsein der Kollegen (bei der LASIK z. Z. im niedergelassenen Bereich) anderen Beweggründen untergeordnet, wobei persönliches Geltungsbedürfnis ebenso wie eine gewisse Selbstüberschätzung eine Rolle spielen mögen. Jedenfalls ist es sonst nicht zu verstehen, daß z. Z. in Deutschland Hunderte von Augen mit LASIK behandelt werden, dies bei einer Komplikationsrate von sicher 5%, d. h. jeder zwanzigste Patient wird geschädigt.

Literatur

1. Alkara N, Genth U, Seiler T (1998) Astigmatismuskorrektur mittels PRK kombiniert mit T-Inzisionen und PARK. Ophthalmologe (im Druck)
2. Dausch D, Klein R, Landesz M, Schröder (1994) Photorefractive keratectomy to corneal astigmatism with myopia or hyperopia. J Cataract Refract Surg 20: 252–257
3. Dausch D, Landesz M (1995) Laser correction of hyperopia. In: Salz JJ, McDonnell PJ, McDonald MD (eds) Corneal laser surgery. Mosby Year Book, St. Louis, pp 237–247
4. Helmy S, Salah A, Badawy T, Sidky A (1996) Photofractive keratectomy and LASIK of myopia between 6,0 and 10,0 diopters. J Refract surg 12: 417–421
5. Jackson B, Mintsioulis G, Agapitos P, Casson E (1997) Excimer laser photorefractive keratectomy for low hyperopia: safety and efficacy. J Cataract Refract Surg 23: 480–487
6. Knorz M, Liermann A, Seiberth V, Steiner H, Wiesinger B (1996) Laser in situ keratomileusis to correct myopia of -6,0 to -29,0 diopters. J Refract Surg 12: 575–584
7. Marinho A, Pinto MC, Pinto R, Vaz F, Neves MC (1996) LASIK for high myopia: one year experience. Ophthalmic Surg Lasers 27 [Suppl]: 517–520
8. Seiler T, McDonnell PJ (1995) Excimerlaserphotorefractive keratectomy. Surg Ophthalmol 40: 89–118
9. Spigelman AV, Albert WC, Cozean CH et al. (1994) Treatment of myopic astigmatism with the 193 nm excimerlaser utilising aperture elements. J Cataract Refract Surg 20: 258–261
10. Tabin GC, Alpius N, Aldred GF, McCarty LA, Taylor H (1996) Astigmatic change 1 year after excimer laser treatment of myopia and myopic astigmatism. J Cataract Refract Surg 22: 924–930

Photo ablated lenticular module (PALM), eine Technik zur Oberflächenmodellierung der Hornhaut

I.G. Pallikaris, H. Ginis, V. Katsanevaki und A. Margaritis

Zusammenfassung

Problemstellung: PALM wurde im Vardinoyannion Eye Institute of Crete (V.E.I.C.) entwikkelt, um, falls erforderlich, als Immersionsagens bei der PRK oder PTK eingesetzt zu werden. Außer der Anwendung zur Oberflächenglättung während einer PTK bietet PALM dem Operateur auch die Möglichkeit, eine Oberfläche nach Wunsch zu modulieren und diese auf die Hornhaut des Patienten zu reproduzieren.

Methodik: PALM liegt als Gel vor und wurde als Immersionsagens während phototherapeutischer Keratektomien in 2 aufeinander folgenden Fällen angewendet. Die Bestandteile ergeben in einem bestimmten Mischungsverhältnis eine homogene, flüssige Lösung. Ein Tropfen dieser Lösung wurde auf die unregelmäßige Hornhautoberfläche appliziert und ohne Verzögerung mit einer harten PMMA-Kontaktlinse bedeckt, die die Form der sich verfestigenden Lösung bestimmte. Innerhalb von Sekunden ging das Gel in den festen Zustand über. Die Kontaktlinse wurde vorsichtig entfernt und hinterließ einen glatten, transparenten, gut der Hornhaut anhaftenden Guß. Das Verhältnis der Ablationsrate von PALM im Vergleich zur menschlichen Hornhaut wurde an einem blinden Auge vor der Enukleation wegen Melanom untersucht. Nachdem die erwünschte Oberfläche auf jedem der zu operierenden Augen reproduziert war, wurde eine PTK durchgeführt (180 mJ/pro Puls, 20 Hz). In beiden Fällen wurde das Aesculap Meditec Mel 60 Lasersystem benutzt.

Ergebnisse: Die ersten topographischen Ergebnisse sind sehr ermutigend. In mindestens einem der beiden Fälle scheint PALM, wie erwartet, genau die beabsichtigte Oberflächenform auf die Patientenhornhaut zu reproduzieren. Die Videokeratographie zeigte ebenfalls eine erfolgreiche Oberflächenglättung in beiden Fällen.

Schlußfolgerung: PALM hat hervorragende physikalische und chemische Eigenschaften für die Anwendung zur Oberflächenstrukturierung während einer PRK oder PTK.

G. Duncker et al. (Hrsg.)
12. Kongreß der DGII 1998

Langzeitergebnisse (2 Jahre Follow-up) nach photorefraktiver Keratektomie mit dem Excimerlaser

G.W.K. Steinkamp, E.M. Schnitzler, H.M. Müller, T. Kohnen und C. Ohrloff

Zusammenfassung. Die photorefraktive Keratektomie mit dem Excimerlaser hat sich bei der Korrektur von Myopie und myopischem Astigmatismus in den letzten Jahren als refraktiv-chirurgisches Verfahren etabliert und gilt bis zu einem Wert von -6 dpt als wissenschaftlich anerkannt. Wir stellen die Ergebnisse 2 Jahre nach Behandlung dar und zeigen Änderungen vergleichend mit den Ein-Jahres-Ergebnissen im Heilungsverlauf.

Patienten und Methode: 44 Augen von 30 Patienten wurden Ende 1994 bis Anfang 1995 mit PRK bzw. PARK behandelt. Die Keratektomien wurden mit dem VISX-20/20-Excimerlasersystem bei einem Ablationsdurchmesser von 6 mm durchgeführt. Die Nachuntersuchungszeit betrug mindestens 24 Monate. Vergleichend werden die refraktiven und funktionellen Ergebuisse nach 12 und 24 Monaten gegenübergestellt.

Ergebnisse: Innerhalb der Happyness-Zone von ±1 dpt um Emmetropie lagen nach 1 Jahr 67,4% sämtlicher behandelter Augen, nach 2 Jahren 72,1%. Die rein sphärischen Korrekturen ergaben erwartungsgemäß bessere Ergebnisse als die kombiniert sphärisch-astigmatischen Korrekturen. Eine unkorrigierte Sehschärfe von mindestens 0,5 erreichten 12 Monate postoperativ 84% der Augen, 24 Monate postoperativ waren es 91% der Augen. Bei 41,8% der behandelten Augen kam es nach 2 Jahren zu einem Zeilengewinn, 7% erlitten einen Zeilenverlust von mehr als 2 Zeilen, bei 51,2% war der Visus unverändert. In 22,2% der Fälle zeigte sich nach einem Jahr eine signifikante Hazebildung, die nach 2 Jahren auf 13,3% zurückging.

Schlußfolgerung: Innerhalb des 2. Jahres nach photorefraktiver Excimerkeratektomie kann es noch zu einer leichten Refraktionsänderung kommen, ebenso scheint nach 1 Jahr die Trübungsintensität noch nicht vollständig abgeschlossen zu sein. Die Laserkorrektur bis zu einer Ausgangsrefraktion von -6 dpt ist auch langfristig stabil und sicher und kann sich im 2. Jahr nach der Behandlung eher noch optimieren.

Schlüsselwörter: PRK, PARK, refraktive Chirurgie

Summary. Photorefractive keratectomy using the excimer laser has been established for the correction of myopia and myopic astigmatism in the past years, and is scientifically validated for the correction of up to -6 diopters (D). The 2-year results after treatment are reported and the changes from the 1-year follow-up results are demonstrated.

Patients and methods: Forty-four eyes of patients were treated with PRK or PARK between the end of 1994 and the beginning of 1995. Photorefractive keratectomy was performed using a VISX 20/20 excimer laser with an ablation diameter (optical zone = OZ) of 6 mm. The follow-up in all patients was at least 24 months. A comparison of the refractive and functional results between 12 and 24 months are reported.

Results: The „happiness zone" of ±1 D around emmetropia was found in 67.4% of the patients after 1 year. This number increased to 72.1% after 2 years. Pure spherical correcti-

G. Duncker et al. (Hrsg.)
12. Kongreß der DGII 1998

ons showed better results than combined spherical/astigmatic correction, as expected. The uncorrected visual acuity of at least 0.5 (20/40) was reached by 48% postoperatively at 12 months and by 91% postoperatively at 24 months. In 41.8% of the treated eyes we found after 2 years a gain of 1 line in best-corrected visual acuity (BCVA); in 7% a loss of 1 line of BCVA was found after 2 years, and in 51.2% BCVA was unchanged. In 22.2% of the cases we saw significant haze after 1 year, which reduced after 2 years to 13.3%.

Conclusions: In the second year after photorefractive excimer keratectomy we saw a slight improvement in the refractive results. We also found that after 1 year the haze formation is not terminated. Laser correction with a preoperative refraction of up to -6 D showed long-term stability and safety and still showed some improvement in the second year after treatment.

Key words: PRK, PARK, refractive surgery

Einleitung

Die photorefraktive Keratektomie mit dem 193-nm-Excimerlaser hat sich bei der Behandlung von sphärischen Myopien bis –6 dpt bewährt [4, 5] und gilt in diesem Bereich als wissenschaftlich anerkannt, auch die Korrektur myopischer Astigmatismen zeigte in den letzten Jahren zunehmend gute Ergebnisse [6, 8]. In der vorliegenden Studie möchten wir die PRK- bzw. PARK-Ergebnisse mit einer Nachuntersuchungszeit von 2 Jahren präsentieren, wobei vergleichend untersucht wurde, ob es im 2. Jahr. nach erfolgter Behandlung noch zu Änderungen im Ergebnis kommt.

Material und Methode

44 Augen von 30 Patienten, 18 weiblich, 12 männlich, im Alter von 26–48 Jahren wurden Ende 1994 und Anfang 1995 konsekutiv mit dem Excimerlaser behandelt. Die Keratektomien wurden mit dem VISX-20/20-Excimerlasersystem (integrierte System-Software 4.0) nach mechanischer Epithelabrasio mit einem stumpfen Spatel durchgeführt. Die zentrale Ablationszone betrug 6 mm.

Postoperativ wurden bis zum Epithelschluß antibiotische Salbe (Floxal-Augensalbe) und ein unkonserviertes Tränenersatzmittel (Celluvisc-Augentropfen) appliziert. Auf den Gebrauch von weichen Kontaktlinsen wurde grundsätzlich verzichtet. Nach Heilung des Epithels wurde für insgesamt 4 Monate eine lokale Steroidbehandlung mit initial 4mal tgl. Fluorometholon-Augentropfen, 4 wöchentliche Reduzierung um je 1 Tropfen durchgeführt. Zusätzlich wurde das konservierungsfreie Tränenersatzmittel weiter gegeben.

Die Ausgangsrefraktionswerte lagen im sphärischen Äquivalent zwischen –1,5 und –12,0 dpt, wobei 77,3% der Augen in dem später als wissenschaftlich anerkannt geltenden Myopiebereich bis –6,0 dpt lagen. Astigmatismen wurden ab einem Wert von 0,75 dpt in die refraktive Korrektur miteinbezogen und waren bis zu einer Höhe von 5,5 dpt vertreten. Die Nachuntersuchungszeitpunkte waren 1 Woche, 1 Monat, 4 Monate, 12 Monate und 24 Monate nach dem refraktiven Eingriff.

Ergebnisse

Die refraktiven Ergebnisse des gesamten Patientenkollektivs, sowohl rein sphärischer als auch kombiniert sphärisch-astigmatischer Korrekturen im sphärischen Äquivalent zusammengefaßt, zeigen, daß nach 12 Monaten 67% der Augen im ±1-dpt-Bereich um die Zielrefraktion liegen, 90,6% der Augen innerhalb von ±2,0 dpt. Nach 24 Monaten optimieren sich die Ergebnisse, es liegen 72,1% der Augen im ±1-dpt-Bereich um die Zielrefraktion und 93% innerhalb von ±2,0 dpt (Abb. 1). Auffallend ist, daß ab einer angestrebten Korrektur von > -6,0 dpt im sphärischen Äquivalent die erzielte Korrektur deutlich höhere Abweichungen aufwies, sowohl Über- als auch Unterkorrekturen nahmen in diesem Bereich sprungartig zu.

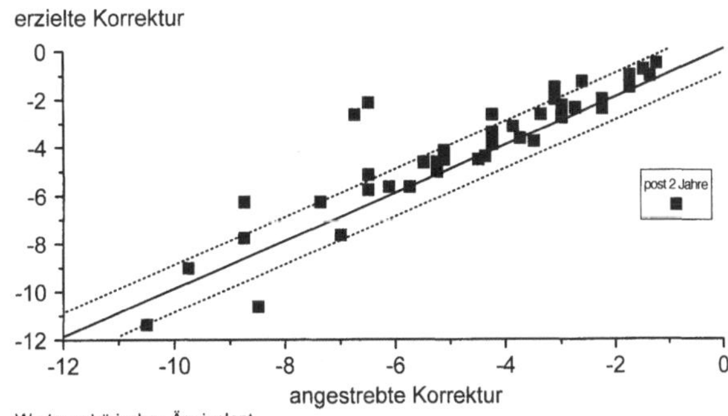

Abb. 1. Refraktionsergebnis 2 Jahre nach Behandlung basierend auf der subjektiven Refraktion in dpt

Bei der ausschließlichen Darstellung der Ergebnisse rein sphärischer Korrekturen ergibt sich erwartungsgemäß ein noch besseres Ergebnis, hier liegen nach 12 Monaten 81,25% der Augen im ±1-dpt-Bereich, nach 24 Monaten sind es 93,75% der behandelten Augen. Betrachtet man die Werte bis -6 dpt, so liegen hier 100% der behandelten Augen im Happyness-Bereich von ±1 dpt.

Bei alleiniger Darstellung der kombiniert sphärisch-astigmatischen Korrekturen zeigte sich eine größere Streuung der Werte im sphärischen Äquivalent um die Nullinie als bei der rein sphärischen Behandlung. Es bestand eine Tendenz zur Unterkorrektur bzw. Regression. Im zeitlichen Verlauf zeigte sich eine statistisch signifikante Reduktion des präoperativ bestehenden mittleren Astigmatismus von 1,93 (±1,47) dpt um etwas mehr als die Hälfte auf 0,81 (±0,5) dpt nach 12 Monaten und auf 0,9 (±0,85) dpt nach 24 Monaten (Abb. 2).

Eine unkorrigierte Sehschärfe von mindestens 0,5 erreichten 1 Jahr postoperativ 84% der Augen, 2 Jahre postoperativ waren es 91%. Ein unkorrigierter Visus von mindestens 0,8 erreichten nach 12 Monaten 60%, nach 24 Monaten 76% der operierten Augen.

2 Jahre postoperativ erreichten 51,2% der Augen mit bester Korrektur dieselbe Sehschärfe wie präoperativ, bei 41,8% kam es zu einem Zeilengewinn, 7% erlitten einen Zeilenverlust von mehr als 2 Zeilen. Diese Augen lagen bis auf

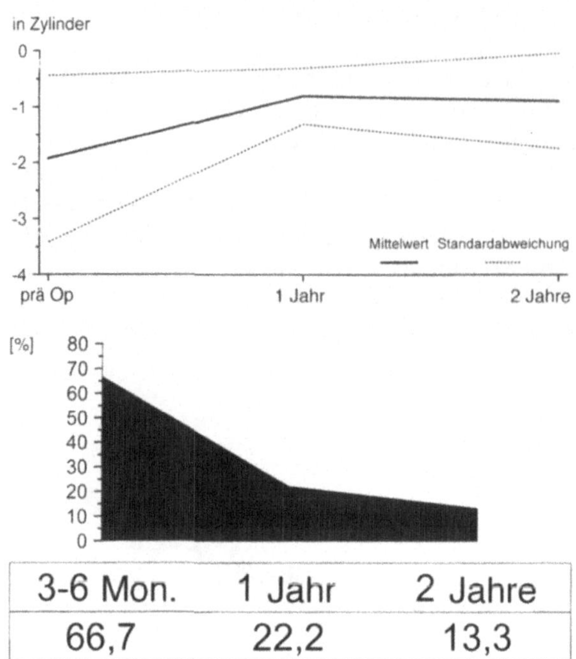

3-6 Mon.	1 Jahr	2 Jahre
66,7	22,2	13,3

Abb. 2. Effekt der Astigmatismusbehandlung basierend auf der subjektiven Refraktion in dpt

Abb. 3. Zeitlicher Hazeverlauf (Haze > Grad I)

einen Fall sämtlich in der Ausgangsrefraktion über -6,0 dpt sphärischem Äquivalent.

Zum postoperativen Trübungsverlauf ist festzuhalten, daß 66,7% der Augen in den ersten 3-6 Monaten postoperativ eine deutliche Hazebildung (> Grad I) aufwiesen, die sich nach einem Jahr auf 22,2 und nach 2 Jahren auf 13,3% der Augen reduzierte. Damit ergibt sich ein exponentieller zeitlicher Verlauf der Hazeaufklarung, die jedoch auch nach einem Jahr noch nicht endgültig abgeschlossen zu sein scheint (Abb. 3).

Diskussion

Auch im zweiten Jahr nach photorefraktiver Keratektomie mit dem Excimerlaser können Änderungen in der Refraktion und im Visusergebnis auftreten [3], wobei es sich tendenziell eher um eine Verbesserung der Ergebnisse handelt [1, 7]. Damit zusammenhängend scheint auch der Verlauf der Trübungintensität nach 12 Monaten noch nicht vollständig abgeschlossen zu sein, auch hier kann es im zweiten Jahr nach Behandlung noch zu einer weiteren Aufklarung kommen [2]. Die Hauptursache des relativ hohen Anteils an Visusverschlechterungen sehen wir darin, daß die Ausgangsrefraktion über -6 dpt im sphärischen Äquivalent betrug. Diese Fälle würden wir heute mit alternativen Operationsmethoden wie der LASIKoperation behandeln. Insgesamt bestätigen unsere Ergebnisse jedoch, daß die PRK bzw. PARK eine sichere und zuverlässige

Methode zur Korrektur der niedrigeren Myopie und des myopischen Astigmatismus darstellt, die auch langfristig stabile Ergebnisse aufweist. Eine weitere Optimierung der Ergebnisse ist durch die technische Weiterentwicklung der Lasergeräte (z. B. Flying-Spot-Technik, aktives Eye-tracking-System), aber auch Änderungen der Behandlungsmethode (z. B. Epithelabrasio mit elektrischer Rundbürste) zu erwarten.

Literatur

1. Alio J, Artola A, Claramonte P et al. (1998) Complications of photorefractive keratectomy for myopia: Two year follow-up of 3000 cases. Cataract Refract Surg 24: 619–626
2. Canbet E (1993) Cause of subepithelial corneal haze over 18 month after photorefractive, keratectomy for myopia. Refract Corneal Surg 9: 65–70
3. Epstein D, Fagerholm P, Hamberg-Nystrom H, Tengroth B (1994) Twenty-four month follow up of excimer laser photorefractive keratectomy for myopia.Ophthalmology 191: 1558–1563
4. Gartry DS, Kerr Muir MG, Marshall J (1992) Excimer laser photorefractive keratectomy; 18-month follow-up. Ophthalmology 99: 1209–1219
5. Higa H, Liew M, McCarty C, Taylor H (1997) Predictability of excimer laser treatment of myopia and astigmatism by the VISX twenty-twenty. J Cataract Refract Surg 23: 1457–1464
6. Kremer I, Gabbay U, Blumenthal M (1996) One year follow-up results of photorefractive keratectomy for low, moderate, and high primary astigmatism. Ophthalmology 103: 741–748
7. Salz J, Magueu E, Nesburn A, Warren C (1993) A two year experience with excimer laser photorefractive keratectomy for myopia. Ophthalmology 100: 873–882
8. Schipper I, Senn P, Wienecke L, Oyo-Szerenyi K (1997) Photoastigmatic refractive keratectomy for primary treatment and revision of myopic astigmatism. J Cataract Refract Surg 23: 1465–1471

LTK – Alternative Re-treatment Methode über- oder unterkorrigierter PRK

T. Anschütz und E. Bielawski

Zusammenfassung

Hintergrund: Bei der photorefraktiven Behandlung von Myopen kommt es als Komplikation in einigen Fällen zu einer iatrogenen Hyperopie durch eine manifeste Überkorrektur. Andererseits führt die hyperope PRK häufig zu einer Unterkorrektur. Es wurde untersucht, ob sich die Laserthermokeratoplastik (LTK) als eine effiziente und sichere alternative Wiederbehandlungsmethode eignet.

Material, Methode und Patienten: Zur Durchführung der LTK benutzten wir einen Holmium:YAG-Laser der Firma Sunrise Technology, der mittels Infrarotlichtpulsen von 2,13 µm Wellenlänge und einer Frequenz von 5 Hz durch ein fiberoptisches System ohne Kontakt über die Spaltlampe Spots in symmetrischer, oktogonaler und radiärer Anordnung simultan applizieren kann.

Untersucht wurden 22 überkorrigierte Augen nach Myopie-PRK sowie 22 Augen nach unterkorrigierter hyperoper PRK. Die Ergebnisse wurden jeweils mit 2 Gruppen verglichen, die sich zur Wiederbehandlung einer sekundären H-PRK unterzogen haben sowie Resultaten primärer LTK.

Ergebnisse: Die Behandlung der überkorrigierten myopen PRK-Augen mittels LTK zeigt eine Änderung der subjektiven manifesten Refraktion von $-1{,}7 \pm 0{,}4$ dpt, die Effektivität scheint höher als nach primärer LTK und ähnlich der Wiederbehandlung bei hyperoper PRK. Die Ergebnisse nach unterkorrigierter hyperoper PRK ergeben eine mittlere Änderung der subjektiven manifesten Refraktion von $-0{,}8 \pm 0{,}3$ dpt und sind weniger effektiv als nach sekundärer hyperoper PRK. Die Komplikationsrate ist jedoch signifikant geringer nach LTK.

Schlußfolgerung: Die LTK als alternative Wiederbehandlungsmethode nach überkorrigierter myoper PRK scheint eine sichere und effiziente Methode zu sein. Die Korrektur unterkorrigierter hyperoper PRK mittels LTK ist weniger effizient, jedoch deutlich sicherer als eine sekundäre hyperope PRK.

Summary

Background: The photorefractive keratectomy of myopia can lead to iatrogenic hyperopia as a complication through a manifest overcorrection. On the other hand, hyperopic PRK develops an undercorrection. The purpose of this study was to evaluate the effciency, stability, and safety of laser thermokeratoplasty as alternative retreatment method.

Methods: Twenty-two overcorrected patient eyes post myopic PRK and 22 undercorrected hyperopic eyes post H-PRK were treated using simultaneous noncontact delivery of Ho:Yag laser energy (Sunrise Technology; wave length 2.13 µm; frequency 5 Hz) with symmetrical octagonal and radial spots.

The results have been compared with two identical groups of eyes which have been retreated by a secondary hyperopic PRK.

Results: The treatment of overcorrected myopic PRK eyes shows a subjective manifest

G. Duncker et al. (Hrsg.)
12. Kongreß der DGII 1998

refractive change of -1.7 ± 0.4. The effectiveness seems higher than after primary LTK and similar to retreatment by secondary H-PRK.

The results of undercorrected hyperopic eyes on retreatment with LTK demonstrate a change in subjective manifest refraction of -0.8 ± 0.3 and are less efficient as secondary hyperopic PRK retreatments. The complication rate, however, is significantly lower after LTK as retreatment method.

Conclusion: This study indicates that LTK is an effective, safe, and stable alternative retreatment procedure after overcorrected myopic PRK. The correction of undercorrected H-PRK eyes is less efficient, however, much more safe.

Einleitung

Bei der Laserthermokeratoplastik wird durch eine laserinduzierte, lokale spotförmige Energieapplikation eine thermale Krümmungsänderung der Kornea hervorgerufen.

Aufgrund der damit verbundenen zentralen Ansteilung eignet sie sich zur Behandlung der Hyperopie [2, 10, 12, 13, 19]. Sie befindet sich derzeit in klinischer Evaluation und zeigt für niedrige Hyperopien bis 3 dpt vielversprechende Ergebnisse [2, 12, 13]. Die vorliegende Studie berichtet über Sicherheit, Effektivität und Stabilität der LTK als alternative Re-treatment Methode von *Über*korrekturen nach primärer Myopie-PRK sowie von *Unter*korrekturen nach vorangegangener Hyperopie-PRK.

Patienten und Methoden

Untersucht wurden in der überkorrigierten Myopie-PRK Gruppe (Ia) 22 Augen im Alter von 52 ± 9 Jahren über einen Zeitraum von 24 Monaten. Eine Vergleichsgruppe (Ib) von 11 Augen wurde nach überkorrigierter Myopie PRK sekundär mittels Hyperopie-PRK behandelt und ausgewertet. Die mittlere Hornhautdicke nach vorausgegangener myoper Ablation betrug 475 µm ± 80.

In der Gruppe (IIa) der unterkorrigierten Hyperopie-PRK Augen wurden 22 Augen in einem Alter von 49 ± 8 Jahren ebenfalls über einen Zeitraum von 24 Monaten untersucht. Eine Vergleichsgruppe (IIb) von 34 Augen nach unterkorrigierter Hyperopie-PRK wurden mittels sekundärer hyperoper PRK behandelt und untereinander verglichen. Die zentrale Korneadicke der primär H-PRK behandelten Augen betrug 570 µm ± 35.

LTK-Behandlungen

Die LTK-Behandlungen wurden durchgeführt mit dem Sun 1000 Corneal Shaping System (Sunrise Technologies, Freemont, California), einem Holmium: YAG-Laser (Wellenlänge 2,13 µm, Pulsdauer 250 µs, Pulsfrequenz 5 Hz, Pulsenergie 248 mJ, Spotdurchmesser 590 µm), der es erlaubt, simultan 8 Spots oktagonal gekoppelt an eine Spaltlampe kontaktfrei auf die Kornea zu appli-

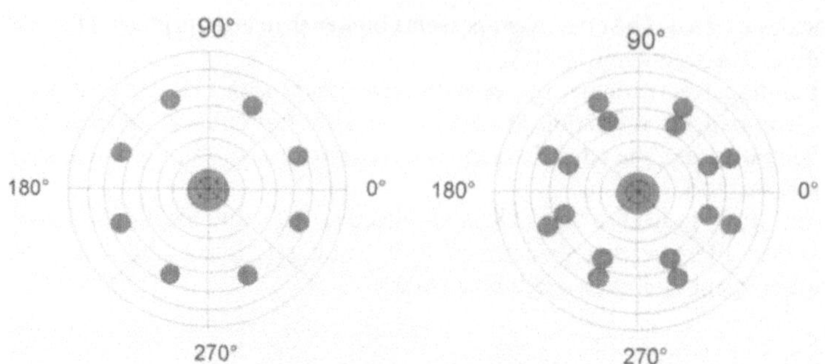

Abb. 1a, b. LTK-Behandlungsmuster für die Gruppen Ia und Iia. **a** 8 Spots, Ringdurchmesser 7,5 mm für Myopie-Überkorrekturen von +1,6 dpt ± 0,3. **b** 16 Spots, Ringdurchmesser 6,5/7,5 mm für Myopie-Überkorrekturen +2,6 dpt ± 0,3 und Hyperopie-Unterkorrekturen +1,6 dpt ± 0,3

zieren [16], um eine zentrale Hornhautansteilung durch strukturelle Veränderung des Stromakollagens zu bewirken [8].

In der Gruppe Ia (überkorrigierte myope PRK) war das Behandlungsmuster für eine Überkorrektur von +1,6 dpt ± 0,3: ein Ring im Durchmesser von 7,5 mm mit 8 Spots; für eine Überkorrektur von +2,6 ± 0,3 dpt: 2 symmetrische Behandlungsringe im Durchmesser von 6,5 und 7,5 mm mit jeweils 8 Spots (Abb. 1a, b).

Das LTK-Muster für die Gruppe der überkorrigierten hyperopen PRK (IIa) bestand für die Überkorrektur von +1,6 ± 0,3 in 2 symmetrischen radiären Behandlungszonen von 6,5 und 7,5 mm Durchmesser mit jeweils 8 Spots (s. Abb. 1b).

PRK-Behandlungen

Die hyperope PRK in beiden Vergleichsgruppen Ib und IIb wurde mit dem Excimerlaser 193 nm MEL 60 (Aesculap Meditec, Jena), einem Scanninglaser, durchgeführt. Der Ablationsdurchmesser betrug für die H-PRK bei allen Anwendungen 9 mm, die optische Zone 6,2 mm, Pulsfrequenz 20 Hz, Pulsenergie 250 mJ/cm^2, Ablationsrate/Scan 0,9 micron [3, 6].

Untersuchungen

Präoperative und postoperative Untersuchungen wurden nach 7 Tagen, 1, 2, 3, 6, 9, 12, 18 und 24 Monaten durchgeführt. Sie schlossen subjektive und objektive Refraktions- und Sehschärfenbestimmungen ein, Tonometrie, Spaltlampenuntersuchungen sowie Topographiemessungen mit 3 Systemen (Tomey, Erlangen; Technomed-C-Scan und Orbscan, USA). Die Pachymetriemessungen wurden mit dem Orbscangerät durchgeführt (Orbtek, USA).

Datenauswertung

Die statistische Auswertung erfolgte mit einer Datenbasis (Datagraph) und dem Statistikprogramm (Microsoft Excel 7.0). P-Werte geringer als 0,05 wurden als signifikant erachtet.

Ergebnisse

In der Gruppe Ia (überkorrigierte myope PRK) betrug die initiale Refraktion +1,8±0,85 dpt. In den ersten 4 Wochen zeigte sich eine stärkere Überkorrektur mit -1,3±0,35 dpt, um in einer steilen Regression in den ersten 6 Monaten auf einen Wert -0,1±0,4 dpt zu steigen, der sich bis zum 12. Monat auf einen Wert von +0,2±0,4 dpt stabilisierte. Im Verlauf der weiteren 12 Monate zeigte sich eine überraschende Degression in Richtung ±0±0,4 dpt (Abb. 2).

Die Vergleichsgruppe Ib (11 Augen) hyperope PRK nach überkorrigierter myoper PRK startete ebenfalls mit einem anfänglichen sphärischen Äquivalent +1,85±0,9 dpt. Nach einer Überkonrektur in den ersten 4 Wochen von -0,9±0,45 dpt regredierten die Werte über einen Zeitraum von 12 Monaten auf eine Refraktion von 0,1±0,5 dpt. Auch zeigte sich im weiteren Verlauf eine leichte Degression (s. Abb. 2). Der Vergleich der subjektiven manifesten Refraktion für die LTK nach vorangegangener Myopie-PRK ergibt eine manifeste subjektive Refraktionsänderung von -1,7±0,4 dpt, für die hyperope PRK von -1,8±0,5 dpt.

Die Gruppe IIa (H-LTK nach unterkorrigierter hyperoper PRK, 22 Augen) hatte initial ein sphärisches Äquivalent von +1,8±0,3. In den ersten 4 Wochen fand sich eine starke Überkorrektur auf -1,2 dpt ± 0,35 mit einer stärkeren Regression in den ersten 8 Monaten auf +0,5±0,4. Der Regressionsanstieg verminderte sich in den fortlaufenden Monaten bis zum 18. Monat auf einen Wert von +0,85±0,4 dpt. Die Veränderung der subjektiven manifesten Refraktion lag bei -0,8 dpt ± 0,4. In der Gruppe IIb (sekundäre hyperope PRK nach hyperoper PRK; 34 Augen) entwickelte sich nach einem initial sphärischen Äquivalent von +1,8 dpt ± 0,3 in den ersten 4 Wochen eine Überkorrektur von -0,9±0,35, um nach dem 12. Monat auf einen Wert von -0,1 dpt ± 0,3 zu regredieren. Nach 24 Monaten betrug die subjektive manifeste Refraktionsänderung für die sekundäre hyperope PRK -1,5 dpt ± 0,4 (Abb. 3).

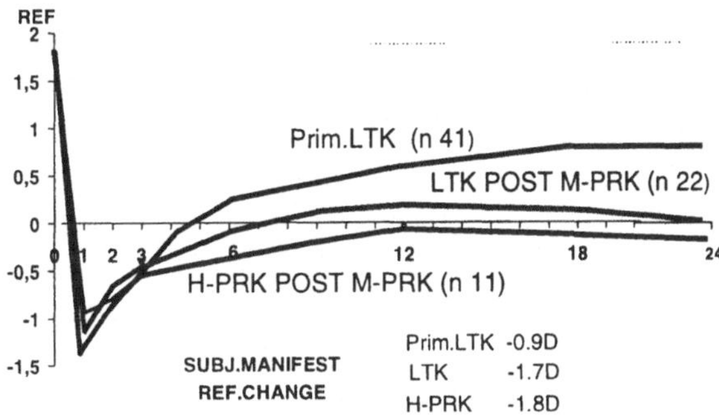

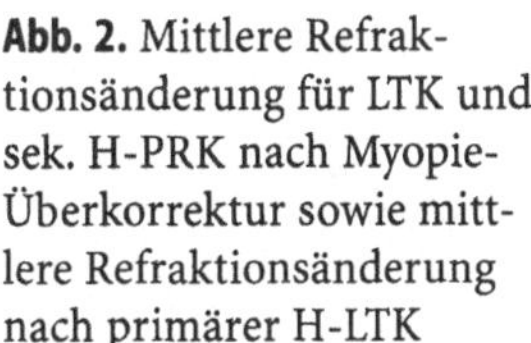
Abb. 2. Mittlere Refraktionsänderung für LTK und sek. H-PRK nach Myopie-Überkorrektur sowie mittlere Refraktionsänderung nach primärer H-LTK

In der Gruppe Ia verlor 1 Auge eine Linie, in der Gruppe Ib (sekundäre hyperope PRK) 21% eine Linie, 15% 2Linien, 9% 3 Linien. In der Gruppe IIa (LTK nach hyperoper PRK) ein Auge eine Linie, in der Gruppe IIb (sekundäre hyperope PRK nach hyperoper PRK) verloren 30% Augen mehr als 2 Linien (Abb. 4 und 5).

Die topographischen Untersuchungen zeigten für die Gruppe nach myoper PRK eine ringförmige periphere Ansteilung mit residualer myopischer Ablation (s. Abb. 8) und eine rosettenähnliche zusätzliche Ansteilung nach hyperoper PRK (s. Abb. 9).

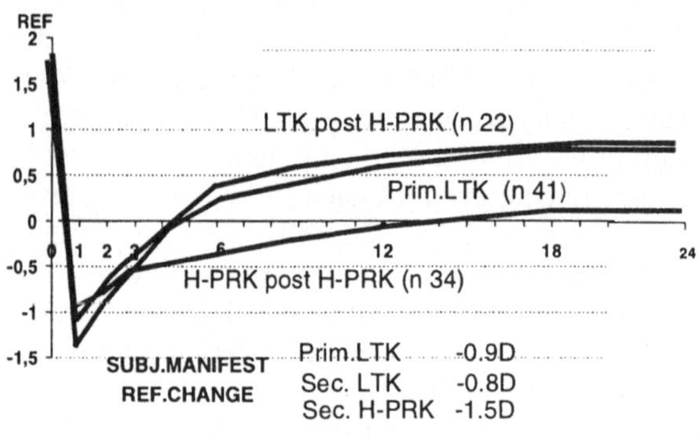

Abb. 3. Mittlere Refraktionsänderung für LTK und H-PRK nach Hyperopie-Unterkorrektur sowie mittlere Refraktionsänderung nach primärer H-LTK

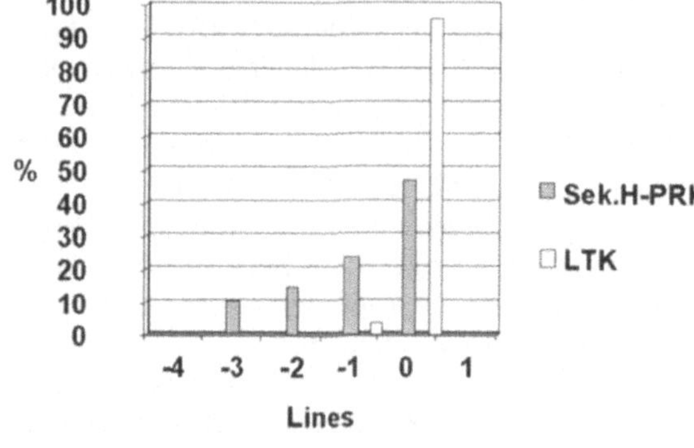

Abb. 4. Verlust des BKV nach Wiederbehandlung überkorrigierter Myopie-PRK mit LTK und sekundärer H-PRK

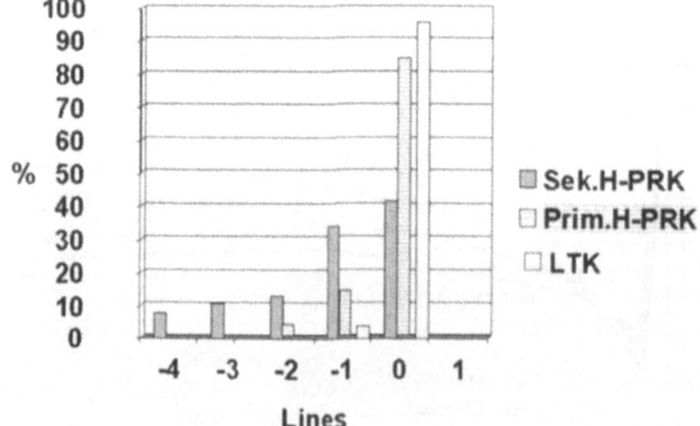

Abb. 5. Verlust des BKV nach Wiederbehandlung unterkorrigierter Hyperopie-PRK mit LTK und sekundärer H-PRK im Vergleich mit primärer H-PRK

Komplikationen

Die LTK zeigte keine klinisch signifikanten Komplikationen im Sinne eines Visusverlustes von ≥2 Linien. Nomogrammänderungen zur primären LTK waren jedoch erforderlich. So kam es in einem der ersten mittels LTK behandelten Fälle nach präoperativer myoper PRK (-7,0 dpt) und einer Überkorrektur von +4,0 dpt durch die Applikation von 16 Spots zu einer reaktiven steilen Degression auf -5,0 dpt, die sich nach 18 Monaten auf -2,0 dpt zurückbildete.

Die Vergleichsgruppen Ib u. IIb (sekundäre hyperope PRK) wiesen deutlich höhere Komplikationsraten auf. Bei 17% der Fälle kam es zu dem Phänomen der apikalen Narbe mit deutlichem Visusverlust von 3-4 Linien (s. Abb. 4 und 5). Die Komplikationsrate mit Visusverlust ist nach sekundärer Hyperopie-PRK deutlich höher als nach primärer hyperoper PRK (s. Abb. 5).

Diskussion

Die postoperative Ansteilung der Hornhaut durch Hitze ist bekannt [7, 9, 11]. Der Einsatz der LTK als sekundäre Behandlungsmethode bei vorangegangener PRK ist relativ neu [4, 17].

Auffallend ist die zur primären LTK (s. Abb. 2) signifikant höhere Effektivität um 0,8 dpt ± 0,3 bei Vergleich der beiden Kurven. Der Unterschied zur Effektivität und Stabilität hinsichtlich der sekundären hyperopen PRK ergibt nur eine Differenz von 0,1±0,3 dpt. Diese geringere verbesserte Effektivität wird belastet durch eine deutlich höhere Komplikationsrate der sekundären Hyperopie-PRK. Die Effektivität der Laserthermokeratoplastik nach *unterkorrigierter* hyperoper PRK erscheint deutlich geringer im Vergleich zur Gruppe der *überkorrigierten* myopen PRK.

Die sekundäre hyperope PRK nach vorausgegangener Hyperopie-PRK ist deutlich effektiver, jedoch auch mit einer sehr hohen Komplikationsrate (s. Abb. 5) behaftet. Interessanterweise konnten wir keinen großen Unterschied bezüglich der Effektivität und Stabilität zwischen primärer und sekundärer LTK nach unterkorrigierter H-PRK feststellen (s. Abb. 2).

Eine mögliche Ursache für die hohe Effektivität nach überkorrigierter myoper PRK könnte die Schwächung der zentralen Hornhaut durch die myope Ablation sein, die eine Ansteilung erleichtert und in Korrelation zur Höhe der präoperativen myopen photorefraktiven Keratektomie stehen kann (Abb. 6; s. Abb. 8b).

Empirische durch uns angestellte Untersuchungen (Abb. 7) zeigen eine Korrelation zwischen möglicher Refraktionsänderung und Korneadicke. Daher erscheinen Behandlungsparameter, wie sie bei primärer LTK zur Anwendung kommen [14], ungeeignet und erlauben eine geringere Anzahl an punktuellen Spotapplikationen in Abhängigkeit zur primären photorefraktiven Ablationstiefe.

Zu ähnlichen Ergebnissen kommen Alio et a. [1]. Schmidt berichtet über ein geringeres Regressionsverhalten einer Astigmatismuskorrektur mittels LTK

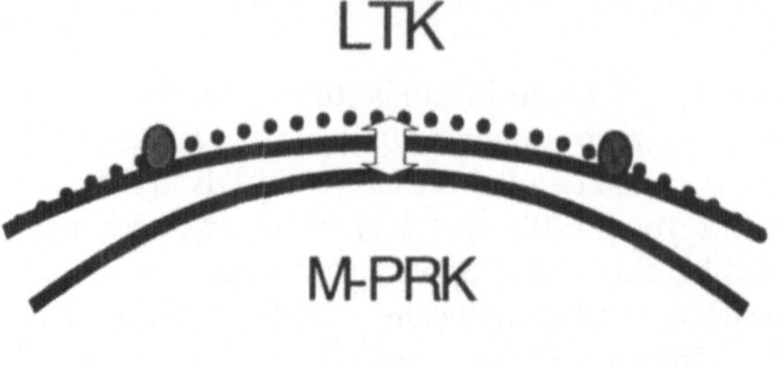

Abb. 6. Modell der Kurvatur-Ansteilung durch LTK nach vorausgegangener M-PRK. Die zentrale Verdünnung der Hornhaut nach Myopie-PRK unterstützt vermutlich biomechanisch die zentrale Ansteilung nach LTK

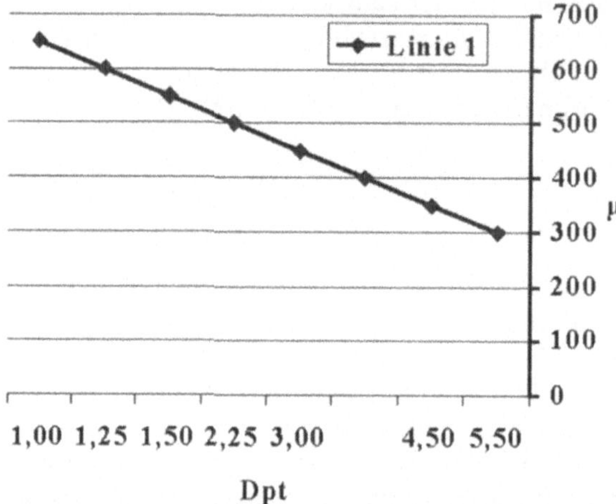

Abb. 7. Effizienz der Laserthermokeratoplastik in Abhängigkeit zur präoperativen Hornhautdicke nach photorefraktiver Myopie-Ablation. Dünnere Hornhautschichten ermöglichen höhere Korrekturen

nach ECCE und IOL-Implantation [18]. In einer jüngst erschienenen Arbeit von Pop wird auch bei der sekundären Anwendung der LTK ein Refraktionslimit von +3 dpt empfohlen [17]. In dieser Publikation wird jedoch nicht auf eine mögliche Abhängigkeit von präperativer Hornhautdicke und postoperativem Erfolg eingegangen.

Das Phänomen der Degression in den Kurven nach myoper Überkorrektur legt die Vermutung einer additiven myopen Progression nahe.

Zusammenfassend eignet sich die kontaktfreie Laserthermokeratoplastik als alternatives Behandlungsverfahren für *Überkorrekturen* nach Myopie-PRK, die im Sinne einer iatrogenen Hyperopie neben einer frühzeitig eintretenden Presbyopie als Komplikation refraktiver Chirurgie anzusehen ist [4, 15].

Das Regressionsverhalten erscheint signifikant vermindert im Vergleich zur *primären* LTK. Aufgrund der Sicherheit (niedrige Komplikationsrate) und Stabilität ist sie für die Therapie der iatrogenen Hyperopie besonders geeignet.

Der Erfolg der Laserthermokeratoplastik bei der Behandlung unterkorrigierter hyperoper PRK-Fälle ist limitiert und weniger effizient als die Behandlung der Myopie-Überkorrekturen.

Aufgrund der jedoch deutlich erhöhten Komplikationsrate durch eine sekundäre Hyperopie-PRK, die in ca 17% mit dem Phänomen der apikalen Narbenentstehung einhergeht [5], möchten wir auch der LTK in Fällen von Hyperopie-Unterkorrekturen als Re-treatment-Methode den Vorzug geben.

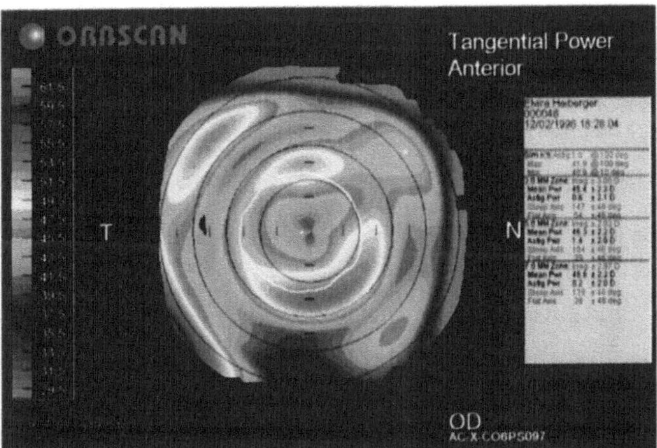

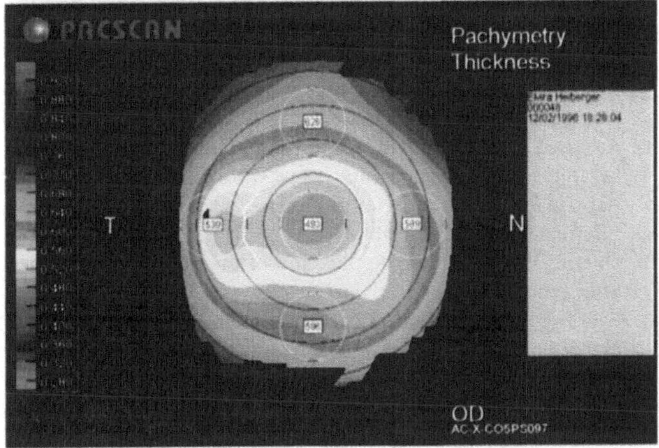

Abb. 8. a Tangentiale Spaltlampentopographie (Orbscan, USA) nach LTK einer PRK-Myopie-Überkorrektur. Periphere LTK-bedingte ringförmige Ansteilung mit residualer zentraler myoper Ablation nach PRK; **b** Pachymetrie der Hornhaut mittels Orbscantopographie: Dicke 0,498 mm

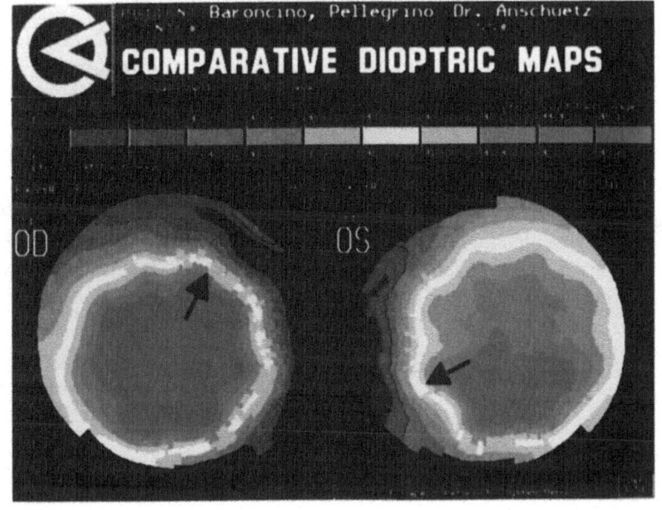

Abb. 9. Videokeratoskopie (Tomey, Erlangen) einer LTK nach Hyperopie-PRK-Unterkorrektur. Rosettenförmige additive Ansteilung durch LTK-Effekte (*Pfeil*) erkennbar

Weitere Studien, die den Einfluß der zentralen Hornhautdicke und die Abwesenheit der Bowmanschen Membran zur thermischen kollagenen Strukturänderung der Hornhaut bewerten und Behandlungsparameter evaluieren, wären wünschenswert und sinnvoll.

Literatur

1. Alio L et al. (1997) Correction of hyperopia induced by photorefractive keratectomy using non-contact Ho:YAG-laser thermal keratoplasty. J Refract Surg 13: 13–18
2. Aliò JL, Ismail MM (1997) Correction of hyperopia with non-contact Ho:YAG-laser thermal keratoplasty. J Refract Surg 13: 17–22
3. Anschütz T (1994) Laser correction of hyperopia and presbyopia. Int Ophthalmol Clin 34: 107–137
4. Anschütz T (1996) Lasercorrection of hyperopia and presbyopia. In: Serdarevic O (ed) Refractive surgery, current techniques and management. Igaku-Shoin, New York Tokyo, pp 229–261
5. Anschütz T (1998) Consultation section. J Cataract Refract Surg 24: 3–5
6. Anschütz T, Pieger S (1997) Evaluation of different hyperopic photoablation profiles. J Refract Surg 14: 192–196
7. Aquavella J (1974) Thermokeratoplasty. Ophthalmic Surg 5/1: 39–41
8. Arentsen JJ, Rodrigues MM, Laibson PR (1977) Histopathologic changes after thermokeratoplasty for keratoconus. Invest Ophthalmol Vis Sci 16: 32–38
9. Ariyasu RG et al. (1995) Holmium laser thermal keratoplasty of ten poorly sighted eyes. J Refract Corneal Surg 11: 358–365
10. Durrie DS et al. (1992) Application of the holmium:YAG laser for refractive surgery. SPIE Proc 1644: 56–60
11. Fydorov S (1980) Corneal curvature change using energy of laser radiation. Russian patent no. 822 407, 1980
12. Koch DD et al. (1997) Hyperopia correction by noncontact holmium:YAG laser thermal keratoplasty. U.S. phase IIa clinical study with 2-year follow-up. Ophthalmology 104: 1938–1947
13. Kohnen T et al. (1997) Hyperopia correction by noncontact holmium:YAG laser thermal keratoplasty: five-pulse treatment with 1-year follow-up. Graefes Arch Clin Exp Ophthalmol 235: 702–708
14. Kohnen T et al. (1997) Holmium:YAG Laser Thermokeratoplastik zur Hyperopiebehandlung. In: Vörösmarthy D, Duncker G, Hartmann C (Hrsg) 10. Kongreß der Deutschsprachigen Gesellschaft für Intraokularlinsen-Implantation und refraktive Chirurgie. Springer, Berlin Heidelberg New York, S 463–469
15. McDonald MB et al. (1991) Central photorefractive keratectomy for myopia. Partially sighted and normally sighted eyes. Ophthalmology 98: 1326–1337
16. Parel JM, Ren Q, Simon G (1994) Noncontact laser photothermal keratoplasty. I. Biophysical principles and laser beam delivery system. J Refract Corneal Surg 10: 511–518
17. Pop M (1998) Laser thermal keratoplasty for the treatment of photorefractive keratectomy overcorrections. Ophthalmology 105/5: 926–931
18. Schmidt W (1996) Der Holmium:YAG-Laser in der refraktiven Hornhautchirurgie – Einsatzmöglichkeiten bei der Korrektur der Hyperopie, Myopie und des Astigmatismus. In: Rochels G, Duncker G, Hartmann C (Hrsg) 9. Kongreß der Deutschsprachigen Gesellschaft für Intraokularlinsen-Implantation und refraktive Chirurgie. Springer, Berlin Heidelberg New York, S 451–456
19. Seiler T (1992) Ho:YAG laser thermokeratoplasty for hyperopia. Ophthalmol Clin N Am 5: 773–780

Präzise Messung von Schichtdicken während der photorefraktiven Keratektomie*

M. Böhnke, R. Wälti und R.P. Salathé

Zusammenfassung

Ziel der Studie: Mit einem in den Strahlengang des Excimer-Lasers integrierten Reflektometer sollte eine präzise Messung der Dicke von PMMA-Plättchen während der PRK im Zentrum der Abtragung vorgenommen werden.

Material und Methoden: Ein speziell entwickeltes Reflektometer wurde in den Strahlengang des Excimer-Lasers (Schwind-Keratom) integriert. Die Kalibrierung wurde mit Glasscheiben definierter Dicke vorgenommen.

Für die Messung der Schichtdicken wurde bei den 1,5 mm dicken PMMA-Plättchen ein refraktiver Index von 1,49 angenommen. Die kontinuierlich erhobenen Meßwerte wurden in kurzen Intervallen aufgezeichnet und graphisch dargestellt. In allen Proben wurde vor der Abtragung die Präzision und Stabilität der Meßwerte untersucht.

In 3 Gruppen von PMMA-Plättchen wurden je 10 sphärische Korrekturen von -2, -5 und -10 dpt vorgenommen und die Dickenänderung online gemessen. Die Korrelation von gerechneter und gemessener Abtragung wurde statistisch dargestellt.

Ergebnisse: Die Präzision und Reproduzierbarkeit des Meßverfahrens wurde für PMMA-Plättchen besser als 0,5 μm festgestellt. Die Messung der Schichtdicke von PMMA-Testscheiben war in allen Fällen während des gesamten Abtragungsvorganges möglich. Die gemessene Abtragung korrelierte im Einzelfall mit der berechneten Abtragung mit r=0,99928, wobei ein Korrekturfaktor von 0,07675+0,70217 an dem für die Kornea berechneten Wert angebracht werden mußte. Die Abtragung in PMMA war auch bei hohen Abtragungen über den gesamten Abtragungsbereich linear. Bei Betrachtung der Dickenänderung innerhalb der Gruppen gleicher experimenteller Abtragungen zeigte sich, daß in jeder Gruppe zwischen verschiedenen Plättchen Unterschiede in den Abtragungen bis zu 10 μm beobachtet werden konnten.

Diskussion: Mit dem gezeigten System kann erstmalig durch die Optik des Excimer-Lasers hindurch eine sehr genaue Messung von Schichtdicken während der Excimer-Abtragung vorgenommen werden. Da auch bei kleineren Abtragungen relativ hohe Streuungen möglich sind, erscheint uns eine Online-Messung mit der Möglichkeit einer Korrektur des laufenden Programms bereits während des Abtragungsvorganges sinnvoll.

Schlüsselwörter: Excimer-Laser, photorefraktive Keratektomie, Reflektometrie, Interferometrie, optical low-coherence reflectometry, Pachymetrie

* Dieses Projekt wurde gefördert unter der Nr. KWF 3002.1. Die Autoren danken Frau M. Gygax für die technische Assistenz bei den Versuchen.

G. Duncker et al. (Hrsg.)
12. Kongreß der DGII 1998

Summary. *Purpose:* Ablation of PMMA plates with the excimer laser was to be studied on line by means of a reflectometer.

Methods: A reflectometer was integrated into the optic system of an excimer laser and calibrated with suitable glass plates. The precision and reproducibility of the system were determined by performing multiple series of measurements on the same spot. A spherical correction of –2, –5, and –10 D (calculated for corneal tissue) was performed in three groups of ten PMMA plates each. The measurements were subjected to statistic analysis and graphic presentation.

Results: The measurement of PMMA plate thickness yielded a precision higher than 0.5 µm for multiple measurements for a given location. The measurements were possible during the entire ablation process in all ablation experiments. The measured ablation correlated with the calculated ablation with r=0.99928, with a correction of 0.0767+0.70217 for the values calculated for corneal tissue. The ablation of PMMA was strictly linear over the entire range up to 100 µm. Within the experimental groups, a variation of the total ablation of up to 10 µm was observed.

Conclusion: With this interferometric method, a continuous measurement of sample thickness can be performed during the ablation process. As even in small ablations a considerable variation between individual treatments may occur, a feedback control between the pachymetric measurements and the photoablation process should be established.

Key words: excimer laser, photorefractive keratectomy, corneal pachymetry, optical low-coherence reflectometry, corneal photoablation

Einleitung

Die photorefraktive Keratektomie mit dem Excimer-Laser (PRK) erlaubt eine präzise Abtragung von Material und Gewebe. Neben der industriellen Anwendung ist der Excimer in den letzten Jahren zunehmend für die refraktive Modifikation der Hornhaut eingesetzt worden [13]. Da für technische Abtragungen die pro Schuß entfernte Schichtdicke sowohl vom bestrahlten Material als auch teilweise von der Laserleistung abhängig ist, werden die für die Dosierung der Abtragung von Hornhautstroma erforderlichen Schußzahlen aus der empirisch ermittelten mittleren Abtragung für humanes Stroma ebenfalls unter der Annahme einer konstanten Abtragungsrate berechnet [4, 12]. Eine tatsächliche Messung der aktuellen Hornhautdicke und damit der Abtragung, die ein hochpräzises Non-Kontakt-Verfahren erfordern würde, konnte bisher nicht vorgenommen werden.

Die Breitbandreflektometrie (optical low coherence reflectometry, OLCR) ist ein optisches Verfahren, das die Darstellung von Grenzflächen zwischen Materialien unterschiedlicher optischer Dichte und somit die präzise optische Messung von Schichtdicken erlaubt. Verschiedene Ansätze für die Darstellung oder Messung von Strukturen des Auges sind berichtet worden [6, 7, 8]. Für die Anwendung der OLCR im Excimer-Laser haben wir ein schnelles System mit hoher Scangeschwindigkeit und Repetitionsrate entwickelt [1, 2], das sich in das Excimer-Schwind-Keratom integrieren ließ [3]. Nachdem die Messung der Hornhautdicke vor und nach PRK/PTK mit diesem System möglich war, haben wir nach Modifikation sowohl der Software des Lasers als auch der OLCR die Online-Messung von Abtragungen in Kunststoff (PMMA) untersucht.

Material und Methoden

Geräte

Das Meßgerät ist ein für diese Zwecke konstruiertes Fiberreflektometer, das an den Strahlengang des Excimer-Lasers angekoppelt wurde. Über das Funktionsprinzip des Gerätes und dessen technisches Potential ist bereits berichtet worden [1, 2, 3].

Als Excimer-Laser wurde das Schwind-Keratom (Firma Schwind GmbH, Aschaffenburg) verwendet. Der Betrieb und die Kalibrierungen des Gerätes erfolgten nach den Angaben des Herstellers.

Verfahren der Meßwertermittlung

Das Reflektometer erzeugt in der jetzigen Version 18 Meßwerte/s. Die Software des Rechners bildet je nach Voreinstellung aus 20–40 konsekutiven Scans eine Meßserie, deren 5 höchste und 5 niedrigste Werte verworfen werden. Aus den restlichen Werten wird der Mittelwert und die Standardabweichung online errechnet und als „Meßwert" ausgegeben. Gleichzeitig erfolgt die Ablage des Meßwertes und die zugrunde liegenden Werte der einzelnen Scans in einer Datei. Da während der Messung (bei 18-Hz-Repetitionsrate) die Excimer-Abtragung (mit durchschnittlich 10 Hz) einen systematischen Trend zur Dikkenabnahme innerhalb einer Scan-Serie erzeugt, wurde die Abtragung für die Messung für ca. 1 s unterbrochen. Mit schnelleren Meßsystemen, mit denen wir im Labor bereits bis zu 1000 Messungen/s vornehmen können, ist dieses Anhalten des Lasers nicht mehr erforderlich.

Messungen in PMMA

PMMA-Plättchen von ca. 1,5 mm Dicke wurden in den Ablationsfokus des Excimer-Lasers gebracht und das OLCR-System auf einen refraktiven Index von 1,49 justiert. Die Reproduzierbarkeit der Messungen wurde durch multiple konsekutive Messungen des gleichen Meßortes untersucht.

Die Abtragung im PMMA wurde über den gesamten Verlauf von 3 Serien von Abtragungen (je 10 PMMA-Plättchen) von –2, –5, und –10 dpt (berechnet auf korneales Gewebe) untersucht. Die erhaltenen Meßwerte wurden gegen die errechnete Abtragung des Lasers statistisch untersucht und grafisch dargestellt.

Alle Meßwerte wurden in der Online-Data-base des OLCR-Gerätes abgelegt. Die parallel vom Excimer-Laser angezeigten Schußzahlen bzw. der Stand der Abtragung wurden manuell dokumentiert und in die Datenbank übertragen. Die Auswertung und Darstellung der Daten erfolgte über ein Statistikprogramm auf einem Mikrocomputer.

Ergebnisse

Eine Messung der Schichtdicke im Zentrum des Abtragungsstrahles war in allen Versuchen während der gesamten Abtragung möglich. Die Präzision (Standardabweichung) innerhalb einer Scanserie lag stets unter 1 µm. Bei 25 aufeinander folgenden Scanserien (ohne zwischenzeitliche Abtragung) war die Standardabweichung der Meßwerte (Mittelwerte der einzelnen Scanserien) unter 0,5 µm.

Die Darstellung der Dickenänderung ergibt im Beispiel einer Korrektur von −10 dpt (Abb. 1) eine hochgradige Korrelation von (für Kornea) gerechneter und tatsächlich gemessener Abtragung von r=0,99928, wobei ein Korrekturfaktor von 0,07675+0,170217 für das PMMA-Material angebracht werden muß.

In allen übrigen 29 Abtragungen war die Linearität gleichermaßen ausgebildet. In der Auswertung der gemessenen Abtragungen von je 10 PMMA-Scheiben in den 3 experimentellen Gruppen fanden wir geringe Standardabweichungen von 2–3 µm, wobei die Spannweite der Abtragungen in den 3 Gruppen durch einzelne Ausreißer relativ hoch war (Übersicht 1, Abb. 2).

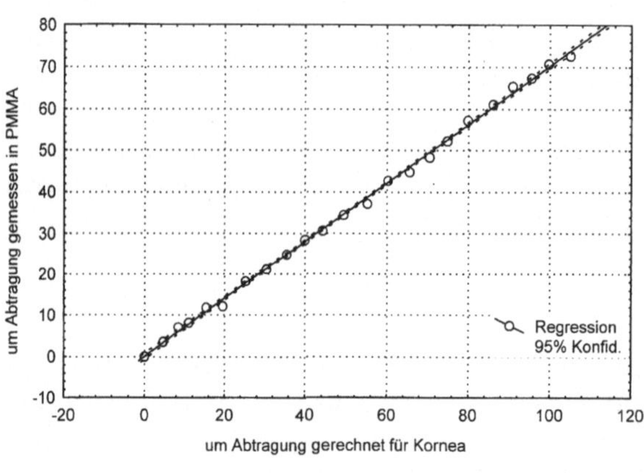

Abb. 1. Gemessene vs. gerechnete Abtragung in PMMA. µm PMMA = 0,07675 + 0,70217 × µm Kornea. Korrelation: r=0,99928

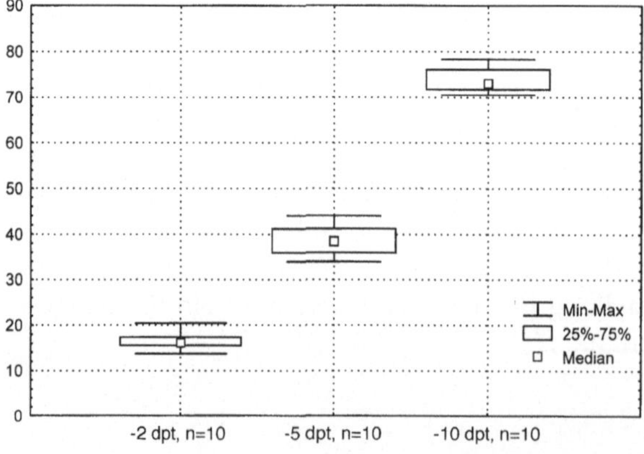

Abb. 2. Myope PRK-Ablation in PMMA-Platten. Variation der zentralen Pfeilhöhe (µm) bei 3mal 10 Abtragungen

Übersicht 1. Berechnung der durchschnittlichen Abtragung aus den Mittelwerten der einzelnen Versuche mit PMMA-Plättchen, online gemessen im Zentrum der Abtragung. Alle Meßwerte sind in Micrometer (μm) angegeben

OLCR-Pachymetrie in PMMA
- 2 D: 16,39 ± 1,8 μm (13,7 - 20,4)
  Varianz: 3,37
- 5 D: 38,72 ± 3,2 μm (33,9 - 44,0)
  Varianz: 10,32
- 10 D: 73,81 ± 2,6 μm (70,5 - 78,3)
  Varianz: 6,77

Diskussion

Mit dem Excimer-Laser ist eine präzise Abtragung von Material oder Gewebe möglich; dies hat entscheidend zur Verbreitung dieser Methode für die refraktive Modifikation der Hornhaut beigetragen. Obwohl bei der Betrachtung von klinischen Ergebnissen die Streuung der Ergebnisse als akzeptabel gilt, ist der Frage einer unerwartet abweichenden Abtragung durch den Excimer bisher nicht systematisch nachgegangen worden. Das liegt vor allem daran, daß mit den bisherigen Methoden, die selbst unter Idealbedingungen nur auf einige μm genau messen [5, 10], nur pachymetrische Messungen nach erfolgter Abtragung oder zu einem späteren Zeitpunkt möglich sind [9, 11]. Auch eine Online-Videokeratoskopie ist problematisch wegen der zu geringen Reflektivität der während der Abtragung trockenen Kornea. Ein zwischenzeitliches Befeuchten, das einen 10–40 μm dicken Flüssigkeitsfilm erzeugt, somit die Meßwerte massiv verfälscht und über den Hydratationszustand auch das Abtragungsverhalten des Stromas beeinflussen kann [4], ist in der klinischen Situation eher kontraproduktiv.

Die hier vorgestellte Untersuchung zeigt, daß jetzt mit einem neuen Verfahren eine Online-Messung von Schichtdicken während der Abtragung erfolgen kann. Erst jetzt wird es auch möglich sein, die Änderung der Abtragungsraten während der Behandlung zu entdecken und entsprechend gegenzusteuern. Die hier vorgestellten Messungen zeigten eine hohe Linearität der Abtragung in PMMA. Warum bei einzelnen Versuchen die Abtragungen zu hoch oder zu niedrig ausfielen, kann derzeit nicht beantwortet werden. Möglich sind Schwankungen der UV-Absorption in der Raumluft, andererseits auch interne Schwankungen der Laserenergie. Da mit dem hier gezeigten System nur ein Ort von ca 20 μm Durchmesser vermessen wird, kann auch eine laterale Mikrovariation der Abtragung den Eindruck eines zu hohen oder zu niedrigen Wertes erwecken. Dagegen spricht allerdings, daß bei sehr kleinen Abtragungen, die nicht zu Zentralinseln oder Sternformen führen, diese Variationen auch beobachtet wurden.

Mit dem gezeigten Ansatz sollte es möglich sein, die Abtragung der Patientenhornhaut während der PRK oder LASIK präzise zu verfolgen und falls notwendig zu korrigieren. Ob daraus eine Verbesserung der klinischen Resultate entsteht, bleibt noch abzuwarten.

Literatur

1. Böhnke M, Chavanne P, Gianotti R, Salathé RP (1997) High precision, high speed measurement of excimer laser keratectomies with a new optical pachymeter. Ger J Ophthalmol 5: 338–342
2. Böhnke M, Chavanne P, Gianotti R, Salathé RP (1998) Continous non-contact corneal pachymetry with a high-speed reflectometer. J Refract Surgery 14: 140–146
3. Böhnke M, Wälti R, Lindgren F, Gianotti R, Bonvin P, Salathé RP (1998) Messung der Hornhautdicke bei der Photo-Keratektomie mit einem in den Strahlengang des Excimer-Lasers integrierten Reflektometer. Klin Monatsbl Augenheilkd 212: 367–371
4. Dougherty PJ, Wellish KL, Maloney RK (1994) Excimer ablation rate and corneal hydration. Am J Ophthalmol 118: 169–176
5. Gordon A, Boggess EA, Molinari JF (1990) Variability of ultrasonic pachometry. Optom Vis Sci 67: 162–165
6. Hitzenberger C, Mengedoht K, Fercher AF (1989) Laseroptische Achsenlängenmessung am Auge. Fortschr Ophthalmol 86: 159–161
7. Hitzenberger CK, Baumgartner A, Drexler W, Fercher AF (1994) Interferometric measurement of corneal thickness with micrometerprecision. Am J Ophthalmol 118: 468–476
8. Huang D, Wang J, Lin CP, Puliafito CA, Fujimoto JG (1991) Micron-resolution ranging of cornea and anterior chamber by optical reflectometry. Lasers Surg Med 11: 419–425
9. Møller-Pedersen T, Vogel M, Li HF, Petroll WM, Cavanagh HD, Jester JV (1997) Quantification of stromal thinning, epithelial thickness, and corneal haze after photorefractive keratectomy using in vivo confocal microscopy. Ophthalmology 104: 360–368
10. Reinstein DZ, Chir B, Silverman RH, Rondeau MJ, Coleman DJ (1994) Epithelial and corneal thickness measurements by high-frequency ultrasound digital signal processing. Ophthalmology 101: 140–146
11. Sabetti L, Spadea L, Furcese N, Balestrazzi E (1994) Measurement of corneal thickness by ultrasound after photorefractive keratectomy in high myopia. J Refract Corneal Surg 10: 211–216
12. Seiler T, Kriegerowski M, Schnoy N, Bende T (1990) Ablation rate of human corneal epithelium and Bowman's layer with the excimer laser. Refract Corneal Surg 6: 99–102
13. Trokel SE, Srinivasan R, Braren B (1983) Excimer laser surgery of the cornea. Am J Ophthalmol 96: 710–715

Verursacht die PRK inkorrekte Augendruckmessungen?

C. Framme, C. Meyer, F. Soergel und S. Mücke

Zusammenfassung

Hintergrund: Aus der Literatur ist bekannt, daß nach Excimer-Laser-PRK bei Myopie ein falsch zu niedriger intraokularer Augendruck gemessen wird. Über das Ausmaß der Fehlmessung liegen unterschiedliche Angaben vor. Wir nahmen diese Frage zum Anlaß, an unseren PRK-Patienten die intraokulare Druckdifferenz zu untersuchen.

Material und Methode: Bei 65 Patienten bestimmten wir vor und 1 Monat, 3 Monate, 6 Monate und 12 Monate nach PRK den Augendruck mit dem Goldmann-Applanationstonometer. Eine Pachymetrie der Hornhaut wurde bei 29 Augen prä- und postoperativ durchgeführt. Wir korrelierten Druckdifferenzen, Ablationstiefe und Brechkraftänderung mit dem T-Test für gepaarte Stichproben bei einer Irrtumswahrscheinlichkeit von maximal 5% ($p<0{,}05$). Die klinischen Ergebnisse (Hornhautdicken-Reduzierung und Kurvaturänderung) wurden mit Resultaten der dynamisch-mechanischen Analyse (DMA) verglichen und diskutiert.

Ergebnisse: 12 Monate nach Durchführung einer PRK zeigte sich eine Abnahme des intraokularen Druckes um 2,54 mm Hg mit dem Goldmann-Applanationstonometer (präoperativ 17,86 mm Hg, postoperativ 15,32 mm Hg; $p=0{,}0001$). Im Durchschnitt wurde die Refraktion um −4,71 dpt verändert und dazu die Hornhautdicke um rechnerisch 59,6 µm reduziert. Der Pachymetriewert der Hornhaut nahm im Durchschnitt um 57,0 µm (präoperativ 545 µm, postoperativ 488 µm) ab. Die Ablationstiefe korrelierte mit der Augendruckänderung ($p=0{,}0001$). Mit zunehmender Myopiereduktion wurden signifikant tiefere Augendrücke gemessen. Wir errechneten eine durchschnittliche Reduktion der Druckmessung um 0,5 mm Hg pro 11,7 µm Ablationstiefe der Hornhaut. Dieses entspricht einer Refraktionsänderung von 0,92 dpt.

Diskussion: Wir konnten zeigen, daß nach PRK der Augeninnendruck in Abhängigkeit von der Ablationstiefe falsch zu niedrig gemessen wird. Das Ausmaß dieser Fehlmessungen streut in der Literatur. In den jeweiligen Studien wird der Druck um 0,5 mm Hg pro 7 µm bzw. 23 µm Ablationstiefe nach 3 Monaten zu niedrig gemessen. Dies bestätigte sich auch in unseren Langzeitergebnissen nach 12 Monaten mit einem Koeffizienten von 11,7 µm bzw. 0,92 dpt pro 0,9 mm Hg.

Schlußfolgerung: Durch eine PRK kann die Früherkennung eines Glaukoms erschwert sein. PRK-Patienten mit Augendruckwerten im Grenzbereich sollten weiterer Glaukomdiagnostik unterzogen werden.

Schlüsselwörter: PRK, Glaukom, Druckmessung, Myopie

Summary

Purpose: From the literature it is known that after PRK on myopic eyes, the Goldmann tonometer readings are reduced incorrectly. There are different studies on the

G. Duncker et al. (Hrsg.)
12. Kongreß der DGII 1998

amount of this reduction. The purpose of this study was to observe the intraocular pressure on our PRK patients.

Material and methods: Sixty five patients underwent Goldmann tonometry before and after (1 month, 3 months, 6 months and 12 months) PRK. Twenty nine patients underwent corneal pachymetry before and after surgery. Tonometer readings, ablation, and spherical equivalent was correlated with the t-test for paired samples ($p<0.05$). The clinical results (reduction in corneal thickness and change of the curvature) were compared with the experimental findings obtained by means of dynamic mechanical analysis (DMA) and discussed.

Results: There was a mean reduction in tonometry readings of the intraocular pressure of 2.54 mm Hg 12 months after PRK (preoperative: 17.86 mm Hg, postoperative: 15.32 mm Hg; $p=0.0001$). The mean spherical equivalent was reduced by −4.71 dpt by reducing the corneal thickness by 59.6 µm. Corneal pachymetry showed a reduction of 57.0 µm on average (preoperatively 545 µm, postoperatively 488 µm). The amount of ablation correlated with the intraocular pressure readings ($p=0.0001$). With increased ablation, the intraocular pressure readings were reduced. We found a 0.5 mm Hg reduction in tonometry readings associated with a 11.7 µm reduction in the corneal thickness equivalent to a −0.92 dpt refractive changing following PRK.

Discussion: This study shows, that corneal thickness has a significant influence on the accuracy of Goldmann-style applanation tonometry. In recent studies, the mean error of deviation in tonometry readings was approximately 0.5 mm Hg for 7 µm to 23 µm change in corneal thickness. This could be confirmed by our study (0.5 mm Hg per 11.73 µm or 0.92 dpt). The influence of the corneal thickness and curvature on tonometry were discussed.

Conclusion: Tonometry readings as a screening tool in the evaluation of glaucoma might delay the recognition in patients after PRK. PRK-patients with slightly elevated IOP should be observed more closely and treated as glaucoma suspects.

Key words: PRK, glaucoma, tonometer, myopia

Einleitung

Aus der Literatur ist bekannt, daß die photorefraktive Keratektomie (PRK) inkorrekte Augendruckmessungen verursacht [2, 15, 22]. Dieses wird durch eine Veränderung der Hornhautdicke, der Form und der Kurvatur der Hornhautmitte erklärt. Verschiedene Studien konnten eine signifikante Beziehung zwischen der Beschaffenheit der Hornhaut und Druckmessungen mit dem Goldmann-Applanationstonometer nachweisen [1, 2, 5, 6, 13]. Als Goldmann 1957 das erste Applanationstonometer entwickelte, veranschlagte er die Kornea als uniform gebaut und legte generell 0,5 g Widerstand für die Applanation zugrunde [10]. Die bei der Applanation aufzuwendende Kraft variiert bei gesunden Augen interindividuell allerdings stark innerhalb der Gaußschen Verteilungskurve, abhängig von der jeweils unterschiedlichen Hornhautbeschaffenheit [12]. So wurde eine größere Hornhautdicke bei okulärer Hypertension gefunden, wohingegen bei Niedrigdruckglaukom pachymetrisch dünnere Hornhäute gemessen wurden. Dadurch kann bei Niedrigdruckglaukom ein in Wirklichkeit hoher Druck maskiert werden [5]. Daß der Einfluß der Hornhautdicke auf die Meßwerte größer als erwartet ist, konnte durch In-vivo-Studien gezeigt werden [13, 30]. Hier konnte bestätigt werden, daß es sich bei den gemessenen Werten offensichtlich um Fehlmessungen handelte, die nicht den realen intraokularen Augendrucken entsprachen. Je nach Konfiguration der Hornhaut gab es erhebliche Streuungen der gefundenen Meßfehler. Weitere Studien zeigten eine inkorrekte Druckmessung bei Goldmann-Applanation bei extremer Hornhautkurvatur auf. Bei flacher Kornea wird eine vollständige Applanation bereits bei niedrigerem Applanationsdruck erreicht [16]. Ebenso wird die Druckmessung bei Patienten mit Keratokonus beeinflußt. Die Hornhaut zeigt hier eine geringere Stabilität, was durch anomales Kollagen und Glykosamin-Komponenten erklärt wird [28]. Alle Faktoren führen dazu, daß weniger Applanationskraft bei der Druckmessung aufgewendet werden muß.

Da die PRK eine weltweit durchgeführte Operation darstellt und zu erwarten ist, daß immer mehr Menschen mit Refraktionsanomalie sich dieser Methode zur Korrektur unterziehen, muß in der Zukunft mit zunehmend „falschen" Augendruckmessungen gerechnet werden, da die erwähnten Stabilitätskriterien der Hornhaut nach dem Eingriff nicht mehr gelten. Dieses kann zu verzögerten und fehlerhaften Schlußfolgerungen in der Glaukomdiagnostik bei Patienten mit PRK-Anamnese führen. Da verschiedene Studien zu unterschiedlichen Ergebnissen hinsichtlich der Fehlmessungen nach PRK kommen, haben wir diese Problematik an unserem eigenen Patientenkollektiv überprüft.

Patienten und Methode

Bei 65 Augen wurde eine PRK zur Korrektur einer Myopie durchgeführt. Das Alter der Patienten betrug im Mittel 36,6±14,0 Jahre. Alle Patienten waren gesund und wurden ophthalmologisch vollständig untersucht. Es lagen keine Hinweise auf Hornhauterkrankungen, Glaukom, Sicca-Symptomatik oder rheumatoide Erkrankungen vor. Eine detaillierte Beschreibung des präoperativen, operativen und postoperativen Vorgehens bei PRK wurde bereits publiziert [8].

Die PRK wurde bei allen 65 Patienten mit einem 193 nm-Argon-Fluorid-Excimer-Laser (Keratom, Schwind) durchgeführt. Die Behandlung wurde von insgesamt 4 erfahrenen Operateuren durchgeführt. Die Myopiereduktion betrug maximal 6,0 dpt. Alle Patienten wurden innerhalb einer 5,5- bis 6,5-m-Zone behandelt. Postoperativ erhielten sie bis zum Epithelschluß Ofloxacin AS 5mal tgl. und anschließend Prednisolon-21-Acetat 4mal tgl. sowie Polyvinylpolyvidon AT 7mal tgl. in ausschleichender Dosierung über 4 Monate.

Die Augendruckmessungen wurden von denselben Operateuren mittels eines kürzlich kalibrierten Goldmann-Applanations-Tonometers (Haag-Streit, Kvniz, Schweiz) nach jeweils gleicher Technik durchgeführt. Dabei wurde der präkorneale Tränenfilm mit Thilorbin (4 mg Oxybuprocainhydrochlorid, 0,8 mg Fluorescein, 20 μg Phenylmercuriborat, Dinatriumsalz auf 1 ml Lösung) gefärbt und die Hornhautoberfläche anästhesiert. Es wurde jeweils das rechte Auge zuerst gemessen. Als Kontrolle wurde der Meßwert des nichtbehandelten Partnerauges ermittelt. Auf diesem zweiten Auge wurde eine PRK nicht früher als 6 Monate nach der PRK am ersten Auge durchgeführt. Die Tonometrie wurde ein Mal vor PRK sowie 1, 3, 6 und 12 Monate postoperativ durchgeführt.

Zusätzlich wurde bei 29 Augen vor und nach PRK eine zentrale Pachymetrie der Hornhaut mittels Ultraschall (Corneoscan II, Storz) vorgenommen.

Die ermittelten Augendruckwerte wurden in der behandelten Gruppe mit der Ablationstiefe, der Brechkraftänderung und der Hornhautdickenmessung korreliert und mit der Kontrollgruppe verglichen. Hierzu wendeten wir den T-Test für gepaarte Stichproben bei einer Irrtumswahrscheinlichkeit von maximal 5% ($p<0{,}05$) an. Die klinischen Ergebnisse wurden hinsichtlich der Reduzierung der Korneadicke und der Änderung des Krümmungsradius mit experimentellen Resultaten der dynamisch-mechanischen Analyse (DMA) verglichen und diskutiert.

Ergebnisse

Präoperativ und postoperativ erhobene Befunde 12 Monate nach PRK sind in Tabelle 1 für Druckwerte und Pachymetrie-Werte zusammengefaßt. Den Verlauf der 5 Augendruckmessungen zu den unterschiedlichen Zeitpunkten gibt Tabelle 2 wieder. Kurz postoperativ zeigte sich ein leichter Druckanstieg, der später wieder absank. Insgesamt sank der gemessene Intraokulardruck von präoperativ 17,86 mm Hg um 2,54 mm Hg auf 15,32 mm Hg am behandelten Auge. Am unbehandelten Auge betrug die Druckdifferenz lediglich 0,25 mm Hg (präoperativ: 17,70 mm Hg, 6 Monate postoperativ: 17,45 mm Hg;

Tabelle 1. Meßwerte vor PRK und 12 Monate postoperativ

	Behandeltes Auge		Kontrollauge	
	Durchschnitt	**SD**	**Durchschnitt**	**SD**
Tensio vor PRK	17,86 mm Hg	2,08 mm Hg	17,70 mm Hg	1,60 mm Hg
Tensio nach PRK	15,32 mm Hg	2,20 mm Hg	17,45 mm Hg	1,29 mm Hg
Pach vor PRK	544,6 μm	40,9 μm		
Pach nach PRK	487,6 μm	48,8 μm		

Tabelle 2. Gemittelte Augeninnendruckwerte vor sowie 1, 3, 6 und 12 Monate nach PRK, Kontrollmessung des unbehandelten Partnerauges nach 6 Monaten

Tensio (mm Hg)	Prä-OP	1 Monat	3 Monate	6 Monate	12 Monate
PRK-Auge	17,86±2,08	18,51±2,52	17,71±2,79	16,87±1,62	15,32±2,20
Kontrollauge	17,70±1,60			17,45±1,29	

Tabelle 3. Gemittelte Änderungen der Meßwerte vor PRK und 12 Monate postoperativ

	Behandeltes Auge			Kontrollauge		
	Abnahme	SD	p	Abnahme	SD	p
Tensio	−2,54 mm Hg	1,58	0,0001	−0,25 mm Hg	1,12	0,081
Pachy	−56,90 μm	30,05	0,0001			
Sphäre	−4,71 dpt	2,22	0,0001			
Ablation	−59,60 μm	26,54	0,0001			

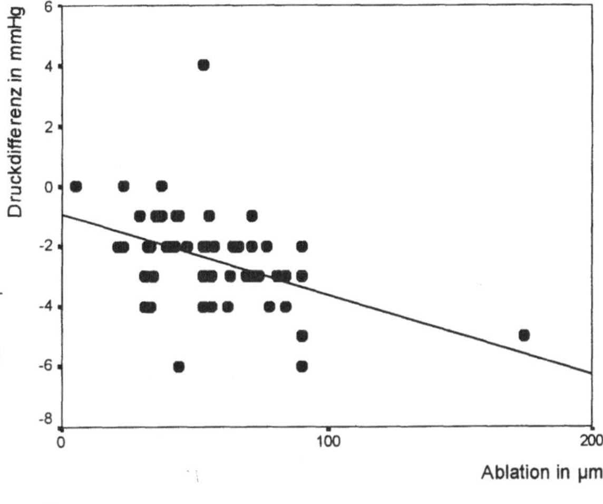

Abb. 1. Korrelation von Hornhautdickenreduktion und intraokularer Druckdifferenz prä- und postoperativ 12 Monate nach PRK (n=65, r=0,45, p=0,0001)

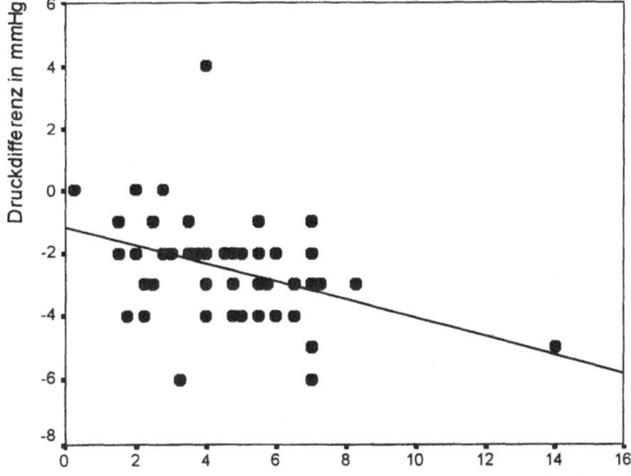

Abb. 2. Korrelation von intraokularer Druckdifferenz und Myopiereduktion 12 Monate nach PRK (n=65, r=0,41, p=0,001)

p=0,081). Nach 6 Monaten war der Augendruck des behandelten gegenüber dem unbehandelten Auge signifikant niedriger (p=0,003; s. Tabelle 2). Präoperativ fand sich kein signifikanter Unterschied des intraokularen Drucks beider Augen.

Die Pachymetrie zeigte eine Reduktion der Meßwerte an den behandelten Augen von präoperativ 544,6 μm auf postoperativ 487,6 μm (Tabelle 3). Die Ablation der Hornhaut betrug im Mittel 59,6±26,5 μm. Die Brechkraft der Hornhaut verringerte sich um 4,71 dpt im Gesamtkollektiv (s. Tabelle 3) und korrelierte signifikant mit Ablation und pachymetrischer Hornhautdickenreduktion (p=0,0001). Die Druckdifferenz korrelierte mit der Ablation (p=0,0001; Abb. 1) und der Myopiereduktion (p=0,001; Abb. 2) signifikant. Insgesamt errechneten wir eine durchschnittliche Reduktion der gemessenen Druckwerte um 0,5 mm Hg pro 11,7 μm Ablationstiefe der Hornhaut. Dies entspricht einer Refraktionsänderung von 0,92 dpt.

Diskussion

Der Applanationstonometrie wird im allgemeinen ein hoher Stellenwert beigemessen. Dennoch haben viele Faktoren einen Einfluß auf die Genauigkeit der Messungen [26]. Manometrische Studien konnten einen erheblichen Einfluß von Hornhautdicke, Kurvatur sowie Struktur auf die Goldmann-Applanationstonometrie nachweisen [13, 30].

Aus der Literatur ist bekannt, daß bei PRK-Patienten aufgrund der Veränderungen der zentralen Hornhaut oftmals falsch zu niedrige Augendrücke gemessen werden. Kritische Kommentare [4, 7] über diesen Umstand veranlaßten uns, das Ausmaß der Fehlmessungen anhand unseres Kollektives zu überprüfen und unsere Ergebnisse mit denen der dynamisch-mechanischen Materialprüfung zu vergleichen.

Das Imbert-Fick-Gesetz wird als Grundlage für das Prinzip der Applanationstonometrie angesehen [6, 12]. Es besagt, daß eine bestimmte Kraft aufgewendet werden muß, um mit einem planen Stempel eine gefüllte, ideal sphärische und unendlich dünne Oberfläche flachzudrücken. Die aufgewendete Kraft korreliert durch die Verdrängung von Augenvolumen mit dem intraokularen Druck. Über das Imbert-Fick-Gesetz hinaus muß die Dicke der Kornea und die damit verbundene Biegesteifigkeit einberechnet werden. Weiterhin muß der präkorneale Tränenfilm berücksichtigt werden, der eine Kapillarwirkung zwischen Tonometerspitze und Hornhaut mit Tränenmeniskus produziert. Die Weite der Fluorescein-Ringe, welche die Tonometerspitze umgeben, sollte 0,2 mm sein.

In empirischen Studien entwickelte Goldmann 1957 die Applanationstonometrie. Er nahm an, daß die Kraft, welche die menschliche Hornhaut bei Gegendruck bietet, etwa der Gewichtskraft von 1/2 g entspricht [10]. Er wählte dabei eine Applanationsfläche von 3,06 mm Durchmesser. Bei diesem Durchmesser korrespondiert die Gewichtskraft von 0,1 mg mit einem Intraokulardruck von 1 mm Hg [9, 10].

Der Widerstand der menschlichen Hornhaut ist somit von mehreren Faktoren abhängig. Hierzu gehören die zentrale Hornhautdicke, die Kurvatur und die Rigidität. Insbesondere die Dicke der Hornhaut variiert stark zwischen einzelnen Patienten. In klinischen Studien konnte durch optische Pachymetrie eine durchschnittliche Hornhautdicke gesunder Individuen von 520 µm mit einer Gaußschen Verteilungskurve gemessen werden [11]. Unterschiede dieser einzelnen Faktoren führen bei der Tonometrie bei konstantem intraokularem Druck zwangsläufig zu unterschiedlich benötigtem Kraftaufwand bei Applanation und damit zu inkorrekten Messungen.

Hornhautdicke

Die Beziehung zwischen der Hornhautdicke und dem intraokularen Druck wurde in verschiedenen Studien nachgewiesen. So konnte festgestellt werden, daß Patienten mit Niedrigdruckglaukom signifikant dünnere Hornhäute hatten und Patienten mit okulärer Hypertension dickere Hornhäute als das Normalkollektiv besaßen [1, 5, 13]. Somit ergibt sich, daß der wirkliche intraokulare Druck in beiden Fällen nicht dem gemessenen entspricht.

Hornhautkurvatur

Theoretisch muß um so mehr Druck bei der Applanation aufgewendet werden, je steiler die Hornhautkurvatur ist. So wurde bei theoretischen Berechnungen ein Meßfehler von weniger als 0,5 mm Hg gefunden [23]. Mark fand einen Anstieg des intraokularen Drucks von 0,34 mm Hg pro 1 dpt Brechkraftzunahme [16]. Ergebnisse klinischer Studien ergaben, daß der Augeninnendruck um so mehr falsch zu niedrig gemessen wird, je flacher die Kornea ist.

Hornhautrigidität

Die Rigidität der Sklera spielt bei der Applanationstonometrie im Gegensatz zur Indentationstonometrie bei Schiötz eher eine untergeordnete Rolle. Über eine große Meßbreite skleraler Rigidität ist der geschätzte Effekt nicht größer als 1 mm Hg [29]. Dagegen reduziert ein Verlust der Bowmanschen Membran die Widerstandsfähigkeit der Hornhaut erheblich und beeinflußt so die Korrektheit der Augendruckmessung. Weiterhin konnte festgestellt werden, daß ein Hornhautödem ebenfalls zur Unterschätzung des intraokularen Druckes führt [27, 29]. Auch Patienten mit Keratokonus haben durch anomales Kollagen und dünnere Hornhaut eine reduzierte Hornhautrigidität, was den Widerstand bei Impression erniedrigt.

Biomechanik der Kornea – dynamisch-mechanische Charakterisierung und Einfluß der PRK

Die im Rahmen der hier vorgestellten Untersuchung erhobenen Augeninnendruckdaten zeigten, in welchem Maß der IOP falsch zu niedrig gemessen wird. Aus Sicht der Biomechanik spielen dabei die Verringerung der Korneadicke, die Abflachung der Kurvatur sowie Veränderungen der anatomischen Struktur eine Rolle. Untersuchungen der viskoelastischen Eigenschaften der menschlichen Hornhaut in Form von Zug-Dehnungs-Messungen und dynamisch-mechanischer Analyse (DMA) lieferten Ergebnisse, die zu einem besseren Verständnis der inkorrekten Druckmessungen nach PRK beitragen.

Im Fall isotroper Materialien besteht zwischen dem Elastizitätsmodul E (Kraftrichtung senkrecht zur Korneaoberfläche) und dem zugehörigen Schermodul G (Kraftrichtung parallel zur Oberfläche) die Beziehung E = 3 G. Bei der anisotrop aufgebauten, lamellar strukturierten Hornhaut verändert sich diese Relation zu E = 100 G. Dies bedeutet, daß der Elastizitätsmodul senkrecht zur Hornhautoberfläche sehr viel höher ist als der Schermodul parallel zur Hornhautoberfläche, womit sich die menschliche Hornhaut ähnlich wie ein Telefonbuch verhält, das senkrecht zur Oberfläche schwer zusammenzudrücken, aber durch Scherung leicht zu biegen ist. Die Relation E = 100 G quantifiziert diese subjektive Erfahrung des Operateurs bei der HH-Transplantation. Folglich kommt es beim Applanationsvorgang hauptsächlich zu einer Scherung der Hornhautlamellen am Übergang vom bereits flachgedrückten zum noch sphärischen Bereich, und die Lamellen werden sehr viel mehr scherdeformiert als komprimiert [18, 24].

Die Lamellen im Hornhautstroma enthalten kollagene Stromafibrillen, die von Limbus zu Limbus verlaufen, und zwar im peripheren Bereich der Hornhaut überwiegend zirkular (nutzbar bei LTK) und im zentralen Bereich mediolateral und superior-inferior, wobei die Fibrillen zweier benachbarter Lamellen im Mittel in einem Winkel von etwa 80° zueinander verlaufen [24, 27]. Bei der PRK wird zentral ein Teil dieser Fibrillen entfernt. Dies hat einerseits zur Folge, daß im Applanationsbereich die Anzahl der Fasern reduziert wird und andererseits, daß ein Teil der von Limbus zu Limbus die Spannung tragenden Fasern unterbrochen wird. Vergleicht man die Applanationstonometrie vor und nach PRK, so ist die Anzahl der für die Biomechanik der Hornhaut wichtigen Lamellen nach PRK reduziert, wodurch die Hornhaut leichter zu applanieren ist und der Augeninnendruck falsch zu niedrig gemessen wird.

Für eine detailliertere Diskussion müssen 2 weitere biomechanische Befunde in Betracht gezogen werden, die allerdings hinsichtlich der Applanation sekundär zu bewerten sind:

1. Elektronenmikroskopische Aufnahmen zeigten, daß benachbarte Lamellen in der menschlichen Hornhaut (im Gegensatz zur Schweinehornhaut) durch einzelne Fibrillen miteinander verbunden sind, die, von einer Lamelle kommend, ihre Verlaufsrichtung ändern und in eine Nachbarlamelle übergehen [24, 25]. Von den Kollagenfibrillen, die bei der PRK im zentralen Bereich der Kornea verdampft werden, verbleiben die peripheren Faseranteile, die aufgrund der interlamellaren Verbindungen weiterhin zum biomechanischen Verhalten beitragen. Hieraus ergibt sich, daß eine teilweise Zerstörung der Fasern durch PRK eine weniger fehlerhafte Druckmessung erzeugt, als dies durch eine komplette Entfernung derselben Anzahl von Fasern der Fall sein würde.
2. Untersuchungen mittels DMA zeigten, daß sich der Schermodul sehr stark mit dem Quellungsgrad ändert: Eine maximal dehydrierte Hornhaut ist gegenüber Scherung bis zu 600mal steifer als eine stark gequollene Horn-

haut [24]. Es ist denkbar, daß die Reduktion der Hornhautlamellen bei PRK mit konsekutiver Erhöhung der mechanischen Spannung für die verbleibenden Faser(teile) den Quellungsgrad der Hornhaut verringert und damit zu einer geringeren Schernachgiebigkeit führt, was zusätzlich zu den interlamellaren Verbindungen die Fehlerhaftigkeit der Druckmessung nach PRK reduziert.

Augendruckmessungen nach PRK

Über Messungen des intraokularen Augendrucks nach PRK wurde erst selten berichtet. Schipper et al. [21, 22] konnten zeigen, daß nach der Veränderung des zentralen Anteiles der Hornhaut durch PRK der mittels Applanationstonometrie zentral gemessene Augeninnendruck 2-3 mm Hg tiefer war als präoperativ. Interessanterweise wurden aber prä- und postoperativ dieselben Druckwerte gemessen, wenn beim Blick nach temporal auf der peripheren Hornhaut applaniert wurde, wo die Hornhautdicke konstant und die Bowmansche Membran intakt waren. Demgegenüber wurde das Partnerauge nicht kontrolliert, so daß ein durch Kortikosteroide induzierter Anstieg des Augendrucks [20] nicht mit betrachtet wurde.

Mardelli et al. berichten über ein Absinken der Druckwerte nach PRK um 0,5 mm Hg pro 23 μm Reduktion der Hornhautdicke [15]. Weiterhin sind Druckdifferenzen von 3,5–5,0 mm Hg pro 70 μm Ablation publiziert worden [5]. Chatterjee et al. maßen eine mittlere Druckabnahme von prä- nach postoperativ von $3{,}5 \pm 2{,}7$ mm Hg am behandelten Auge, verglichen mit $0{,}3 \pm 3{,}3$ mm Hg am unbehandelten Auge. In höher myopen Augen fanden sie einen wenig angestiegenen Augendruck nach PRK durch eine in der Größe reduzierte Behandlungszone [2]. In verschiedenen Studien zeigte sich wie bei uns postoperativ vorerst nach einem Monat ein charakteristischer Anstieg des Augeninnendrucks am behandelten Auge, der auf die Applikation topischer Kortikosteroide zurückzuführen ist [3, 14, 18]. So fanden Pang et al. bei 10% ihrer Patienten postoperativ einen Druckanstieg von mehr als 3 mm Hg nach einem Monat [18].

Die Ergebnisse dieser Studien sowie unsere eigenen zeigen deutlich, daß Veränderungen der Hornhaut durch Excimer-Laser-PRK einen großen Einfluß auf die Meßgenauigkeit des Augeninnendruckes haben. Eine Ablation der Hornhaut und die damit verbundene Myopiereduktion korreliert signifikant mit einem reduzierten Meßergebnis.

In unserem Kollektiv nahmen die Druckwerte um 2,54 mm Hg nach 12 Monaten bei einer Hornhautdickenreduktion von 59,6 μm ab. Dadurch errechnet sich eine durchschnittliche Reduktion der Meßgenauigkeit um 0,5 mm Hg pro 11,7 μm Ablationstiefe, was einer Refraktionsänderung von 0,92 dpt entspricht. Nicht alle Studien zeigten solch hohe Korrelationen, was mit einer nur geringen durchschnittlichen Ablationstiefe von ca. 23 μm erklärt wird [15]. Bei nur geringen Ablationstiefen spielt natürlich auch die geringere Ablesegenauigkeit bei der Tonometrie eine größere Rolle. In unserer Studie mit einem normalverteilten Patientenkollektiv muß bei einer durchschnittlichen Ablationstiefe von ca. 60 µm mit einer fehlerhaften Tonometrie von durchschnittlich 3 mm Hg gerechnet werden, was dazu führt, daß der reale Augeninnendruck signifikant zu niedrig wird. Die Applanationstonometrie als ein Screeninginstrument für das Glaukom spielt dadurch insbesondere bei grenzwertigen Augendrücken eine untergeordnete Rolle. Dieses kann bei PRK-Patienten höheren Alters zu einer verspäteten Diagnose eines Glaukoms – z. B. erst durch Funduskopie und Gesichtsfelduntersuchung – führen. Da die Zahl der mit PRK behandelten Patienten täglich größer wird, kann dies ein in Zukunft ernstes Problem darstellen. Einen Lösungsansatz für diese Problematik stellt die dynamische Tonometrie dar, die neben der Applanationstonometrie die viskoelastischen Eigenschaften der Hornhaut miteinbezieht und damit verläßlichere Augendruckwerte erzielen soll. Eine solche Tonometriemethode wird bereits am Institut für dynamische Materialprüfung (IdM) an der Universität Ulm entwickelt und in einer Vorstudie getestet [24, 25].

Literatur

1. Argus WA (1995) Ocular hypertension and central corneal thickness. Ophthalmology 102: 1810–1812
2. Chatterjee A, Shah S, Bessant DA, Natoo SA, Doyle SJ (1997) Reduction in intraocular pressure after excimer laser photorefractive keratectomy. Ophtahlmology 104: 355–359
3. Chatterjee A, Shah S, Galway G (1997) Effects of topical corticosteroids after photorefractive keratectomy. J Refract Surg 13 [Suppl]: 454
4. Damje KF, Munger R, Herndon LW, Allingham RR (1997) Reduction of IOP after PRK (letter). Ophthalmology 104: 1525–1526
5. Ehlers N, Hansen FK (1974) Central corneal thickness in low-tension glaucoma. Acta Ophthalmol [Copenh] 52: 740–746
6. Fick A (1888) Über Messungen des Druckes im Auge. Archiv für die gesamte Physiologie des Menschen & der Tiere 42: 86–90
7. Garcia J, Shery RC (1997) Reduction of IOP after PRK (letter). Ophthalmology 104: 1526–1527
8. Geerling G, Meyer C, Laqua H (1997) Patient expectations and recollection of information about photorefractive keratectomy. J Cataract Refract Surg 23: 1311–1316
9. Goldmann H (1955) Un nouveau tonometre d'applanation. Bull Soc Ophthalmol Fr 67: 474–478
10. Goldmann H (1957) Applanation tonometry. In: Newell FW (ed) Glaucoma. Transactions of the Secound Conference. Josiah Macy. Jr. Foundation, pp 167–220
11. Hansen FK (1971) A clinical study of the normal human central corneal thickness. Acta Ophthalmol 49: 82–89
12. Imbert A (1885) Theories ophthalmolonometres. Arch Ophthalmol 5: 358–363
13. Johnson M, Kass MA, Moses RA, Grodzki WJ (1978) Increased corneal thickness simulating elevated intraocular pressure. Arch Ophthalmol 96: 664–665
14. Mac Robert IJ, Ho SS (1995) The use of corticosteroid/betablocker combinations in the management of regression after PRK for high myopia. J Refract Surg 11: 321–326
15. Mardelli PG, Piebenga LW, Whitacre MM (1997) The effect of excimer laser photorefractive keratectomy on intraocular pressure measurements using the Goldmann applanation tonometer. Ophthalmology 104: 945–948

16. Mark HH (1973) Corneal curvature in applanation tonometry. Am J Ophthalmol 76: 223–224
17. McPhee TJ, Bourne WM, Brubaker RF (1985) Location of the stress-bearing layer of the cornea. Invest Ophtahlmol Vis Sci 26: 869–872
18. Pang G, Wang Z, Zheng W, Sun Y (1995) Glucocorticoid-induced ocular hypertension after photorefractive keratectomy. Chung-Kuo-I Hsuueh Pao 17: 115–119
19. Pepose JS, Lim-Bon-Siong R, Mardelli P (1997) Future shock: the long term consequences of refractive surgery. Br J Opthalmol 81: 428–429
20. Phelan PS, McGhee CN, Brycel G (1994) Excimer laser PRK and corticosteroid induced IOP. The tip of an emerging iceberg? Br J Ophtahlmol 78: 802–803
21. Schipper I, Senn P, Thomann U, Suppiger M (1995) Intraocular pressure after excimer laser photorefractive keratectomy for myopia. J Refract Surg 206: 322–324
22. Schipper I, Senn P, Niesen U (1995) Messen wir den richtigen intraokularen Druck nach Excimer-Laser-PRK bei Myopie? Klin Monatsbl Augenheilkd 206: 322–324
23. Schmidt T (1960) The clinical applantion of the Goldmann applanation tonometer. Am J Ophthalmol 49: 967–978
24. Soergel F, Mücke S, Pechhold W (1998) Corneaı viscoelasticity spectra as a result of dynamic mechanical analysis. In: Lass J (ed) Advances in cornea research: selected transactions of the World Corneal Congress 1996. Plenum, New York, pp 239–254
25. Soergel F, Jean B, Seiler T, Bende T, Mücke S, Pechhold W, Pels L (1995) Dynamic mechanical spectroscopy of the cornea for measurements of its viscoelastic properties in vitro. German J Ophthalmol 64: 151–156
26. Seiler T, Matallana M, Sendler S, Bend T (1992) Does Bowman's layer determine the biomechanical properties of the cornea? Refract Corneal Surg 8: 139–142
27. Seiler T, Trahms L, Wollensack J (1982) The distinction corneal water in free and bound fractions. Graefes Arch Clin Exp Ophthalmol 219: 287–289
28. Spörl E, Huhle M, Kasper M, Seiler T (1997) Erhöhung der Festigkeit der Hornhaut durch Vernetzung. Ophthalmologe 94: 902–906
29. Whitacre MM, Stein RA (1993) Sources of error with use of Goldmann-type tonometers. Surv Ophthalmology 1: 1–29
30. Whitacre MM, Stein RA, Hassanein K (1993) The effect of corneal thickness on applanation tonometry. Am J Ophthalmol 115: 592–596

Möglichkeiten und Limitationen lamellärer refraktiver chirurgischer Techniken

J. H. Krumeich, G. Duncker, J. Daniel und M. Winter

Zusammenfassung. Barraquers Konzept der horizontalen Trennung der Hornhaut mit dem Mikrokeratom sowie die Entnahme definierter Linsen aus dem Parenchym war der Beginn refraktiver Hornhautchirurgie. Autologe Techniken der myopen und hypermetropen Keratomileusis erlaubten Korrekturen von –17 bis +12 dpt. Offene Fragen sind physikalisch die Relation der Anfangs- und Endradien zum refraktiven Ergebnis.

Bei Zugrundelegung eines optischen Zentrums von 4,5 mm ergeben sich je nach Schnitt Korrekturmöglichkeiten von bis maximal –17 dpt. Histologisch scheint sicher zu sein, daß eine Heilung nur im Bereich der Bowman, nicht aber im Parenchym erfolgt. Elektronenmikroskopische Aufnahmen erlauben diese Feststellung.

Der Versuch, heterologe Hornhautlamellen zu transplantieren, führte sowohl bei Schnitten, die an der Kältedrehbank erfolgten, als auch bei vitalen Lentikeln zur Narbenbildung zwischen Spender und Empfänger, die eine Visusreduktion nach unauffälligem Heilverlauf bedingen.

Korneale Inlays zeigen spezielle Problematiken, insbesondere bei Minuslinsen von kornealen Einschmelzungen über den dünnsten Stellen. Erfolgreiche Implantate waren vor allem für hypermetrope Korrekturen bis 10 dpt möglich.

Mit der LASIK erfolgende Excimer-Gewebsentnahmen unterscheiden sich durch extreme Glattheit der Oberfläche auf der behandelten Seite. Histologisch zeigen sich keinerlei Zeichen einer fibrozytären Reaktion. Klinisch sind auch hier myope Korrekturen auf –17 dpt, hypermetrope Korrekturen aber auf ca. 6 dpt begrenzt.

Die Grenzen der lamellären Techniken legen die Einteilung der Indikationen für die Anwendung dieser Techniken und ergänzend die intraokularen Techniken der Linsenimplantationen nahe.

Summary. Barraquer's concept of a horizontal cut of the cornea by means of the microkeratome and the removal of a defined lens of parenchymal tissue were the starting point of refractive corneal surgery. Autologous techniques of myopic and hypermetropic keratomileusis allowed for corrections of –17 to +12 D. An open question has been the relation between the pre- and postoperative radii in comparison with the refractive result.

With a given optical zone of 4.5 mm, the maximal amount of refractive correction may reach –17 D, depending on the depth of the microkeratome cut. Histology provides proof that healing takes place only in Bowman's layer; however, no healing reaction has been shown in the parenchyma. This observation is supported by electron microscopy.

The attempt of transplantation of a heterologous stromal lamellae led to a scarification in the interface between donor and recipient stroma. This complication occurs in cryolathed stromal lenticules as well as in vital lenticules, and results in a progressive reduction of visual acuity.

G. Duncker et al. (Hrsg.)
12. Kongreß der DGII 1998

Myopic corneal inlays were frequently complicated by a septic ulceration in the corneal center. Inlays have been successfully performed for hypermetropic corrections up to 10 D.

The stromal removal with the excimer laser in the rising LASIK technique achieves extreme smoothness of the treated surface. Light and electron microscopy demonstrate no signs of fibrocytic reaction. The technique allows for myopic corrections up to -17 D and hypermetropic corrections up to +6 D.

The inherent limits of all lamellar techniques suggest the classification of certain indications for the techniques. The technique of phakic lens implantation may be considered in addition to corneal treatment.

Die Idee der dauerhaften Veränderung des refraktiven Status der Hornhaut wurde durch José I. Barraquer (Bogota, Kolumbien) Ende der 60er Jahre in die Ophthalmologie eingeführt (Barraquer 1964, 1965, 1969). In Anlehnung an die altgriechische Sprache nannte Barraquer sein Verfahren Keratomileusis. Die von ihm vorgeschlagene Keratomileusis-Technik beinhaltete 2 Schritte (Barraquer 1981, 1989). Zuerst wurde mit einem von Barraquer speziell für diese Technik entwickelten Instrument (Mikrokeratom) eine oberflächenparallele Keratektomie durchgeführt. Um eine planparallele Gewebsentnahme von einer sphärischen Oberfläche durchführen zu können, mußte dieses Instrument die Hornhaut flach applanieren. Der gewonnene empfängereigene Lentikel wurde gefroren und an seiner Rückseite (Stroma) refraktiv auf der Kältedrehbank bearbeitet.

Entsprechend der Gewebsentnahme veränderte sich der anteriore Radius der Hornhaut und dadurch die Brechkraft. Eine Gewebsentnahme in der Peripherie führte zu einer Zunahme der Brechkraft, und umgekehrt führte die Entnahme im Zentrum zu einer Verringerung der Brechkraft der Hornhaut. Im Gegensatz zur heutigen Technik mußte der Lentikel nach der Bearbeitung mit einer zirkulären Hornhautnaht im Stromabett fixiert werden.

Wie bei allen refraktiven Techniken hat sich auch bei der ursprünglichen Keratomileusis gezeigt, daß diese Technik Fehlsichtigkeiten nicht in ihrer gesamten Spannweite korrigieren kann. Aus optischen und trophischen Gründen kann die Abflachung und Versteilung der Hornhaut nur innerhalb streng einzuhaltender Grenzen erfolgen. Die damals gemachten Erfahrungen zeigten, daß der Hornhautradius bei einer myopen Korrektur nicht größer als 12 mm und bei einer hypermetropen Korrektur nicht kleiner als 6 mmm werden durfte. Jenseits dieser Grenzen kam es zu trophischen Störungen im Bereich des Lentikels, die insbesondere bei hypermetropen Korrekturen zu zentralen Parenchymnarben und Epithelverwerfungen sowie bei myopen Korrekturen zu Benetzungsstörungen und Epithelmattierungen der Hornhaut führen konnten.

Bei einem Ausgangsradius von 7,5 mm ergaben sich dadurch Korrekturgrenzen für die Myopie von maximal -15 bis -17 dpt, für die Korrektur der Hypermetropie von maximal 12 dpt.

Nach der Etablierung der Keratomileusis-Technik führte Barraquer ab etwa 1978 mehrere Kurse in Bogota durch, die zu einer weiter verbreiteten Anwendung der komplizierten und anspruchsvollen Technik führten. Bis zum Ende der 80er Jahre wurden weltweit etwa 10.000 Keratomileusis-Operationen mit der Kältedrehbank-Technik durchgeführt.

Entgegen früher geäußerten Vermutungen belegen die klinischen Ergebnisse, daß es sich bei der Freeze-Keratomileusis um ein sicheres und effizientes Verfahren zur dauerhaften Änderung der Hornhautbrechwerte handelte. Unsere retrospektiv analysierten Daten einer Gruppe von 560 Patienten, die sich einer hypermetropen Freeze-Keratomileusis nach extrakapsulärer Kataraktextraktion unterzogen, zeigen 1 Jahr postoperativ einen mittleren Visus von 0,55 bei einem mittleren Hornhautastigmatismus 2,1 dpt. Ernsthafte, das Auge bedrohende Komplikationen, wie z.B. die Hornhautperforation während des Mikrokeratomschnitts oder intrakorneale Infektionen, wurden nicht beobachtet. Die häufigste Komplikation bestand in der aus heutiger Sicht ungenügenden Genauigkeit der refraktiven Korrektur. So konnte bei Patienten mit einer angestrebten Korrektur von 8–9 dpt die refraktive Korrektur bei 84% der Patienten innerhalb ±1 dpt der Zielrefraktion erreicht werden. Im Gegensatz dazu betrug in der Gruppe mit einer Korrektur von 13–14 dpt die Rate der um mehr als 1 dpt über- oder unterkorrigierten Patienten 55,2%. Der überwiegende Teil der Patienten (42,4%) war dabei um mehr als 1 dpt unterkorrigiert.

Die Ergebnisse der hypermetropen Korrektur verdeutlichen die Grenzen des Ausmaßes der Versteilung wie auch die der Genauigkeit. Eine Versteilung der Hornhaut von 45 auf 50 dpt entspricht der Veränderung eines Radius von 7,5 auf 6,75 mm. Je Dioptrie muß eine Radiusverkleinerung – unter Außerachtlassung der nichtlinearen Progredienz – um 0,12 mm erfolgen. Wird eine Korrektur von 10 dpt verlangt, bedeutet dies einen Endradius von 6,25 mm. Eine Korrektur um 5 dpt verlangt demzufolge eine zusätzliche Versteilung um 0,5 mm. Im Bereich von 55 dpt (entspricht einem Radius von 6,2 mm) entspricht eine Radiendifferenz von 0,1 mm einer Korrektur von mehr als 1 dpt. Eine Genauigkeit von ±1 dpt kann unter Einbeziehung des Heilprozesses dabei kaum erwartet werden. Für die myope Korrektur bestehen genau gegenteilige Verhältnisse. Der Spielraum für den zu erzielenden Radius ist um so größer, je höher die Korrektur ist.

Für LASIK-Operationen sind die Korrekturmöglichkeiten der Hypermetropie zusätzlich eingeschränkt, da anders als bei der Keratomileusis-Technik, bei der eine 400 µm starke Scheibe für die Pluskorrekturen verwendet wird, bei LASIK die zur Verfügung stehende Gewebsdicke nur etwa 200 µm beträgt. Bei einer optischen Zone (OZ) von 4,5 mm lassen sich je nach Ausgangsradius bei der LASIK ca. 8 dpt, bei der KM 12 dpt korrigieren. Im Gegensatz zur hypermetropen Korrektur erlaubte die myope Korrektur aus diesen Gründen eine bessere Genauigkeit. Etwa 50% der Patienten konnten innerhalb ±1 dpt der Zielrefraktion korrigiert werden, und ca. 90% der Patienten hatten eine Abweichung von weniger als 3 dpt von der Zielrefraktion.

Einige Keratomileusis-Patienten berichteten postoperativ über monokulare Doppelbilder. Spaltlampenmikroskopisch waren die meisten dieser Patienten völlig unauffällig. Im Interface fanden sich keine auffälligen Verdichtungen. In der Regel hatten diese Geisterbilder (ghost images) die Tendenz, innerhalb einiger Wochen oder Monate zu verschwinden. Dabei ist nicht mit letzter Sicherheit nachgewiesen worden, ob diese Doppelbilder wirklich verschwanden oder aber sich die Patienten an die Situation adaptierten.

Bei den Patienten, bei denen die durch die Geisterbilder ausgelösten Beschwerden auch nach 6–12 Monaten fortbestanden, wurde eine Spülung des Interface durchgeführt. Es zeigte sich dabei, daß nach Durchtrennung der zirkulären Narbe im Bereich der Bowman-Membran der Lentikel ohne Probleme vom Stromabett gelöst werden konnte. Die klinische Beobachtung legte die Vermutung nahe, daß eine Heilung nur im Bereich der Perforation der Bowman-Membran eintritt.

Mit zunehmenden Alter entwickelten einige Patienten im Rahmen der normalen Morbidität eine endoepitheliale Dystrophie, die mit einer perforierenden Keratoplastik behandelt wurde. Intra operationem fanden wir, daß nach einem beliebigen postoperativen Intervall (maximale Nachbeobachtungszeit 15 Jahre) der refraktiv bearbeitete Lentikel leicht aus dem Stromabett abgetrennt werden konnte. Eine Heilung mit fibrozytärer Reaktion und Bildung von quervernetzenden Kollagenlamellen trat entsprechend diesen klinischen Befunden auch nach Jahren nicht ein (Baumgartner u. Binder 1985; Binder 1985).

Zwei Hornhautpräparate konnten gewonnen und für die licht- und elektronenmikroskopische Untersuchung aufgearbeitet werden (Abb. 1a, b). Sowohl in der Übersichtsvergrößerung als auch in der Ausschnittsvergrößerung läßt sich das Interface nur durch eine zarte amorphe, in ihrer Dichte und Anfärb-

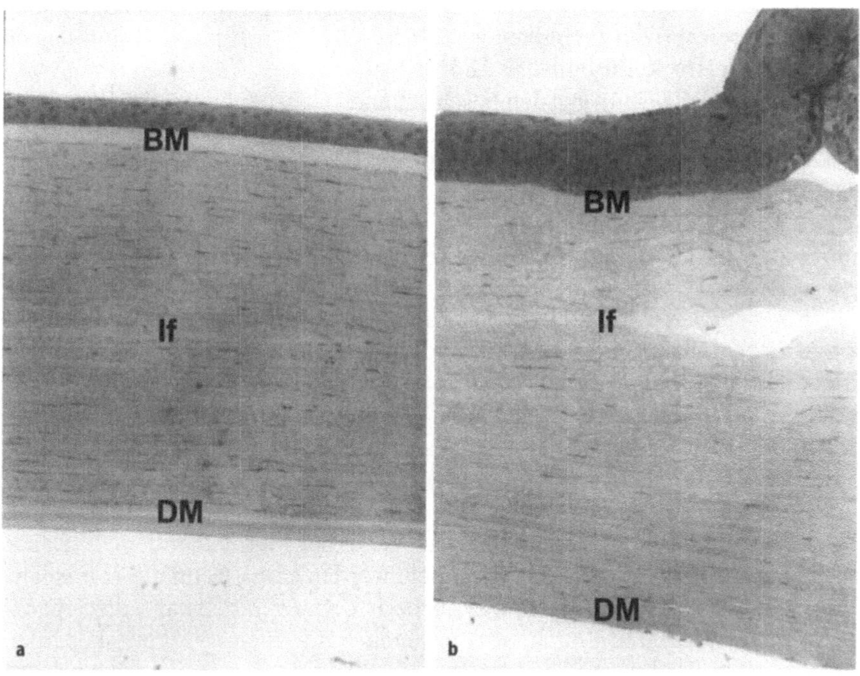

Abb. 1a, b. Lichtmikroskopisch aufgearbeitetes Präparat nach Freeze-Keratomileusis. Das Interface stellt sich indirekt aufgrund der veränderten Faserrichtung der Kollagenlamellen dar. (*If* Interface; *BM* Bowman-Membran; *DM* Descement-Membran)

barkeit minimal abweichende Schicht erkennen. Keinesfalls zeigt sich im Bereich des Interfaces eine Irregularität der Kollagenfasern. Ebenfalls findet sich keine Vermehrung von Zellen, die im Sinne einer Heilungsreaktion interpretiert werden müßte. Bei einzelnen histologischen Schnitten finden sich im Bereich des Interface artifizielle Dehiszenzen, die während der labortechnischen Aufarbeitung der histologischen Präparate entstanden. Auch diese Dehiszenzen legen die Vermutung nahe, daß sich die refraktiv bearbeitete Lamelle im Bereich des Stromas dem Stromabett nur anlegt, ein festes Verwachsen aber nicht eintritt.

Der Vorteil der Verwendung homologer Hornhautlentikel für lamelläre Keratoplastiken für den Austausch gesunden Gewebes gegen z.B. narbiges oder denaturiertes Parenchym des Empfängers liegt auf der Hand. Die Verwendung von vorgefertigten Lentikeln zur refraktiven Korrektur führte zu Interfacevernarbungen. Auch die Transplantation von mit dem Mikrokeratom geschnittenen, nach Durchmesser und Dicke exakt identischen Scheiben von Empfänger und Spender führte nach Monaten zu Interfacereaktionen, die eine optische Barriere darstellten. Anfangs gute Visen verschlechterten sich im Laufe einiger Monate.

Aufgrund der Tatsache, daß bei Schnitten, die im eigenen Gewebe erfolgen, eine Wundheilung ausbleibt (Amm et al. 1996) und ein guter Visus erzielt werden kann, stellen wir die These auf, daß genau dieses Ausbleiben von Wundheilungen im Bereich des Interface die Voraussetzung für das Gelingen aller lamellären refraktiven Techniken wie Freeze- und Non-freeze-Keratomileusis und Laser-in situ-Keratomileusis (LASIK) ist.

Als weitere Folgerung aus den beschriebenen Gegebenheiten der Wundheilungsreaktion im Interface bei direkter Apposition vom homologen Empfänger- und Spenderstroma leiteten wir für die tiefe lamelläre Keratoplastik ab, daß Empfänger- und Spenderstroma keinen direkten Kontakt zueinander haben dürfen (Krumeich et al. 1996). Um beide Gewebe im Interface voneinander zu separieren, bietet sich eine transparente artifizielle Lamelle (Inlay) oder aber die Descemet-Membran der Spenderhornhaut an (Abb. 2a, b). Die Technik der tiefen lamellären Keratoplastik wurde deshalb dahingehend modifiziert, daß eine nicht perforierende Trepanation mit dem geführten Trepansystem (GTS) bis in eine Tiefe von 680 μm mit einem 8-mm-Trepan durchgeführt wird (Krumeich u. Daniel 1997; Krumeich et al. 1998). Vom Grunde der Trepanation wird dann mit einem Tellermesser eine lamelläre Dissektion im posterioren Stroma vorgenommen.

Schlußfolgernd interpretieren wir die klinischen und histologischen Befunde so, daß ein dauerhaft stabiler Visus bei klarbleibendem Interface nach lamellärer Keratoplastik nur erreicht werden kann, wenn die Transplantation der Spenderscheibe in ganzer Dicke erfolgt. Eventuell kann die Separation von Spender- und Empfängerstroma auch durch ein synthetisches Inlay durchgeführt werden. Untersuchungen dazu befinden sich jedoch noch im experimentellen Stadium, und klinische Ergebnisse über die Art eines möglichen Materials, die Biokompatibilität und den erreichbaren Visus liegen bisher nicht vor.

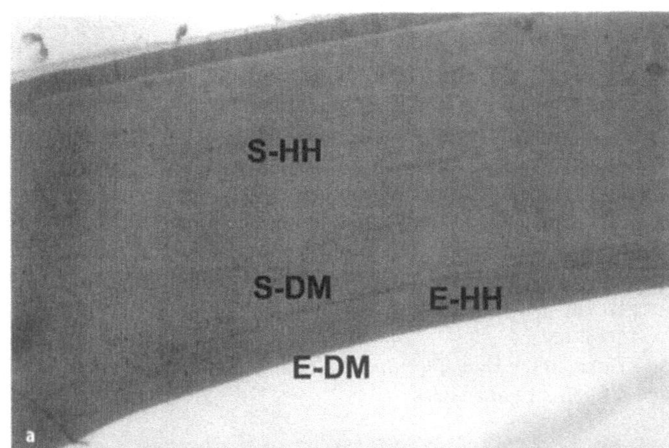

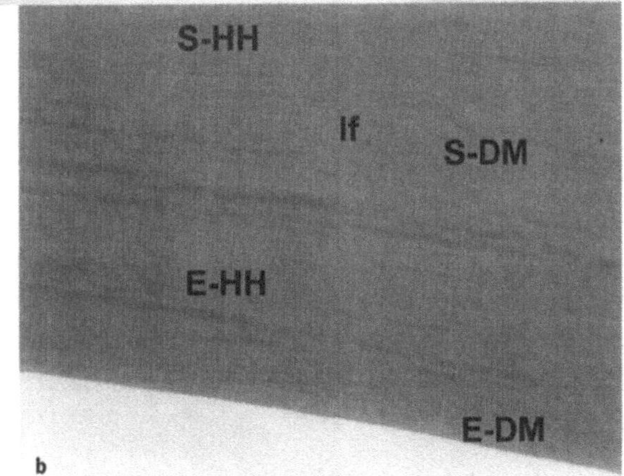

Abb. 2a, b. Lichtmikroskopisch aufgearbeitetes Präparat nach tiefer lamellärer Keratoplastik in ganzer Dicke. Die Spenderhornhaut ist glatt und ohne Zeichen einer Wundheilung an die posterioren Lagen der Empfängerhornhaut adaptiert. (*If* Interface; *S-BM* Bowman-Membran der Spenderhornhaut; *S-DM* Descement-Membran der Spenderhornhaut; *E-DM* Descemet-Membran der Empfängerhornhaut; *S-HH* Spenderhornhaut; *E-HH* Empfängerhornhaut)

Literatur

1. Barraquer JI (1964) Queratomileusis para la correction de la miopia. Arch Soc Am Optom 5:27–41
2. Barraquer JI (1965) Basis of refractive keratoplasty. Ann Med Espec 51:66–82
3. Barraquer JI (1969) Keratomileusis and keratophakia. In: Reycroft PV (ed.) Corneoplastic surgery. Proceed 2nd Intern Corneoplastic Conference. Pergamon New York, pp 409–463
4. Barraquer JI (1981) Keratomileusis for myopia and aphakia. Ophthalmology 88:701–708
5. Barraquer JI (1981) Chirurgia refractiva de la cornea. Instituto Barraquer de America, 1. ed. Bogota, pp 243
6. Baumgartner SD, Binder PS (1985) Refractive keratoplasty. Histopathology of clinical specimens Ophthalniology 92:1606
7. Binder PS (1985) Refractive surgery. Its current status and its future. CLAO J 11:358
8. Elkins BS, Casebeer JC, Kezirian GM (1997) Sutureless homoplastic lamellar keratoplasty. J Refract Surgery 13:185–187

9. Hanna K, Saragoussi JJ, David T, Pouliquen Y (1988) Lamellar keratoplasty with Barraquer's microkeratome. Preliminary clinical study about 7 cases. J Fr Ophtalmol 11:419–423
10. Amm M, Wetzel W, Winter M, Uthoff D, Duncker GI (1996) Histopathological comparison of photorefractive keratectomy and laser in situ keratomileusis in rabbits. J Refr Surg 12:758–66
11. Krumeich JH, Duncker G, Daniel J, Winter M (1996) Tiefe Lamelläre Keratoplastik. Neue Aspekte zu Grundlagen und Methodik. In: Vörösmarthy et al. (Hrsg.) 10. Kongreß der DGII. Springer, Berlin Heidelberg New York Tokyo, S 391–400
12. Krumeich JH, Daniel J (1997) Lebend-Epikeratophaki und Tiefe Lamelläre Keratoplastik zur stadiengerechten Behandlung des Keratokonus (KK) I-III. Klin Monatsbl 211:94–100
12. Krumeich JH, Daniel J, Knuelle A (1998) Live-epikeratophakia for keratoconus. J Cataract Refract Surg 24:1–8

LASIK – Indikationen, Ergebnisse und Grenzen des Verfahrens

M.C. Knorz, M.C. Arbelaez und B. Jendritza

Zusammenfassung
Problemstellung: Darstellung der Ergebnisse nach LASIK zur Myopie- und Hyperopiekorrektur.

Patienten und Methoden: Untersucht wurden 3 Gruppen mit mehreren Untergruppen:

1. Myopie I: -5 bis -29 dpt, LASIK mittels eines „Broad-Beam Excimer Lasers" (n=93), 2 Jahre postoperativ.
2. Myopie II: -1 bis -29 dpt, LASIK mittels eines „Scanning-Beam Excimer Lasers" (n=199), 1 Monat und 1 Jahr postoperativ.
3. Hyperopie: 1-9,5 dpt, LASIK mittels eines „Scanning-Beam Excimer Lasers" (n=120), 1 Jahr postoperativ.

Ergebnisse: Myopie -1 bis -4,9 dpt: Nach sphärischen (torischen) Korrekturen lagen 88% (70%) innerhalb ±0,5 dpt und 100% (90%) innerhalb ±1 dpt.
Myopie -5 bis -9,9 dpt: Nach sphärischen (torischen) Korrekturen lagen 81% (50%) innerhalb ±0,5 dpt und 91% (74%) innerhalb ±1 dpt.
Myopie -10 bis -14,9 dpt: Nach sphärischen (torischen) Korrekturen lagen 47% (27%) innerhalb ±0,5 dpt und 58% (36%) innerhalb ±1 dpt.
Myopie -15 bis -29 dpt: Nach sphärischen (torischen) Korrekturen lagen 25% (25%) innerhalb ±0,5 dpt und 50% (38%) innerhalb ±1 dpt.
Hyperopie 1-3 dpt: Nach sphärischen (torischen) Korrekturen lagen 59% (70%) innerhalb ±0,5 dpt und 82% (92%) innerhalb ±1 dpt.
Hyperopie 3,1-5 dpt: Nach sphärischen (torischen) Korrekturen lagen 47% (46%) innerhalb ±0,5 dpt und 88% (62%) innerhalb ±1 dpt.
Hyperopie 5,1-9,5 dpt: Nach sphärischen (torischen) Korrekturen lagen 38% (41%) innerhalb ±0,5 dpt und 50% (47%) innerhalb ±1 dpt.

Schlußfolgerung: LASIK ist ein präzises Verfahren zur Korrektur der Myopie zwischen -1 und -10 dpt sowie des myopen Astigmatismus. Korrekturen von -10 bis -15 dpt zeigen deutlich schlechtere Ergebnisse, und zur Myopiekorrektur über -15 dpt scheint die LASIK ungeeignet. Hyperopiekorrekturen zeigen etwas schlechtere Ergebnisse als die Myopiekorrektur, sind jedoch von 1-5 dpt möglich. Korrekturen der Hyperopie über 5 dpt scheinen aufgrund der hohen Komplikationsrate nicht empfehlenswert.

Schlüsselwörter: Laser-in-situ-Keratomileusis, LASIK, Myopie, Astigmatismus, Hyperopie

Summary
Purpose: Presentation and analysis of results after LASIK to correct myopia, astigmatism, and hyperopia.

G. Duncker et al. (Hrsg.)
12. Kongreß der DGII 1998

Patients and method: We evaluated three groups and several subgroups:

1. Myopia –5 to –29 D, 93 eyes; LASIK was performed using the Automatic Corneal Shaper (Chiron Vision) and a broad-beam excimer laser (Keracor 116, Chiron Technolas). Results at 2 years are presented.
2. Myopia –1 to –29 D, 199 eyes. LASIK was performed using the Automatic Corneal Shaper (Chiron Vision) and a scanning-beam excimer laser (Keracor 117C, Chiron Technolas). Results at 1 month and 1 year are presented.
3. Hyperopia 1 to 9.5 D, 120 eyes. LASIK was performed using the Automatic Corneal Shaper (Chiron Vision) and a scanning-beam excimer laser (Keracor 117C, Chiron Technolas). Results at 1 year are presented.

Results: Myopia –1 to –4.9 D: In the spherical (toric) subgroup, 88% (70%) were within 0.5 D and 100% (90%) within 1 D.
Myopia –5 to –9.9 D: In the spherical (toric) subgroup, 81% (50%) were within 0.5 D and 91% (74%) within 1 D.
Myopia –10 to –14.9 D: In the spherical (toric) subgroup, 47% (27%) were within 0.5 D and 58% (36%) within 1 D.
Myopia –15 to –29 D: In the spherical (toric) subgroup, 25% (25%) were within 0.5 D and 50% (38%) within 1 D.
Hyperopia 1 to 3 D: In the spherical (toric) subgroup, 59% (70%) were within 0.5 D and 82% (92%) within 1 D.
Hyperopia 3.1 to 5 D: In the spherical (toric) subgroup, 47% (46%) were within 0.5 D and 88% (62%) within 1 D.
Hyperopia 5.1 to 9.5 D: In the spherical (toric) subgroup, 38% (41%) were within 0.5 D and 50% (47%) within 1 D.

Conclusion: LASIK is predictable in myopia of –5 to –10 D and myopic astigmatism. Results are considerably less accurate in corrections of –10 to –15 D, and corrections of more than –15 D must be avoided. In hyperopia, results are less precise than in myopia, but corrections of 1 to 5 D seem acceptable. LASIK should not be used to correct hyperopia of more than 5 D due to poor predictability and a high rate of complications.

Key words: laser in-situ keratomileusis, LASIK, myopia, astigmatism, hyperopia

Einleitung

Die Laser-in-situ-Keratomileusis (LASIK) wird derzeit massiv beworben, und die Zahl der durchgeführten Eingriffe steigt stetig an. Erste Ergebnisse zeigen, daß Narbenbildung und Regression bei Myopie über –6 dpt geringer ausgeprägt sind als nach PRK [9, 14, 15, 16, 17]. Andererseits konnte gezeigt werden, daß auch mittels LASIK die extreme Myopie nur unbefriedigend zu korrigieren ist [16, 17, 23]. Neben der Myopiekorrektur wird die LASIK auch zur Hyperopiekorrektur eingesetzt [2, 6], die bisherigen Erfahrungen sind jedoch erheblich geringer als nach Myopiekorrektur. Ziel dieser Arbeit war es, die Ergebnisse der LASIK zur Myopiekorrektur und zur Hyperopiekorrektur darzustellen und anhand dieser Ergebnisse die möglichen Vorteile und Grenzen der LASIK herauszuarbeiten. Hierzu wurden 3 Patientengruppen prospektiv untersucht.

Patienten und Methoden

LASIK zur Myopiekorrektur (Broad-beam-Excimer-Laser)

Von Dezember 1994 bis Februar 1996 wurden im Rahmen einer prospektiven, klinischen Studie 93 Augen (55 Patienten) an der Universitäts-Augenklinik Mannheim operiert. Die 2-Jahres-Ergebnisse dieser Studie sind ausführlich an anderer Stelle in diesem Band beschrieben (s. Beitrag Jendritza et al. S. 590). Die Patienten wurden in 2 Gruppen und jeweils 3 Untergruppen eingeteilt (Tabelle 1). Ein Jahr nach LASIK konnten 50 Patienten (85 Augen) und 2 Jahre postoperativ 41 Patienten (70 Augen) nachuntersucht werden. Wir verwendeten den Automatic Corneal Shaper und den Keracor-116-Excimer-Laser (Fa. Chiron Technolas, München). Der Durchmesser des Lentikels betrug 8,5 mm, die Dicke 160 µm. Alle Operationen wurden in Tropfanästhesie (Oxybuprocain 0,4%) durchgeführt. Der Keracor 116 ist ein Broad-beam-Excimer-Laser, d. h., zur Laserablation wird ein ca. 7 mm durchmessender Strahl eingesetzt, der mittels einer Irisblende im Durchmesser geändert werden kann. Aufgrund physikalischer Phänomene kommt es bei diesen Lasern häufig zum Auftreten sog. „central islands" [13, 21]. Die Laserablation wurde auf die Mitte der Eintrittspupille zentriert. Es wurden maximal 3 Ablationszonen verwendet: Zunächst wurde der Astigmatismus innerhalb einer 4,5-mm-Zone korrigiert [16]. Anschließend wurde ein sog. „pre-treatment" zur Prophylaxe der „central islands" durchgeführt. Verwendet wurde hierzu eine 3-mm-Zone. Der Betrag des Pre-treatment war abhängig von der sphärischen Korrektur, berechnet am Hornhautvertex (100% der Vertexkorrektur für Korrekturen bis –10 dpt; 75% bis –15 dpt; 50% bis –20 dpt; 25% über –20 dpt). Diese Werte ergaben sich entsprechend den bereits veröffentlichten Vorversuchen [14, 15]. Abschließend erfolgte die Korrektur der sphärischen Myopie mit einer Zone. Der Zonendurchmesser variierte hierbei in Abhängigkeit von der geplanten Korrektur (bis –10 dpt: 6 mm; bis –15 dpt: 5,5 mm; bis –20 dpt: 5 mm; über –20 dpt: 4,5 mm) [16]. Die Mindestdicke des stromalen Bettes nach Ablation wurde mit 200 µm angesetzt, um eine späte Ektasie zu vermeiden. Postoperativ applizierten wir Gentamicin-Augentropfen für 3–5 Tage. Die Patienten wurden präoperativ sowie 1 Tag, 5 Tage, 1 Monat,12 Monate und 24 Monate postoperativ nachuntersucht. Wir bestimmten die Brillenrefraktion, die Seh-

Tabelle 1. Patientengruppen zur Myopiekorrektur mittels LASIK (Broad-beam-Excimer-Laser); *SÄ:* sphärisches Äquivalent

Gruppe I: Sphärische Korrekturen (Sphäre -5 bis -29 dpt, Zylinder <1 dpt)	
a. SÄ -5 bis -9,9 dpt	n=8
b. SÄ -10 bis -14,9 dpt	n=9
c. SÄ -15 bis -29 dpt	n=19
Gruppe II: Torische Korrekturen (Sphäre -5 bis -29 dpt, Zylinder 1 bis 4,5 dpt)	
a. SÄ -5 bis -9,9 dpt	n=12
b. SÄ -10 bis -14,9 dpt	n=24
c. SÄ -15 bis -29 dpt	n=20

schärfe mit optimaler Brillenkorrektur und die Hornhauttopographie (TMS-1, Fa. Tomey). Zudem wurde eine Spaltlampenuntersuchung bei hoher Vergrößerung (16mal) durchgeführt und die stromale Grenzschicht subjektiv als „unsichtbar“, „kaum erkennbar“, „deutlich erkennbar“ und „Narbe“ bewertet.

LASIK zur Myopiekorrektur (Scanning-beam-Excimer-Laser)

Von März 1996 bis Oktober 1997 wurden ebenfalls im Rahmen einer prospektiven, klinischen Studie 199 Augen (110 Patienten) an der Universitäts-Augenklinik Mannheim operiert. Die Patienten wurden in 2 Gruppen und jeweils 4 Untergruppen eingeteilt (Tabelle 2). Alle Patienten konnten einen Monat nach LASIK und 50 Patienten (85 Augen) auch ein Jahr postoperativ nachuntersucht werden.

Gruppe I: Sphärische Korrekturen (Sphäre -5 bis -29 dpt, Zylinder <1 dpt)	
a. SÄ -1 bis -4,9 dpt	n=25
b. SÄ -5 bis -9,9 dpt	n=32
c. SÄ -10 bis -14,9 dpt	n=17
d. SÄ -15 bis -29 dpt	n=8
Gruppe II: Torische Korrekturen (Sphäre -5 bis -29 dpt, Zylinder 1 bis 7 dpt)	
a. SÄ -1 bis -4,9 dpt	n=24
b. SÄ -5 bis -9,9 dpt	n=52
c. SÄ -10 bis -14,9 dpt	n=33
d. SÄ -15 bis -29 dpt	n=8

Tabelle 2. Patientengruppen zur Myopiekorrektur mittels LASIK (Scanning-beam-Excimer-Laser); *SÄ:* sphärisches Äquivalent

Wir verwendeten den Automatic Corneal Shaper und den Keracor-117C-Excimer Laser (Fa. Chiron Technolas, München). Der Durchmesser des Lentikels betrug 8,5 mm, die Dicke 160 μm. Alle Operationen wurden in Tropfanästhesie (Oxybuprocain 0,4%) durchgeführt. Der Keracor 117C ist ein Scanning-beam-Excimer-Laser, d. h., zur Laserablation wird ein 2 mm durchmessender Strahl eingesetzt, der mittels eines Spiegelsystems frei über die Hornhaut bewegt („gescannt“) werden kann und somit die Korrektur der Myopie, des Astigmatismus und der Hyperopie ermöglicht. Bei diesen Lasern kommt es nicht zum Auftreten sog. Central islands [13]. Die Laserablation wurde auf die Mitte der Eintrittspupille zentriert. Der Durchmesser der zentralen optischen Zone variierte in Abhängigkeit von der geplanten Korrektur (bis -6 dpt: 6 mm; bis -10 dpt: 5,5 mm; bis -15 dpt: 5 mm; über -15 dpt: 4,5 mm). Die Mindestdicke des stromalen Bettes nach Ablation wurde mit 200–250 μm angesetzt, um eine späte Ektasie zu vermeiden. In Abhängigkeit von der zentralen Hornhautdicke wurde gegebenenfalls die Zonengröße reduziert. Postoperativ applizierten wir Dexamethason (1 mg/ml) und Gentamicin (3 mg/ml) Augentropfen 3mal täglich für 5 Tage. Die Patienten wurden präoperativ sowie 1 Tag, 1 Monat und 12 Monate postoperativ nachuntersucht. Wir bestimmten die Brillenrefraktion, die Sehschärfe mit optimaler Brillenkorrektur und die Hornhauttopographie (TMS-1, Fa. Tomey). Zudem wurde eine Spaltlampenuntersuchung bei hoher Vergrößerung (16mal) durchgeführt und die stromale Grenzschicht subjektiv als „unsichtbar“, „kaum erkennbar“, „deutlich erkennbar“ und „Narbe“ bewertet.

LASIK zur Hyperopiekorrektur (Scanning-beam-Excimer-Laser)

Von Januar 1995 bis Dezember 1997 wurden im Rahmen einer prospektiven, klinischen Studie 520 Augen (310 Patienten) an der Clinica de Oftalmologica de Cali, Kolumbien, operiert. Die Patienten wurden in 2 Gruppen und jeweils 3 Untergruppen eingeteilt (Tabelle 3). Zwölf Monate nach LASIK konnten bisher 120 Augen (71 Patienten) nachuntersucht werden.

Wir verwendeten den Automatic Corneal Shaper und den Keracor-117C-Excimer Laser (Fa. Chiron Technolas, München). Der Durchmesser des Lentikels betrug 8,5 mm, die Dicke 160 µm. Alle Operationen wurden in Tropfanästhesie (Oxybuprocain 0,4%) durchgeführt. Die Laserablation wurde auf die Mitte der Eintrittspupille zentriert. Der Durchmesser der zentralen optischen Zone variierte in Abhängigkeit von der geplanten Korrektur (bis 3 dpt: 5,5 mm; von 3,1 bis 5 dpt: 5 mm; über 5 dpt: 4,5 mm). Postoperativ applizierten wir Dexamethason und Tobramycin Augentropfen 3mal täglich für 5 Tage. Die Patienten wurden präoperativ sowie 1 Tag, 1 Woche, 1 Monat, 3 Monate, 6 Monate und 12 Monate postoperativ nachuntersucht. Wir bestimmten die Brillenrefraktion und die Sehschärfe ohne Korrektur und mit optimaler Brillenkorrektur.

Tabelle 3. Patientengruppen zur Hyperopiekorrektur mittels LASIK (Scanning-beam-Excimer-Laser); *SÄ:* sphärisches Äquivalent

Gruppe	n
Gruppe I: Sphärische Korrekturen (Sphäre 1 bis 9 dpt, Zylinder <1 dpt)	
a. SÄ 1–3 dpt	n=29
b. SÄ 3,1–5 dpt	n=17
c. SÄ 5,1–9 dpt	n=16
Gruppe II: Torische Korrekturen (Sphäre 1–9,5 dpt, Zylinder 1 bis 7 dpt)	
a. SÄ 1–3 dpt	n=26
b. SÄ 3,1–5 dpt	n=15
c. SÄ 5,1–9 dpt	n=17

Ergebnisse

LASIK zur Myopiekorrektur (Broad-beam-Excimer-Laser)

Refraktion und Stabilität: Abb. 1 zeigt die 2 Jahre postoperativ erreichte Korrektur im Vergleich zur präoperativen Refraktion. Es fanden sich in beiden Gruppen keine Überkorrekturen, jedoch teilweise erhebliche Unterkorrekturen im Bereich höherer Dioptrien. Die postoperative Refraktion ist in Abb. 2 dargestellt. Die höchste Präzision zeigte sich für Korrekturen von –5 bis –9,9 dpt. Für Korrekturen über –15 dpt fanden sich hingegen schlechte Ergebnisse. Hinsichtlich der Stabilität (Abb. 3) fanden sich ebenfalls die besten Ergebnisse für geringere Korrekturen. Korrekturen über –15 dpt zeigten eine erhebliche Regression, insbesondere in der torischen Gruppe.

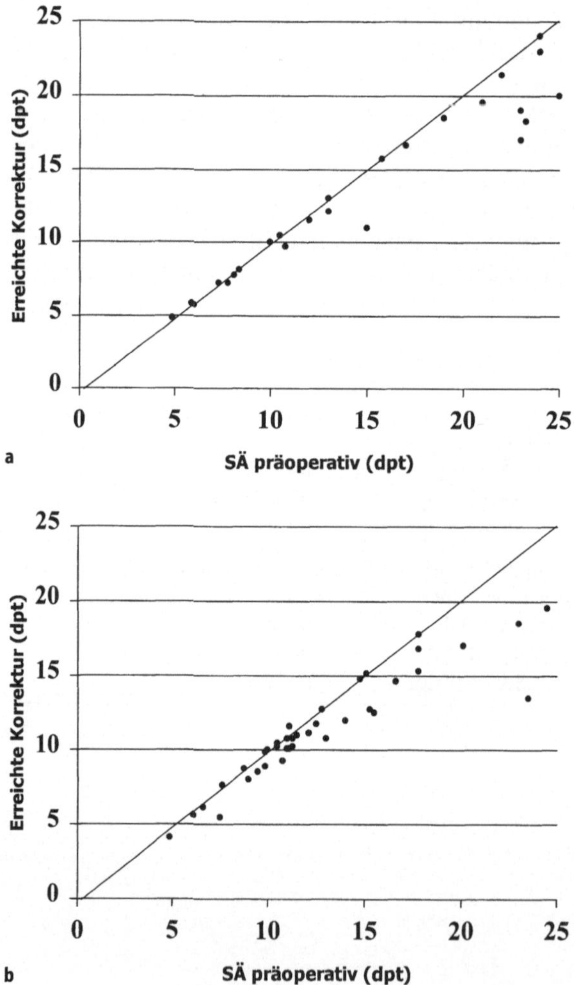

Abb. 1. LASIK-Myopie I. Erreichte Korrektur nach 2 Jahren im Vergleich zur präoperativen Refraktion. **a** Sphärische, **b** torische Korrekturen; *SÄ* sphärisches Äquivalent

Visus: Ein Verlust von 2 Linien an korrigierter Sehschärfe trat nur bei einem Auge auf, und zwar in der torischen Gruppe von -10 bis -14,9 dpt.

Interface und Komplikationen: Nach 24 Monaten war das Interface zwischen Lentikel und Stroma bei 42 Augen (60%) unsichtbar, bei 25 Augen (35,7%) gerade erkennbar, bei 3 Augen (4,3%) deutlich sichtbar. Bei keinem Patienten kam es zu einer Narbenbildung. Zwischen 12 und 24 Monaten traten keine Komplikationen auf. Reoperationen waren nicht erforderlich.

Patientenbefragung: Die Ergebnisse der Patientenbefragung finden sich in Tabelle 4. Ein Patient der sphärischen Gruppe für Korrekturen von -5 bis -9,9 dpt gab an, mit der Operation nur mäßig zufrieden zu sein. Bei diesem Patienten war es zu einer Dislokation des Lentikels am ersten postoperativen Tag gekommen, die aber ohne Komplikationen repositioniert werden konnte.

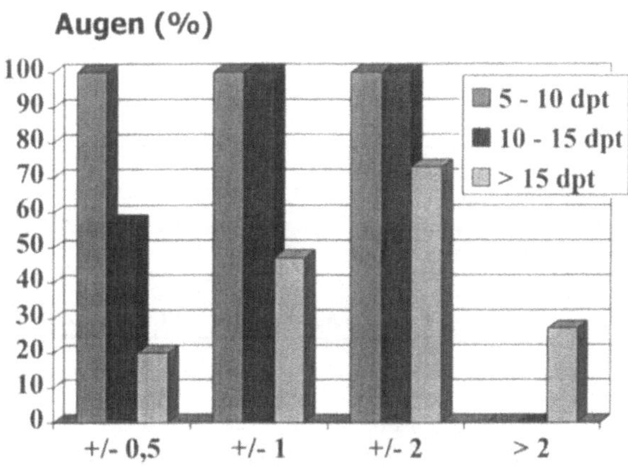

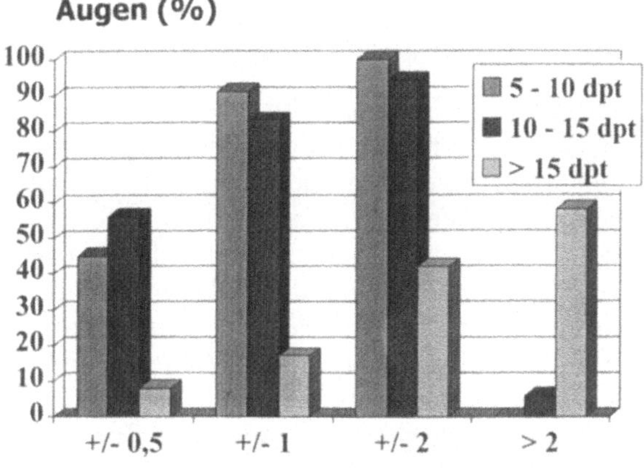

Abb. 2. LASIK-Myopie I. Abweichung von der Zielrefraktion 2 Jahre postoperativ. **a** Sphärische, **b** torische Korrekturen

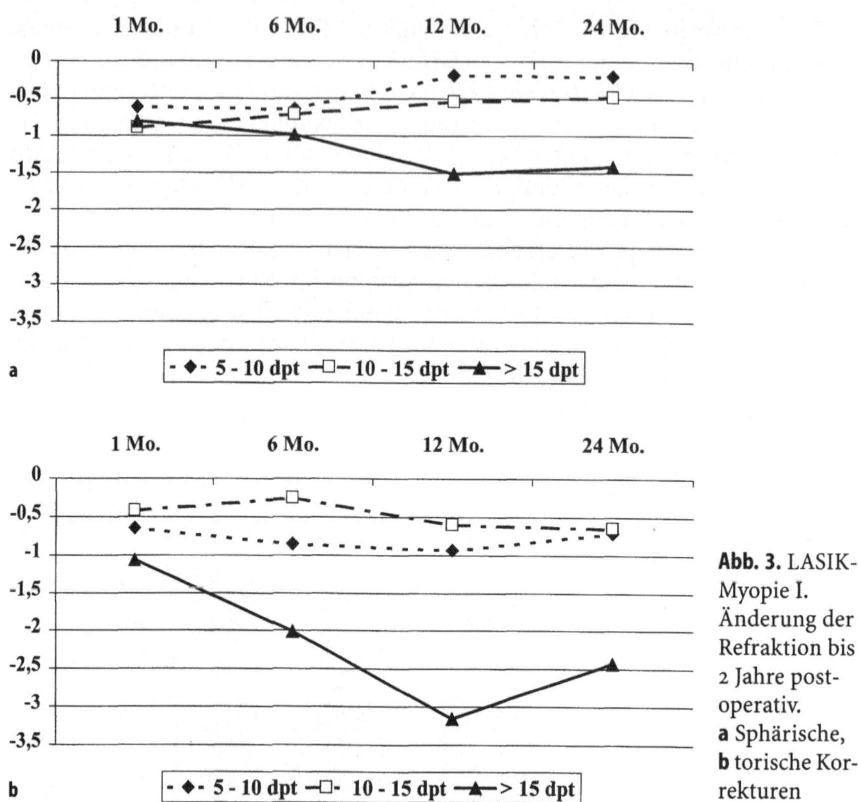

Abb. 3. LASIK-Myopie I. Änderung der Refraktion bis 2 Jahre postoperativ. **a** Sphärische, **b** torische Korrekturen

Zudem hatte der Patient ein Central island. Der höchste Anteil an nur mäßig oder nicht zufriedenen Patienten fand sich für Korrekturen ≥15 dpt. In dieser Gruppe war auch der Großteil der Patienten weiterhin auf eine Brillenkorrektur angewiesen.

LASIK zur Myopiekorrektur (scanning-beam-excimer-laser)

Refraktion und Stabilität: Abb. 4 zeigt die einen Monat postoperativ erreichte Korrektur im Vergleich zur präoperativen Refraktion. Für sphärische Korrekturen bis ca. –10 dpt fand sich nur eine sehr geringe Streuung, höhere Korrekturen zeigen eine leichte Unterkorrektur. Torische Korrekturen zeigten generell eine höhere Streuung als sphärische. Die postoperative Refraktion nach einem Monat ist in Abb. 5, die nach einem Jahr in Abb. 6 dargestellt. Für Korrekturen bis –10 dpt fand sich eine hohe Präzision, höhere Korrekturen zeigten unbefriedigende Ergebnisse. Generell war die Präzision für sphärische Korrekturen höher als für torische.

Visus: Die Sehschärfe mit und ohne Korrektur ist in Tabelle 5 dargestellt. Für Korrekturen bis –10 dpt fanden sich sehr gute Ergebnisse. Bei höheren Korrekturen erreichten jedoch weniger als 50% der Patienten eine unkorri-

Tabelle 4. Ergebnisse der Patientenbefragung 24 Monate nach LASIK

Korrektur	-5 bis -9,9 dpt	-10 bis -14,9 dpt	-15 bis -29 dpt
Sphärische Myopie			
Anzahl Augen	7	7	15
Wieder LASIK?			
Ja	86% (n=6)	100% (n=7)	100% (n=15)
Nein	14% (n=1)	0%	0%
Zufrieden?			
Sehr	86% (n=6)	100% (n=7)	73% (n=11)
Mäßig	14% (n=1)	0%	27% (n=4)
Nein	0%	0%	0%
Fernbrille nötig?			
Nie	100% (n=7)	71% (n=5)	47% (n=7)
Gelegentlich	0%	29% (n=2)	20% (n=3)
Meistens	0%	0%	33% (n=5)
Torische Myopie			
Anzahl Augen	11	18	12
Wieder LASIK?			
Ja	100% (n=11)	100% (n=8)	83% (n=10)
Nein	0%	0%	17% (n=2)
Zufrieden?			
Sehr	91% (n=19)	94% (n=17)	58% (n=7)
Mäßig	9% (n=1)	6% (n=1)	25% (n=3)
Nein	0%	0%	17% (n=2)
Fernbrille nötig?			
Nie	64% (n=7)	78% (n=14)	25% (n=3)
Gelegentlich	18% (n=2)	11% (n=2)	8% (n=1)
Meistens	18% (n=2)	11% (n=2)	67% (n=8)

Tabelle 5. Sehschärfe 1 Monat und 12 Monate nach LASIK bei sphärischer (*S*) und torischer (*T*) Myopie (Prozentzahl der Augen; *Vsc:* unkorrigierter Fernvisus; *Vcc:* brillenkorrigierter Fernvisus)

Höhe der Myopie	**Zeitraum**	**Anzahl Augen**		**Vsc ≥0,5**		**Vsc ≥1,0**		**Vcc ≥0,5**		**Vcc ≥1,0**	
		S	T	S	T	S	T	S	T	S	T
-1 bis -4,9 dpt	1 Monat	25	24	100	83	72	39	100	96	84	57
	12 Monate	6	3	83	100	67	0	100	100	83	33
-5 bis -9,9 dpt	1 Monat	32	52	97	72	63	19	100	98	88	46
	12 Monate	10	13	100	77	70	31	100	100	90	54
-10 bis -14,9 dpt	1 Monat	17	33	41	30	18	3	88	70	47	6
	12 Monate	9	12	44	50	0	0	89	75	22	17
-15 bis -29 dpt	1 Monat	8	8	25	25	0	0	38	63	0	0
	12 Monate	5	4	20	25	0	0	20	50	0	0

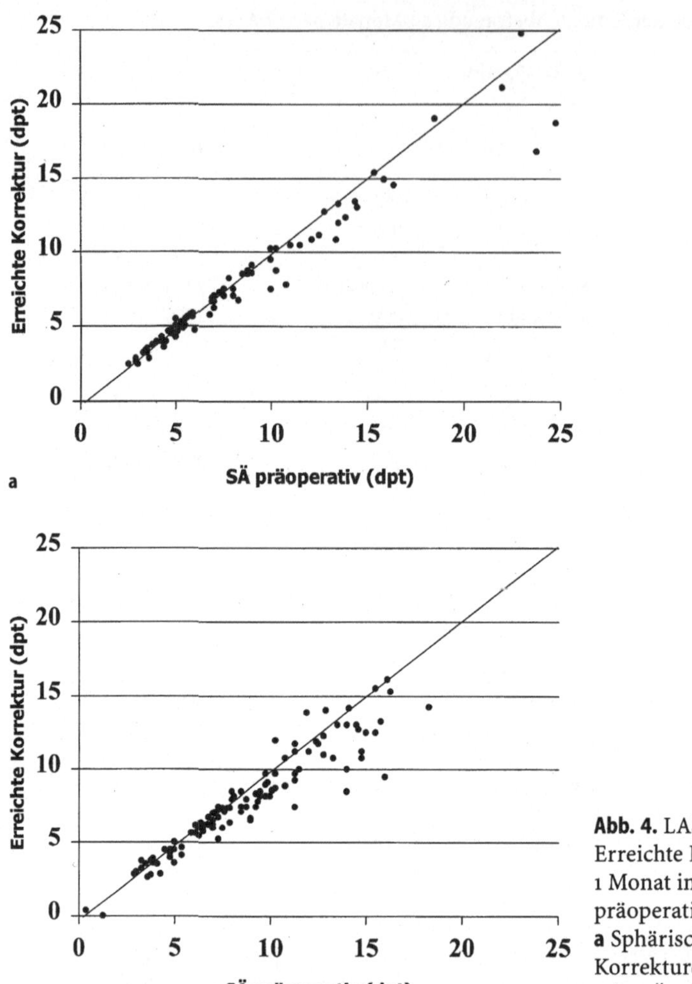

Abb. 4. LASIK-Myopie II. Erreichte Korrektur nach 1 Monat im Vergleich zur präoperativen Refraktion. **a** Sphärische, **b** torische Korrekturen; *SÄ* sphärisches Äquivalent

gierte Sehschärfe von 0,5 oder besser. Entsprechend der geringeren Präzision (s. Abb. 5b und 6b) fand sich nach torischen Korrekturen auch ein etwas geringerer Visus ohne Korrektur. Eine Verschlechterung der Sehschärfe mit optimaler Brillenkorrektur im Vergleich zum präoperativen Befund fand sich einen Monat postoperativ in der sphärischen Gruppe in 5% (n=4) und in der torischen Gruppe in 7% (n=7). Nach einem Jahr fand sich in keinem Fall eine Verschlechterung der Sehschärfe um 2 oder mehr Linien.

Komplikationen und Reoperationen: Intra- oder postoperative Komplikationen traten in keinem Fall auf. Die Reoperationsrate wurde in Abhängigkeit von der Korrektur ausgewertet. Bis zum Dezember 1997 mußten nach Korrekturen von -1 bis -4,9 dpt 2 Augen (4%), nach Korrekturen von -5 bis -9,9 dpt 7 Augen (8%), und nach Korrekturen über -10 dpt 17 Augen (26%) nachope-

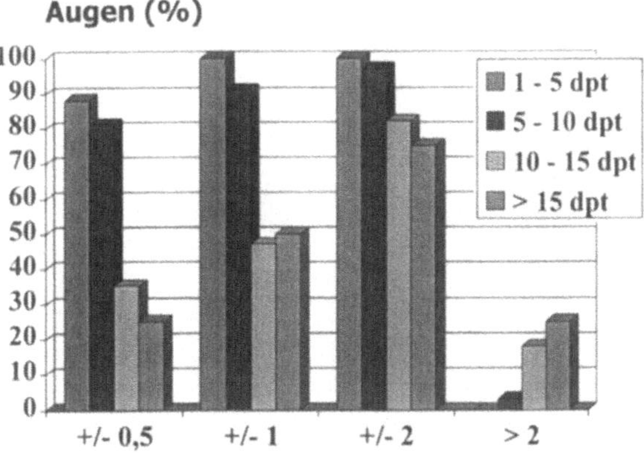

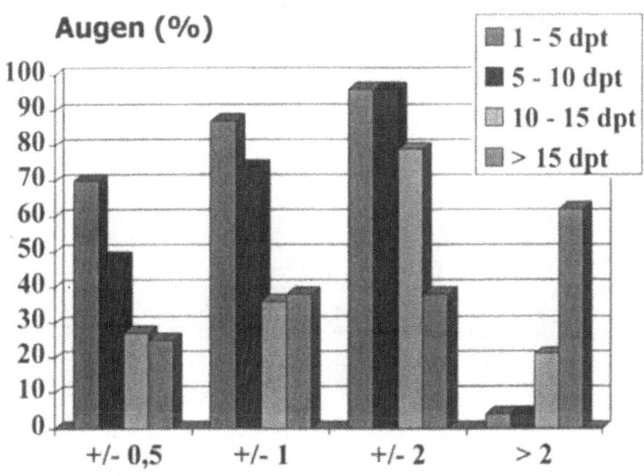

Abb. 5. LASIK-Myopie II. Abweichung von der Zielrefraktion 1 Monat postoperativ. **a** Sphärische, **b** torische Korrekturen

riert werden. Alle Reoperationen waren aufgrund einer Unterkorrektur erforderlich. Intra- oder postoperative Komplikationen traten in keinem Fall auf. Reoperationen aufgrund anderer Ursachen (Epitheleinwachsung, Lentikeldislokation, etc.) waren in keinem Fall erforderlich. Nach 12 Monaten war das Interface zwischen Lentikel und Stroma bei 33 Augen (53%) unsichtbar, bei 24 Augen (39%) gerade erkennbar und bei 5 Augen (8%) deutlich sichtbar. Bei keinem Patienten kam es zu einer Narbenbildung.

LASIK zur Hyperopiekorrektur (Scanning-beam-Excimer-Laser)

Refraktion und Stabilität: Abb. 7 zeigt die ein Jahr postoperativ erreichte Korrektur im Vergleich zur präoperativen Refraktion. In beiden Gruppen fällt eine deutliche Streuung der Ergebnisse auf. Bei Hyperopie über 3 dpt fanden sich teils erhebliche Unterkorrekturen. Abb. 8 zeigt die postoperative Refrak-

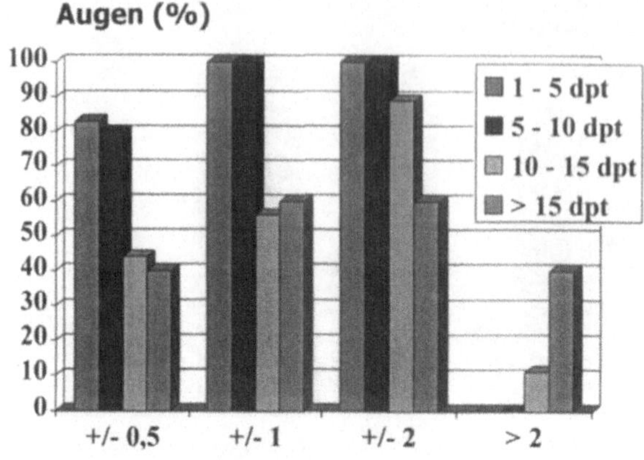

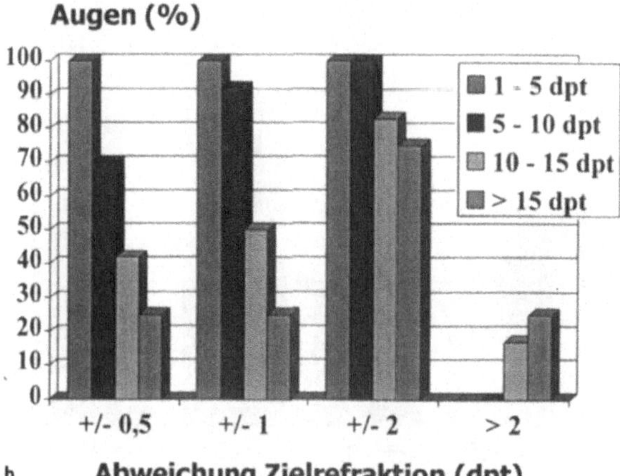

Abb. 6. LASIK-Myopie II. Abweichung von der Zielrefraktion 1 Jahr postoperativ. **a** Sphärische, **b** torische Korrekturen

tion. Für Korrekturen bis 5 dpt fand sich eine hohe Präzision, über 5 dpt waren die Ergebnisse jedoch unbefriedigend.

Visus: Die Sehschärfe mit und ohne Korrektur ist in Tabelle 6 dargestellt. Abb. 9 zeigt die Änderung der Sehschärfe mit Brillenkorrektur im Vergleich zum präoperativen Befund. Eine Verschlechterung um 2 oder mehr Linien fand sich in 8% für torische Korrekturen von 3,1–5 dpt sowie für Korrekturen über 5 dpt. Zudem verloren bei Korrekturen über 5 dpt 25% (sphärische Gruppe) bzw. 59% (torische Gruppe) eine Linie.

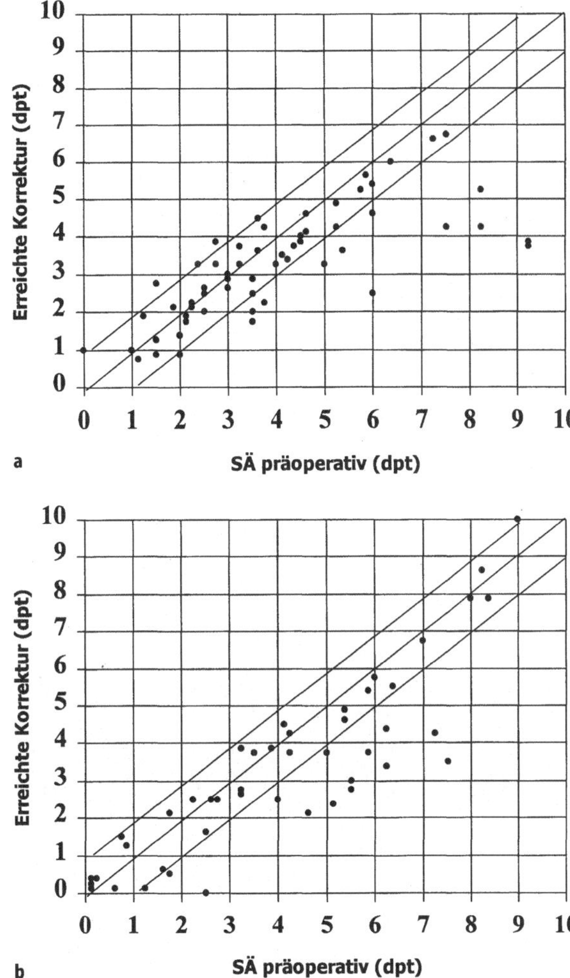

Abb. 7. LASIK-Hyperopie. Erreichte Korrektur nach 1 Jahr im Vergleich zur präoperativen Refraktion. **a** Sphärische, **b** torische Korrekturen; *SÄ* sphärisches Äquivalent

Tabelle 6. Sehschärfe 12 Monate nach LASIK bei sphärischer (*S*) und torischer (*T*) Hyperopie (Prozentzahl der Augen; *Vsc:* unkorrigierter Fernvisus; *Vcc:* brillenkorrigierter Fernvisus)

Höhe der Myopie	Zeitraum	Anzahl Augen		Vsc ≥0,5		Vsc ≥1,0		Vcc ≥0,5		Vcc ≥1,0	
		S	T	S	T	S	T	S	T	S	T
1–3 dpt	12 Monate	29	26	91	83	41	17	100	96	77	39
3,1–5 dpt	12 Monate	17	15	94	92	47	31	94	100	53	62
5,1–9 dpt	12 Monate	16	17	50	29	0	0	69	71	19	0

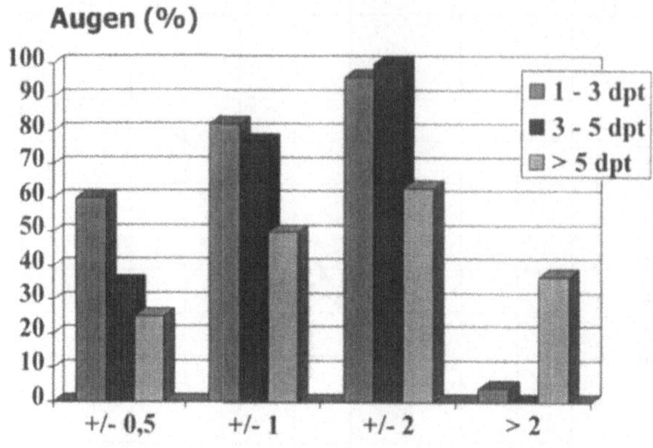

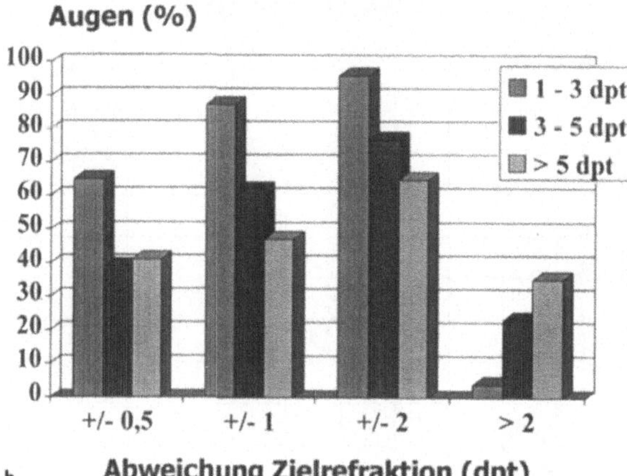

Abb. 8. LASIK-Hyperopie. Abweichung von der Zielrefraktion 1 Jahr postoperativ. **a** Sphärische, **b** torische Korrekturen

Diskussion

Myopiekorrektur

Geringe Myopie (–1 bis –5 dpt). Im Bereich der geringen Myopie müssen in erster Linie die Ergebnisse der PRK mit denen der LASIK verglichen werden. Nach PRK mittels Broad-beam-Excimer-Laser fanden sich bei geringer und mittlerer sphärischer Myopie (–1,5 bis –6 dpt) nach 2 Jahren 55% innerhalb ±0,5 dpt und 78% ±1 dpt [10]. Neuere Studien ergaben 6 Monate nach PRK (–1 bis –6 dpt) vergleichbare Werte für sphärische und für torische Korrekturen (81% bzw. 88% ±1 dpt) [30]. Nach LASIK fanden wir ähnliche bzw. bessere Werte (s. Abb. 5). Nach sphärischen Korrekturen lagen 88% innerhalb ±0,5 dpt und 100% innerhalb ±1 dpt, nach torischen waren die Ergebnisse mit 70% bzw. 90% etwas schlechter. Andere Autoren fanden nach torischen Korrekturen mittels LASIK ähnliche Ergebnisse (53% innerhalb ±0,5 dpt und 81% innerhalb ±1 dpt) [32]. Nach PRK erreichten 90% nach sphärischer Kor-

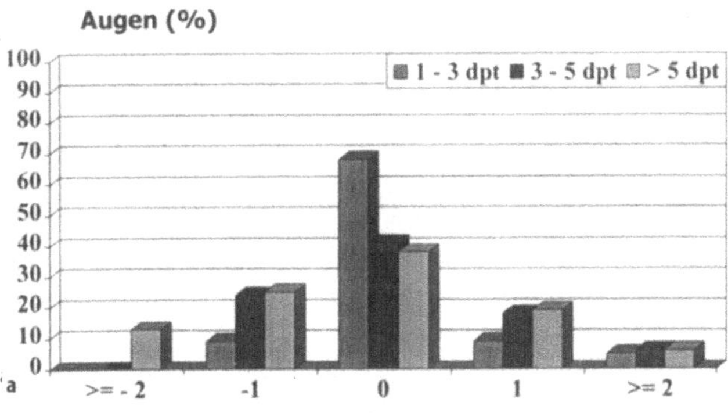

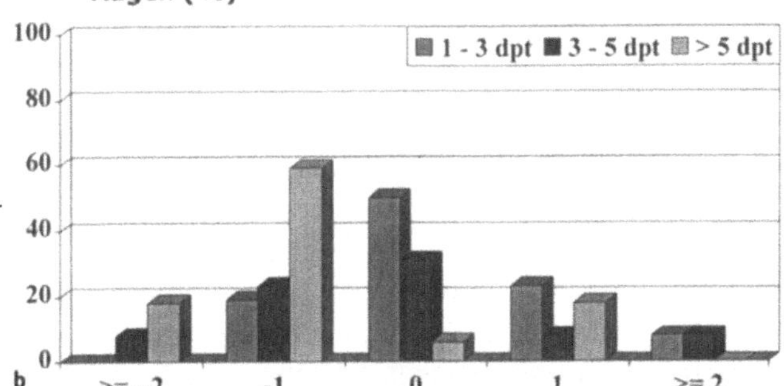

Abb. 9. LASIK-Hyperopie. Änderung der Sehschärfe mit optimaler Brillenkorrektur 1 Jahr postoperativ. **a** Sphärische, **b** torische Korrekturen

rektur und 77% nach torischer Korrektur einen Visus von 0,5 oder besser ohne Korrektur [30]. Hersh et al. berichteten 2 Jahre nach PRK über 67% mit Visus 1,0 oder besser und 93% 0,5 oder besser, jeweils ohne Korrektur [10]. Dies entspricht ebenfalls unseren Ergebnissen nach LASIK (s. Tabelle 5). Im Bereich der geringen Myopie scheint die LASIK daher der PRK hinsichtlich Genauigkeit und Sehschärfe gleichwertig zu sein. In einer vergleichenden Studie konnte gezeigt werden, daß der Visus ohne Korrektur nach LASIK erheblich schneller ansteigt als nach PRK und daß aufgrund der geringeren Regression die Präzision der Korrektur nach LASIK höher ist als nach PRK [31]. Neben Genauigkeit und Visus muß jedoch auch die Komplikationsrate berücksichtigt werden. Nach PRK verloren 6,9% 2 oder mehr Linien an bestkorrigierter Sehschärfe [10]. Seiler et al. fanden bei einem kleineren Kollektiv nur in 1,2% eine Verschlechterung um 2 oder mehr Linien [25, 26]. Wir fanden 1 Monat nach LASIK in 5% eine Verschlechterung um 2 Linien, Wang et al. in 1% nach LASIK und in 4% nach PRK [31], Zaldivar et al. in keinem Fall [32]. Intra- oder postoperative Komplikationen traten in unserer Studie und in anderen Studien [31, 32] in keinem Fall auf. Die Reoperationsrate betrug 4% in unserer Studie. Histologisch fanden sich nach LASIK geringere Veränderungen im Sinne einer Vernarbung als nach PRK [1, 14]. Somit scheint auch hinsichtlich der Komplikationsrate im Bereich der geringen Myopie die LASIK der PRK zumindest gleichwertig zu sein.

Mittlere Myopie (–5 bis –10 dpt). Bei Korrektur der mittleren sphärischen Myopie (–5 bis –10 dpt) lagen nach PRK 44% (26) bis 66% [3] innerhalb ±1 dpt und ca. 30% innerhalb ±0,5 dpt [11]. Wir fanden insbesondere nach sphärischen Korrekturen eine erheblich höhere Präzision (Abb. 5 und 6). Nach PRK zur Korrektur der mittleren bis hohen Myopie (–5 bis –10 dpt) fand sich in 5% [3] bis 20% [26] eine Regression >1 dpt. Fünf Jahre nach PRK fanden Kim et al. für Korrekturen von –1 bis –6,5 dpt eine Regression um –1,49 dpt und für Korrekturen von –7 bis –12,5 dpt eine Regression um –3,55 dpt [12]. Die präoperative Refraktion wurde als der wesentlichste Risikofaktor einer Regression ermittelt [12]. Wir fanden nach LASIK deutlich stabilere Werte (s. Abb. 2). Für Korrekturen von –5 bis –9,9 dpt erreichten nach PRK 53% [26] bzw. 67% [3] ohne Korrektur eine Sehschärfe von 0,5 oder besser. Wir fanden nach LASIK deutlich bessere Ergebnisse (s. Tabelle 5). Die Reoperationsrate betrug in unserer Studie in dieser Gruppe 8% (n=7), in allen Fällen aufgrund einer Unterkorrektur, und war somit höher als in der Gruppe der gering Myopen. Seiler et al. gaben nach PRK eine Reoperationsrate von 6,5% für Korrekturen von –3,1 bis –6 dpt, und von 40% für Korrekturen über –6 dpt an [25]. Zur Korrektur der mittleren Myopie scheint die LASIK somit hinsichtlich Präzision, Visus und Komplikationsrate der PRK deutlich überlegen.

Hohe Myopie (–10 bis –15 dpt). Nach PRK (–10 bis –14,9 dpt) lagen nur 38% [3] bis 58% [28] innerhalb ±1 dpt. Wir fanden in unserer ersten Studie nach Myopiekorrektur mittels eines Broad-beam-Excimer-Lasers für Korrekturen von –10 bis –14,9 dpt 12 und 24 Monate nach LASIK eine ausreichende Präzision (s. Abb. 2) [16, 17]. Die Zahl der in dieser Gruppe untersuchten Augen war mit 9 bzw. 24 (s. Tabelle 1) allerdings sehr gering. In unserer folgenden Studie an einem größeren Kollektiv unter Einsatz eines Scanning-beam-Excimer-Lasers fanden wir einen Monat und ein 1 Jahr postoperativ eine deutlich geringere Präzision (s. Abb. 5 und 6). Auch die Effektivität der LASIK, gemessen am Prozentsatz der Patienten, die ohne Korrektur einen Visus von 0,5 oder besser erreichten, war bei Korrekturen über –10 dpt nicht ausreichend (s. Tabelle 5). Andere Autoren fanden nach LASIK bei Myopie von –8 bis –11,9 dpt 71% innerhalb ±1 dpt und bei Myopie von –12 bis –15,9 dpt 44% innerhalb ±1 dpt [23].

Für Korrekturen über –10 dpt muß die zentrale optische Zone unter 6 mm verkleinert werden, um eine zu tiefe Ablation und damit eine Instabilität der Hornhaut zu verhindern. Selbst bei einer 6 mm durchmessenden optischen Zone kommt es bei Pupillendurchmessern über 5 mm zum Auftreten von Halos, die das Sehvermögen zumindest geringfügig reduzieren können [16]. Dies gilt unabhängig davon, welches hornhautchirurgische Verfahren angewandt wurde; maßgeblich ist hierfür nur der Durchmesser der optischen Zone im Verhältnis zum Pupillendurchmesser. Der Durchmesser der optischen Zone ist wiederum im Zusammenhang mit der Hornhautdicke zu sehen. Da die vordere Hornhautlamelle nach LASIK nicht genäht wird, trägt sie nicht zur Stabilisierung der Hornhaut bei. Daher kommt es nicht auf die Gesamtdicke der Hornhaut nach der LASIK an, sondern nur auf die Dicke des Reststromas. Als absolutes Minimum muß nach Laserablation eine Restdicke des Stromabettes von 200 μ angesehen werden, besser sollten 250 μ belassen werden (T. Seiler, persönliche Mitteilung 1997). Dies bedeutet, daß höhere Korrekturen nur bei reduziertem Durchmesser der optischen Zone durchgeführt werden können, was wiederum vermehrt zum Auftreten von Halos und zur Verschlechterung des Kontrastvisus führt [16]. Allein aufgrund dieser Überlegungen ergibt sich für die LASIK eine Obergrenze zwischen –10 und –15 dpt. In diesem Bereich müssen die Ergebnisse der LASIK mit denen der Clear-lens-Extraktion [4, 19] und der Implantation von Intraokularlinsen in phake Augen [8, 20] verglichen werden. Nach Implantation der Worst-Irisklauen-IOL lagen 69% [8] bzw. 79% [20] innerhalb ±1 dpt. Der Visus ohne Korrektur betrug in 61% 0,5 oder besser [20], erheblich besser als nach LASIK (s. Tabelle 5). Auch unsere ersten Ergebnisse nach Implantation der Worst-Irisklauen-IOL entsprechen diesen Befunden (s. Beitrag Liermann et al. S. 644). In ersten Studien wurde ein Endothelzellverlust beschrieben, der wohl aufgrund eines intermittierenden Endothel-IOL-Kontakts auftrat [8]. Mit geändertem Design konnten diese Komplikationen bisher nicht beschrieben werden [20]. Hinsichtlich Präzision und Visus scheint die Implantation derartiger IOL in phake Augen somit der LASIK für Korrekturen über –10 dpt überlegen. Andererseits liegen bisher nur unzureichende Langzeiterfahrungen mit diesen IOL vor. Nach Clear-lens-Extraktion, insbesondere nach der häufig postoperativ erforderlichen YAG-Kapsulotomie, muß andererseits mit einer höheren Inzidenz einer Netzhautablösung gerechnet werden [4], so daß auch hier die Risiken sorgfältig abgewogen werden müssen. Festgestellt werden kann jedoch, daß die Grenzen der LASIK zwischen –10 bis –15 dpt liegen.

Extreme Myopie (≥15 dpt). Im Bereich der extremen Myopie fanden wir sowohl in unserer 1. als auch in unserer 2. Studie nur unbefriedigende Ergebnisse nach LASIK [16, 17]. Korrekturen über –15 dpt sind somit abzulehnen. Hinsichtlich der alternativen Methoden gelten die obengenannten Überlegungen.

Hyperopiekorrektur

Geringe Hyperopie (1–3 dpt). Zur Hyperopiekorrektur liegen weniger Ergebnisse vor als zur Myopiekorrektur. Daya et al. fanden 6 Monate nach PRK für Korrekturen von 1 bis 6,5 dpt 88% (sphärisch) bzw. 85% (torisch) innerhalb ±1 dpt [5]. Argento et al. fanden nach torischen Korrekturen mittels LASIK (1–2,5 dpt) 46% innerhalb ±0,5 dpt und 82% innerhalb ±1 dpt [2]. Wir kamen zu ähnlichen Ergebnissen nach LASIK (s. Abb. 8). Nach LASIK bei Hyperopie von 1–4 dpt fanden Ditzen et al. eine Visusverschlechterung um 2 oder mehr Linien in 5% [6].Wir stellten in dieser Gruppe in keinem Fall eine Verschlechterung um 2 oder mehr Linien fest (s. Abb. 9). Neben PRK und LASIK muß in dieser Gruppe die LTK berücksichtigt werden. Mittels LTK ist eine Hyperopiekorrektur bis ca. 2 dpt möglich, es zeigt sich jedoch eine starke Regression, und die LTK ist in 29% überhaupt nicht wirksam [18]. Die genannten Ergebnisse zeigen, daß die LASIK für Korrekturen von 1–33 dpt wirksam ist, jedoch nicht die gleiche Genauigkeit erreicht wie für Myopiekorrekturen von –1 bis –5 dpt.

Mittlere Hyperopie (3,1–5 dpt). Daya et al. beobachteten eine Visusverschlechterung um 2 Linien in 6,7% [5]. Argento et al. fanden nach torischen Korrekturen mittels LASIK (2,5–4,5 dpt) 72% innerhalb ±0,5 dpt und 100% innerhalb ±1 dpt [2]. Eine Verschlechterung um 2 oder mehr Linien fand sich nicht. Wir sahen mit 77% (sphärische Gruppe) bzw. 62% (torische Gruppe) (s. Abb. 8) innerhalb ±1 dpt schlechtere Ergebnisse als in der Gruppe der geringen Hyperopie. Zudem zeigte sich eine Verschlechterung des Visus um eine Linie in ca. 20% in beiden Gruppen und um 2 oder mehr Linien in der torischen Gruppe in 8% (s. Abb. 9). Ursache hierfür ist wahrscheinlich die Verschlechterung der Bildqualität durch Streulicht oder Halos in Folge der relativ kleinen optischen Zone (5–5,5 mm).

Hohe Hyperopie (>5 dpt). Sener et al. fanden nach PRK bei 15 Augen für Korrekturen ab 5 dpt eine sehr geringe Präzision [27]. Nach LASIK bei Hyperopie von 4–8 dpt beobachteten Ditzen et al. eine Visusverschlechterung um 2 oder mehr Linien in 7% [6]. Wohl aufgrund der geringen Fallzahl gaben die Autoren die Zahl der Augen innerhalb ±1 dpt nicht an. In unserer Studie lagen ein Jahr postoperativ lediglich 50% (sphärische Gruppe) bzw. 47% (torische Gruppe) innerhalb ±1 dpt (s. Abb. 8). Zudem verloren 13% bzw. 18% 2 oder mehr Linien an bestkorrigierter Sehschärfe. Dies zeigt, daß die LASIK zur Hyperopiekorrektur >5 dpt ungeeignet ist. Mögliche Alternativen bestehen in der Clear-lens-Extraktion mit Intraokularlinsen-Implantation, die allerdings einen intraokularen Eingriff darstellt, bei dem ernstzunehmende Komplikationen wie Netzhautablösung, Endophthalmitis und zystoides Makulaödem eine Rolle spielen. Zwei kleinere Studien berichteten über keine nennenswerten Komplikationen [19, 29]. Endothelzellverlust, die Entwicklung eines regeneratorischen Nachstars sowie der Verlust der Akkommodation sind vor allem beim jungen Hyperopen unerwünschte Nebenwirkungen. Eine weitere Alternative ist die Implantation von Intraokularlinsen in das phake Auge [7], die jedoch nur in ausgewählten Fällen bei ausreichender Vorderkammertiefe möglich ist. Nach dem derzeitigen Wissensstand dürfte die Clear-lens-Extraktion das noch am ehesten geeignete operative Verfahren zur Korrektur der hohen Hyperopie sein.

Schlußfolgerung

Die LASIK scheint zur Myopiekorrektur von –1 bis –10 dpt geeignet. In ausgewählten Fällen (dicke Hornhaut, enge Pupille) mögen Korrekturen bis –15 dpt möglich sein, die Myopie über –15 dpt ist jedoch nicht mittels LASIK behandelbar. Im Bereich von –1 bis –5 dpt stellt die PRK eine derzeit bewährte Alternative zur LASIK dar. Die Korrektur der Hyperopie ist mittels LASIK bis 3 dpt mit gutem Ergebnis und bis 5 dpt mit akzeptablem Ergebnis möglich. Korrekturen über 5 dpt sind aufgrund mangelnder Präzision und hoher Nebenwirkungen abzulehnen.

Literatur

1. Amm M, Wetzel W, Winter M, Uthoff D, Duncker GIW (1996) Histopathological comparison ot photorefractive keratectomy and laser in situ keratomileusis in rabbits. J Refract Surg 12: 758–766
2. Argento CJ, Cosentino MJ, Biondini A (1997) Treatment of hyperopic astigmatism. J Cataract Refract Surg 23: 1480–1490
3. Carson CA, Taylor HR (1995) Excimer laser treatment for high and extreme myopia. Arch Ophthalmol 113: 431–436
4. Colin J, Robinet A (1997) Clear lensectomy and implantation of a low-power posterior chamber intraocular lens for correction of high myopia. Ophthalmology 104: 73–78
5. Daya SM, Tappouni FR, Habib NE (1997) Photorefractive keratectomy for hyperopia. Ophthalmology 104: 1952–1958
6. Ditzen K, Huschka H, Pieger S (1998) Laser in situ keratomileusis for hyperopia. J Cataract Refract Surg 24: 42–47
7. Fechner PU, Singh D, Wulff K (1998) Iris-claw lens in phakic eyes to correct hyperopia: preliminary study. J Cataract Refract Surg 24: 48–56
8. Fechner PU, Strobel J, Wichmann W (1991) Correction of myopia by implantation of a concave Worst-iris claw lens into phakic eyes. Refract Corneal Surg 7: 286–298
9. Helmy SA, Salah A, Badawy TT, Sidky AN (1996) Photorefractive keratectomy and laser in situ keratomileusis for myopia between 6.00 and 10.00 diopters. J Refract Surg 12: 417–421
10. Hersh PS, Stulting D, Steinert RF, Waring GO, Thompson KP, O Connell M, Doney K, Schein OD, The Summit PRK Study Group (1997) Results of phase III excimer laser photorefractive keratectomy for myopia. Ophthalmology 104: 1535–1553
11. Higa H, Liew M, McCarty CA, Taylor HR (1997) Predicatbility of excimer laser treatment of myopia and astigmatism by the VISX twenty-twenty. J Cataract Refract Surg 23: 1457–1464
12. Kim JH, Kim MS, Hahn TW, Lee YC, Sah WJ, Park CK (1997) Five year results of photorefractive keratectomy for myopia. J Cataract Refract Surg 23: 731–735
13. Knorz MC (1997) Broad-beam versus scanning-beam lasers for refractive surgery. Ophthalmic Practice 15: 142–145
14. Knorz MC, Liermann A, Seiberth V, Steiner H, Wiesinger B (1996) Laser in situ keratomileusis to correct myopia of -6.00 to -29.00 diopters. J Refract Surg 12: 575–584
15. Knorz MC, Liermann A, Wiesinger B, Seiberth V, Liesenhoff H (1996) Myopiekorrektur mittels Laser in situ Keratomileusis (LASIK). Klin Monatsbl Augenheilkd 207: 438–445
16. Knorz MC, Liermann A, Wiesinger B, Seiberth V, Liesenhoff H (1997) Laser in situ Keratomileusis (LASIK) zur Myopiekorrektur. Ophthalmologe 94: 775–779
17. Knorz MC, Wiesinger B, Liermann A, Seiberth V, Liesenhoff H (1998) LASIK for moderate and high myopia and myopic astigmatism. Ophthalmology 105 (accepted for publication)
18. Koch DD, Kohnen T, McDonnell PJ, Menefee R, Berry M (1997) Hyperopia correction by noncontact holmium: YAG laserthermal keratoplasty. Ophthalmology 104: 1938–1947
19. Lyle WA, Jin GJ (1994) Clear lens extraction for the correction of high refractive error. J Cataract Refract Surg 20: 273–276
20. Menezo L, Avino JA, Cisneros A, Rodriguez-Salvador V, Martinez-Costa R (1997) Iris claw phakic intraocular lens for high myopia. J Refract Surg 13: 545–555
21. Noack J, Tönnies R, Hohla K, Birngruber R, Vogel A (1997) Influence of ablation plume dynamics on the formation of central islands in excimer laser photorefractive keratectomy. Ophthalmology 104: 823–830

22. Pallikaris IG, Siganos DS (1994) Excimer laser in situ keratomileusis and photorefractive keratectomy for correction of high myopia. J Refract Corneal Surg 10: 498–510
23. Perez-Santonja JJ, Bellot J, Claramonte P, Ismail MM, Alio JL (1997) Laser in situ keratomileusis to correct high myopia. J Cataract Refract Surg 23: 372–385
24. Salah T, Waring GO 3rd, el Maghraby A, Moadel K, Grimm SB (1996) Excimer laser in situ keratomileusis under a corneal flap for myopia of 2 to 20 diopters. Am J Ophthalmol 121: 143–155
25. Seiler T, Holschbach A, Derse M, Jean B, Genth U (1994) Complications of myopic photorefractive keratectomy with the excimer laser. Ophthalmology 101: 153–160
26. Seiler T, Wollensak J (1993) Results of a prospective evaluation of photorefractive keratectomy at 1 year after surgery. German J Ophthalmol 2: 135–142
27. Sener B, Özdamar A, Aras C, Yanyali A (1997) Photorefractive keratectomy for hyperopia and aphakia with a scanning spot excimer laser. J Refract Surg 13: 620–623
28. Sher NA, Hardten DR, Fundingsland B et al. (1994) 193-nm excimer photorefractive keratectomy in high myopia. Ophthalmology 101: 1575–1582
29. Siganos DC, Siganos CS, Pallikaris IG (1994) Clear lens extraction and intraocular lens implantation in normally sighted hyperopic eyes. J Refract Corneal Surg 10: 117–121
30. Vidaurri-Leal JS, Helena MC, Talamo JH, Abad JC, Alexandrakis G, Cantu-Charles C (1996) Excimer – photorefractive keratectomy for low myopia and astigmatism with the Coherent-Schwind Keratom. J Cataract Refract Surg 22: 1052–1061
31. Wang Z, Chen J, Yang B (1997) Comparison of laser in situ keratomileusis and photorefractive keratectomy to correct myopia from –1.25 to –6 diopters. J Refract Surg 13: 528–534
32. Zaldivar R, Davidorf JM, Shultz M, Oscherow S (1997) Laser in situ keratomileusis for low myopia and astigmatism with a scanning spot excimer laser. J Refract Surg 13: 614–619

Ist die PRK ein alter Hut?

D. Epstein

Zusammenfassung

Problemstellung: Nachdem die photorefraktive Keratektomie mit dem Excimer-Laser (PRK) als neuer Eingriff die refraktivchirurgische Bühne zwischen 1990 und 1995 beherrschte, ist seit 1996 immer mehr von LASIK die Rede. Hat LASIK die PRK jetzt definitiv ersetzt?

Methodik: Publizierte Studien und eigene Erfahrungen werden analysiert. Technische Aspekte der beiden Operationsverfahren werden verglichen. Die Komplikationen der zwei Methoden werden erläutert. Da bei weitem die größte Erfahrung im Rahmen der Myopiekorrektur gesammelt wurde, beschränkt sich die Analyse auf diese Ametropie.

Ergebnisse: Die Langzeitergebnisse beider Verfahren sind nicht ganz vergleichbar, da sich die Erfahrungen mit PRK über eine längere Zeitspanne erstrecken. Genügend Daten sind aber vorhanden, um die Vor- und Nachteile der beiden Methoden zu analysieren.

Schlußfolgerung: PRK und LASIK haben sich als zuverlässige Methoden für die Korrektur von niedrigen, mittleren und gewissermaßen auch von etwas höheren Myopien erwiesen. Entscheidende Beweise dafür, daß das eine der beiden Verfahren als der goldene Standard der refraktiven Laserchirurgie betrachtet werden kann, werden durch eine Reihe von nicht-polemischen Argumenten geliefert. Die praktischen Einschränkungen, die eine solche Schlußfolgerung mit sich bringt, werden dargelegt.

Summary

Purpose: To evaluate whether laser in situ keratomileusis (LASIK), which has been gaining ground since 1996, has dethroned photorefractive keratectomy (PRK) as the leading procedure in refractive surgery.

Methods: Published reports and comparative studies will be analyzed. The technical differences between the two methods and the range of complications will be elucidated.

Results: The long-term outcomes of PRK and LASIK are not completely comparable, since we have much longer-term experience with PRK. However, sufficient data is available to assess the advantages and drawbacks of the two procedures.

Conclusions: Both PRK and LASIK have been shown to be efficacious in correcting low, moderate and, to some extent, even higher myopia. No matter which of the two methods is considered to be the golden standard in laser refractive surgery, the longer learning curve for LASIK and the low flow of refractive patients in most practice settings tilts the balance in favor of PRK.

G. Duncker et al. (Hrsg.)
12. Kongreß der DGII 1998

Problemstellung

Nachdem die photorefraktive Keratektomie mit dem Excimer-Laser (PRK) als neuer Eingriff die refraktivchirurgische Bühne zwischen 1990 und 1995 beherrschte [1, 7], ist seit 1996 immer mehr von Laser-in-situ-Keratomileusis (LASIK) die Rede. Hat LASIK die PRK jetzt definitiv ersetzt?

Die LASIK ist eine logische Antwort auf die Nachteile der PRK, besonders die Nachteile, die am Anfang der PRK-Ära am deutlichsten zum Vorschein kamen.

Die PRK kann zentrale Hornhautnarben und Halos sowie Blendungsbeschwerden verursachen, zu Regressionen (besonders bei höheren Myopien) führen und unmittelbar nach dem Eingriff sehr schmerzhaft sein [8]. Wegen dieser Nachteile gab es einen guten Grund, andere Methoden zu suchen, die diese Probleme reduzieren oder eliminieren.

Hintergrund

Während sich LASIK aus diesen Gründen entwickelte, wurden die Excimer-Laser-Geräte deutlich verbessert. Eine erhöhte Homogenität des Strahles reduzierte den subepithelialen Haze und das Vorkommen von echten Narben. Der Durchmesser der optischen (Ablations-)Zone wurde von 4,0/4,5 mm auf über 6,0 mm vergrößert, was zu einer Verminderung der Blendungsbeschwerden und einer besseren Stabilität der postoperativen Refraktion führte [5]. Außerdem wurden mehrere effektive Prozeduren entwickelt, um die postoperativen Schmerzen zu reduzieren (Kontaktlinsen, nichtsteroidale antiinflammatorische Tropfen) [9].

Gleichzeitig wurden in den Anfangsphasen der LASIK-Entwicklung viele Behauptungen gemacht, die sich als falsch oder mindestens zu optimistisch erwiesen. So wurde behauptet, daß LASIK die geeignete Methode für Myopien zwischen –1,0 und –30 dpt wäre [6].

In der Zwischenzeit hat es sich aber gezeigt, daß die optimale obere Behandlungsgrenze vielleicht schon bei –12,0 dpt (bei dickeren Hornhäuten evtl. bei –15,0 dpt) liegt. Einige erfahrene LASIK-Chirurgen setzten sogar die Grenze bei –8,0 bis –10,0 dpt.

Weiters wurde in der frühen LASIK-Ära behauptet, daß keine Regression vorkomme und das Hornhautepithel nach der Operation unverändert bleibe. Heute wissen wir, daß Regressionen auch bei LASIK vorkommen (obwohl in kleineren Dimensionen als bei PRK) und daß das Epithel (aus noch unbekannten Gründen) sich nach LASIK bedeutend verdicken kann, sogar bis 90 μ.

Daten

Nachdem LASIK und PRK schon einige Jahre parallel existieren, gibt es jetzt Daten, die einen Vergleich der Ergebnisse beider Methoden ermöglichen. Ein Jahr postoperativ sind die refraktiven Resultate von LASIK und PRK praktisch gleich [3].

Wenn man von mehreren Berichten (Behandlungen von -1,5 bis -6,0 dpt) Durchschnittswerte errechnet, kommt man bei beiden Methoden zu einer ähnlichen Genauigkeit (70–80% ± 0,50 dpt) und Effizienz (70–80% Visus 1,0 s. c.). Nur ist die visuelle Rehabilitationszeit nach PRK deutlich länger.

Um die Frage zu beantworten, ob PRK nach der Einführung von LASIK noch eine Existenzberechtigung hat, kann es wertvoll sein, PRK-Resultate zu analysieren, die unter suboptimalen Bedingungen (ältere Laser, kleinere Ablationszonen) entstanden sind.

Auf die Weise kann die PRK unter besonders ungünstigen Verhältnissen getestet werden. Ein Eingriff, der auch bei suboptimalen Bedingungen noch gute Ergebnisse zeigt, sollte nicht abgewertet werden.

Eine solche Analyse ist dank einer prospektiven amerikanischen Publikation möglich, die im Rahmen der FDA-Excimer-Laser-Studie durchgeführt wurde [4]. Die Untersuchung umfaßte 701 Augen (Myopie bis -6.0 dpt), von denen 612 bis 2 Jahre postoperativ nachkontrolliert wurden. Die Behandlungen wurden mit einem Excimer-Laser der ersten Generation durchgeführt. Ein Drittel der Augen wurden mit einer 4,5-mm-optischen-Zone, zwei Drittel mit einer 5,0-mm-Zone behandelt.

Zwei Jahre nach dem Eingriff hatten 66,5% der Augen einen unkorrigierten Visus von 1,0 oder besser und 92,5% eine unkorrigierte Sehschärfe von 0,5 oder besser. 54,9% der Augen hatten eine Refraktion, die innerhalb 0,50 dpt vom Ziel lag, und 77,8% waren ±1,0 dpt vom Ziel. Eine Stabilität der Refraktion auf dem Niveau ±1,0 dpt wurde in 86,8% der Augen schon nach 6–12 Monaten postoperativ erreicht. 94% waren stabil 12–18 Monate und 96,3% 18–24 Monate nach dem Eingriff. 18,6% der Augen gewannen 2 Sehschärfezeilen nach der Operation, und 6,9% hatten 2 oder mehr Zeilen verloren. Von den Verlierern hatten jedoch 76,2% eine unkorrigierte Sehschärfe von 0,8 oder besser. Bei 72,2% der Augen war die Hornhaut klar 2 Jahre postoperativ. Bei 22,5% konnte man eine Haze ahnen, und nur 0,5% hatten eine echte Narbe.

Zu den Beschwerden bei mesoper Beleuchtung konnte folgendes festgestellt werden: 38,1% hatten weniger Blendungsprobleme nach der Operation, 32,2% waren unverändert, und 29,7% hatten erhöhte Blendungsbeschwerden postoperativ. Die postoperativen Schmerzen wurden subjektiv auf einer Skala von 0–5 geschätzt. Der Durchschnitt für diese Augen war 2,99. Weder Kontaktlinsen noch nichtsteroidale Entzündungshemmer wurden benutzt.

Diese refraktiven Resultate und die wichtigsten Komplikationen (Hornhautnarben und Beschwerden bei mesoper Beleuchtung) malen ein verblüffend imponierendes Ergebnisbild auch im Vergleich zu LASIK. Und dabei wurden diese PRK-Resultate mit einer älteren Generation von Excimer-Lasern erreicht.

Mit der modernsten Excimer-Technologie kann man mit PRK in –1,0- bis –6,0-dpt-Augen einen unkorrigierten Visus von 1,0 oder besser bei ca. 90% erreichen und bei 90% ±0,50 dpt vom Ziel landen. Auch die Blendungsbeschwerden sind bedeutend geringer bei den jetzt üblichen 6,0-mm-(oder größer)optischen-Zonen. Bei höheren Myopien (–6,0 bis –10,0 dpt) sind die Ergebisse auch noch imponierend, mit 84%, die einen unkorrigierten Visus von 0,5 oder besser erreichen.

Schlußfolgerung

Von den Einwänden gegen die PRK bleibt hauptsächlich die länger als bei LASIK dauernde visuelle Rehabilitation im Vordergrund. Wenn man aber deswegen für eine bessere Methode als PRK argumentiert, sollte man von dieser besseren Methode auch verlangen, daß sie in den meisten Händen zumindest so sicher ist wie die PRK.

Ist nun LASIK (bewiesen als ein Eingriff, der funktioniert und zweifellos gute Resultate ergibt) so sicher wie die PRK? LASIK verlangt mehr chirurgisches Geschick und mehr komplizierte Instrumente als die PRK. Das bedeutet, daß der durchschnittliche Chirurg mehr Übung braucht [2], bis er das selbe Sicherheitsniveau wie bei PRK erreicht. Daß die LASIK in den Händen derer, die sehr erfahren mit dem Eingriff geworden sind, eine sichere Methode ist, scheint klar zu sein. Aber in Ländern und Regionen, wo die refraktive Chirurgie ganz allgemein von der Bevölkerung nicht sehr gefragt ist, ist es ziemlich schwierig, genügend LASIK-Patienten zu finden, um eine gediegene Erfahrung aufzubauen. Aber auch wenn man relativ wenige refraktive Patienten behandelt, kann man PRK gut lernen.

Die Tatsache, daß die meisten refraktiven Chirurgen eine eingeschränkte Anzahl von Patienten zur Verfügung haben und deswegen die PRK schneller beherrschen können und mit ihr auch sicherer (bedeutend weniger Komplikationen) arbeiten können, ist ein sehr starkes Argument für die weitere Existenz der PRK als ein sicherer und effektiver refraktiver Eingriff (im Rahmen der z. Z. international akzeptierten Grenzen der präoperativen Ametropie).

Bis die LASIK sich nicht weiterentwickelt (z. B. mit Keratomen, die einfacher zu bedienen sind), so daß man sie schneller sicher beherrscht, ist die PRK keineswegs ein alter Hut.

Literatur

1. Epstein D, Fagerholm P, Hamberg-Nyström H, Tengroth B (1994) Twenty-four-month follow-up of excimer laser photorefractive keratectomy for myopia. Refractive and visual acuity results. Ophthalmology 101: 1558–1564
2. Gimbel HV, Basti S, Kaye GB, Ferensowicz M (1996) Experience during the learning curve of laser in situ keratomileusis. J Cataract Refract Surg 22: 542–550
3. Helmy DA, Dalay A, Badawy TT, Sidky AN (1996) Photorefractive keratectomy and laser in situ keratomileusis for myopia. J Refract Surg 12: 417–421

4. Hersh PS, Stulting RD, Steinert RF et al. (1997) Results of phase III excimer laser photorefractive keratectomy for myopia. Ophthalmology 104: 1535–1553
5. O'Brart DPS, Corbett MC, Verma S et al. (1996) Effects of ablation diameter, depth, and edge contour on the outcome of photorefractive keratectomy. J Refract Surg 12: 50–60
6. Pallikaris IG, Siganos DS (1994) Excimer laser in situ keratomileusis and photorefractive keratectomy for the correction of high myopia. Refract Corneal Surg 10: 498–510
7. Seiler T, Wollensak J (1991) Myopic photorefractive keratectomy with the excimer laser. One-year follow-up. Ophthalmology 98: 1156–1163
8. Seiler T, McDonnel PJ (1995) Excimer laser photorefractive keratectomy. Surv Ophthalmol 40: 89–118
9. Sher NJ, Frantz JM, Talley A et al. (1993) Topical diclofenac in the treatment of ocular pain after excimer photorefractive keratectomy. Refract Corneal Surg 9: 425–436

Epithelinvasion in das Interface nach LASIK, Fallbeschreibung mit Demonstration des operativen Vorgehens zur Entfernung der intrastromalen Epithelinseln

A.I. Dagos, I.G. Pallikaris und D.S. Siganos

Zusammenfassung. Die Laser-in-situ-Keratomileusis (LASIK) ist ein elegantes und effektives Verfahren zur Beseitigung von Ametropien. Bei der Anwendung der LASIK können, insbesondere wegen der lamellären intrastromalen Keratotomie zur Anfertigung einer oberflächlichen Hornhautlamelle (Flap), spezifische Komplikationen auftreten. Aus einem Patientengut von über 2500 LASIK-Patienten wird ein Fall mit ausgeprägter Epithelinvasion in das Interface vorgestellt. In der Regel liegen intrastromale Epithelinseln peripher; sie zeigen keine ausgeprägte Wachstumstendenz, bleiben symptomlos und beeinträchtigen nicht den Visus. Eine operative Entfernung ist daher nur selten erforderlich.

Methodik: Die klinische Befundentwicklung einer Patientin mit zwei Epithelinseln im Interface nach LASIK wurde dokumentiert. Eine parazentral lokalisierte Epithelinsel zeigte stetiges Wachstum und führte zu einem zunehmenden irregulären Astigmatismus mit Visusbeeinträchtigung. Der klinische und topographische Befund wird vorgestellt. Drei Monate nach der LASIK wurde eine Entfernung der Inseln notwendig. Das ausgeräumte Material wurde histologisch untersucht. Das operative Vorgehen liegt als Videoaufzeichnung vor und wird vorgestellt und erläutert.

Ergebnis: Der postoperative Befund zeigt eine Rückbildung des induzierten Astigmatismus und eine deutliche Visusverbesserung.

Schlußfolgerung: Epithelinseln im Interface nach LASIK können im Falle einer klinischen Symptomatik sehr gut operativ entfernt werden. Die induzierte Visusbeeinträchtigung scheint reversibel zu sein.

Department of Ophthalmology, University of Crete, Heraklion, Greece

G. Duncker et al. (Hrsg.)
12. Kongreß der DGII 1998

Das Problem der Zentrierung in der refraktiven Chirurgie: Topographische Untersuchung nach PRK und LASIK

M. Amm, D. Holland und G.I.W. Duncker

Zusammenfassung

Problemstellung: Die allgemein empfohlene Zentrierung der chirurgisch-optischen Zone auf die Mitte der Eintrittspupille ist problematisch bei refraktiven Operationen, die die korneale Krümmung verändern. Dezentrierung kann postoperativ verschiedene optische und refraktive Störungen des Patienten verursachen.

Methodik: Wir untersuchten die Hornhauttopographie von jeweils 30 myopen Patienten mindestens 6 Monate nach PRK und von 30 hochmyopen Patienten mindestens 6 Monate nach LASIK hinsichtlich des Ausmaßes der axialen Dezentrierung und der Oberflächenirregularität mit dem TMS-System. Die präoperative sphärische Refraktion der PRK-Patienten lag zwischen -1,75 und -7,0 dpt, die der LASIK-Patienten zwischen -7,25 und -31,0 dpt. Alle Lasereingriffe wurden mit dem Excimer-Laser 193 nm MEL 60 (Aesculap Meditec) durchgeführt. Die optische Zone war stets 6,0 mm. Das Schneiden des Hornhautlentikels im LASIK-Verfahren erfolgte mit dem Mikrokeratom BKS 1000.

Ergebnisse: Nach PRK betrug die mittlere Abweichung vom Zentrum der Eintrittspupille anhand der axialen Hornhauttopographie 0,43 mm mit einer Tendenz nach nasal. 13 Augen waren exakt zentriert; 9 Augen zeigten eine Dezentrierung bis maximal 0,5 mm, 8 Augen zwischen 0,5 und 1,13 mm. Der mittlere Index der Oberflächenregularität (SRI) war 0,56. Nach LASIK wurde eine mittlere Dezentrierung von 1,16 mm gemessen, mit einer Tendenz in den nasal unteren Quadranten. In 9 Augen war der Eingriff topographisch genau zentriert; 11 Augen wiesen eine Dezentrierung zwischen 0,4 und 1,0 mm auf, 10 Augen mehr als 1,0 mm (Maximum der Dezentrierung: 1,9 mm). Der mittlere SRI war 1,37.

Schlußfolgerung: Wir fanden eine mehr als doppelt so hohe mittlere axiale Dezentrierung nach LASIK im Vergleich zur PRK. Weder nach PRK noch nach LASIK konnte das Ausmaß der Dezentrierung korreliert werden mit dem bestkorrigierten Visus oder Kontrastvisus. Auch bestand keine Korrelation zwischen Dezentrierung und dem SRI-Index. Patienten mit hohem SRI zeigten häufiger einen Verlust im Kontrastvisus. SRI, ein Maßstab für die Abbildungsqualität der Hornhaut, wird von anderen Faktoren beeinflußt als von der Qualität der Zentrierung.

Summary

Purpose: Centration of the surgical zone around the entrance pupil of the eye is critical in refractive procedures that alter the cornea' s curvature.

Methods: We examined the corneal topography of 30 myopic PRK patients and of 30 high myopic LASIK patients, both groups with a minimum follow-up period of 6 months. The amount of axial decentration and the surface regularity index (SRI) were measured using the TMS system. Laser ablation was performed with the excimer laser 193 nm MEL 60 (Aesculap Meditec). The optical zone was always 6.0 mm. We used a microkeratome BKS 1000 for cutting the corneal flap in the LASIK procedure.

G. Duncker et al. (Hrsg.)
12. Kongreß der DGII 1998

Results: The mean decentration from the center of the entrance pupil after PRK determined by axial topography was 0.43 mm with a nasal tendency. Thirteen eyes were exactly centered. Nine eyes had ablations within 0.5 mm from the center of the entrance pupil, eight eyes were decentered between 0.5 and 1.13 mm. The mean SRI was 0.56. After LASIK we measured a mean decentration of 1.16 mm, with an inferonasal tendency. Nine eyes had no decentration. Eleven eyes showed a decentration within 0.4 and 1.0 mm, ten eyes more than 1.0 mm (maximum 1.9 mm). The mean SRI was 1.37.

Conclusion: Axial decentration in the LASIK group was more than twice that in the PRK group. Neither after LASIK nor after PRK did we find a positive correlation between the amount of decentration and BCVA or contrast visual acuity. Moreover, no association was seen between decentration and SRI. SRI, a predictor of corneal performance quality, is influenced by factors other than decentration.

Einleitung

Eine exakte Zentrierung refraktiver Eingriffe, die die korneale Krümmung verändern, ist problematisch und komplex. Mehrere Parameter spielen dabei eine wichtige Rolle:

- Viele Autoren benennen die visuelle Achse als wesentliche Orientierung für die Zentrierung refraktiver Operationen. Diese Verbindungslinie zwischen Fixationspunkt und Fovea läßt sich aber klinisch nicht und experimentell nur unzulänglich bestimmen. Nur in einer allseits zentrierten Einheit, mit der Fovea auf der optischen Achse, würde die visuelle Achse mit der optischen und optischen Achse übereinstimmen. Das Auge stellt aber ein nichtzentriertes optisches System dar, in dem eine tatsächliche optische Achse nicht definiert werden kann. Die Ausrichtung refraktiver Maßnahmen nach der visuellen und optischen Achse ist also ohne praktischen Wert und zudem fehlerhaft. So fanden Uozato et al. Abweichungen in den gebräuchlichen Methoden der Markierung der visuellen Achse von 0,5–0,8 mm, zumeist bedingt durch inadäquate Orientierung am kornealen Lichtreflex oder durch Verwendung monokularer Beobachtungssysteme. Sie wiesen die sog. „line of sight" (Verbindung zwischen Fixationsobjekt, kornealer Schnittstelle und Zentrum der Eintrittspupille) als genaueste Technik für die Zentrierung Hornhautrefraktiver Eingriffe nach [19]. Eine weitere wichtige und vielleicht nicht hinlänglich bewußte Tatsache zur Optik des Auges ist: Nicht die reale Pupille wird der Kliniker spaltlampenmikroskopisch wahrnehmen, sondern deren virtuelles Bild, die Eintrittspupille. Sie liegt 0,5 mm näher und ist 14% größer als die wirkliche Pupille.
- Die Pupille verengt und erweitert sich nicht konzentrisch. Der Pupillendurchmesser, variierend je nach Umfeldleuchtdichte, hat Einfluß auf Ausmaß und Richtung einer Dezentrierung. Je nach Pupillengröße wandert die geometrische Lage des Pupillenzentrums. Die größte Abweichung wurde in der Studie von Fay et al. nach Dilatation gemessen, bis zu 0,7 mm, die häufigste Abweichung bei der miotischen Pupille in den nasal oberen Quadranten [7].

- Auch die Höhe der Fehlsichtigkeit kann die Lage des Pupillenzentrums entscheidend mitbestimmen. Insbesondere höhergradige Myopien zeigen in Abhängigkeit von der Pupillenweite sehr variable Pupillendeviationen [15].
- Schließlich ist bei ablativen refraktiven Eingriffen wie der photorefraktiven Keratektomie (PRK) und der Laser-in-situ-Keratomileusis (LASIK) stets die Größe der Ablationszone zu berücksichtigen [10].

Dezentrierung kann einerseits zu optischen Problemen führen: Verluste im bestkorrigierten Sehvermögen, eine Herabsetzung der Kontrastsehschärfe und Erhöhung der Blendempfindlichkeit sind beschrieben, außerdem eine Multifokalität der Abbildung und damit die Möglichkeit von Geisterbildern oder gar Diplopie. Andererseits wird eine Dezentrierung refraktive Probleme wie Unterkorrektur und das Auftreten eines (irregulären) Astigmatismus verursachen können [9].

Wir untersuchten axiale Dezentrierung, Oberflächenregularität und topographische Muster nach PRK und LASIK und setzten diese Ergebnisse in Beziehung zu Visus und Refraktion.

Methode

Dreißig Patienten mit einer präoperativen sphärischen Fehlsichtigkeit zwischen -1,75 und -7,0 dpt und einem maximalen, stets regulären Astigmatismus bis -2,5 cyl dpt hatten sich komplikationslos einer PRK unterzogen. Zielrefraktion war in allen Fällen Emmetropie. Dreißig Patienten mit einer sphärischen Ausgangsrefraktion zwischen -7,25 und -31,0 dpt erhielten eine LASIK, die intraoperativ ebenfalls ohne Schwierigkeiten verlief. Die zylindrische Fehlsichtigkeit in dieser Gruppe war bis maximal -1,75 cyl dpt. Bis auf eine Patienten mit der präoperativen Refraktion von -31,0 dpt und hochgradiger Amblyopie war auch in dieser Gruppe die Emmetropie angestrebtes Operationsziel.

Bei koaxialer Fixation zwischen Patient und Operateur wurden alle Eingriffe auf die Mitte der Eintrittspupille, deren Weite durch keinerlei präoperative Medikamente verändert wurde, zentriert. Der korneale Lichtreflex muß dabei bewußt ignoriert werden. Auf eine Standardbeleuchtung wurde während der Operation, aber auch bei den topographischen Auswertungen geachtet.

Wir arbeiteten mit dem 193-nm-Excimer-Laser MEL 60 (Aesculap Meditec), dessen Laserstrahl in Scantechnik über eine bulbusstabilisierende Irismaske computergesteuert geführt wird. Die Größe der optischen Zone war stets 6,0 mm.

Das Schneiden des Hornhautlentikels von 180 µm Dicke erfolgte mit einem modifizierten Mikrokeratom BKS 1000.

Die topographische Auswertung wurde von einem Untersucher mit dem TMS-System durchgeführt (Version 1,51). Es verfügt über eine „pupil finding software". Die Bestimmung der axialen Dezentrierung erfolgte nach der von Lin et al. beschriebenen Methode [12]. Nach Projektion eines Millimeter-Koordinatennetzes (F6) über die Relativskala führte der Untersucher den Cursor manuell vom (mit schwarzem Kreuz) markierten Pupillenzentrum zur Mitte der konfluierenden blauen Fläche und notierte Dezentrierung in mm sowie den Winkel der Semimeridiane (Abb. 1). Diese Werte wurden mit den Befunden der Differentialbilder zusätzlich abgeglichen. SRI („surface regularity index“) und SAI („surface asymmetry index“) wurden abgelesen.

Stets wurden mehrere Hornhautbilder pro Untersuchungszeitpunkt aufgezeichnet. Grundlegende Leitlinien zur Beurteilung von Topographiebildern stellten Bogan et al. 1990 auf [3]. Zur Bestimmung des topographischen Musters orientierten wir uns an der speziell refraktiven Eingriffen angepaßten Klassifikation nach Hersh [8]. Er unterscheidet nach Lasereingriffen insgesamt 8 Formen.

Die Prüfung der Kontrastsehschärfe erfolgte in beiden Gruppen mit Regan-Tafeln bis zu einem Niedrigkontrast von 11%. Die Nachbeobachtungszeit in beiden Gruppen betrug im Mittel 13 Monate.

Ergebnisse

PRK. Die Refraktion von 87% der mit PRK behandelten Patienten lag nach 13 Monaten im Erfolgsintervall von ±0,5 dpt. Nach Prüfung des bestkorrigierten Visus verzeichneten wir bei keinem Patienten einen Zeilenverlust. Alle Patienten verloren aber bis maximal 3 Linien im Niedrigkontrastvisus. Anatomisch waren alle Operationen erfolgreich, die maximale oberflächliche Trübung beurteilten wir nach der Fantes-Skala mit 0,5 [6]. Der mittlere Index der Oberflächenregularität (SRI) betrug 0,56.

13 Augen waren topographisch exakt zentriert, 9 Augen zeigten eine Dezentrierung bis maximal 0,5 mm, 8 Augen zwischen 0,5 und maximal 1,13 mm. Die mittlere axiale Abweichung vom Zentrum der Eintrittspupille war 0,43 mm mit einer Tendenz nach nasal (Abb. 2).

Das häufigste topographische Muster war die fokale topographische Variante in 30% der Fälle. Dies sind prinzipiell homogene Bilder mit einer einzelnen Irregularität, die eine Ausdehnung von maximal 1,0 mm und Brechkraftdifferenzen bis maximal 1,0 dpt nicht überschreitet.

LASIK. Nach LASIK waren die refraktiven Ergebnisse weitaus gestreuter im Vergleich zur PRK. 15 Augen zeigten eine Unterkorrektur von mehr als 1,0 dpt, davon 3 hochmyope Augen mehr als 3 dpt (maximale Unterkorrektur -4,0 dpt bei einer präoperativen Fehlsichtigkeit von −19,0 dpt sphärisch). Alle Patienten erreichten naturgemäß unkorrigiert präoperativ keinen 5-m-Visus und erlebten nach LASIK einen deutlichen Anstieg der unkorrigierten Sehschärfe. Doch 7 Patienten hatten postoperativ Einbußen im bestkorrigierten Visus bis zu maximal 2 logarithmischen Linien. Der post- zu präoperative Vergleich der Kontrastsehschärfe brachte keine wesentlichen Veränderungen, da alle hochmyopen Patienten bereits präoperativ trotz bester Korrektur schlechte Resultate im Kontrastsehen aufwiesen.

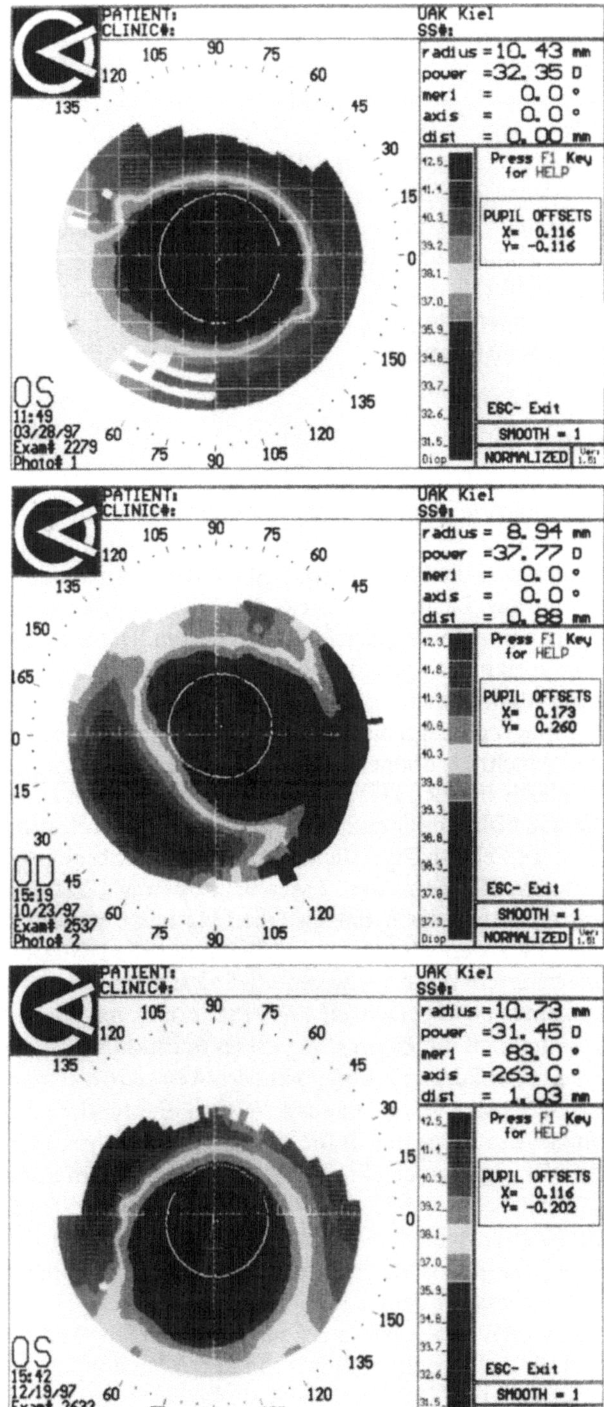

Abb. 1. Topographische Auswertung anhand der Relativskala unter Verwendung des Millimeter-Koordinatennetzes (F6). Exakte Zentrierung 8 Monate nach LASIK

Abb. 2. Topographie 12 Monate nach PRK. Axiale Dezentrierung 0,88 mm nach nasal. Topographisches Muster: fokale Variante. Visus präoperativ unkorrigiert: 1/10; –4,5/–1,25/156° = 1,0; postoperativ unkorrigiert: 1,0

Abb. 3. Topographie 12 Monate nach LASIK. Axiale Dezentrierung 1,03 mm nach nasal unten. Topographisches Muster: homogene Form. Visus: präoperativ unkorrigiert: 1/50; –10,75/–2,5/70° = 0,4; postoperativ unkorrigiert: 0,2; + 1,5 = 0,5

Spaltlampenmikroskopisch fielen häufiger Lentikelfalten in Nähe der Lentikelbrücke auf, die sich z. T. bis zur optischen Mitte erstreckten. Einige Patienten zeigten einen gehämmerten Aspekt des Interface. Epithelimplantation im optischen Zentrum trat nicht auf. Der mittlere Index der Oberflächenregularität war 1,37.

In 9 Augen war der Eingriff topographisch genau zentriert, 11 Augen wiesen eine Dezentrierung zwischen 0,4 und 1,0 mm auf, 10 Augen mehr als 1,0 mm mit einem Maximum von 1,9 mm bei einer Patientin. Die mittlere axiale Abweichung betrug 1,16 mm mit einer Tendenz in den nasal unteren Quadranten (Abb. 3).

Das häufigste topographische Muster in dieser Gruppe war mit 30% die homogene Form.

Diskussion

Alle Eingriffe in dieser Untersuchung wurden auf die Mitte der medikamentös unbeeinflußten Eintrittspupille zentriert. Gemäß dem Stiles-Crawford-Effekt richten sich die Photorezeptoren auf das Zentrum der natürlich reagierenden Pupille aus. Lichteinfall direkt durch das Pupillenzentrum ist am effektivsten in der Stimulierung der Photorezeptoren. Das Pupillenzentrum ist somit ein sehr geeigneter optischer Referenzpunkt zur Zentrierung hornhautchirurgischer Maßnahmen.

Topographieergebnisse sind stets systemspezifisch [16]. Die von uns festgestellte mehr als doppelt so hohe mittlere axiale Dezentrierung nach LASIK im Vergleich zur PRK läßt sich auch in den Berichten anderer Autoren nachlesen, die sich bisher mit Zentrierungsanalysen nach refraktiven Eingriffen befaßten [2, 13, 14]. Einige Untersucher bevorzugen die topographische Darstellung mit Differentialbildern, der „Laser-Bruttobetrag“ läßt sich so verdeutlichen. Ihr Vorteil besteht darin, daß sich die Ablationszone sehr genau demarkieren läßt und präexistente Hornhautgegebenheiten die postoperative Auswertung nicht unerwünscht beeinträchtigen [8]. So kann ein präoperativer irregulärer Astigmatismus postoperativ eine Dezentrierung vortäuschen [13]. Andererseits ist bekannt, daß die Auswertung dieser Subtraktionsbilder sehr abhängig ist von der Auswahl der prä- und postoperativen „corneal maps“ [11]. Diese Sensibilität zeigt sich z. B. in den ausgeprägten Fluktuationen der Bilder bei Veränderungen des kornealen Tränenfilms, so daß mehrere Untersuchungen am gleichen Tag sehr unterschiedliche Ergebnisse liefern können.

Wir haben uns deshalb für die Relativskala als Grundlage der Zentrierungsmessung entschieden unter Berücksichtigung der Differentialaussagen. Die Relativskalen leisteten außerdem zur Differenzierung der Topographiemuster eine verbesserte Auflösung und Sensitivität.

Auch der SRI (surface regularity index), ein Maßstab für die Abbildungsqualität der Hornhautoberfläche [20], war doppelt so hoch nach LASIK im Vergleich zur PRK. Interessant ist, daß aber das homogene Oberflächenrelief das vorherrschende Topographiebild nach LASIK war, während nach PRK alle

Muster gefunden wurden und die fokale Variante in dieser Gruppe dominierte. Diese Befunde bestätigen den Vorteil eines intrastromalen Ablationsverfahrens und die sehr regulären Heilungsmechanismen, die nach LASIK beschrieben werden [1].

Wir sahen in beiden refraktiven Gruppen bei unterschiedlichen Fehlsichtigkeitsvoraussetzungen keine Korrelationen zwischen dem Ausmaß der Dezentrierung und dem Verhalten im bestkorrigierten Visus. In der Literatur wird die maximal tolerable Dezentrierung zwischen 0,5 und 1,0 mm angegeben. Ab einer 1,0-mm-Abweichung einer refraktiv bearbeiteten Fläche von der optischen Mitte ist mit einer Minderung der Seh- und Abbildungsqualität zu rechnen [4, 5, 13]. Auch fanden wir keine Beziehungen zwischen dem Ausmaß der Dezentrierung und dem SRI oder – unerwartet – dem Kontrastvisus. Letzteres mag z. T. mit dem bereits präoperativ schlechten Kontrastvisus der hochmyopen Patienten zusammenhängen. Generell hatten Patienten aus beiden Gruppen mit sehr homogenen Topographiemustern einen niedrigen SRI, und Patienten mit hohem SRI zeigten tendenziell häufiger einen Verlust im Kontrastvisus, allerdings ohne Signifikanz. Der SRI wird von anderen Faktoren beeinflußt als von der Qualität der Zentrierung.

Über die Richtung einer Dezentrierung nach refraktiven Eingriffen gibt es sehr variable Berichte [4, 5, 13, 17]. Auch wurden Abhängigkeiten gefunden, ob rechte oder linke Augen operiert wurden [17].

Unsere Befunde einer deutlich höheren axialen Abweichung nach LASIK im Vergleich zur PRK sehen wir teilweise verursacht durch die Zwei-Schritt-Technik der LASIK: Das Zentrum der Eintrittspupille muß 2mal markiert werden, vor Beginn der Keratotomie und vor dem Laserstart. Eine Fehlausrichtung des Laserstrahls nach der Mikrokeratominzision ist leichter möglich als auf einer zunächst unbehandelten Hornhaut. Eine weitere Erklärung für die ausgeprägtere (inferio-)nasale Tendenz der Dezentrierung nach LASIK sehen wir in der Höhe der vorbestehenden Myopie dieser Patientengruppe. Der bei hochmyopen oft bestehende temporale (negative) Winkel kappa kann dem Chirurgen eine Konvergenzstellung vortäuschen und zur nasalen Fehlausrichtung des Eingriffes führen.

Faktoren wie die Verwendung einer bulbusstabilisierenden Maske oder das Bell-Phänomen beeinflussen möglicherweise ebenfalls die Zentrierung [18].

Mit zunehmender Erfahrung und Sicherheit wird die LASIK-Technik auch zur Korrektur niedrigerer Myopien Anwendung finden. Durch Zentrierungsanalysen in refraktiven Gruppen identischer präoperativer Fehlsichtigkeit nach PRK und LASIK könnte dann ermittelt werden, inwieweit die angewandte Korrekturtechnik oder eher die Höhe der Ausgangsfehlsichtigkeit einen maßgeblichen Anteil an der Qualität der Zentrierung hat.

Literatur

1. Amm M, Wetzel W, Winter M, Uthoff D, Duncker GIW (1996) Histopathological comparison of photorefractive keratectomy and laser in situ keratomileusis in rabbits. J Refract Surg 12: 758–766

2. Azar DT, Yeh PC (1997) Corneal topographic evaluation of decentration in photorefractive keratectomy: treatment displacement versus intraoperative drift. Am J Ophthalmol 124: 312–320
3. Bogan SJ, Waring GO III, Ibrahim O, Drews C, Curtis L (1990) Classification of normal corneal topography based on computer-assisted videokeratography. Arch Ophthalmol 108: 945–949
4. Cavanaugh TB, Durrie DS, Riedel SM, Hunkeler JD, Lesher MP (1993) Topographical analysis of the centration of excimer laser photorefractive keratectomy. J Cataract Refract Surg 19 [Suppl]: 136–143
5. Cavanaugh TB, Durrie TS, Riedel SM, Hunkeler JD, Lesher MP (1993) Centration of excimer laser photorefractive keratectomy relative to the pupil. J Cataract Refract Surg 19 [Suppl]: 144–148
6. Fantes FE, Hanna KD, Waring GO III, Pouliquen Y, Thompson KD, Savoldelli M (1990) Wound healing after excimer laser keratomileusis (photorefractive keratectomy) in monkeys. Arch Ophthalmol 108: 665–675
7. Fay AM, Trokel SL, Myers JA (1992) Pupil diameter and the principal ray. J Cataract Refract Surg 18: 348–351
8. Hersh PS (1997) A standardized classification of corneal topography after laser refractive surgery. J Refract Surg 13: 571–578
9. Hersh PS, Schwartz-Goldstein BH (1995) Corneal topography of phase III excimer laser photorefractive keratectomy. Characterization and clinical effects. Ophthalmology 102: 963–978
10. Hersh PS, Shah SI (1997) Corneal topography of excimer laser photorefractive keratectomy using a 6-mm beam diameter. Ophthalmology 104: 1333–1342
11. Johnson DA, Haight DH, Kelly SE, Muller J, Swinger CA, Tostanoski J, Odrich MG (1996) Reproducibility of videokeratographic digital subtraction maps after excimer laser photorefractive keratectomy. Ophthalmology 103: 1392–1398
12. Lin DTC, Sutton HF, Berman M (1993) Corneal topography following excimer photorefractive keratectomy for myopia. J Cataract Refract Surg 19: 149–154
13. Mulhern MG, Foley-Nolan A, O'Keefe M, Condon PI (1997) Topographical analysis of ablation centration after excimer laser photorefractive keratectomy and laser in situ keratomileusis for high myopia. J Cataract Refract Surg 23: 488–494
14. Pallikaris IG, Siganos DS (1994) Excimer laser in situ keratomileusis and photorefractive keratectomy for correction of high myopia. J Refract Corneal Surg 10: 498–510
15. Nuzzi R, Finazzo C, Francone L (1997) The relationship between pupil diameter and decentration in myopia. Eye 11: 729–732
16. Roberts C (1997) Principles of corneal topography. In: Elander R, Rich LE, Robin JB (eds) Principles and practice of refractive surgery. Saunders, Philadelphia, pp 475–497
17. Schwartz-Goldstein BH, Hersh PS (1995) Corneal topography of phase III excimer laser photorefractive keratectomy. Optical zone centration analysis. Ophthalmology 102: 951–962
18. Terrell J, Bechara SJ, Nesburn A, Waring GO III, Macy J, Maloney RK (1995) The effect of globe fixation on ablation zone centration in photorefractive keratectomy. Am J Ophthalmol 119: 612–619
19. Uozato H, Guyton LD (1987) Centering corneal surgical procedures. Am J Ophthalmol 103: 264–275
20. Wilson SE, Klyce SD (1991) Quantitative descriptors of corneal topography. A clinical study. Arch Ophthalmol 109: 349–353

Dämmerungssehen und Blendempfindlichkeit nach Laser-in-situ-Keratomileusis (LASIK) zur Myopiekorrektur

P. Hugger, M.C. Knorz, B. Jendritza, A. Liermann und H. Liesenhoff

Zusammenfassung. In einer prospektiven Studie sollte das Dämmerungssehen mit und ohne Blendung nach Laser in-situ Keratomileusis untersucht werden. Es wurden insgesamt 90 Augen von 53 Patienten mit einer bestkorrigierten Sehschärfe von 0,8 oder besser, einer Myopie bis –15 dpt und einem Astigmatismus von weniger als 2 dpt eingeschlossen. Zur LASIK wurden der Automatic Corneal Shaper und der Keracor-117-CT-Excimer-Laser verwendet. Das Dämmerungssehen wurde prä- und 4 Wochen postoperativ mittels Nyktometer untersucht. Für die niedrigeren Kontraststufen zeigte sich ein Verlust an Dämmerungssehen mit und ohne Blendung. Die Kontraststufe von 1:5 erkannten präoperativ (postoperativ) wie folgt: Myopien von –1 bis –5 dpt (27 Augen) ohne Blendung 89% (96%) und mit Blendung 63% (30%), Myopien von –5,1 bis –10 dpt (46 Augen) ohne Blendung 80% (70%) und mit Blendung 48% (40%), Myopien von –10,1 bis –15 dpt (17 Augen) ohne Blendung 65% (53%) und mit Blendung 29% (18%). Innerhalb der ersten 4 Wochen nach LASIK kommt es zu einer Einbuße des Kontrastsehvermögens unter mesopischen Bedingungen mit und ohne Blendung, die jedoch nur in der Gruppe bis –5 dpt mit Blendung statistisch signifikant wurde.

Summary. The purpose of this study was to investigate the mesopic vision with and without glare following laser in-situ keratomileusis for myopia. In a prospective study, 90 eyes of 53 patients with a best-corrected visual acuity of 0.8 or better, a myopia ranging from –1 to –15 D, and an astigmatism not exceeding 2 D were included. Lasik was performed using the automatic corneal shaper and the Keracor 117 CT excimer laser. The mesopic vision was tested pre- and 4 weeks postoperatively with the Nyktometer. There was a loss in contrast vision detectable for lower contrasts. A contrast of 1:5 or better was recognized preoperatively (postoperatively): for myopia ranging from –1 to –5 D (27 eyes) without glare 89% (96%) and with glare 63% (30%), from –5.1 to –10 D (46 eyes) without glare 80% (70%) and with glare 48% (40%), and from –10.1 to –15 D (17 eyes) without glare 65% (53%) and with glare 29% (18%). 4 weeks after LASIK there is a deterioration of contrast vision under mesopic conditions with and without glare that became statistically significant for patients with myopia up to –5 D with glare.

Einleitung

Die Prüfung der Sehschärfe unter idealer Beleuchtung mit hohem Kontrast ist zusammen mit der postoperativen Refraktion der bisher wichtigste Bestandteil zur Beurteilung des Erfolges refraktiver Eingriffe an der Hornhaut. Aus der Kataraktchirurgie ist jedoch bekannt, daß dies allein nicht dazu ausreicht

G. Duncker et al. (Hrsg.)
12. Kongreß der DGII 1998

das Sehvermögen eines Patienten unter den täglichen Anforderungen hinreichend zu beurteilen [13]. Neben dem Kontrast spielen sowohl die Blendung als auch die Umfeldbeleuchtung eine entscheidende Rolle. Aus unseren eigenen Erfahrungen hat sich die Laser-in-situ-Keratomileusis in den letzten Jahren als sichere und präzise Methode zur Korrektur von Fehlsichtigkeiten erwiesen [12], jedoch fanden wir ein reduziertes Kontrastsehvermögen bei höheren Kurzsichtigkeiten unter skotopischen Bedingungen. Ziel dieser Arbeit war es deshalb, die Veränderung des Kontrastsehvermögens unter Dämmerungssehbedingungen vor und nach LASIK zu untersuchen.

Patienten und Methoden

In einer prospektiven Studie wurden zwischen Mai und Oktober 1997 90 Augen von 53 Patienten mit einer bestkorrigierten Sehschärfe von 0,8 oder besser, einer Myopie von bis zu −15 dpt und einem Astigmatismus von weniger als −2 dpt eingeschlossen. Das durchschnittliche Alter der Patienten betrug 34 Jahre (±10). Die Laser-in-situ-Keratomileusis wurde gemäß einem an anderer Stelle ausführlich beschriebenen Protokoll durchgeführt [11]. Benutzt wurde der Automatic Corneal Shaper und der Keracor-117-CT-Excimer-Laser der Fa. Chiron Vision (München). Die Zonengröße betrug für Korrekturen von weniger als 10 dpt 5,5–6 mm, darüber 4,5–5 mm. Die Patienten wurden prä- und 4 Wochen postoperativ untersucht. Neben der Bestimmung der bestkorrigierten Sehschärfe mit Brille untersuchten wir die Kontrastsehschärfe unter mesopischen Bedingungen mittels Nyktometer (Fa. Rodenstock, München) [20]. Die Untersuchung erfolgte monokular mit der besten Brillenkorrektur nach einer Adaptationszeit von 5 min. Eine etwaige Instrumenten- oder Nachtmyopie wurde in der vorgeschriebenen Weise mittels zusätzlicher Optikschieber korrigiert. Der präoperativen Untersuchung war eine mindestens zweiwöchige Kontaktlinsenkarenz vorausgegangen. Die Patienten wurden hinsichtlich des sphärischen Äquivalents (SÄ) der präoperativen Refraktion in 3 Gruppen eingeteilt: Für Myopien zwischen −1 und −5 dpt untersuchten wir 27 Augen mit einem SÄ von −3,6±0,6 dpt, zwischen −5,1 bis −10 dpt 46 Augen mit einem SÄ von −7±1,4 dpt und zwischen −10,1 und −15 dpt 17 Augen mit einem SÄ von −11,7±1,6 dpt. Zur Berechnung der statistischen Signifikanz zwischen dem prä- und dem postoperativ erhobenen Wert verwendeten wir den students t-test mit einem $p<0{,}05$.

Ergebnisse

Tabelle 1a–c faßt die Ergebnisse für die verschiedenen Gruppen zusammen. Nur das Ergebnis für Korrekturen von weniger als 5 dpt mit Blendung war statistisch signifikant. In den übrigen Gruppen waren die Unterschiede nicht signifikant. Es läßt sich jedoch folgende Beobachtung machen: In allen Gruppen kam es zu einem Verlust an Kontrastsehschärfe, v. a. für die niedrigeren

Tabelle 1. Kontrastsehvermögen unter mesopischen Bedingungen vor und 4 Wochen nach LASIK, aufgeschlüsselt in 3 Gruppen gemäß dem präoperativen sphärischen Äquivalent (angegeben als kumulative Anzahl der Augen in Prozent, die mindestens diesen Kontrast erkannt haben)

a. Myopie 1–5 dpt (n=27)

Kontrast	**1:1,46**	**1:1,66**	**1:2,0**	**1:2,7**	**1:5,0**	**1:23,0**	**Keine**
Ohne Blendung Präoperativ	22,2%	37,0%	66,6%	70,3%	88,8%	96,3%	3,7%
Ohne Blendung Postoperativ	7,4%	22,2%	59,9%	74,0%	96,2%	100%	0%
Mit Blendung Präoperativ	3,7%	7,4%	25,9%	40,7%	62,9%	74,0%	26,0%
Mit Blendung Postoperativ	0%	0%	7,4%	14,8%	29,6%	59,2%	40,8%

b. Myopie 5,1–10 dpt (n=46)

Kontrast	**1:1,46**	**1:1,66**	**1:2,0**	**1:2,7**	**1:5,0**	**1:23,0**	**Keine**
Ohne Blendung Präoperativ	10,9%	32,6%	43,5%	63,1%	80,5%	87,0%	13,0%
Ohne Blendung Postoperativ	8,7%	19,6%	30,5%	54,4%	69,9%	80,5%	19,5%
Mit Blendung Präoperativ	2,2%	6,6%	13,1%	30,5%	47,9%	65,3%	34,7%
Mit Blendung Postoperativ	0%	0%	8,7%	13,1%	39,2%	52,2%	47,8%

c. Myopie 10,1–15 dpt (n=17)

Kontrast	**1:1,46**	**1:1,66**	**1:2,0**	**1:2,7**	**1:5,0**	**1:23,0**	**Keine**
Ohne Blendung Präoperativ	0%	17,7%	29,4%	35,5%	64,7%	88,2%	11,8%
Ohne Blendung Postoperativ	0%	5,9%	17,7%	41,2%	53,0%	70,7%	29,3%
Mit Blendung Präoperativ	0%	0%	11,8%	17,7%	29,5%	47,2%	52,8%
Mit Blendung Postoperativ	0%	0%	0%	11,8%	17,7%	35,4%	64,6%

Kontraststufen. Legt man diesem nun die Empfehlungen der Deutschen Ophthalmologischen Gesellschaft (DOG) [6] für den Erwerb des Führerscheins der Klasse 1, 3, 4 und 5 zugrunde, die das Erkennen eines Kontrasts von 1:5 oder geringer fordert, zeigen sich die in Abb. 1a und b graphisch zusammengefaßten Resultate (prä- vs. postoperativ). Auffällig ist der hohe Anteil an Patienten, der auch präoperativ dieser Richtlinie nicht gerecht wurde.

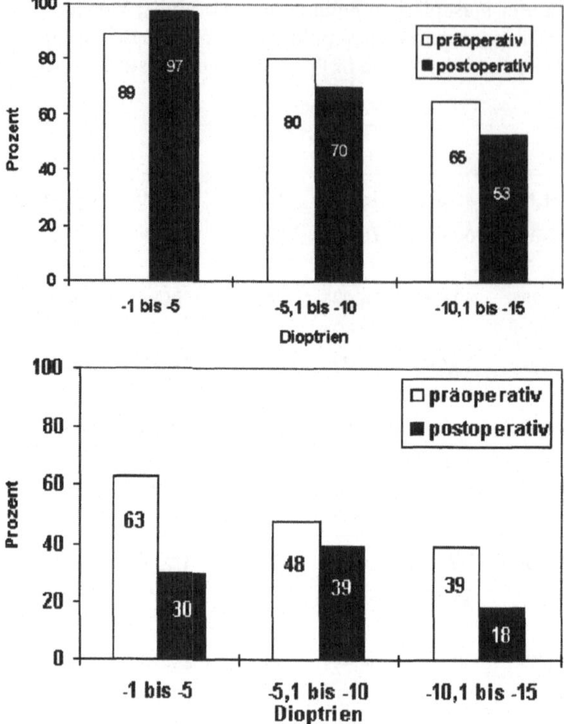

Abb. 1. Kontrastsehvermögen gemäß den Empfehlungen der DOG für den Erwerb des Führerscheins der Klassen 1, 3, 4 und 5 (erkannter Kontrast von 1:5 oder niedriger). **a** Ohne, **b** mit Blendung

Diskussion

Einige Patienten berichten nach LASIK über eine subjektive Einschränkung des Sehvermögens trotz eines perfekten Ergebnisses hinsichtlich Refraktion und unkorrigierter zentraler Sehschärfe. Eine Verschlimmerung der Beschwerden tritt hierbei v. a. in der Dämmerung und bei Nacht auf, einhergehend mit einer vermehrten Blendempfindlichkeit und dem Auftreten von Halos.

In unserer Studie zeigte sich 4 Wochen nach LASIK eine Herabsetzung des Kontrastsehvermögens in den einzelnen Gruppen, v. a. für die niedrigeren Kontraststufen. Dies wurde jedoch nur in einer Gruppe (Myopie <5 dpt mit Blendung) statistisch signifikant. Im Gegensatz hierzu fanden wir eine Beeinträchtigung der Kontrastsehschärfe unter skotopischen Bedingungen nur für Korrekturen über –15 dpt mit vermehrtem Auftreten von Halos [12]. Andere Studien zum Dämmerungssehvermögen nach LASIK konnten wir trotz eingehender Literatursuche nicht finden.

Zwölf Monate nach PRK (–3,5±2,3 dpt, –1 bis –9 dpt), konnten Schlote et al.[21] folgende Änderungen im Kontrastsehvermögen unter mesopischen Bedingungen (Mesoptometer II) feststellen: Die Kontraststufe von 1:5 erkannten 47% der Augen ohne und 34% mit Blendung. Verglichen wurde dies jedoch nicht mit den präoperativen Werten, sondern mit verschiedenen Kontrollgruppen. Mit Brille erkannten diese Kontraststufe ohne Blendung 97%, mit Blendung 82%; die Ergebnisse für Kontaktlinsen waren ähnlich gut. Andere Autoren untersuchten das Auftreten von Halos nach PRK unter skotopischen Bedingungen [18]. Diese waren am ausgeprägtesten 1 Woche postoperativ mit einer Besserung nach einem Monat und einer Stabilisierung nach 3 Monaten, jedoch weiterhin über den präoperativen Ausgangswerten. Eine Zonengröße von 6 mm führte hierbei im Vergleich zu einer Zonengröße von 5 mm zu besseren Ergebnissen, analog zu zuvor gemachten Beobachtungen derselben Arbeitsgruppe bei einer Zonengröße von 5 und 4 mm [17]. Die Ergebnisse zum Kontrastsehen unter photopischen Bedingungen nach PRK sind widersprüchlich. Einige Autoren fanden keine Einschränkung [5, 22], andere eine initiale Herabsetzung mit [1, 15] und wieder andere ohne nachfolgende Besserung [4, 9, 19]. Verdnon et al. [23] konnten zusätzlich zeigen, daß eine Erweiterung der Pupillen unter skotopischen Bedingungen zu einer weiteren Abnahme des Kontrastsehvermögens führt.

Neben der Bedeutung der eben diskutierten Pupillenweite und -größe sowie Zentrierung der Ablationszone ist die Lichtstreuung eine weitere mögliche Ursache für die Beeinträchtigung des Kontrastsehvermögens. Hierzu bestehen für die PRK widersprüchliche Ansichten. Während eine Arbeitsgruppe eine erhöhte Vorwärtsstreuung nach 1 Monat, jedoch nicht nach 6 Monaten nachweisen konnte [15, 17, 18], vermochte eine weitere dies in einer späteren Studie nach 1 Monat nicht zu bestätigen [7]. Braunstein et al. [3] zeigten für Ablationen von weniger als 80 µm keine signifikante Erhöhung der Rückwärtsstreuung. Bei tieferen Ablationen war die Streuung bei der Neunmonatskontrolle signifikant erhöht, bei der Zwölfmonatskontrolle war der Unterschied jedoch nicht mehr signifikant. Die Untersuchung der Rückwärtsstreuung in einer experimentellen Studie an Kaninchen zeigte 3 Monate nach LASIK ein signifikant besseres Ergebnis als nach PRK ohne Erhöhung der Werte gegenüber einer Kontrollgruppe [10]. Dies stimmt mit der klinisch geringen Narbenbildung nach LASIK überein [2, 12].

Analysiert man unsere Ergebnisse hinsichtlich der Anforderungen an das Dämmerungssehen gemäß den Empfehlungen der DOG für den Erwerb des Führerscheines der Klassen 1, 3, 4 und 5 (erkannter Kontrast von 1:5 oder niedriger) [6], fällt auf, daß selbst präoperativ ein hoher Prozentsatz der Patienten diese nicht erfüllen würde. In der Gruppe mit mehr als -10 dpt, untersucht mit Blendung, wären präoperativ nur 29% und postoperativ nur 18% nachtfahrtauglich gewesen.

Einschränkend müssen an dieser Stelle einige Anmerkungen gemacht werden. Der Nyktometer scheint weniger als vergleichbare Geräte wie z. B. der Mesoptometer I und II [14] dazu geeignet, quantitative Aussagen über das Dämmerungssehvermögen zu machen, obwohl zwischen den Geräten eine erstaunlich gute Korrelation besteht [8, 16]. Dies relativiert sich jedoch durch den von uns gemachten Vergleich von prä- zu postoperativen Werten. Weiterhin ist die Nachbeobachtungszeit in unserer Studie mit 4 Wochen relativ kurz. Die meisten anderen Studien über die subjektive und objektive Beeinträchtigung des Dämmerungs- und Nachtsehens zeigen einen Rückgang dieser

Beschwerden im Verlauf des 1. postoperativen Jahres. Die weitere Verlaufsbeobachtung in unserem Patientekollektiv sowie eine genaue Analyse hinsichtlich Pupillendurchmesser, Zonengröße und -zentrierung sowie Streulicht sind deshalb von großem Interesse.

Literatur

1. Ambrosio G, Cennamo G, De Marco R, Loffredo L, Rosa N, Sebastiani A (1994) Visual function before and after photorefractive keratectomy for myopia. J Refract Corneal Surg 10: 129–136
2. Amm M, Wetzel W, Winter M, Uthoff D, Duncker GIW (1996) Histopathological comparison of photorefractive keratectomy and laser in situ keratomileusis in rabbits. J Refract Surg 12: 758–766
3. Braunstein RE, Jain S, McCally RL, Stark WJ, Connolly PJ, Azar DT (1996) Objective measurement of corneal light scattering after excimer laser keratectomy. Ophthalmology 103: 439–443
4. Dutt S, Steinert RF, Raizman MB, Puliafito CA (1994) One year results of excimer laser photorefractive keratectomy for low to moderate myopia. Arch Ophthalmol 112: 1427–1436
5. Eifermann RA, O'Neill KP, Forgery DR, Cook YD (1991) Excimer laser photorefractive keratectomy for myopia: six month results. Refract Corneal Surg 7: 344–347
6. Harms H, Nolte W (1984) Anleitung für die augenärztliche Untersuchung und Beurteilung der Eignung zum Führen von Kraftfahrzeugen der DOG. In: Conrads H, Gramberg-Danielsen B (eds) Richtlinien und Untersuchungen, Berufsverband der Augenärzte Deutschlands. Kaden, Heidelberg, S 43
7. Harrison JM, Tennant TB, Gwin MC, Applegate RA, Tennant JL, van den Berg TJTP, Lohmann CP (1995) Forward light scatter at one month after photorefractive keratectomy. J Refract Surg 11: 83–88
8. Hartmann E, Wehmeyer K (1981) Vergleichsuntersuchung: Mesoptometer – Nyktometer. Klin Monatsbl Augenheilkd 178: 76-77
9. Hodkin MJ, Lemos MM, McDonald MB, Holladay JT, Shahidi SH (1997) Near vision contrast sensitivity after photorefractive keratectomy. J Cataract Refract Surg 23: 192–195
10. Jain S, Khoury JM, Azar DT (1995) Corneal light scattering after laser in situ keratomileusis and photorefractive keratectomy. Am J Ophthalmol 120: 532–533
11. Knorz MC, Liermann A, Wiesinger B, Seiberth V, Liesenhoff H (1996) Myopiekorrektur mittels Laser in situ Keratomileusis (LASIK). Klin Monatsbl Augenheilkd 207: 438–445
12. Knorz MC, Liermann A, Wiesinger B, Seiberth V, Liesenhoff H (1997) Laser in situ Keratomileusis (LASIK) zur Myopiekorrektur. Ophthalmologe 94: 775–779
13. Koch DD, Liu FJ (1990) Survey of clinical use of glare and contrast sensitivity testing. J Cataract Refract Surg 16: 707–711
14. Kolling GH, Schratz B (1991) Vergleichende Untersuchungen der Dämmerungssehschärfe am Mesoptometer I und II und am Nyktometer. Fortschr Ophthalmol 88: 178–181
15. Lohmann CP, Fitzke F, O'Brart DPS, Kerr-Muir M, Timberlake G, Marshall J (1993) Corneal light scattering and visual performance in myopic individuals with spectacles, contact lenses, or excimer laser photorefractive keratectomy. Am J Ophthalmol 113: 444–453
16. Makabe R, Rahn R, Tietze A (1982) Vergleichende Untersuchungen mit Mesoptometer und Nyktometer. Klin Monatsbl Augenheilkd 181: 38–39

17. O'Brart DPS, Lohmann CP, Fitzke FW, Klonos G, Corbett MC, Kerr-Muir MG, Marshall J (1994) Disturbances in night vision after excimer laser photorefractive keratectomy. Eye 8: 46–51
18. O'Brart DPS, Corbett MC, Lohmann CP, Kerr-Muir MG, Marshall J (1995) The effect of ablation diameter on the outcome of excimer laser photorefractive keratectomy. Arch Ophthalmol 113: 438–443
19. Piebenga LW, Matta CS, Deitz MR, Tauber J, Irvine JW, Sabates FN (1993) Excimer laser photorefractive keratectomy for myopia. Ophthalmology 100: 1335–1345
20. Rodenstock Nyktometer (1985) Rodenstock Instrumente GmbH, München
21. Schlote T, Kriegerowski M, Bende T, Derse M, Thiel HJ, Jean B (1997) Mesopic vision in myopia corrected by photorefractive keratectomy, soft contact lenses, and spectacles. J Cataract Refract Surg 23: 718–725
22. Sher NA, Barak M, Daya S et al. (1992) Excimer laser photorefractive keratectomy in high myopia; a multicenter study. Arch Ophthalmol 110: 935–943
23. Verdon W, Bullimore M, Maloney RK (1996) Visual performance after photorefractive keratectomy. Arch Ophthalmol 114: 1465–1472

Zwei-Jahres-Ergebnisse nach LASIK zur Korrektur der Myopie und des Astigmatismus

B. Jendritza, M. C. Knorz, A. Liermann, P. Hugger und H. Liesenhoff

Zusammenfassung
Problemstellung: Evaluation der Präzision, Stabilität und Effektivität der LASIK zur Korrektur der Myopie und des Astigmatismus.

Patienten und Methoden: Zur Durchführung der LASIK verwendeten wir den Automatic Corneal Shaper (Chiron Vision) sowie den Keracor-116-Excimer-Laser (Chiron Technolas). 70 Augen (41 Patienten) konnten 24 Monate postoperativ nachkontrolliert werden; 29 dieser Augen waren wegen einer Myopie und eines Astigmatismus von weniger als 1,0 dpt, 41 Augen wegen einer Myopie und eines Astigmatismus größer als 1,0 dpt behandelt worden. Jede Gruppe wurde in 3 Untergruppen abhängig von der Höhe der präoperativen Myopie eingeteilt (-5,0 bis -9,9 dpt; -10,0 bis -14,9 dpt; -15,0 bis -29,0 dpt). Bestimmt wurden prä- und postoperativ unkorrigierter und bestkorrigierter Fernvisus. Zudem wurden eine Spaltlampenuntersuchung und eine Hornhauttopographie durchgeführt.

Ergebnisse: 24 Monate postoperativ lagen 100% (90,9%) der Augen in der sphärischen (zylindrischen) Gruppe mit mittlerer Myopie (-5,0 bis -9,9 dpt) innerhalb von ±1,0 dpt von der Zielrefraktion entfernt. Im Vergleich dazu lagen 100% (83,3%) in der Gruppe mit hoher Myopie (-10,0 bis -14,9 dpt), aber nur 46,7% (16,7%) der extrem myopen Augen (-15 bis -29 dpt) innerhalb von ±1,0 dpt. 100% (90,9%) der Augen mit mittlerer Myopie zeigten eine Regression von unter 1,0 dpt von 12 auf 24 Monate postoperativ, während nur 86,7% (75%) der Augen mit extremer Myopie eine Regression von weniger als 1,0 dpt aufwiesen. 100% (72,7%) der Augen mit mittlerer Myopie und 85,7% (72,2%) der Augen mit hoher Myopie sahen unkorrigiert 0,5 oder besser. 6,7% (8,3%) der Augen in der extrem myopen Gruppe erreichte einen unkorrigierten Fernvisus von 0,5 oder besser.

Schlußfolgerung: LASIK ist ein präzises, stabiles und sicheres Verfahren zur Korrektur der Myopie zwischen -5,0 und -10,0 dpt sowie des myopen Astigmatismus. Die LASIK liefert noch zufriedenstellende Ergebnisse bis zu Myopien von -15,0 dpt. Höhere Myopien als -15,0 dpt sollten nicht mehr mittels LASIK korrigiert werden.

Schlüsselwörter: Laser-in-situ-Keratomileusis, Excimer, LASIK, Myopie, Astigmatismus

Summary. *Purpose:* To evaluate the predictability, stability, and effectiveness of LASIK for myopia and myopic astigmatism.

Patients and method: LASIK was performed using the Automatic Corneal Shaper (Chiron Vision) and the Keracor 116 excimer laser (Chiron Technolas). Seventy eyes (41 patients) were available for 24 months' follow-up. Twenty nine 29 eyes were treated for myopia and astigmatism of less than 1.0 D, 41 eyes for myopia and astigmatism of more than 1.0 D. Each group was divided into three subgroups, depending on the preoperative refraction (-5.0 to -9.9 D; -10.0 to -14.9 D; -15.0 to -29.0 D). Uncorrected and best-corrected visual acuity were tested and slit lampbiomicroskopy and corneal topography were performed pre- and postoperatively.

G. Duncker et al. (Hrsg.)
12. Kongreß der DGII 1998

Results: Twenty four months after surgery 100% (90.9%) of the eyes of the spherical (toric) low myopia group (-5.0 to -9.9 D) were within ±1.0 D, compared to 100% (83.3%) in the group with moderate myopia (-10.0 to -14.9 D), and only 46.7% (16.7%) of the high myopic eyes (>-15.0 D). Of the eyes with low myopia 100% (90.9%) showed regression of less than 1.0 D from 12 to 24 months while only 86.7% (75%) of the eyes with high myopia regressed less than 1.0 D. 100% (72.7%) of the low myopic eyes and 85.7% (72.2%) of the moderate myopic eyes saw 20/40 or better; 6.7% (8.3%) of the eyes in the high myopic group saw 20/40 or better.

Conclusion: LASIK is predictable, stable, and safe in myopia of -5.0 to -10.0 D and myopic astigmatism. It may be still acceptable up to -15.0 D, but results are poor in myopia of more than -15.0 D.

Key words: laser in-situ keratomileusis, LASIK, excimer, myopia, astigmatism

Einleitung

Die Laser-in-situ-Keratomileusis (LASIK) steht zunehmend im Mittelpunkt des refraktiv-chirurgischen Interesses, die Operationszahlen steigen ständig. Erste Publikationen zu Halbjahres- und Jahresdaten zeigen gute Ergebnisse [4, 7, 8, 9]. Narbenbildung und Regression sind geringer als nach Durchführung einer photorefraktiven Keratektomie (PRK) [1, 8, 13]. Langzeitergebnisse fehlen bislang jedoch. Ziel dieser Studie war die Untersuchung der Genauigkeit und Stabilität der Ergebnisse 2 Jahre nach LASIK zur Korrektur der Myopie und des myopen Astigmatismus.

Patienten und Methoden

Von Dezember 1994 bis Februar 1996 wurden im Rahmen einer prospektiven, klinischen Studie 93 Augen (55 Patienten) operiert [9]. Die Studie wurde durch unsere Ethikkommission genehmigt. Eingeschlossen wurden volljährige Patienten mit einer Myopie von –5 dpt oder mehr mit oder ohne Astigmatismus bei gleichzeitig bestehender Kontaklinsenintoleranz. Ausschlußkriterien waren chronische Augenerkrankungen (Glaukom, Katarakt, Keratokonus, Diabetes, Uveitis) sowie Erkrankungen des rheumatischen Formenkreises.

Zwei Jahre postoperativ konnten 70 Augen von 41 Patienten nachuntersucht werden; 29 dieser Augen waren wegen einer Myopie und eines Astigmatismus von weniger als 1,0 dpt, 41 Augen wegen einer Myopie und eines Astigmatismus größer als 1,0 dpt behandelt worden. Jede Gruppe wurde in 3 Untergruppen abhängig von der Höhe der präoperativen Myopie eingeteilt (–5,0 bis 9,9 dpt; –10,0 bis –14,9 dpt; –15,0 bis –29,0 dpt). Wir verwendeten den Automatic Corneal Shaper (Fa. Chiron Vision,Claremont) und den Keracor-116-Excimer-Laser (Fa. Chiron Technolas, München). Die Methode wurde bereits an anderer Stelle ausführlich beschrieben [9]. Die Patienten wurden präoperativ sowie einen Tag, 5 Tage, einen Monat, 6 Monate, 12 Monate und 24 Monate postoperativ nachuntersucht. Bestimmt wurden die Brillenrefraktion, der unkorrigierte Visus und der Visus mit optimaler Brillenkorrektur. Zudem wurden eine Hornhauttopographie (TMS-1, Fa. Tomey) sowie eine Spaltlampenuntersuchung bei hoher Vergrößerung (16fach) durchgeführt. Die stromale Grenzschicht wurde dabei subjektiv als „unsichtbar“, „kaum sichtbar“, „deutlich erkennbar“ und „Narbe“ bewertet.

Ergebnisse

Refraktion und Stabilität

Die postoperative Refraktion und die Refraktionsänderung sind in den Tabellen 1 und 2 dargestellt. Die höchste Präzision zeigt sich für sphärische Korrekturen von −5 bis −9,9 dpt. Für Korrekturen über −15 dpt fanden sich schlechte Ergebnisse mit nur 46,7% der sphärisch myopen Augen innerhalb ±1 dpt nach 24 Monaten. Die Ergebnisse bei der Korrektur torischer Myopien sind insgesamt geringfügig schlechter. Bei der Korrektur von Myopien über 15 dpt sind auch bei den torischen Augen die Ergebnisse mit nur 16,7% aller Augen innerhalb von ±1 dpt nicht mehr akzeptabel. In Bezug auf die Stabilität fanden sich die besten Ergebnisse für geringere und mittelgradige sphärische Korrekturen. Die Regression lag für Korrekturen von −5 bis −9,9 dpt in 100% und für −10 bis −14,9 dpt in 85,7% zwischen 1 und 12 und in allen Fällen zwischen 12 und 24 Monaten unter 1 dpt. Für Korrekturen über −15 dpt fand sich zwischen 1 und 12 Monaten in 33,3% der Fälle ein Regression über 1 dpt, zwischen 12 und 24 Monaten nur noch in 13,3% der Fälle. Die Ergebnisse der torischen Augen waren bei den niedrigen und mittelgradigen Myopien nur geringfügig schlechter als die der sphärischen: 9,1% der Augen nach einer Korrektur von −5 bis −9,9 dpt wiesen eine Regression von mehr als 1 dpt nach 12 Monaten auf. Korrekturen über −15 dpt zeigten zwischen 1 und 12 Monaten in 50% ein Regression >1 dpt, davon in 33,3% >2 dpt. Zwischen 12 und 24 Monaten kann es in dieser Gruppe zu einer anhaltenden Regression über 1 dpt in 25%. Die mittlere Regression betrug zwischen 1 und 12 Monaten in der sphärischen

Tabelle 1. Präzision der Korrektur 12 und 14 Monate nach LASIK bei sphärischer (*S*) und torischer (*T*) Myopie (Prozentzahl der Augen innerhalb der angestrebten Korrektur)

Höhe der Myopie	Zeitraum	Anzahl Augen		±0,50 dpt		±1,00 dpt		±2,00 dpt		>2,00 dpt	
		S	T	S	T	S	T	S	T	S	T
−5,00 bis −9,90 dpt	12 Monate	7	11	85,7	27,3	100	72,7	100	100	0	0
	24 Monate	7	11	100	45,5	100	90,9	100	100	0	0
−10,00 bis −14,90 dpt	12 Monate	7	18	71,4	61,1	85,7	77,8	100	88,9	0	11,1
	24 Monate	7	18	57,1	55,6	100	83,3	100	94,4	0	5,6
−15,00 bis −29,00 dpt	12 Monate	15	12	20	8,3	40	8,3	53,3	50	46,7	50
	24 Monate	15	12	20	8,3	46,7	16,7	73,3	41,7	26,7	58,3

Tabelle 2. Stabilität der Korrektur 24 Monate nach LASIK bei sphärischer (*S*) und torischer (*T*) Myopie; Refraktionsänderung zwischen 1 und 12 Monaten und zwischen 12 und 24 Monaten; Prozentzahl der Augen mit manifester Refraktionsänderung innerhalb des vorgegebenen Intervalls

Höhe der Myopie	Intervall	n		Refraktionsänderung (Brillenkorrektur)							
				±0,50 dpt		±1,00 dpt		±2,00 dpt		>2,00 dpt	
		S	T	S	T	S	T	S	T	S	T
-5,00 bis -9,90 dpt	1 bis 12 Monate	7	11	57,1	72,7	100	90,9	100	100	0	0
	12 bis 24 Monate	7	11	100	81,8	100	90,9	100	100	0	0
-10,00 bis -14,90 dpt	1 bis 12 Monate	7	18	71,4	55,6	85,7	77,8	85,7	88,9	14,3	11,1
	12 bis 24 Monate	7	18	85,7	94,4	100	100	100	100	0	0
-15,00 bis -29,00 dpt	1 bis 12 Monate	15	12	53,3	33,3	66,7	50	80	66,7	20	33,3
	12 bis 24 Monate	15	12	60	41,7	86,7	75	100	83,3	0	16,7

(torischen) Gruppe 0,43 dpt (-0,30 dpt) für Korrekturen von -5 bis -9,9 dpt, 0,36 dpt (-0,19 dpt) für Korrekturen von -10 bis -14,9 dpt, und -0,71 dpt (-1,54 dpt) für Korrekturen von -15 bis -29 dpt.

Visus

Die Sehschärfe vor und nach LASIK ist in Tabelle 3 dargestellt. Ein Verlust an brillenkorrigierter Sehschärfe trat nur bei einem Auge der insgesamt 70 Augen (1,4%), und zwar in der torischen Gruppe von -10 bis -14,9 dpt auf.

Tabelle 3. Sehschärfe 24 Monate nach LASIK bei sphärischer (*S*) und torischer (*T*) Myopie für Augen mit einem präoperativen Visus von 0,5 mit Brillenkorrektur (Prozentzahl der Augen; *Vsc* unkorrigierter Fernvisus, *Vcc* brillenkorrigierter Fernvisus)

Höhe der Myopie	Zeitraum	Anzahl Augen		Vsc ≥0,5		Vcc ≥0,5		Vcc ≥0,8		Vcc ≥1,0	
		S	T	S	T	S	T	S	T	S	T
-5,00 bis -9,90 dpt	12 Monate	7	9	100	66,7	100	88,9	100	55,6	42,9	33,3
	24 Monate	7	9	100	77,8	100	100	100	66,7	42,9	33,3
-10,00 bis -14,90 dpt	12 Monate	7	17	85,7	82,4	100	100	71,4	52,9	14,3	23,4
	24 Monate	7	17	71,4	76,5	100	100	71,4	52,9	14,3	29,4
-15,00 bis -29,00 dpt	12 Monate	1	4	0	25	100	100	0	0	0	9
	24 Monate	1	4	100	25	100	100	0	0	0	0

Interface und Komplikationen

Nach 24 Monaten war das Interface zwischen Lentikel und Stroma bei 42 Augen (60%) unsichtbar, bei 25 Augen (35,7%) gerade erkennbar, bei 3 Augen (4,3%) deutlich sichtbar. Bei keinem Patienten kam es zu einer Narbenbildung. Zwischen 12 und 24 Monaten traten keine Komplikationen auf. Reoperationen waren nicht erforderlich.

Patientenbefragung

Die Ergebnisse der Patientenbefragung finden sich in Tabelle 4. Ein Patient der sphärischen Gruppe für Korrekturen von -5 bis -9,9 dpt gab an, mit der Operation nur mäßig zufrieden zu sein. Bei diesem Patienten war es zu einer Dislokation des Flaps am ersten postoperativen Tag gekommen, der aber ohne Komplikationen repositioniert werden konnte. Zudem hatte der Patient ein „central island". Der höchste Anteil an nur mäßig oder sogar nicht zufriedenen Patienten findet sich in beiden Gruppen in der Untergruppe der extremen Myopie von ≥15 dpt.

Tabelle 4. Ergebnisse der Patientenbefragung 24 Monate nach LASIK

Korrektur	-5 bis -9,9 dpt	-10 bis -14,9 dpt	-15 bis -29 dpt
Sphärische Myopie			
Anzahl Augen	7	7	15
Wieder LASIK?			
Ja	85,7% (n=6)	100% (n=7)	100% (n=15)
Nein	14,3% (n=1)	0%	0%
Zufrieden?			
Sehr	85,7% (n=6)	100% (n=7)	73,3% (n=11)
Mäßig	14,3% (n=1)	0%	26,7% (n=4)
Nein	0%	0%	0%
Fernbrille nötig?			
Nie	100% (n=7)	71,4% (n=5)	46,7% (n=7)
Gelegentlich	0%	28,6% (n=2)	20% (n=3)
Meistens	0%	0%	33,3% (n=5)
Torische Myopie			
Anzahl Augen	11	18	12
Wieder LASIK?			
Ja	100% (n=11)	100% (n=18)	83,3% (n=10)
Nein	0%	0%	16,7% (n=2)
Zufrieden?			
Sehr	90,9% (n=19)	94,4% (n=17)	58,3% (n=7)
Mäßig	9,1% (n=1)	5,6% (n=1)	25% (n=3)
Nein	0%	0%	16,7% (n=2)
Fernbrille nötig?			
Nie	63,6% (n=7)	77,8% (n=14)	25% (n=3)
Gelegentlich	18,2% (n=2)	11,1% (n=2)	8,4% (n=1)
Meistens	18,2% (n=2)	11,1% (n=2)	66,6% (n=8)

Diskussion

Refraktion

Nach PRK bei geringer und mittlerer Myopie (-1 bis -6 dpt) lagen nach vorliegenden Studien zwischen 79% und 90% der Augen innerhalb ±1 dpt [11, 16, 20]. Die Genauigkeit lag bei 88% innerhalb 1 dpt für kombinierte sphärozylindrische Korrekturen [20]. Bei der Korrektur höhergradiger sphärischer Myopie (-5 bis -10 dpt) lagen nach PRK 44% [16] bis 66% [2] der Augen innerhalb von ±1 dpt, für sphärische Korrekturen von -10 bis -14,9 dpt nur 38% [2] bis 58% [17]. In unserer Studie lagen alle Augen nach sphärischer Korrektur von -5 bis -9,9 dpt und von -10 bis -14,9 dpt 24 Monate nach LASIK innerhalb ±1 dpt von der Zielrefraktion entfernt (s. Tabelle 1). Die Genauigkeit für torische geringe bzw. mittlere Myopiekorrektur war geringfügig schlechter mit 90,9% bzw. 83,3% innerhalb ±1 dpt. Andere Autoren berichten nach LASIK für Korrekturen von -6 bis -12 dpt über 65% bis 86% innerhalb ±1 dpt. Nach PRK wird bei geringer bzw. mittlerer torischer Myopiekorrektur über ein Genauigkeit von 85% bzw. 62% berichtet [18]. Für Korrekturen über -15 dpt sank auch die Zielgenauigkeit nach LASIK signifikant: nur 46,7% der sphärischen und 16,7 % der torischen Augen lagen innerhalb ±1 dpt. Diese Ergebnisse stimmen mit denen anderen Autoren überein [4, 14].

Stabilität

Bei der Korrektur mittlerer bis hoher Myopie (-5 bis -10 dpt) mittels PRK fand sich in 5% [2] bis 20% [16] eine Regression über 1 dpt. Fünf Jahre nach PRK fanden Kim et al. eine mittlere Regression von -1,49 dpt für Korrekturen von -1 bis -6,5 dpt und eine Regression von im Mittel -3,55 dpt für Korrekturen von -7 bis -12,5 dpt [6]. Als wesentlichster Risikofaktor einer Regression kristallisierte sich dabei die präoperative Refraktion [6, 2] heraus. Die Werte nach LASIK sind wesentlich stabiler. Für sphärische Korrekturen von -5 bis -9,9 dpt und von -10 bis -14,9 dpt kam es in keinem Fall zu einer Regression von mehr als 1 dpt. Die Stabilität bei der Korrektur extremer Myopie war geringer: auch zwischen 12 und 24 Monaten fand sich noch eine Regression von mehr als 1 dpt in 13,3% bzw 25% der Fälle (s. Tabelle 2).

Sehschärfe

Nach PRK für Korrekturen von -5 bis -9,9 dpt erreichten 53% [16] bzw. 67% [2] ohne Korrektur eine Sehschärfe von 0,5 oder besser, im Vergleich zu 100% (77,8%) nach sphärischer (torischer) Korrektur in unserer Studie (s. Tabelle 3). Auch bei Korrekturen von -10 bis -14,9 dpt erreichten 71,4% (76,5%) Augen eine unkorrigierte Sehschärfe von 0,5 oder besser, aber nur 38% [16] bzw. 60% [17] nach PRK. Nur ein Auge nach torischer Korrektur (2,4%), und zwar in der Gruppe von -10 bis -14,9 dpt, verlor 2 Visusstufen. Dagegen verloren ein Jahr nach PRK bei hoher Myopie (-8 bis -15,25 dpt) 13–15% der behandelten Augen 2 oder mehr Linien an Sehschärfe [2, 17]. Nach Korrektur torischer Myopie verloren insgesamt 6,1% der Augen 2 oder mehr Visusstufen an bestkorrigiertem Visus [18].

Patientenbefragung

Die subjektive Bewertung durch die Patienten bestätigt die bisher gefundenen Ergebnisse. Die geringste Zufriedenheit fand sich nach Korrekturen über -15 dpt. Ein Grund liegt sicher in der schlechteren Abbildungsqualität und optischen Aberrationen wie Glare und Halos, die durch die kleine Ablationszone bei der Behandlung extremer Mopien bedingt sind.

Komplikationen und Reoperationen

12–24 Monate postoperativ kam es in keinem Fall zu Komplikationen. Reoperationen waren nicht erforderlich. Alle Reoperationen waren innerhalb des ersten Jahres bei insgesamt 6 der nachuntersuchten 85 Augen (7,1%) durchgeführt worden. Anlaß waren, wie bereits berichtet [9], Unterkorrekturen oder ein „central island" (4,7%) oder Komplikationen durch die lamelläre Keratektomie (2,4%; Epitheleinwachsung: ein Auge, Verschiebung des Lentikels am ersten postoperativen Tag: ein Auge). Komplikationen durch „central island" sind seit der Einführung sogenannter „scanning laser" bedeutungslos geworden [10, 12].

Hornhautbefund

Ein großer Vorteil der LASIK ist im Vergleich zur PRK die erheblich geringere Inzidenz von Haze- bzw. Narbenbildung [1, 13]. 24 Monate nach LASIK war das Interface zwischen Lentikel und Stroma in 4,3% deutlich erkennbar, entsprechend einem Haze-Grad 1 [3]. Narbenbildung trat nicht auf. Nach PRK wurden nach der Korrektur höherer Myopie ein Haze-Grad 2 in 8,7% [19] und Narben in 17,3% [15] beobachtet.

Insgesamt scheinen unserer ersten Ergebnisse darauf hinzuweisen, daß die LASIK zur Myopiekorrektur von -5 bis -10 dpt geeignet ist. Allerdings ist in der vorliegenden Studie die Anzahl der untersuchten Patienten zu gering, um endgültige Aussagen zu treffen. Nach vorhandenen Ergebnissen scheinen jedoch die Genauigkeit und Stabilität nach LASIK höher als nach PRK bei der Korrektur der mittleren Myopie. Korrekturen über -15 dpt zeigen drastisch schlechtere Ergebnisse, so daß für die Myopiekorrektur bei diesen Patienten andere Alternativen gesucht werden müssen, wie z. B. „phakic IOL" oder „clear lens extraction". In Einzelfällen kann es jedoch auch bei Korrekturen von -10 bis -15 dpt zu einer Sehverschlechterung kommen. In welcher Höhe der Myopie die Grenze zu ziehen ist, kann derzeit noch nicht beantwortet werden.

Literatur

1. Amm M, Wetzel W, Winter M, Uthoff D, Duncker GIW (1996) Histopathological comparison of photorefractive keratectomy and laser in situ keratomileusis in rabbits. J Refract Surg 12: 758–766
2. Carson CA, Taylor HR (1995) Excimer laser treatment for high and extreme myopia. Arch Ophthalmol 113: 431–436
3. Fantes FE, Hanna KD, Waring GO III (1990) Wound healing after excimer laser keratomileusis. Arch Ophthalmol 108: 665–675
4. Güell JL, Muller A (1996) Laser in situ keratomileusis (LASIK) for myopia from -7 to -18 diopters. J Refract Surg 12: 222–228
5. Helmy SA, Salah A, Badawy TT, Sidky AN (1996) Photorefractive keratectomy and laser in situ keratomileusis for myopia between 6.00 and 10.00 diopters. J Refract Surg 12: 417–421
6. Kim JH, Kim MS, Hahn TW, Lee YC, Sah WJ, Park CK (1997) Five year results of photorefractive keratectomy for myopia. J Cataract Refract Surg 23: 731–735
7. Knorz MC, Liermann A, Seiberth V, Steiner H, Wiesinger B (1996) Laser in situ keratomileusis to correct myopia of -6.00 to -29.00 diopters. J Refract Surg 12: 575–584
8. Knorz MC, Liermann A, Wiesinger B, Seiberth V, Liesenhoff H (1996) Myopiekorrektur mittels Laser in situ Keratomileusis (LASIK). Klin Monatsbl Augenheilkd 207: 438–445
9. Knorz MC, Liermann A, Wiesinger B, Seiberth V, Liesenhoff H (1997) Laser in situ Keratomileusis (LASIK) zur Myopiekorrektur. Ophthalmologe 94: 775–779
10. Knorz MC (1997) Broad-beam versus scanning-beam lasers for refractive surgery. Ophthalmic Practice 15: 142–145
11. Maguen E, Salz JJ, Nesburn AB et al. (1994) Results of excimer laser photorefractive keratectomy for the correction of myopia. Ophthalmology 101: 1548–1557
12. Noack J, Tönnies R, Hohla K, Birngruber R, Vogel A (1997) Influence of ablation plume dynamics on the formation of central islands in excimer laser photorefractive keratectomy. Ophthalmology 104: 823–830
13. Pallikaris IG, Siganos DS (1994) Excimer laser in situ keratomileusis and photorefractive keratectomy for correction of high myopia. J Refract Corneal Surg 10: 498–510
14. Salah T, Waring GO 3rd, el Maghraby A, Moadel K, Grimm SB (1996) Excimer laser in situ keratomileusis under a corneal flap for myopia of 2 to 20 diopters. Am J Ophthalmol 121: 143–155
15. Seiler T, Holschbach A, Derse M, Jean B, Genth U (1994) Complications of myopic photorefractive keratectomy with the excimer laser. Ophthalmology 101: 153–160
16. Seiler T, Wollensak J (1993) Results of a prospective evaluation of photorefractive keratectomy at 1 year after surgery. German J Ophthalmol 2: 135–142
17. Sher NA, Hardten DR, Fundingsland B et al. (1994) 193-nm excimer photorefractive keratectomy in high myopia. Ophthalmology 101: 1575–1582
18. Tabin G, Alpins N, Aldred G, McCarty C, Taylor H (1996) Astigmatic change 1 year after excimer laser treatment of myopia and myopic astigmatism. J Cataract Refract Surg 22: 924–930
19. Taylor HR, McCarty CA, Aldred GF (1996) Predictability of excimer laser treatment of myopia. Arch Ophthalmol 114: 248–251
20. Vidaurri-Leal JS, Helena MC, Talamo JH, Abad JC, Alexandrakis G, Cantu-Charles C (1996) Excimer photorefractive keratectomy for low myopia and astigmatism with the Coherent-Schwind Keratom. J Cataract Refract Surg 22: 1052–1061

Gegenwärtiger Stand der Hyperopiebehandlung

T. Kohnen

Zusammenfassung. Im Gegensatz zur chirurgischen Korrektur der Kurzsichtigkeit, über die eine über 10jährige Erfahrung vorliegt und deren Behandlung für den Bereich von -1 bis -6 dpt mittels photorefraktiver Keratektomie (PRK) von der Kommission für Refraktive Chirurgie der Deutschen Ophthalmologischen Gesellschaft (DOG) anerkannt wird, befinden sich Verfahren zur Behandlung der Weitsichtigkeit noch im Anfangsstadium der Entwicklung. Es werden gegenwärtig sowohl hornhautchirurgische als auch intraokulare Verfahren zur Hyperopiekorrektur untersucht. Zu den hornhautchirurgischen Verfahren gehören die periphere Ablation von Hornhautgewebe mit dem Excimerlaser (PRK und Laser-in-situ-Keratomileusis, LASIK) und die hitzebedingte Schrumpfung von Kollagenfasern mittels verschiedener Laser (Laserthermokeratoplastik, LTK). Durch alle Verfahren wird eine zentrale Hornhautansteilung hervorgerufen und so eine Zunahme der Hornhautbrechkraft erzielt. Im Forschungsstadium befinden sich ebenfalls neue Vorder- und Hinterkammerlinsen zur Korrektur im phaken Auge. Dieser Artikel gibt einen Überblick über die Funktionsprinzipien und Ergebnisse der unterschiedlichen Verfahren. Die Forschungsergebnisse mit den hornhautchirurgischen Verfahren haben gezeigt, daß im Gegensatz zur Myopiekorrektur eine stärkere Regression bei der Hyperopiebehandlung zu erwarten ist. Die neuen Intraokularlinsen werden besonders kritsch auf Endothelzellverluste, Pupillenverziehung und Kataraktbildung zu untersuchen sein.

Summary. In comparison to the surgical correction of myopia, for which more than a 10-year experience is currently available and approval for treatment of -1 to -6 diopters (D) using photorefractive keratectomy (PRK) has been given by the German Ophthalmological Society, the procedures to treat hyperopia are still in their infancy. Currently, corneal as well as intraocular procedures are performed. Corneal refractive procedures consist of peripheral ablation of tissue using the excimer laser (PRK and laser in-situ keratomileusis) and shrinkage of collagen fibers using different lasers (laser thermal keratoplasty, LTK). With all procedures, a central corneal steepening is produced and the corneal power is increased. Phakic anterior and posterior chamber intraocular lenses (IOLs) have also been evaluated. This article describes the different principles and results of various surgical procedures. Research has shown that after corneal procedures for hyperopia a larger regression compared to myopic procedures will occur. The new IOLs must be evaluated for endothelial cell loss, pupil ovalization, and cataract formation.

G. Duncker et al. (Hrsg.)
12. Kongreß der DGII 1998

Einleitung

Bevor eine chirurgische Korrektur der Hyperopie angegangen wird, sollte man mehrere grundsätzliche Überlegungen bei diesen Patienten anstellen. In der Regel finden wir bei hyperopen Patienten eine kürzere Achsenlänge des Auges, einen insgesamt kleineren vorderen Augenabschnitt mit engen Kammerwinkelverhältnissen und kleinerem Hornhautdurchmesser sowie eine höhere Inzidenz an Engwinkelglaukomen. Diese Grundvoraussetzungen machen die chirurgischen Interventionen bei diesen Patienten nicht unbedingt leicht. Ganz im Gegensatz zur chirurgischen Korrektur der Kurzsichtigkeit mittels Excimerlaserchirurgie durch photorefraktive Keratektomie (PRK) oder Laser-in-situ-Keratomileusis (LASIK), befindet sich die Hyperopiekorrektur noch weitestgehend im Anfangsstadium. Bei der Durchsicht mehrerer Studien zur Epidemiologie von Refraktionsfehlern in der Bevölkerung zeigt sich jedoch, daß gerade der Anteil an hyperopen Patienten den der normalsichtigen und kurzsichtigen Patienten überschreitet [1, 11, 19, 26]. Es ergibt sich hieraus, daß gerade für die refraktive Chirurgie von hyperopen Refraktionsfehlern in Zukunft ein vermehrter Bedarf bestehen wird.

Die für den refraktiven Chirurgen zu behandelnden Hyperopieformen lassen sich in 3 Untergruppen einteilen:

1. Primäre Hyperopie (einschließlich Presbyopie);
2. Sekundäre Hyperopien nach überkorrigierten refraktiven Eingriffen zur Behandlung der Kurzsichtigkeit [z. B. PRK/LASIK/radiäre Keratotomie (RK)] und postoperative Unterkorrekturen nach Intraokularlinsenimplantation;
3. Unterkorrekturen nach vorhergegangener primärer Hyperopiebehandlung.

Die chirurgische Hyperopiebehandlung läßt sich in Hornhaut-refraktive und Linsen-refraktive Eingriffe zusammenfassen (Tabelle 1). Zu den Hornhaut-refraktiven Eingriffen gehören sowohl inzisionale, Naht- als auch Lasertechniken; zu den Linsen-refraktiven Eingriffen zählt man die Implantation von Intraokularlinsen (IOL) in das phake Auge sowie die klare Linsenextraktion mit Implantation einer IOL. In beiden Behandlungsgruppen wird versucht, durch Erhöhung der Brechkraft, sei es durch Zunahme der Hornhautbrech-

Tabelle 1. Einteilung der chirurgischen Hyperopiebehandlung

Hornhaut-refraktive Eingriffe	Linsen-refraktive Eingriffe
Laserthermokeratoplastik (LTK)	Phake Intraokularlinsen
Lassonaht	- Vorderkammerlinse (Baikoff)
Hexagonale Keratotomie (Hex-K)	- Iris-claw-Linse (Worst)
Photorefraktive Keratektomie (PRK)	- weiche Hinterkammerlinse (ICL)
Automatisierte lamelläre Keratoplastik (ALK)	
Laser-in-situ-Keratomileusis (LASIK)	Linsenextraktion mit IOL

kraft oder durch Implantation einer positiv brechenden IOL, die ins Auge einfallenden Strahlen auf die Netzhaut zu fokussieren.

Hornhaut-refraktive Eingriffe

Prinzip der kornealen Hyperopiekorrektur

Da bei der Korrektur der Hyperopie eine Zunahme der Hornhautbrechkraft angestrebt wird, ist durch die verwendeten Verfahren eine zentrale Ansteilung der Hornhaut zu bewirken. Bei den inzisionalen Techniken wird dies durch eine periphere Schnittführung erzielt, bei den Nahttechniken durch Kompression in der Peripherie, bei den ablativen Verfahren durch Abtragung von peripherem Lasergewebe (Abb. 1a) und bei den thermischen Verfahren durch

a

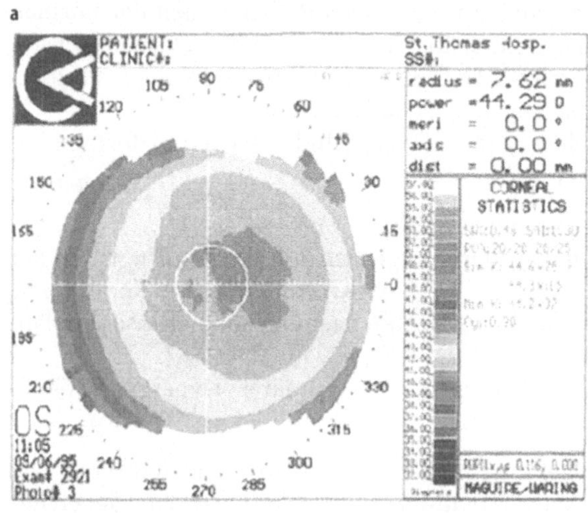

b

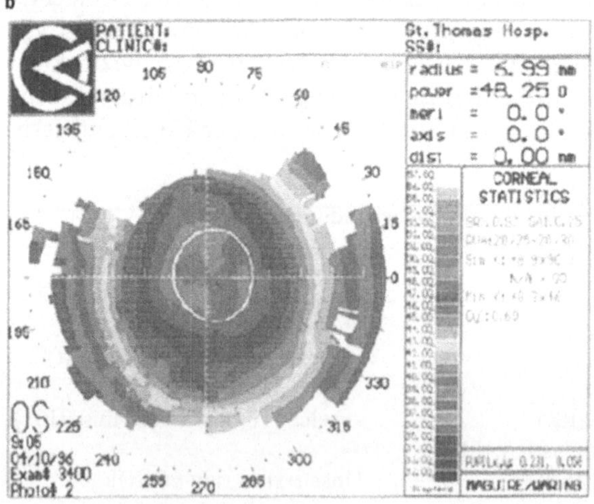

Abb. 1. **a** Prinzip der kornealen Hyperopiebehandlung durch „Ansteilung" der zentralen Hornhaut. **b** Zunahme der zentralen Hornhautbrechkraft nach kornealer Hyperopiebehandlung mittels Excimerlaser

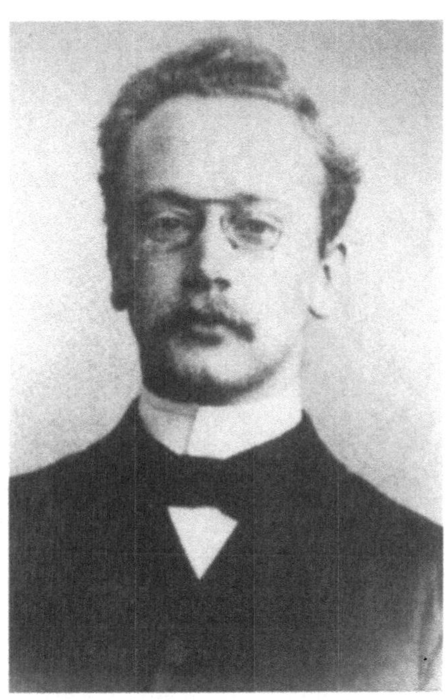

Abb. 2. Leendert Jan Lans, 1869–1941

Koagulation von peripherem Gewebe. Grundsätzlich ist bei diesen Patienten nach dem Eingriff eine Erhöhung der zentralen Hornhautbrechkraft zu erzielen, was sich typischerweise in der Hornhauttopographie (Abb. 1b) durch eine Zunahme der gelb/roten Farbanteile im Hornhautzentrum wiederspiegelt. Die ersten refraktiven Eingriffe werden auf Lans (Abb. 2) zurückgeführt, der in analytischen Studien die chirurgische Modifikation des Hornhautastigmatismus untersuchte und dabei mittels Keratotomie und Keratektomie sowie der Thermo-Keratoplastik versuchte, den Hornhautastigmatismus zu reduzieren [18]. Er koagulierte die Hornhaut in der 6-mm-Zone mit einer Bogenlänge von 90° und induzierte 6 dpt Astigmatismus.

Thermokeratoplastik

Das Prinzip der Thermokeratoplastik beruht aut einer hitzebedingten Kollagenschrumpfung bei 55–75 °C. Bei dieser Temperatur wird die Ausgangsstruktur der Kollagenfasern auf 1/3 ihrer Länge reduziert (Abb. 3). Durch Applikation von Hitze in der Hornhautperipherie wird so die zentrale Hornhaut angesteilt. Zum Erzielen dieser kollagenen Schrumpfung wurden z. B. heiße Nadeln [21] und verschiedene Laser [10] eingesetzt. Bis heute haben sich jedoch nur die Holmium:YAG-Lasersysteme für eine Hitzeapplikation bewährt. In den letzten Jahren wurden 2 unterschiedliche Anwendungssysteme für den Holmium:Yttrium-Aluminium-Garnet (Ho:YAG-)Laser mit einer Wellenlänge von 2,06 µm untersucht:

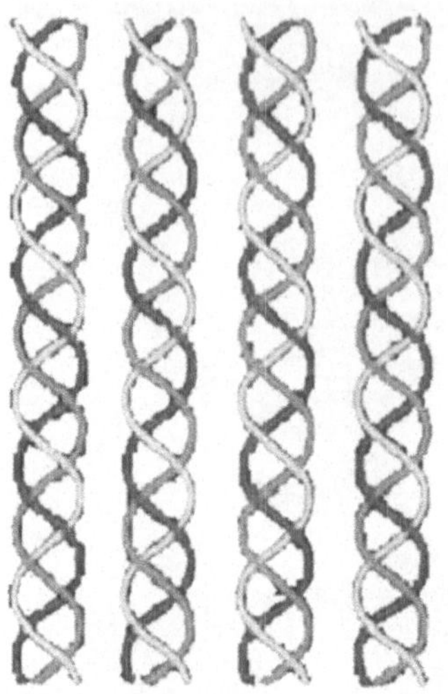

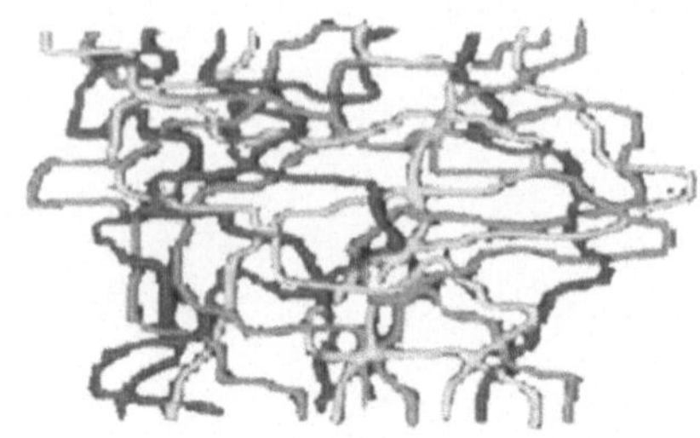

Abb. 3. Kollagenschrumpfung nach Thermokeratoplastik

1. das Kontaktverfahren, hergestellt von Summit Technologies (Waltham/MA, USA) und Technomed (Baesweiler, Germany) und
2. das kontaktfreie Verfahren, entwickelt von Sunrise Technologies (Fremont/CA, USA).

Das Kontaktverfahren erlaubt eine sequentielle Applikation von Laserpulsen an individuell vormarkierten Herden unter Verwendung einer handgehaltenen Fiberoptik [6], das kontaktfreie Verfahren die gleichzeitige Applikation von Laserenergie unter Verwendung eines Spaltlampenapplikationssystems [22].

Kontakt-LTK

Die von der Firma Summit Technologies durchgeführte FDA-Studie Phase II zeigte Hyperopiekorrekturen nach 1 Jahr von bis zu 2 dpt, jedoch waren die in dieser Studie berichteten Komplikationen wie irregulärer Astigmatismus, stärkere Regression von bis zu 65%, 43% Verlust von einer Linie an bestkorrigiertem Visus und 9% Verlust von 2 Linien an bestkorrigiertem Visus zu gravierend. Die weiteren Untersuchungen mit dem Summit-Laser wurde aus diesen Gründen eingestellt und der Laser vom Markt genommen [10]. Die Ergebnisse der Firma Technomed für die Behandlung der primären Hyperopie liegen in Peer-review-Artikeln z. Z. noch nicht vor.

Non-Kontakt-LTK

Über ein Spaltlampenapplikationssystem [22] wird die Ho:YAG-Laserenergie in diesem System auf die Hornhaut appliziert. Bei dem Non-Kontakt-Verfahren werden die 8 Laserherde eines Ringes gleichzeitig auf die Hornhaut gebracht, und so kann eine relativ kontrollierte und simultane Verteilung der

Laserenergie über der Hornhautoberfläche erzielt werden. Die publizierten Daten lassen sich wie folgt zusammenfassen.

Die erste klinische Studie (Einringbehandlung auf der 6-mm-OZ) an 15 Augen mit einer Nachbeobachtungszeit von 2 Jahren zeigte eine Korrektur von 0,8 dpt, im sphärischen Äquivalent der subjektiven manifesten Refraktion. Bei einigen Patienten zeigte sich zwischen 14 Tagen postoperativ und 2 Jahren lediglich eine Regression von 0,2 dptr (11 Augen), bei 4 Augen jedoch kam es im gleichen Zeitraum zu einer kompletten Regression von einem 14tägigen Wert von −0,6 dpt auf den Ausgangswert. Das Verfahren wurde in dieser Studie als sicheres und effektives Verfahren für die niedrige Hyperopie dargestellt, jedoch zeichnete sich bereits ab, daß eine Behandlung mit einem Ring für die Korrektur im Bereich zwischen 1 und 3 dpt nicht ausreichend ist [14].

Das 2-Jahres-Ergebnis, der FDA-Phase-IIa-Studie, wobei 20 Augen mit einer Einzelringbehandlung und 8 Augen mit einer Doppelringbehandlung (in versetzter Form, d. h. erster Ring auf der 6-mm-Zone und zweiter Ring auf der 7-mm-Zone mit einer Rotation von 22,5°) versehen wurden, berichtete über eine Hyperopiekorrektur in der Einringgruppe von 0,5 dpt nach 2 Jahren, in der Doppelringgruppe über 1,5 dpt nach 2 Jahren. Auch hier zeigte sich wiederum eine stärkere Regression in den ersten 180 Tagen, gefolgt von einer relativ stabilen Phase zwischen 1 und 2 Jahren postoperativ. Es konnten die Sicherheit und Effektivität des Verfahrens für die niedrige Hyperopie nachgewiesen werden [16, 12].

Um die Laserkorrektur weiter zu erhöhen, wurde aufgrund von histologischen und immunhistochemischen Untersuchungen [13], die einen stärkeren Wundheilungsprozeß bei der 10-Puls-Behandlung im Vergleich zur 5-Puls-Behandlung zeigten, eine klinische Studie mit jeweils 5 Pulsen durchgeführt. Es zeigte sich nach einem Jahr eine Änderung der manifesten subjektiven Refraktion in der Gruppe mit einer 5,0/6,0-mm-optischen Behandlungszone von 2,08 dpt, bei der Gruppe mit Behandlungszonen von 6 und 7 mm – 1,83 dpt und bei der 6,5- und 7,5-mm-Behandlungszone – 1,22 dpt [17]. Alle Behandlungen wurden in einer radiären Anordnung durchgeführt.

In einer weiteren Studie [25] mit unterschiedlichen Anordnungen der Ringe (radiär vs. versetzt um 22,5°) wurde gezeigt, daß bei Anordnung in radiärer Form sowohl die Korrektur größer war (2,15 vs. 1,5 dpt) als auch eine homogenere optische Zone in der Scheimpfluguntersuchung und kornealen Topographie zu finden war.

Erst kürzlich wurden diese Ergebnisse (Korrektur der Hyperopie für den Bereich bis +2,5 dpt mit kontaktfreier LTK) durch eine weitere Studie bestätigt [20].

Aus all diesen Studien hat sich die momentane Behandlung mit der kontaktfreien LTK ergeben: 6-, 7-, (8-)mm-OZ in radiärer Anordnung, 7 Pulse und eine Laserenergie in Abhängigkeit des präoperativen Ausgangswertes (Abb. 4a, b).

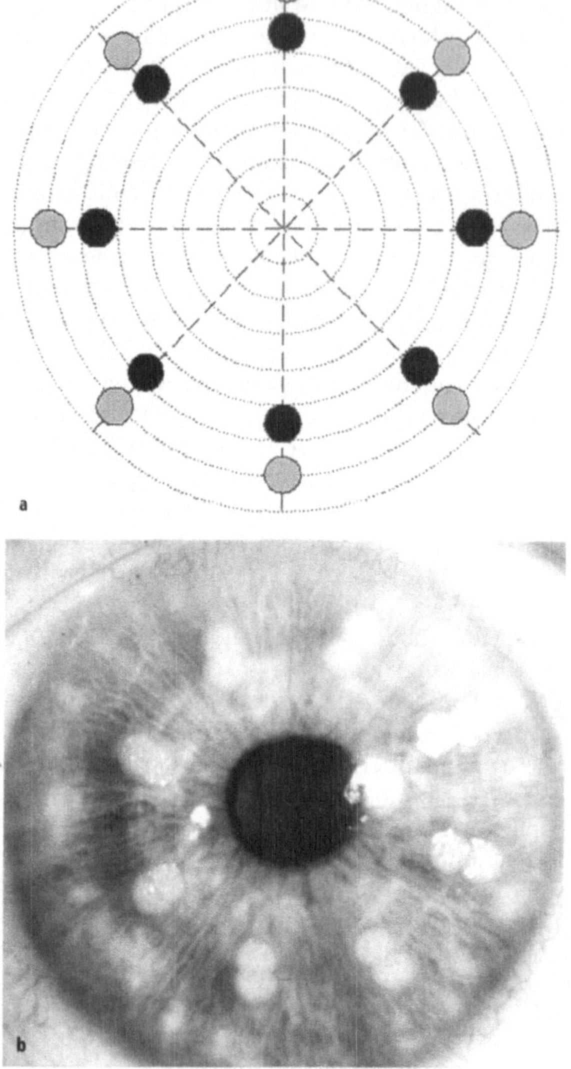

Abb. 4. Laserthermokeratoplastik: Momentan gebräuchliches Behandlungsmuster mit radiärer Anordnung der Laserherde; **a** schematische Zeichnung der Applikation auf der 6- und 7-mm-optische Zone, **b** postoperativer Tag

Hexagonale Keratotomie (Hex-K)

199 Augen (Nachbeobachtungszeit von 3 Monaten bis zu 1 Jahr) wurde durch Hex-K (Abb. 5a) an einer Hyperopie von +2,7 dpt (+0,5 bis 0,69 dpt) behandelt [9]. Im Nachbeobachtungszeitraum zeigten sich 51% in einem Bereich von ±1 dpt, jedoch verloren 4% mehr als 2 Visusstufen und 27% mußten sich einer Reoperation unterziehen. Die Komplikationen dieses Verfahrens wie irregulärer Astigmatismus, Blendempfindlichkeit und Photophobie, Über- und Unterkorrektur und Hornhautödeme und -perforation haben dieses Verfahren obsolet gemacht (Abb. 5b).

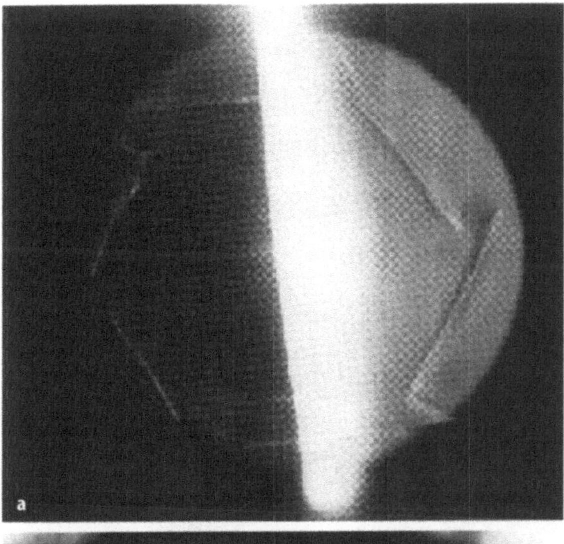

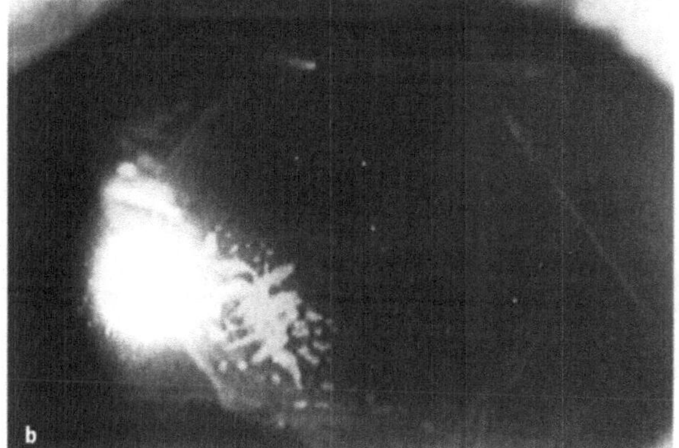

Abb. 5. Hexagonale Keratotomie. **a** Postoperativer Spaltlampenbefund, **b** Hornhautinfektion

Photorefraktive Keratotomie (PRK) mittels Excimer-Laser

Bei diesem Verfahren wird durch die Ablation eines peripheren Ringes versucht, die Krümmung der vorderen Hornhaut zu steigern. Die zentrale Hornhaut wird bei diesem Verfahren nicht gelasert. In der Anfangsphase dieses Verfahrens wurden optische Zonen von 4 mm gewählt und die Gesamtablation bis zur 7-mm-Zone herausgetragen. Die Ergebnisse von Anschütz et al. zeigten, daß sich mit einer solchen Ablationszone bei einer präoperativen Ausgangssituation von +2 bis +4,75 dpt 62% in dem Bereich von ±1 dpt postoperativ befanden. Es zeigte sich eine Regression von 2,1 dpt und 31% verloren mehr als 2 Visusstufen. In der Gruppe der präoperativen Ausgangsrefraktion von +5 bis +8 war postoperativ nur 1% in dem Bereich von ±1 dpt. Es zeigte sich eine deutlich stärkere Regression von 4,3 dpt über den Nachbeobachtungszeit-

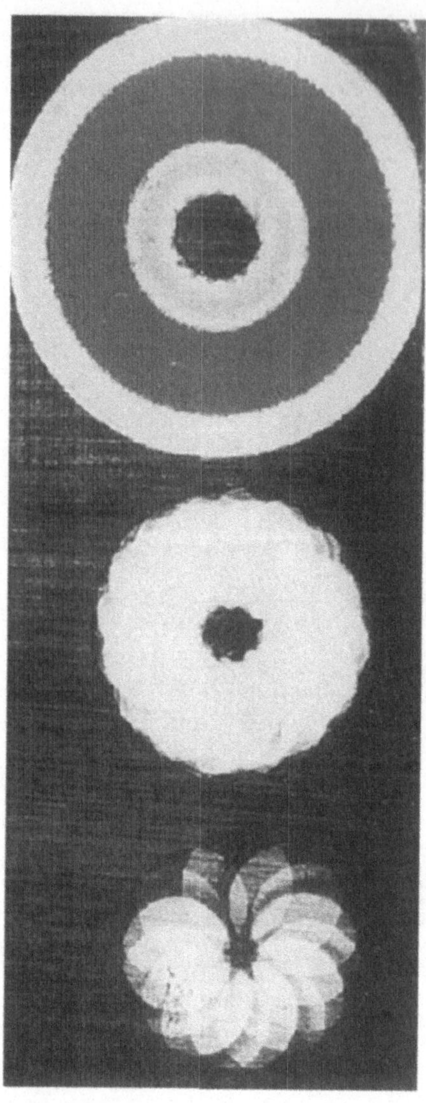

Abb. 6. PRK-Hyperopiebehandlungsmuster mit dem Keracor 117. (Nach Daya SM et al. 1997 [4])

raum, und 16% verloren 3 und mehr Visusstufen. Die Blendempfindlichkeit der Patienten war relativ hoch, da die optische Zone zu klein war. Daher wurden in weiteren Untersuchungen die optischen Zonen auf 6 mm erweitert und die Gesamtablation bis 9 mm vergrößert. In der folgenden Studie zeigten die mit präoperativen Werten von +1 bis +6,5 dpt behandelten Patienten einen Erfolg von 84% in dem Bereich von ±1 dpt. Die Regression betrug 1 dpt, und 2% verloren mehr als 2 Visusstufen. Bei den Patienten zwischen +7 und +10 dpt lagen jedoch nur 16% im Bereich von 1 dpt, die Regression bei 3,5 dpt, und 7% verloren 3 Visusstufen.

2 Peer-review-Arbeiten berichteten über folgende Ergebnisse: Bei 68 Patienten wurden die Einjahresergebnisse mit dem MEL 60 (Aesculap Meditec) Laser ausgewertet [3]. Bei einer Ausgangssituation von +2 bis +8,25 dpt lagen 8,1% im Bereich zwischen ±1 dpt, 59% ±0,5 dpt und die Regression vom 1. zum 12. Monat lag bei 1,08 dpt; 8% verloren bis zu 3 Visusstufen. Die 6-Monats-Ergebnisse mit dem Keracor-116-Chironlaser (Abb. 6) an 25 Patienten zeigten bei einer präoperativen Ausgangssituation von +1,6 bis +6,5 dpt 87% ±1 dpt in der postoperativen Phase [4]. Auch hier verloren 6,7% mehr als 2 Visusstufen.

Die Vorteile der hyperopen PRK liegen wohl darin, daß es sich um ein relativ einfaches chirurgisches Verfahren handelt, bei dem die zentrale optische Zone ausgespart wird. Im Vergleich zu den alten LASIK-Verfahren, bei denen das Hornhautläppchen (Durchmesser ca. 8 mm) die optische Zone deutlich begrenzte, sind die hyperopen PRK-Patienten mit einem großen Ablationsdurchmesser behandelbar. Als Nachteil stehen besonders die starken postoperativen Schmerzen der Patienten, eine verzögerte optische Rehabilitation, Regression durch epitheliale und stromale Wundheilung, eine große Gefahr der Dezentrierung der Behandlung, Blendung und Halos bei kleinen optischen Zonen, zentrale Vernarbung (apikale Narbe) (Abb. 7) und ein Verlust an bestkorrigiertem Visus bis 3 Zeilen.

Automatisierte lamelläre Keratoplastik (ALK)

Bei diesem Verfahren wird mit dem Mikrokeratom ein tiefer Schnitt von 350 µm durchgeführt (Abb. 8a) und dadurch eine Vorwölbung der zentralen Hornhaut erzielt (Abb. 8b). Dies soll zu einer kontrollierten Ektasie, also zu einer Art Keratokonusbildung und damit Ansteilung der zentralen Hornhaut führen. 85 Augen wurden mit einer präoperativen Ausgangssituation von

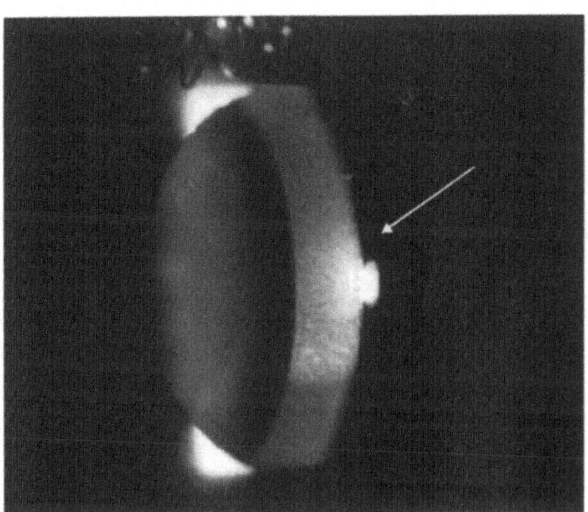

Abb. 7. Apikale Narbe nach hyperoper PRK

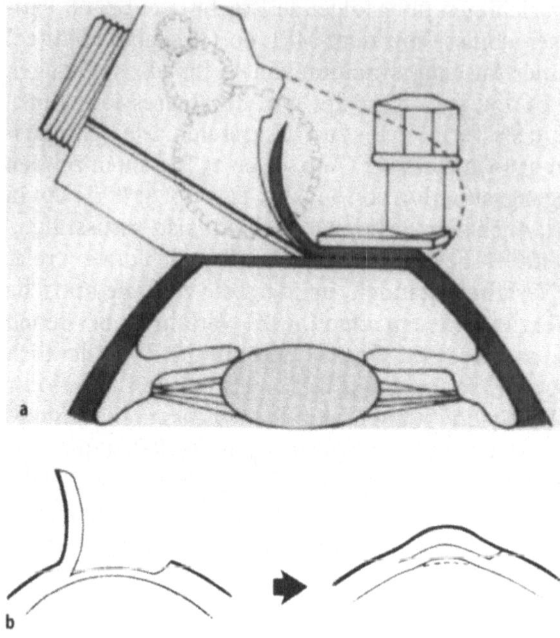

Abb. 8. Automatisierte lamelläre Keratoplastik (ALK). **a** Hornhautschnitt mit dem Keratom, **b** Prinzip der kontrollierten Ektasie zur Ansteilung der zentralen Hornhaut

+2,7 dpt behandelt; 97% lagen im Bereich von ±1 dpt, jedoch verloren 13% mehr als eine Visusstufe. Über die Reoperationen sind in dieser Arbeit keine Angaben gemacht worden. Die Komplikationen lagen wiederum in irregulärer Astigmatismusbildung, Probleme beim Dämmerungssehen und der Entwicklung eines iatrogenen Keratokonus. Somit kann das Verfahren wohl nicht als empfehlenswert angesehen werden.

Laser-in-situ-Keratomeleusis (LASIK) mittels Excimer-Laser

Nach der Anlegung eines Hornhautschnitts mit dem Mikrokeratom wird auch bei diesem Verfahren, ähnlich wie bei der PRK, eine Ablation von peripherem Hornhautgewebe durchgeführt (Abb. 9). Knorz berichtete bei 27 Augen, die mit einer Ablation von einer zentralen 5,5-mm-Zone und einem Flapdurchmesser von 8,5 mm behandelt wurden. Die 2-Jahres-Nachbeobachtungsuntersuchung zeigte folgende Ergebnisse: Die Ausgangswerte lagen bei +2 bis +9 dpt, 96% erzielten ±1 dpt, die postoperative Regression lag bei 9% >1 dpt, und kein Patient zeigte eine Regression von mehr als 2 dpt; 3,7% (n=1) verloren 2 oder mehr Visusstufen. Die Daten der Peer-review-Literatur zeigen in einer Studie an 43 Patienten [5] mit einer einjährigen Nachbeobachtungszeit (Behandlung mit dem Automated Corneal Shaper und dem MEL-60-Aesculap-Meditec-Laser), daß bei einer Ausgangssituation von +1 bis +4 dpt eine Refraktion von 0,33 dpt (−0,79 bis +1,45 dpt) erzielt wurde. Bei 5% der Augen wurden mehr als 2 Visusstufen verloren. In der Gruppe von +4,25 bis +8 dpt

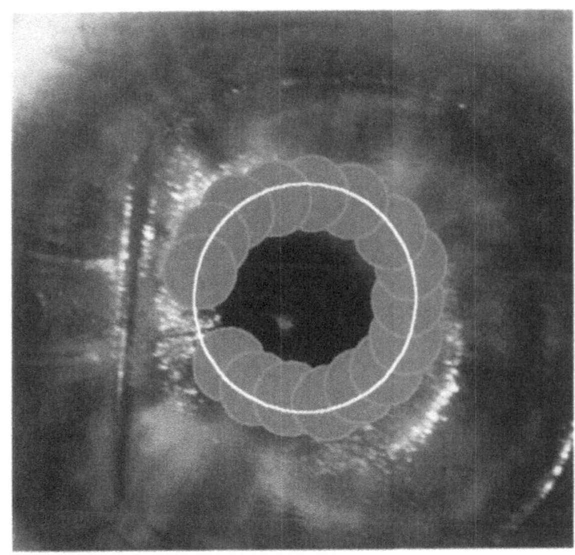

Abb. 9. LASIK-Hyperopiebehandlungsmuster mit einem Flying-spot-Laser

zeigte sich eine postoperative Refraktion nach 1 Jahr von +1,91 dpt (−0,08–3,71 dpt); 7,3% verloren mehr als 2 Visusstufen.

Die hyperope LASIK läßt sich somit zusammenfassen als eine Methode, die kaum Schmerzen bereitet, eine schnelle optische Rehabilitation gewährleistet, vordere Stromatrübungen im Vergleich zur PRK wohl vermeidet und auch zu einer geringeren Regression führt. Die Nachteile der hyperopen LASIK sind weiterhin die auftretenden Halos bei Nacht (hier muß eine Vergrößerung der optischen Zone angestrebt werden), das doch relativ schwierige operative Verfahren, die Risiken einer Mikrokeratomkomplikation und eine bis jetzt noch sehr kurze Nachbeobachtungszeit. Durch neuere Mikrokeratome werden in Zukunft die Flapdurchmesser erhöht werden können und somit auch eine größere nichtbehandelte optische Zone erzielbar sein, die die Problematik der Blendung und des Halos weiter reduzieren kann.

Behandlung der sekundären Hyperopie

Weltweit hat die Behandlung vieler myoper Patienten zu einer kleinen Gruppe von Überkorrigierten, d. h. iatrogener sekundärer Hyperopie geführt (Abb. 10). Für diese Patienten wurden hauptsächlich 2 Verfahren in letzter Zeit angewandt.

LTK. Pop berichtete über 36 Augen, die mit einer Hyperopie von +2,06 dpt nach myoper PRK-Behandlung mit der kontaktfreien LTK behandelt wurden [23]. Nach 12 Monaten lag die postoperative Refraktion bei +1,14 dpt, und die Regression betrug zwischen 1 und 12 Monaten 0,5 dpt. Er schloß aus diesen Ergebnissen, daß die Laserthermokeratoplastik bei von +1 bis +2 überkorri-

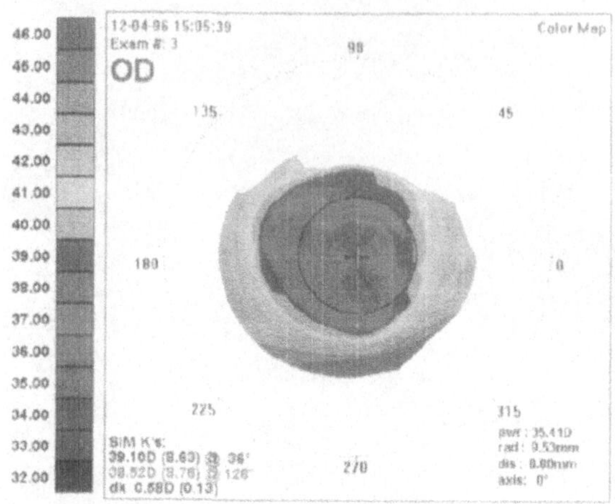

Abb. 10. Überkorrigierter Patient nach myoper RK mit iatrogener Hyperopie

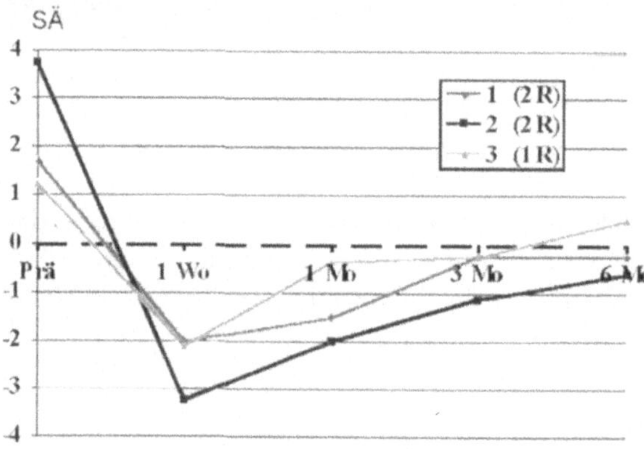

Abb. 11. Verlaufskurve nach LTK-Behandlung bei überkorrigierter PRK

gierten PRK-Patienten einsetzbar ist. Alio berichtet in einer Studie, in der ebenfalls überkorrigierte PRK-Patienten, die im Bereich von +1,75 bis +6,25 dpt gelandet waren, mit einer LTK behandelt wurden, von einer maximalen Korrektur von 4,6 dpt. Bei keinem Patienten kam es zu einer vollständigen Regression des Effektes. Aus eigenen Untersuchungen läßt sich dieses Ergebnis bestätigen. In unserem eigenen Patientengut konnten wir bis zu 7 dpt Hyperopiekorrektur nach einer Woche erzielen, der jedoch dann auf 4 dpt nach 6 Monaten regredierte und so den Patienten emmetrop machte (Abb. 11). Auch die anderen Patienten landeten im Nachuntersuchungszeitraum von 6 Monaten im emmetropen Bereich. Die einzige Studie des Kontaktverfahrens mit der Technomed-Ho:YAG-Laserkeratoplastik wurde von Goggin publiziert [8]. 11 Patienten mit einem präoperativen sphärischen Äquivalent von +2,06 dpt waren nach einem Jahr im Bereich von +0,51 dpt. In dieser Patientengruppe traten keine Komplikationen auf.

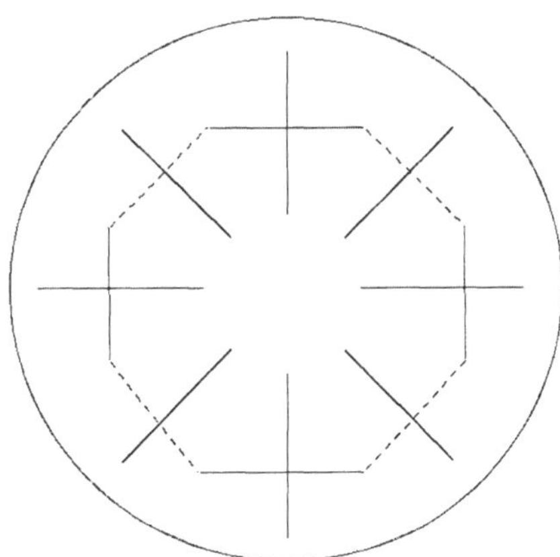

Abb. 12. Lassonaht zur Therapie eines überkorrigierten RK-Patienten

Lassonaht. Die Korrektur von überkorrigierten RK-Patienten wird von einigen Autoren mit einer Kompressionsnaht durchgeführt (Abb. 12). Initialergebnisse zeigen eine Korrekturmöglichkeit im Bereich von ca. 2 dpt, jedoch sind Langzeitergebnisse zur Zeit nicht publiziert.

Zusammenfassung Hornhaut-refraktiver Eingriffe für die Hyperopie

Holmium-LTK. Mit dem kontakfreien Ho:YAG-LTK-Laserverfahren ist eine Korrektur von bis zu +2,5 dpt bei der primären Hyperopie und Patienten über 40 Jahren erzielbar. Es handelt sich um ein sehr einfaches und sicheres Verfahren und wird zur Zeit auch zur Behandlung von überkorrigierten PRK/LASIK-Patienten eingesetzt. Neuere Lasersysteme wie CW-Laser werden im Augenblick hinsichtlich höherer Korrekturen und geringerer Wundheilungsprozesse untersucht.

Hyperope PRK. Das Verfahren sollte nur bis zu einer maximalen Korrektur von 5–6 dpt angewendet werden, wobei große optische Zonen indiziert sind. Es kommt bei vielen Patienten zu einer Regression, postoperativ können stärkere Schmerzen für einige Zeit auftreten. Das Verfahren ist sehr anfällig für Dezentrierungen, und es können postoperative Vernarbungen im Hornhautzentrum entstehen, obwohl dieser Bereich nicht mit dem Excimerlaser behandelt wurde.

Hyperope LASIK. Für dieses Verfahren gilt ebenfalls eine Grenze von 5–6 dpt Hyperopie. Das Verfahren ist mit den üblichen Komplikationen der lamellären Schnittführung mittels Mikrokeratom behaftet. Auch hier spielen Dezentrierung und Halos bei kleineren optischen Zonen eine entscheidende Rolle, und Langzeitergebnisse müssen weiterhin abgewartet werden.

Ein Vergleich der optischen Zonen nach den o. g. Verfahren macht deutlich, daß bei den ablativen Verfahren von PRK und LASIK die optische Zone in Zukunft vergrößert werden muß, da sonst postoperative Blendempfindungen beim Patienten auftreten. Im Gegensatz hierzu zeigt die Laser-Thermokerato-

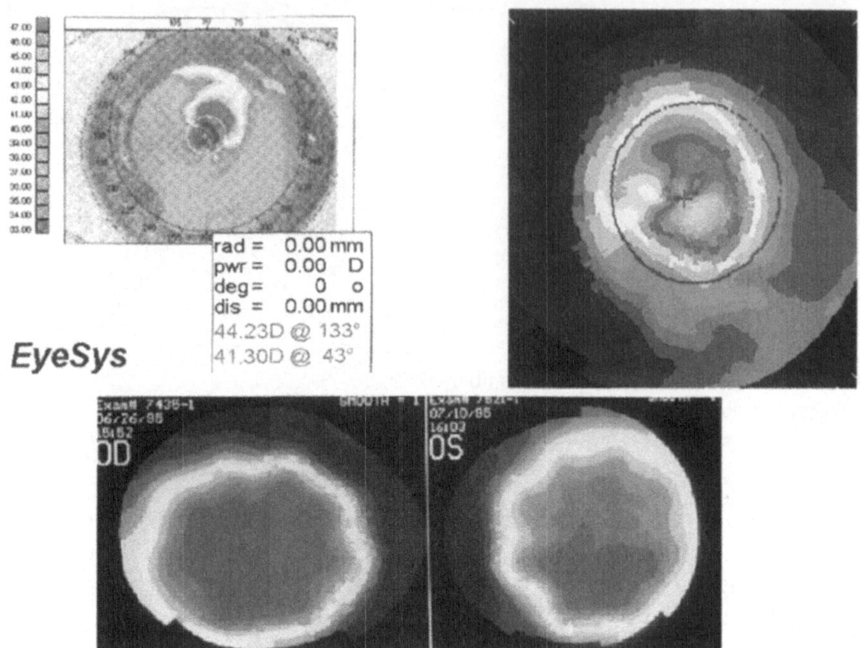

Abb. 13. Vergleich der kornealen Topographie nach hyperoper PRK, LASIK und LTK

plastik eine relativ große optische Zone von 5–6 mm, und Blendempfindlichkeiten wurden bei diesen Patienten nicht gefunden (Abb. 13).

Hexagonale Keratotomie (Hex-K) und automatisierte lamelläre Keratoplastik (ALK). Diese Verfahren finden auf Grund neuerer Techniken und zu hoher Komplikationsraten keine Verbreitung [9].

Die Hornhaut-refraktiven Eingriffe sind bis zu einem präoperativen Ausgangswert von max. 6 dpt einsetzbar. Hierüber hinaus lassen sich wohl keine laserchirurgischen Verfahren mehr sicher an der Hornhaut durchführen. Für die geringgradige Hyperopie bis +2,5 dpt, gerade eben bei Patienten im presbyopen Alter, wird eine LTK empfohlen, bei Patienten zwischen 2,5 bis max. 6 dpt stehen die PRK und die LASIK weiter zur Untersuchung an. Große optische Zonen können bei beiden Verfahren Verbesserungen zeigen. Erste Langzeitergebnisse werden uns die Einsatzfähigkeit dieser Verfahren für die Hyperopie genauer verdeutlichen.

Phake Intraokularlinsen

Bei der Implantation einer Intraokularlinse in ein phakes Auge ist für alle zur Zeit angedachten Modelle zu beachten, daß es sich um kleine Augen handelt. Nur relativ wenige Studien liegen für diesen Themenkomplex vor. Prinzipiell

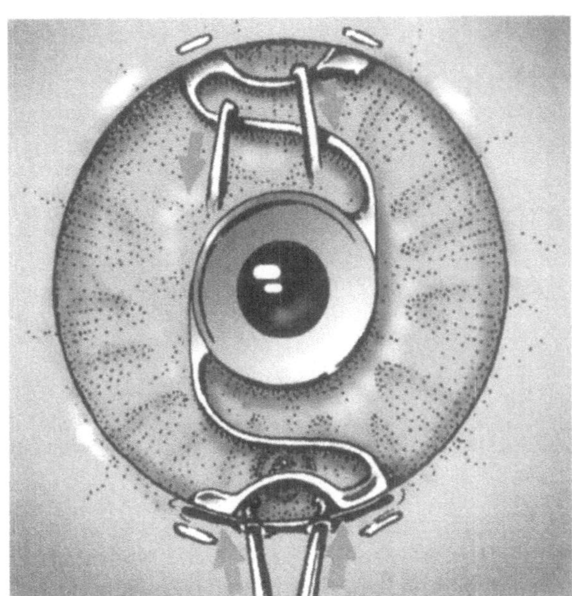

Abb. 14. Phake Vorderkammerlinse: NuVita MA20

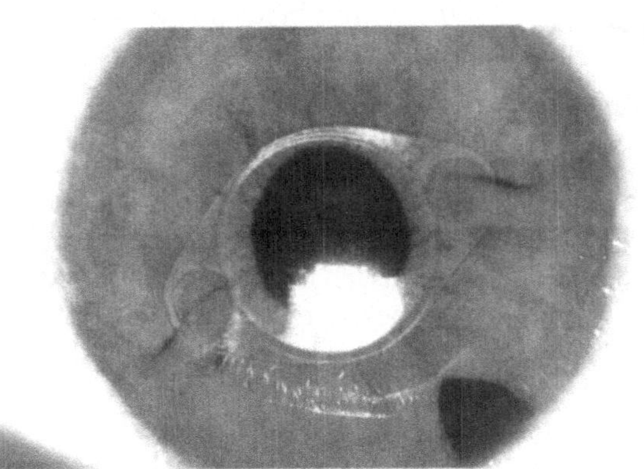

Abb. 15. Phake Iris-Claw-IOL in situ

ist es möglich, eine kammerwinkelgestützte Vorderkammerlinse (z. B. die Baikoff-NuVita MA 20) zu implantieren (Abb. 14). Bis jetzt liegen zu diesem Verfahren noch keine Peer-review-Daten vor. Insgesamt sind gerade bei diesem Linsenmodell, das relativ nahe an der Hornhaut zu sitzen kommt, eine genaue Vermessung des vorderen Augensegments und eine klinischen Untersuchung der Endothelzellfunktion notwendig. Die Iris-Claw-Linse (Abb. 15) wird mit ihren „klauenartigen“ Haptiken in der Iris befestigt und so die Optik vor das Pupillenzentrum gebracht. In einer Studie von Fechner u. Singh [7] wurden 69 Patienten mit dieser Linse versorgt und über die 1- bis 10-Jahresergebnisse berichtet. Präoperativ lag das sphärische Äquivalent bei +6 bis +18 dpt, postoperativ bei –3 bis +3 dpt. Die Ergebnisse mit dieser phaken Intraokularlinse zeigen eine gute Stabilität bei den refraktiven Ergebnissen.

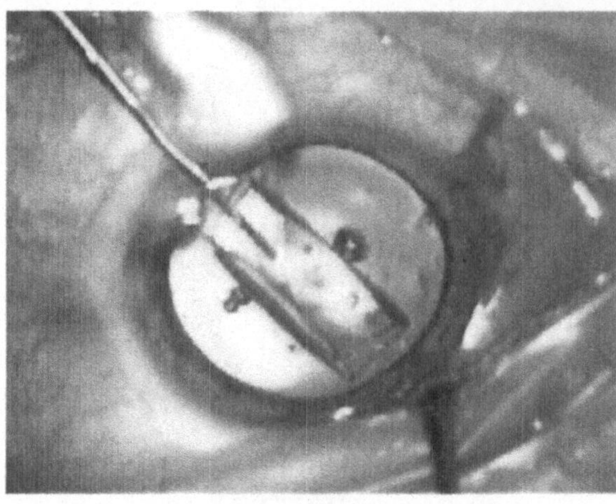

Abb. 16. Phake Hinterkammerlinse: Staar-Kollamer-IOL in situ

An Komplikationen berichteten die Autoren über 2 Patienten mit Hornhautdekompensation bei unzureichender Nachkontrolle. Dies macht schon deutlich, daß gerade Patienten mit phaken Intraokularlinsen, und die beiden vorher genannten Linsen sind beide aus PMMA-Material hergestellt, einer sehr intensiven postoperativen Nachkontrolle bedürfen, um bei eventuell auftretenden Komplikationen eine relativ schnelle Therapie bzw. Explantation einzuleiten.

Als weitere phake Intraokularlinse kommt eine intraokulare Kontaktlinse (ICL) in Frage. Die kollamere Intraokularlinse wird vor die kristalline Linse in die Hinterkammer gesetzt (Abb. 16) und so der refraktive Fehler korrigiert. Bei dem Verfahren müssen unbedingt präoperativ Iridektomien angelegt werden, um einen postoperativen Pupillarblock zu verhindern; gerade bei Augen mit engem Kammerwinkel kann es durch die Volumenzunahme in der Hinterkammer zu einem Pupillarblock kommen, der bis zum malignen Glaukom führen kann. Als weitere Komplikationen des Verfahrens sind zu nennen die Kataraktinduktion bei Implantation einer solchen Linse, die a) durch das Operationstrauma entstehen kann (dies kann evtl. durch neuere Techniken mit hochviskösen viskoelastischen Substanzen wie z. B. HealonGV abgefangen werden), und b) durch eine Interaktion von phaker Intraokularlinse mit der menschlichen Linse die Sauerstoff- und Nährstoffenversorgung der kristallinen Linse beeinflußt werden kann [24]. Die kurzfristigen Ergebnisse mit dieser Linse sind gerade im Hinblick auf die refraktiven Bereiche sehr erfolgversprechend, jedoch wird auf lange Sicht zu klären sein, ob eine Kataraktinduktion bei diesen Patienten ein Ausnahme bleibt.

Clear-lens-Extraktion

Die Entfernung der klaren Linse bei Patienten mit hoher Hyperopie bietet folgende Vorteile. Wir verfügen im Bereich von Linsenextraktion und -implantation einer kapselsackfixierten Linse über jahrelange Erfahrung. Das Verfahren ist relativ atraumatisch, und durch Volumenentnahme der Linse kann es insgesamt zu einer Verbesserung der Kammerwinkelsituation bei diesen Patienten kommen. Bei Patienten nach phaker Linsenimplantation und Kataraktbildung ist es das Verfahren der Wahl, da hier eine Kataraktextraktion und Implantation einer Pseudophakie die beste Therapiemöglichkeit für die Patienten bietet. Dies sollte bei Implantationen einer phaken Linse auf jeden Fall als Option für den Patienten präoperativ genannt werden. Da es bei der Durchführung einer klaren Linsenextraktion bei myopen Augen gehäuft zu Netzhautproblemen in Form von Netzhautamotiones kam [2], wird auch bei den hyperopen klaren Linsenextraktion diese Komplikation ausführlich zu untersuchen sein.

Zusammenfassung

Bei den inzisionalen Techniken darf man die hexagonale Keratotomie wohl als obsolet bezeichnen. Für die niedrige Hyperopie bietet sich die Laser-Thermokeratoplastik mittels eines kontaktfreien Ho:YAG-Lasersystems an, bei den höheren Hyperopien bis max. 5–6 dpt werden zur Zeit die Verfahren der PRK und der LASIK bewertet. Die Implantation von phaken Linsen bedarf einer weiteren Evaluierung hinsichtlich Endothelzellverlust, Pupillenverziehung und Kataraktbildung. Die Clear-lens-Extraktion scheint ein adäquates Verfahren bei hohen Hyperopien zu sein, bei denen weder eine hornhautchirurgische Maßnahme noch die Implantation einer phaken Linse bei engen Kammerwinkelverhältnissen in Frage kommt. Insgesamt darf die Therapie der Hyperopie als deutlich schwieriger im Vergleich zur Behandlung der myopen Patienten bewerten werden; erst prospektive Studien mit möglichst hohen Zahlen an nachuntersuchten Patienten und Langzeitergebnisse werden uns genauen Aufschluß über die Anwendbarkeit der einzelnen Verfahren geben können. Es ist hier vor allem auf die Sicherheit, die Effektivität, die Vorhersagbarkeit, die Stabilität, Reversibilität und Komplikationen der angewandten Verfahren zur Korrektur von Hyperopien zu achten [15].

Literatur

1. Aine E (1984) Refractive errors in a Finnish rural population. Acta Ophthalmol (Copenh) 62: 944–954
2. Colin J, Robinet A (1994) Clear lensectomy and implantation of low power posterior chamber intraocular lens for the correction of high myopia. Ophthalmology 101: 107–112

3. Dausch D, Smecka Z, Klein R, Schröder E, Kirchner S (1997) Excimer laser photorefractive keratectomy for hyperopia. J Cataract Refract Surg 23: 169–176
4. Daya SM, Tappouni FR, Habib NE (1997) Photorefractive keratectomy for hyperopia. Ophthalmology 104: 1952–1958
5. Ditzen K, Huschka H, Pieger S (1998) Laser in situ keratomileusis for hyperopia. J Cataract Refract Surg 24: 42–47
6. Durrie DS, Schumer J, Cavanaugh TB (1994) Holmium laser thermokeratoplasty for hyperopia. J Refract Corneal Surg 10: 277–280
7. Fechner PU, Singh D, Wulff K (1998) Iris claw lens in phakic eyes to correct hyperopia: Preliminary study. J Cataract Refract Surg 24: 48–46
8. Goggin M, Lavery F (1997) Holmium laser thermokeratoplasty for reversal of hyperopia after myopic photorefractive keratectomy. Br J Ophthalmol 81: 541–543
9. Grandon SC, Sanders DR, Anello RD, Jacobs D, Biscaro M (1995) Clinical evaluation of hexagonal keratotomy for the treatment of primary hyperopia. J Cataract Refract Surg 21: 140–149
10. Husain SE, Kohnen T, Durrie DS, Koch DD (1997) Holmium laser thermal keratoplasty for refractive surgery. In: Elander R, Rich L, Robin F (eds) Principles and practice of refractive surgery. Saunders, Philadelphia, pp 421–430
11. Katz J, Tielsch JM, Sommer A (1997) Prevalence and risk factors for refractive errors in an adult inner city population. Invest Ophthalmol Vis Sci 38: 334–340
12. Koch DD, Kohnen T, McDonnell PJ, Menefee RF, Berry MJ (1996) Hyperopia correction by noncontact holmium:YAG laser thermal keratoplasty. U.S. Phase IIa clinical study with 2-year follow-up. Ophthalmology 103: 1525–1536
13. Koch DD, Kohnen T, Anderson JA et al. (1996) Histopathological changes and wound healing response following 10-pulse noncontact holmium: YAG laser thermal keratoplasty. J Refract Surg 12: 621–634
14. Koch DD, Abarca A, Villarreal R et al. (1996) Hyperopia correction by noncontact holmium: YAG laser thermal keratoplasty. Clinical study with 2-year follow-up. Ophthalmology 103: 731–740
15. Koch DD, Kohnen T, Obstbaum SA, Rosen ES (1998) Format for reporting refractive surgical data (editorial). J Cataract Refract Surg 24: 285–287
16. Kohnen T, Koch D, McDonnell PJ, Menefee RF, Berry MJ (1997) Noncontact holmium:YAG laser thermal keratoplasty to correct hyperopia: 18 month follow-up. Ophthalmologica 211: 274–282
17. Kohnen T, Villarreal V. R, Menefee R, Berry M, Koch DD (1997) Hyperopia correction by noncontact holmium:YAG laser thermal keratoplasty: five-pulse treatments with 1-year follow-up. Graefes Arch Clin Exp Ophthalmol 235: 702–708
18. Lans LJ (1898) Experimentelle Untersuchungen über Entstehung von Astigmatismus durch nicht-perforierende Corneawunden. Graefes Arch Ophthalmol 45: 117–152
19. Leibowitz HM, Krueger DE, Maunder LR et al. (1980) The Framingham Eye Study Monograph. VIII. Visual acuity. Surv Ophthalmol 24 [Suppl]: 472–479
20. Nano HD, Muzzin S (1998) Noncontact holmium:YAG laser thermal keratoplasty for hyperopia. J Cataract Refract Surg 24: 751–757
21. Neumann AC, Fyodorov S, Sanders DR (1990) Radial thermokeratoplasty for the correction of hyperopia. J Refract Corneal Surg 6: 404–412
22. Parel JM, Ren Q, Simon G (1994) Noncontact laser photothermal keratoplasty. I: Biophysical principles and laser beam delivery system. J Refract Corneal Surg 10: 511–518
23. Pop M (1998) Laser thermal keratoplasty for the treatment of photorefractive keratectomy overcorrections. A 1-year follow-up. Ophthalmology 105: 926–931

24. Rosen SE, Gore C (1998) Staar collamer posterior chamber phakic intraocular lens to correct myopia and hyperopia. J Cataract Refract Surg 24: 596–606
25. Vinciguerra P, Kohnen T, Azzolini M, Radice P, Epstein D, Koch DD (1998) Comparison of radial and staggered treatment patterns for the correction of hyperopia in noncontact holmium:YAG laser thermal keratoplasty. J Cataract Refract Surg 24: 21–30
26. Wang Q, Klein BEK, Klein R, Moss S (1994) Refractive status in the Beaver Dam Eye Study. Invest Ophthalmol Vis Sci 35: 4344–4347

Erste Erfahrungen bei der Myopiekorrektur mit dem intrakornealen Ring

H. Höh, K. Rehfeldt und G. Reiß

Zusammenfassung

Problemstellung: Die Implantation des intrakornealen Rings (ICR) bietet die Möglichkeit, reversibel refraktiv-chirurgisch Myopie zu korrigieren. Wir berichten über unsere ersten Ergebnisse.

Patienten und Methode: Im Zeitraum von April bis Oktober 1997 implantierten wir an 34 Augen von 22 Patienten einen ICR zur Korrektur der Myopie. Die Ausgangsrefraktion (sphärisches Äquivalent) betrug -1,0 bis -5,0 dpt (Astigmatismus >1,0 dpt). Das Durchschnittsalter der Patienten war 34,0 Jahre (von 19 bis 48 Jahre). Es handelte sich um 6 Männer und 16 Frauen. Die Implantation des ICR erfolgte bei allen Patienten in Parabulbäranästhesie. Alle Operationen wurden vom gleichen Operateur durchgeführt.

Ergebnisse: Der mittlere Nachbeobachtungszeitraum beträgt 4,5 Monate. Kein Auge weicht nach 3 Monaten mehr als ±2 dpt von der Zielrefraktion ab, 87,5% der Augen liegen innerhalb ±1,0 dpt von der Zielrefraktion. 8 von 16 Augen (50%) haben eine Sehschärfe von mehr als ≥1,0, 14 von 16 Augen (87,5%) von 0,8 oder mehr, 15 von 16 Augen (95%) von 0,5 und mehr, und nur 1 von 16 Augen (6%) weist eine unkorrigierte Sehschärfe von 0,4 auf. An 2 Augen erfolgte ein Ringaustausch mit Implantation eines dickeren Rings, da mit dem ersten Ring nicht die gewünschte Refraktion erreicht wurde. An einem Auge erfolgte eine ICR-Reposition zur Optimierung der Lokalisation des Ringes. An 3 Augen erfolgte eine Ringexplantation. Grund dafür waren einmal Doppelbilder und 2mal verzerrtes Sehen. Nach Explantation der Ringe wurde nach 1–1,5 Monaten wieder die Ausgangsrefraktion (±0,5 dpt) erreicht.

Schlußfolgerung: Die vorsichtige Bewertung unserer Operationsserie zeigt die ICR-Implantation als eine refraktiv-chirurgische Operationsmethode zur Myopiekorrektur, deren Vorteile in Reversibilität sowie geringer Komplikationsrate liegen. Ringaustausch bzw. Ringexplantation bei ausbleibendem Erfolg sind ohne größeren operativen Aufwand jederzeit möglich. Anfängliche subjektive Beschwerden wie schwankender Visus oder Photophobie klingen in den meisten Fällen nach einigen Wochen ab. Die hohe Zufriedenheit der Patienten spiegelt sich in dem Entschluß der meisten Patienten (93,0%) wider, die Implantation eines ICR auch auf dem kontralateralen Auge vornehmen zu lassen. Größere Fallzahlen stehen im Rahmen der europäischen MECCA-Studie und der US-Phase-III-Studie alsbald zur Verfügung.

Schlüsselwörter: intrakornealer Ring, refraktive Chirurgie, Myopie, Ringsegmente, reversible Myopiekorrektur

Summary

Problem: Implantation of intracorneal ring segments (ICRS) offers the possibility of reversible refractive surgery of myopia correction. We report our first results.

Patients and method: From April to Oktober 1997, we implanted ICRS in 34 eyes of 22 patients (6 male, 16 female) to correct myopia. The preop refraction (spherical equivalent)

G. Duncker et al. (Hrsg.)
12. Kongreß der DGII 1998

was between -1.0 and -5.0 D (astigmatism <1.0 D). The average age was 34.0 years (range 19–48 years). ICRS implantation was performed under local anesthesia. All operations were performed by the same surgeon.

Results: The average follow-up was 4.5 months. After 3 months, the deviation from the target refraction of all eyes was <2.0 D, 87.5% of all eyes showed a deviation of <1.0 D. Eight of 16 eyes (50%) showed a visual acuity of 1.0 and better, 14 of 16 eyes (87.5%) of 0.8 and better, 15 of 16 eyes (95%) of 0.5 and better, and only 1 of 16 eyes (6%) showed an UCVA of 0.4. In two eyes, an ICRS exchange and implantation of a thicker ring was necessary because the target refraction could not be achieved with the first implanted ring. In one eye, an ICRS reposition was carried out to optimize the location of the rind within the cornea. In three eyes, we explanted the ring due to double vision (1x) and distorted vision (2x). After explantation, the preop refraction (±0.5 D) was reached after 1 to 1.5 months.

Conclusion: The analysis of our study shows that ICRS implantation is a refractive surgical method for myopia correction with the average of reversibility and lower complication rate. Ring exchange and explantation is possible at any time. Earlier postop complaints like photophobia or unstable visual acuity usually disappear rapidly. The decision of most patients for ICRS implantation into the second eye shows the high degree of satisfaction (93.0%). More data will be available within the European MECCA Study and the US Phase III Study in the near future.

Key words: intracorneal ring segments, refractive surgery, myopia, reversible correction of myopia

Einleitung

Die Implantation des intrakornealen Ringes stellt das erste reversible Korrektionsverfahren zum Ausgleich geringgradiger Myopie dar. Der Ring wird von KeraVision INC.Fremont, Kalifornien, USA, hergestellt. Er besteht aus PMMA. Fünf Ringdicken zwischen 0,25 und 0,45 mm im 0,05-mm-Abstand stehen zur Verfügung. Der Ring ist in 2 Segmente mit einer Bogenlänge von jeweils 150° geteilt. Er hat einen mittleren Durchmesser von 8,0 mm und läßt eine zentrale optische Zone von 6,9 mm frei. Seit 1996 trägt der Ring das CE-Zeichen (TÜV Bayem) und steht somit in Europa zur Implantation zur Verfügung.

In dieser Arbeit möchten wir über unsere ersten Ergebnisse mit der Implantation des intrakornealen Ringes zur Myopiekorrektur berichten.

Material und Methode

Im Zeitraum von April bis Dezember 1998 implantierten wir an 34 Augen von 22 Patienten einen intrakornealen Ring zur Korrektur einer geringgradigen Myopie. Dabei handelte es sich um 6 Männer und 16 Frauen im Alter von 19 bis 48 Jahren (Durchschnitt 34,0 Jahre). Die durchschnittliche Ausgangsmyopie betrug -3,62 dpt, der unkorrigierte Ausgangsvisus 0,125.

Präoperativ wurden folgende Daten erhoben: Sehschärfe (fern und nah) unkorrigiert und bestkorrigiert, Zykloplegierefraktion, Augeninnendruck, Keratometer. Zusätzlich erfolgen eine Spaltlampen- und Fundusuntersuchung sowie eine Hornhautpachymetrie (Pachette, Firma Peschke) zur Bestimmung der Inzisionstiefe (ca. 2/3 Hornhauttiefe) und eine Hornhauttopographie (Orbscan von Firma Orbtec). Alle Patientenaugen wurden spaltlampenfotografisch dokumentiert. Die Operationen erfolgten bei allen Patienten in Retrobulbäranästhesie und wurden vom gleichen Operateur ausgeführt. Die postoperative Therapie bestand aus einer Kombination von Antibiotika/Kortison, nichtsteroidalen Antiphlogistika und pflegenden Mitteln. Nachkontrollen erfolgten am 1. und 7. postoperativen Tag, einen Monat, 3 und 6 Monate postoperativ. Die Nachkontrollen werden nach einem Jahr beendet. An allen Untersuchungstagen ermittelten wir Visus (korrigiert und unkorrigiert), Augeninnendruck, Keratometerwerte; nach 3 und 12 Monaten zusätzlich eine Zykloplegierefraktion. Darüber hinaus wurden die Patienten zum subjektiven Seheindruck sowie störenden Seheindrücken (z. B. Doppelbilder, Verzerrtsehen, Blendungsempfinden, Schattensehen etc.) befragt.

Die Entfernung der intraoperativ gelegten Hornhautnaht im Bereich der Inzision bei 12 Uhr erfolgte einen Monat postoperativ in Oberflächenanästhesie.

Ergebnisse

Refraktionsverlauf

Die mittlere Ausgangsrefraktion unserer Patienten betrug 3,62 dpt. Schon am ersten postoperativen Tag betrug bei 62% der Augen (21 von 34 Augen) die Abweichung von der Zielrefraktion ±0,5 dpt, bei 76,5% (26 von 34) ±1,0 dpt. Bei 94% zeigte sich eine Abweichung von ±2,0 dpt (Abb. 1).

Einen Monat nach Implantation eines ICR betrug bei 64,5% (20 von 31) die Abweichung ±0,5 dpt. Kein Auge wich mehr als 2,5 dpt von der Zielrefraktion ab (Abb. 2).

Nach 3 Monaten hatte kein Auge eine Abweichung von mehr als 2,0 dpt von der Zielrefraktion. Bei 87,5% (14 von 16 Augen) betrug die Abweichung 0,5 dpt (Abb. 3).

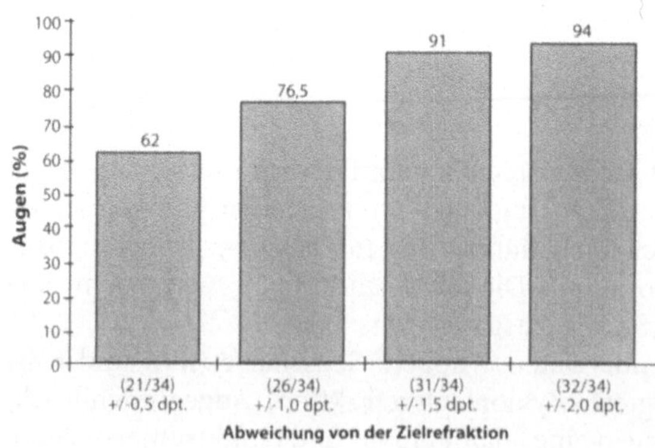

Abb. 1. Abweichung von der Zielrefraktion (Emmetropie am 1. postoperativen Tag (n=34). Über die Hälfte der Augen weisen eine Abweichung von der Zielrefraktion von ±0,5 dpt auf

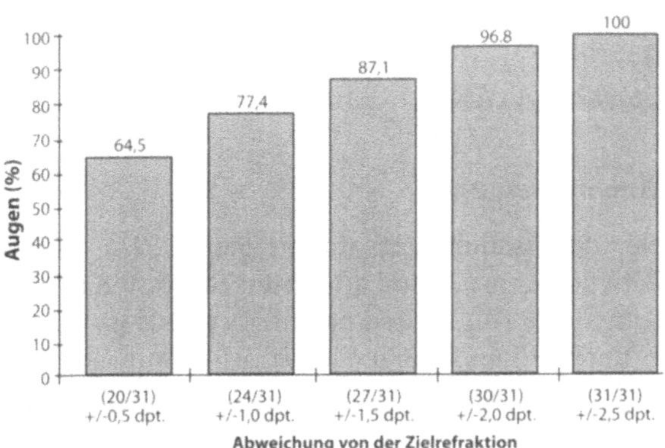

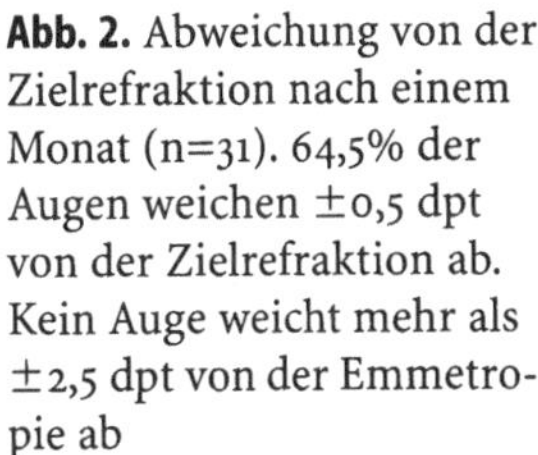

Abb. 2. Abweichung von der Zielrefraktion nach einem Monat (n=31). 64,5% der Augen weichen ±0,5 dpt von der Zielrefraktion ab. Kein Auge weicht mehr als ±2,5 dpt von der Emmetropie ab

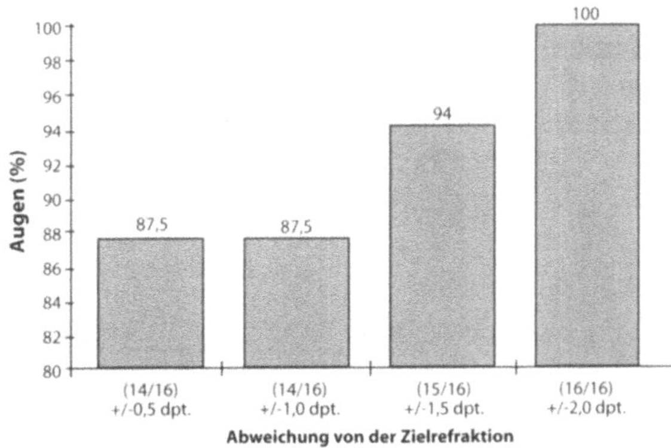

Abb. 3. Abweichung von der Emmetropie 3 Monate nach Implantation eines ICR (n=16). 87,5% der Augen haben eine Abweichung von der Zielrefraktion von ±0,5 dpt. Zwei Augen weisen eine Abweichung von 1,5 bzw. 2,0 dpt auf. Dabei handelt es sich um Augen mit einer Ausgangsmyopie von 5,0 dpt

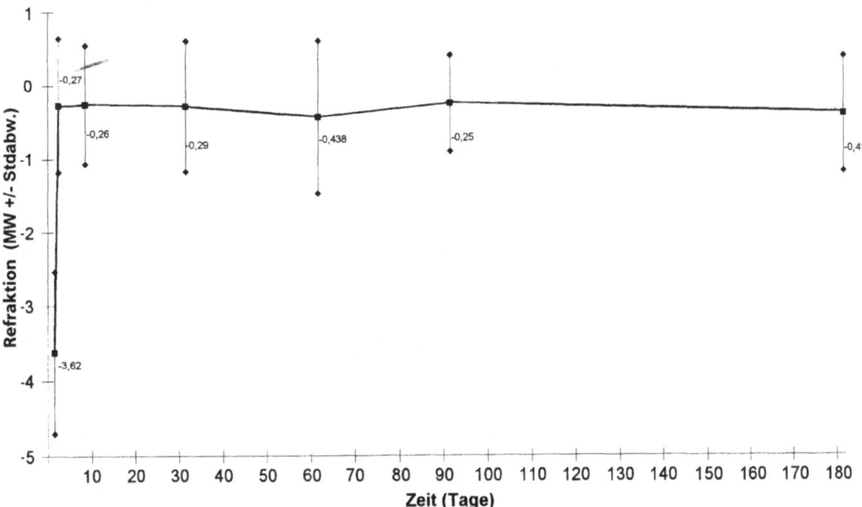

Abb. 4. Refraktionsverlauf nach Implantation des intrakornealen Ringes. Bereits am 1. postoperativen Tag ist im Mittel die Zielrefraktion erreicht. Über den Nachbeobachtungszeitraum von 180 Tagen (1/2 Jahr) bleibt die Refraktion stabil

Im zeitlichen Verlauf zeigte sich, daß am ersten postoperativen Tag die Endrefraktion fast erreicht wird und eine endgültige Annäherung an die Zielrefraktion erfolgt (Abb. 4).

Visusentwicklung

Der durchschnittliche unkorrigierte Visus betrug präoperativ bei unseren Patienten 0,125. Schon am ersten Tag hatten 18% der Augen eine unkorrigierte Sehschärfe von 1,0 und besser. 54,5% sahen besser als 0,5 (Abb. 5).

Bereits einen Monat nach ICR-Implantation sahen 42,8% der Augen 1,0 und besser, 89,3% sahen 0,5 und besser. Kein Auge sah unkorrigiert schlechter als 0,3 (Abb. 6).

Nach 3 Monaten sah die Hälfte der Patienten unkorrigiert 1,0 und besser, 85,7% 0,8; kein Auge sah unkorrigiert schlechter als 0,4 (Abb. 7).

Bestkorrigiert erreichten alle Patienten eine Sehschärfe von 1,0. Auch hier zeigt sich im zeitlichen Verlauf ein deutlicher Anstieg der unkorrigierten Sehschärfe am ersten postoperativen Tag mit einem weiteren Anstieg im Verlauf, den wir auf einen Lerneffekt zurückführen (Abb. 8).

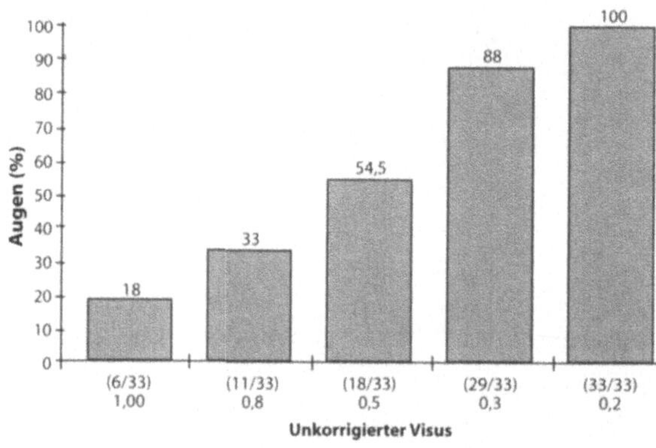

Abb. 5. Unkorrigierter Visus am 1. postoperativen Tag nach ICR-Implantation (n=33). 18% der Augen sehen am 1. postoperativen Tag bereits 1,0 und besser. Kein Auge sah schlechter als 0,2

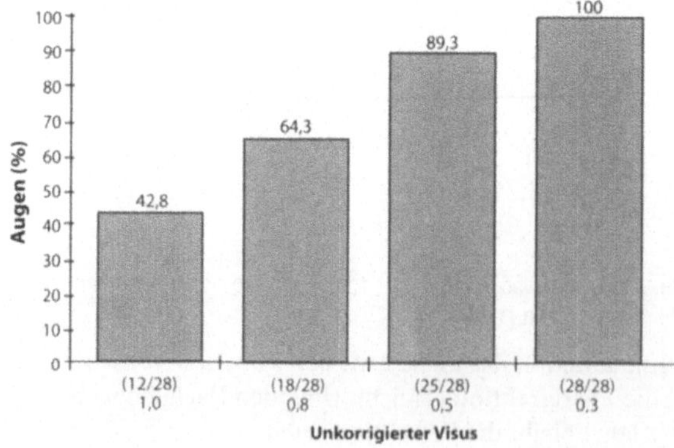

Abb. 6. Unkorrigierter Visus 1 Monat nach ICR-Implantation (n=28). 42,8% der Augen sehen 1,0 und besser, knapp 80% der Augen haben eine unkorrigierte Sehschärfe von 0,5 und besser. Kein Auge sieht schlechter als 0,3

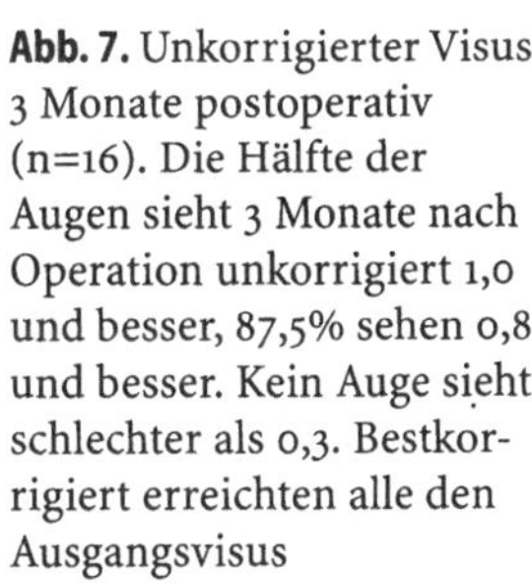

Abb. 7. Unkorrigierter Visus 3 Monate postoperativ (n=16). Die Hälfte der Augen sieht 3 Monate nach Operation unkorrigiert 1,0 und besser, 87,5% sehen 0,8 und besser. Kein Auge sieht schlechter als 0,3. Bestkorrigiert erreichten alle den Ausgangsvisus

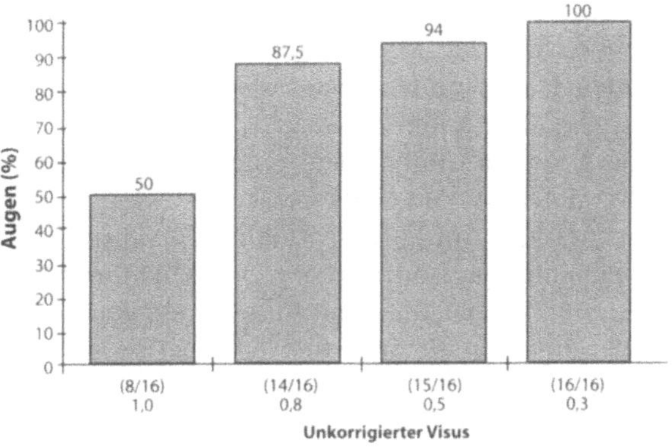

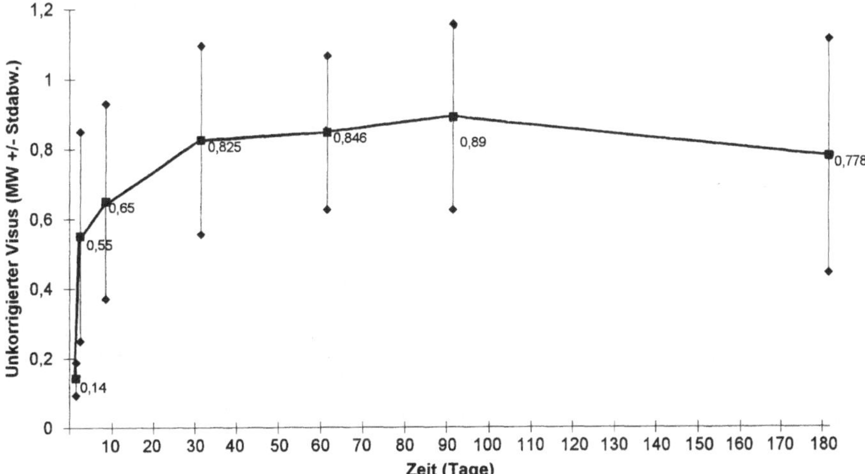

Abb. 8. Entwicklung des unkorrigierten Visus. Bereits am 1. Tag steigt der unkorrigierte Visus auf fast 0,6 im statistischen Mittel an. Nach 2 Monaten ist bereits bei der Mehrzahl der Patienten der endgültige Visus im Durchschnitt erreicht. Das scheinbare Absinken des Mittelwertes der Sehschärfe nach 6 Monaten ist vorgetäuscht durch die geringe Fallzahl nach 6 Monaten. Bei den ersten Patienten haben wir die Ringstärke noch unterdosiert, so daß die unkorrigierte Sehschärfe bei den ersten Patienten (das sind diejenigen, bei denen jetzt Sechsmonatsergebnisse vorliegen) geringer ist als bei den später operierten Patienten. Die bestkorrigierte Sehschärfe ist bei allen Patienten mindestens auf dem Niveau der Ausgangssehschärfe

Komplikationen

Bei 34 Implantationen eines ICR beobachteten wir an einem Auge eine Dissektion in falscher Tiefe. Dies wurde intraoperativ korrigiert und der intrastromale Ring regelrecht positioniert. Eine Perforation beobachteten wir nicht.

Am ersten postoperativen Tag beobachteten wir bei 10 Augen (29,4%) eine Erosio der Hornhaut im Inzisionsbereich mit starkem Fremdkörpergefühl.

Unter der lokal pflegenden Medikation mit Panophthal-AS heilten diese Erosionen schnell ab. Bei 5 Augen (14,7%) beobachteten wir dezent klaffende Inzisionen, jedoch ohne störenden Astigmatismus. Drei Augen zeigten einen Epithelplug im Inzisionsbereich.

Nach einem Monat beobachteten wir an 2 Augen einen nahtinduzierten Astigmatismus von mehr als 2,0 dpt. Dies führte an einem Auge zur Explantation des ICR. Im Verlauf traten an 2 Augen Vaskularisationen im kranialen Hornhautbereich auf. Diese wurden lokal mit Kortikoid-Augentropfen therapiert und zeigten an einem Auge einen deutlichen Rückgang.

An einem Auge trat eine Dislokation der Ringsegmente zum kranialen Wundspalt auf, so daß eine Ringreposition erforderlich wurde. An 6 Augen beobachteten wir im Verlauf zunehmende gelbliche Ablagerungen im Dissektionskanal; diese sind für den Patienten zunächst nicht störend.

Nach 34 Implantationen des ICR erfolgten bei 3 unserer Patienten Ringexplantationen wegen subjektiv störender Doppelbilder bzw. Astigmatismus mit Verzerrtsehen. Die Explantation war operationstechnisch ohne größeren Aufwand möglich. Alle Augen erreichten wieder ihre Ausgangsposition und den korrigierten Ausgangsvisus.

Diskussion

Mit der Implantation des intrakornealen Rings gelingt es, geringe Myopien von 1 bis 5 dpt zu korrigieren. Für einen erfahrenen Operateur ist es operationstechnisch leicht möglich, die intrakornealen Ringe in ca. 2/3 Hornhauttiefe zu implantieren, um den refraktiven Effekt zu erzielen. Die Operation ist in Oberflächen-, Retrobulbär- oder allgemeiner Anästhesie möglich.

Intraoperative Komplikationen wurden in unserem Patientengut nicht beobachtet. In der Literatur wurden Perforationen des Hornhautepithels oder -endothels beschrieben, wenn die Implantation in falscher Hornhauttiefe erfolgte.

Frühkomplikationen wie schwankender Visus, Lichtempfindlichkeit und Schmerzen klingen in der Regel rasch ab. Ein Problem liegt in dem nahtinduzierten Astigmatismus, der bei 2 unserer Patienten zur Explantation des intrakornealen Rings führte, da subjektive Sehstörungen bestanden. Bei unseren Patienten mit einem mittleren Nachbeobachtungszeitraum von 4,5 Monaten traten bei 2 Patienten im Verlauf tiefe Vaskularisationen im kranialen Inzisionsbereich auf. Bei einer Patientin bildeten sich diese unter einer lokalen Steroidtherapie fast komplett zurück. Bei einer anderen Patientin kam es zu keiner Rückbildung der Vaskularisationen im Schnitt- und Tunnelbereich. Zunächst wurden diese Vaskularisationen mit Kortikoid-Augentropfen therapiert und beobachtet. Infektionen des Schnitt- oder Tunnelbereiches traten nicht auf.

Des weiteren beobachteten wir bei fast allen Patienten nach ca. 3–6 Monaten gelblich-weißliche punktförmige Ablagerungen im Tunnelbereich, welche sich im Bereich der Lidspalte kumulieren. Die Genese dieser umschriebenen und von Patient zu Patient sehr unterschiedlich ausgebildeten Ablagerungen ist zunächst noch unbekannt. Inwieweit sich diese Ablagerungen im Verlauf zurückbilden, ist unsicher.

Unsere Nachbeobachtungsergebnisse zeigen, daß mit dem intrakornealen Ring Myopien von 1–5 dpt optimal korrigiert werden können. Durch Implantation unterschiedlicher Ringstärken ist eine Dosierung möglich. Bei unzureichendem Effekt der Myopiekorrektur ist durch Implantation eines stärkeren Rings eine Adjustierbarkeit möglich. Unsere Drei-Monats-Ergebnisse zeigen, daß 87% der Augen eine Abweichung von der Zielrefraktion von ±0,5 dpt aufweisen. Der Visusverlauf zeigt, daß bereits am 1. postoperativen Tag bei 18% der Augen eine Sehschärfe von 1,0 und besser bestand. Bereits nach 3 Monaten beträgt die unkorrigierte Sehschärfe bei der Hälfte der Patienten 1,0 und besser. Kein Auge sah schlechter als 0,4. Diese Sehschärfe ist bedingt durch eine Restmyopie bei 3 Patienten, die eine grenzwertige Ausgangsmyopie von –5,0 dpt besaßen.

Bei 3 unserer Patienten erfolgte wegen unzureichender Myopiekorrektur, Doppelbildern oder Astigmatismus eine Explantation des intrakornealen Rings nach 3 bzw. einem Monat. Diese Explantation waren in Oberflächenanästhesie ohne operationstechnisch größeren Aufwand möglich. Bei allen drei Patienten wurde bereits nach einem Monat die Ausgangsrefraktion erreicht. Störende Astigmatismen bestanden nicht mehr. Lediglich die bei 12 Uhr gelegte Inzision ist im Hornhautbereich sichtbar. Bei einer Patientin erfolgte wegen einer Dislokation der Ringenden zum Wundspalt eine Reposition des intrakornealen Rings. Auch dies ist ohne größeren operativen Aufwand in Oberflächenanästhesie möglich. Der weitere Verlauf bei dieser Patientin gestaltete sich komplikationsfrei.

Zusammenfassend kann festgestellt werden, daß mit dem intrakornealen Ring eine Operationsmethode zur Korrektur der niedrigen Myopie bis 5,0 dpt besteht [4, 7]. Der Vorteil dieser Methode besteht in ihrer Reversibilität [8]. Zusätzlich wird durch die Implantation des stromalen Rings in die periphere Hornhaut die zentrale Hornhaut geschont. Durch Implantation verschiedener Ringdicken besteht eine Adjustier- und Dosierbarkeit der Mypiekorrektur. Nachteilig wirkt sich die zur Zeit fehlende Korrektur eines vorbestehenden Astigmatismus aus. Des weiteren ist nur eine Korrektur der Myopie bis 5,0 dpt möglich. Zur Zeit sind Aussagen über die Stabilität dieser Operationsmethode über längstens 7 Jahre möglich. Inwieweit es danach zum Auftreten von Spätkomplikationen oder Rückbildung der Myopiekorrektur kommt, muß abgewartet werden.

Literatur

1. Assil KK, Barrett AM, Fouraker BD, Schanzlin DJ (1995) One year results of the intrastromal corneal ring in nonfunctional human eyes. Intrastromal Corneal Ring Study Group. Arch Ophthalmol 113 (2): 159–167
2. Assil KK, Quantock AJ, Barrett AM, Schanzlin DJ (1993) Corneal iron lines associated with the intrastromal corneal ring. Am J Ophthalmol 116/3: 350–356

3. Grabner G, Ruckhofer J, Tratter C, Alzner E (1997) The intrastomal corneal ring (Kera Vision Ring, ICR, ICRS). A modern method for correcting minor myopia. Wien Med Wochenschr 147/12–13: 309–321
4. Höh H, Rehfeldt K (1998) Erste Erfahrungen bei der Myopiekorrektur mit dem intracornealen Ring. Klin Monatsbl Augenheilkd 212 [Suppl 2]: 17
5. Nose W, Neves RA, Burris TE, Schanzlin DJ, Belfort jr R (1996) Intrastromal corneal ring: 12-month sighted myopie eyes. J Refract Surg 12/1: 20–28
6. Nose W, Neves RA, Schanzlin DJ, Belfort jr R (1993) Intrastromal corneal ring – one year results of first implants in humans: a preliminary nonfunctional eye study. Refract Corneal Surg 9/6: 452–458
7. Rehfeldt K, Höh H, Reiß G (1997) Erste Erfahrungen bei der Myopiekorrektur mit dem intracornealen Ring. Klin Monatsbl Augenheilkd 211 [Suppl 7]: 4
8. Ruckhofer J, Alzner E, Grabner G (1997) Der intrastromale korneale Ring (Kera Vision Ring, ICR, ICRS). Die neue, reversible Methode zur Korrektur der niedrigen Myopie. Entwicklung, kritischer Vergleich mit RK und PRK, eigene refraktive Ergebnisse und Nebenwirkungen der ersten 25 Eingriffe. Spektr Augenheilkd 11/6: 247–254
9. Schanzlin DJ, Asbell PA, Burris TE, Durrie D (1997) The intrastromal corneal ring segments. Phase II results for the correction of myopia. Ophthalmology 104/7: 1067–1078

Erste Ergebnisse der Myopiekorrektur mit dem Keravision-Intrastromalring

M. Rau und D. Dausch

Zusammenfassung

Problemstellung: Die Korrektur der Myopie mittels Excimer-Chirurgie ist ein irreversibler Eingriff. Im Gegensatz zu dieser Methode bietet sich die Implantation des Intrastromalringes an, der eine reversible Methode darstellen soll. Um die Wirksamkeit dieses neuen chirurgischen Verfahrens bewerten zu können, haben wir eine prospektive Studie vorgenommen.

Methodik: In die Studie wurden 15 myope Augen mit einer Ausgangsrefraktion zwischen -1,0 und -5,0 dpt eingeschlossen. Der Vorgang der Implantation des ICR wird demonstriert und das postoperative Verhalten der Refraktion kontrolliert. Eventuell auftretende Nebenwirkungen wurden ermittelt.

Ergebnisse: Der präoperative mittlere Wert der Myopie lag bei -3,75 dpt. Dieser wurde unmittelbar postoperativ auf +0,54 dpt reduziert und lag nach 1 Monat bei -0,12 dpt. 6 Monate postoperativ war dieser Wert auf -0,35 dpt zurückgegangen. Gravierende Komplikationen sind in dieser Operationsreihe nicht aufgetreten. Der erreichte Zufriedenheitsgrad der Patienten war hoch.

Summary

Purpose: Existing refractive surgery techniques are irreversible procedures. Recent advances have resulted in a method known as the ICRS or intracorneal ring segments. One of the unique features of this procedure is its reversible refractive effect. In order to evaluate the efficacy of this method, we are performing prospective studies.

Method: The ICRS is designed to correct myopia by reshaping the anterior corneal curvature through implantation of two PMMA segments into the peripheral stroma. In our study, 15 myopic eyes ranging from -1.0 D to -5.0 D have been enrolled, with a follow-up up to 12 months.

Results: So far, our results have been very encouraging. In the course of 6 to 8 weeks, the refraction regressed to plano and remained stable until the last visit (6 months).

Conclusion: Refractive correction: as an emerging alternative for the correction of myopia, the ICRS technology holds unique promise. Surgical intervention to the optical zone is not required.

Einleitung

Die Methode der Korrektur der Myopie mit ICR-Ring ist eine reversible Methode. Bei Komplikationen, z. B. schlechter Wundheilung, subjektiver Unverträglichkeit, können die Ringe wieder explantiert und der ursprüngliche Zustand wiederhergestellt werden. Bei Zunahme der Kurzsichtigkeit kann man die Ringsegmente austauschen.

G. Duncker et al. (Hrsg.)
12. Kongreß der DGII 1998

Der weitere wesentliche Vorteil dieser Methode besteht darin, daß die Ringe in der Peripherie der Hornhaut implantiert werden, das optische Zentrum der Hornhaut bleibt unberührt.

Es ist dies der intrastromale Kornealring, der erstmals von Gene Reynolds 1978 beschrieben wurde.

Dieses Verfahren besteht darin, daß die Hornhaut im Zentrum abgeflacht wird, indem 2 PMMA-Ringsegmente (150° Bogenlänge) außerhalb der optischen Zone in einer Tiefe von 68% der Hornhaut implantiert werden.

Methodik

Wir haben mit der Implantation derartiger Ringe im Januar 1997 begonnen und bis Juni 1997 insgesamt 10 myope Augen zwischen -2,25 dpt und -0,50 dpt mit dieser Methode behandelt.

Augen mit einem Astigmatismus über -1,0 dpt, Myopien über -5,0 dpt, Patienten unter 21 Jahre, Augen mit vorangegangenen Hornhauterkrankungen und auch anderen Augenerkrankungen wurden von dieser Behandlung ausgeschlossen.

Das Alter der Patienten lag zwischen 22 und 37 Jahren, mit einem Durchschnittsalter von 24 Jahren. Die Beobachtungszeit erstreckt sich auf max. 15 Monate.

Ergebnisse, Stabilität und Kurvenverlauf

Im Rahmen dieses Vortrages soll über die ersten Ergebnisse berichtet werden.

Zuerst zur Stabilität der erreichten Korrektur: Präoperativ lag eine Myopie von durchschnittlich -3,75 dpt vor. Dieser Wert konnte nach einer Woche auf +0,54 dpt reduziert werden. Diese leichte Überkorrektur verschwindet durch Regression nach etwa einem Monat und liegt dann bei durchschnittlich -0,12 dpt; nach 6 Monaten bei durchschnittlich -0,35 dpt.

Ob und wann eine Stabilität der manifesten Refraktion erreicht wird, bleibt abzuwarten.

Wie auch nach einer Laserbehandlung, kommt es hier zu einer Regression, jedoch in viel geringerem Ausmaß.

Voraussagbarkeit (Prognose) und das dazugehörige Balkendiagramm (Abb. 1)

Wie steht es nun mit der Voraussagbarkeit? Alle behandelten Augen lagen im Bereich von ±1 dpt. Im Bereich von ±0,50 dpt lagen 80% unserer behandelten Augen.

Sicherheit und das entsprechende Balkendiagramm (Abb. 2)

Zur Beurteilung der Sicherheit ist es notwendig, das postoperative Verhalten der bestkorrigierten Sehschärfe im Vergleich zu den präoperativen Werten zu untersuchen.

90% der behandelten Augen zeigen einen Monat postoperativ keine Veränderungen der (BCVA) bestkorrigierten Sehschärfe; 20% konnten sich um eine Zeile verbessern; nur 10% unserer Augen verloren eine Snellen-Linie.

Efficacy und Efficacy-Diagramm (Abb. 3)

Alle behandelten Augen haben eine unkorrigierte Sehschärfe von 20/40 oder besser. Die prozentuale Verteilung der (UCVA) unkorrigierten Sehschärfe 3 Monate postoperativ ist am rechten Dia zu erkennen.

Komplikationen und Auflistung

Was die Komplikationen betrifft, so sahen wir keine folgenschwere Nebenwirkungen, die die Sehkraft bedrohen könnten.

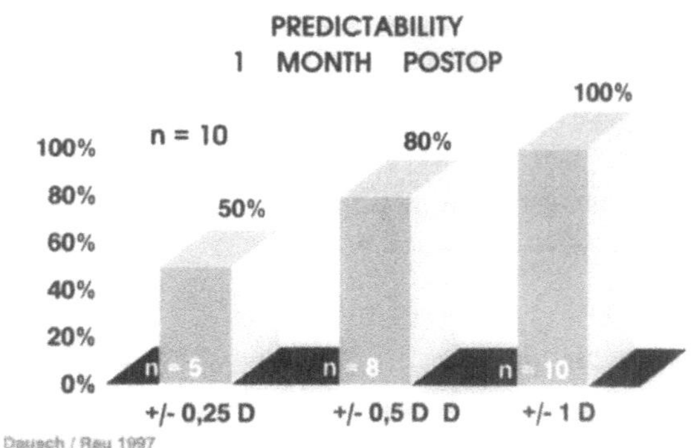

Abb. 1. Diagramm zur Prognose, einen Monat postoperativ

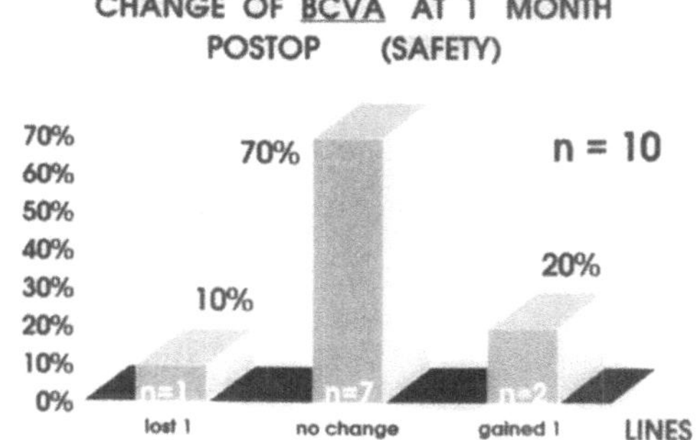

Abb. 2. Diagramm zur Sicherheit, einen Monat postoperativ

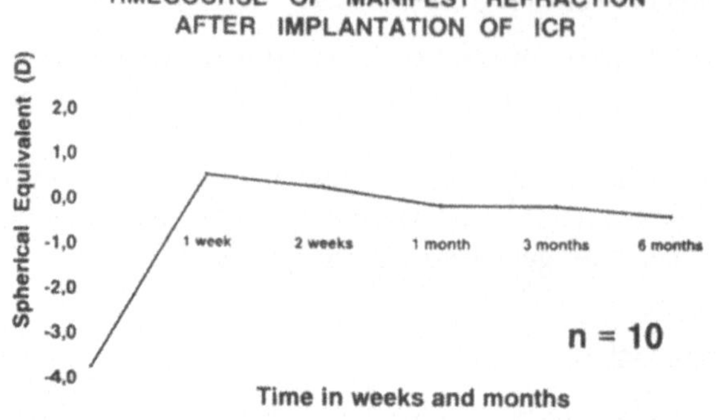

Abb. 3. Diagramm zur Efficacy

In 3 Fällen sahen wir Ablagerungen um die Ringsegmente, die jedoch keinen Einfluß auf die Sehschärfe hatten. Bei einem Fall kam es zur schlechten Wundheilung, da aber die Ringe in entsprechender Entfernung von der Inzision lagen und Hornhautstroma verheilt war, haben wir diese verlängerte Wundheilung beobachtet und medikamentös behandelt. Es kam zu spontaner Heilung, es blieb allerdings ein Astigmatismus von 0 Grad (mit der Regel) zurück. Vor der Operation betrug der Astigmatismus nur 0,50 dpt.

Patientenbefragung nach subjektiven Beschwerden

Auf subjektives Befragen klagten 60% der behandelten Patienten über Blendungsempfindlichkeit und 60% über schwankende Sehkraft in den ersten 3 Monaten. 90% waren mit dem Operationsergebnis zufrieden und wünschten die Operation des anderen Auges.

Diskussion

Zusammenfassend kann man sagen, daß der Kornealring in der vorliegenden Studie ein effektives Verfahren für die Myopiekorrektur bis –5,0 dpt darstellt.

Jedoch sind längere Beobachtungszeiten erforderlich, um eine endgültige Aussage treffen zu können.

Der Hornhaut-Nahtring

J.H. Krumeich, A. Knülle und J. Daniel

Zusammenfassung. Sowohl ein interner als auch ein externer Hornhaut-Nahtring (HHNR) werden für perforierende Keratoplastiken vorgeschlagen. Die Einführung des internen HHNR in die Wunde dient der Stabilisierung der Transplantatapposition zur Hornhautperipherie, der Reduktion des Astigmatismus und der Beschleunigung der Heilung.

Mathematische Gegebenheiten und klinische Verläufe mit einem Jahr Beobachtungszeit bestätigen dieses Konzept.

Der externe HHNR hat seine Indikation bei stark vaskularisierten peripheren Hornhäuten. Er limitiert das Durchziehen der Fäden.

Summary. Both an internal and an external suture ring are suggested for perforating keratoplasties. Introduction of the ring into the wound - internal ring - may stabilize the transplant in its position to the periphery, reduce astigmatism, and accelerate healing.

Mathematical findings and clinical evaluations with 1 year follow-up confirm the concept.

The external suture ring is indicated in strongly vascularized or alkali-traumatized corneas. It limits the pulling-through of the suture.

Hintergrund

Ein Postkeratoplastik-Astigmatismus kann aus verschiedenen Gegebenheiten resultieren: der prädominante Grund ist die Adaptation nicht identischer Dimensionen von Spenderscheibe und Empfängerbett, zurückzuführen auf die Benutzung von handgehaltenen Trepanen oder Hornhaut-Saugtrepanen. Aber selbst wenn ein keratoskopisch optimales Bild am Ende der Chirurgie vorliegt, bedeutet dies nicht, daß kein postoperativer Astigmatismus entsteht.

Das Durchziehen von Nähten in der Empfänger-Hornhaut kann für die Mehrheit solcher unerwünschter Ergebnisse ursächlich sein. Die weiche korneale Peripherie des Empfängers scheint die Kraftvektoren der Nähte nicht stabil beizubehalten, so wie sie während der Chirurgie gelegt wurden.

Mathematische Überlegungen zeigen, daß hohe Astigmatismen schon mit geringen Veränderungen der Kraftvektoren einhergehen (Abb. 1).

Es besteht eine mögliche Fadenspannung bei einer 10x0-Nylonnaht von 0,03 Newton (N) und einer angenommenen Eintrittsentfernung von 0,5 mm sowohl nach peripher wie nach zentral vom Wundrand. Bei einem Durchziehen der Fäden lediglich um 0,1 mm beträgt die Fadenspannung nur noch

G. Duncker et al. (Hrsg.)
12. Kongreß der DGII 1998

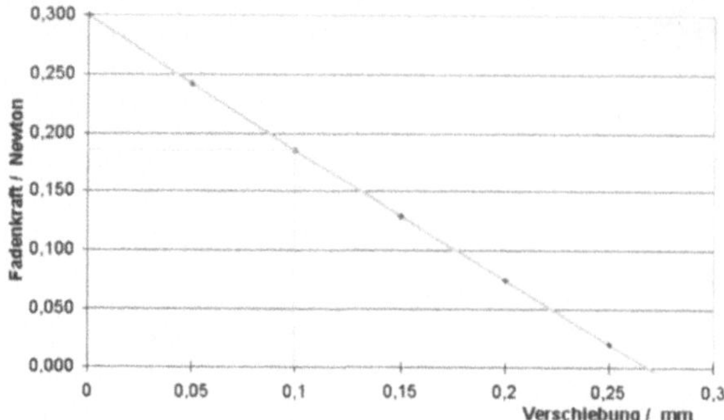

Abb. 1. Änderung der Fadenspannung (mN) der Hornhautnaht (10x0-Nylon-Faden) in Abhängigkeit von der Verringerung der Stichweite infolge des postoperativen Durchziehens des Fadens

etwas mehr als die Hälfte der Ausgangsspannung. Bei einem Durchziehen um 0,25 mm besteht nur noch 1/2 der intraoperativ angelegten Kraft. Dadurch kann es zu postoperativen Astigmatismen kommen, die intra operationem nicht bestanden.

Im allgemeinen führt jede unidentische Situation zwischen Bett und Transplantat zu der physikalisch gegebenen Situation, daß das Transplantat die Position einnimmt, die den geringsten Kraftaufwand erfordert. Im Falle einer Ungleichheit der Dimensionen von Transplantat und Bett versucht der Chirurg die vorhandenen Ovalitäten zu minimieren, d. h. den Astigmatismus durch seine Nahttechnik zu vermindern. Die geringste Änderung der Kraftvektoren der Nähte wird aber dem Lentikel erlauben, dem obigen Gesetz zu folgen.

Weder die Festigkeit der Hornhautperipherie noch des Nahtmaterials können entscheidend verbessert werden. Die Kräfteverhältnisse der Wundadaptation sind in Abb. 2 u. 3 dargestellt.

Ein Nahtring, der 360° innerhalb der Wunde plaziert wird, kompensiert jede Veränderung des Kraftvektors. Das Transplantat ist von dem Stahlring

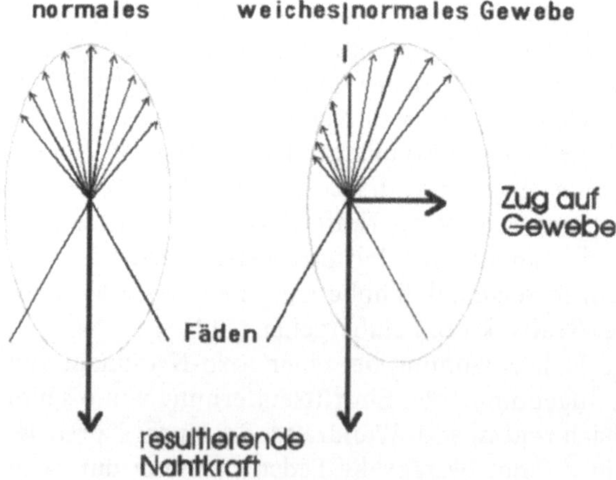

Abb. 2. Schematische Darstellung der Auswirkungen eines sich postoperativ durchziehenden Hornhautfadens. Trotz einer intraoperativ optimalen Rundung der Hornhaut findet sich postoperativ eine Entrundung aufgrund der veränderten Kraftvektoren

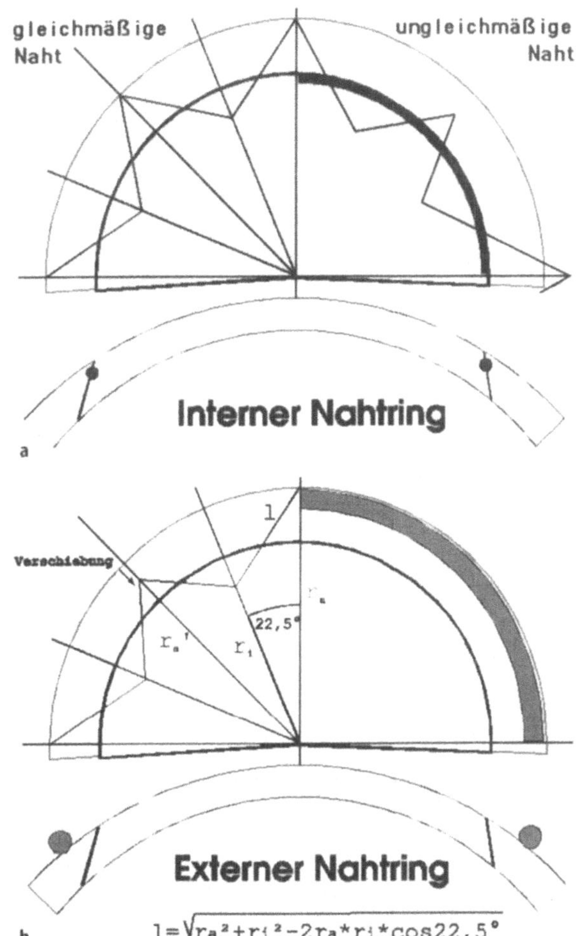

Abb. 3. a, b Schematische Darstellung der Wirkungsweise der Hornhaut-Nahtringe. Auch bei ungleichmäßiger Spannweite der Fäden und abweichenden Kraftvektoren aufgrund einer wechselnden Fadenspannung werden die wirkenden Kraftvektoren durch den Ring neutralisiert

umgeben und kann durch eine Veränderung der Kraftvektoren nicht nennenswert deformiert werden. Veränderungen der Kraftvektoren – sei es von der Transplantatseite oder auf der Peripherie – werden von dem Ring aufgenommen.

Material und Methoden

Der gegenwärtige Ring besteht aus Stahl mit einer Titan-Kobalt-Chrom-Molybdän-Legierung (Dentitan: CO 69,5%, CR 24%, MO 4,5%, Ti 2%). Das Elastizitätsmodul beträgt 120 000 N/mm²2. Die Zugfestigkeit beträgt 550 N/mm², das spezifische Gewicht 8,3 g/cm³, der thermische Ausdehnungskoeffizient 14 μ/mK.

Der Ring mißt 0,13–0,17 mm im Durchmesser und hat eine lichte Weite von 7,95 innen und 8,10 außen. Vergleiche mit anderen Plastikmaterialien sowie Nitinol zeigten, daß diese Stahllegierung eine höhere Resistenz gegen

Deformationen aufweist als alle bekannten Plastikmaterialien inklusive Makrolon. Das Stahlmaterial war ebenfalls deutlich weniger deformierbar als Nitinol für die hier in Frage kommenden Kräfte zwischen 0,1 und 3 Newton.

Die Stahl-Kobalt-Legierung wird seit mehr als 1 1/2 Jahrzehnten in der Humanmedizin z. B. bei den kieferorthopädischen Operationen verwendet. Die Verträglichkeit durch menschliches Gewebe wird als ausgezeichnet angesehen [1–3].

Die Implantation des Ringes sollte in der Mitte des schräg nach außen verlaufenden Unterschnittes der Spenderhornhaut liegen und zirkulär in der gleichen Ebene positioniert sein. Hierzu ist es erforderlich, daß der Unterschnitt sowohl am Spender als auch am Empfängergewebe identisch ist und zirkulär 360° verläuft.

Eine solche Trepanation muß von der epithelialen Seite her beim Spender und auch beim Empfänger erfolgen. Hierzu ist die Verwendung des geführten Trepansystems GTS oder des Hanna-Trepans erforderlich. Bei Verwendung anderer Trepane, insbesondere handgehaltener Trepane, würde der Ring oval positioniert werden und von daher einen Astigmatismus auslösen.

Die Fixation sollte mit der doppelt verlaufenden Naht erfolgen; andere Nahttechniken sind von uns nicht untersucht worden. Entsprechend der oben genannten Theorie der Kraftaufnahme durch den Ring wird aber die den Ring einschließende Transplantationsnaht weniger Bedeutung haben als bei einer Chirurgie ohne Ring.

Klinische Beobachtungen

Wir verwendeten den internen Nahtring seit ca. einem Jahr bei 20 Patienten. Die Auswahl erfolgte nach Kontrollmöglichkeiten und Wohnortnähe und der Zustimmung zu diesem Verfahren. Insbesondere wurden mehrfach voroperierte und in der peripheren Hornhaut vorgeschädigte Patienten operiert. Eine Statistik, nach Indikationen getrennt, wird nach Abschluß einer Multizenterstudie vorgestellt.

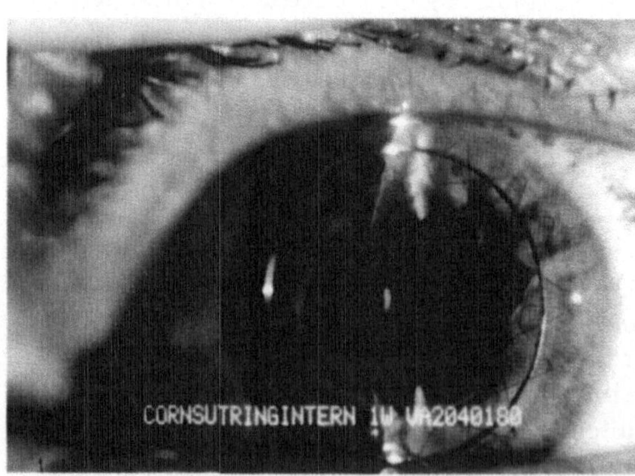

Abb. 4. Interner Hornhautnahtring 2 Wochen postoperativ. Der Visus beträgt 0,5 bei einem subjektiv gemessenen Astigmatismus von 1,5 dpt

Die bisherigen klinischen Beobachtungen deuten auf folgende Vorteile hin:

- schnellere Epithelisierung,
- spannungsfreie Adaptation,
- reizfreiere Wundverhältnisse,
- wesentlich beschleunigte Visusrehabilitation und geringerer Astigmatismus.

Besonders auffallend waren Visen, die nach einer Woche bereits 0,5 betrugen (Abb. 4).

Komplikationen

Es wurden bei uns nach einer Änderung der Fertigungstechnik der Ringoberfläche in 4 Fällen eine offensichtlich durchgescheuerte Naht erneuert. In einem Fall entwickelte sich ein Jahr postoperativ eine allergische Reaktion.

Die Entfernung des Rings erfolgt durch Hochziehen des Rings mit einem Pull-push-Haken mit anschließender Durchtrennung mit einer kleinen Zwinge. Der Ring kann dann ohne Lösen der Fäden herausgedreht werden.

Diskussion

Das ungelöste Problem der weichen Peripherie der Empfängerhornhaut und die damit verbundene Unmöglichkeit einer postoperativ kontrollierten stabilen Situation läßt sich mit Hilfe des Hornhaut-Nahtrings neu angehen. Der Ring verhindert die Verziehung des Transplantats durch durchziehende Nähte bei ungleicher Gewebsfestigkeit in der Peripherie der Empfängerhornhaut. Das operative Vorgehen selbst wird erleichtert, da der Ring für eine erhöhte Bulbusstabilität sorgt. Die leichte Entfernbarkeit des Rings erlaubt auch kurzfristiges Belassen, ggf. zur initialen Einheilung.

Eine kritische Bewertung des postoperativen Verlaufs soll in einer prospektiven Untersuchung unter Verwendung gleicher Instrumente und Vorgehensweise erfolgen. Es soll festgestellt werden, ob der Ring auch in einer größeren Population die oben angeführten Vorteile belegt und für welche Indikationen er besonders geeignet ist.

Literatur

1. Sachs J, Siebert KG (1995) Zur Elementbelastung des Menschen durch Korrosion dentaler Gußlegierungen. Dtsch Zahnärztl Z 50: 287–290
2. Steinemann S (1994) Werkstoff Titan. In: Schröder A, Sutter F, Buser D, Krekeler G (Hrsg) Orale Implantologie, 2. Aufl. Thieme, Stuttgart
3. Stritzel R, Viohl J (1985) Das Langzeit-Korrosionsverhalten von NEM-, Palladiumlegierungen und Titan in künstlichem Speichel. Dtsch Zahnärztl Z 47: 535

Zur Clear-lens-Extraktion – Ergebnisse der Kataraktchirurgie bei hoher Myopie

S. Kaskel und H. Höh

Zusammenfassung. Die als Clear-lens-Extraktion bezeichnete operative Entfernung der klaren Augenlinse mit Kunstlinsenimplantation wird als Verfahren zur Korrektur der hohen Myopie wieder zunehmend diskutiert.

Wir untersuchten in einer retrospektiven Studie 52 Augen von Kataraktpatienten (Alter im Median 66 Jahre), bei denen eine Phakoemulsifikation (Phako, 23 Augen) oder extrakapsuläre Kataraktoperation (ECCE, 29 Augen) mit Einpflanzung einer Hinterkammerlinse bei hoher Myopie erfolgte.

Bei 33 Augen (70,2%) wurde die angestrebte Refraktion ±1 dpt postoperativ erzielt. Bei 10 Augen (19,2%) war eine Nd:YAG-Laser-Kapsulotomie bei signifikantem Nachstar erforderlich. Nach ECCE traten in 3 Fällen Hyphämata, in 2 Fällen eine passagere Aderhautamotio, 2 Iris captures sowie 4mal eine signifikante HKL-Dezentrierung auf. In 2 Fällen kam es zu Aderhautblutungen, davon eine expulsive Blutung. Nach einer ECCE mit vorderer Vitrektomie kam es zu einer Netzhautablösung, die mit einer Cerclage wieder zur Anlage gebracht werden konnte. Nach Phako trat in einem Fall eine Endophthalmitis auf. Insgesamt waren die Kataraktextraktion und Kunstlinsenimplantation bei hoher Myopie eine Methode mit einer guten Vorhersagbarkeit der postoperativen Refraktion. Die aufgetretenen Komplikationen traten vor allem bei Anwendung der ECCE-Technik auf. Für die Clear-lens-Extraktion ist eine geringere Komplikationsrate zu erwarten, da in der Regel jüngere Patienten betroffen sind und durchgängig die Phakoemulsifikation in Kleinschnittechnik angewendet werden kann. Über das langfristige Ablatiorisiko kann aufgrund unserer Untersuchung mit im Schnitt 3jähriger Nachbeobachtungszeit allerdings noch keine Aussage getroffen werden.

Summary. There has been increasing discussion of so-called clear lens extraction as a means of correcting the refractive error in high myopia. In a retrospective study, we looked at 52 eyes of highly myopic cataract patients (median age 66 years) who underwent phakoemulsification (phako, 23 eyes) or extracapsular cataract extraction (ECCE, 29 eyes) with insertion of a posterior chamber lens (PCL). The planned postoperative refraction ±1 D was achieved in 33 eyes (70.2%). Ten eyes underwent Nd:YAG laser capsulotomy for significant capsular fibrosis. Following ECCE, we saw three cases of postoperative hyphema, two passing choroidal detachments, two cases of iris capture, and significant decentering of the PCL in four cases. Two eyes suffered from choroidal hemorrhage, one of them an expulsive hemorrhage. Following ECCE complicated by anterior vitrectomy, we saw one case of retinal detachment which was successfully treated with an encircling band. There was one case of endophthalmitis after phako surgery. Cataract extraction with insertion of a PCL in high myopia showed good predictability of postoperative refraction. Complications were predominantly seen when the ECCE technique was used. We should expect a lower rate of

G. Duncker et al. (Hrsg.)
12. Kongreß der DGII 1998

complications in clear lens extraction because patients should be younger and small-incision phako surgery could be used in all cases. After 3 years of follow-up in our group, the long-term retinal detachment risk cannot yet be predicted.

Einleitung

Während für geringe und mittlere Myopien inzwischen mehrere effektive refraktivchirurgische Verfahren zur Verfügung stehen, bereitet die chirurgische Korrektur bei hoher Myopie noch erhebliche Probleme. Die hornhautchirurgischen Verfahren sind mit einer erheblichen Streubreite der postoperativen Refraktion behaftet. Zur Zeit wird wieder zunehmend die Clear-lens-Extraktion, also die operative Entfernung der klaren Augenlinse mit Implantation einer Hinterkammerlinse, als Alternative zur refraktiven Hornhautchirurgie bei hoher Myopie diskutiert.

Patienten und Methode

In einer retrospektiven Studie wurden die Unterlagen aller Patienten ausgewertet, die vom 01.05.1993 bis 15.04.1997 eine extrakapsuläre Kataraktoperation (ECCE) oder Phakoemulsifikation (Phako) bei hoher Myopie erhielten. Einschlußkriterium war eine Implantation einer Hinterkammerlinse von ±10,0 dpt oder darunter. Bei diesen Patienten lag in allen Fällen eine Katarakt vor, es wurde keine reine Clear-lens-Extraktion durchgeführt.

Es wurden 52 Augen von 32 Patienten zwischen 47 und 84 Jahren (Median: 66 Jahre) in die Studie aufgenommen. Ein Patient wurde wegen eines vorangegangenen glaskörperchirurgischen Eingriffs ausgeschlossen. Bei 23 Augen erfolgte eine Phakoemulsifikation und bei 29 Augen eine ECCE. In allen Fällen wurde eine Hinterkammerlinse implantiert.

Eine prophylaktische zirkuläre zweireihige Kryoretinopexie mindestens 6 Wochen vor der Kataraktchirurgie erhielten 14 Augen.

Bei 2 Augen wurde eine kombinierte Operation (Phako und Goniotrepanation nach Fronimopoulos/Walser) durchgeführt. Bei 2 weiteren erfolgten gleichzeitig eine Phakoemulsifikation und Keratoplastik als Triple procedure.

Bei 33 Augen (70,2%) wurde präoperativ eine myope Makuladegeneration diagnostiziert, bei 8 Augen bestand zusätzlich zur Katarakt ein primär chronisches Offenwinkelglaukom (PCOWG).

Die Bulbuslängen lagen in der Messung mittels Ultraschallbiometrie zwischen 28,3 und 35,0 mm. Die durchschnittliche Nachbeobachtungszeit liegt bei 3 Jahren.

Ergebnisse

Es wurde bei 9 Augen (17,3%) eine bestkorrigierte postoperative Sehschärfe von 0,5 und besser erzielt. Bei 15 Augen (28,8%) lag sie zwischen 0,2 und 0,4, bei 28 Augen (53,8%) bei 0,1 und schlechter. Die postoperative Refraktion wurde nach objektiver Refraktometrie mittels Autorefraktometer und manueller Refraktometrie subjektiv abgeglichen. Die Zielrefraktion wurde präoperativ anhand der Biometrie festgelegt und lag in der Regel bei -3,0 dpt. Die geplante Zielrefraktion (sphärisches Äquivalent) ±1 dpt, an der sich auch die Untersuchungen zur postoperativen Refraktion nach refraktiver Hornhautchirurgie orientieren, wurde bei 33 Augen (70,2%) erreicht. Insgesamt lagen 38 Augen (80,8%) in einem Bereich von ±2 dpt um die Zielrefraktion (Tabellen 1 u. 2).

Ebenfalls ausgewertet wurde der Astigmatismus bei Entlassung aus dem stationären Aufenthalt (objektive Refraktion mittels Auto- beziehungsweise Handrefraktometrie). Die Ergebnisse sind in Tabelle 3 zusammengefaßt.

Tabelle 1. Bestkorrigierte Sehschärfe

Sehschärfe	Augen	Prozent
0,5 und besser	9	17,3
0,2–0,4	15	28,8
0,1 und schlechter	28	53,8

Tabelle 2. Postoperative Refraktion

	Augen	Prozent
Zielrefraktion ±1 dpt	33	70,2
Zielrefraktion ±2 dpt	38	80,8

Tabelle 3. Postoperativer Astigmatismus

Astigmatismus	Augen	Prozent
Unter 2 dpt	26	55,3
2,25 bis 5 dpt	14	29,8
Über 5 dpt	7	14,9

Komplikationen

In 3 Fällen trat ein Hyphäma nach der Kataraktoperation auf. Dieses war in 2 Fällen nur geringfügig und resorbierte sich spontan, bei einem Auge war aber eine Vorderkammerspülung erforderlich. Eine passagere Aderhautamotio aufgrund einer postoperativen Hypotonie, die keiner Therapie bedurfte, trat in unserem Patientengut 2mal auf. Zwei Augen zeigten postoperative Aderhautblutungen. In einem Fall war dies eine umschriebene Blutung in der mittleren Fundusperipherie. Bei dem zweiten trat nach ECCE mit vorderer Vitrektomie eine expulsive Blutung am Abend des Operationstages auf. Dieses Auge nahm einen komplizierten Verlauf mit mehreren Reoperationen (Ablassung der subchorioidalen Blutung, glaskörperchirurgische Eingriffe) und einem nachfolgend schlechten Visus von Lichtschein mit defekter Projektion. In einem Fall trat eine Endophthalmitis auf. Hier waren eine Pars-plana-Vitrektomie und mehrere weitere Reoperationen erforderlich.

Bei 2 Augen (3,8%) bildete sich im Spätverlauf ein Iris capture aus, das im Laufe eines zweiten operativen Eingriffes komplikationslos gelöst wurde. Bei 4 Augen (7,6%) kam es in den Monaten nach dem Ersteingriff zu einer signifikanten Dezentrierung der Hinterkammerlinse (in der Regel nach oben nach intraoperativer Plazierung der unteren Haptik in den Kapselsack und der oberen in den Sulcus ciliaris), die eine operative Reposition (Rotation der Hinterkammerlinse in den Sulkus) erforderlich machte, die in allen Fällen komplikationslos erfolgte.

Bei einem Auge (1,9%) trat 2 Monate nach der ECCE, die durch eine vordere Vitrektomie bei Kapselruptur kompliziert worden war, eine Ablatio retinae mit Rundforamina auf, die mit einer Cerclage versorgt wurde. Hierauf kam es zu einer Wiederanlage der Netzhaut.

Während die postoperative Infektion nach einer Phakoemulsifikation auftrat, fanden sich die übrigen oben genannten Komplikationen ausschließlich nach Anwendung der ECCE-Technik.

Bei 10 Augen (19,2%) kam es zur Ausbildung einer signifikanten Hinterkapselfibrose, so daß eine Nd:Yag-Laser-Kapsulotomie durchgeführt wurde.

Tabelle 4. Postoperative Komplikationen

Hyphäma	3 Augen (in einem Fall Vorderkammerspülung erforderlich)
Passagere AH-Amotio	2 Augen
Aderhautblutungen	2 Augen davon eine expulsive Blutung (mehrere Reoperationen)
Endophthalmitis	1 Auge (ppVitrektomie erforderlich, mehrere Reoperationen)
Iris capture	2 Augen (3,8%)
HKL-Dezentrierung	4 Augen (7,6%)
Nd:YAG-Laser-Kapsulotomie bei signifikantem Nachstar	10 Augen (19,2%)

Diskussion

Die operative Korrektur der hohen Kurzsichtigkeit ist zur Zeit noch mit erheblichen Schwierigkeiten behaftet. Die Verfahren der refraktiven Hornhautchirurgie haben unter anderem den Nachteil, für hohe Dioptrienzahlen keine genauen Voraussagen der postoperativen Refraktion treffen zu können. Bereits Fukala beschrieb gegen Ende des 19. Jahrhunderts die operative Entfernung der klaren Augenlinse als Methode zur Korrektur der hohen Kurzsichtigkeit. Die Technik beinhaltete eine intrakapsuläre Kataraktextraktion ohne Kunstlinsenimplantation und wurde wegen der sehr hohen Ablatiorate schnell wieder verlassen. Inzwischen steht mit der Phakoemulsifikation mit Kleinschnittechnik und Implantation einer Kunstlinse eine ausgereifte Operationstechnik zur Verfügung, so daß dieses Verfahren zur Korrektur der hohen Kurzsichtigkeit zur Zeit wieder vermehrt diskutiert wird. Kontrovers diskutiert wird das Verfahren vor allen Dingen, da ein erhöhtes Ablatiorisiko befürchtet wird. Dieses Risiko muß gegen den Vorteil einer gut vorhersagbaren postoperativen Refraktion abgewogen werden [5, 7, 10, 18, 19].

Das Ablatiorisiko nach ECCE mit Hinterkammerlinsenimplantation wird in der Literatur insgesamt mit 0,7–9,6% angegeben [18, 22]. Verschiedene Autoren fanden für myope Patienten nach Kataraktoperation ein 3fach erhöhtes Risiko gegenüber der Kontrollgruppe [16, 18]. Liesenhoff u. Kampik [18] fanden ein Ablatiorisiko von 3,3% nach unkomplizierter extrakapsulärer Kataraktoperation mit Hinterkammerlinsenimplantation. In der Literatur ist allerdings das statistische Ablatiorisiko der phaken myopen Bevölkerung bereits bei 4% angegeben [4]. Percival u. Setty [20] fanden eine 2,5fach erhöhte Ablatiorate, und Buratto [5] eine sogar 6fach erhöhte Ablatiorate.

Bei unserem in der vorliegenden Studie ausgewerteten Patientengut bestand die Operationsindikation in einer Katarakt, die Myopiereduktion war dadurch lediglich ein erwünschter Nebeneffekt der Operation. Wie sich an unseren Patienten zeigen läßt, ist die postoperative Refraktion durch präoperative Biometrie und entsprechende Auswahl der zu implantierenden Kunstlinse gut vorhersagbar. In dieser Hinsicht stellt die Clear-lens-Extraktion eine brauchbare Alternative zur refraktiven Hornhautchirurgie dar. Bei über 70% der Patienten lag die postoperative Refraktion mit ±1 dpt um den präoperativ geplanten Wert. Dies deckt sich gut mit den Angaben aus der Literatur [3, 19, 31]. Allerdings ist bei jungen Patienten zu bedenken, daß die Akkommodationsfähigkeit der Augenlinse nach der Kunstlinsenimplantation verlorengeht.

Unsere Ergebnisse sind mit einer Clear-lens-Extraktion nur bedingt vergleichbar. Bei Anwendung der extrakapsulären Kataraktextraktionstechnik fand sich eine wesentlich höhere Komplikations- und Nachoperationsrate als nach Phakoemulsifikation, die bei der Clear-lens-Extraktion ausschließlich zur Anwendung kommen kann. Zu erwarten wäre auch ein wesentlich jüngeres Patientengut als das unsere, das ein Alter von im Median 66 Jahren aufwies. Eine Komplikation wie die bei einer Patientin aufgetretene expulsive Blutung nach ECCE mit vorderer Vitrektomie ist in der Regel bei alten Patienten mit erheblicher Gefäßsklerose zu erwarten. Ein Endophthalmitisrisiko besteht allerdings bei jedem intraokularen Eingriff und sollte gegen die Vorteile einer Clear-lens-Extraktion abgewogen werden.

Bei der Diskussion um die Clear-lens-Extraktion steht immer wieder im Vordergrund die Ablatiogefahr nach der Kataraktoperation bei hoher Myopie. Das Ablatiorisiko nach Kataraktoperation wird in großen Studien mit 1% beziehungsweise nach Nd:YAG-Laser-Kapsulotomie mit 2% angegeben [22]. Bei hochmyopen Patienten ist es aber deutlich erhöht. Auch in unserem Patientengut fand sich im Untersuchungszeitraum eine Ablatio retinae nach ECCE mit vorderer Vitrektomie, dagegen keine nach Phakoemulsifikation (dieser Unterschied ist jedoch statistisch nicht signifikant).

Bei unseren Patienten trat in 20% ein mit Nd:YAG-Laser-Kapsulotomie behandlungsbedürftiger Nachstar auf. Dies deckt sich gut mit den Angaben aus der Literatur [22]. Bei jüngeren Patienten, für die eine Clear-lens-Extraktion in Frage käme, ist mit einer höheren Nachstarrate zu rechnen.

Insgesamt steht mit der Phakoemulsifikation und Kleinschnittechnik eine effiziente und in der Kataraktchirurgie über viele Jahre eingeführte Methode zur Reduktion der hohen Myopie zur Verfügung. Hierbei müssen die Vorteile der Methode, insbesondere die vergleichsweise gute Vorhersagbarkeit der postoperativen Refraktion, gegen die Nachteile abgewogen werden, wie das Infektionsrisiko bei einem intraokularen Eingriff, der Verlust der akkommodationsfähigen eigenen Augenlinse bei jüngeren Patienten und die Erhöhung des Ablatiorisikos [6, 7, 10, 13, 17, 18, 25]. Über das langjährige Risiko einer Netzhautablösung nach Kataraktoperation bei hoher Myopie können wir anhand unseres Patientengutes mit im Mittel dreijähriger Nachbeobachtungszeit noch keine Aussage treffen.

Literatur

1. Badr IA, Hussain HM, Jabak M, Wagoner MD (1995) Extracapsular lens extraction with or without posterior chamber intraocular lenses in eyes with cataract and high myopia. Ophthalmology 102: 1139–1143
2. Barraquer C, Cavelier C, Mejia LF (1994) Incidence of retinal detachment following clear-lens extraction in myopic patients. Arch Ophthalmol 112: 336–339
3. Blum M, Auffarth GU, Wetzel C, Völcker HE (1997) Ergebnisse nach Kataraktoperation mit Myopiereduktion bei Myopia magna. Ophthalmologe 94: 20–23
4. Böhringer HR (1956) Statistisches zu Häufigkeit und Risiko der Netzhautablösung. Ophthalmogica 131: 331, zitiert nach [18]
5. Buratto L (1991) Cataract surgery in high myopia. Eur J Implant Refract Surg 3: 271–278
6. Colin J, Robinet A (1994) Clear lensectomy and implantation of low-power posterior chamber intraocular lens for the correction of high myopia. Ophthalmology 101: 107–112
7. Colin J, Robinet A (1997) Clear lensectomy and implantation of a low-power posterior chamber intraocular lens for correction of high myopia. A four-year follow-up. Ophthalmology 104: 73–78
8. Colin J, Mimouni F, Robinet A et al. (1990) The surgical treatment of high myopia: comparison of epikeratoplasty, keratomileusis and minus power anterior chamber lenses. Refract Corneal Surg 6: 245–251
9. Coonan P, Fung WE, Webster RG, Allen AW, Abbott R (1985) The incidence of retinal detachment following extracapsular cataract extraction. A ten-year study. Ophthalmology 1096–1101
10. Goldberg MF (1987) Clear lens extraction for axial myopia; an appraisal. Ophthalmology 94: 571–582
11. Hille K, Waibel A, Weidler J, Ruprecht KW (1995) Kataraktoperationen bei hochmyopen Patienten. In: Rochels R, Duncker G, Hartmann C (Hrsg) 9. Kongreß der Deutsch-

sprachigen Gesellschaft für Intraokularlinsen-Implantation. Springer, Berlin Heidelberg New York, S 98–101
12. Jacobi FK, Dick B (1995) Risikofaktoren und Inzidenz der Pseudophakieamotio bei hoher Myopie. In: Rochels R, Duncker G, Hartmann C (Hrsg) 9. Kongreß der DGII. Springer, Berlin Heidelberg New York, S 93–97
13. Javitt JC (1994) Clear lens extraction for high myopia. Is this an idea whose time has come? Arch Ophthalmol 112: 321–323
14. Kohnen S, Brauweiler P (1995) Langzeitergebnisse nach Kataraktoperationen mit Implantation von Minuslinsen bei hochmyopen Patienten. In: Rochels R, Duncker G, Hartmann C (Hrsg) 9. Kongreß der Deutschsprachigen Gesellschaft für Intraokularlinsen-Implantation. Springer, Berlin Heidelberg New York, S 102–108
15. Kora Y, Yaguchi S, Inatomi M, Ozawa T (1995) Preferred postoperative refraction after cataract surgery for high myopia. J Cataract Refract Surg 21: 35–38
16. Kraff MC, Sanders DR (1990) Inzidence of retinal detachment following posterior chamber intraocular lens surgery. J Cataract Refract Surg 16, zitiert nach [18]
17. Lee KH, Lee JH (1996) Long-term results of clear lens extraction for severe myopia. J Cataract Refract Surg 22: 1411–1415
18. Liesenhoff O, Kampik A (1994) Risiko der Ablatio retinae bei Pseudophakie und axialer Myopie. Ophthalmologe 91: 807–810
19. Lyle WA, Jin GJ (1994) Clear lens extraction for the correction of high refractive error. J Cataract Refract Surg 20: 273–276
20. Percival SPB (1986) High myopia: new definitions and the significance of IOL implantation. Eur J Implant Refract Surg 4: 137–140
21. Percival SPB, Setty SS (1993) Sight-threatening pathology related to high myopia after posterior chamber lens implantation: a prospective study. Eur J Implant Refract Surg 5: 95–98
22. Powe NR, Schein OD, Gieser SC, Tielsch JM, Lithra R, Javitt J, Steiberg EP (1994) Synthesis of the literature on visual acuity and complications following cataract extraction with intraocular lens implantation. Cataract patient outcome research team. Arch Ophthalmol 112: 239–252
23. Praeger DL (1979) Five years' follow-up in the surgical management of cataracts in high myopia treated with the Kelman phacoemulsification technique. Ophthalmology 2024–2033
24. Rickmann-Barger L (1989) Retinal detachment after Nd:YAG laser posterior capsulotomy. Am J Ophthalmol 107: 531–536
25. Rodriguez A, Gutierrez E, Alvira G (1987) Complications of clear lens extraction in axial myopia. Arch Ophthalmol 105: 1522–1523
26. Schwarz N, Reimann J, Kalb G, Hartmann CH (1994) Biometriedaten nach Hinterkammerlinsenimplantation bei hoher Myopie. In: Pham DT, Wollensack J, Rochels R, Hartmann C (Hrsg) 8. Kongreß der Deutschsprachigen Gesellschaft für Intraokularlinsen-Implantation. Springer, Berlin Heidelberg New York, S 162–165
27. Siganos DS, Pallikaris IG, Siganos CS (1995) Clear lensectomy and intraocular lens implantation in normally sighted highly hyperopic eyes. Three year follow-up. Eur J Implant Refract Surg 7: 128–133
28. Smith PW, Stark WJ, Maumenee AE, Enger CL, Michels RG, Glaser BM, Bonham RD (1987) Retinal detachment after extracapsular cataract extraction with posterior chamber intraocular lens. Ophthalmology 94: 495–504
29. Verzella F (1984) Microsurgery of the lens in high myopia for optical purposes. Cataract 1: 8–12
30. Werblin TP (1992) Should we consider clear lens extraction for routine refractive surgery? Refract Corneal Surg 8: 480–481

31. Windmann A, Großkopf P, Jacobi KW (1995) Vorhersagegenauigkeit der postoperativen Restrefraktion nach Kataraktoperation unter Anwendung verschiedener Formeln zur IOL-Brechkraftbestimmung. In: Rochels R, Duncker G, Hartmann C (Hrsg) 9. Kongreß der Deutschsprachigen Gesellschaft für Intraokularlinsen-Implantation. Springer, Berlin Heidelberg New York, S 157–164

Vorderkammer-Reizzustand nach Implantation der Worst Iris Claw Lens bei phaken Augen mit hoher Myopie

A. Liermann, M.C. Knorz und S. Eberle

Zusammenfassung. In einer prospektiven klinischen Studie sollte geklärt werden, inwieweit die Implantation einer Worst-Irisklauen-Linse bei hochmyopen, phaken Augen zu einem Vorderkammer-Reizzustand führt.

Seit Oktober 1997 wurde bei insgesamt 18 Augen von 12 Patienten eine Worst-Irisklauen-Linse zur Korrektur der hohen Myopie implantiert. Prä- und 6 Wochen postoperativ wurden die subjektive Refraktion und der unkorrigierte und bestkorrigierte Visus bestimmt. Der Vorderkammer-Reizzustand wurde mit dem Kowa-FM-500-Laser-Flare-Meter gemessen.

Das mittlere präoperative sphärische Äquivalent lag bei –18,84 dpt (–12 bis –25; SD = 3,27). 6 Wochen postoperativ ergab sich ein mittleres sphärisches Äquivalent von –0,4 dpt (–1,63 bis +1,0; SD = 0,67). Der mittlere präoperative bestkorrigierte Visus war von 0,4 (0,1–0,8; SD = 0,16) auf 0,6 (0,25–0,8; SD = 0,15) 6 Wochen postoperativ angestiegen.

Die Untersuchung mit dem Laser-Flare-Meter ergab postoperativ einen mittleren Wert von 32,9 p/ms (4,89 - 66,38; SD = 23,0). Davon zeigten 40% der Augen keinen und 60% einen milden Vorderkammer-Reizzustand.

Zusammenfassend läßt sich sagen, daß die Implantation der Worst-Irisklauen-Linse eine interessante Möglichkeit zur Korrektur der hohen Myopie in phaken Augen darstellt. In der Mehrzahl der operierten Augen kam es zu einem milden Vorderkammer-Reizzustand. Es bedarf aber umfangreicherer Studien mit längeren Nachbeobachtungszeiten, um eine endgültige Aussage über einen möglicherweise chronischen Vorderkammer-Reizzustand treffen zu können.

Summary. A prospective clinical study was designed to evaluate anterior chamber flare after implantation of a Worst Iris Claw Lens in phakic and high myopic eyes.

Since October 1997 the Worst Iris Claw Lens was implanted in 18 eyes of 12 patients to correct high myopia. Pre- and 6 weeks postoperatively, subjective refraction, uncorrected and best-corrected visual acuity were evaluated. Anterior chamber flare was measured using the Kowa FM-500 Laser Flare Meter.

Mean preoperative spherical equivalent was –18.84 D (–12 to –25; SD=3,27). Six weeks postoperatively mean spherical equivalent was –0.4 D (–1.63 to +1.0; SD=0.67). Mean best-corrected visual acuity increased from 0.4 (0.1–0.8; SD=0.16) best-corrected to 0.6 (0.25–0.8; SD=0.15) 6 weeks postoperatively.

Mean anterior chamber flare was 32.9 p/ms (4.89–66.38; SD=23.0) 6 weeks postoperatively; 40% of the treated eyes had no anterior chamber flare and 60% of the eyes a mild anterior chamber flare.

In conclusion, implantation of a Worst Iris Claw Lens is an interesting method to correct high myopia. A mild anterior chamber flare was present in most of the treated eyes 6 weeks after the implantation. Longer follow-up will be necessary to evaluate if there is a chronic anterior chamber flare.

G. Duncker et al. (Hrsg.)
12. Kongreß der DGII 1998

Einleitung

In den letzten Jahren konzentrierte sich bei der Korrektur der hohen Myopie das wissenschaftliche Interesse vorwiegend auf die Excimer-Laser-Chirurgie. Nicht zuletzt galt die LASIK als eine Methode, mit der es möglich war, sichere und vorhersagbare Ergebnisse bei der Korrektur der hohen Myopie zu erzielen. Viele klinische Studien und eigene Erfahrungen haben jedoch gezeigt, daß die LASIK bei der Korrektur einer Myopie von mehr als –15,0 dpt kein geeignetes Verfahren darstellt [10, 11]. Der Grund hierfür liegt vor allem in der im Verhältnis zur Pupillengröße zu kleinen Behandlungszone, was vorwiegend bei Dämmerung zu Problemen führt.

Wir haben daher nach Alternativen gesucht, um diesen Patienten zu helfen. Hierbei schien uns die Implantation einer Worst-Irisklauen-Linse eine vielversprechende Methode [7]. Einige Autoren berichten über eine gute Verträglichkeit dieser Linse [6]. In anderen Studien fand sich hingegen postoperativ ein chronischer Reizzustand [1].

Da die Worst-Irisklauen-Linse im vorderen Irisstroma fixiert wird, kann es zumindest theoretisch zu einem chronischen Vorderkammer-Reizzustand kommen. Neben der Bestimmung der postoperativen subjektiven Refraktion und des unkorrigierten und bestkorrigierten Visus haben wir daher den Vorderkammer-Reizzustand mittels Laser-Tynallometrie gemessen.

Patienten und Methoden

Im Oktober 1997 begannen wir eine prospektive klinische Studie. Bisher implantierten wir in 18 hochmyopen Augen von 12 Patienten eine Worst-Irisklauen-Linse. 6 Wochen postoperativ konnten 16 Augen von 11 Patienten nachuntersucht werden.

Die aus PMMA gefertigte Worst-Irisklauen-Linse ist eine bikonkave Intraokularlinse für phake Augen. Ihre Länge beträgt 8,5 mm, der Durchmesser der optischen Zone 5 mm und ihre Höhe ca. 1 mm. Die Linse weist eine Krümmung von 0,5 mm auf und hat eine der natürlichen Linse gegenüberliegende konkave Oberfläche. Der Abstand zwischen der Intraokularlinse und der natürlichen Linse beträgt etwa 0,8 mm.

Die Irisklauen werden im mittelperipheren, immobilen Anteil der Iris fixiert, so daß eine Schädigung der Kammerwinkelstrukturen vermieden und die Irisbeweglichkeit nicht beeinträchtigt wird. Aufgrund der Tatsache, daß die Worst-Irisklauen-Linse nur an 2 gegenüberliegenden Punkten des vorderen Irisstromas fixiert ist, sollte eine Explantation theoretisch keine größeren Probleme bereiten.

Zur Implantation verwendeten wir den zur Phakoemulsifikation gebräuchlichen skleralen Tunnelschnit (Frawn Incision) [9]. Nach Vorlegen des 5 mm breiten Tunnelschnittes und Eröffnung der Vorderkammer wurden nacheinander Acetylcholin und eine viskoelastische Substanz (Healon GV; Pharmacia-Upjohn, Erlangen) in die Vorderkammer eingegeben. Danach erfolgte die

Implantation. Für die Fixation der Irisklauen verwendeten wir die Implantationspinzette nach Krumeich. Über je eine Parazentese bei 3 und 9 Uhr wurde die Iris mittels einer Kapsulorhexispinzette (Katena, Denville, USA) gefaßt und in den Klauen fixiert. Nach Ausspülen der viskoelastischen Substanz wurde die Operation abgeschlossen, ohne vorher eine basale Iridektomie durchzuführen.

Die präoperative Diagnostik umfaßte die Bestimmung der subjektiven Refraktion, der Hornhautbrechkraft (Zeiss-Keratometer), der Vorderkammertiefe (CompuScan LT, Storz, Heidelberg), des unkorrigierten und bestkorrigierten Visus und der Aniseikonie (Awaya-Charts, Oculus, Dutenhofen).

Sechs Wochen postoperativ wurden die subjektive Refraktion und der Visus ohne Korrektur und mit optimaler Brillenkorrektur ermittelt. Zudem wurden die Patienten nach der Wahrnehmung von Halos und Blendung bei Nacht befragt.

Die Messung des Vorderkammer-Reizzustandes erfolgte mit dem Kowa FM-500-Laser-Flare-Meter (Kowa, Tokio, Japan). Das Prinzip der Laser-Tyndallometrie beruht auf der Messung der Intensität des im Kammerwasser gestreuten Lichtes eines Lasers mittels eines Photomultipliers. Die gemessene Einheit ist „Photonenzahl pro Millisekunde“ (p/ms).

Ergebnisse

Sechs Wochen postoperativ konnten insgesamt 16 Augen von 11 Patienten nachuntersucht werden. Unter den 11 Patienten waren 9 Frauen und 2 Männer.

Das Alter der operierten Patienten betrug im Mittel 39, wobei der jüngste Patient 23 und der älteste 62 Jahre alt war.

Refraktion

Das mittlere präoperative sphärische Äquivalent betrug –18,84 dpt, wobei die Werte zwischen –12,0 und –25,0 dpt lagen (SD = 3,27) schwankten. Sechs Wochen postoperativ lag das mittlere sphärische Äquivalent bei –0,4 dpt mit einer Schwankungsbreite von –1,75 bis +1,0 dpt (SD = 0,67).

Bei allen Augen war postoperativ Emmetropie geplant. Nach 6 Wochen lagen 88% der Augen innerhalb eines Intervalls von ±1,0 dpt und 100% innerhalb ±2,0 dpt von Emmetropie entfernt.

Visus

Im Vergleich zum mittleren präoperativen bestkorrigierten Visus von 0,4 (0,1–0,8; SD = 0,16) stieg dieser 6 Wochen postoperativ auf 0,6 (0,25–0,8; SD = 0,15) an. Der mittlere unkorrigierte Visus lag 6 Wochen postoperativ bei 0,5 (0,2–0,8: SD = 0,15).

Kein Auge verlor postoperativ im Vergleich zum präoperativen Befund eine oder mehr Linien an bestkorrigierter Sehschärfe. In 13% der Fälle war der

Visus mit Brillenkorrektur prä- wie postoperativ gleichbleibend. Bei 31% kam es im Vergleich zum präoperativen Befund zu einem Visusgewinn von 1 Linie und bei 31% zu einem Visusgewinn von 2 Linien. 25% der operierten Augen gewannen 3 oder mehr Linien.

Vorderkammer-Reizzustand

Sechs Wochen nach Implantation einer Worst-Irisklauen-Linse fanden wir im Mittel einen Tyndall von 32,9 p/ms (4,89–66,9; SD = 23,0).

Im Vergleich dazu ergab sich bei der Messung des Vorderkammer-Reizzustandes einer Kontrollgruppe, der keine Intraokularlinse implantiert worden war und die einem altersverteilten Normalkollektiv entsprach, ein mittlerer Tyndall von 4,2 p/ms (SD = 0,74).

Nach Implantation einer Worst-Irisklauen-Linse zeigte sich bei 40% der Augen in der Vorderkammer ein Tyndall unter 10 p/ms, entsprechend einem Normalbefund. Bei 60% der Augen konnte postoperativ ein Tyndall zwischen 11 und 80 p/ms gemessen werden, so daß bei diesen Augen von einem milden Vorderkammer-Reizzustand ausgegangen werden muß. Kein Auge zeigte einen deutlichen Vorderkammer-Reizzustand (>80 p/ms) [12].

Befragung

Befragt nach der Wahrnehmung von Halos und Blendung bei Nacht, gaben 80% der Patienten Halos und 73% Blendung bei Nacht an.

Komplikationen

Ein Patient mit einer präoperativ bestehenden Anisometropie und einer Aniseikonie von 4%, gemessen mit den Awaya Charts (Oculus, Dutenhofen) klagte postoperativ über binokulare Doppelbilder. Wir führten daher erneut eine Messung der Aniseikonie durch, die nun einen Wert von 14% ergab. Bisher führte weder ein Prismenausgleich noch die Anpassung einer entsprechenden Brille zum gewünschten Erfolg. Da der Patient die nur wenig auseinanderliegenden Doppelbilder derzeit noch toleriert und subjektiv über einen gewissen Gewöhnungseffekt berichtet, wurde die Intraokularlinse derzeit belassen.

Bei einem weiteren Auge, bei dem wir zugleich auch die erste Worst-Irisklauen-Linse implantierten, war diese nur im vorderen Irisstroma fixiert. Ein Jahr nach der Operation waren die Irisklauen nicht mehr hinreichend gefaßt, so daß eine erneute Operation mit entsprechender Reposition der Irisklauen notwendig war.

Diskussion

Derzeit stehen verschiedene Verfahren zur Korrektur der hohen Myopie zur Verfügung. Hierzu zählen neben der Implantation einer Worst-Irisklauen-Linse [7] unter anderem die Clear-lens-Extraktion [3], die Implantation einer linsengetragenen Hinterkammerlinse [6] und die Laser-in-situ-Keratomileusis (LASIK) [10, 11].

Die Clear-lens-Extraktion ist ein Verfahren, das immer noch kontrovers diskutiert wird. Vor allem ist der Verlust der Akkommodationsfähigkeit der oft jugendlichen Patienten ein Nachteil dieses Verfahrens. Die Operation der Linse erfordert bei hochmyopen Augen wegen der Fragilität des Zonulaapparates und der Kapsel ein besonders vorsichtiges Vorgehen. Barraquer et al. gaben das Risiko einer postoperativen Netzhautablösung bei hochmyopen Augen mit einer Inzidenzrate von 7,3% an [3]. Andere Autoren beurteilen das Amotiorisiko geringer [14]. Die Implantation einer Hinterkammerlinse scheint sowohl das Amotiorisiko als auch die Nachstarrate zu senken [8].

Die Implantation einer linsengetragenen Hinterkammerlinse wird derzeit als eine weitere Möglichkeit der Korrektur der hohen Myopie untersucht. Fechner et al. fanden jedoch nach 12–24 Monaten bei 8 von 45 operierten Augen eine vordere subkapsuläre Trübung [6]. Erklärungversuche waren hier ein metabolisches Ungleichgewicht oder aber ein intermittierender Druck auf die Linse durch eine Krümmungsänderung bei der Akkommodation.

Zahlreiche Studien haben gezeigt, daß die LASIK sicher kein adäquates Verfahren darstellt, um eine Myopie von −15,0 dpt oder mehr zu korrigieren [10, 11]. Aufgrund der im Verhältnis zur Pupillengröße zu kleinen Behandlungszone klagen die Patienten bereits bei nicht optimalen Lichtverhältnissen über Verschwommensehen und vermehrte Blendempfindlichkeit.

Entsprechend den Literaturangaben fanden sich bei der Clear-lens-Extraktion [8], nach Implantation einer linsengetragenen Hinterkammerlinse [6] sowie in unserer Studie gute postoperative Ergebnisse mit nur geringer Abweichung von Emmetropie (88% innerhalb ±1,0 dpt).

Bedingt durch einen Vergrößerungseffekt nach Implantation einer Intraokularlinse kann postoperativ theoretisch mit einem Gewinn an bestkorrigierter Sehschärfe gerechnet werden [2], was unsere Ergebnisse bestätigen (87% gewannen mehr als 1 Linie an bestkorrigiertem Visus).

Da die Mehrzahl der Patienten über die Wahrnehmung von Halos und Blendung bei Nacht berichteten, verordneten wir den Patienten, die sich durch diese Phänomene besonders gestört fühlten, ein leichtes Miotikum (Glaukotat, Chibret, München).

Sowohl durch die schonende Implantationstechnik als auch die einfache Fixation am immobilen, mittelperipheren Anteil der Iris ist bei der Worst-Irisklauen-Linse nur mit geringen intra- und postoperativen Komplikationen zu rechnen [13].

Allerdings kann durch die Fixation an der Iris ein chronischer Vorderkammer-Reizzustand induziert werden. Einige Studien berichten über das postoperative Auftreten von Iritis und Uveitis [1, 4], obwohl in diesen Fällen wohl die relativ traumatische Fixationstechnik für diese Zustände verantwortlich gemacht werden kann. Wir haben daher den Vorderkammer-Reizzustand mittels Laser-Tyndallometrie gemessen. In 60% der Fälle fanden wir 6 Wochen postoperativ einen milden Vorderkammer-Reizzustand. Dabei muß beachtet werden, daß die Messungen, bedingt durch die nach Implantation der Worst-Irisklauen-Linse nur begrenzt zur Verfügung stehende Rest-Vorderkammertiefe, nicht immer einfach sind. Wir haben die Augen daher nach einmaliger Gabe eines milden Mydriatikums untersucht. Da es aus organisatorischen Gründen nicht möglich war, präoperative Befunde dieser Augen zu erheben, wurde der Mittelwert des Vorderkammer-Reizzustandes einer entsprechend verteilten Kontrollgruppe als präoperativer Ausgangswert zugrundegelegt. Dieser entsprach den in der Literatur beschriebenen Werten [12]. Um eine endgültige Aussage über einen durch die Worst-Irisklauen-Linse induzierten Vorderkammer-Reizzustand treffen zu können, ist sicher eine längere Nachbeobachtungszeit notwendig.

Literatur

1. Alho F, De La Hoz F, Ismail MM (1993) Subclinical inflammatory reaction induced by phakic anterior chamber lenses for the correction of high myopia. Ocular Immunology and Inflammation 1: 1–5
2. Applegate RA, Howland HC (1993) Magnification and visual acuity in refractive surgery. Arch Ophthalmol 111: 1335–1342
3. Barraquer C, Cavelier C, Mejia LF (1994) Incidence of retinal detachment following clear-lens extraction in myopic patients; retrospective analysis. Arch Ophthalmol 112: 336–339
4. Bour T, Piquot X, Pospisil A, Montard M (1991) Repercussion endotheliales de lìmplant myopique de chambre anterieure ZB au course de la premiere annee. J Fr Ophthalmol 14: 633–641
5. El-Maghraby A, Marzouki A, Matheen TM, Souchek J, Van Der Karr M (1993) Reproducibility and validity of laser flare / cell meter measurements of intraocular inflammation. J Cataract Refract Surg 19: 52–55
6. Fechner PU, Haigis W, Wichmann W (1996) Posterior chamber myopia lenses in phakic eyes. J Cataract Surg 22: 178–182
7. Fechner PU, Strobel J, Wichmann W (1991) Correction of myopia by implantation of a concave Worst-Iris Claw Lens into phakic eyes. J Refract Corneal Surg 7: 286–298
8. Gris O, Güell J, Manero F, Müller A (1996) Clear lens extraction to correct high myopia. J Cataract Refract Surg 22: 686–689
9. Knorz MC (1995) Phakoemulsifikation und Intraokularlinsen-Implantation. Ophthalmologische Nachrichten, Kaden, Heidelberg
10. Knorz MC, Liermann A, Wiesinger B, Seiberth V, Liesenhoff H (1997) Laser-in-situ-Keratomileusis (LASIK) zur Myopiekorrektur. Ophthalmologe 94: 775–779
11. Knorz MC, Liermann A, Seiberth V, Steiner H (1996) Laser in situ keratomileusis to correct myopia of -6.00 to -29.00 diopters. J Refract Surg 12: 575–584
12. Krüger H, Busch T (1995) Korrelation zwischen Lasertyndallometrie und Eiweißkonzentration in der Augenvorderkammer. Ophthalmologe 92: 26–30
13. Krumeich JH, Daniel J, Gast R (1995) Closed-system technique for implantation of iris-supported negative-power intraocular lens. J Refract Surg 12: 334–340
14. Lu GS (1993) Intraocular lens implantation in high myopes. Chung Hua Yen Ko Tsa Chih 29: 16–18

Komplikationen der modernen refraktiven Chirurgie

D. Uthoff

Zusammenfassung. Wie jeder operative Eingriff ist auch die refraktive Chirurgie des Auges mit der Möglichkeit von Komplikationen belastet. Da diese Chirurgie für die meisten Patienten nur eine „Komfortverbesserung" ihres in der Regel guten korrigierten Visus darstellt, sind an solche Eingriffe besonders hohe Anforderungen bezüglich der Sicherheit und Vermeidung möglicher Schäden zu stellen. In diesem Kontext muß auch die Aufklärung der Patienten weit über das „normale" Maß hinaus erfolgen und insbesondere eine äußerst kritische Analyse der möglichen Komplikationen zum Inhalt haben. Dies setzt voraus, daß der Operateur die entsprechende Erfahrung besitzt oder sich zumindest theoretisch mit den Komplikationsmöglichkeiten auseinandergesetzt hat. Der Autor teilt seine Erfahrung bezüglich der refraktiven Chirurgie, die er seit ca. 1982 gesammelt hat, mit. Die älteren Verfahren (z. B. radiäre Keratotomie) werden nur am Rande erwähnt. Es soll insbesondere auf die moderneren Verfahren wie PRK, LASIK, instrastromale Ringe, phake intraokulare Linsen sowie Clear-lens-Extraktion (CLE) eingegangen werden. Die hier möglichen Komplikationen werden aufgezeigt und zusammenfassend Vermeidungsstrategien an die Hand gegeben.

Die Erfahrung des Autors seit 1982 umfaßte ca. 500 RK, 1990 ca. 400 PRK, seit 1985 ca. 400 Clear-lens-Extraktionen (CLE), seit 1980 ca. 30 Myopielinsen Typ Baikoff, seit 1994 ca. 35 LASIK. Die Ergebnisse der PRK, die von Anfang an auf ca. max. -7,0 dpt begrenzt waren, sind insgesamt, auch in Übereinstimmung mit der Literatur, als gut und vertretbar zu bezeichnen. Dies trifft ebenfalls für die CLE zu. Die Ergebnisse der ersten Generation der Myopielinsen Typ Baikoff müssen als sehr schlecht eingestuft werden. Die Ergebnisse der ersten LASIK sind insgesamt nicht ganz zufriedenstellend und waren in Einzelfällen mit erheblichen Problemen belastet. Durch die zunehmende Erfahrung des Autors sowie die Verbesserung des Equipments (Mikrokeratom, Excimer-Laser) haben sich auch diese Ergebnisse deutlich verbessert.

G. Duncker et al. (Hrsg.)
12. Kongreß der DGII 1998

Kosten und Nutzen der PTK bei der Behandlung der rezidivierenden Erosio corneae – eine volkswirtschaftliche Betrachtung

St. Schmickler und R. Gerl

Zusammenfassung. Die Behandlungskosten der PTK bei der rezidivierenden Erosio corneae sollen auf ihren volkswirtschaftlichen Nutzen untersucht werden, um festzustellen, ob die PTK neben ihrem medizinischen Nutzen auch volkswirtschaftlich vorteilhaft ist und eine Kostenerstattung durch die Krankenkassen sinnvoll wäre. Aus den durchgeführten Berechnungen folgt, daß bereits nach dem zweiten Rezidiv eine konservative Behandlung teurer als die Behandlung mittels PTK ist. Neben der medizinischen Effektivität und dem Gewinn an mehr Lebensqualität für den Patienten ist die PTK nach dem zweiten Rezidiv eingesetzt volkswirtschaftlich vorteilhaft und somit eine Kostenerstattung durch die Krankenkassen sinnvoll.

Summary. The efficiency of PTK in the treatment of erosio corneae has been proven positive over the past years. Patients have often suffered again and again, sometimes over years, before a PTK is done. Conservative treatment may be cheap but is not successful. PTK is not listed in the catalog for reimbursement of health care providers, and it is therefore up to them to decide if the patient is eligible for reimbursement. We did an analysis in view of the expenses of the treatment of PTK in comparison to conservative treatment in order to find out if there is not only a medical benefit but an economical advantage as well, and therefore, reimbursement by health care providers would be beneficial. PTK is a very effective treatment of recurrent erosio corneae. It enhances the quality of life for the patient and, when performed after the second relapse, it is beneficial not only to the health care providers but to society as well by reducing further treatment expenses.

Einleitung

Die Effektivität der PTK bei der Behandlung der rezidivierenden Erosio corneae ist hinreichend belegt. In unserem eigenen Patientengut verfügen wir über eine Erfolgsrate von 95%, was heißt, daß 95% unserer Patienten nach PTK kein Rezidiv erlitten haben (Einschlußkriterium: Die Nachbeobachtungszeit ist größer als ein Jahr). In der Literatur wird der Erfolg der PTK bei der rezidivierenden Erosio corneae von 74–91% angegeben.

Da die PTK im Leistungskatalog einer deutschen Gebührenordnung nicht verzeichnet ist, sind die Krankenkassen nicht verpflichtet, Patienten die Kosten zu erstatten. Vor einer PTK kommt es daher häufig zu einem zeitaufwendigen und lästigen Schriftwechsel mit der Krankenkasse und dem Medizinischen Dienst, da der Patient trotz seines Leidensdrucks die Frage der Kosten

G. Duncker et al. (Hrsg.)
12. Kongreß der DGII 1998

in Höhe von etwa 1500 DM für die PTK geklärt haben möchte. Der Medizinische Dienst befürwortet Behandlungen außerhalb der NUB-Richtlinien dann, wenn das Verfahren

- eine Heilung oder zumindest Besserung erzielt,
- das Risiko der Behandlung vertretbar ist und
- die Behandlung wirtschaftlich nicht zuletzt in bezug auf Folgekosten ist.

Der Erfolg der PTK ist wie eingangs bereits erwähnt wissenschaftlich belegt. Komplikationen sind bei sachgerechter Durchführung nicht bekannt [1, 2, 4, 5, 7, 8–11, 13]. Im weiteren werden die Behandlungskosten der PTK bei der rezidivierenden Erosio corneae auf ihren volkswirtschaftlichen Nutzen untersucht, um zu klären, ob die PTK neben ihrem medizinischen Nutzen auch volkswirtschaftlich vorteilhaft ist und eine Kostenerstattung durch die Krankenkassen sinnvoll ist.

Die Kosten für die PTK liegen durchschnittlich bei 1500,00 DM.

Die uns zugewiesenen Patienten erlitten mindestens 2 Rezidive mit einer durchschnittlichen Arbeitsunfähigkeit von 4 Tagen pro Rezidiv, bevor sie uns zu einer PTK überwiesen wurden:

ein Rezidiv: 4 Tage Arbeitsunfähigkeit,
zwei Rezidive: 8 Tage Arbeitsunfähigkeit.

Das Bruttosozialprodukt in Deutschland belief sich 1996 auf 3.506,6 Mrd. DM bei 34,47 Mio. Erwerbstätigen und 220 Arbeitstagen.

Deutschland 1996:
Bruttosozialprodukt 3.506,6 Milliarden (DM)
34,47 Millionen Beschäftigte
Arbeitstage pro Jahr: 220 Tage
Anteil eines Arbeitnehmers pro Tag am Bruttosozialprodukt: 462,40 DM.

Bei 220 Arbeitstagen trug jeder Beschäftigte ca. 460 DM pro Tag zum Bruttosozialprodukt bei. Ein Rezidiv verursacht durchschnittlich 4 Tage Arbeitsunfähigkeit.

Ein Tag Arbeitsunfähigkeit: 462,40 DM
Ein Rezidiv (4 Tage Arbeitsunfähigkeit): 1849,60 DM

Ausgehend vom Bruttosozialprodukt 1996 führte jedes Rezidiv volkswirtschaftlich zu einem Minus von 1.850,00 DM.

Berücksichtigt man, daß nach der PTK der Patient auch 4 Tage arbeitsunfähig, danach aber rezidivfrei ist, so induziert sie Kosten in Höhe von ca. 3.350,00 DM (1.500,00 für die PTK, 1.849,60 DM Minus am Bruttosozialprodukt).

Behandlungskosten PTK: 1.600,00 DM,
4 Tage Arbeitsunfähigkeit: 1.849,60 DM (ein Tag: 462,40 DM)

Kosten für PTK insgesamt 3.349,60 DM

Kosten für PTK: ca. 3.350,00 DM

Konservative Behandlung pro Rezidiv (ohne ärztliches Honorar, Medikamente, Schmerzbehandlung): ca. 1.850,00 DM, ca. 3.700,00 DM für 2 Rezidive

Hieraus folgt, daß bereits nach dem 2. Rezidiv eine konservative Behandlung bei einem Arbeitnehmer volkswirtschaftlich teurer als die Behandlung mittels PTK ist.

Neben der medizinischen Effektivität und dem Gewinn an mehr Lebensqualität für den Patienten ist die PTK nach dem zweiten Rezidiv eingesetzt volkswirtschaftlich vorteilhaft und somit eine Kostenerstattung durch die Krankenkassen sinnvoll.

Literatur

1. Algawi K, Goggin M, O'Keefe M (1995) 193 nm excimer laser phototherapeutic keratectomy for recurrent corneal erosions. Eur J Refract Cataract Surg 7: 11–13
2. Amm M, Duncker GIW (1997) Refractive development after phototherapeutic keratectomy. J Cataract Refract Surg (in press)
3. Dausch D, Landesz M, Klein R, Schröder E (1993) Phototherapeutic keratectomy in recurrent corneal epithelial erosion. Refract Corneal Surg 9: 419–424
4. Förster W, Grewe S, Atzler U, Lunecke C, Busse H (1993) Phototherapeutic keratectomy in corneal diseases. Refract Corneal Surg [Suppl 9/2]: 85–90
5. Förster W, Busse H (1995) Phototherapeutische Keratektomie mit dem 193-nm-Excimerlaser. Augenärztliche Fortbildung, Band 18, Nr. 2. Urban & Vogel, München, S 59–62
6. Förster W, Atzler U, Ratkay I, Busse H (1997) Therapeutic use of the 193-nm excimer laser in corneal pathologies. Graefes Arch Clin Exp Ophthalmol 235: 296–305
7. Gartry D, Kerr-Muir MG, Marshall J (1991) Excimer laser treatment of corneal surface pathology: a laboratory and clinical study. Brit J Ophthalmol 75: 258–269
8. Kottek AA, Redbrake C, Schlossmacher BW, Kuckelkorn R (1996) Therapie einer persistierenden Erosio nach schwerer Verätzung mit dem Excimer-Laser. Klin Monatsbl Augenheilkd 208: 251–253
9. Lohmann CP, Sachs H, Marshall J, Gabel VP (1996) Excimer laser phototherapeutic keratectomy for recurrent erosion: a clinical study. Ophthalmic Surg Lasers 27: 768–772
10. Marshall J, Trokel S, Rothery S, Schubert H (1985) An ultrastructural study of corneal incisions induced by an excimer laser at 193 nm. Ophthalmology 92: 749–758
11. O'Brart DPS, Kerr-Muir MG, Marshall J (1994) Phototherapeutic keratectomy for recurrent corneal erosions. Eye 8: 378–383
12. Öhman L, Fagerholm P, Tengroth B (1994) Treatment of recurrent corneal erosions with the excimer laser. Acta Ophthalmol 72: 461–463
13. Seitz B, Langenbucher A, Kus M, Naumann GOH (1994) Therapie der rezidivierenden Erosio corneae mittels 193 nm Excimerlaser. In: Wollensak J et al. (Hrsg) 8. Kongreß der DGII. Springer, Berlin Heidelberg New York
14. Stark WJ, Gilbert ML, Goodman GL, Gottsch JD, Trokel S (1990) Phototherapeutic keratectomy preliminary report. Invest Ophthalmol Vis Sci 31 [Suppl]: 245

Astigmatismusberechnungen

H.-R. Koch

Zusammenfassung. Beim Vergleich verschiedener Astigmatismuswerte ist das präziseste Verfahren die Addition bzw. die Subtraktion von Kosinusquadratkurven. Ausreichende Genauigkeit für klinische Fragestellung hat auch die Berechnung mit der Vektorenanalyse, wobei das einzusetzende Winkelargument verdoppelt werden muß. Weitgehend unbekannt sind sinnvolle Maßnahmen für die Berechnung von Mittelwerten und Streuungsmaßen in Gruppen. Auch hinsichtlich statistischer Vergleiche zwischen verschiedenen Gruppen mit unterschiedlichen Astigmatismen wird in der einschlägigen Literatur viel gesündigt. Gangbare Wege für die beschriebene Statistik und die Entscheidungsstatistik werden aufgezeigt.

G. Duncker et al. (Hrsg.)
12. Kongreß der DGII 1998

Ergebnisse der Astigmatismuskorrektur mit T-Inzisionen. Lindstroms versus Thorntons Technik

U. Mester, M. Rauber und E. Baykal

Zusammenfassung. Insbesondere bei höhergradigem gemischtem Hornhautastigmatismus stellen bogenförmige tangentiale Hornhautinzisionen eine verhältnismäßig einfache, effektive und komplikationsarme Korrekturmöglichkeit dar. Hinsichtlich Durchführung und Berechnung des Eingriffs gibt es derzeit vor allem 2 Techniken, die durch Berücksichtigung mehrerer Faktoren eine Ergebnisoptimierung versprechen: die Verfahren von Lindstrom und Thornton. Beide unterscheiden sich in einigen wesentlichen Punkten wie dem Durchmesser der optischen Zone und der Zahl der Inzisionen.

Patienten: Bei 156 Astigmatismuskorrekturen der letzten 6 Jahre konnten wir den postoperativen Verlauf über mindestens 3 Monate dokumentieren. 103 Augen wurden mit der Thornton-Technik operiert, 53 mit der von Lindstrom. Das Krankengut umfaßt überwiegend angeborene Hornhautastigmatismen über 3 dpt. Weitere Indikationen waren postoperativer Astigmatismus nach Kataraktoperation, Keratoplastik sowie nach perforierender Verletzung.

Ergebnisse: Abgesehen von einer Schnittdehiszenz in beiden Gruppen traten weder intraoperative noch postoperative Komplikationen auf. Der Heilungsverlauf sowie die Stabilisierung der Refraktionsänderung zeigten keinen Unterschied.

Die vektorkorrigierte (Cravy)Reduzierung des Astigmatismus betrug mit dem Verfahren nach Thornton 3,56 dpt (±1,86), mit der Lindstrom-Technik 3,94 dpt (±2,29). Dieser Unterschied ist statistisch nicht signifikant. Es zeigte sich ferner kein Unterschied beider Verfahren zwischen angestrebter und erreichter Korrektur.

Schlußfolgerung: Schlußfolgerung: Bei gleicher Effektivität, Präzision und Sicherheit hat das Verfahren nach Lindstrom den Vorteil der größeren optischen Zone sowie der Beschränkung auf ein Inzisionspaar.

Schlüsselwörter: Hornhautastigmatismus, Astigmatismuskorrektur, Thornton-Technik, Lindstrom-Formel

Summary. Arcuate transverse corneal incisions (T-cuts) are most effective in treating higher degrees of corneal astigmatism. Complications are extremely rare, the healing process is very short, and no extensive technical equiment is needed. Two schools of astigmatic keratotomy have gained widespread use: Thornton's and Lindstrom's approach. Both techniques include several modifiers to improve the surgical results. They mainly differ in the diameter of the optical zone and the number of incisions.

Patients: One hundred and fifty six Keratotomies performed during the past 6 years could be documented postoperatively over a period of at least 3 months; 103 eyes had been treated according to Thornton's approach, 53 with Lindstrom's technique. Most eyes suffered from congenital corneal astigmatismus of more than 3 D. Other indications for astig-

G. Duncker et al. (Hrsg.)
12. Kongreß der DGII 1998

matic keratotomy were astigmatism after cataract surgery, keratoplasty, and perforating injury.

Results: The only intra- or postoperative complication was one wound gape in both groups. The healing process and the stabilization of refraction was similar in both surgical techniques. The vector-corrected surgically induced reduction of astigmatismus (Cravy) was 3.56 D (±1.86) with Thornton's approach and 3.94 D (±2.29) with Lindstrom's technique. Alpin's vector analysis also showed no statistical difference between both groups.

Conclusion: Without difference concerning effcacy, predictibility, and safety Lindstrom's approach has the advantage of a greater optical zone and a single pair of incisions.

Key words: corneal astigmatism, astigmatic keratotomy, Thornton's approach, Lindstrom's formula

Einleitung

Während geringgradige myopische Astigmatismen heute mittels PRK gut korrigiert werden können, werden höhergradige gemischte Hornhautastigmatismen besser mittels bogenförmiger transversaler Hornhautinzisionen mit dem Diamantmesser behandelt. Überwiegend handelt es sich um angeborene Hornhautastigmatismen, die mit dieser Technik effektiv, sicher und ohne wesentliche Beeinträchtigung des Patienten korrigiert werden können.

Hinsichtlich der Durchführung und Berechnung des Eingriffs haben vor allem 2 Techniken breite Anwendung gefunden, die durch Berücksichtigung mehrerer Korrekturfaktoren zur Ergebnisoptimierung beigetragen haben: Beide Verfahren unterscheiden sich vor allem in der Anzahl der Inzisionen und der freien optischen Zone.

Patienten und Methode

Bei 156 Astigmatismuskorrekturen, die in den letzten 6 Jahren in der Augenklinik der Bundesknappschaft Sulzbach durchgeführt wurden, konnten wir den postoperativen Verlauf über mindestens 3 Monate dokumentieren. Die Abb. 1 zeigt die Indikationen zur Astigmatismuskorrektur, wobei die kongenitalen Formen deutlich überwiegen.

103 Augen wurden mit der von Thornton angegebenen Technik operiert [4, 9].

Dabei wurden nach Pachymetrie an 9 Stellen der Hornhaut (Ophthasonic, Teknar) und Einstellung des Mikrokeratoms auf 95% der dünnsten gemesse-

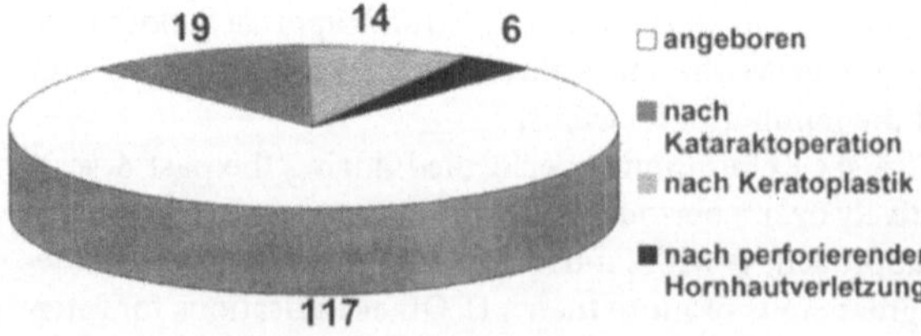

Abb. 1. Indikationen zur Astigmatismuskorrektur

nen Hornhautdicke ein bis zwei Paar bogenförmige Hornhautinzisionen in der steileren Achse durchgeführt. Der Durchmesser der optischen Zone sowie die Anzahl der Inzisionen richtete sich nach den von Thornton angegebenen Nomogrammen [4, 9].

Die letzten 53 Astigmatismuskorrekturen erfolgten entsprechend dem von Lindstrom angegebenen Verfahren [4, 6]. Dabei wurde die Höhe der Astigmatismusreduktion, unter Berücksichtigung der von Lindstrom angegebenen Korrekturfaktoren, ausschließlich über die Länge der beiden bogenförmigen Hornhautinzisionen bestimmt. Die einzige Abweichung bestand darin, daß statt einer 7 mm großen generell eine 6 mm große optisch freie Zone gewählt wurde.

Die postoperative Beobachtungszeit betrug bei allen Patienten mindestens 3 Monate. Als Endergebnisse wurden die Befunde nach 3 Monaten gewertet.

Präoperativ erfolgten neben einer objektiven Refraktionsbestimmung in Zykloplegie eine Keratometrie (Keratometer nach Javal), eine Hornhauttopographie sowie eine Bestimmung der unkorrigierten und korrigierten Sehschärfe.

Bei den Kontrollen wurden, abgesehen von der Refraktionsbestimmung in Zykloplegie, die gleichen Untersuchungen durchgeführt. Die Berechnung der Astigmatismusreduktion erfolgte mittels Vektor-Analyse nach Cravy [3], Jaffe [5] und Alpins [1].

Ergebnisse

Unkorrigierter Visus sowie korrigierter Visus prä- und postoperativ sind in der Abb. 2 graphisch vergleichend für die Gesamtzahl der operierten Augen sowie die nach Thornton bzw. Lindstrom behandelten Augen dargestellt. Die Tabellen 1 u. 2 geben die ermittelten Daten wieder. Es zeigt sich in der Gesamtgruppe eine Verbesserung des unkorrigierten Visus von 0,19 (±0,11) auf 0,42 (±0,22). Der korrigierte Visus blieb dagegen unverändert. Es zeigt sich kein Unterschied zwischen dem Gesamtkrankengut und den beiden Untergruppen. Die vektorkorrigierten Ergebnisse der Astigmatismusreduktion sind in Tabelle 3 dargestellt. In Abhängigkeit von der Berechnungsmethode liegt die Astigmatismuskorrektur im Gesamtkrankengut zwischen 3,69 dpt (±2,02) und

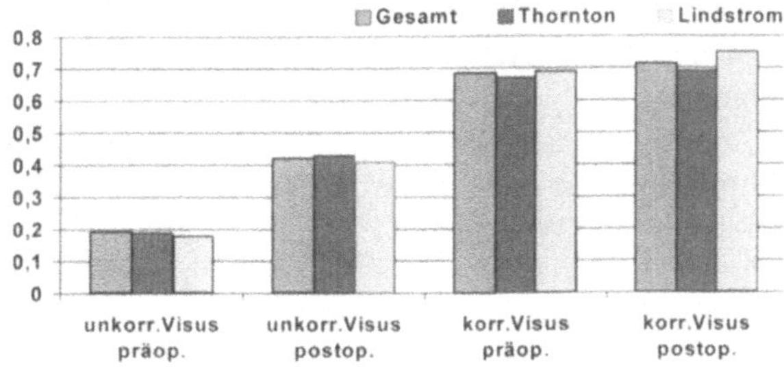

Abb. 2. Unkorrigierter und korrigierter Visus prä- und postoperativ

	Unkorrigierter prä-operativer Visus	Unkorrigierter post-operativer Visus
Gesamt	0,19±0,11	0,42±0,22
Thornton	0,19±0,12	0,43±0,22
Lindstrom	0,18±0,08	0,41±0,22

Tabelle 1. Unkorrigierter Visus (Unterschied nicht signifikant; p=0,69; U-Test [Mann-Whitney])

	Bestkorrigierter Visus präop.	Bestkorrigierter Visus postop.
Gesamt	0,68±0,25	0,71±0,23
Thornton	0,67±0,25	0,69±0,25
Lindstrom	0,69±0,26	0,75±0,19

Tabelle 2. Bestkorrigierter Visus (Unterschied nicht signifikant; p=0,17; U-Test [Mann-Whitney])

Tabelle 3. Vektorkorrigierte Ergebnisse

	Trigonometrischer Vektor (Cravy)	Zielkorrektur (Alpins)	Operativ induzierter Astigm. (Jaffe)	Differenzvektor (Alpins)
Gesamt n=156	3,69±2,02	3,89±1,78	3,95±1,75	1,81±1,27
Thornton n=103	3,56±1,86	3,83±1,83	3,90±1,81	1,97±1,34
Lindstrom n=53	3,94±2,29	4,01±1,70	4,03±1,75	1,53±1,10
Keine signif. Unterschiede: (U-Test, Mann-Whitney)	p=0,39	p=0,26	p=0,15	p=0,14

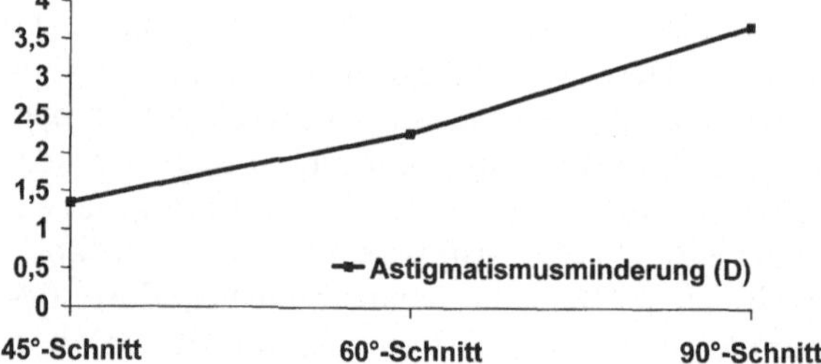

Abb. 3. Unterschiedlicher Effekt der Astigmatismuskorrektur (Lindstrom-Nomogramm) in Abhängigkeit von der Schnittlänge

3,45 dpt (±1,75). Auch hier besteht kein signifikanter Unterschied zwischen dem Gesamtkrankengut und den nach Thornton bzw. Lindstrom operierten Augen.

Abbildung 3 zeigt graphisch die Korrekturwirkung in Abhängigkeit von der Schnittlänge für das Lindstrom-Verfahren. Als einzige Komplikation trat eine persistierende Wunddehiszenz in je einem Auge beider Gruppen auf, die eine Adaptation durch zwei 10-0-Nylonfäden erforderlich machte.

Diskussion

Betrachtet man zunächst die Veränderung des unkorrigierten Visus, so bestätigt der Anstieg von 0,19 auf 0,42 im Mittel die Effizienz der Astigmatismuskorrektur durch bogenförmige T-Inzisionen. Vergleichbare Ergebnisse teilen Buzard et al. [2] mit. Der gleichbleibende bestkorrigierte Visus spricht für die Sicherheit des Verfahrens, die auch durch die äußerst geringe Komplikationsrate bestätigt wird: Nur insgesamt 2 Augen wiesen eine Komplikation in Form einer persistierenden Wunddehiszenz auf, die durch 10-0-Nylonnähte folgenlos zur Abheilung gebracht werden konnte.

Aufschluß über die Effektivität der unterschiedlichen Operationskonzepte von Thornton und Lindstrom gibt die Berechnung der vektorkorrigierten Astigmatismusreduktion (s. Tabelle 3): Für beide Verfahren ergibt sich auch unter Berücksichtigung unterschiedlicher Berechnungsverfahren kein signifikanter Unterschied der Zylinderreduktion, auch nicht hinsichtlich des Differenzvektors nach Alpins [1].

Bei keinem der operierten Augen kam es zu einer Überkorrektur, wobei allerdings zu berücksichtigen ist, daß nur Astigmatismen von 2,5 und mehr Dioptrien behandelt wurden.

Price et al. [8], die in einer multizentrischen Studie die Ergebnisse der Astigmatismuskorrektur mit der Lindstrom-Formel untersuchten, fanden ebenfalls keine Überkorrekturen und bestätigten die Bedeutung der von Lindstrom berücksichtigten Korrekturfaktoren wie Alter und Geschlecht. Da eine astigmatische Keratektomie bevorzugt bei höhergradigen Hornhautastigmatismen zur Anwendung kommt und der korrigierbare Astigmatismus mittels eines Paars bogenförmiger Inzisionen etwa 4 dpt beträgt, ist eine Unterkorrektur oft nicht zu vermeiden. Andererseits ist eine Unterkorrektur erstrebenswerter als eine Überkorrektur, die in unserem Krankengut nicht auftrat.

Versucht man eine Schlußfolgerung aus den ermittelten Daten zu ziehen, so überzeugt zum einen der fast lineare Anstieg der Astigmatismuskorrektur in Abhängigkeit von der Länge der Inzisionen bei dem Verfahren nach Lindstrom (s. Abb. 3). Obwohl auch mit der Thornton-Technik gute Ergebnisse ohne Probleme durch die kleinere optische Zone zu erzielen sind [7] und der vorliegende Vergleich keinen Unterschied hinsichtlich Effektivität und Sicherheit ergab, hat das Lindstrom-Verfahren den Vorteil nur eines Inzisionspaares und der größeren optisch freien Zone.

Literatur

1. Alpins NA (1993) A new method of analyzing vectors for change in astigmatism. J Cataract Refract Surg 19: 524–533
2. Buzard KA, Laranjeira E, Fundingsland BR (1996) Clinical results of arcuate incisions to correct astigmatism. J Cataract Refract Surg 22: 1062–1069
3. Cravy TV (1979) Calculation of the change in corneal astigmatism following cataract extraction. Ophthalmic Surg 10: 38–49

4. Gills JP, Martin RG, Thornton SP, Sanders DR (1994) Surgical treatment of astigmatism. Slack, Thorofare
5. Jaffe NS, Clayman HM (1975) The pathophysiology of corneal astigmatism after cataract extraction. Trans Am Acad Ophthalmol Otolaryngol 79: 615–630
6. Lindstrom RL (1990) The surgical correction of astigmatism: a clinican's perspective. Refract Corneal Surg 6: 441–454
7. Mester U, Grewing R (1993) Operative Korrektur des hochgradigen Hornhautastigmatismus. Ophthalmologe 90: 163–165
8. Price FW, Greue RB, Marks RG, Gonzales JS and the ARC-T Study-Group (1995) Astigmatism Reduction Clinical Trial: a multicentese prospective evaluation of the predictibility of arcuate keratotomy. Arch Ophthalmol 113: 277–282
9. Thornton SP (1990) Astigmatic keratotomy: a review of basic concepts with case reports. J Cataract Refract Surg 16: 430–435

T-Cut bei Phako zur Astigmatismusreduktion

R.A. Täumer

Zusammenfassung. Kataraktschnitt und T-Cut bilden eine Zylinderlinse, die sich zum präoperativen Astigmatismus addiert. Es wird die physikalisch-optische Addition zweier Zylinderlinsen analysiert. Nahe der Kompensation beider Zylinder ist dieser Vorgang sehr winkelsensibel. Eine Methode zur Abschätzung der Fehler wird gezeigt. Übereffekte müssen vermieden werden. Es wird ein Verfahren zur genauen Festlegung der Eingriffsachse mit dem Argon-Laser beschrieben, um den optimalen refraktiven OP-Erfolg zu sichern.

Summary. Cataract incision and T-cut induce an astigmatismus additional to the präoperative astigmatism. The optical addition of two cylinder lenses is demonstrated. This operation is sensitive to the angle, especially near the complete compensation of the two cylinders. A method for exact fixation of the axis during the operation is described.

Einleitung

Bei einer Katarktoperation mit der Kleinschnitt-Technik wird heute versucht, neben der Entfernung der getrübten Linse auch ein optimales refraktives Ergebnis zu erreichen. Im Normfall soll eine Refraktion von etwa −1,0 dpt erreicht werden. Ein größerer Astigmatismus soll vermieden werden. Wenn vor der OP ein höherer Astigmatismus vorliegt, so wird versucht, diesen durch eine besondere Schnittführung oder durch einen zusätzlichen Eingriff zu verringern. Besonders gebräuchlich dafür ist der T-Cut im steilsten Hornhautmeridian.

Man kann zuerst den T-Cut im steilsten Meridian und dann die Phako-OP durchführen oder den refraktiven Eingriff als 2. Eingriff später. Es wird präoperativ eine Keratometermessung mit dem Javal oder eine genaue Kerato-Topographie-Messung durchgeführt. Der Operateur weiß, welchen Astigmatismus er durch seine Kleinschnitt-Technik hervorruft. Nach dem kombinierten oder den beiden Eingriffen wird postoperativ ein möglichst geringer Astigmatismus angestrebt.

G. Duncker et al. (Hrsg.)
12. Kongreß der DGII 1998

Operationsmethode

Durch einen limbusparallelen Schnitt in 90–95% der Hornhauttiefe wird eine Abflachung der Hornhaut im steilsten Meridian erzeugt. Der Schnitt wird auf einem Kreisbogen mit einem Durchmesser von 6,5 mm geführt, der vorher durch einen Marker auf der Hornhaut angezeichnet wurde. Meist wird vorher die Hornhautdicke in der mittleren Peripherie gemessen. An dem Diamantmesser wird die Schnittiefe von 95% der Hornhautdicke eingestellt. Die Länge des T-Cut beträgt 2–3 mm, je nach Normogramm, das individuell angepaßt wurde. Je nach Alter des Patienten kann die Wirkung aber größeren Schwankungen unterliegen.

Der Schnitt zur Eröffinung der VK bei der Phakooperation erfolgt im steilsten Meridian. Er wird als reiner Clear-cornea-Schnitt oder knapp limbal ausgeführt.

Annahmen über die Wirkung des T-Cut

In Abb. 1 ist die optische Wirkung der OP dargestellt. Der Clear-cornea-Schnitt und der T-Cut führen (bei einem Astigmatismus nach der Regel) in dem senkrechten steilen Meridian zu einer zentralen Abflachung der Hornhaut.

Die Hornhaut-Oberfläche wird mathematisch durch ein Rotationsellipsoid beschrieben [1], bei dem die Winkelabhängigkeit der Hornhautbrechkräfte einer $\sin^2$-Näherung [4] genügt. Bei der T-Cut-Operation addieren sich die beiden Zylinderlinsen (präoperativer Astigmatismus und chirurgisch induzierter Astigmatismus) auf der Hornhaut. Diese optische Addition der Zylinderlinsen wird ebenfalls durch eine $\sin^2$-Beziehung beschrieben [3].

Vor der OP (Abb. 2) lag eine Hornhaut mit einer sphärischen Komponente und einer astigmatischen Komponente vor, die durch einen plus-Zylinder in

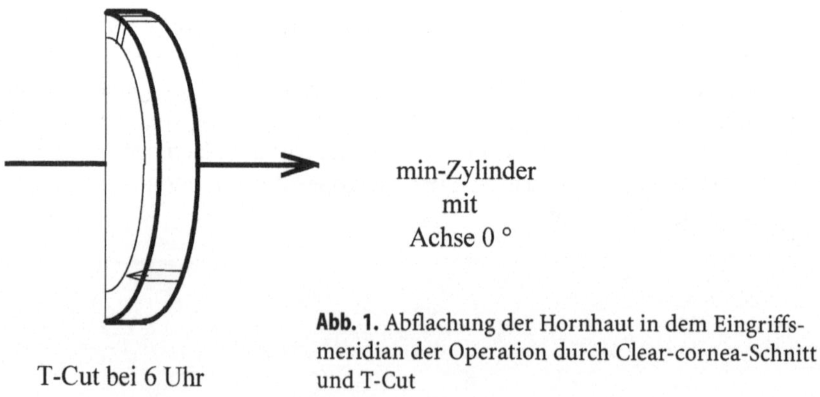

Abb. 1. Abflachung der Hornhaut in dem Eingriffsmeridian der Operation durch Clear-cornea-Schnitt und T-Cut

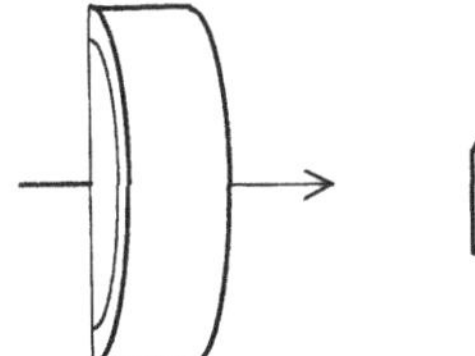

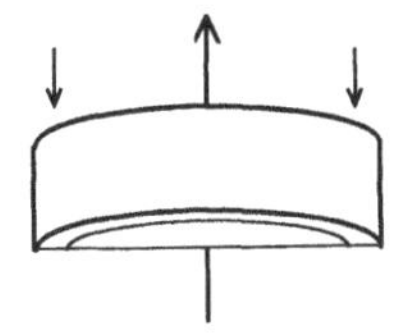

Abb. 2. Bei der Phakooperation mit T-Cut werden der präoperative plus-Zylinder mit dem operativ induzierten Zylinder physikalisch-optisch wie 2 gekreuzte Zylinderlinsen addiert

der 0°-Achse (mit der Regel) beschrieben wird. Während der OP wird der vertikale Meridian geschwächt, er flacht sich ab. Der horizontale Meridian wird idealiter nicht beeinflußt. Es entsteht die Wirkung einer Zylinderlinse, die im Eingriffsmeridian abgeflacht ist und im orthogonalen Meridian eine stärkere, die alte Brechkraft hat. Die astigmatische Wirkung der OP entspricht also einem plus-Zylinder in der 90°-Achse.

Wie wirkt nun die Addition zweier plus-Zylinderlinsen. Das Resultat dieser Rechenoperation ist für den Operateur oft etwas überraschend und in den Einzelheiten schwer zu verstehen. An einigen extremen Beispielen soll die Wirkung gezeigt werden. Dies soll dem Operateur ein plausibles Abschätzen der Operationswirkung ermöglichen.

Optische Regeln für die Addition von gekreuzten Zylindern

Untereffekt

Diese Gesetzmäßigkeiten zeigt Abb. 3 in einem Diagramm. Der präoperativ existierende Zylinder (POZ) von 2 dpt ist als Vektor der Länge 2 in der 0°-Achse aufgetragen. Bei der OP wurde hier ein plus-Zylinder von 1 dpt

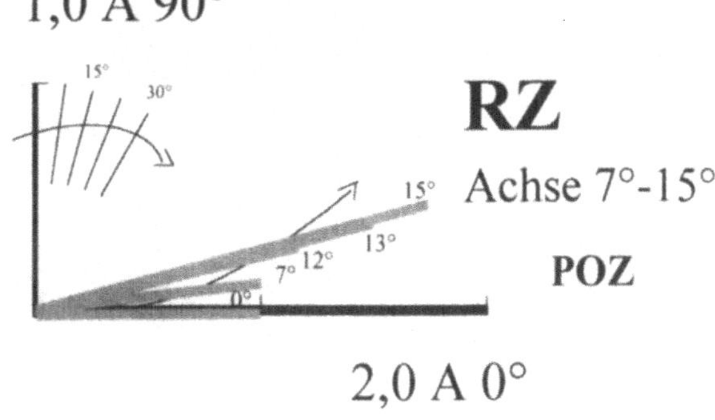

Abb. 3. Addition des präoperativen Zylinders (POZ) von +2 dpt und des operativ induzierten Zylinders (OIZ) von +1 dpt mit variierter Achse zum resultierenden Zylinder (RZ): *Untereffekt*

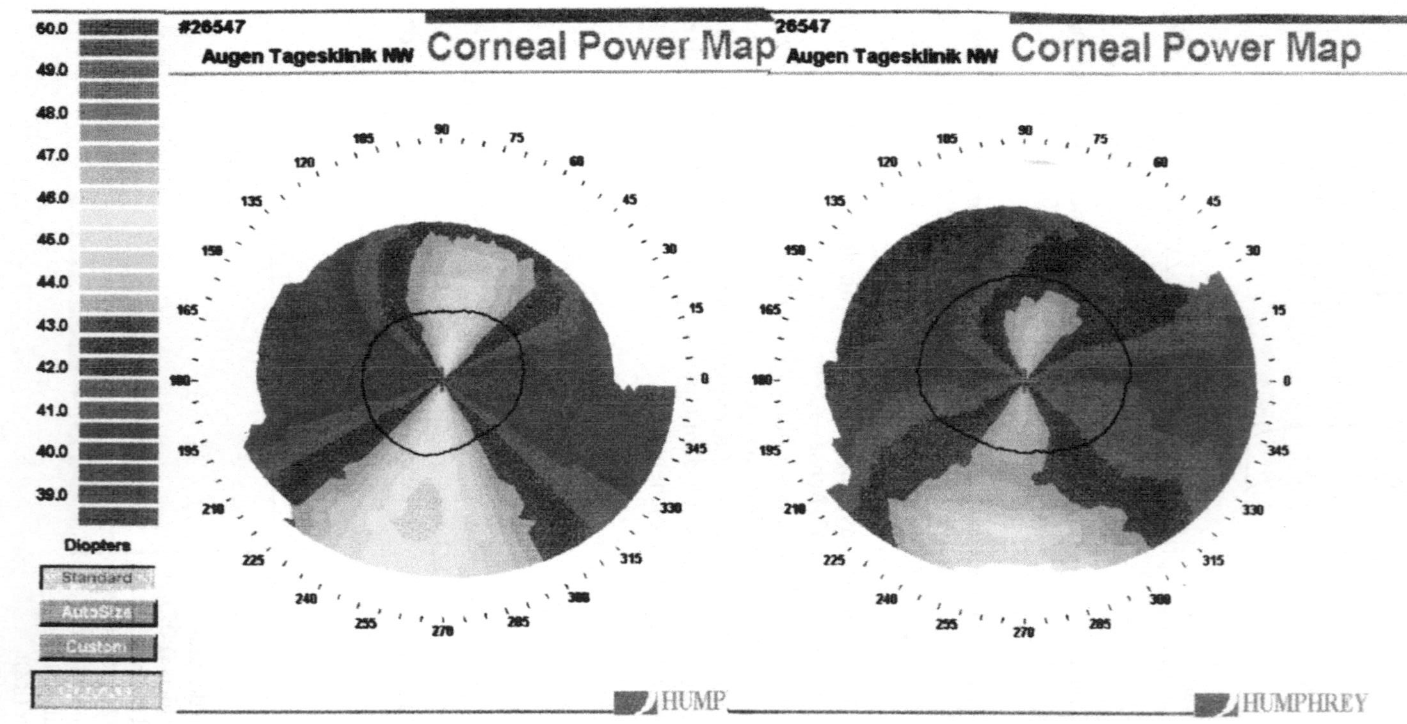

Abb. 4. T-Cut mit *Untereffekt*. Der POZ wurde in seinem Betrag halbiert, die Achse blieb unverändert.

erzeugt (Untereffekt). Dieser operativ induzierte Zylinder (OIZ) mit der Länge 1 ist in der 90°-Achse aufgetragen. Das Ergebnis stellt einen Zylinder mit der Länge (Betrag) 1 in 0°-Achse dar. Die sphärische Wirkung von +1 dpt wurde in diesem Diagramm nicht aufgetragen. Als Resultat wird der Zylinder von +2 dpt in 0° abgeschwächt zu einem Zylinder von +1 dpt in 0°. Die Achse ist unverändert die alte Achse in 0° (mit der Regel).

Hat jedoch der hinzugefügte Zylinder nicht exakt die Achse von 90°, sondern differiert um 7,5°, 15°, 22,5° oder gar 30° zur gewünschten Achse, so ergeben sich die angezeigten resultierenden Zylinder (RZ): 1,0 dpt in 7°, 1,2 dpt in 12°, 1,5 dpt in 13°, 1,7 dpt in 15°.

Der RZ hat die Tendenz zu einer Abweichung von etwa 15° von der ursprünglichen 0°-Achse. Bei ungenauer Achse des OIZ wird ein Astigmatismus in schräger Lage erzeugt.

Der 1. Patient (Abb. 4) ist ein Beispiel für einen Untereffekt. Es bestand vor OP ein Astigmatismus nach der Regel mit einem Betrag von +5,5 dpt. Bei der OP wurde ein T-Cut von 3,0 mm Länge durchgeführt. Der Schnitt erfolgte am Rand einer optischen Zone von 6,5 mm mit dem tiefeneinstellbaren Diamantmesser in 0,6 mm. Die Phako-OP erfolgte dazu diagonal durch einen 3 mm breiten Clear-cornea-Schnitt.

Postoperativ bestand ein Astigmatismus von +3,0 dpt mit ähnlicher Achslage. Der Betrag des Astigmatismus wurde halbiert.

Richtiger Betrag

Was ist nun zu erwarten, wenn der OIZ im Betrag dem POZ genau entspricht: richtiger Betrag? Dies können wir aus dem Schema Abb. 5 ablesen. Es wurde bei einem POZ von + 2 dpt in 0° (Astigmatismus nach der Regel) ein OIZ von +2 dpt in senkrechter Richtung hinzugefügt. Liegt die Achse des OIZ genau in 90°, so entsteht eine rein sphärische Wirkung von +2 dpt, als Kreis im Ursprung aufgetragen.

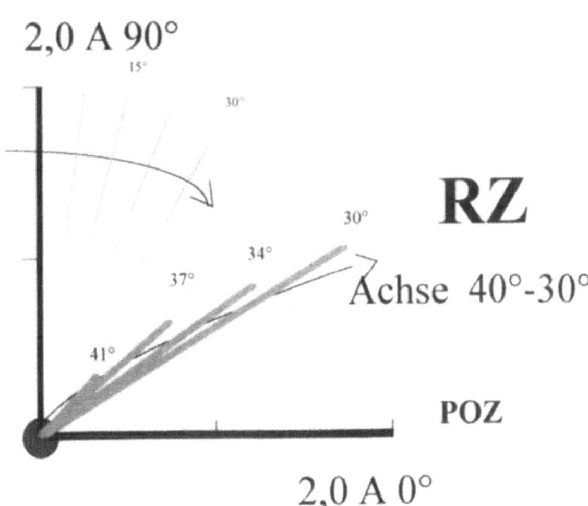

Abb. 5. Der OIZ hat den *richtigen Betrag* des POZ. Abhängigkeit des Betrages und der Achse des RZ von der Achse des OIZ

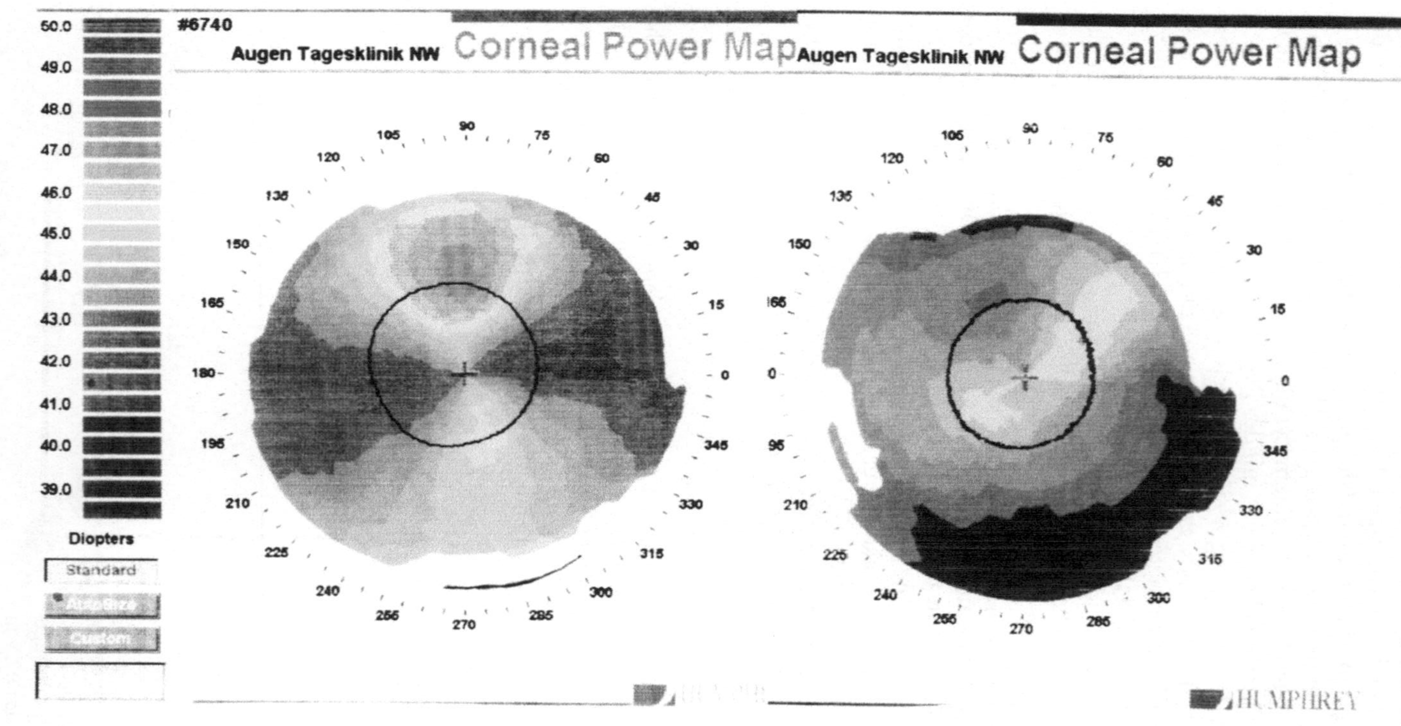

Abb. 6. T-Cut mit *richtigem Betrag*. Schräger RZ durch Abweichung der Achse des OIZ

Wird die Achse bei der Operation um 7,5°, 15°, 22,5° oder 30° verfehlt, so ergeben sich die folgenden Werte (RZ): 0,5 dpt in 41°, 1,0 dpt in 37°, 1,5 dpt in 34°, 2,0 dpt in 30°.

Der RZ nimmt also im Betrag mit abweichendem Winkel stark zu und tendiert zu einer abweichenden Achslage von 30°. Obwohl der Betrag des POZ genau getroffen wurde, treten große RZ mit Achsen zwischen 40 und 30° auf. Aus einem Astigmatismus mit der Regel ist ein schräger Astigmatismus mit einem Betrag in der ursprünglichen Stärke geworden! Dieser Effekt ist sehr unerwünscht. Bei einem T-Cut, der in der Richtung um 30° vom idealen Korrekturwinkel abweicht (eine Uhrzeit), erfolgt eine Drehung des RZ um 30°.

Beim 2. Patienten (Abb. 6) bestand präoperativ ein Astigmatismus nach der Regel mit einem Betrag von +4,0 dpt. Es wurde ein T-Cut im steilsten Meridian von 3 mm Länge gelegt. Postoperativ zeigt sich ein schräger Astigmatismus von +1,0 dpt bei einer Achse von 125°. Die Achse hat sich von 180° auf 125° gedreht. Der Astigmatismus wurde im Betrag stark reduziert. Der Effekt der OP entspricht einer refraktiven Wirkung von 5 dpt. Der viel kleinere Zylinder befindet sich jetzt jedoch in einer schrägen Lage.

Übereffekt

Was ist bei einem ungewollten Übereffekt zu erwarten? Dies geht aus dem Schema Abb. 7 hervor. Bei einem POZ nach der Regel von +2 dpt wurde ein OIZ von + 3 dpt hinzugefügt. Wenn der OIZ in genau 90° liegt, so wird ein sphärischer Effekt von +2 dpt (was hier nicht dargestellt ist) und ein RZ von +1 dpt in 90° erreicht. Aus dem Astigmatismus nach der Regel von 2 dpt wird ein Astigmatismus gegen die Regel von 1 dpt.

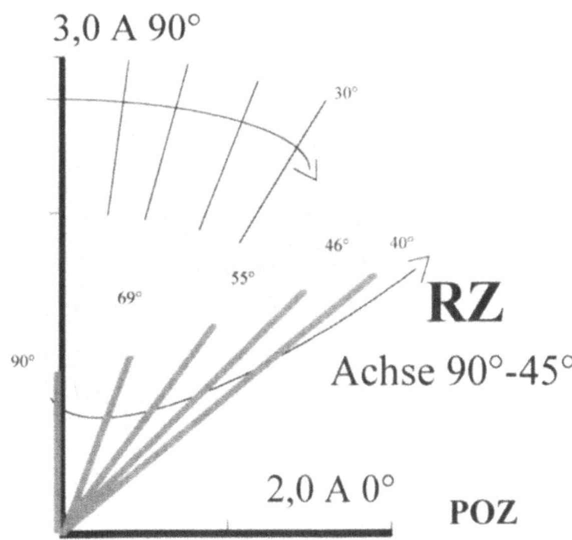

Abb. 7. *Übereffekt:* Der OIZ ist größer als der POZ. Veränderung des Betrages und der Achse des RZ

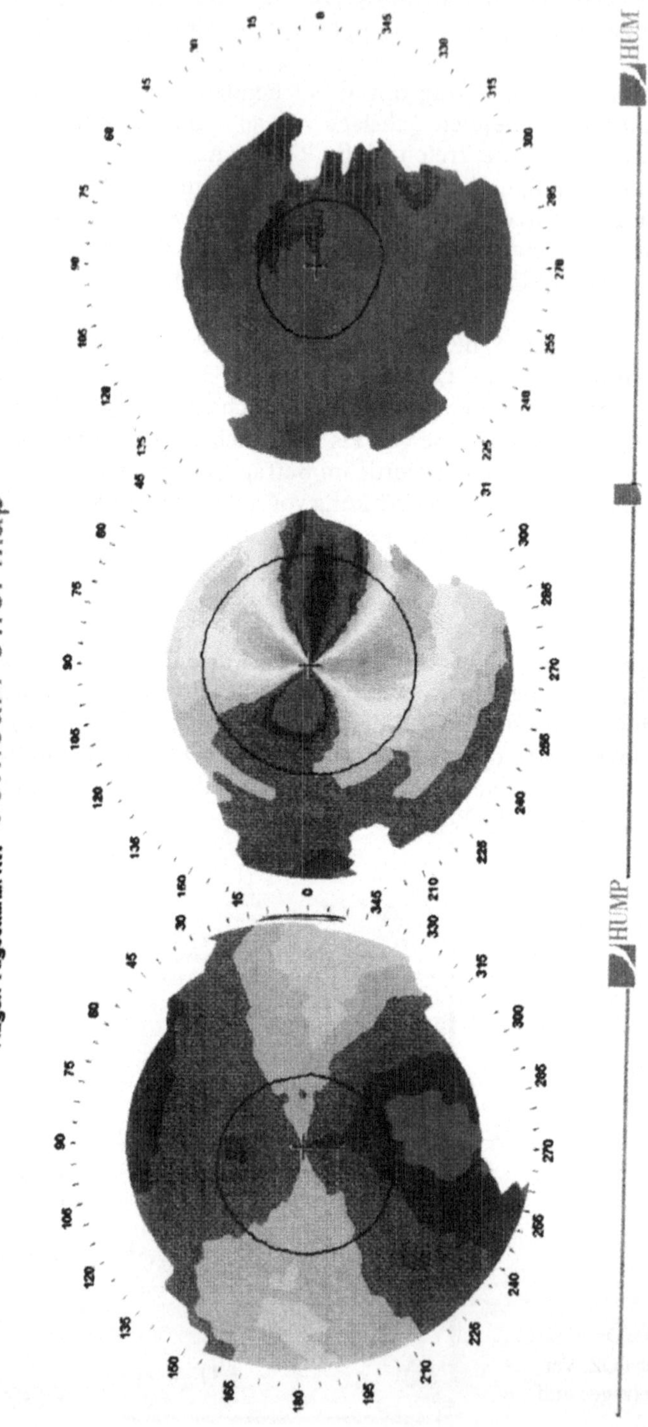

Abb. 8. T-Cut mit *starkem Übereffekt.* Korrektur durch intrakorneale Naht

Kommt es zu Achsabweichungen bei der OP von 7,5°, 15°, 22,5° oder 30°, so resultieren die folgenden Werte (RZ): 1,2 dpt in 69°, 1,6 dpt in 55°, 2,1 dpt in 46°, 2,6 dpt in 40°.

Der RZ nimmt im Betrag von 1,2 bis 2,6 dpt zu und erreicht eine Schräglage von 40°. Aus einem Astigmatismus mit der Regel von 2 dpt wird ein schräger Astigmatismus mit einem Betrag von 2,6 dpt.

Beim 3. Patienten (Abb. 8) trat durch eine falsche Einstellung ein massiver Übereffekt auf. Ein Astigmatismus gegen die Regel von +1,5 dpt in 90° wurde durch einen T-Cut bei 0° in einen Astigmatismus mit der Regel von +5 dpt verändert. Bei einer Re-OP mit einer Hornhautnaht unter intraoperativer Kontrolle konnte eine vollständige Reduktion erreicht werden.

Kennzeichnung der Eingriffsachse

Die Diagramme zeigen, daß die Eingriffsachse sehr genau getroffen werden muß. Deshalb sollte man den steilsten Meridian vor der OP kennzeichnen. Wir machen dies durch eine Argon-Laser-Markierung am Limbus [2].

Schlußfolgerungen

Die Wirksamkeit der T-Cut-Operation kann durch das Modell der überlagerten Zylinder gut erklärt werden. Jede Astigmatismus-OP ist in der Nähe des optimalen Resultates sehr empfindlich gegenüber Abweichungen des Winkels.

Ein Übereffekt stellt sich je nach Schweregrad durch eine Verlagerung der Zylinderachse in die orthogonale Achse (starker Übereffekt) bzw. in eine schräge Achse (weniger starker Übereffekt) dar.

Das gute operative Resultat besteht in einer Minderung des Astigmatismus bei Beibehaltung der Achse, da die kortikale Verarbeitung der Signale über Jahrzehnte an diesen Astigmatismus adaptiert ist. Die Verringerung der optischen Umweltverziehungen stellt einen großen Erfolg dar.

Die volle Korrektur sollte nur angestrebt werden, wenn man durch sein eigenes Normogramm einen Übereffekt mit dramatischer Shift der Achse in eine schräge oder orthogonale Richtung sicher vermeiden kann.

Literatur

1. Helmholtz H (Hrsg) (1867) Handbuch der physiologischen Optik. Voss, Leipzig, S 140–145
2. Kawano K (1996) Argon laser marking method determines astigmatic axis in astigmatic surgery. Ocular Surg News 12: 32–33
3. Rößler M (1996) Bi-Tori. Computer programm for evaluation of astigmatic changes. Cataract Workshop on the Nile
4. Seiler T, Wollensak J (1993) Über die mathematische Darstellung des postoperativen regulären Hornhautastigmastismus. Klin Monatsbl Augenheilkd 203: 70–76

Reduktion eines hohen Astigmatismus durch 4 mm lange korneale Stretch-Inzision mit Phakoemulsifikation und 5-mm-PMMA-Linsen-Implantation

K. Müller-Jensen und M. Schüler

Zusammenfassung. Korneale Schnitte im Rahmen der Kataraktchirurgie führen zur Abflachung des Hornhautgewölbes und können gezielt zur Relaxation im Bereich einer steileren Astigmatismusachse eingesetzt werden.

Patienten und Methoden: Bei einem präoperativen Astigmatismus zwischen 1,5 und 6,5 dpt (2,25±0,98) wurde bei 61 Patienten ein 1,5–2,0 mm langer stufenloser Kornealtunnel mit 4,0–4,1 mm äußerer und 6,5–7,0 mm innerer Öffnung (Stretch-Inzision) angelegt, der nach Kapsulorhexis und Phakoemulsifikation die Implantation einer 5 mm-PMMA-Linse erlaubte. Die ophthalmometrischen und topographischen Untersuchungen erfolgten präoperativ und postoperativ nach 3 Tagen und 1 Jahr. Für die statistische Analyse wurde der Wilcoxon-signed-rank-Test verwendet.

Ergebnisse: Der chirurgisch induzierte Astigmatismus (IA) betrug nach oberem Schnitt bei präoperativem Astigmatismus mit der Regel (n=29) 1,93±0,07 und nach seitlichem Schnitt bei präoperativem Astigmatismus gegen die Regel (n=29) 1,35±0,73. Achsendrehungen über 30° wurden nach oberem Schnitt in 23%, nach seitlichem Schnitt in 17% beobachtet. Der absolute Astigmatismus (AA) wurde nach oberer Eröffnung von 2,60±1,29 dpt auf 1,30±1,0 dpt und nach seitlicher Schnittführung von 1,91±0,40 dpt auf 1,31±1,11 dpt reduziert.

Schlußfolgerung: Ein höherer präoperativer Astigmatismus läßt sich durch eine 4 mm lange nahtfreie korneale Stretch-Inzision in der steilen Achse ohne zusätzliche Keratotomien signifikant (p=0,001) reduzieren.

Schlüsselwörter: refraktive Kataraktchirurgie, nahtfreie korneale Tunnelinzision, PMMA-Linsen-Implantation, hoher Astigmatismus, Astigmatismusreduktion .

Summary. Corneal incisions in cataract surgery produce localized corneal flattening and can be used for reduction of preoperative astigmatism.

Patients and methods: A self-sealing corneal tunnel measuring 4.0 to 4.1 mm in external diameter and 6.5 to 7.0 mm in internal diameter (stretch incision), allowing a 5-mm PMMA lens to be implanted after capsulorhexis and phacoemulsification, was performed in 61 cataract patients with preoperative astigmatism ranging from 1.5 to 6.5 D (2.25±0.98). Keratometry and corneal topography were carried out preoperatively, 3 days and 1 year, respectively, following surgery. The statistical analysis was based on the Wilcoxon signed ranks test.

Results: We observed a surgically induced astigmatism (IA) of 1.93±0.97 after superior incision in the case of astigmatism with the rule (n=29), while lateral incisions in the case of astigmatism against the rule (n=29) led to an IA of 1.35±0.73. Astigmatic shift of more than 30° occured in 23% of cases following superior incision and 17% of cases following lateral incision. Absolute astigmatism (AA) was reduced from 2.60±1.29 D to 1.30±1.0 D by superior incisions and from 1.91±0.40 D to 1.31±1.11 D by lateral incisions.

G. Duncker et al. (Hrsg.)
12. Kongreß der DGII 1998

Conclusion: High preoperative astigmatism can be reduced significantly (p=0.001) by self sealing corneal stretch incision performed on the steeper axis without using additional keratotomies.

Key words: refractive cataract surgery, self-sealing corneal tunnel incision, PMMA lens implantation, high astigmatism, astigmatic reduction

Einleitung

Im Rahmen der Kataraktchirurgie ist die relativ starke refraktive Wirkung einer 4 oder über 4 mm langen kornealen Inzision bei sphärischer oder nur gering astigmatischer Hornhaut nicht optimal, sie läßt sich jedoch bei hohem präoperativem Astigmatismus gezielt zur Astigmatismusreduktion ausnutzen [11, 22, 23].

Patienten und Methoden

Bei 61 Patienten mit einem präoperativen Astigmatismus zwischen 1,5 und 6,5 dpt (2,25±0,98) wurde ein 1,5–2,0 mm langer stufenloser Kornealtunnel mit 4,0–4,1 mm äußerer und 6,5–7,0 mm innerer Öffnung (Stretch-Inzision) angelegt, der nach Kapsulorhexis und Phakoemulsifikation die Implantation einer 5-mm-PMMA-Linse erlaubte. Sicherheitsnähte wurden nicht gelegt. 29 Patienten wiesen einen präoperativen Astigmatismus mit der Regel von 2,60±1,29 dpt, weitere 29 Patienten einen Astigmatismus gegen die Regel von 1,91±0,40 dpt auf. Bei 3 Patienten lag ein Astigmatismus mit schräger Achse von 1,63±0,13 dpt vor. Als Astigmatismus mit der Regel galt, wenn die höher brechende Achse zwischen 75° und 105°, als Astigmatismus gegen die Regel, wenn die höher brechende Achse zwischen 0° und 15° bzw. 165° und 179° lag. Wegen zu kleiner Fallzahl wurden die Patienten mit präoperativem Astigmatismus schräger Achsenlage (16°–74°/106°–164°) statistisch nicht separat ausgewertet. Die kornealen Refraktionsmessungen erfolgten präoperativ, nach 3 Tagen und nach einem Jahr mit dem Rodenstock-Ophthalmometer und dem Mastervue-Ultra-Topographiegerät von Humphrey Instruments. Der absolute Astigmatismus und der chirurgisch induzierte Astigmatismus nach Jaffe u. Clayman [4] wurden bestimmt und für die verschiedenen Kollektive mit dem Wilcoxon-signed-rank-Test vergleichend ausgewertet.

Ergebnisse

Bei keinem Patienten wurde eine Bulbushypotonie unter 10 mm Hg oder eine Infektion beobachtet.

Der chirurgisch induzierte Astigmatismus (IA) nach kornealer Stretch-Inzision im steilen Meridian betrug im Gesamtkollektiv (n=61) nach 3 Tagen 1,96±1,14, nach 1 Jahr 1,66±0,89 (Tabelle 1). Der Astigmatismusunterschied zu beiden Zeiträumen ist statistisch nicht signifikant (p=0,063).

Tabelle 1. Chirurgisch induzierter Astigmatismus (IA)

	Gesamt	Oberer Schnitt Ast mit der Regel	Seitlicher Schnitt Ast gegen die Regel
Patientenzahl	n=61	n=29	n=29
nach 3 Tagen	1,96±1,14	2,25±1,40	1,68±0,79
Unterschied	p=0,06	p=0,35	p=0,05
nach 1 Jahr	1,66±0,89	1,93±0,97	1,35±0,73

Der obere Schnitt bei präoperativem Astigmatismus mit der Regel (n=29) von 2,6±1,29 löste einen IA von 2,25±1,40 nach 3 Tagen und einen IA von 1,93±0,97 nach 1 Jahr aus. Der laterale Schnitt bei präoperativem Astigmatismus gegen die Regel von 1,91±0,40 führte zu einem IA von 1,68±0,79 nach 3 Tagen und 1,35±0,73 nach einem Jahr (s. Tabelle 1). Die Differenz zwischen den IA nach oberem Schnitt (1,93) und seitlichem Schnitt (1,35) ist statistisch signifikant (p=0,0034).

Der absolute Astigmatismus (AA) veränderte sich durch die Operation in folgender Weise: Im Gesamtkollektiv wurde der AA von 2,25±0,98 auf 1,35±1,02 dpt nach 3 Tagen und auf 1,27±1,04 dpt nach 1 Jahr reduziert (Tabelle 2). Die Astigmatismusreduktion im Gesamtkollektiv beträgt somit knapp 1 dpt (p=0,001).

Tabelle 2. Absoluter Astigmatismus (AA)

	Gesamt	Oberer Schnitt Ast mit der Regel	Seitlicher Schnitt Ast gegen die Regel
Patientenzahl	n=61	n=29	n=29
präoperativ	2,25±0,98	2,60±1,29	1,91±0,40
Unterschied	p=0,001	p=0,001	p=0,002
nach 3 Tagen	1,35±1,02	1,46±1,07	1,23±0,92
Unterschied	p=0,63	p=0,35	p=0,65
nach 1 Jahr	1,27±1,04	1,30±1,00	1,31±1,11

Der obere Schnitt bei präoperativem Astigmatismus mit der Regel führte zu einer Astigmatismusänderung von 2,6±1,29 auf 1,46±1,07 dpt nach 3 Tagen (Abb. 1a, b) und 1,30±1,00 dpt nach 1 Jahr, während der seitliche Schnitt bei präoperativem Astigmatismus gegen die Regel eine Änderung des AA von 1,91±0,40 auf 1,23±0,92 dpt nach 3 Tagen (Abb. 2a, b) und auf 1,31±1,11 dpt nach 1 Jahr herbeiführte (s. Tabelle 2). Die Werte zu den beiden postoperativen Zeitpunkten sind statistisch nicht signifikant verschieden (p=0,65).

Schließlich wurde berechnet, ob ein höherer präoperativer Astigmatismus >2 dpt zu anderen postoperativen Resultaten führt als ein geringerer Astigmatismus <2 dpt. Im Gesamtkollektiv betrug der IA bei einem präoperativen

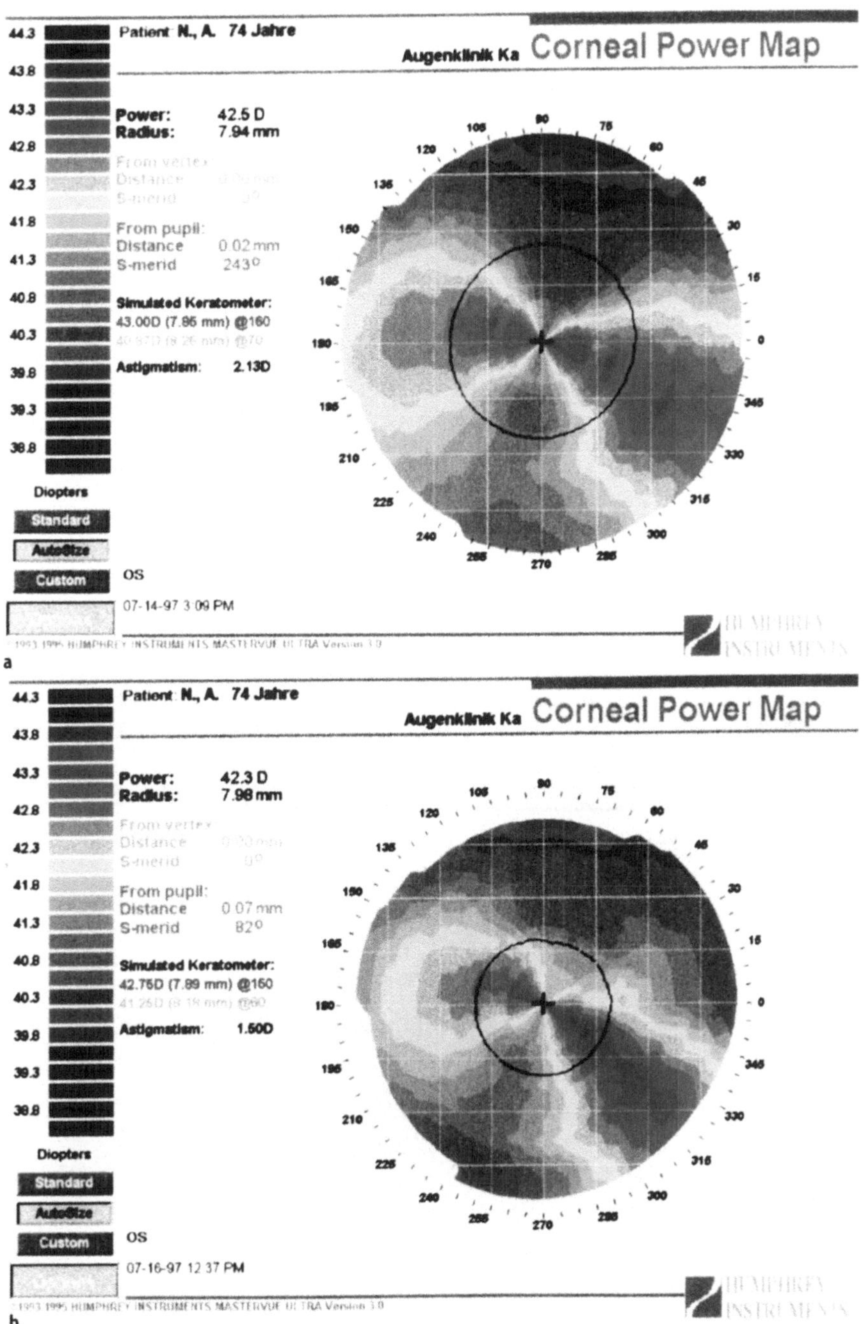

Abb. 1. Prä- und postoperative Hornhauttopographie des Patienten N.A., 74 Jahre. **a** Mit präoperativem Astigmatismus gegen die Regel von 2,13 dpt, **b** 3 Tage nach 4 mm langer seitlicher kornealer Stretch-Inzision mit 5-mm-PMMA-Linsen-Implantation (+23,5 dpt) und Astigmatismusreduktion auf 1,50 dpt ohne Achsendrehung

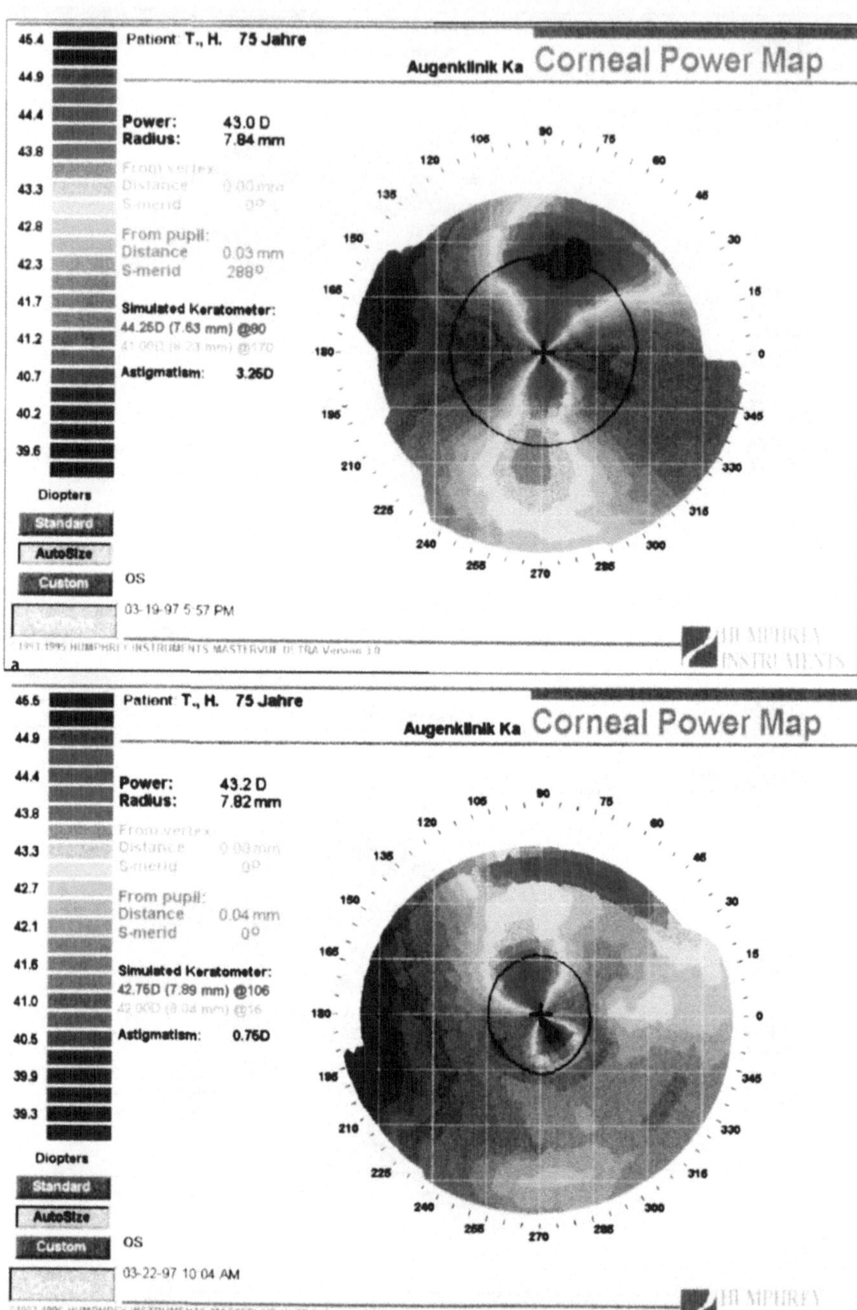

Abb. 2. Prä- und postoperative Hornhauttopographie der Patientin T.H., 75 Jahre. **a** Mit präoperativem Astigmatismus mit der Regel von 3,25 dpt, **b** 3 Tage nach 4 mm langer oberer kornealer Stretch-Inzision mit PMMA-Linsen (+20,0 dpt) und Astigmatismusreduktion auf 0,75 dpt ohne wesentliche Achsendrehung

Astigmatismus von 1,53±0,12 (n =26) nach 3 Tagen 1,71±0,82, nach 1 Jahr 1,45±0,66; bei einem präoperativem Astigmatismus von 2,75±1,1 (n=35) lag der IA nach 3 Tagen bei 2,15±1,3 und nach 1 Jahr bei 1,78±1,01. Der Unterschied der IA in den beiden verglichenen Kollektiven ist statistisch nicht signifikant (p=0,19).

Zu einer Achsendrehung in Richtung gegen die Regel um mehr als 30° kam es beim oberen Schnitt bei präoperativem Astigmatismus mit der Regel (n=29) in 23%; eine Achsendrehung in Richtung mit der Regel um mehr als 30° wurde beim seitlichen Schnitt und präoperativem Astigmatismus gegen die Regel (n=29) in 17% beobachtet. Eine signifikante Achsendrehung bei einem präoperativen Astigmatismus >3 dpt (n=6) wurde nicht festgestellt.

Diskussion

In der refraktiven Kataraktchirurgie bieten sich grundsätzlich 2 unterschiedliche Strategien an. Entweder man operiert möglichst astigmatismusneutral, was dank nahtfreier Kleinschnitt-Techniken in greifbare Nähe gerückt ist [5, 12, 13, 23] und besonders bei sphärischer Ausgangslage erstrebenswert ist, oder man plant die gezielte Reduktion eines präoperativen Astigmatismus. Auch dieses Ziel läßt sich nach der Entwicklung von refraktiven Richtlinien und Nomogrammen erreichen [9, 22]. Für ein optimales Resultat sind sicher individuelle Entscheidungen und ein breites operativ-technisches Repertoire erforderlich.

Das von uns in Anlehnung an Fine [6] und Freeman [8] modifizierte Verfahren der 4 mm langen kornealen Stretch-Inzision mit PMMA-Linsen-Implantation ist bei höherem präoperativem Astigmatismus besonders geeignet, weil es in Abhängigkeit von der Schnittlokalisation zu einem relativ genau vorhersehbaren chirurgisch induzierten Astigmatismus führt [18]. Die Originalmethode von Fine [6, 7] mit einer Schnittlänge unter 4 mm und Implantation von faltbaren Linsen dagegen ist bei sphärischer Hornhaut oder geringem präoperativem Astigmatismus wegen seiner weitgehend astigmatismusneutralen Qualität empfehlenswert, macht jedoch bei höherem Astigmatismus zusätzliche refraktive Schritte wie z. B. Keratotomien verschiedenster Länge und Lokalisation erforderlich [7, 9, 20].

Der Prozentsatz von Patienten mit sphärischer Hornhaut beträgt nach unserer Erfahrung etwa 10%, der Anteil von Patienten mit höherem Astigmatismus über 1,5 dpt liegt ebenfalls bei etwa 10%. Es sind also vor den meisten Kataraktoperationen zusätzliche refraktive Überlegungen anzustellen, wenn Astigmatismusfreiheit angestrebt wird [5, 9, 20, 21]. Da eine 4 mm lange obere korneale Inzision bereits einen IA von etwa 1,6 auslöst [19, 22, 23], wurde die fast astigmatismusneutrale sklerale obere Tunnelinzision [11, 12, 22] bei leichtem Astigmatismus mit der Regel von uns bevorzugt. Dagegen ermöglicht die etwa halb so große refraktive Wirkung des zentrumferneren seitlichen Schnittes [15, 21, 23] eine breitere Anwendung bei präoperativem Astigmatismus gegen die Regel [2, 3] und erscheint auch bei sphärischer Ausgangssituation noch vertretbar.

Interessanterweise wurde beim jetzt untersuchten Krankengut mit hohem präoperativem Astigmatismus ein höherer IA provoziert als bei Patienten mit geringerem präoperativem Astigmatismus [18, 19]. Er betrug nach früher gemachten Erfahrungen beim oberen Schnitt etwa 1,6, beim seitlichen Schnitt etwa 0,8. Die jetzigen Ergebnisse zeigen einen IA von 1,9 nach kornealer Eröffnung oben und einen IA von 1,3 nach seitlichem Schnitt. Die unterschiedliche Wirkung der Inzision bei gleicher Technik ließe sich dadurch erklären, daß die relaxierende Wirkung des Schnittes bei steilerer Hornhautkurvatur stärker ausfällt [16, 21].

Neben der skalaren Betrachtungsweise mit ausschließlicher Beachtung der Astigmatismushöhe ist auch die vektorielle Astigmatismusanalyse von Bedeutung [10, 12, 14, 20]. Die Tendenz zur Achsendrehung steigt an, wenn die refraktive Wirkung des Schnittes im Verhältnis zum präoperativen Astigmatismus groß ist. Wenn die refraktive Wirkung des Schnittes kleiner ist als der Ausgangsastigmatismus, kann bei Schnittlegung im steilen Meridian praktisch keine Achsendrehung stattfinden. Es kommt lediglich zur Astigmatismusreduktion (s. Abb. 1 u. 2). Beim oberen Schnitt mit relativ starker refraktiver Wirkung lag der Anteil der Achsendrehungen um mehr als 30° in Richtung gegen die Regel bei 23%, beim seitlichen Schnitt mit geringerer refraktiver Wirkung bei 17% in Richtung mit der Regel. Der geringe Unterschied im Prozentsatz der Achsendrehungen trotz unterschiedlich wirksamer Schnitte läßt sich dadurch erklären, daß der obere stärker relaxierende Schnitt auf einen relativ hohen (2,6 dpt) und der seitliche weniger refraktiv wirksame auf einen relativ niedrigeren präoperativen Astigmatismus (1,9 dpt) traf. Wenn keine großen Unterschiede zwischen präoperativem und induziertem Astigmatismus vorhanden sind oder ein refraktiv stark wirksamer Schnitt bei geringem Astigmatismus angewandt wird, lassen sich häufig vektorielle Veränderung nachweisen. So lag der Prozentsatz der Achsendrehungen bei einem früher untersuchten Patientengut mit gleicher operativer Technik [18, 19] und einem durchschnittlichen präoperativen Astigmatismus mit der Regel von 0,76 dpt bei 82%.

Zylinderachsendrehungen bei gutem operativen Resultat mit niedrigem Astigmatismus werden insgesamt gut toleriert und nach entsprechender Brillenänderung vom betroffenen Patienten kaum registriert.

Auf die schnelle Stabilisierung eines Kornealschnittes wurde schon vielfach hingewiesen [1, 3, 4, 20, 24]. Sie kommt auch hier zum Ausdruck durch die nicht signifikante Refraktionsänderung, die sich im Vergleich der postoperativen Astigmatismuswerte nach 3 Tagen und nach 1 Jahr ergibt (s. Tabellen 1 u. 2). Der insgesamt komplikationsarme Verlauf der kornealen Stretch-Inzision wurde bereits ausführlich diskutiert [17, 18, 19]. Im hier beschriebenen Patientengut mit hohem präoperativem Astigmatismus konnte diese Erfahrung bestätigt werden.

Literatur

1. Anders N, Pham DT, Wollensak J (1997) Prospektive Langzeitstudie zur kornealen Astigmatismusentwicklung bei der No-stitch-Kataraktchirurgie. Ophthalmologe 94: 506–508
2. Armeniades CD, Boriek A, Knolle GE (1990) Effect of incision length, location, and shape on local corneoscleral deformation during cataract surgery. J Cataract Refract Surg 16: 83–87
3. Axt JC, Caffery JM (1993) Reduction of postoperative against-the-rule astigmatism by lateral incision technique. J Cataract Refract Surg 19: 380–386
4. Dick B, Kohnen T, Jacobi FK, Jacobi KW (1995) Hornhauttopographieänderungen und chirurgisch indozierter Astigmatismus durch die 3,5 und 4 mm temporale Tunnelinzision nach einem Jahr. In: Rochels R, Duncker G, Hartmann C (Hrsg) 9. Kongreß der DGII Kiel. Springer, Berlin Heidelberg New York, S 330–340
5. Duncker G (1996) Katarakt. Ophthalmologe 93: 1–2
6. Fine IH (1992) Self-sealing corneal tunnel incision for small incision cataract surgery. Ocular Surgery News 10: 9, 38–39
7. Fine IH, Fichman RA, Grabow HB (1993) Clear corneal cataract surgery and topical anesthesia. Slack, Thorofare, NJ
8. Freeman JM (1991) Scleral stretch incision for cataract surgery. J Cataract Refract Surg 17: 696–701
9. Gills JP, Martin RG, Thorton SP, Sanders DS (1994) Surgical treatment of astigmatism. Slack, Thorofare, NJ
10. Gross RH, Miller KM (1996) Corneal astigmatism after phacoemulsification and lens implantation through unsutured scleral and corneal tunnel incisions. Am J Ophthal 121: 57–66
11. Grote A, Pham DT, Wollensak J (1996) Korneale 7-mm-Tunnelinzision zur Phakoemulsifikation und Korrektur eines hohen präoperativen Astigmatismus. In: Vörösmarthy D, Duncker G, Hartmann C (Hrsg) Springer, Berlin Heidelberg New York, S 73–77
12. Haubrich T, Knorz MC, Seiberth V, Liesenhoff H (1996) Vectoranalyse des chirurgisch induzierten Astigmatismus bei Kataraktoperation mit 4 Tunnel-Schnitt-Techniken. Ophthalmologe 93: 12–16
13. Haubrich T, Knorz MC, Seiberth V, Liesenhoff H (1994) Astigmatismusreduktion durch „Clear Cornea“ Tunnelinzision bei Phakoemulsifikation mit HKL-Implantation. In: Pham DT, Wollensak J, Rochels R, Hartmann C (Hrsg) Springer, Berlin Heidelberg New York, S 79–83
14. Jaffe NS, Clayman HM (1975) The pathophysiology of corneal astigmatism after cataract extraction. Trans Am Acad Ophthal Otolaryngol 79: 615–630
15. Kohnen T, Dick B, Jacobi KW (1994) Vergleich des chirurgisch induzierten Astigmatismus nach 3,5 mm (nahtloser) und 5 mm (mit radiärer Einzelknopfnaht) Hornhauttunnelinzision von temporal. In: Pham DT, Wollensak J, Rochels R, Hartmann C (Hrsg) 8. Kongreß der DGII Berlin. Springer, Berlin Heidelberg New York, S 84–94
16. Menapace R (1996) Aktuelle Wundkonstruktionen: Indikation, Technik, Deformationsresistenz und Hornhautkurvaturänderung. In: Vörösmarthy D, Duncker G, Hartmann C (Hrsg) 10. Kongreß der DGII Budapest. Springer, Berlin Heidelberg New York, S 27–40
17. Müller-Jensen K, Barlinn B (1994) PMMA-Linsen-Implantation bei „clear corneal no stitch“ Technik. Klin Monatsbl Augenheilkd 204: 184
18. Müller-Jensen K, Barlinn B (1997) Long-term astigmatic changes after clear corneal cataract surgery. J Cataract Refr Surg 23: 354–357

19. Müller-Jensen K, Buchholz A, Barlinn B (1997) 5 Jahre Erfahrung mit nahtfreier kornealer Schnittführung und PMMA-Linsen-Implantation. In: Ohrloff C, Hartmann C, Duncker G (Hrsg) 11. Kongreß der DGII Frankfurt. Springer, Berlin Heidelberg New York, S 159–166
20. Nielsen P (1995) Prospective evaluation of surgically induced astigma effects of various self-sealing small incisions. J Cataract Surg 21: 43–48
21. Pham DT (1994) Lokalisation der selbstschließenden Wundöffnung und korneale Stabilität. In: Pham DT, Wollensak J, Rochels R, Hartmann C (Hrsg) 8. Kongreß der DGII. Springer, Berlin Heidelberg New York, S 3–10
22. Pham DT (1995) Kataraktchirurgie mit kontrolliertem Astigmatismus. Eine neue Herausforderung. In: Rochels R, Duncker G, Hartmann C (Hrsg) 9. Kongreß der DGII Kiel. Springer, Berlin Heidelberg New York, S 302–308
23. Pham DT (1996) Lokalisation der selbstschließenden Wundöffnung und kornealen Stabilität. In: Vörösmarthy D, Duncker G, Hartmann C (Hrsg) 10. Kongreß der DGII Budapest. Springer, Berlin Heidelberg New York, S 3–10
24. Weindler J, Weik R, Hille S, Spang S, Rupprecht KW (1995) Kraniale Clear-cornea-Inzision bei Astigmatismus mit der Regel. In: Rochels R, Duncker G, Hartmann C (Hrsg) 9. Kongreß DGII Kiel. Springer, Berlin Heidelberg New York, S 324–329

Einjahresergebnisse photoastigmatischer refraktiver Keratektomie für gering-, mittel- und hochgradige Astigmatismen mit dem VISX-20/20-Excimer-Laser

E.-M. Schnitzler, G.W.K. Steinkamp, T. Kohnen, M. Müller und C. Ohrloff

Zusammenfassung. Der VISX-20/20-Excimerlaser erlaubt die kontrollierte Ablation kornealen Gewebes zur Korrektur astigmatischer Fehlsichtigkeiten. Bei einem Ausgangsastigmatismus bis 1,5 dpt war 1 Jahr postoperativ eine Astigmatismusreduktion von 36%, bei einem Ausgangsastigmatismus zwischen 1,75 und 3,0 dpt von 66,5% und bei einem Ausgangszylinder von 3,25–5,5 dpt von 68% erzielbar. In der Gruppe mit niedrigem Ausgangsastigmatismus zeigten sich geringe operativ induzierte Astigmatismuswerte, wohingegen bei höheren Ausgangsastigmatismen mittel- bis hochgradige operativ induzierte Astigmatismuswerte nachweisbar waren. Der Streubereich nahm dabei mit Höhe des Ausgangsastigmatismus zu. Es trat eine mittlere Achsenverschiebung von 22,12±23,08 Grad auf. Insgesamt zeichnete sich 1 Jahr postoperativ jedoch eine deutliche Tendenz zur Unterkorrektur und Regression ab. Die Refraktion des Astigmatismus bestätigte, daß in der Gruppe mit geringem Ausgangsastigmatismus auch geringe Astigmatismen postoperativ bestehen bleiben, wohingegen bei höheren Astigmatismen mittelgradige Restastigmatismen zu erwarten sind.

Summary. The VISX 20/20 excimer laser allows controlled ablation of corneal tissue for astigmatic correction. One year postoperatively, astigmatic reduction of 36% was achieved in a group with mild astigmatic error (<1.5 diopters [D]), 66.8% in moderate preoperative astigmatism (1.75–3.0 D), and 68% in a group with high astigmatism (3.25–5.5 D). Surgically induced astigmatism was lower in the group with low preoperative astigmatism. The predictability of the induced effect was reduced with higher astigmatic corrections. The mean axis deviation was 22.12° ± 23.08°. The subjective manifest refraction still showed low astigmatic corrections in eyes with low preoperative astigmatism and persistance of moderate astigmatism in eyes with higher preoperative astigmatism.

Einleitung

Die Laserkorrektur von Astigmatismen stellt eine besondere Herausforderung der refraktiven Hornhautchirurgie dar, da nicht nur die Höhe der astigmatischen Fehlsichtigkeit, sondern auch die exakte Achslage Parameter sind, die in die angestrebte Laserkorrektur miteingehen und entscheidend das Endresultat der Laserbehandlung beeinflussen.

G. Duncker et al. (Hrsg.)
12. Kongreß der DGII 1998

Material und Methode

50 Augen von 36 Patienten (25 weiblich, 16 männlich) mit einer Altersverteilung zwischen 22 und 68 Jahren (Mittelwert 38±10 Jahre) wurden nach mechanischer Epithelabrasio unter Verwendung einer Behandlungszone von 6 mm mit dem VISX-20/20-Excimerlaser und integrierter Systemsoftware 4.0 photorefraktiv astigmatisch behandelt. Die Achslage wurde nach optimaler axialer Lagerung des Patienten unter Beachtung der Parallelität von Kopf-, Nakken- und Körperachse durch Auflegen von Finger auf Stirn und Nase mit 1 Beobachter am Fußende überprüft. Alle Patienten bekamen am Operationstag nichtsteroidale Antiphlogistika, Monokulus und zur systemischen Analgesie Novalgin-Tabletten. Ab dem ersten postoperativen Tag erfolgte die lokale Applikation von Floxal AS 2x täglich sowie Celluvisc AT EDO 6x täglich. Nach Epithelschluß begannen wir eine steroidale Therapie mit Efflumidex AT 4x täglich, welche nach 1 Monat um jeweils einen Tropfen reduziert wurde. Celluvisc AT sollten über die ganzen 4 Monate 6x täglich lokal angewendet werden.

Der Nachbeobachtungszeitraum betrug 8–15 Monate. Das maximale sphärische Äquivalent lag bei –10,5 dpt. In dieser Studie wurde lediglich die Korrektur des Astigmatismus untersucht.

Es erfolgte eine Einteilung in drei Gruppen nach der Höhe des präoperativen Astigmatismus in Gruppe I mit geringem Astigmatismus bis 1,5 dpt, in Gruppe II mit mittlerem Astigmatismus von 1,75–3,0 dpt und in Gruppe III mit hohem Astigmatismus von 3,25–5,5 dpt (Tabelle 1).

Tabelle 1. Gruppeneinteilung

Gruppe	Zylinder (dpt)	Patienten	%
I	≤1,5	28	56
II	1,75–3,0	16	32

Die Auswertung des operativ induzierten Astigmatismus erfolgte mit der Formel von Holladay, Cravy und Koch [4].

Ergebnisse

In der Gruppe mit niedrigem Ausgangsastigmatismus konnte eine Astigmatismusreduktion von im Mittel 1,03±0,39 dpt auf 0,66±0,44 dpt, in der Gruppe mit mittlerem Ausgangsastigmatismus von im Mittel 2,0±0,45 dpt auf 0,67±0,44 dpt und in der Gruppe mit hohem Ausgangsastigmatismus von im Mittel 4,79±0,89 dpt auf 1,54±0,41 dpt erzielt werden (Abb. 1).

In der Gruppe mit niedrigem Ausgangsastigmatismus wurde damit eine prozentuale Reduktion von 36%, in der Gruppe mit mittlerem Ausgangsastigmatismus von 66,5% und in der Gruppe mit hohem Ausgangsastigmatismus von 68% erzielt.

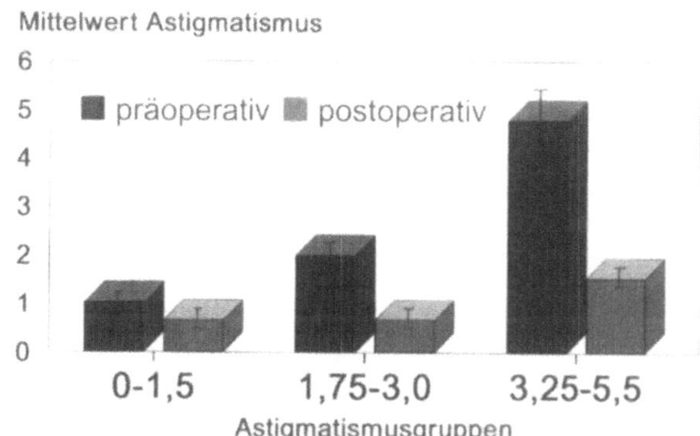

Abb. 1. Astigmatismusreduktion bei geringem, mittlerem und hohem Ausgangsastigmatismus; Vergleich zwischen prä- und 1 Jahr postoperativ

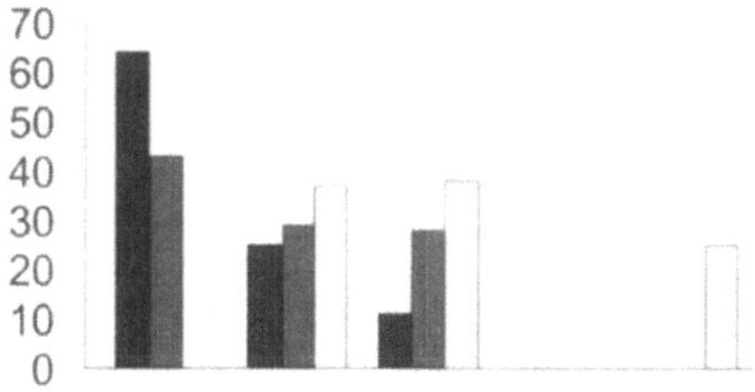

ind. Asti. in Dpt	0-1	1-2	2-3	3-4	4-5
Asti. bis 1,5 Dpt	64	25	11	0	0
Asti. 1,75-3,0 Dpt	43	29	28	0	0
Asti. 3,25-5,5 Dpt	0	37	38	0	25

Abb. 2. Prozentuale Verteilung des operativ induzierten Astigmatismus der 3 Astigmatismusgruppen mit verschiedener Zylinderausgangshöhe (Berechnung des operativ induzierten Astigmatismus mit der Formel nach Holladay, Cravy und Koch [1])

Der operativ induzierte Astigmatismus lag in der niedrigen Ausgangsastigmatismusgruppe bei 64% der Augen im Bereich bis 1 dpt. 25% zeigten zwischen 1–2 dpt und immerhin noch 11% aller Augen zwischen 2–3 dpt. In der Gruppe mit mittlerem Ausgangsastigmatismus ergab sich für 43% der Augen bis 1 dpt induzierter Astigmatismus, für 29% 1–2 dpt induzierter Astigmatismus und für 28% der Augen zwischen 2 und 3 dpt. In der Gruppe mit hohem Astigmatismus lag kein Auge im Bereich unter 1 dpt induzierter Astigmatismus, im Bereich zwischen 1–2 dpt induzierter Astigmatismus jedoch 37%, zwischen 2–3 dpt 38% und im Bereich von 4–5 dpt 25% aller Augen (Abb. 2).

Eine Achsenverschiebung trat im Mittel von 22,12° ± 23,05° auf. 50% drehten sich dabei mit 50% gegen den Uhrzeigersinn. Nur bei 10 von 50 Augen (20%) wurde keine Achsendrehung gefunden.

Eine Gegenüberstellung der angestrebten Korrektur mit der tatsächlich erzielten Korrektur des Astigmatismus ergab 28 Augen (56%) innerhalb des Streubereichs von ±0,5 dpt, 41 Augen (82%) innerhalb von ±1 dpt um die Ausgleichsgerade. Insgesamt lagen 94% im myopen und damit unterkorrigierten bzw. regressiven Bereich. Überkorrektur wiesen dagegen 6% aller Augen auf (Abb. 3).

Die Refraktion 1 Jahr postoperativ zeigte in der Gruppe mit niedrigem Ausgangsastigmatismus folgende Verteilung: 54% lagen im Bereich bis 0,5 dpt Astigmatismus, 36% zwischen 0,51–1,0 dpt und immerhin 10% im Bereich

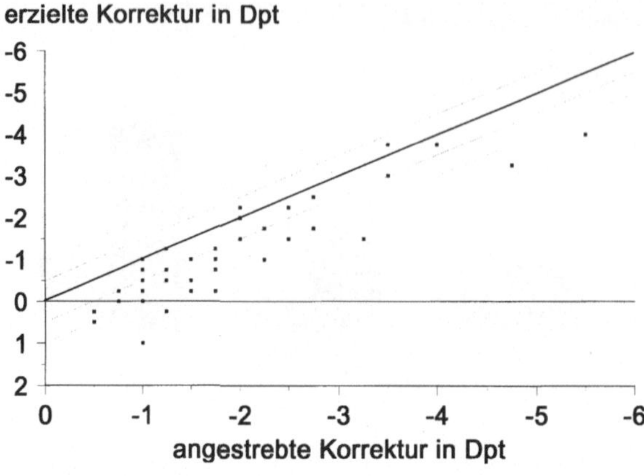

Abb. 3. Streudiagramm mit Gegenüberstellung von angestrebter und erzielter Astigmatismuskorrektur 1 Jahr postoperativ

zwischen 1,01–2,0 dpt. Bei mittlerem Ausgangsastigmatismus nahmen 56% 0–0,5 dpt, 19% 0,51–1,0 dpt und 25% 1,01–2,0 dpt an. In der Gruppe mit hohem Ausgangsastigmatismus lag kein Patient unter 0,5 dpt, 29% im Bereich von 0,51–1,0 dpt, 58% zwischen 1,01–2,0 dpt und 13% im Bereich von 2,01–3,0 dpt.

Diskussion

Obwohl die refraktive Laserchirurgie eine Ablation im Mikrometerbereich und damit größte Präzision ermöglicht, ist bisher die absolute und reproduzierbare Astigmatismuskorrektur ein großes Problem. Neben postoperativer Wundheilung und intraoperatver Abtragungstiefe spielt auch die korrekte Ablation orthogonal zur Astigmatismusachse eine Rolle. Exakte Refraktionierung mit genauer Bestimmug der Achslage ohne und mit Zykloplegie sowie korneale Topographie und Keratometrie sollten Bestandteil der präoperativen Untersuchung sein. Lage und Fixation des Patienten entscheiden weiterhin über korrekte Ablation in der richtigen Achslage. Treten kleine Abweichungen von der zu behandelnden Achslage auf, resultieren Achsenverschiebung und damit operative Induktion von Astigmatismen [9–11].

In unserem Patientenkollektiv zeigte sich, daß bei der unter oben genannten Bedingungen durchgeführten Laserbehandlung eine um so höhere Astigmatismusreduktion möglich war, je höher der Ausgangsastigmatismus war. In der Gruppe mit geringem Astigmatismus wurde eine Reduktion um ca. 1/3, in der Gruppe mit mittlerem und hohem Astigmatismus um ca. 2/3 des Ausgangswertes erzielt. Dieses Ergebnis entspricht im wesentlichen den in der Literatur erhältlichen Daten.

So fanden Kremer et al. in einer Studie mit fast identischer Gruppeneinteilung bei 92 Augen unter Verwendung eines VISX-20/20-Excimerlasers in der Gruppe mit niedrigem Ausgangsastigmatismus eine Astigmatismusreduktion von 47,6%, in der Gruppe mit mittlerem Ausgangsastigmatismus von 68,4% und in der Gruppe mit hohem Ausgangsastigmatismus von 80,7% [6].

Auch andere Autoren berichteten von nur mit begrenztem Erfolg durchführbarer Astigmatismusreduktion: Danjoux et al. fanden eine mögliche Astigmatismusreduktion von 2,02±1,04 dpt auf 0,84±0,84 dpt mit dem Summit-Apex-Plus-Excimerlaser bei 48 Patienten [2]. Die mittlere erreichte Astigmatismusreduktion lag damit bei 1,87 dpt.

Loewenstein et al. konnten bei einer Patientenzahl mit 96 Augen mit dem Summit Excimerlaser in einer Astigmatismusgruppe von 0,75–2,0 dpt eine Reduktion des Zylinders von 46% aufzeigen [7].

Auch die türkische Arbeitsgruppe Tasindi et al., die mit dem Aesculap-Meditec-MEL-60-Laser 46 Augen photoastigmatisch behandelten, konnten lediglich eine Astigmatismusreduktion von präoperativ im Mittel 3,5±2,5 dpt auf 1,21±1,7 dpt erzielen [12].

Schipper et al. zeigten durch Auswertung von 42 Augen mit myopem Astigmatismus, die mit einem Aesculap-Meditec-MEL-60-Excimerlaser behandelt wurden, eine zunehmende Tendenz zur operativen Astigmatismusinduktion mit steigender Höhe des angestrebten induzierten Astigmatismus auf. Eine Gruppeneinteilung war hierbei nicht durchgeführt worden [8].

Tabin et al. sahen eine Zunahme und starke Streuung des operativ induzierten Astigmatismus vor allem bei geringen Astigmatismen und gleichzeitig höher werdender Ausgangsmyopie. Bereits bei rein sphärisch durchgeführten Myopiekorrekturen konnte eine durchschnittliche operative Astigmatismusreduktion von 0,47 dpt aufgezeigt werden [11]. Irreguläres postoperatives Epithelwachstum wurde als ursächlicher Faktor vermutet.

Operativ induzierte Achsenänderungen traten in unserem Patientenkollektiv von im Mittel 22,12° ± 23,05° auf. Im Vergleich zur Literatur handelt es sich hierbei um höhere Werte, auch wenn diese Angaben in anderen Arbeiten nicht immer gemacht werden.

So berichteten Kremer et al. von einer maximalen Achsverschiebung von 15° [6]. Diese Arbeitsgruppe positionierte den Patienten zunächst in möglichst axialer Lage und forderte ihn danach auf, in das seitengleiche Auge des Chirurgen zu schauen. Dann wurde ein Kissen mit Vakuumsystem aktiviert. Außerdem erfolgte eine Markierung des Pupillenzentrums bei Miosis.

Verschiedene Autoren, wie z. B. Gallinaro et al. [3] oder auch Choi et al. [1], die mit einem 193 nm-Excimerlaser mit sich erweiternden Schlitzblenden und einem Irisdiaphragma astigmatische Laserkorrekturen durchführten, erzeugten Achsenverschiebungen bis zu 30° bzw. 5,9° ± 10,2° nach 6 Monaten.

Bei der photoastigmatischen Keratektomie (PARK) gibt es derzeit noch keine einheitliche Methode zur Markierung der Astigmatismusachse [5].

Die in unserer refraktiven Behandlung bisher durchgeführte Überprüfung der Astigmatismusachse mit einfachen Untersuchungsmitteln scheint nicht ausreichend zu sein. In Zukunft werden wir deshalb neue Methoden zur Markierung der Achslage verwenden.

Daß eine vollständige Astigmatismusreduktion mit der von uns gewählten Technik nicht möglich ist, kann man auch an der Gegenüberstellung von angestrebter Korrektur mit tatsächlich erzielter Korrektur des Astigmatismus im Streudiagramm (s. Abb. 3) sowie an der Refraktionsbestimmung 1 Jahr postoperativ sehen. Es bestätigte sich, wie auch in allen oben genannten Studien, jeweils deutlich eine Tendenz zur Unterkorrektur bzw. Regression der Astigmatismuswerte bei PARK.

Die Astigmatismuskorrektur muß derzeit also noch als nicht zureichend eingestuft werden. Das Hauptziel vieler Patienten, ein Leben ohne Brille oder entsprechende Hilfsmittel, kann bei hohen Ausgangsastigmatismen oft nicht erreicht werden. Es bedarf also weiterhin einer genauen präoperativen Aufklärung über eingeschränkte Prognose der Astigmatismuskorrektur, um überhöhten Erwartungshaltungen und damit postoperativen Enttäuschungen vorzubeugen.

Neue Lasersysteme (z. B. flying spot etc.), neue Algorithmen und neue Techniken (z. B. LASIK etc.) werden in der Zukunft möglicherweise dazu beitragen, bessere Ergebnisse in der photorefraktiven Astigmatismuskorrektur zu erreichen.

Literatur

1. Choi YI, Min HK, Hyun PM (1993) Excimer laser photorefractive keratectomy for astigmatism. Korean J Ophthalmol 7: 20–24
2. Danjoux JP, Fraenkel G, Lawless MA, Rogers C (1997) Treatment of myopic astigmatism with the summit apex plus excimer laser. J Cataract Refract Surg 23: 1472–1479
3. Gallinaro C, Toulemont PJ, Cochener B, Colin J (1996) Excimer laser photorefractive keratectomy to correct astigmatism. J Cataract Refract Surg 22: 557–563
4. Holladay JT, Cravy TV, Koch DD (1992) Calculating the surgically induced refractive change following ocular surgery. J Cataract Refract Surg 18: 429–443
5. Kohnen T (ed) (1998) Consultation section – refractive surgical problem. How do you center the excimer ablation in photorefractive keratectomy (PRK)/photorefractive astigmatic keratectomy (PARK) or laser in situ keratomileusis (LASIK)? How do you locate the steep meridian in PARK, LASIK or astigmatic keratectomy (AK)? J Cataract Refract Surg 24 (im Druck)
6. Kremer I, Gabbay U, Blumenthal M (1996) One-year follow-up results of photorefractive keratectomy for low, moderate, and high primary astigmatism. Ophthalmology 103: 741–748
7. Loewenstein A, Lipshitz I, Lichtenstein F, Ben-Sirah A, Lazar M (1995) The effect of spherical photorefractive keratectomy on myopic astigmatism. J Cataract Refract Surg 21: 263–264
8. Schipper I, Senn P, Wienecke L, Oyo-Szerenyi KD (1997) Photoastigmatic refractive keratectomy for primary treatment and revision of myopic astigmatism. J Cataract Refract Surg 23: 1465–1471
9. Snibson GR, Carson CA, Aldred GF, Talyor HJ (1995) One-year evaluation of excimer laser photorefractive keratectomy for myopia and myopic astigmatism. Arch Ophthalmol 113: 994–1000
10. Stevens JD (1994) Astigmatic excimer laser treatment: theoretical effects of axis misalignment. Eur J Implant Refract Surg 6: 3–9
11. Tabin GC, Alpins N, Aldred GF et al. (1996) Astigmatic change 1 year after excimer laser treatment of myopia and myopic astigmatism. J Cataract Refract Surg 22: 924–930
12. Tasindi E, Talu H, Ciftci F, Acar S (1996) Excimer laser photorefractive keratectomy (PRK) in myopic astigmatism. Eur J Ophthalmol 6: 121–124

Software zur Erfassung und Auswertung von Daten in der refraktiven Chirurgie

C. Vögele, M.C. Knorz, B. Jendritza und H. Liesenhoff

Zusammenfassung

Problemstellung: Ziel der vorliegenden Arbeit war die Entwicklung einer Datenbanksoftware, die eine sichere und einfache Erfassung und Auswertung von Untersuchungs- und Operationsdaten auf dem Gebiet der refraktiven Chirurgie, insbesondere der Excimer-Laser-Chirurgie, ermöglicht.

Methodik: Auf der Basis einer bestehenden Microsoft-Access-Datenbank wurde mittels der Programmiersprache Microsoft Visual Basic for Applications eine neue, genau an die Bedürfnisse der Excimer-Laser-Chirurgie angepaßte Datenbanksoftware entwickelt. In der Datenbank erfaßt werden die Stammdaten der Patienten sowie prä-und postoperative Untersuchungsergebnisse und Operationsdaten. Bei der Strukturierung der der Datenbank zugrundeliegenden Tabellen wurde auf eine größtmögliche Normalisierung sowie auf umfangreiche automatisierte Plausibilitätskontrollen geachtet, um eine möglichst hohe Datenintegrität und Datenbankeffizienz zu erreichen.

Ergebnisse: Die von uns entwickelte Software verwaltet derzeit die Daten von etwa 800 Patienten und 500 refraktiv-chirurgischen Eingriffen. Sie hat sich hierbei als stabil, effizient und zuverlässig erwiesen. Durch die zahlreichen automatisierten Plausibilitätskontrollen konnte eine größtmögliche Datenintegrität erzielt werden, was die klinische und wissenschaftliche Auswertung der Daten vereinfacht und sicherer macht. Eine genaue Abstimmung auf die Fragestellungen der refraktiven Chirurgie sowie die einfache Handhabung der Software erleichtern die Eingabearbeit und reduzieren den hierfür benötigten Zeitaufwand.

Schlußfolgerung: Die von uns entwickelte Software hat sich bei der Erfassung und Auswertung von Untersuchungs- und Operationsergebnissen in der refraktiven Chirurgie bewährt. Sie zeichnet sich durch Stabilität, geringe Fehleranfälligkeit und einfache Handhabung aus. Datenerfassung und klinische bzw. wissenschaftliche Datenauswertung gelingen mit der neuen Software einfacher, schneller und sicherer.

Summary

Aim: We wanted to develop a database software facilitating the registration and evaluation of examination and operation data in refractive surgery.

Methods: Based on an existing Microsoft Access database, we developed a software that runs under Microsoft Windows 95 programmed in Visual Basic for Applications. The new software exactly suits the needs of excimer laser surgery and allows the registration and evaluation of all pre- and postoperative examination data and operation parameters. Intuitive handling, third level of normalization in database architecture and automatic plausibility checks guarantee utmost integrity of data and efficacy of database.

Results and conclusion: To date, the software has been used routinely to register data from 800 patients and 500 refractive laser operations.

G. Duncker et al. (Hrsg.)
12. Kongreß der DGII 1998

Utmost data integrity achieved by multiple automatic plausibility checks facilitates clinical and scientifical evaluation of data. The time needed for data input is reduced by intuitive handling and adjustment to the needings of refractive surgery. The new software has become a valuable aid in clinical management and scientific work in the field of refractive surgery in our hospital.

Hintergrund

Klinische und wissenschaftliche Arbeit auf dem Gebiet der refraktiven Chirurgie erfordert mehr als viele andere Bereiche in der Ophthalmologie die lückenlose Erfassung zahlreicher Einzeldaten. Viele Daten werden anschließend zu Berechnungen genutzt, wie z. B. zur Ermittlung des sphärischen Äquivalents, der postoperativen Abweichung von der Zielrefraktion etc.

Ziel der vorliegenden Arbeit war es, eine Software zu entwickeln, die die sichere und einfache Erfassung von Untersuchungs- und Operationsdaten auf dem Gebiet der refraktiven Chirurgie ermöglicht. Die Software sollte gleichzeitig den zur Erfassung benötigten Zeitaufwand reduzieren und die Datenintegrität erhöhen.

Methode

Mittels der Programmiersprache Microsoft Visual Basic for Applications (Microsoft Deutschland, Unterschleißheim) wurde auf der Basis einer bestehenden Microsoft Access-Datenbank eine Software für IBM-kompatible Personalcomputer unter Microsoft Windows 95 oder Windows NT entwickelt. Die neue Software ist für einen Betrieb unter Microsoft Access 7.0 konzipiert, kann jedoch auch für Systeme mit anderer oder ganz ohne vorinstallierte Datenbanksoftware kompiliert werden und erfordert dann nicht die Vorinstallation von Microsoft Access 7.0. Hardwarevoraussetzungen sind ein Prozessor des Typs 486 DX2/66 MHz oder schneller und mindestens 8 MB RAM. Die von der Software zur Installation benötigte Festplattenkapazität ist davon abhängig, ob sie unter Microsoft Access oder als Stand-Alone-Version, d. h. ohne vorinstallierte Datenbanksoftware betrieben werden soll. Unter Microsoft Access beträgt sie etwa 4 MB, ohne Microsoft Access etwa das Doppelte.

Die Bedienung der Software orientiert sich an den für Microsoft Windows-Programme üblichen Menüleisten und Buttons. Somit ist das Programm auch für wenig computererfahrene Anwender intuitiv zu bedienen.

Datenerfassung

Von jedem untersuchten Patienten werden in der Software zunächst die Stammdaten, d. h. Name, Geburtsdatum etc. erfaßt. Hinzu kommt – für jedes Auge getrennt – die Dokumentation der präoperativen Befunde, wie z. B. subjektive und objektive Refraktion, unkorrigierte und bestkorrigierte Sehschärfe, Pachymetrie, Vorderabschnitts- und Fundusbefunde. Wird ein

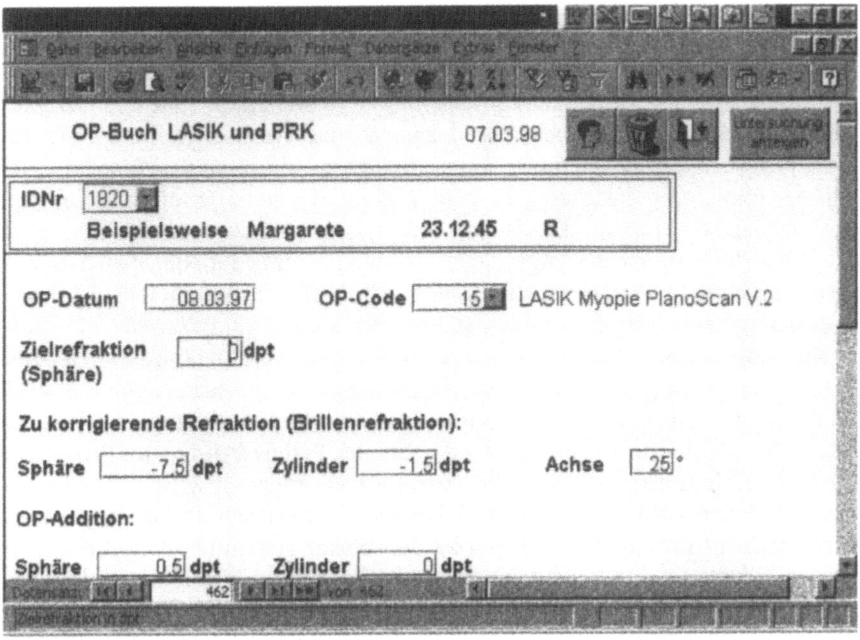

Abb. 1. Datenerfassung

refraktiv-chirurgischer Eingriff durchgeführt, werden die Art des Eingriffs sowie alle relevanten Operationsparameter - Zielrefraktion, Abtragsdicke, Zonengröße etc. - dokumentiert. Bei postoperativen Untersuchungen erfaßt das Programm erneut alle Untersuchungsbefunde und Verlaufsparameter, beispielsweise Refraktion, Sehschärfe, Hornhauttopographie, etwaige Regression oder Hazebildung etc.

Datenbankkonstruktion

Wichtigstes Ziel bei der Programmierung der Datenbank war eine größtmögliche Datenintegrität, was zum einen eine stabile Datenbankarchitektur erfordert, zum anderen durch automatisierte Plausibilitätskontrollen erreicht werden kann, die die Daten bereits im Moment der Eingabe auf ihre Richtigkeit hin überprüfen. Beide Methoden wurden bei der Realisation der vorliegenden Software angewendet. Mit dem Ziel einer stabilen Datenbankarchitektur wurde bei der Konstruktion der der Software zugrundeliegenden Tabellen auf die Durchsetzung referentieller Integrität sowie weitestmögliche Normalisierung mit dem Ziel der Einhaltung der sog. dritten Normalform geachtet.

Referentielle Integrität besagt, daß in voneinander abhängigen Tabellen keine Daten enthalten sein dürfen, deren Schlüssel sich nicht auf einen zugeordneten Primärschlüssel einer anderen Tabelle beziehen. Am Beispiel unserer Software heißt das, daß die Eingabe von Untersuchungs- oder Operationsdaten nur dann möglich sein darf, wenn der entsprechende Patient auch in der

Patiententabelle geführt wird. Umgekehrt ist es nicht möglich, die Stammdaten eines Patienten zu löschen, wenn von diesem Patienten noch Untersuchungsdaten vorhanden sind.

Unter Normalisierung versteht man in der Datenbanktheorie das Aufteilen der Daten auf einzelne Tabellen in der Form, daß die Datenelemente und die Beziehungen der Einzelelemente untereinander bestimmten Regeln gehorchen. Mit der Einhaltung dieser Regeln werden Redundanzen und durch Redundanzen entstehende Einfüge-, Lösch- und Änderungsanomalien vermieden [1, 2, 4]. Die erste Normalform verlangt, daß alle Elemente einer Tabellenspalte atomar, also nicht mehr in weitere Tabellenspalten teilbar sind. Das heißt beispielsweise, daß sich Sphäre, Zylinder und Achslage nicht in einer gemeinsamen Tabellenspalte „Refraktion" finden dürfen, sondern getremnt in einzelnen Spalten erfaßt werden müssen. Die zweite Normalform besagt zusätzlich, daß jedes Nicht-Schlüssel-Feld vom Primärschlüssel voll funktional abhängig ist. In unserem Fall bedeutet dies, daß jedem Auge bei der Ersterfassung vom Programm eine Identifikationsnummer (= Primärschlüssel) zugeteilt wird, über die alle weiteren Informationen verwaltet und zugeordnet werden. Die dritte Normalform verlangt nun noch zusätzlich zu den bisher genannten Anforderungen, daß innerhalb einer Tabelle keinerlei transitive Abhängigkeiten zwischen Primärschlüssel und Nicht-Schlüssel-Feldern bestehen dürfen. Eine transitive Abhängigkeit zwischen Schlüssel- und Nicht-Schlüssel-Feldern läßt sich beispielsweise an der postoperativen Abweichung von der Zielrefraktion demonstrieren. Die Zielrefraktion sowie die postoperative Refraktion sind direkt der Identifikationsnummer des betreffenden Auges zugeordnet. Die Abweichung von der Zielrefraktion ergibt sich dagegen indirekt über Zielrefraktion und postoperative Refraktion, weswegen die Abweichung von der Zielrefraktion über den Umweg von Zielrefraktion und postoperativer Refraktion transitiv abhängig von der Identifikationsnummer, dem Primärschlüssel, ist.

In der praktischen Anwendung der Normalisierungsregeln zeigt sich häufig eine Diskrepanz zwischen datenbanktheoretisch Wünschenswertem und praktisch Durchführbarem. Wir haben deshalb in den Fällen, wo an sich unzulässige Abhängigkeiten – wie eben bei der Abweichung von der Zielrefraktion dargestellt – uns aus praktischen Erwägungen dennoch erforderlich schienen, diese Eingaben automatisiert, so daß beispielsweise die Abweichung von der Zielrefraktion vom System errechnet und nicht manuell eingegeben wird. Die Entstehung von oben angeführten Anomalien und Inkonsistenzen ist hiermit weitgehend vermieden.

Relationale Datenbanksysteme haben die Eigenschaft, Speicherplatz auch dann zu belegen, wenn das entsprechende Feld im konkreten Fall gar nicht ausgefüllt wird, beispielsweise weil eine bestimmte Einzeluntersuchung bei einem Patienten gar nicht durchgeführt wurde. Dies verursacht häufig ein übermäßig rasches Anwachsen einer Datenbank. Durch genau überdachte Definition der Feldgrößen und Verteilung seltener erhobener Daten in gesonderte Tabellen läßt sich dies jedoch effektiv vermeiden. So ist unsere Datenbank bei der Eingabe von 800 Patienten und 500 Eingriffen um nur etwa 500 KB angewachsen.

Plausibilitätskontrollen und Fehlervermeidung

Um inhaltliche Fehler zu vermeiden, enthält unsere Software zahlreiche Plausibilitätskontrollen, die bereits bei der Eingabe die Daten auf ihre Richtigkeit überprüfen. Tippfehler, die zu unsinnigen Eingaben bei Refraktion, Sehschärfe, Pachymetrie, Abtragsdicke, Zonengröße etc. führen, werden hierbei bemerkt und automatisch angemahnt. Doppeleingaben werden durch Überprüfung des Datensatzes vor der Speicherung auf eventuell existierende Duplikate vermieden.

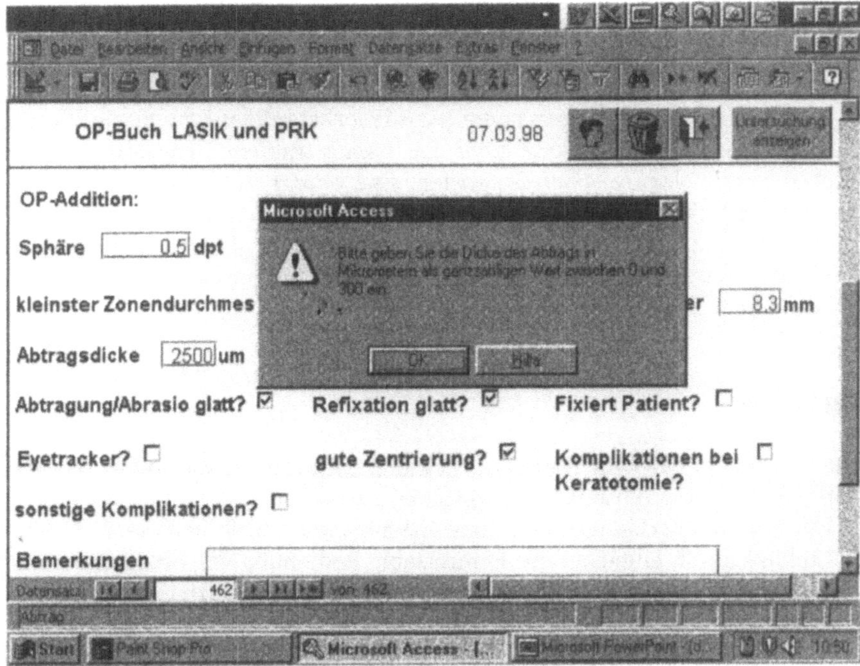

Abb. 2. Hinweis auf Tippfehler direkt bei der Dateneingabe

Um eine noch weiter reichende Datenintegrität zu realisieren, wurden Listenfelder zur Eingabe der Daten eingesetzt, wo immer dies möglich und sinnvoll war, beispielsweise bei der Erfassung der Operationsart oder des Vorderabschnittsbefundes. Auch der Name eines Patienten wird nur bei der Ersterfassung eingetippt. Bei allen späteren Eingaben zu demselben Patienten wird dieser aus einer vom Programm angebotenen Patientenliste durch Anklicken ausgewählt. Die früher häufig aufgetretenen Probleme, daß derselbe Patient unter mehreren (falsch eingegebenen) Namen in der Datenbank geführt wurde und somit Untersuchungs- und Operationsbefunde nicht mehr zuzuordnen waren, sind somit nicht mehr von Bedeutung. Zudem wird durch die Verwendung anklickbarer Listenfelder die Eingabe vereinfacht und der benötigte Zeitaufwand reduziert.

Alle Werte, die sich aus bereits eingegebenen Einzeldaten ergeben, werden von der Software automatisch berechnet, z. B. das sphärische Äquivalent, die logarithmische Visusstufe, die Abweichung von der Zielrefraktion etc. Auch dies spart zum einen Zeit bei der Eingabe, bringt zum anderen aber gleichzeitig eine höhere Datenintegrität mit sich.

Abfrage- und Suchmöglichkeiten

In die Datenbank sind bereits grundlegende Abfrage- und Suchmöglichkeiten integriert. Beispielsweise lassen sich Zusammenstellungen über Untersuchungs- und Operationsdaten eines bestimmten Patienten ebenso bequem anfertigen wie Listen über Untersuchungsergebnisse aller Patienten, bei denen eine bestimmte Operationsmethode angewandt wurde.

Auch Zusammenstellungen zu immer wiederkehrenden wissenschaftlichen Auswertungen, beispielsweise über die postoperativen Langzeitergebnisse nach refraktiv-chirurgischen Eingriffen, sind bereits in der Software enthalten. Für weitergehende wissenschaftliche Auswertungen lassen sich komplexere Abfragen mit Hilfe von Microsoft Access erstellen. Ebenso ist ein Export der Daten zu umfassenderen statistischen Auswertungen in eine Tabellenkalkulation oder Statistiksoftware problemlos möglich.

Ergebnisse

Die von uns entwickelte Software verwaltet mittlerweile die Daten von 800 Patienten und 500 refraktiv-chirurgischen Eingriffen.

Der zur Datenerfassung benötigte Zeitaufwand wurde nach einer kurzen Lernphase durch einfache und komfortable Bedienung des Programms und Minimierung der erforderlichen Tipparbeit erheblich reduziert.

Durch umfangreiche Plausibilitätskontrollen sowie durch eine stabile Datenbankarchitektur konnten eine weitestgehende Datenkonsistenz und inhaltliche Richtigkeit erreicht werden. Dies erhöht die Zuverlässigkeit klinischer und wissenschaftlicher Auswertungen und verringert gleichzeitig den Zeitaufwand, der für diese Auswertungen erforderlich ist, da manuelle Gegenprüfungen und gegebenenfalls Fehlersuche im Normalfall nicht mehr notwendig sind.

Die Gestaltung einer auf die hauseigenen Verhältnisse und die Bedürfnisse der refraktiven Chirurgie abgestimmten Datenbank bringt zudem Vorteile im Hinblick auf eine optimale Anpassung an die Untersuchungs- und Operationsdokumentation sowie die Wünsche und Erfordernisse der Anwender und erlaubt eine ständige, flexible Anpassung der Software an neue Entwicklungen.

Die Überführung der bestehenden Datenbank, die die Ansprüche an Normalisierung und referentielle Integrität nicht erfüllte, in unsere neugestaltete Software gestaltete sich verhältnismäßig unproblematisch. Zwar war eine manuelle Überprüfung zahlreicher Datensätze erforderlich, da Unstimmig-

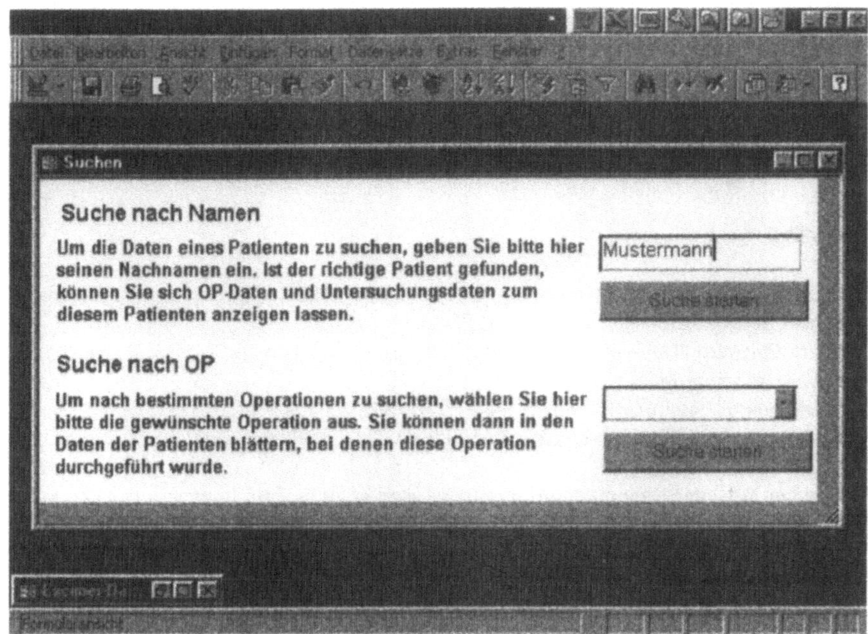

Abb. 3. Erleichterung der klinischen und wissenschaftlichen Datenauswertung durch komfortable Suchmasken

keiten unter den neuen Regeln der Normalisierung und Plausibilitätskontrolle korrigiert werden mußten, bevor die Datenbank endgültig überführt werden konnte. Es gelang jedoch schließlich eine vollständige, korrekte Überführung der bestehenden Daten in die neue Software. Auch die Gewöhnung an die Bedienung der neuen Software erfolgte rasch und unproblematisch.

Probleme bezüglich einer explosionsartigen Größenzunahme der Datenbankdatei und damit einem Erreichen einer möglichen Schallgrenze der Dateiverwaltung, wie von Faschinger 1996 berichtet [3], traten bei unserer Software nicht auf.

Schlußfolgerung

Die von uns entwickelte Datenbanksoftware zur Erfassung und Auswertung von Daten in der refraktiven Chirurgie hat sich bisher als stabil, effizient und zuverlässig erwiesen. Die Überführung der bestehenden Vorläuferdatenbank in die neue Software gestaltete sich unproblematisch und konnte ohne Datenverlust durchgeführt werden. Durch genaue Anpassung der neuen Software an die Bedürfnisse der refraktiven Chirurgie sowie Minimierung und Vereinfachung der erforderlichen Eingaben konnte der zur Dateneingabe erforderliche Zeitaufwand reduziert werden. Eine hohe Datenintegrität erleichtert die klinische und wissenschaftliche Auswertung der Daten.

Die von uns entwickelte Software hat sich somit bei der Erfassung und Auswertung von Untersuchungs- und Operationsergebnissen in der refraktiven Chirurgie bewährt. Datenerfassung sowie klinische und wissenschaftliche Auswertung der Daten gelingen mit der neuen Software einfacher, schneller und zuverlässiger als bisher.

Literatur

1. Codd EF (1986) The twelve rules for relational DBMS. The Relational Institute Technical Report EFC-6, San Jose
2. Codd EF (1990) The relational model for database management - version 2. Addison-Wesley, Reading (Mass.)
3. Faschinger C, Faulborn J, Zenz H (1996) Vor- und Nachteile einer hauseigenen Datenbank am Beispiel der Universitäts-Augenklinik Graz. Spektrum Augenheilkd 10/5: 213–217
4. Sommer M (1996) Datenbankdesign für Access 7.0/2.0, 1. Aufl. International Thomson Publishing, Bonn

Erhöhte Freisetzung von Interleukin-1β in humanen Spenderaugen nach photorefraktiver Excimer-Laser-Keratektomie

U. Pleyer, H. Sumner, B. Gardner und B.J. Mondino

Zusammenfassung. Epitheliale und stromale Wundheilungsvorgänge werden als Ursache unerwünschter Wirkungen auf das refraktive Ergebnis nach photorefraktiver Keratektomie (PRK) und die Ausbildung stromaler Hornbautnarbenbildung (Haze) vermutet. Eine klare kausale Aussage über isolierte Faktoren, die an diesen Vorgängen beteiligt sind, ist zur Zeit nicht möglich. Entzündungsmediatoren werden als potentiell beteiligte Ursachen vermutet. Hierzu zählt das Zytokin Interleukin-1β, das von Hornhautepithelzellen und Keratozyten synthetisiert werden kann und bekannte modulierende Wirkung auf die korneale Wundheilung besitzt.

Material und Methoden: An 40 humanen Spenderaugen wurde eine –6 dpt entsprechende PRK durchgeführt. An jeweils einem Auge des identischen Spenders wurde eine Excimer-Laser-Behandlung durchgeführt, während das Partnerauge als Kontrolle diente. Nach Inkubation des Hornhautgewebes wurde eine Eluierung mit EDTA vorgenommen und eine Analyse der Interleukin-1β-Konzentration mittels ELISA vorgenommen.

Ergebnisse: Interleukin-1β konnte in beiden experimentellen Gruppen nachgewiesen werden. Die mit dem Excimer-Laser behandelten Augen wiesen signifikant ($p<0,039$) erhöhte Konzentrationen auf.

Schlußfolgerungen: Interleukin-1β, ein proinflammatorisches Zytokin mit bekannter modulierender Wirkung auf die korneale Wundheilung, wird nach Excimer-Laser-Behandlung erhöht freigesetzt und könnte klinisch bedeutsam sein. Weiterführende Untersuchungen zur Klärung der Bedeutung des Zytokins bezüglich postoperativer Veränderungen sind indiziert.

Schlüsselwörter: Excimer-Laser, Interleukin-1β, Kornea, photorefraktive Keratektomie, Wundheilung, Zytokine

Summary. Epithelial and stromal wound healing are considered to involve undesired effects such as shift of final refractive power and postoperative corneal opacity following photorefractive keratectomy (PRK). However, definite causative factors leading to these phenomena are unknown. Therefore, the knowledge of isolated modulators involved in these processes is of considerable interest. The cytokine IL-1β, that is synthesized by both epithelial corneal cells and keratocytes, has well-recognized, wound-modulating properties.

Methods: Twenty right human donor eyes underwent a –6 D excimer-laser PRK treatment. The corresponding left donor eye served as a control. Following incubation of donor corneas and eluation with EDTA, concentrations of IL-1β were measured using standard ELISA technique.

Results: Interleukin-1β was present in both excimer-laser-treated and control corneas. Significantly increased ($p<0.039$) IL-1β levels were measured in PRK-treated corneas as compared to controls.

G. Duncker et al. (Hrsg.)
12. Kongreß der DGII 1998

Conclusion: Interleukin-1β may be regarded as a mediator involved in corneal wound healing after excimer laser treatment.

Key words: excimer-laser, interleukin-1β, photorefractive keratectomy, wound healing

Einleitung

Die photorefraktive Keratektomie (PRK) mit dem Excimer-Laser findet klinisch zunehmende Verbreitung [14]. Obwohl die epitheliale und stromale Wundheilung klinisch meist unproblematisch erscheint, wird sie für die abweichenden Resultate der endgültigen Brechkraftänderung und postoperativen Narbenbildung als wesentliche Ursache angesehen. Somit kommt der Analyse von Faktoren, die an der Wundheilung beteiligt sind, und deren Beeinflußbarkeit große Bedeutung zu. Über den Beitrag von Zytokinen an der kornealen Wundheilung ist bisher wenig bekannt. Zytokine umfassen eine Reihe von Proteinen, die als interzelluläre Mediatoren insbesondere bei Entzündungsreaktionen beteiligt sind.

Interleukin-1β (IL-1β) ist ein Zytokin mit einem Molekulargewicht von 17 kD, das vor allem von Makrophagen, aber auch von Epithelzellen und Keratozyten produziert wird. Interleukin-1β wirkt auf ein breites Spektrum von Zellen und induziert überwiegend proinflammatorische Effekte [3]. Unter anderem wird die Bildung und Freisetzung von Prostaglandinen durch Fibroblasten und Endothelzellen induziert [4, 5]. Weiterhin wird ein gewebeschädigender Effekt durch Proliferation phagozitierender Zellen verursacht. Interleukin-1β stimuliert die Freisetzung weiterer Zytokine wie beispielsweise TNF-alpha und IL-6 und ist an der Migration von Zellen bei Entzündungsreaktionen maßgeblich beteiligt (Abb. 1). Daher wurde in der vorliegenden Studie die Expression von IL-1β nach experimenteller PRK untersucht.

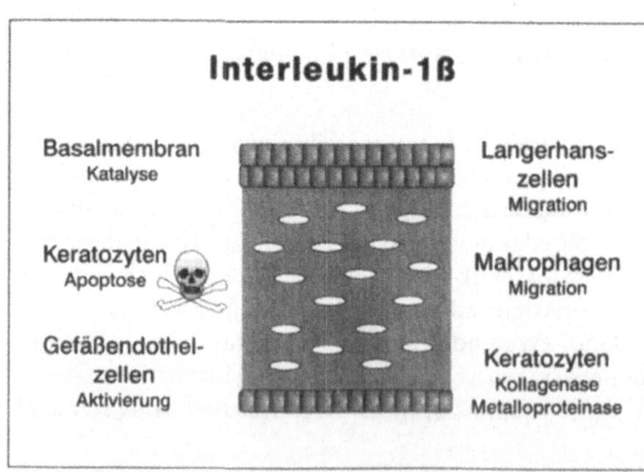

Abb. 1. Schematische Darstellung zu den biologischen Wirkungen von Interleukin-1β auf einzelne zelluläre und extrazelluläre Anteile der Kornea

Material und Methoden

Spenderhornhäute

Zur Untersuchung wurden 20 Paare humaner Spenderaugen herangezogen. Das Spenderalter variierte zwischen 63 und 93 Jahren. Die Spenderaugen wurden innerhalb von 4 h nach Todeseintritt asserviert und konserviert. Die Kornea des jeweils rechten Auges wurde zur Excimer-Laser-PRK herangezogen, während das korrespondierende linke Auge als Kontrolle verwendet wurde.

Excimer-Laser-photorefraktive-Keratektomie

Nach Fixieren der Spenderaugen in einer Halterung wurde das Hornhautepithel unter sterilen Kautelen entfernt. Ein 193-nm-Excimer-Laser (Excimer-Laser-System, VISX, Inc. Sunnyvale, CA) wurde mit einer Laserpulsrate von 6 Hz und einer Energiedichte von 160 mJ/cm^2 verwendet. Es wurde eine -6 dpt-Refraktionsänderung mit einer Ablationszone von 5 mm und einer zentralen Ablationstiefe von 53,6 µm vorgenommen. Bei den Kontrollaugen wurde in gleicher Weise ohne Laserapplikation verfahren.

Hornhauteluation

Ein 7,0-mm-Trepan wurde benutzt, um die zentrale Hornhaut in beiden Versuchsgruppen zu exzidieren. Nach der Trepanation wurde das Hornhautscheibchen mit 0,01 Mol steriler BSS-Lösung mit einem pH von 7,4 gespült, um eine mögliche Kontamination durch Kammerwasseranteile zu beseitigen. Anschließend wurden die Hornhäute in sterile Petrischalen überführt und mit 10 ml MEM bei 37 °C und 5% CO_2 für 6 h inkubiert. Um eine mögliche Kontamination mit Serumbestandteilen zu vermeiden, wurde kein Serum für die Gewebekultur verwendet. Nach der Inkubationszeit wurde jede Kornea mit 0,01 mmol BSS gespült und anschließend steril getrocknet. Mit einem sterilen Skalpell wurde danach die Hornhaut zerkleinert, gewogen und in Reagenzgefäßen mit 1 ml steriler BSS-Lösung mit 10 mmol EDTA überführt. EDTA wurde hinzugefügt, um eine Aktivierung von proinflammatorischen Mediatoren zu unterbinden. Unter diesen Bedingungen wurde über 24 h bei 4 °C eine Eluierung der Hornhäute vorgenommen. Experimentelle und Kontrolleluate dieser Hornhäute wurden anschließend am gleichen Tag mit dem selben Assay analysiert.

IL-1β Immunoassay

Zur Analyse der Zytokinkonzentration im Hornhauteluat wurde ein kommerziell erhältlicher Immunoassay (Serotec Inc., Raleigh, NC, USA) verwendet. In einer 96-Loch-Mikrotiterplatte wurden jeweils 200 µl des Eluates mit einer Doppelbestimmung nach Standard-ELISA-Methode gemessen. Die Sensitivität des Testsystems beträgt 20 ng/ml.

Statistik

Der verbundene Student-t-Test wurde herangezogen, um die Unterschiede zwischen behandelten und Kontrollhornhäuten zu bestimmen. Mit diesem Test wird der Unterschied zwischen experimentellen und Kontrollhornhäuten von jedem Spenderpaar bezüglich unterschiedlichem Spenderalter, Postmortemzeit und anderen Faktoren minimiert.

Ergebnisse

Interleukin-1β konnte sowohl in Hornhäuten nach PRK als auch in Kontrollhornhäuten nachgewiesen werden. Die mittels ELISA nachgewiesene IL-1β-Konzentration war in Hornhäuten nach Excimer-Laser-Behandlung (3178±167 pg/g) signifikant (p=0,039) gegenüber dem Partnerauge (2864±102 pg/g, Abb. 2) erhöht. Histopathologische Untersuchungen der mit dem Excimer-Laser behandelten Hornhäute zeigen eine tiefe Keratektomie mit Verlust der Bowman-Membran. Demgegenüber war die Bowman-Membran bei Kontrollaugen nach isolierter Epithelentfernung unversehrt.

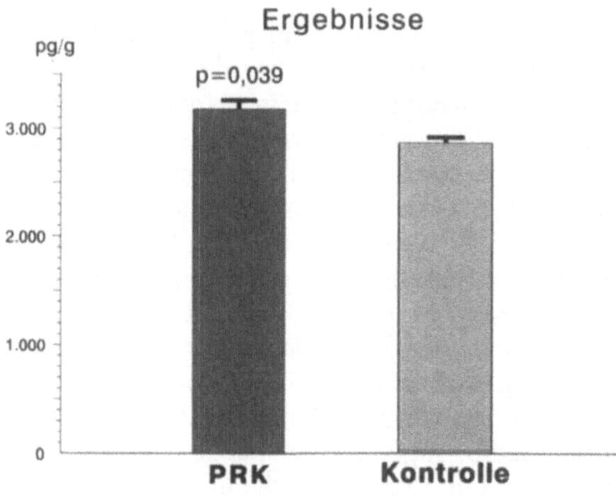

Abb. 2. Freisetzung von Interleukin-1β nach experimenteller Excimer-Laser-Keratektomie aus humanen (n=40) Spenderaugen. Die mittels ELISA nachgewiesene IL-1β-Konzentration (Mittelwerte ± SEINEM) war in Hornhäuten nach Excimer-Laser-Behandlung signifikant (p=0,039) gegenüber dem Partnerauge erhöht

Diskussion

Eine Vielzahl morphologischer Studien haben den Verlauf der kornealen Wundheilung nach PRK charakterisiert [14, 15]. Die Kollagensynthese durch aktivierte Keratozyten, hyperplastische und proliferative Veränderungen des Epithels, und Ablagerungen von Laminin und Fibronektin sind Ausdruck gesteigerter metabolischer Aktivität und weisen bereits auf die komplexen Wechselwirkungen der zellulären und extrazellulären Faktoren bei der Wundheilung hin [8]. Überschießende Reaktionen der kornealen Wundheilung nach PRK werden für eine Reihe postoperativer Komplikationen angeführt. Instabile Wundverhältnisse, abweichende Refraktionsergebnisse und stromale Hornhautnarben (Haze) werden als klinisch relevante Folgen angesehen.

Die bisher vorliegenden Erkenntnisse zur kornealen Wundheilung basieren nahezu ausschließlich auf tierexperimentellen Studien. Untersuchungen zur Wundheilung nach Excimer-Laser an humanen Hornhäuten sind dagegen nur in Einzelfällen möglich. Da jedoch speziesabhängige Abweichungen wie z. B. die Existenz einer Bowman-Membran beim Menschen vorliegen, sind unterschiedliche Reaktionsweisen durchaus denkbar. Aus diesem Grund wurde eine bewährte Methodik an humanen Spenderaugen gewählt [6]. Als Vorzüge der Versuchsdurchführung können angeführt werden:

- Es kann eine Analyse an humanem, vitalem Gewebe vorgenommen werden.
- Die Hornhaut kann isoliert bezüglich der Synthese einzelner Faktoren untersucht werden.
- Einflüsse durch die limbale Blutversorgung der Hornhaut oder infiltrierender Entzündungszellen werden eliminiert.
- Das Partnerauge als Kontrolle berücksichtigt individuelle biologische Schwankungen.

Interleukin-1 zählt neben TGF-β zur Familie der Zytokine, die modulierend in die Wundheilung eingreifen. Zunächst wurde dieses Protein als Syntheseprodukt allein von mononukleären Zellen angesehen. Inzwischen ist bekannt, daß Fibroblasten und Epithelzellen ebenfalls Interleukin-1 bilden können. Die Isoform IL-1β konnte bei der Kultur von humanen Hornhautepithelzellen nachgewiesen werden [16]. Interleukin-1β wird ebenso wie PGF-β und PDGF-B (Transforming Growth Factor) zu den Typ-I-Zytokinen [11] gezählt (Tabelle 1). Diese Zytokine werden im Epithel exprimiert, während Rezeptoren für die gebildeten Proteine an Keratozyten vorliegen. Mit diesen Mediatoren existiert ein komplexes Netzwerk zur Signalvermittlung zwischen Epithel und Keratozyten.

Tabelle 1. Zytokine: Klassifikation (Nach Li u. Tseng 1995 [11])[a]

Klasse	Typ I	Typ II	Typ III	Typ IV
Zytokin	TGF-α IL-1β PDGF-β	TGF-β1 TGF-β2 BFGF Insulin	Keratinocyte-GF Hepatocyte-GF	M-CSF IL-8
Expression	Epithel	Epithel und Keratozyten	Keratozyten	Epithel und Keratozyten
Rezeptoren	Keratozyten	Epithel und Keratozyten	Epithel	Immunzellen

[a] *TGF* Transforming Growth Factor, *IL* Interleukin, *PDGF* Platelet Derived Growth Factor, *BFGF* Basic Fibroblast Growth Factor, *M-CSF* Macrophage Colony Stimulating Factor.

Eine Reihe klinisch bedeutsamer Effekte könnte von der erhöhten Freisetzung von IL-1β nach Excimer-Laser-Behandlung ausgehen. Der Verlust von Keratozyten unmittelbar nach PRK wird u. a. auf einen programmierten Zelluntergang (Apoptose) zurückgeführt. Dieser Effekt konnte durch Interleukin-1β induziert werden [17]. Interleukin-1β ist weiterhin dafür bekannt, daß es in Keratozyten die Synthese und Freisetzung von Metalloproteinasen stimulieren kann [4, 5]. Kollagenase und Elastase sind wichtige Metalloproteintasen, die für den Kollagenmetabolismus und damit für die Synthese extrazellulärer Matrix bei der kornealen Wundheilung bedeutsam sind [10]. Eine erhöhte Freisetzung der Enzyme wird bei der Kollagenolyse im Rahmen autoimmunologischer Hornhautulzera beobachtet [12, 13]. Diese Beobachtung stützt klinische Erfahrungen, die eine sehr kritische Anwendung der Excimer-Laser-Behandlung bei Patienten mit Kollagenosen sehen. In Einzelfällen sind bei präoperativ unauffälliger Kornea Zustände mit Keratolyse beobachtet worden.

Eng verbunden mit der Analyse von Faktoren, die zu pathologischen Wundheilungsvorgängen führen, sind Fragen zu präventiven und therapeutischen Maßnahmen. Die Behandlung von Patienten nach PRK mit antiinflammatorischen Wirkstoffen, insbesondere mit Kortikosteroiden, wird weiterhin kontrovers diskutiert [7, 14]. In einer Vielzahl experimenteller und klinischer Untersuchungen konnte ein günstiger Effekt auf die refraktiven und morphologischen Ergebnisse nachgewiesen werden. Ein wichtiger Ansatz der intrazellulären, molekularen Wirkung von Kortikosteroiden erfolgt über die Inaktivierung von Genen für die Zytokinsynthese. Interleukin-1 ist hierbei eines der wesentlichen Zytokine, die von diesem Effekt betroffen sind [1].

Zusammenfassend ist der Nachweis der erhöhten Freisetzung von IL-1β nach Excimer-Laser-Behandlung aus der menschlichen Kornea ein interessanter Aspekt. Die Interpretation der vorgelegten Ergebnisse muß kritisch erfolgen, da der experimentelle Charakter der Methode keinen direkten Rückschluß auf die komplexe Situation am Patienten erlaubt. Weiterführende Untersuchungen mit dem Ziel, die biologische Aktivität von Il-1β zu charakterisieren und möglicherweise weitere Mediatoren zu isolieren, sind Gegenstand aktueller Experimente.

Literatur

1. Beato M (1989) Gene regulation by steroid hormones. Cell 56: 335–344
2. Campos M, Szerenyi K, Lee M, McDonnell JM, McDonnell PJ (1994) Keratocyte loss after corneal deepithelialization in primates and rabbits. Arch Ophthalmol 112: 254–260
3. Dinarello CA (1988) Biology of interleukin 1. FASEB J 2: 108–110
4. Duncan MR, Berman B (1989) Differential regulation of collagen, glycosaminoglycan, fibronectin, and collagenase activity production in cultured human adult dermal fibroblasts by interleukin 1-alpha and beta and tumor necrosis factor-alpha and beta. J Invest Dermatol 92: 699–702
5. Fini ME, Strissel KJ, Girard MT, Mays JM, Rinehart WB (1994) Interleukin 1 mediates collagenase synthesis stimulated by phorbol 12-myristate 13-acetate. J Biol Chem 269: 1191–1198

6. Gardner BG, Pleyer U, Mondino BJ, Sumner HL, Friedberg ML, Imperia PS (1995) Complement-derived anaphylatoxins in human donor corneas treated with excimer laser. Ophthalmic Surg Lasers 26: 568–571
7. Gartry DS, Kerr Muir MG, Lohmann CP, Marshall J (1992) The effect of topical corticosteroids on refractive outcome and corneal haze after photorefractive keratectomy. A prospective, randomized, double-blind trial. Arch Ophthalmol 110: 944–952
8. Gipson IK, Inatomi T (1995) Extracellular matrix and growth factors in corneal wound healing. Curr Opin Ophthalmol 6: 3–10
9. Girard MT, Marsubara M, Fini ME (1991) Transforming Growth Factor-β and Interleukin 1 modulate metalloproteinase expression by corneal stromal cells. Invest Ophthalmol Vis Sci 32: 2441–2454
10. Johnson-Muller B, Gross J (1978) Regulation of corneal collagenase production: epithelial-stromal cell interaction. Proc Natl Acad Sci USA 75: 4417–4418
11. Li DQ, Tseng SCG (1995) Three patterns of cytokine expression potentially involved in epithelial-fibroblast interactions of human ocular surface. J Cell Physiol 163: 61–79
12. Pleyer U, Bergmann L, Krause A, Hartmann C (1996) Autoimmunerkrankungen der peripheren Hornhaut. Immunpathologie, Klinik und Therapie. Klin Monatsbl Augenheilkd 208: 73–81
13. Saal JG, Fritz P, Zymela B, Zierhut M, Dürk H, Müller CA, Pleyer U, Thiel HJ (1991) Immunhistologische und immunhistochemische Untersuchungen zur Pathogenese der Keratomalazie bei rheumatoider Arthritis. Z Rheumatol 50: 151–159
14. Seiler T, McDonnell PJ (1995) Excimer laser photorefractive keratectomy. Surv Ophthalmol 40: 89–118
15. SundarRaj N, Geiss NJ III, Fantes F et al. (1990) Healing of excimer laser ablated monkey corneas: an immunohistochemical evaluation. Arch Ophthalmol 108: 1604–1610
16. Wilson SE, He YG, Lloyd SA (1992) EFG, EGF receptor, basic FGF, TGF beta-1, and IL-1 alpha mRNA in human corneal epithelial cells and stromal fibroblasts. Invest Ophthalmol Vis Sci 33: 1756–1765
17. Wilson SE, He YG, Weng J et al. (1996) Epithelial injury induces keratocyte aptotosis: hypothesized role for the interleukin-1 system in the modulation of corneal tissue organization and wound healing. Exp Eye Res 62: 325–337

Die Mikromorphologie der Hornhaut und ihre Bedeutung für das Verständnis von laserchirurgischen Schädigungszonen

S. Somodi, C. Hahnel, J. Stave, K. Luthardt, D.G. Weiss und R. Guthoff

Zusammenfassung. Durch neue konfokale Mikroskopiertechniken, Vitalfärbung und computergestützte 3D-Rekonstruktion konnte der Aufbau der Hornhaut, insbesondere im Hinblick auf die Morphologie der Keratozyten, weiter differenziert werden. Auf dieser Grundlage sollen morphologische Veränderungen als Folge der Excimerlaserbehandlung erfaßt werden.

Mittels konfokaler In-vivo-Mikroskopie (Microphthal) wurde die mittlere Keratozytenzahl/Volumen bestimmt. Für die Analyse der Zellmorphologie (Form und Größe einzelner Keratozyten) und -vitalität wurde die Hornhaut vital gefärbt (Live/Dead-Kit) und mit einem konfokalen Laserscanning-Fluoreszenzmikroskop (Diaphot300/OdysseyXL) untersucht. Das Volumenverhältnis Keratozyten/extrazelluläre Matrix konnte nach 3D-Rekonstruktion des untersuchten Volumens (Programm VoxelView) bestimmt werden. Als erste Versuche erfolgten an Schweinehornhäuten experimentelle PTK unterschiedlicher Ablationstiefen mit dem Technolas 217.

Die In-vivo-Untersuchung menschlicher Hornhäute ergab eine mittlere Keratozytendichte im Zentrum der Kornea von 15 730 Zellen/mm^3. Anhand der unterschiedlichen Zellform und -größe konnten den 3 Stromaschichten 3 unterschiedliche Keratozytensubpopulationen zugeordnet werden. Direkt im Anschluß an die PTK ist keine Änderung der Zellmorphologie zu erkennen. Sichtbar wird eine stärkere Schädigung des Gewebes am Rande der Ablationszone im Vergleich zum übrigen Bereich der Ablation. Neuere Ergebnisse sprechen dafür, daß bei spotförmiger Ablation weniger die Schußzahl als vielmehr die Schußfrequenz für die Tiefe der Schädigungszone ausschlaggebend ist.

Summary. Using new techniques in confocal microscopy, vital staining, and computer-aided three-dimensional reconstruction, the corneal structure, especially the keratocyte morphology, could be further differentiated. On this basis, morphological changes following excimerlaser treatment should be investigated.

By means of confocal in-vivo microscopy (Microphthal), mean number of keratocytes per volume was determined. Cell morphology (shape and size) of single keratocytes and cell vitality were analyzed after vital staining (Live/Dead-kit) and using a confocal laser scanning fluorescence microscope (Diaphot 300/OdysseyXL). The ratio of cell volume and total scanned volume could be determined after three-dimensional reconstruction (software VoxelView). First investigations were made on porcine corneas which were treated with experimental PRKs of different ablation depth using the Technolas 217.

The in-vivo examination of the human cornea showed a mean keratocyte density of 15 730 cells/mm^3 in the central cornea. In the stromal layers, three keratocyte subpopulations were differentiated by cell morphology and size. Immediately after PTK, no change in cell morphology is detectable. Tissue damage is more pronounced at the edge of the ablation zone in comparison with the remaining area. New results demonstrate a frequency dependency of depth of the tissue damage.

G. Duncker et al. (Hrsg.)
12. Kongreß der DGII 1998

Einleitung

Die refraktive Excimerlaserchirurgie der Hornhaut findet in den letzten Jahren eine immer breitere Anwendung bei der Korrektur der Myopie [18, 21, 22]. Trotz hochentwickelter Lasertechnik kann es immer wieder zu einer mehr oder weniger starken Entwicklung von Haze oder zu einer Regression der Myopie kommen [18, 21, 22]. Es erscheint deshalb wichtig, den unmittelbaren Einfluß der Laserbehandlung auf die Keratozyten, die maßgeblich am Wundheilungsprozeß beteiligt sind, zu untersuchen.

In letzter Zeit gab es, vor allem durch die Einführung neuer Methoden, einen großen Zuwachs an Erkenntnissen über die Keratozytenmorphologie. Während herkömmliche histologische Untersuchungstechniken artefizielle Veränderungen des Gewebes mit sich bringen [11], ist man mit Hilfe der konfokalen Mikroskopie in der Lage, die lebende intakte Hornhaut ohne vorherige Fixierung und Färbung zu untersuchen [1, 4, 5] und Verteilung und Dichte der Keratozyten zu ermitteln [20]. Die Vitalfärbung mit dem Live/Dead-Kit macht bei fluoreszenzmikroskopischer Untersuchung die Struktur der Zellen sichtbar [8, 17, 19]. Durch computergestützte Verarbeitung der Daten können Dichte, Größe und Form der Keratozyten quantitativ erfaßt werden [8].

Die Nutzung der geschilderten Methodik bei der Untersuchung der Ablationszonen nach Excimerlaserbehandlung soll dazu beitragen, das Ausmaß von Schädigungszonen in Abhängigkeit von den Ablationsparametern zu erkennen und diese Parameter zu optimieren.

Konfokale In-vivo-Mikroskopie der Hornhaut

Mit der Anwendung der konfokalen Mikroskopie in der Augenheilkunde ist eine In-vivo-Histologie der Hornhaut möglich geworden [4, 5]. Die optischen Schnitte entstehen, da nur das reflektierte Licht der fokussierten Schicht abgebildet und das Streulicht aus den nichtfokussierten Schichten unterdrückt wird [23]. Ohne Färbung sind in der gesunden Kornea nur die Kerne der Keratozyten sichtbar [12, 13]. Anhand der Aufnahmen kann die Verteilung bzw. Dichte der Zellen in den verschiedenen Schichten des Stromas analysiert werden.

Um die Anzahl der Keratozyten in der gesunden humanen Hornhaut quantitativ zu erfassen und eine Basis für vergleichende Messungen nach Excimerlasertherapie zu schaffen, wurden 47 Hornhäute von 25 gesunden Probanden mit dem konfokalen Spaltscanningmikroskop Microphthal untersucht [2, 14, 23].

Dabei war es wichtig, Augenbewegungen, die zu ständigen Verschiebungen der untersuchten Hornhaut sowohl in der xy- als auch in der z-Achse führen, als Instabilitätsfaktoren bei der Untersuchung weitgehend zu unterdrücken, da sonst eine exakte Zuordnung der Aufnahmen zu einer bestimmten Fokusebene unmöglich ist. Dafür wurde ein spezielles Saugsystem entwickelt [20].

Eine Pyacryl-Saugschale wurde auf einem fest mit dem Mikroskop verbundenen Adapter befestigt. Das 40x/0,75NA Wasserimmersionsobjektiv wurde so auf einem computergesteuerten Mikroschlitten montiert, daß es relativ zur Saugschale und damit zur Hornhaut verschoben werden konnte. Nach Tropfanästhesie und Plazierung der Saugschale auf der Hornhaut wurde über eine Minivakuumpumpe ein konstanter Unterdruck erzeugt, um die Augen in ihrer Position vor dem Mikroskop zu stabilisieren. Pro z-Scan vom Epithel bis zum Endothel wurden 70 Bilder aufgenommen. Die Bestimmung der Position der Fokusebene in der Hornhaut war mit einer Genauigkeit von 1 μm möglich und erlaubte gleichzeitig eine optische Pachymetrie. Die konfokalen Schnittbilder wurden über eine Restlichtkamera registriert, mit Hilfe eines S-VHS-Videorekorders gespeichert und off-line mit dem Chemotaxis-Programm ausgewertet, das ein automatisches Zählen von Strukturen im Einzelbild oder in Bildsequenzen gestattet [20]. Pro Untersuchung wurden 3 Messungen durchgeführt. Das Ergebnis wurde in Form eines Histogramms (Anzahl der Keratozyten pro Einzelbild unter Angabe der Gesamtzahl der Zellen im untersuchten Volumen) dargestellt [20]. Das Volumen wurde aus der gescannten Fläche und der mittels optischer Pachymetrie oder Ultraschall bestimmten Hornhautdicke berechnet.

Das durchschnittliche untersuchte Volumen betrug 0,05 mm^3 bei einer mittleren Hornhautdicke von 0,556 mm. Es wurde für die zentrale Hornhaut eine mittlere Keratozytendichte von 15 730 Zellen/mm^3 berechnet.

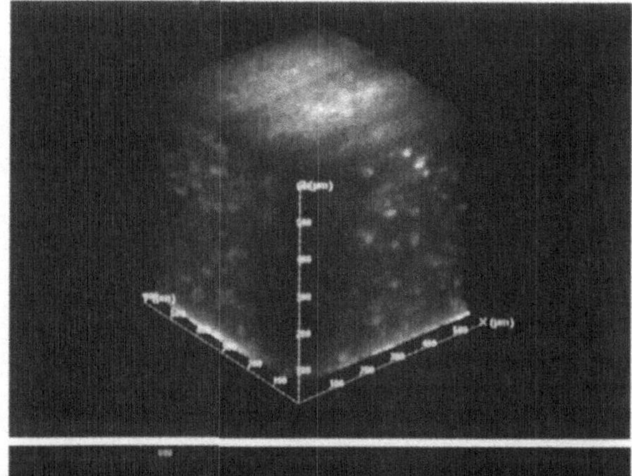

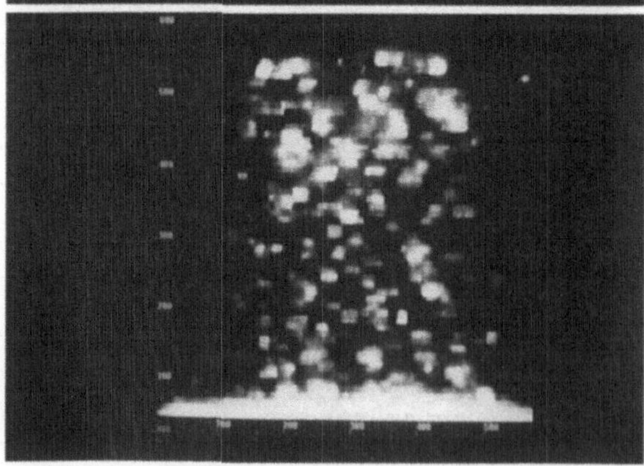

Abb. 1. 3D-Rekonstruktion der zentralen Hornhaut aus (**a**) unkorrigierter und (**b**) kontrastkorrigierter Bildsequenz nach konfokaler Spaltscanning-Mikroskopie der unbehandelten humanen Hornhaut in vivo. Das Endothel befindet sich in der xy-Ebene. Die Keratozytenkerne des Stromas sind als helle Punkte sichtbar. Die obere Schicht entspricht dem Epithel. (Aus Stave et al. [20]).

Die gespeicherten Bildsequenzen konnten über eine INDIGO-Workstation mit dem Programm VoxelView dreidimensional rekonstruiert werden. So wurde die Betrachtung des gesamten Volumens aus jeder Richtung möglich (Abb. 1a, b).

Die automatische Keratozytenzählung nach konfokaler In-vivo-Mikroskopie der Hornhaut läßt sich bei der Vor- und Nachuntersuchung von Patienten anwenden, die sich einer Excimerlasertherapie unterziehen. Mehrere Studien haben bereits gezeigt, daß es nach einer solchen Behandlung zu einem Keratozytenverlust im anterioren Stroma kommt [3, 6, 7, 10, 15], dessen Ursache noch unklar ist, der jedoch in Abhängigkeit von seinem Ausmaß und der Zeitspanne bis zur Repopularisierung des Stromas von Bedeutung für die Wundheilung und die Ausbildung des Haze sein könnte.

Durch die dreidimensionale Darstellung der Daten können sowohl die Entwicklung der Hornhautdicke nach der Excimerlaserbehandlung als auch die Verteilung der Keratozyten im Stroma und die Lokalisation des Haze veranschaulicht werden [15].

Konfokale Laserscanning-Fluoreszenzmikroskopie

Von besonderem Interesse ist die Frage, ob und wie sich die Keratozytenmorphologie nach einer Excimerlaserbehandlung verändert. Ausgangspunkt für die Untersuchungen war der Befund in der intakten gesunden Kornea. Bei der konfokalen In-vivo-Mikroskopie in der gesunden ungefärbten Hornhaut sind nur die Keratozytenkerne sichtbar [12, 13]. Im Falle eines Ödems können die Zellgrenzen erahnt werden, wobei reflektiertes Licht aus der fokussierten Schicht auch von nichtzellulären Strukturen stammen kann. Wegen des niedrigen Kontrastes und der geringen Auflösung ist mit dieser Technik eine detaillierte morphologische Differenzierung nicht möglich. Die morphologische Untersuchung der Zellen erfolgte deshalb nach einer Vitalfärbung, die zuerst von Poole et al. 1993 für die Darstellung der Keratozyten genutzt wurde [17]. Zunächst wurde die Keratozytenmorphologie in der Schweinehornhaut analysiert.

Aus 10 frischen Schweinehornhäuten wurden eine anteriore, zentrale und posteriore Stromalamelle präpariert. Diese wurden mit dem Live/Dead-Kit gefärbt, der das fluorogene Substrat Calcein-AM und das Fluorochrom Ethidium-Homodimer enthält. Durch die Calcein-Färbung wird die Morphologie der lebenden Zellen einschließlich feinster Zellfortsätze deutlich sichtbar [17, 19]. Ethidium-Homodimer wurde zur Kennzeichnung geschädigter Zellbereiche, die vorwiegend an den Schnittflächen auftraten, benutzt. Die Ethidium-Homodimer-positiven Darstellungen wurden nicht in die Analyse der Morphologie des Keratozytennetzwerks einbezogen, so daß die Darstellungen eindeutig einer gesunden, intakten Hornhaut zugeordnet werden konnten.

Die gefärbten Hornhautlamellen wurden mit dem konfokalen Laserscanning-Fluoreszenzmikroskop Diaphot 300/Odyssey XL untersucht. Durch klare, kontrastreiche dünne optische Schnitte mit sehr hoher Auflösung

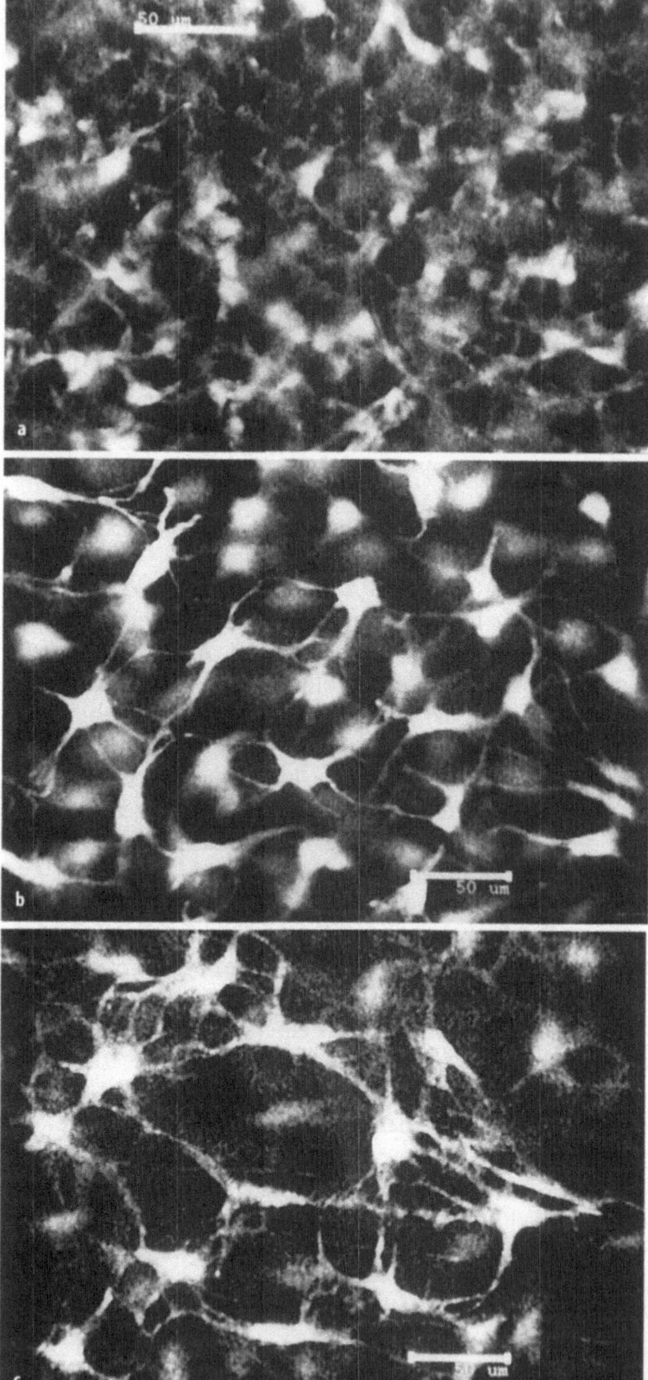

Abb. 2. Konfokale Laserscanning-Fluoreszenzmikroskopie der Schweinehornhaut nach Live/Dead-Färbung, einzelne optische Schnitte. (**a**) Anteriores Stroma direkt unter dem Epithel mit der höchsten Zelldichte. Irregulär geformte Zellen mit dicken granulierten Zellfortsätzen. (**b**) Zentrales Stroma. Irreguläres Netzwerk von meist sternförmigen Zellen mit langen, feinen, meist unverzweigten Fortsätzen. (**c**) Posteriores Stroma. Große, irregulär geformte Zellen mit zahlreichen, vielfach verzweigten Fortsätzen zeigen eine granuläre Färbung. (Aus Hahnel et al. [8])

konnte eine ausgezeichnete Darstellungsqualität erzielt werden. Es wurde ein 20x/0,45NA Planapochromat-Objektiv (Nikon) benutzt. Die Scantiefe betrug bis zu 150 µm bei unterschiedlicher Auflssung in der z-Achse (optische Schnitte in Intervallen von 0,5 µm – 1,5 µm).

Die Qualität der optischen Schnitte wurde durch Echtzeitmittelung von 4 zu 8 Einzelbildern verbessert. Über eine INDY-Workstation wurden mit der InterVision-Software das konfokale Laserscanning-Mikroskop und die Datenaufnahme gesteuert sowie die Datenberechnung und -rekonstruktion ermöglicht [8].

Übereinstimmend mit den Ergebnissen von Poole et al. [17] ließen sich 3 verschiedene Keratozytensubpopulationen differenzieren, die die Anteile des anterioren, zentralen bzw. posterioren Stromas repräsentieren [8, 19].

Die Keratozyten des anterioren Stromas bildeten direkt unter dem Epithel ein Netzwerk, das bedeutend dichter war als in den tieferen Stromaschichten. Sie waren unregelmäig geformt und hatten viele, mit breiter Basis am Zellkörper ansetzende Fortsätze, die sich zum Teil über weite Distanzen verzweigten (Abb. 2a). Die sternförmigen Keratozyten des zentralen Stromas bildeten ebenfalls ein dreidimensionales Netzwerk und hatten lange, feine Ausläufer, die sich kaum teilten (Abb. 2b). Im posterioren Stroma waren die Keratozyten größer als die Zellen im anterioren oder zentralen Stroma. Neben einem unregelmäßig geformten Zellkörper hatten sie sehr viele netzartig verzweigte Fortsätze (Abb. 2c). Über unterschiedliche Funktionen der Zellpopulationen ist bisher nichts bekannt.

Voraussetzung für die genaue Beschreibung der morphologischen Veränderungen der Keratozyten nach Excimerlasertherapie ist die quantitative bzw. morphometrische Analyse der gesunden, unbehandelten Zellen. Durch computergestützte Morphometrie der dreidimensional rekonstruierten Daten (INDIGO-Workstation, VoxelView-Software) konnten die Volumendichte bestimmt und die Form der Keratozyten definiert werden [8]. Die Volumendichte (Zellvolumen/untersuchtes Volumen) im Stroma der Schweinehornhaut variierte in Abhängigkeit vom Abstand zur Hornhautoberfläche und war im anterioren Stroma mit 7,7% am niedrigsten und im zentralen Stroma am höchsten (13,7%). Das posteriore Stroma nahm mit 11,8% eine Mittelstellung ein. Dagegen war die normalisierte Zelldichte (Anzahl der Zellen/untersuchtes Volumen; bezogen auf das anteriore Stroma, das die höchste Zelldichte aufwies) im zentralen Stroma mit 78,7% deutlich niedriger und stieg im posterioren Stroma noch einmal auf 85,6% an [8]. Das entspricht den Angaben bei Petroll [16] und Poole [17].

Experimentelle Phototherapeutische Keratektomie

Als erste Versuche erfolgten an Schweinehornhäuten experimentelle PTK unterschiedlicher Ablationstiefen mit dem Technolas 217 (Spotdurchmesser 2 mm, Schußzahl 10 bis 2000, Frequenz 50 Hz). Die Hornhäute wurden anschließend mit dem konfokalen Spaltscanningmikroskop Microphthal und

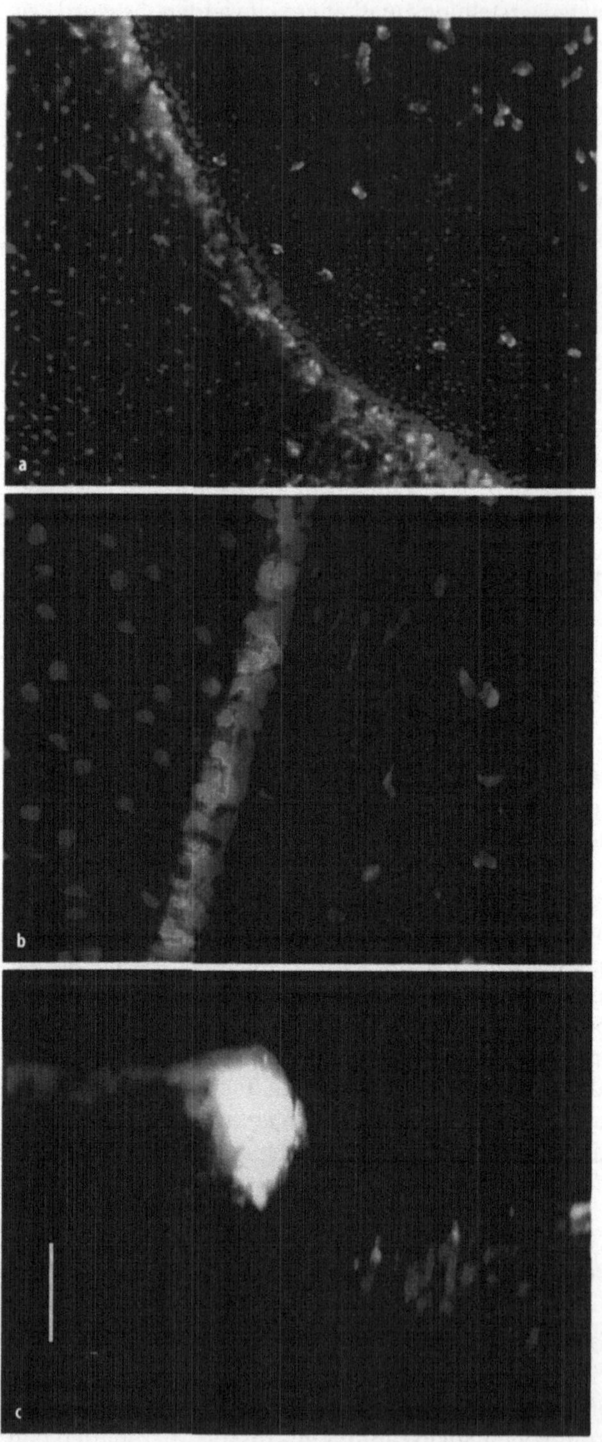

Abb. 3. Darstellung einer Doppelmarkierung des Randes der Ablationszone nach experimenteller PTK der Schweinehornhaut (konfokale Laserscanning-Fluoreszenzmikroskopie nach Live/Dead-Färbung). (**a**) Aufsicht auf das Epithel nach 50 Schuß, Abtragung bis zur Basalzellschicht. Links im Bild unbehandeltes Epithel mit überwiegend vitalen Zellen (*grün*); rechts Ablationszone mit roten Kernen geschädigter Basalzellen. (**b**) Aufsicht auf Ablation mit 200 Schuß, entspricht 50 μm Ablationstiefe. Links Epithel mit oberflächlicher Schicht toter Superfizialzellen; rechts Ablationszone, neben wenigen toten Zellen (*rote Kerne*) sind vitale Keratozyten sichtbar. (**c**) Gleicher Bereich wie in (**b**) als Profilansicht. Links unbehandelter Bereich, rechts Ablationszone. Während die Schädigung in unmittelbarer Nähe zum Ablationsrand eine Tiefe von 3–5 Zellagen umfaßt, sind im übrigen Ablationsbereich maximal 2 Zellagen betroffen

nach Vitalfärbung (Live/Dead) mit dem konfokalen Laserscanning-Fluoreszenzmikroskop Diaphot 300/Odyssey XL untersucht. In den doppelmarkierten Darstellungen waren vitale Zellen (grün durch Calcein-Färbung) deutlich von geschädigten oder toten Zellen (rote Kerne durch Ethidium-Homodimer-Färbung) zu unterscheiden (Abb. 3a). Unabhängig von der Schußzahl wird eine stärkere Schädigung des Gewebes am Rande der Ablationszone im Vergleich zum übrigen Bereich der Ablation sichtbar (Abb. 3b, c). Neuere Ergebnisse sprechen dafür, daß bei spotförmiger Ablation weniger die Schußzahl als vielmehr die Schußfrequenz für die Tiefe der Schädigungszone am Grund der Ablation ausschlaggebend ist [9].

Bisher gibt es keinen Anhalt dafür, daß sich die Morphologie der überlebenden Keratozyten direkt im Anschluß an eine Excimerlaserbehandlung ändert, wobei die noch ausstehende Morphometrie der gespeicherten Daten genaueren Aufschluß darüber geben wird. Über die weitere zeitliche Entwicklung der Zellmorphologie liegen bisher noch keine Ergebnisse vor.

Weitere Untersuchungen, die sich insbesondere auf die Wundheilungsphase beziehen, sollen das Verständnis für die Wechselwirkungen von Excimerlaser-Impulsen und Gewebe vertiefen und zu einer Optimierung der Ablationsparameter führen.

Literatur

1. Beuerman RW, Laird JA, Kaufman SC, Kaufman HE (1994) Quantification of real-time confocal images of the human cornea. J Neurosci Methods 54: 197–203
2. Böhnke M, Thaer AA (1994) Untersuchung der Kornea mit einem neuen konfokalen Mikroskop. In: Lund OE, Waubke TN (Hrsg) Bildgebende Verfahren in der Augenheilkunde. Methoden und Indikationen. Enke, Stuttgart, S 47–53
3. Campos M, Raman S, Lee M, McDonnell PJ (1994) Keratocyte loss after different methods of de-epithelialization. Ophthalmology 101: 890–894
4. Cavanagh HD, Jester JV, Essepian J, Shields W, Lemp MA (1990) Confocal microscopy of the living eye. CLAO 16: 65–73
5. Cavanagh HD, Petroll WM, Alizadeh H, He YG, McCulley JP, Jester JV (1993) Clinical and diagnostic use of in vivo confocal microscopy in patients with corneal disease. Ophthalmology 100: 1444–1454
6. Chew SJ, Beuerman RW, Kaufman HE, McDonald MB (1995) In vivo confocal microscopy of corneal wound healing after excimer laser photorefractive keratectomy. CLAO J 21: 273–280
7. Fantes FE, Hanna KD, Waring GO, Pouliquen Y, Thompson KP, Savoldelli M (1990) Wound healing after excimer laser keratomileusis (photorefractive keratectomy) in monkeys. Arch Ophthalmol 108: 665–675
8. Hahnel C, Somodi S, Slowik C, Weiss DG, Guthoff RF (1997) Fluorescence microscopy and three-dimensional imaging of the porcine corneal keratocyte network. Graefes Arch Clin Exp Ophthalmol 235: 773–779
9. Hahnel C, Somodi S, Luthardt K, Weiss DG, Guthoff RF (1998) Morphology of the ablation area after experimental phototherapeutic keratectomy (PTK). Invest Ophthalmol Vis Sci 39: 355
10. Hanna KD, Pouliquen Y, Waring GO III, Savoldelli M, Cotter J, Morton K, Menasche M

(1989) Corneal stromal wound healing in rabbits after 193-nm excimer laser surface ablation. Arch Ophthalmol 107: 895–901

11. Jester JV, Petroll WM, Garana RMR, Lemp MA, Cavanagh HD (1992) Comparison of in vivo and ex vivo cellular structure in rabbit eyes detected by tandem scanning microscopy. J Microsc 165: 169–181
12. Koester CJ, Auran JD, Rosskothen HD, Florakis GJ (1993) Clinical microscopy of the cornea utilizing optical sectioning and a high-numerical-aperture objective. J Opt Soc Am A 10: 1670–1679
13. Masters BR (1993) Specimen preparation and chamber for confocal microscopy of the ex vivo eye. Scann Microsc 7: 645–651
14. Masters BR, Thaer AA (1994) Real time scanning slit confocal microscopy of the in vivo human cornea. Appl Opt 33: 696–701
15. Møller-Pedersen T, Li HF, Petroll WM, Cavanagh HD, Jester JV (1998) Confocal microscopic characterization of wound repair after photorefractive keratectomy. Invest Ophthalmol Vis Sci 39: 487–501
16. Petroll WM, Boettcher K, Barry P, Cavanagh HD, Jester JV (1995) Quantitative assessment of anteroposterior keratocyte density in the normal rabbit cornea. Cornea 14: 3–9
17. Poole CA, Brookes NH, Clover GM (1993) Keratocyte networks visualised in the living cornea using vital dyes. J Cell Sci 106: 685–692
18. Seiler T, Holschbach A, Derse M, Jean B, Genth U (1994) Complications of myopic photorefractive keratectomy with the excimer laser. Ophthalmology 101: 153–160
19. Somodi S, Guthoff R (1995) Darstellung der Keratozyten in der humanen Kornea mittels Fluoreszenzmikroskopie. Ophthalmologe 92: 452–457
20. Stave J, Slowik C, Somodi S, Hahnel C, Grümmer G, Guthoff R (1998) Keratozytendichte der In-vivo-Kornea. Automatische Messung mit einem modifizierten konfokalen Mikroskop Microphthal. Klin Monatsbl Augenheilkd 213: 38–44
21. Talley AR, Hardten DR, Sher NA et al. (1994) Results one year after using the 193-nm excimer laser for photorefractive keratectomy in mild to moderate myopia. Am J Ophthalmol 118: 304–311
22. Tengroth B, Epstein D, Fagerholm P, Hamberg Nystrom H, Fitzsimmons TD (1993) Excimer laser photorefractive keratectomy for myopia: clinical results in sighted eyes. Ophthalmology 100: 739–745
23. Wiegand W, Thaer AA, Kroll P, Geyer OC, Garcia AJ (1995) Optical sectioning of the cornea with a new confocal in vivo slit-scanning videomicroscope. Ophthalmology 102: 568–575

Wundheilung des Hornhautstromas – Zelluläre Grundlagen und pharmakologische Modulation

M. Knorr und P.O. Denk

Zusammenfassung. Die Wundheilung des Hornhautstromas ist charakterisiert durch ein äußerst komplexes Zusammenspiel molekularer und zellulärer Vorgänge, als deren zentrales Element die Aktivierung der Fibrozyten (Keratozyten) des Hornhautstromas angesehen werden kann. Dabei scheint das Ausmaß dieser Aktivierung durch Zytokine eng mit der Manifestation postoperativer Komplikationen (z. B. Narbenbildung, Astigmatismus, Regression nach keratorefraktiven Eingriffen) assoziiert zu sein. Hauptziel einer pharmakologischen Modulation ist die Prävention bzw. Reduktion postoperativer Komplikationen. Nachdem die klassische postoperative Therapie mit Kortikosteroiden insgesamt als wenig effektiv angesehen werden kann bzw. aufgrund ihrer Nebenwirkungen als unbefriedigend eingestuft werden muß, besteht hier ein erheblicher Bedarf an zusätzlichen Therapiemöglichkeiten. Auf der Grundlage der derzeit verfügbaren zell- und molekularbiologischen Kenntnisse werden im folgenden neue Aspekte der pharmakologischen Modulation der postoperativen Wundheilung des Hornhautstromas dargestellt.

Schlüsselwörter: Wundheilung, Hornhautstroma, Pharmakologie

Summary. The wound-healing response of the corneal stroma is characterized by a complex interaction of molecular and cellular events.The activation of fibrocytes (keratocytes) can be considered as the pivotal element during this wound-healing response, and the extent of the activation by cytokines is thought to be correlated with the manifestation of postsurgical complications (e. g., scarring, astigmatism, regression of the refractive effect after PRK). Since the classic postoperative therapy with corticosteroids can be considered as ineffective and unsatisfactory due to its side effects, additional pharmacological approaches are highly desirable. On the basis of our current knowledge of the molecular and cellular mechanisms underlying the stromal wound-healing response, new aspects of pharmacological modulation will be discussed.

Key words: wound-healing, corneal stroma, pharmacology

Einleitung

Die Wundheilung des Hornhautstromas ist charakterisiert durch ein äußerst komplexes Zusammenspiel zahlreicher molekularer und zellulärer Vorgänge [6]. Weitgehend unabhängig von der Art des Traumas (z. B. chirurgisch, Laser-induziert) kommt es dabei zu einer Abfolge von Vorgängen, deren primäres Ziel es ist, eine bestehende Wunde zu schließen, um so die Funktion der

G. Duncker et al. (Hrsg.)
12. Kongreß der DGII 1998

Hornhaut als physikalische Barriere wiederherzustellen. Diese Reparaturvorgänge sind jedoch meist mit den bekannten Komplikationen wie Astigmatismus, Hornhautnarben und im Hinblick auf photorefraktive Eingriffe wie photorefraktiver Keratektomie (PRK) und Laser-in-situ-Keratomileusis (LASIK) mit dem Auftreten eines subepithelialen Haze bzw. einer Regression des gewünschten refraktiven Effekts assoziiert [2].

Hauptziel einer pharmakologischen Modulation der Wundheilung ist in diesem Zusammenhang die Prävention bzw. Reduktion dieser Komplikationen. Voraussetzung für die Optimierung einer derartigen Begleittherapie ist wiederum eine möglichst detaillierte Kenntnis der zugrundeliegenden Wundheilungsvorgänge.

Wundheilung des Hornhautstromas

Bei der stromalen Wundheilung handelt es sich um ein äußerst komplexes Geschehen, das chronologisch geordnet in 3 Phasen eingeteilt werden kann. In Analogie zur Wundheilung in anderen Geweben unterscheiden wir eine initiale, entzündliche Phase, eine intermediäre Phase sowie eine Spätphase. Im folgenden sollen diese Phasen nun hinsichtlich ihrer Hauptcharakteristika beschrieben werden.

Initiale Phase

Die initiale Phase ist im wesentlichen durch eine Schwellung der Stromalamellen, die Ablagerung von Fibrin und Fibronektin, eine Infiltration des Wundbereichs mit Entzündungszellen sowie durch die damit verbundene Freisetzung von Entzündungsmediatoren (z. B.Prostaglandine, Leukotiene) und proteolytischen Enzymen (mit dem Ziel des Abbaus von Zelldebris) charakterisiert. So sind schon nach 2–6 h polymorphnukleäre Granulozyten (gefolgt von Makrophagen und Monozyten) im Wundbereich nachweisbar. Ferner scheint das im Tränenfilm vorhandene Plasmin/Plasminogen-System beim Abbau von Extrazellulärmatrixbestandteilen (z. B. Fibronektin, Laminin) eine wichtige Rolle zu spielen [9]. Von entscheidender Bedeutung scheint hierbei die Aktivierung von im Wundbereich vorhandenen proteolytischen Enzymen (Prokollagenase, Elastase) zu sein [9].

Parallel hierzu kommt es zur Freisetzung verschiedenster Zytokine (Wachstumsfaktoren und Interleukine) aus Entzündungszellen, Hornhautepithelzellen und Keratozyten. Wie zahlreiche Forschungsergebnisse der letzten Jahre belegen, sind es diese Zytokine, die über die Regulation unterschiedlichster zellulärer Vorgänge (z. B. Proliferation, Migration und Transdifferenzierung von Keratozyten, Synthese von Extrazellulärmatrixkomponenten und Enzymen) das Ausmaß der Wundheilung bestimmen [2, 6, 19, 29].

Auch im Hinblick auf die Keratozyten (stromale Fibrozyten) kommt es zu erheblichen Veränderungen. Am auffälligsten ist hierbei das unmittelbar nach einer Deepithelisierung des Wundbereichs nachweisbare Verschwinden der

Keratozyten im Bereich des vorderen Hornhautstromas (ca. 50 μm) [14, 31]. Wie in verschiedenen Untersuchungen gezeigt werden konnte, beruht dieses Phänomen auf der Apoptose (programmierter Zelltod) der Keratozyten. Es wird vermutet, daß die Apoptose der Keratozyten durch das epitheliale Zytokin Interleukin-1β induziert wird [34]. Daneben könnten verletzungsbedingte Veränderungen der Extrazellulärmatrix, die Expression von Adhäsionsmolekülen sowie ein Entzug physiologischerweise vorhandener Zytokine beteiligt sein.

Von klinischer Bedeutung sind hierbei jüngste Befunde, nachdem das Ausmaß der Apoptose positiv mit der Entwicklung eines Haze nach photorefraktiven Eingriffen korreliert (S.E. Wilson, persönliche Mitteilung).

Die im epithelialisierten Randbereich der Wunde sowie in den tieferen Stromaanteilen vorhandenen Keratozyten zeigen früh (24–48 h nach Trauma) ultrastrukturelle Zeichen einer Aktivierung (z. B. Aktivierung des endoplasmatischen Retikulums) sowie einen Umbau ihrer gap junctions, wobei insbesondere das Connexin-43 (Hauptkomponente der gap junctions) verlorengeht. Verbunden sind diese Veränderungen mit einem Verlust der zytoplasmatischen Ausläufer und einem Abrunden der Keratozyten [24].

Intermediäre Phase

De facto werden schon in der initialen Phase mit der Freisetzung und Akkumulation von Zytokinen und Entzündungsmediatoren die Voraussetzungen für die zellbiologischen Veränderungen geschaffen, welche die intermediäre Phase bestimmen. Zentrale Charakteristika sind dabei die Proliferation, Migration und Transdifferenzierung der Keratozyten. Unter Transdifferenzierung wird hierbei die Umwandlung (Phänotypmodulation) der ruhenden, nichtaktivierten Keratozyten (Fibrozyten) in aktivierte Fibroblasten und Myofibroblasten verstanden. Myofibroblasten sind durch die Expression kontraktiler Zytoskelettelemente (z. B. glattmuskuläres alpha-Aktin) gekennzeichnet und repräsentieren das zelluläre Korrelat für die Wundkontraktion (und sind somit eng mit der Induktion eines Astigmatismus assoziiert) [3, 6]. Die im Randbereich der Wunde vorhandenen Keratozyten stellen das zelluläre Reservoir für die aktivierten Keratozyten dar. Die Transdifferenzierung selbst unterliegt dem regulatorischen Einfluss des transforming growth factor-β (TGF-β). Experimentelle Befunde lassen vermuten, daß es sich hierbei um einen reversiblen Vorgang handelt (S. Masur, persönliche Mitteilung).

Innerhalb weniger Tage kommt es (in Abhängigkeit von der Regenerationsfähigkeit des Hornhautepithels) zur Repopulation des keratozytenfreien Areals sowie zur Infiltration der Fibrinmatrix durch Fibroblasten und Myofibroblasten. Dabei wird die maximale DNS-de novo-Synthese (als Parameter für die Aktivierung) nach 24 h erreicht. Nach alleiniger Deepithelisierung ist die maximale Zelldichte nach 3 Tagen, nach PRK nach ca. 4 Wochen nachweisbar [20].

Die Abhängigkeit der Repopulation des Wundbereichs von der Regenerationskapazität des Hornhautepithels belegt, daß die Wundheilungsprozesse des

Hornhautstromas nachhaltig durch das Hornhautepithel beeinflußt werden. Möglicherweise ist hierin ein Grund für die unterschiedliche Haze-Rate zwischen PRK und LASIK zu sehen. Grundlage für die Epithel-Stromainteraktion ist die wechselseitige Beeinflussung der jeweiligen zellulären Komponenten durch Zytokine. Dabei wird die mRNA für bestimmte Zytokine (sogenannte Typ-I-Zytokine nach Li u. Tseng) nur in den Hornhautepithelzellen exprimiert, deren spezifische Rezeptoren jedoch nur auf Keratozyten. Hiermit wird ein unidirektionaler, parakriner Stimulationsweg ermöglicht. Für weitere Zytokine (Typ II und III) wurden autokrine sowie parakrine Stimulationswege nachgewiesen. Die bislang in diesem Zusammenhang identifizierten Zytokine sowie ein Überblick auf das System der zytokin-mediierten Stimulationswege ist in Tabelle 1 dargestellt [17].

Tabelle 1. Einteilung möglicher autokriner und parakriner Zytokininteraktionsmuster kornealer Epithelzellen und stromaler Fibroblasten. (Nach Li u. Tseng [17])

I. Zytokine, die nur durch Epithelzellen produziert werden und deren Rezeptor nur in Fibroblasten exprimiert wird
TGF-α
IL-1β
PDGF-B
II. Zytokine, die von Epithelzellen und Fibroblasten produziert werden und deren Rezeptor nur in Epithelzellen und Fibroblasten exprimiert wird
IGF-I
TGF-β1,2
LIF
BFGF
III. Zytokine, die von Fibroblasten produziert werden und deren Rezeptor nur in Epithelzellen exprimiert wird
KGF
HGF

Neben den bislang angesprochenen zellulären Veränderungen sind es insbesondere der Abbau sowie die Neusynthese der Extrazellulärmatrix, die das klinische Erscheinungsbild der stromalen Wunde bestimmen. Bezüglich der neugebildeten Extrazellulärmatrixbestandteile ist festzuhalten, daß sie sowohl in quantitativer als auch qualitativer Weise Veränderungen aufweisen. Der Keratansulfatgehalt sinkt, während der Gehalt an Dermatansulfat, Chondroitinsulfat, Heparansulfat und Hyaluronsäure ansteigt [5]. Die Synthese von Decorin, einem stromalen Proteoglykan, wird ebenfalls hochreguliert [35].

Insgesamt zeichnen sich die neugebildten Glykosaminoglykane durch einen höheren Sulfatisierungsgrad sowie eine größere Kettenlänge bzw. ein höheres Molekulargewicht aus. Zellkulturexperimente weisen daraufhin, daß die Synthese von Extrazellulärmatrixkomponenten relativ früh initiiert wird. Untersuchungen nach PRK belegen, daß es nach einen initialen Abfall des Keratansulfatgehaltes ab der 6. postoperativen Woche zu einem Anstieg der Keratansulfatsynthese kommt, die dann bis zu 18 Monaten nach dem Eingriff nachweisbar ist [30]. Das Glykoprotein Fibronektin, das normalerweise nur in sehr geringer Konzentration im Hornhautstroma vorhanden ist, wird im Rahmen der Wundheilung ebenfalls stärker exprimiert.

Bezüglich des Kollagenmetabolismus zeigt sich ebenfalls ein kontinuierlicher Umbau. Die de-novo-Synthese von Kollagen beginnt schon 24 h nach Beginn der Wundheilung. Der immunhistologische Nachweis gelingt jedoch in der Regel erst nach ca. 4 Tagen [20]. Sie umfaßt Kollagen Typ I, V, VI und XI. In Analogie zu den Veränderungen der Glykosaminoglykane und Proteoglykane sind hierbei auch Abweichungen vom normalen Molekulargewicht nachweisbar. Ferner weist das neugebildete Kollagengerüst eine irreguläre Orientierung auf.

Spätphase

Die sich an die intermediäre Phase anschließenden Spätphase erstreckt sich über ca. 1 Jahr. Sie ist durch eine zelluläre und molekulare Reorganisation des Narbengewebes gekennzeichnet. Hierbei kommt es zum einen zu einer kontinuierlichen Rückführung der Keratozytenzahlen auf Normalwerte. Zum anderen wird die neugebildete Extrazellulärmatrix unter dem Einfluß zahlreicher Matrix-Metalloproteinasen (MMP) wie z. B. Kollagenasen (MMP 1, 8, 13), Gelatinasen (MMP 2, 9) und Stromelysine (MMP 3, 10), kontinuierlich umgebaut. Insgesamt stehen hinsichtlich der molekularen und zellulären Veränderungen in der Spätphase relativ wenig Informationen zur Verfügung. Es wird allerdings postuliert, daß ein verändertes Zytokinmuster bei der Regulation der Spätphase entscheidenden Einfluß nimmt.

Pharmakologische Modulation der Wundheilung

Aus der vorangegangenen Darstellung der Einzelkomponenten der stromalen Wundheilung lassen sich verschiedene Grundprinzipien der pharmakologischen Modulation ableiten:

- Suppression der inflammatorischen Reaktion,
- Inhibition der proteolytischen Reaktion,
- Inhibition der Keratozytenproliferation,
- Inhibition der Matrixsynthese,
- Modulation der Wundkontraktion.

Hierbei gilt es sich einige grundsätzliche Prinzipien zu vergegenwärtigen. Da die verschiedenen zellbiologischen Komponenten der Wundheilung zum Teil eng miteinander verknüpft sind und sich gegenseitig beinflussen, ist in der Mehrzahl der Fälle eine erfolgreiche Inhibition einer Einzelkomponente (z. B. Suppression der Entzündungsreaktion) mit der positiven Beeinflussung weiterer Komponenten (z. B. Inhibition der Keratozytenaktivierung) assoziiert. Die Beeinflussung nachgeschalteter Wundheilungsreaktionen wiederum moduliert weitere Komponenten (z. B. Zytokinsynthese und -sekretion, de-novo-Synthese der Extrazellulärmatrix). Ein derartiger, wünschenswerter Zusammenhang konnte für eine Reihe von Substanzen nachgewiesen werden. Es muß jedoch betont werden, daß dies keineswegs für alle Substanzen gelten muß. Darüberhinaus ist zu beachten, daß es sich bei der Wundheilungsreaktion um einen dynamischen Prozeß handelt, der eine spezifische Kinetik aufweist. Dies bedeutet, daß für die optimale Beinflussung einer bestimmten Komponente jeweils nur eine bestimmte Zeitspanne zur Verfügung steht. So erscheint z. B. eine antiproliferative Therapie am Ende der intermediären Phase nur noch wenig erfolgversprechend.

Grundlage einer effektiven Behandlungsstrategie ist demnach die Charakterisierung zentraler Wundheilungsmechanismen und deren gezielte pharmakologische Beeinflussung zum richtigen Zeitpunkt. Eine zusammenfassende Darstellung der verschiedenen Substanzen, auf die in der Folge im einzelnen eingegangen wird, ist in Tabelle 2 wiedergegeben.

Tabelle 2. Substanzen, die für die pharmakologische Wundheilungsmodulation zur Verfügung stehen oder derzeit im Rahmen wissenschaftlicher Forschungsprojekte evaluiert werden

I. Antiphlogistika
Kortikosteroide
Nichtsteroidale Antiphlogistika
II. Zytostatika
Mitmycin C
5-Fluorouracil
III. Antiproliferative Substanzen
Heparin
Trapidil
IV. Spezifische Zytokininhibitoren
Monoklonale Antikörper
Antisense Oligonukleotide
Ribozyme

Kortikosteroide

Derzeit gehören Kortikosteroide (KS) zur Standardtherapie nach keratorefraktiven Operationen [8, 18]. Ihre modulatorischen Effekte im Rahmen der Wundheilung entfalten KS nach Bindung an das „glucocorticoid responsive element" (GRE) durch eine Veränderung der Expressionsrate bestimmter Zielgene. Die daraus resultierende Stimulation der Synthese spezieller Proteine (z. B. Lipomodulin) führt zu einer Modulation der verschiedenen biochemischen und zellulären Komponenten, die an der Fibrogenese beteiligt sind. Während der akuten Entzündungsphase führt die Gabe von KS zu einer Reduktion der Kapillarpermeabilität, zur Vasodilatation, zu einer Inhibition der Einwanderung und Aktivierung von polymorphkernigen Granulozyten und Monozyten bzw. Makrophagen. Ferner inhibieren KS die DNA-Synthese, die Mitose und die Zellproliferation einer Reihe epithelialer und mesenchymaler Zellen. Neben der direkten zellulären Wirkung entfalten KS ihre antiproliferative Wirkung über die Inhibtion mitogen wirksamer Entzündungsmediatoren. Die Synthese extrazellulärer Matrixkomponenten wie z. B. Kollagen, Proteoglykane und Hyaluronsäure wird ebenso vermindert wie die Produktion von Metalloproteinasen [11].

Im Zusammenhang mit keratorefraktiven Eingriffen konnte am Kaninchenmodell gezeigt werden, daß die Gabe von Dexamethason und Fluorometholon nach PRK zu einer Verminderung der Keratozytendichte und zu einer Reduktion der Kollagenneubildung führt [23].

Inwieweit diese experimentell nachgewiesenen Effekte die wundheilungsbedingten Komplikationen nach keratorefraktiver Chirurgie am Menschen beeinflussen, ist nicht genau bekannt. Die Mehrzahl der hierzu vorliegenden retrospektiven, nichtrandomisierten klinischen Studien kamen zu dem Ergebnis, daß KS die Inzidenz der Regression und/oder der Bildung von Haze vermindern könnten. Daraus wurde abgeleitet, daß topische KS einen günstigen Effekt hinsichtlich der Vermeidung von Haze und Regression aufweisen [27, 28]. Studien, die auf prospektiver, randomisierter, kontrollierter Methodik basierten, konnten keinen signifikanten Effekt einer hochdosierten topischen Dexamethason- oder Fluorometholontherapie auf das Langzeitergebnis hinsichtlich Haze und Regression finden. Angesichts potentieller Nebenwirkungen wie Anstieg des intraokularen Druckes, Kataraktbildung, Sekundärinfektionen oder Rezidiv einer Herpeskeratitis, wurde von einer topischen Steroidtherapie nach PRK bei Patienten mit geringer Myopie (<6 dpt) abgeraten [12, 22]. Der Effekt topischer Steroide auf die Wundheilungsintensität nach PRK bei Patienten mit hoher Myopie wird derzeit noch im Rahmen klinischer Studien untersucht.

Nichtsteroidale Antiphlogistika (NSAP)

NSAP verhindern die Produktion von Prostaglandinen und/oder Leukotrienen über eine selektive Inhibition der Lipoxygenase (LO) oder der Zyklooxygenase (CO). Über eine Modulation der akuten Entzündungsmechanismen führen CO-Inhibitoren zu einer Reduktion der Chemotaxe und Chemokinese von PMN, vermindern die Kapillarpermeabilität und somit die Exsudation von Plasmaproteinen [11].

Ferner ist bekannt, daß NSAP die Fibroblastenproliferation inhibieren. Man vermutet, daß der antiproliferative Effekt der CO-Inhibitoren auf dem gesteigerten Abbau von Arachidonsäure über den LO-Weg mit der daraus resultierenden Überproduktion von Leukotrienen und freien Radikalen beruht, der schließlich zum Zelltod führt [21].

Einzelne NSAP (Ketorolac, Diclofenac) finden nach photorefraktiven Eingriffen aufgrund ihres analgetischen Effektes Verwendung. Die wundheilungsmodulatorische Potenz dieser Medikamente ist in diesem Zusammenhang bislang nicht ausreichend untersucht. Es ist bekannt, daß Diclofenac die Produktion von PGE2 nach PRK im Kaninchenmodell inhibiert und die Leukozyteninvasion in das korneale Stroma inhibiert [9, 16]. Nach PRK am Kaninchenmodell fand man eine Verminderung der Proliferation stromaler Fibroblasten und Kollagenneubildung bei Tieren, die mit Flurbiprofen behandelt worden waren [23]. Eine kontrollierte Studie am Tiermodell zeigte weiterhin, daß eine Diclofenactherapie einer Steroidtherapie hinsichtlich der Reduktion der subepithelialen Narbenbildung überlegen ist [20]. Kontrollierte klinische Studien am Menschen fehlen bislang.

Mögliche Nebenwirkungen, die die Anwendung von NSAP am Auge limitieren können, sind Beeinflussung des intraokularen Druckes, Schädigung der Epithelzellen und Inhibition der epithelialen Regenerationsfähigkeit, Geschmacksveränderungen, allergische Reaktionen und erhöhte Blutungsneigung.

5-Fluorouracil und Mitomycin C

Die Zytostatika 5-Fluorouracil und Mitomycin C werden in der Augenheilkunde derzeit bei Risikotrabekulektomien (5-Fluorouracil, Mitomycin C) sowie zur Rezidivprophylaxe bei Pterygienexzisionen (Mitomycin C) erfolgreich angewendet. Beide Substanzen stellen hochpotente, jedoch unspezifische Inhibitoren der Zellproliferation dar. Aufgrund ihrer teilweise erheblichen Nebenwirkungen erscheint die Anwendung zur Modulation der kornealen Wundheilung nach keratorefraktiven Eingriffen bzw. nach Traumata bedenklich [1, 13, 26].

Derzeit liegen lediglich die Ergebnisse einer Studie vor, in der im Kaninchenmodell die Beeinflussung der Narbenbildung nach PRK durch Mitomycin C in Kombination mit einem lokalen Kortikosteroid untersucht wurde [32]. Hierbei wurde eine gegenüber der Kontrollgruppe (Kortikosteroide alleine) eine signifikante Reduktion der subepithelialen Kollagenneubildung nachgewiesen.

Berichte über eine Anwendung beim Menschen nach keratorefraktiven Eingriffen liegen nicht vor.

Heparin

In zahlreichen experimentellen Arbeiten konnte gezeigt werden, daß das Glykosaminoglykan Heparin neben seiner bekannten gerinnungshemmenden Wirkung auch antiproliferativ wirksam ist [25]. Derartige Wirkungen wurden bislang für glatte Gefäßmuskelzellen, Hautfibroblasten, Linsenepithelzellen und in jüngster Zeit für Keratozyten beschrieben. Im Hinblick auf Keratozyten wurde in Zellkulturversuchen eine dosisabhängige Inhibition der seruminduzierten Proliferation humaner Keratozyten nachgewiesen. Die halbmaximale inhibitorische Konzentration lag bei ca. 700 µg/ml. Insbesondere aufgrund experimenteller Daten, die Hinweise für eine heparin-induzierte Steigerung der Proliferation von Hornhautepithelzellen zu belegen scheinen, ist davon auszugehen, daß Heparin ein nahezu ideales Pharmakon bei nichtperforierenden Verletzungen des Hornhautstromas darstellt.

Bezüglich der zugrundeliegenden Wirkungsmechanismen werden derzeit verschiedene Erklärungen diskutiert. Neben einer Modulation der Oberflächenrezeptorenaffinität für verschiedene Zytokine, wurden Interaktionen mit der transmembranären Signaltransduktion (z. B. intrazelluläre Kalziumhomöostase) mitogener Moleküle nachgewiesen. Am Kaninchenmodell konnte jedoch keine signifikante Reduktion der Narbenbildung nach PRK belegt werden, wobei allerdings vermutet werden kann, daß in diesen Versuchen zu niedrige Heparinkonzentrationen angewendet wurden [4].

Trapidil

Für das Triazolopyrimidin Trapidil, das seit vielen Jahren als Koronartherapeutikum angewendet wird, konnte ebenfalls eine antiproliferative Wirkung auf kultivierte humane Keratozyten nachgewiesen werden. Dabei inhibiert Trapidil nur die Proliferation aktivierter Keratozyten. Bezüglich des zugrundeliegenden Wirkungsmechanismus ist davon auszugehen, daß Trapidil relativ spezifisch die Transkription der mRNA für den PDGF-β-Typ-Rezeptor beeinflußt [15].

Monoklonale Antikörper gegen Zytokine bzw. deren Oberflächenrezeptoren und Gentherapie

Aufgrund der Tatsache, daß die Aktivierung der Keratozyten als zentrales Element der Wundheilung des Hornhautstromas angesehen werden kann, ergibt sich hieraus auch einer der wesentlichen Ansatzpunkte für neue Ansätze zur pharmakologischen Modulation der Wundheilung.

Mit der Gabe von monoklonalen Antikörpern gegen bestimmte Zytokine, die im Rahmen der stromalen Wundheilung exprimiert werden, kann eine gezielte Beeinflussung der von diesen Zytokinen vermittelten Effekte erreicht werden.

Erste tierexperimentelle Studien am Kaninchenmodell haben zeigen können, daß monoklonale Antikörper gegen TGF-β die stromale Hazebildung nach PRK signifikant reduzieren [33].

Ein weiterer Ansatz, in spezifische Regulationsmechanismen der Wundheilung einzugreifen, ist die transitorische Gentherapie mit Hilfe von Antisense-Oligonukleotiden und Ribozymen. Prinzip dieses neuen pharmakotherapeutischen Ansatzes ist der Transfer von Nukleinsäuren in somatische Zellen mit dem Ziel einer spezifischen Modulation der Genexpression. Antisense Oligonukleotide binden im 1:1 Verhältnis an eine bestimmte Ziel-mRNA und blokkieren deren Translation, Ribozyme zerschneiden die Ziel-mRNA in Analogie zu der Wirkung von Enzymen auf Proteine. Diese Methoden werden zur Zeit in vitro auf ihre Effektivität hin untersucht, tierexperimentelle Studien sind in Vorbereitung.

Literatur

1. Ando H, Ido T, Kawai Y, Yamamoto T, Kitazawa Y (1992) Inhibition of corneal epithelial wound healing. A comparative study of mitomycin C and 5-Fluouracil. Ophthalmology 99: 1809–1814
2. Assil KK, Quantock AJ (1993) Wound healing in response to keratorefractive surgery. Surv Ophthalmol 38: 289–302
3. Assouline M, Chew SJ, Thompson HW, Beuerman R (1992) Effect of growth factors on collagen lattice contraction by human keratocytes. Invest Ophthalmol Vis Sci 33: 1742–1755
4. Bergman RH, Spigelman AV (1994) The role of fibroblast inhibitors on corneal healing following photorefractive keratectomy with 193 nanometer excimer laser in rabbits. Ophthalmic Surg 25: 170–174
5. Brown CT, Applebaum E, Banwatt R, Trinkaus-Randall V (1995) Synthesis of stromal glycosaminoglycans in response to injury. J Cell Biochem 59: 57–68
6. Denk PO, Knorr M (1997) Pathophysiology of corneal stromal wound healing. In: Süveges I, Hollmann P (eds) Proceedings of the XIth Congress of the European Society of Ophthalmology. Monduzzi Editore, Bologna, pp 1327–1333
7. Denk PO, Knorr M, Wunderlich K, Wohlrab TM, Völker M, Thiel HJ (1996) Bifunctional, dose-dependent effect of heparin on proliferation of cultured human keratocytes. Invest Ophthalmol Vis Sci 37: S1005
8. Epstein D, Fagerholm P, Hamberg-Nyström H, Tengroth B (1994) Twenty-four-month follow-up of excimer laser photorefractive keratectomy for myopia. Ophthalmology 101: 1558–1564
9. Fantone JC, Ward PA (1988) Inflammation. In: Rubin E, Farber JL (eds) Pathology. Lippincott, Philadelphia, pp 66–95
10. Flach AJ, Graham J, Kruger LP, Stegman RC, Tanenbaum L (1988) Quantitative assessment of postsurgical breakdown of the blood-aqueous barrier following administration of 0,5% ketorolac tromethamine solution. Arch Ophthalmol 106: 344–347
11. Forth W, Henschler D, Rummel W, Starke K (Hrsg) Allgemeine und spezielle Pharmakologie und Toxikologie. Spektrum Akademischer Verlag, Heidelberg Berlin Oxford, S 810
12. Gartry DS, Kerr Muir MG, Marshall J (1993) The effect of topical corticosteroids on refraction and corneal haze following excimer laser treatment of myopia: an update. A prospective, randomised, double-masked study. Eye 7: 584–590
13. Gupta S, Basti S (1992) Corneoscleral, ciliary body, and vitreoretinal toxicity after excessive instillation of mitomycin C. Am J Ophthalmol 114: 503–504
14. Hanna KD, Pouliquen Y, Waring GO, Savoldelli M, Cotter J, Morton K, Menasche M (1989) Corneal stromal wound healing in rabbits after 193nm excimer laser surface ablation. Arch Ophthalmol 107: 895–901
15. Knorr M, Wunderlich K, Denk PO. Trapidil inhibits the proliferation of bovine keratocytes in vitro (Graefes Archive Clin Exp Ophthalmol: im Druck)
16. Kraff MC, Martin RG, Neumann AC, Weinstein AJ (1994) Efficacy of diclofenac sodium ophthalmic solution versus placebo in reducing inflammation following cataract extraction and posterior chamber lens implantation. J Cataract Refract Surg 20: 138–144
17. Li DQ, Tseng SCG (1995) Three patterns of cytokine expression potentially involved in epithelial–fibroblast interactions of human ocular surface. J Cell Physiol 163: 61–79
18. Marinho A, Ceu Pinto MC, Pinto R, Vaz F, Castro Neves M (1996) LASIK for high myopia: one year experience. Ophthalmic Surg Lasers 27: S517–S520

19. Murali S, Hardten DR, DeMartelaere S et al. (1994) Effect of topically administered platelet-derived growth factor on corneal wound strength. Curr Eye Res 13: 857–862
20. Nassaralla BA, Szerenyi K, Wang XW, Al Reaves T, McDonnell PJ (1995) Effect of diclofenac on corneal haze after photorefractive keratectomy in rabbits. Ophthalmology 102: 469–474
21. Nguyen KD, Lee DA (1992) Effect of steroids and nonsteroidal antiinflammatory agents on human ocular fibroblast. Invest Ophthalmol Vis Sci 33: 2693–2701
22. O'Brart DPS, Lohmann CP, Klonos G et al. (1994) The effects of topical corticosteroids and plasmin inhibitors on refractive outcome, haze, and visual performance after photorefractive keratectomy. Ophthalmology 101: 1565–1574
23. Park SC, Kim JH (1996) Effect of steroids and nonsteroidal anti-inflammatory agents on stromal wound healing following excimer laser keratectomy in rabbits. Ophthalmic Surg Lasers 27: 481–486
24. Petridou S, Masur K (1996) Immunodetection of connexins and cadherins in corneal fibroblasts and myofibroblasts. Invest Ophthalmol Vis Sci 37: 1740–1748
25. Pukac LA, Castellot JJ, Wright TC, Caleb BL, Karnovsky MJ (1992) Heparin inhibits c-fos and c-myc mRNA espression in vascular smooth muscle cells. J Biol Chem 267: 3707–3711
26. Rubinefeld RS, Pfister RR, Stein RM et al. (1992) Serious complications of topical mitomycin-C after pterygium surgery. Ophthalmology 99: 1547–1654
27. Seiler T, Kahle G, Kriegerowski M, Bende T (1990) Myopic excimer laser (193nm) keratomileusis in sighted and blind human eyes. Refract Corneal Surg 6: 165–173
28. Seiler T, Wollensak J (1991) Myopic photorefractive keratectomy with the excimer laser: 1 year follow-up. Ophthalmology 98: 1156–1163
29. Smolin G, Thoft RA (1994) The Cornea. Little, Brown and Company, Boston New York Toronto London, p 81
30. Sundarraj N, Geiss MJ, Fnates F et al. (1990) Healing of excimer laser ablated monkey corneas: an immunohistochemical evaluation. Arch Ophthalmol 108: 1604–1610
31. Szerenyi KD, Wang X, Gabrielan K, McDonnell PJ (1994) Keratocyte loss and repopulation of anterior corneal stroma after de-epithelialization. Arch Ophthalmol 112: 973–976
32. Talamo JH, Gollamundi S, Green R, De La Cruz Z, Filatov V, Stark WJ (1991) Modulation of corneal wound healing after excimer laser keratomileusis using topical mitomycin C and steroids. Arch Ophthalmol 109: 1141–1146
33. Thom SB, Myers JS, Rapuano CJ, Eagle RC, Siepser SB, Gomes JAP (1997) Effect of topical anti-transforming growth factor-β on corneal stromal haze after photorefractive keratectomy in rabbits. J Cataract Refract Surg 23: 1324–1330
34. Wilson SE, He YG, Weng J, Li Q, McDowall AW, Vital M, Chwang EL (1996a) Epithelial injury induces keratocyte apoptosis: hypothesized role for the interleukin-1 system in the modulation of corneal tissue organization and wound healing. Exp Eye Res 62: 325–327
35. Zhan Q, Burrows R, Cintron C (1995) Cloning and in situ hybridization of rabbit decorin in corneal tissues. Invest Ophthalmol Vis Sci 36: 206–215

Multifokallinsen, Miscellanea und „last minute presentations“

Refraktive versus diffraktive Multifokallinse im Arbeitsalltag

R. Gerl und St. Schmickler

Zusammenfassung. Die Multifokallinsen, die heutzutage zur Anwendung kommen, sind die refraktive Linse von Allergan (Array) und die diffraktive Linse von Pharmacia (811 E). Die beiden Multifokallinsen gehören zu den Multifokallinsen der neueren Generation und verfügen über anerkannt gutes qualitatives Sehen in Ferne und Nähe. Zielsetzung der nachfolgenden Untersuchung war es festzustellen, ob es einen Unterschied im mittleren Visusbereich (40–70 cm), d. h. z. B. am Bildschirmarbeitsplatz gibt. Einem Patientenkollektiv wurde randomisiert eine Multifokallinse vom diffraktiven Typ und dem anderen vom refraktiven Typ implantiert. Sowohl in Ferne als auch in Nähe kommt es zu keinen Unterschieden im Visus zwischen refraktivem als auch diffraktivem System. Im mittleren Sehbereich, d. h. im Bereich von 40–70 cm, einer Entfernung, in der man zum Bildschirm sitzt, zeigt die refraktive Linse aufgrund ihres stufenlosen Prinzips Vorteile gegenüber der diffraktiven Linse.

Summary. The progessive Allergan Array lens and the diffractive Pharmacia 811E lens are the most common multifocal lenses. Both provide good vision for short as well as for long distances. We tried to establish whether there is a difference between the two lenses at middle distances, such as when working at the PC, concerning visual acuity. Therefore the progressive lens was implanted in one randomized group of patients, and the diffractive lens was implanted in the other group. The results show that there was no difference in visual acuity at far and near distances. Only at middle distances (40 to 70 cm), it appears that the progressive Allergan Array lens has some advantages compared to the diffractive Pharmacia 811E lens.

Einleitung

Die Multifokallinsen, die heutzutage in Deutschland zur Anwendung kommen, sind zum einen die refraktive Array-Linse von Allergan, zum anderen die diffraktive Linse 811 E von Pharmacia. Beide Multifokallinsentypen ermöglichen unabhängig von der Pupillenweite multifokales Sehen, d. h. sie gewährleisten ein anerkannt gutes qualitatives Sehen sowohl in der Ferne als auch in der Nähe [1, 2, 3, 4, 5, 6, 7, 9].

Wir haben uns nun die Frage gestellt, ob es einen Unterschied zwischen den beiden Linsentypen im mittleren Nahbereich gibt. Getestet wurde auch das Sehen am Bildschirmarbeitsplatz.

G. Duncker et al. (Hrsg.)
12. Kongreß der DGII 1998

Material und Methoden

Voraussetzung für die Studie war, daß präoperativ eine binokulare Katarakt bei jüngeren Patienten vorlag bzw. bei Patienten, die noch Auto fahren wollten. Beide Augen mußten also mindestens eine mitteldichte Katarakt aufweisen. Anderweitige Augenerkrankungen durften nicht vorliegen, insbesondere keine Trübungen oder Veränderungen an den brechenden Medien sowie Veränderungen im Makulabereich. Auch wurde ein höherer Astigmatismus ebenso als Kontraindikation für die Implantation einer Multifokallinse angesehen. Wir haben uns bei der Auswahl der Patienten nach einer Checkliste für Multifokallinsen orientiert, die wir in den letzten Jahren vor Katarakt-OP bei derartigen IOL anwenden (Abb. 1a, b) [8].

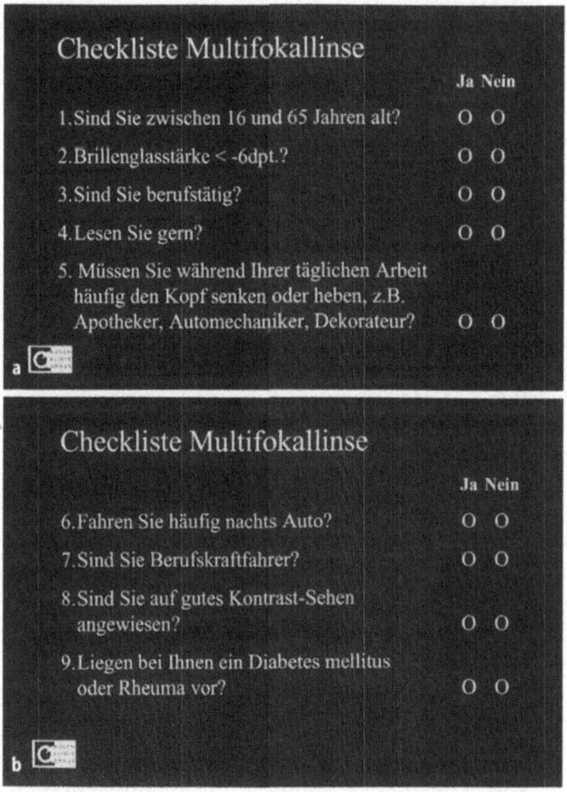

Checkliste Multifokallinse

	Ja	Nein
1. Sind Sie zwischen 16 und 65 Jahren alt?	O	O
2. Brillenglasstärke < -6dpt.?	O	O
3. Sind Sie berufstätig?	O	O
4. Lesen Sie gern?	O	O
5. Müssen Sie während Ihrer täglichen Arbeit häufig den Kopf senken oder heben, z.B. Apotheker, Automechaniker, Dekorateur?	O	O

a

Checkliste Multifokallinse

	Ja	Nein
6. Fahren Sie häufig nachts Auto?	O	O
7. Sind Sie Berufskraftfahrer?	O	O
8. Sind Sie auf gutes Kontrast-Sehen angewiesen?	O	O
9. Liegen bei Ihnen ein Diabetes mellitus oder Rheuma vor?	O	O

b

Abb. 1

20 Patienten wurde so randomisiert eine Multifokallinse vom refraktiven Typ, die Array-Linse von Allergan, und 20 weiteren Patienten eine Linse vom diffraktiven Typ, die Pharmacia 811E, implantiert.

Ergebnisse

Es zeigte sich eine identische Geschlechtsverteilung, nämlich 9 männliche und 11 weibliche Patienten in beiden Gruppen (Abb. 2).

Die Altersverteilung reichte von 30–70 Jahren mit einer Häufung bei 60–69 Jahren in beiden Gruppen (Abb. 3).

Präoperativ reichte der korrigierte Visus in beiden Gruppen zwischen 0,1 und 0,6. Mit dem BAT-Test lag der Visus in keinem Fall über 0,4 (Abb. 4a). Der Nahvisus lag im Bereich von Nieden 5 bis Nieden 12 (Abb. 4b).

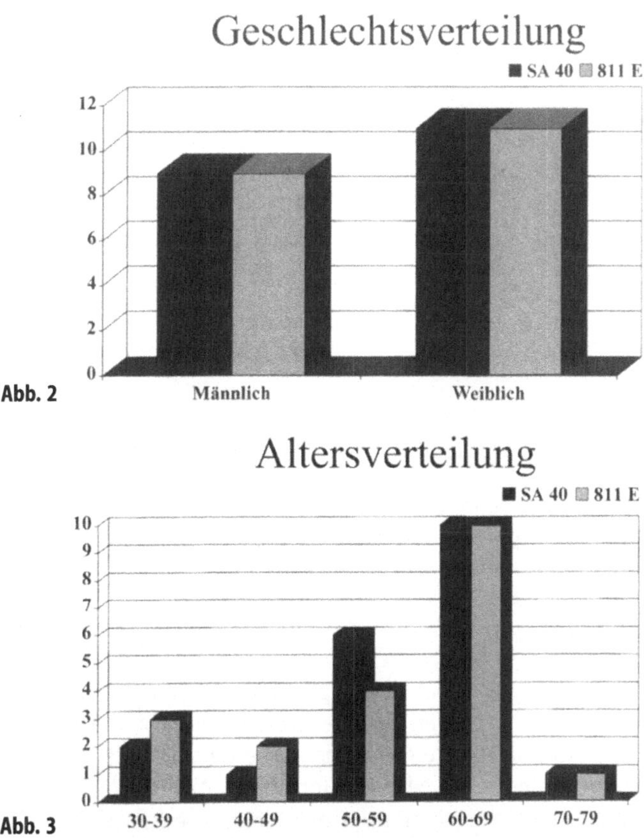

Abb. 2

Abb. 3

Postoperativ wurden die Visuswerte nach einer Woche und nach 3 Monaten ermittelt. Die Werte waren praktisch bis auf einen Fall, in dem nach 2 Monaten ein zystoides Makulaödem auftrat, gleich.

Drei Monate später wurde erneut der Visus ermittelt. Die Refraktionswerte für die bestmögliche Korrektur lagen in der Gruppe mit der refraktiven Linse für die Ferne 0,8–1,0 und in der Gruppe mit der diffraktiven Linse 0,2–1,0 mit einer Häufung ebenfalls von 0,8–1,0. Eine Patientin erlitt ein zystoides Maku-

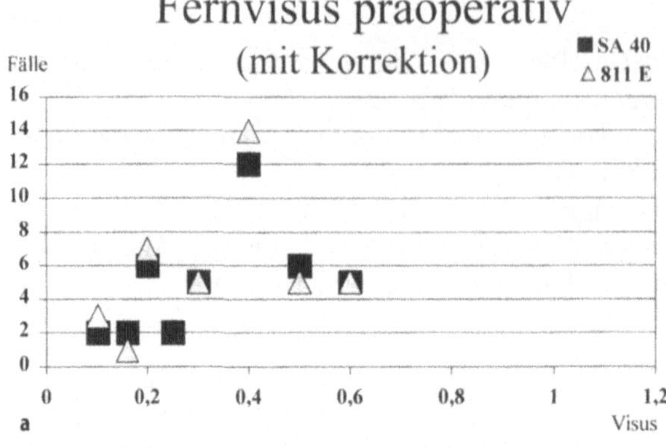

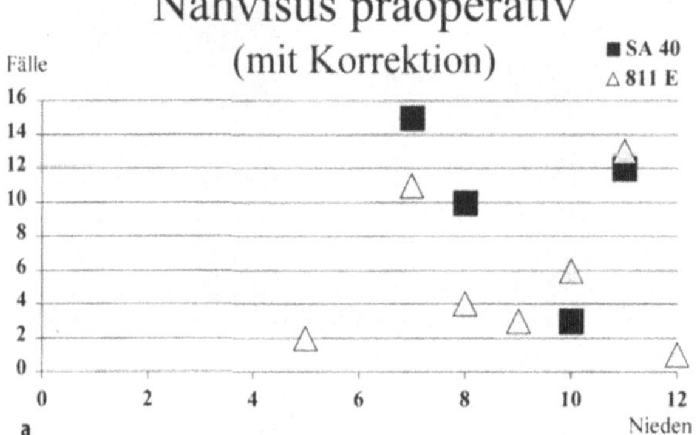

Abb. 4

laödem, unglücklicherweise beidseits, was zu einer Visuseinschränkung auf 0,2 und 0,4 führte, und wurde längerfristig deswegen behandelt (Abb. 5a).

Unkorrigiert lag der Visus bei der Array-Linsen-Gruppe zwischen 0,6 und 1,0 und in der 811E-Linsen-Gruppe zwischen 0,2 und 1,0 mit einer Häufung von 0,8–1,0 in beiden Gruppen (Abb. 5b).

Der korrigierte Nahvisus – gemeint ist hier der Ausgleich mit der Fernkorrektur – reichte in beiden Gruppen von Nieden Nr. 2 bis Nieden Nr. 4 (Abb. 6a).

Der unkorrigierte Nahvisus – also der s. c.-Visus – reichte in beiden Gruppen von Nieden Nr. 2 bis Nieden Nr. 10. Aufgrund einer nicht zielgenauen Biometrie bei einem Patienten mit einer refraktiven Linse kommt es zu einem unkorrigierten Nahvisus von Nieden Nr. 9 und Nieden Nr. 10 (Abb. 6b).

Die Lesefähigkeit am Bildschirm wurde wie folgt ermittelt: Der Patient wurde aufgefordert, einen Text in Punkt-12-großer Schrifttype auf dem Bildschirm in ca. 55–60 cm Abstand zu lesen (Abb. 7). Der Test wurde postoperativ sowohl monokular als auch binokular mit und ohne Korrektur durchgeführt.

Während in der Gruppe mit der Array-Linse alle Personen den Text am Bildschirm ohne Korrektur lesen konnten, konnten in der Gruppe mit der 811E-Linse nur 2 Patienten ohne Korrektur und mit Fernkorrektur 4 Patienten den Text lesen (Abb. 8).

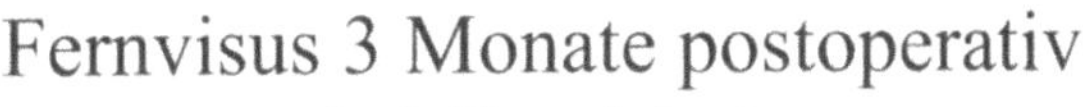

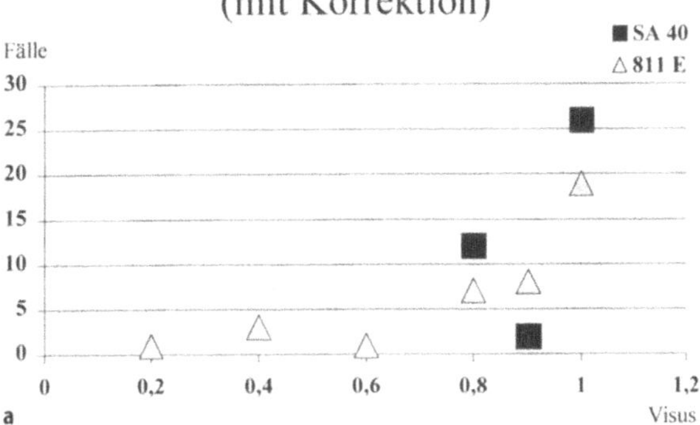

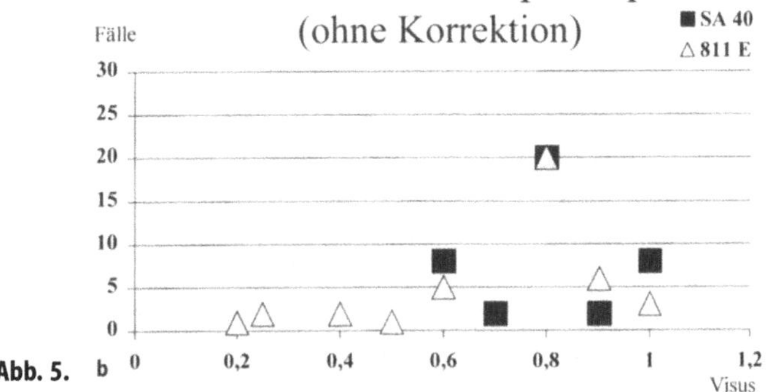

Abb. 5.

Auf die Frage, bei welchen Tätigkeiten das Sehen ohne Brille besonders angenehm sei, gaben die weiblichen Patienten in beiden Gruppen Tätigkeiten wie Hausarbeit und Sport, die männlichen Patienten vor allem das Sehen beim Autofahren, Fernsehen und Lesen an. Ein Patient aus der Gruppe mit dem diffraktiven Linsentyp gab Probleme im Nahbereich beim Arbeiten am PC an.

Auf die Frage, ob der Patient eine Brille benötige, um den vorgelegten Fragebogen in Punkt-14-großer Schrift, was etwa Nieden Nr. 9 entspricht, auszufüllen, antworteten 100% der Patienten beider Gruppen mit „Nein".

Auf die Frage, bei welchen Tätigkeiten sie eine Brille benötigten, beantworteten 17 Patienten aus der Array-Linsen-Gruppe und 16 Patienten aus der diffraktiven Linsen-Gruppe dies mit „entfällt".

Aus beiden Gruppen gaben 3 Patienten an, nachts beim Autofahren eine Brille zu tragen, da bei Dunkelheit äußere Lichtquellen blenden würden. Dies war auch die einzige Einschränkung auf die Frage, ob sie mit dem Sehen nach der Operation zufrieden seien, abgesehen von der Patientin mit dem Makulaödem. Die Autofahrer beider Gruppen gaben zu 80% an, ohne Brille Auto zu fahren. Viele Patienten schrieben, daß sie so gut sehen können wie in jungen Jahren o. ä.

Nahvisus 3 Monate postoperativ
(mit Korrektion)
Fälle
■ SA 40
△ 811 E
25
20
15
10
5
0
0
2
4
6
8
10
12
Nieden

a

Nahvisus 3 Monate postoperativ
(ohne Korrektion)
Fälle
■ SA 40
△ 811 E
25
20
15
10
5
0
0
2
4
6
8
10
12
Nieden

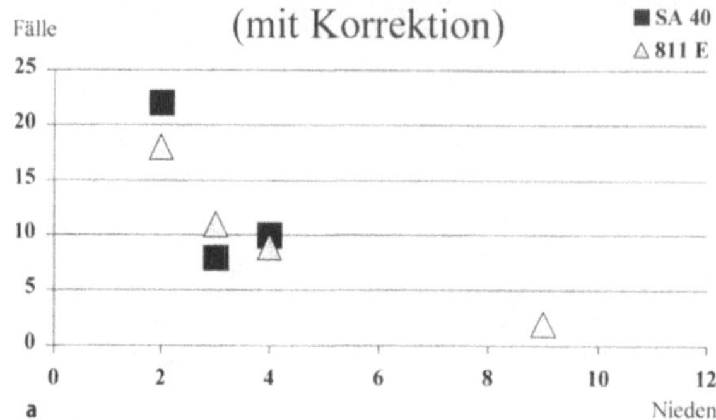

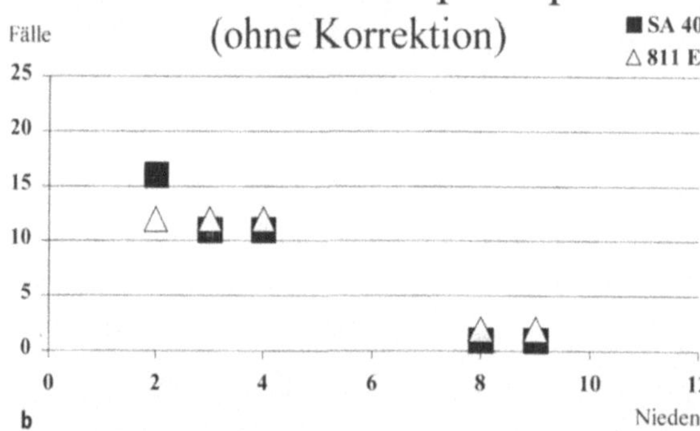

b

Abb. 6

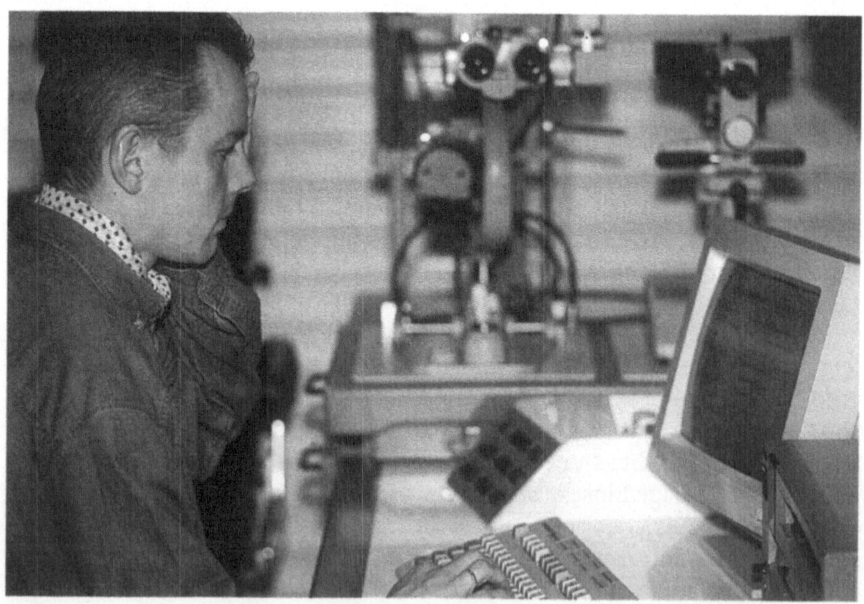

Abb. 7

Lesefähigkeit am Bildschirm

	SA 40	811 E
Präoperativ	Mit Korrektion 5 x Ja 15 x Nein	Mit Korrektion 5 x Ja 15 x Nein
3 Monate postoperativ	Mit Korrektion 20 x Ja ohne Korrektion 20 x Ja	Mit Korrektion 4 x Ja ohne Korrektion 2 x Ja

Abb. 8

Diskussion

In der Literatur gibt es zur Bildschirmlesefähigkeit bei Multifokallinsen bisher keine Angaben. Einschränkend für die durchgeführte Untersuchung mit den Ergebnissen muß festgehalten werden, daß es bisher keinen „genormten Sehtest" am Bildschirmarbeitsplatz gibt. Dennoch weisen unsere Ergebnisse auf einen Trend hin:

Mit einer exakten Biometrie ist es möglich, Patienten mit Multifokallinsen weitgehend ein Sehen in Ferne und Nähe ohne Brille zu ermöglichen. Sowohl in der Ferne als auch in der Nähe kam es zu keinen nennenswerten Unterschieden im Visus bei refraktiven und diffraktiven Multifokallinsen.

Im mittleren Bereich, d. h. im Bereich zwischen 40 und 70 cm Entfernung, in der man in der Regel zum Bildschirm sitzt, war allerdings das Sehen im mittleren Bereich mit der Multifokallinse vom refraktiven Typ der vom diffraktiven Typ überlegen. Die Vorteile des stufenlosen Prinzips sollten, insbesondere bei Patienten, die viel am Computer arbeiten müssen, berücksichtigt werden. Ansonsten wurden bei den allgemeinen Tätigkeiten beide Linsentypen gleich gut bewertet.

Literatur

1. Allen ED, Burton RL, Webber SK et al. (1996) Comparison of a diffractive bifocal and a monofocal intraocular lens. J Cataract Refract Surg 22: 446–451
2. Eisenmann D, Jacobi FK, Dick B, Jacobi KW (1996) Die „Array"-Silikon-Multifokallinse: Erfahrungen nach 150 Implantationen. Klin Monatsbl Augenheilkd 208: 267–420
3. Eisenmann D, Jacobi FK, Dick B, Jacobi KW, Pabst W (1996) Untersuchungen zur Blendungsempfindlichkeit phaker und pseudophaker Augen. Klin Monatsbl Augenheilkd 208: 71–134
4. Leite E (1994) International multicenter bifocal IOL study finds high patient satisfaction with quality of vision. Ocular Surg News Intern 5, 8

5. Liekfeld A, Pham Duy T, Wollensak J (1995) Funktionelle Ergebnisse bei bilateraler Implantation einer faltbaren refraktiven multifokalen Hinterkammerlinse. Klin Monatsbl Augenheilkd 207: 283–286
6. Liekfeld AUF, Pham DT, Anders N, Wollensak J (1995) Eine neue diffraktive Bifokallinse als Routinelinse im klinischen Alltag. In: Rochels R et al. (Hrsg) 9. Kongreß der DGII. Springer, Berlin Heidelberg New York
7. Schmidt FU, Häring G, Eisenmann D, Jacobi PC und Konen W (1995) Funktionelle Ergebnisse nach Implantation von 138 refraktiven multifokalen Intraokularlinsen vom Typ „Array". In: Rochels R et al. (Hrsg) 9. Kongreß der DGII. Springer, Berlin Heidelberg New York, S
8. Schmickler S, Gerl R (1996) A checklist to verify the indication and contraindication of a multifocal lens. Vortrag auf dem ESCRS, 10.–13.10.1996, Göteborg
9. Walkow T, Liekfeld A, Anders N, Pham Duy T, Hartmann C, Wollensak J (1997) A prospective evaluation of a diffractive versus a refractive designed multifocal intraocular lens. Ophthalmology 104/9: 1380–1386

Diffraktive multifokale und monofokale Intraokularlinsen – Vergleich der optischen Rehabilitation und Biokompatibilität

U. Voigt und J. Strobel

Zusammenfassung

Einleitung: In einer prospektiven randomisierten Studie wurden die optische Rehabilitation der Patienten mit einer diffraktiven multifokalen Intraokularlinse (MIOL) und einer monofokalen Intraokularlinse (IOL) und die Biokompatibilitat der Linsen verglichen.

Material und Methoden: Bei jeweils 25 Patienten wurde eine diffraktive MIOL (3M/825X, Fa. Alcon) bzw. eine monofokale IOL (808C, Fa. Pharmacia) implantiert. Die Kataraktoperation erfolgte mittels Phakoemulsifikation.

Am 3. postoperativen Tag und 6 Wochen postoperativ wurden der Visus in der Ferne und in der Nähe ohne und mit subjektiv bester Korrektur untersucht. Die Kontrastempfindlichkeit wurde mittels Ginsburg-Test untersucht.

Die Vorderfläche und Rückfläche der IOL wurden spekularmikroskopisch untersucht und zelluläre Ablagerungen fotografiert.

Ergebnisse: An beiden Untersuchungstagen erreichten die Patienten beider Gruppen mit bester Korrektur eine Sehschärfe von 1,0. In der Nähe konnten alle Patienten Nd I lesen, die Patienten mit MIOL mit der Fernkorrektur, die Patienten mit monofokaler IOL mit einem Nahzusatz.

6 Wochen postoperativ war der unkorrigierte Nahvisus in der Monofokalgruppe Nd 3,8 (±2,5) in der MIOL-Gruppe Nd 1,6 (±1,0) ($p<$). Am gleichen Untersuchungstag betrug der unkorrigierte Fernvisus in der Monofokalgruppe 0,45, in der MIOL-Gruppe 0,71 ($p<0{,}05$).

Zwischen beiden Gruppen konnte kein signifikanter Unterschied der Kontrastempfindlichkeit nachgewiesen werden.

Spekularmikroskopisch wurden 6 Wochen postoperativ signifikant mehr zelluläre Ablagerungen auf den Vorderflächen der MIOL als auf den monofokalen IOL gefunden. Auf den Linsenrückflächen wurden nur in der MIOL-Gruppe Zellen nachgewiesen.

Schlußfolgerungen: Hinsichtlich der Abbildungsqualität sind beide Linsen vergleichbar. Ohne Brillenkorrektur sind die Patienten mit MIOL besser rehabilitiert. Auf den Linsenflächen der MIOL befinden sich deutlich mehr zelluläre Ablagerungen.

Summary

Introduction: In a prospective randomized study, the optical rehabilitation and biocompatibility in patients with a diffractive multifocal IOL (MIOL) and a monofocal IOL was compared.

Patients and methods: A diffractive MIOL (3 M/825X Fa. Alcon) and a monofocal IOL (808C Fa Pharmacia) were implanted in two groups each of 25 patients. Surgery was performed with phacoemulsification.

Visual acuity at 6 m and 30 cm distance was tested with and without correction 3 days and 6 weeks postoperatively. Contrast sensitivity was investigated with the Ginsburg test.

The anterior and posterior surfaces of the IOLs were photodocumented by the use of a Specular microscopy and the number of cellular deposits was analyzed.

G. Duncker et al. (Hrsg.)
12. Kongreß der DGII 1998

Results: Visual acuity for distance was with the best correction 1.0 for both groups on the third day and 6 weeks postoperatively. Near vision was Nd 1 with correction in the multifocal group and additional near correction in the monofocal group. Visual acuity for far and near was significantly better in the multifocal group on both examination days. Contrast sensitivity was without statistically significant differences. There were statistically significant more cellular deposits on the anterior surface of the diffractive MIOL. On the posterior surface of the IOL, cellular deposits were found only on the diffractive MIOLs.

Conclusions: Between a diffractive MIOL and a monofocal IOL no differences of optical rehabilitation were found. Without correction, the visual rehabilitation is better in the multifocal group. Cellular deposits are found at a higher frequency on surfaces of diffractive MIOLs.

Einleitung

Diffraktive multifokale Intraokularlinsen werden seit einigen Jahren mit guten funktionellen Ergebnissen implantiert [6]. Über erste klinische Ergebnisse mit MIOL berichteten Keates et al. 1987 [8]. Trotz der guten funktionellen Ergebnisse sind die Zahlen der Implantation von MIOL in Deutschland gering. 1996 wurden ca. 0,2% und 1997 ca. 1% der Gesamtzahl der Kataraktpatienten mit einer MIOL versorgt.

Bei diffraktiven MIOL kommt ein besonderes optisches Prinzip zur Erzeugung eines zweiten Brennpunktes zur Anwendung. Konzentrische Rillen (Echeletten) auf der Rückfläche der MIOL bewirken eine Beugung der Lichtwellen, in deren Ergebnis zwischen benachbarten Wellen konstruktive und destruktive Interferenzen resultieren, die für die Aufteilung der Gesamtlichtmenge auf die unterschiedlichen Brennpunkte verantwortlich sind. Die Lichtaufteilung bei MIOL bewirkt eine theoretische Reduktion der Kontrastübertragung um 50% [7].

Die Echeletten der MIOL rauhen die Rückflächen der Linse auf. Diese Rauhigkeiten bewirken möglicherweise ein höhere Nachstarrate oder sind Ursache für eine verstärkte Haftung verschiedener Zelltypen an der Linsenoberfläche. In dieser Studie wurde die optische Rehabilitation der Patienten mit einer diffraktiven MIOL im Vergleich zu einer monofokalen IOL verglichen. Desweiteren wurde untersucht, ob die unterschiedliche Oberflächenbeschaffenheit der Linsen, insbesondere die Rillen, für eine verstärkte Zellablagerung verantwortlich sind.

Patienten und Methoden

Bei jeweils 25 Patienten wurde eine diffraktive MIOL bzw. eine monofokale IOL implantiert.

Die Zuteilung zu den Gruppen wurde per Losnummer entschieden. Wir implantierten in der Multifokalgruppe die diffraktive MIOL 3M/825X mit einem Nahzusatz von +4,0 dpt. In der Monofokalgruppe wurde die heparinmodifizierte IOL 808C der Firma Pharmacia implantiert. Die Kataraktoperation erfolgte mittels Phakoemulsifikation.

Die Nachuntersuchungen erfolgten am 3. postoperativen Tag und 6 Wochen postoperativ. Wir untersuchten den Fernvisus und den Nahvisus jeweils ohne Korrektur und mit subjektiv bester Fernkorrektur. In der Monofokalgruppe wurde der Nahvisus außerdem mit einem Nahzusatz von 3,0 dpt geprüft.

Die Kontrastempfindlichkeit testeten wir mit dem Ginsburg-Test. Die Vistech-Kontrasttafel wurde durch eine speziell an der Decke befestigte Beleuchtung schräg angestrahlt. Mit Hilfe eines Dimmers war eine definierte, gleichmäßige und blendungsfreie Ausleuchtung der Tafel möglich. Entsprechend der Anleitung zum Ginsburg-Test betrug die Illumination der beleuchteten Kontrasttafel an jeder Stelle 100 lux.

Die Vorder- und Rückflächen aller IOL wurden mit dem Konan-Spekular-Mikroskop-5500 meanderförmig nach Zellablagerungen abgesucht und diese Ablagerungen fotografiert. Die Untersuchung erfolgte im Nonkontakt-Verfahren, die Auszählung der Zellen wie folgt: Die Abstände zwischen den Rillen einer diffraktiven MIOL wurden mit dem Elektronenmikroskop ausgemessen und fotodokumentiert.

Für 10 unterschiedliche Aufnahmen der Linsenrückflächen von MIOL im Patientenauge wurden die Abstände der entsprechenden Rillen mit denen der elektronenmikroskopischen Aufnahmen ins Verhältnis gesetzt, und ein mittlerer Vergrößerungsfaktor für die Auszählung der Zellen errechnet. Der Vergrößerungsfaktor wurde für die Vorder- und Rückflache der IOL verwendet.

Für die statistische Bearbeitung der Daten wurde der chi-Quadrattest für die Visusergebnisse bzw. der U-Test nach Mann-Whitney verwendet.

Ergebnisse

Alters- und Geschlechtsverteilung in den Patientengruppen

In beiden Patientengruppen überwog der Anteil der weiblichen Patienten. In die Monofokalgruppe wurden 15 Frauen und 10 Männer aufgenommen, in die Multifokalgruppe 19 Frauen und 6 Männer. Die Altersverteilung war in beiden Gruppen identisch (Abb. 1) Das mittlere Alter betrug in der Monofokalgruppe 67,24 (±6,75) Jahre, in der Multifokalgruppe 67,7 (±6,34) Jahre.

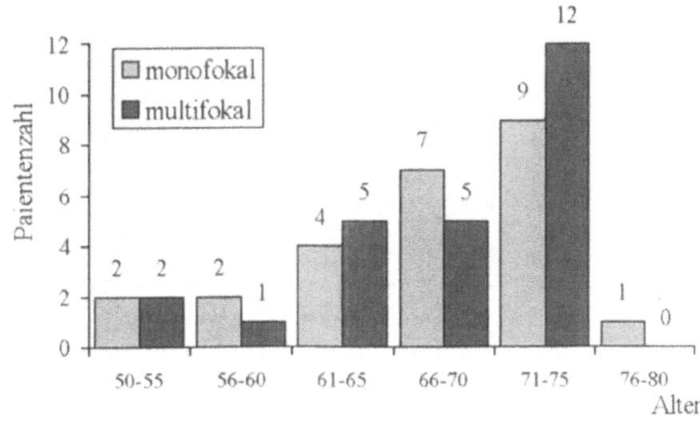

Abb. 1. Altersverteilung in den Patientengruppen

Visus Ferne

Mit subjektiv bester Korrektur erreichten die Patienten beider Gruppen an beiden Untersuchungstagen einen Visus von 1,0. Ohne Korrektur war die Sehschärfe 6 Wochen postoperativ in der MIOL-Gruppe mit einern Visus von 0,7 signifikant besser als in der Monofokalgruppe mit 0,45 (p=0,005) (Abb. 2). Der Unterschied wurde durch eine IOL-Kalkulation bedingt. In der Monofokalgruppe wurde auf eine Zielrefraktion von –1,0 dpt, in der MIOL-Gruppe auf 0 dpt kalkuliert.

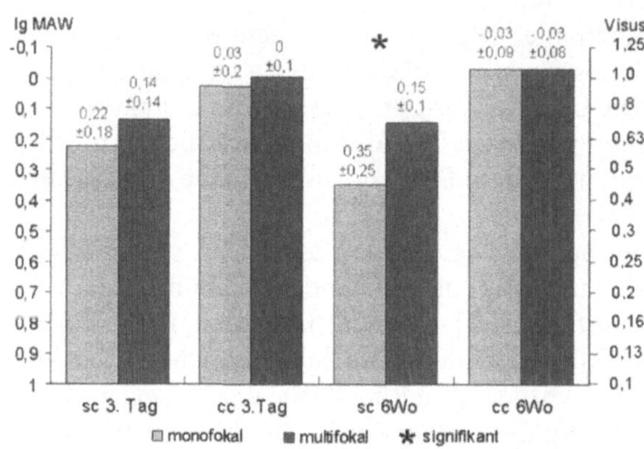

Abb. 2. Visus Ferne (Visuswerte an der rechten Größenachse, an der linken Größenachse Angaben in log MAW = minimaler Auflösungswinkel)

Visus Nähe

In der Nähe erreichten nahezu alle Patienten mit subjektiv bester Korrektur (Fernkorrektur in der MIOL-Gruppe und Fernkorrektur + Nahzusatz von 3,0 dpt in der Monofokalgruppe) einen Nahvisus von Nd 1. Ohne Korrektur war der Nahvisus an beiden Untersuchungstagen in der MIOL-Gruppe signifikant besser als in der Monofokalgruppe (p=0,0005 am 3. Tag und p=0 sechs Wochen nach der Operation) (Abb. 3).

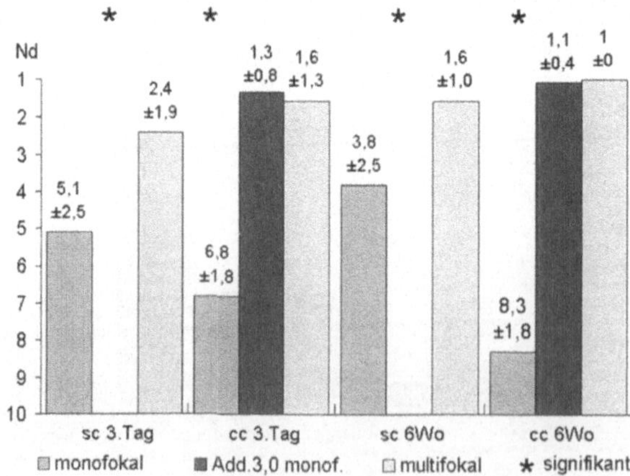

Abb. 3. Visus Nähe

Kontrastempfindlichkeit

Die Kontrastfunktionen sind für beide Untersuchungstage in der Abb. 4 dargestellt. Am 3. postoperativen Tag war die Kontrastempfindlichkeit für die niedrigen Kontraste und hohen Ortsfrequenzen in der MIOL-Gruppe etwas höher, 6 Wochen postoperativ erreichten die Patienten der Monofokalgruppe bei den hohen Ortsfrequenzen und niedrigen Kontrasten tendenziell bessere Ergebnisse. Für keine der Ortsfrequenzen konnte ein statistisch signifikanter Unterschied festgestellt werden.

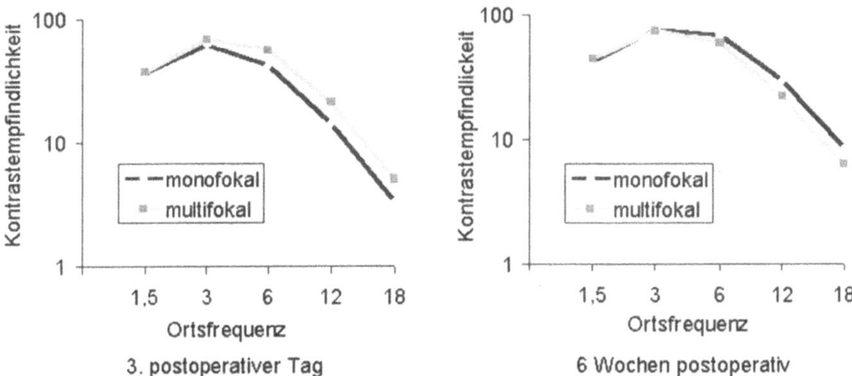

Abb. 4. Kontrastfunktion

Zelluläre Ablagerungen auf den Flächen der IOL

Bei der Fotografie der IOL-Flächen wurden zelluläre Ablagerungen auf den Vorderflächen der monofokalen IOL und der MIOL gefunden. (Abb. 5). Auf den Linsenrückflächen wurden nur in der MIOL-Gruppe zelluläre Ablagerungen registriert. Aus technischen Gründen konnten nicht alle Aufnahmen ausgewertet werden. Deshalb ist die Summe der Patienten in den Abbildungen nicht einheitlich und entspricht nicht 25 Patienten je Gruppe.

Insbesondere 6 Wochen nach der Operation wurden auf den Vorderflächen der MIOL signifikant mehr zelluläre Ablagerungen registriert als auf den monofokalen IOL. In den Abb. 6 und 7 ist erkennbar, daß 6 Wochen postoperativ in der MIOL-Gruppe mehr Patienten höhere Zelldichten (Spindelzellen) auf den IOL-Vorderflächen aufwiesen als in der Monofokalgruppe. Der Unterschied war signifikant (p=0,004). Epitheloid- und Riesenzellen wurden 6 Wochen postoperativ bei 8 Monofokalpatienten und bei 2 Multifokalpatienten gefunden. Der Unterschied war nicht signifkant.

Zelluläre Ablagerungen auf der Rückflache der IOL wurden nur in der Gruppe der diffraktiven MIOL gefunden (Abb. 8). 6 Wochen postoperativ wurden bei insgesamt 10 MIOL-Patienten Zellen auf der diffraktiven Linsenfläche registriert. Im Vergleich zu den Rückflächen der monofokalen Linsen war der Unterschied mit p=0,002 signifikant.

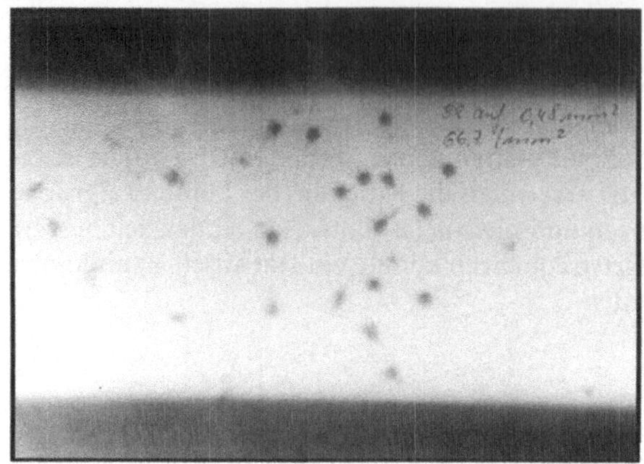

Abb. 5. IOL-Vorderfläche mit Spindelzellen

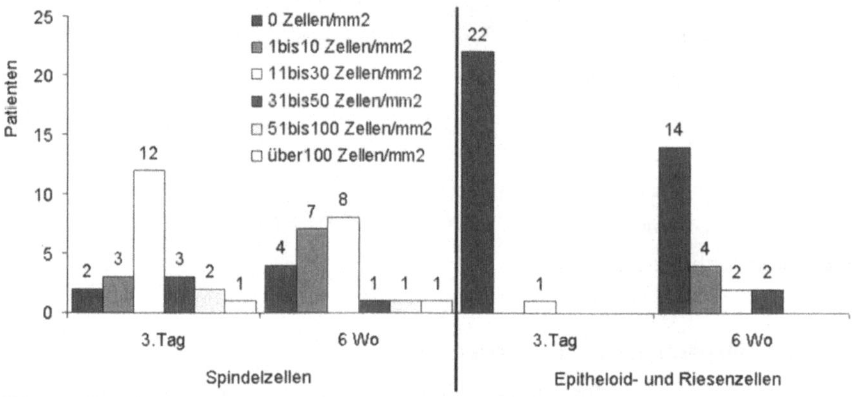

Abb. 6. Zelluläre Ablagerungen auf den Vorderflächen monofokaler IOL

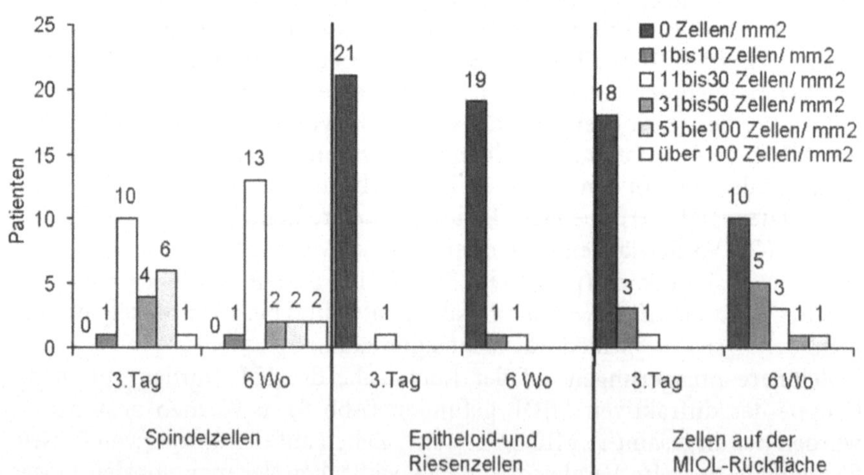

Abb. 7. Zelluläre Ablagerungen auf Vorder- und Rückflächen der diffraktiven MIOL

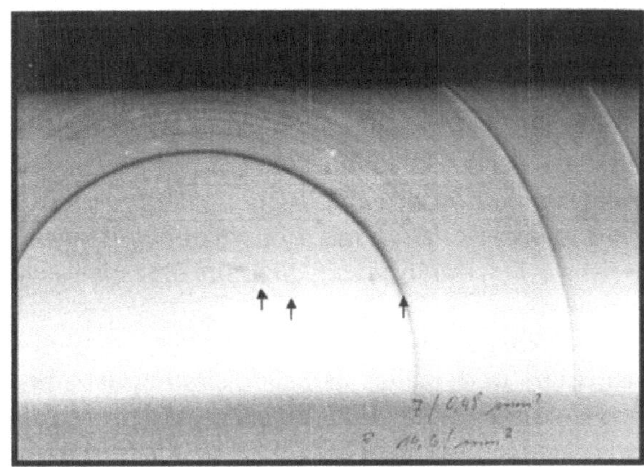

Abb. 8. Rückfläche einer diffraktiven MIOL mit Zellablagerungen (*Pfeile*)

Diskussion

Mit der subjektiv besten Korrektur sind die Patienten beider Gruppen hinsichtlich der Visusergebnisse sehr gut rehabilitiert. In beiden Gruppen wurde eine Sehschärfe von 1,0 in der Ferne und Nd 1 in der Nähe erreicht. Die Multifokalpatienten anderer Arbeitsgruppen mit diffraktiver MIOL erreichten ebenso gute Ergebnisse mit einer korrigierten Sehschärfe von 1,0 [9, 14].

Der unkorrigierte Fernvisus war in der Monofokalgruppe signifikant schlechter als in der MIOL-Gruppe. Dieser Unterschied beruht auf der unterschiedlichen Linsenkalkulation. Der Vorteil der leicht myopen Kalkulation in der Monofokalgruppe liegt darin begründet, daß die Patienten ohne Korrektur in den mittleren Entfernungen relativ gut sehen können. Viele der Patienten erreichen auch einen brauchbaren Nahvisus von Nd 5 und besser. In der vorliegenden Studie konnten am 3. Tag nach der Operation 16 Patienten (64%) und 6 Wochen postoperativ 18 Patienten (72%) der Monofokalgruppe ohne Brillenglas Nd 5 und besser lesen.

In der Monofokalgruppe erreichten 6 Patienten am 3. postoperativen Tag und 3 Patienten 6 Wochen postoperativ einen guten unkorrigierten Fernvisus von 0,63 bis 0,8 und gleichzeitig einen guten unkorrigierten Nahvisus von Nd 5 und besser. Die letzteren 3 Patienten (6 Wochen postoperativ) gaben zum entsprechenden Zeitpunkt an, keine Brille tragen zu müssen. Die Refraktionsbestimmung ergab bei diesen Patienten ein postoperatives sphärisches Aquivalent von −1,25 – −2,25 dpt und einen Hornhautastigmatismus über 1,5 dpt.

Von den 6 Patienten, die 3 Tage nach der Operation diese Konstellation zeigten, war dieses Phänomen bei 2 Patienten nach 6 Wochen noch nachweisbar, bei einem hatte sich in der Zwischenzeit die Refraktion so verschoben, daß er keine Brille mehr verwendete.

Offensichtlich nutzen die Patienten den Hornhautastigmatismus für eine Art Pseudoakkomodation mit monofokaler IOL. Bradbury et al. [3] beobachteten bei Patienten mit einem sphärischen Äquivalent von −1,5 dpt und einem negativen Astigmatismus von −1 – −2 dpt ebenfalls relativ gute unkorrigierte

Visuswerte in der Nähe und in der Ferne. Sie diskutierten eine IOL-Kalkulation auf –1,5 dpt bei kontrollierter Naht mit Astigmatismus von +1,5 dpt Achse 90° als Alternative für eine MIOL.

Von den Monofokalpatienten der vorliegenden Arbeit profitierten nach 6 Wochen nur 3 von einem höheren Astigmatismus bei myopem sphärischem Äquivalent im Sinne einer Pseudoakkomodation. Bei 4 von 6 Patienten war die Pseudoakkomodation mit monofokaler IOL nach 6 Wochen nicht mehr nachweisbar. Bei ihnen war gleichsam eine deutliche Astigmatismusreduktion sichtbar.

Die Kalkulation einer „Pseudoakkomodation" durch kontrollierten Astigmatismus und myope IOL-Berechnung scheint kein alternativer Weg zur Implantation einer MIOL zu sein, zumal die Patienten mit MIOL alle ohne Brillenkorrektur einen brauchbaren Visus in Ferne und Nähe erreichen.

Zwischen den Kontrastfunktionen der Gruppen waren keine signifikanten Unterschiede festzustellen. Es stellt sich eine Schere zwischen der theoretischen Kontrastübertragung auf der optischen Bank und den klinischen Ergebnissen der Kontrastempfindlichkeit dar. Während auf der optischen Bank Kontrastreduktionen von 50% für MIOL festgestellt wurden [7], wurden mittels optischer Implantation einer MIOL bzw. in klinischen Studien keine signifikanten Unterschiede im Vergleich zur monofokalen IOL festgestellt [4, 9]. Offensichtlich werden die Kontrastverluste durch die multifokale Optik durch nervale Mechanismen kompensiert. Für die Übertragung und Wahrnehmung von Kontrasten und Farben sowie unterschiedlicher Ortsfrequenzen spielen rezeptive Felder und ihre neurologische Verschaltung eine entscheidende Rolle [5, 12].

Auffarth et al. [1] stellten fest, daß 70% der Patienten mit einer MIOL die Bedingungen (Empfehlungen der DOG) für die Nachtfahrtauglichkeit hinsichtlich der Kontrastwahrnehmung bei Dämmerung und Nacht (getestet mit dem Mesoptometer II) für die Fahrzeugklasse III nicht erfüllen. Unter den gleichen Testbedingungen erfüllten 50% der Patienten mit monofokaler IOL die Anforderungen ebenfalls nicht.

Alle MIOL-Patienten dieser Studie mit Führerschein gaben bei einer postoperativen Befragung an, wieder uneingeschränkt am Straßenverkehr teilzunehmen.

Weitere Untersuchungen unter gegebenenfalls Nachtfahrsimulation sollten Aufschluß darüber geben, ob MIOL eine Gefahr für den Straßenverkehr darstellen. Solche Untersuchungen könnten auch Patienten mit bereits deutlicher Katarakt und noch gutem Visus einschließen.

Zelluläre Ablagerungen auf den Grenzflächen von IOL sind bei entsprechender Vergrößerung mit der Spaltlampe sichtbar. Mit Hilfe der Spekularmikroskopie können diese genauer differenziert werden. Spindelzellen sind bei praktisch allen Patienten auf den Flächen der IOL als Normalbefunde zu finden [13]. Epitheloid- und Riesenzellen werden in wesentlich geringerer Zahl gefunden. Diese bilden sich nach ca. 1 Woche bis zu 2 Monaten. Zelldichten bis zu 20 Zellen/mm^2 werden als normal angesehen [13, 11].

6 Wochen postoperativ waren auf den Vorderflächen der heparinmodifizierten monofokalen IOL signifikant weniger Spindelzellen nachweisbar. Ver-

schiedene Autoren fanden auf heparinmodifizierten IOL sowohl weniger Spindel- als auch Riesenzellen als auf IOL ohne Heparin [2, 10]. Auch in der vorliegenden Studie stellt die Heparinmodifizierung einen Schutz gegen zelluläre Ablagerungen dar.

Zelluläre Ablagerungen auf den Rückflächen der IOL konnten nur in der MIOL-Gruppe registriert werden. Hier spielt sicherlich die Heparinmodifizierung der monofokalen IOL eine Rolle. Eine höhere Bedeutung für die Zellen auf den Rückflächen der diffraktiven MIOL kommt möglicherweise den Rillen zu.

Alle registrierten Zellablagerungen stellen trotz allem eine subklinische „Fremdkörperreaktion" dar. Aus der insgesamt geringen Zellzahl auf den Rückflächen der MIOL sollte nicht geschlußfolgert werden, daß die Rillen ein erhöhtes Risiko für eine Fremdkörperreaktion darstellen.

Schlußfolgerungen

Die optische Rehabilitation hinsichtlich der bestkorrigierten Sehschärfe und der Kontrastempfindlichkeit ist mit einer diffraktiven MIOL ebenso gut wie mit einer monofokalen IOL. Ohne Korrektur erreichen die MIOL-Patienten bei einer Biometrie auf ±0 dpt signifikant bessere Ergebnisse in der Nähe.

Hinsichtlich der Diskussionen um die Fahrtauglichkeit mit einer MIOL bei Nacht sind weitere Untersuchungen erforderlich.

Zelluläre Ablagerungen sind auf den Flächen der MIOL in etwas höheren Dichten nachweisbar, diese haben jedoch keinen Einfluß auf die funktionellen Ergebnisse und auf die optische Rehabilitation.

Literatur

1. Auffarth GU, Hunold W, Breitenbach S, Wesendahl TA, Mehdorn E (1993) Langzeitergebnisse für Kontrastsehvermögen und Blendungsempfindlichkeit bei Patienten mit diffraktiven Multifokallinsen. Klin Monatsbl Augenheilkd 203: 336–340
2. Borgioli M, Coster DJ, Fan RF, Henderson J, Jacobi KW et al. (1992) Effect of heparin surface modification of polymethylmethacrylate intraocular lenses on signs of postoperative inflammation after extracapsular cataract extraction. One-year results of a double-masked multicenter study. Ophthalmology 99: 1248–1255
3. Bradbury JA, Hillman JS, Cassells-Brown A (1992) Optimal postoperative refraction for good unaided near and distance vision with monofocal intraocular lenses. Br J Ophthalmol 76: 300–302
4. Eisenmann D, Jacobi KW, Rainer J (1992) Beurteilung der Abbildungsqualität bi- und multifokaler Intraokularlinsen durch ein neues optisches System. Klin Monatsbl Augenheilkd 201: 381–387
5. Girard P, Morrone MC (1995) Spatial structure of chromatically opponent receptive fields in the human visual system. Vis Neurosci 12: 103–116
6. Hessemer V, Eisenmann D, Jacobi KW (1993) Multifokale Intraokularlinsen – Eine Bestandsaufnahme. Klin Monatsbl Augenheilkd 203: 19–33

7. Holladay JR (1991) Principles and optical performance of multifocal intraocular lenses. Ophthalmol Clin N Am 4: 295–311
8. Keates RH, Pearce JL, Schneider RT (1987) Clinical results of the multifocal lens. J Cataract Refract Surg 13: 557–560
9. Liekfeld A, Pham DT, Wollensak J (1994) Funktionelle Ergebnisse einer neuen diffraktiven Bifokallinse versus Monofokallinse . In: Pham DT et al. (Hrsg) 8. Kongreß der Deutschsprachigen Gesellschaft für Intraokularlinsen-Implantation. Springer, Berlin Heidelberg New York, S 247–253
10. Philipson B, Fagerholm P, Calel B, Grunge A (1992) Heparin surface modified intraocular lenses. Three-month follow-up of a randomized double-masked clinical trial. J Cataract Refract Surg18: 71–78
11. Shah SM, Spalton DJ (1995a) Natural history of cellular deposits on the anterior intraocular lens surface. J Cataract Refract Surg 21: 466–471
12. Smallman HS, Mac Leod DI, He S, Kentridge RW (1996) Fine grain of the neuronal representation of human spatial vision. J Neurosci 16: 1852–1859
13. Wenzel M, Reim M, Heinze M, Böcking A (1988) Cellular invasion on the surface of intraocular lenses. In vivo cytological observations following lens implantation. Graefes Arch Clin Exp Ophthalmol 226: 449–454
14. Wollensak J, Pham DT, Wiemer C (1991) Klinische Ergebnisse nach Implantation einer multifokalen diffraktiven Hinterkammerlinse. Klin Monatsbl Augenheilkd 199: 91–95

Vergleich der Lebensqualität nach Implantation multifokaler und monofokaler Intraokularlinsen

S.P. Rabethge, M.C. Knorz, M. Ruf und H. Liesenhoff

Zusammenfassung

Problematik: Vergleich des funktionellen Status nach bilateraler Implantation multifokaler und monofokaler Intraokularlinsen.

Methodik: Eine prospektive, randomisierte Studie wurde an 11 Patienten mit bilateral implantierten, faltbaren Silikon-Multifokallinsen (AMO SA 40) und einer Kontrollgruppe von 11 Patienten mit beidseitiger Implantation einer monofokalen Linse (AMO SI 40) durchgeführt. Visus, funktioneller Status und Lebensqualität der beiden Gruppen wurden verglichen.

Ergebnisse: Patienten mit Multifokallinsen trugen seltener als Patienten mit Monofokallinsen eine Brille (41% vs. 11,7%). Patienten mit Multifokallinsen schätzten ihre Sehkraft ohne Brille signifikant besser ein als Patienten der monofakalen Kontrollgruppe (9,0 vs. 7,9; p<0,001). Dieser Unterschied war am größten in der Nähe ohne Brille (7,8 vieles. 5,0; p<0,001). Schließlich hatten Patienten mit Multifokallinsen weniger Schwierigkeiten beim Lösen spezieller optischer Aufgaben (0,3 vs. 0,8; P<0,001, wobei 1,0 für leichte Einschränkung steht). Diese Differenz basierte auf den Untersuchungen von Aktivitäten in der Nähe, in der Ferne und im sozialen Umfeld.

Schlußfolgerungen: In dieser Studie zeigte sich, daß Patienten mit einer Multifokallinse besser in der Ferne und Nähe ohne Korrektur sahen, eine geringere Einschränkung der Sehfunktion hatten und seltener eine Sehhilfe benutzen mußten als die Patienten in der Kontrollgruppe mit Multifokallinsen.

G. Duncker et al. (Hrsg.)
12. Kongreß der DGII 1998

YAG-Kapsulotomie bei Multifokallinsen – Einfluß auf funktionelle Ergebnisse?

A. Liekfeld, D.T. Pham, N. Anders, T. Walkow und C. Hartmann

Zusammenfassung. Der Einfluß einer durchgeführten YAG-Kapsulotomie auf die funktionellen Ergebnisse bei Patienten mit diffraktiver Bifokallinse im Vergleich zu den funktionellen Ergebnissen derselben Patienten frühpostoperativ (1–3 Monate) wurde in der vorliegenden Arbeit untersucht. Bei insgesamt 18 Patienten wurden jeweils Visus, Kontrastempfindlichkeit, Kontrast- und Blendungssehschärfe bestimmt. Dabei zeigte sich kein signifikanter Unterschied zwischen den funktionellen Ergebnissen frühpostoperativ und denen nach durchgeführter YAG-Kapsulotomie. Eine eventuell später postoperativ notwendige YAG-Kapsulotomie stellt somit keine Kontraindikation zur Implantation einer Multifokallinse dar.

Summary. The aim of this study was to evaluate the influence of a YAG-capsulotomy on the functional results after implantation of a diffractive bifocal lens. In 18 patients, visual acuity, contrast sensitivity, low contrast visual acuity, and glare visual acuity after YAG-capsulotomy were compared with postoperative results (1–3 months) in the same patients. No significant differences were seen. We conclude that a possibly necessary YAG-capsulotomy means no contraindication for implanting a multifocal intraocular lens.

Einleitung

Bei Patienten mit Multifokallinsen handelt es sich häufig um jüngere Patienten im Vergleich zu Patienten mit Monofokallinsen. Daher ist bei solchen Patienten von einer mindestens ebenso hohen, eventuell sogar höheren Nachstarrate auszugehen. Somit wird bei einem nicht unwesentlichen Anteil der Patienten mit Multifokallinsen postoperativ im Verlauf eine YAG-Kapsulotomie nötig.

Bisherige Untersuchungen zeigen tendenziell niedrigere Werte bezüglich Kontrast- und Blendungssehschärfe sowie Kontrastempfindlichkeit für Patienten mit Multifokallinsen im Vergleich zu Patienten mit Monofokallinsen [1, 4, 5, 8]. Ferner geben diese Patienten häufiger störende optische Phänomene wie Halos oder Blendempfindlichkeit an. Daher stellte sich für uns die Frage, ob eine durchgeführte YAG-Kapsulotomie die funktionellen Ergebnisse für Multifokallinsen beeinflußt. Bisherige Untersuchungen bezüglich YAG-Kapsulotomie bei Multifokallinsen haben funktionelle Ergebnisse direkt vor und nach durchgeführter YAG-Kapsulotomie untersucht [6], d. h., es wurden die Bedingungen mit getrübter Hinterkapsel und die nach YAG-Kapsulotomie verglichen. Unser Anliegen war es, die funktionellen Ergebnisse nach YAG-

G. Duncker et al. (Hrsg.)
12. Kongreß der DGII 1998

Kapsulotomie mit denen unter primär klaren optischen Bedingungen, d. h. ohne Nachstar, zu vergleichen. Bisher liegen diesbezüglich keine Daten vor.

Material und Methoden

Bei 18 Patienten mit diffraktiver Multifokallinse (17 Linsen des Typs 811E, Fa. Pharmacia; 1 Linse des Typs 825X Fa. 3M), die wir im Rahmen einer prospektiven Langzeitstudie mit 50 Patienten regelmäßig untersuchten, wurde 1,5–9 Jahre postoperativ eine YAG-Kapsulotomie aufgrund subjektiver Sehverschlechterung notwendig.

Die YAG-Kapsulotomie wurde mit durchschnittlich 5 Effekten à durchschnittlich 2,8 mJ durchgeführt, wobei der Durchmesser der entstandenen Hinterkapsellücke größer als 2 mm war.

1–2 Wochen nach YAG-Kapsulotomie wurden die Patienten nachuntersucht und die folgenden Parameter erhoben: Fernvisus mit bester Korrektion, Nahvisus (Birkhäuser-Tafeln) mit bester Fernkorrektion, Kontrastempfindlichkeit (Pelli-Robson-Tafeln), Kontrast- und Blendungssehschärfe (jeweils Humphrey-Autorefraktometer 570). Außerdem wurden die Patienten nach subjektiven Beschwerden wie Halos und vermehrte Blendung gefragt. Die erhobenen Ergebnisse verglichen wir mit den bereits früher (1–3 Monate nach Implantation der Multifokallinse) durchgeführten Untersuchungen an denselben Patienten. Die statistischen Berechnungen wurden mit dem Wilcoxon-Test für verbundene Stichproben durchgeführt. Das Signifikanzniveau wurde dabei auf 5% festgelegt.

Ergebnisse

Der bestkorrigierte *Fernvisus* (Abb. 1) konnte bei den Patienten im Durchschnitt von 0,32 (±0,31) vor YAG-Kapsulotomie auf 0,93 (±0,28) angehoben werden. Dieses Ergebnis unterschied sich damit nicht signifikant von dem 1–3 Monate postoperativ erhobenen durchschnittlichen Visus, der bei 0,97 (±0,25) gelegen hatte.

Ebenso zeigte der durchschnittliche, mit Fernkorrektion erhobene *Nahvisus* (Abb. 2) keine signifikanten Unterschiede zwischen den frühpostoperativen Resultaten (0,98 ±0,12) und denen nach YAG-Kapsulotomie (0,95±0,14). Der Nahvisus konnte durch die YAG-Kapsulotomie von einem Visus vor Laserung von 0,39 (±0,33) deutlich angehoben werden.

Auch für die *Kontrastempfindlichkeit* 1,44 (±0,17) nach YAG-Kapsulotomie gegenüber 1,46 (±0,18) 1–3 Monate postoperativ (Abb. 3), *Kontrastsehschärfe* 68,3% (±15,3) nach YAGKapsulotomie gegenüber 70,1% (±14,2) 1–3 Monate postoperativ (Abb. 4) und Blendungssehschärfe 38,5% (±13,8) nach YAG-Kapsulotomie gegenüber 39,5% (±14,1) 13 Monate postoperativ (Abb. 4) konnten keine statistisch signifikanten Unterschiede gezeigt werden.

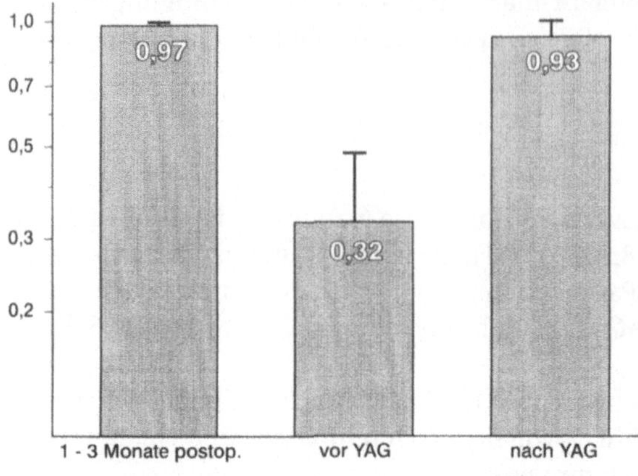

Abb. 1. Durchschnittlicher Fernvisus frühpostoperativ, vor und nach YAG-Kapsulotomie. Kein statistisch signifikanter Unterschied zwischen dem frühpostoperativen (1–3 Monate postop.) Ergebnis und dem nach YAG-Kapsulotomie (n=18)

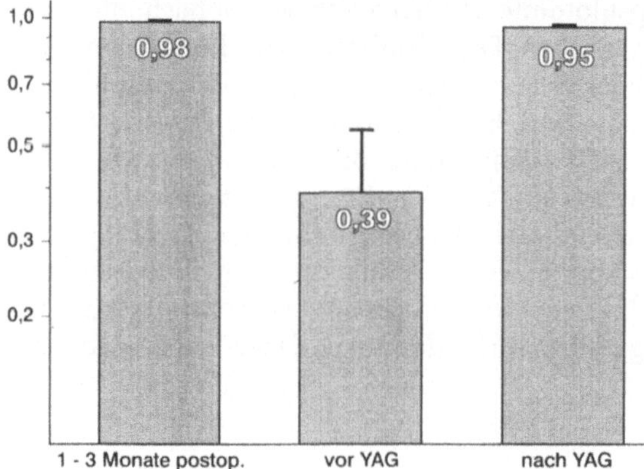

Abb. 2. Durchschnittlicher Nahvisus frühpostoperativ, vor und nach YAG-Kapsulotomie. Kein statistisch signifikanter Unterschied zwischen dem frühpostoperativen (1–3 Monate postop.) Ergebnis und dem nach YAG-Kapsulotomie (n=18)

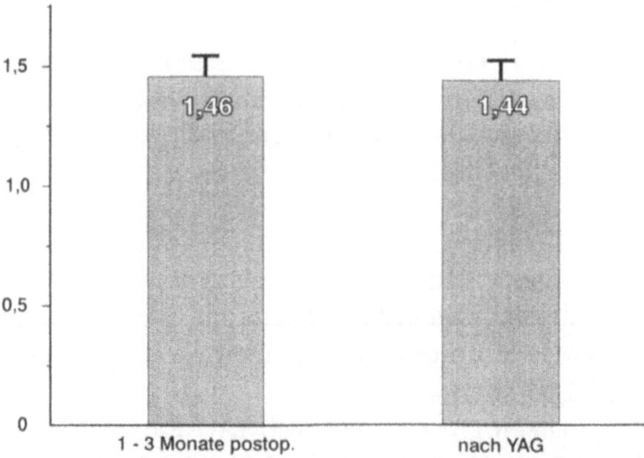

Abb. 3. Durchschnittliche Kontrastempfindlichkeit frühpostoperativ und nach YAG-Kapsulotomie (anhand der Pelli-Robson-Tafeln geprüft). Kein statistisch signifikanterUnterschied (n=18)

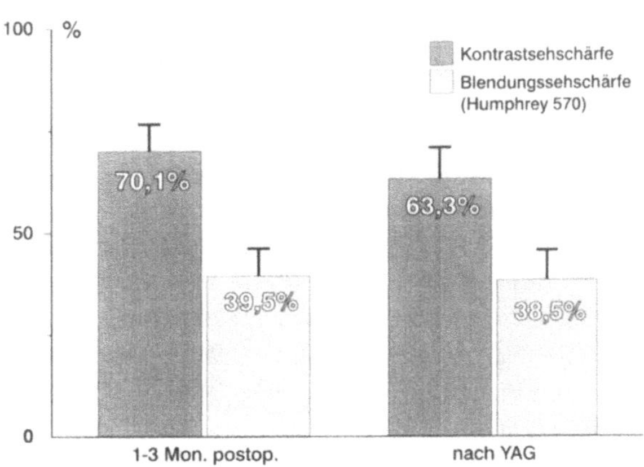

Abb. 4. Durchschnittliche Kontrast- und Blendungssehschärfe frühpostoperativ und nach YAG-Kapsulotomie (mit dem Humphrey-Autorefraktometer 570 geprüft). Jeweils kein statistisch signifikanter Unterschied zwischen dem frühpostoperativen (1–3 Monate postop.) Ergebnis und dem nach YAG-Kapsulotomie (n=18)

Die Patienten wurden jeweils nach *störenden optischen Phänomenen* wie Halos oder Blendungserscheinungen gefragt. Ein Patient gab sowohl frühpostoperativ als auch nach YAG-Kapsulotomie mäßig störende Halos an. Ansonsten wurden keine störenden optischen Phänomene angegeben. Das heißt, auch bezüglich des subjektiven Empfindens zeigte sich keine klinisch relevante Veränderung durch die durchgeführte YAG-Kapsulotomie.

Diskussion

Bisherige Untersuchungen von funktionellen Ergebnissen nach YAG-Kapsulotomie haben sich im wesentlichen mit dem Vergleich der Ergebnisse direkt vor und nach YAG-Kapsulotomie befaßt. Dies gilt sowohl für Arbeiten mit Monofokallinsen [3] als auch für Arbeiten mit Multifokallinsen [6]. Gerade bei Multifokallinsen stellt die Untersuchung von Kontrastempfindlichkeit, Kontrastsehschärfe und Blendungssehschärfe neben der Untersuchung von Fern- und Nahvisus einen wesentlichen Faktor zur Bestimmung der funktionellen Qualität dar, weil gerade bei Multifokallinsen diese Funktionen reduziert sein können, während störende optische Phänomene vermehrt beschrieben werden [7].

Denkbar wären theoretisch zusätzlich störende Phänomene durch eine durchgeführte YAG-Kapsulotomie oder eine weitere Reduzierung der Blendungssehschärfe im Vergleich zu Verhältnissen mit klarer Hinterkapsel, z. B. durch Lichtstreuungsphänomene am Rand einer relativ kleinen YAG-Kapsulotomie. Wir haben daher in dieser Arbeit bisher nicht durchgeführte Untersuchungen zu entsprechenden Funktionen einer Multifokallinse nach YAG-Kapsulotomie im Vergleich zu Verhältnissen mit klarer Hinterkapsel vorgenommen. Dabei zeigte sich für keine der untersuchten Funktionen ein signifikanter Unterschied. Dies kann zunächst für das hier verwendete diffraktive Multifokallinsen-Modell konstatiert werden, wobei eine Übertragung auch auf andere Linsenmodelle möglich scheint, da die hier untersuchte YAG-Kapsulotomie als eventuell beeinflussender Faktor auch für andere Linsenmodelle ein konstanter Faktor bleibt.

Eine in Hinblick auf die durchgeführten Untersuchungen wesentliche Größe ist der Durchmesser der YAG-Kapsulotomie. Dabei muß man für den Durchmesser der YAG-Kapsulotomie fordern, was andere Autoren für den Pupillendurchmesser fordern [2], um je nach Multifokallinsen-Modell eine volle Nutzbarkeit von Fern- und Nahteil zu gewährleisten. Daher haben wir alle YAG-Kapsulotomien in dieser Studie mit einem Durchmesser von über 2 mm durchgeführt. Unter dieser Voraussetzung zeigten alle Patienten eine volle Ausnutzung von Fern- und Nahfokus ohne Veränderungen im Vergleich zu den Funktionen von Fern- und Nahvisus frühpostoperativ (also mit klarer Hinterkapsel).

Häufig sind es vor allem jüngere Patienten, die den Wunsch nach einer Multifokallinse äußern und die aufgrund sonstiger nicht vorliegender Kontraindiktionen für eine solche Intraokularlinse besonders geeignet sind. Bei diesen Patienten ist aufgrund ihres jüngeren Alters von einer relativ erhöhten Nachstarrate auszugehen, obwohl bisher keine Untersuchungen vorliegen, die Aufschluß über eine Beeinflussung der Nachstarrate durch das Modell der Multifokallinse an sich geben. Aufgrund der vorliegenden Untersuchung läßt sich jedoch feststellen, daß eine eventuell später notwendige YAG-Kapsulotomie in Hinsicht auf die funktionellen Ergebnisse keine Kontraindikation zur Implantation einer Multifokallinse darstellt. Daher profitieren insbesondere auch jüngere Patienten von einer solchen diffraktiven bifokalen Intraokularlinse.

Literatur

1. Auffarth GU, Hunold W, Breitenbach S, Wesendahl TA, Mehdorn E (1993) Langzeitergebnisse für Kontrastsehvermögen und Blendungsempfindlichkeit bei Patienten mit diffraktiven Multifokallinsen. Klin Monatsbl Augenheilkd 203: 336–340
2. Koch DD, Samuelson SW, Haft EA, Merin LM (1991) Pupillary size and responsiveness. Implications for selection of a bifocal intraocular lens. Ophthalmology 98: 1030–1035
3. Magno BV, Datiles MB, Lasa MSM, Fajardo MRQ, Caruso RC, Kaiser-Kupfer MI (1997) Evaluation of visual function following neodymium:YAG laser posterior capsulotomy. Ophthalmology 104: 1287–1293
4. Ravalico G, Baccara F, Rinaldi G (1993) Contrast sensitivity in multifocal intraocular lenses. J Cataract Refract Surg 19: 22–25
5. Rüther K, Eisenmann D, Zrenner E, Jacobi KW (1994) Der Einfluß diffraktiver Multifokallinsen auf Kontrastsehen, Gegenlichtsehschärfe und Farbsinn. Kllin Monatsbl Augenheilkd 204: 14–19
6. Voigt U, Strobel J (1997) YAG-Laserkapsulotomie bei multifokalen Intraokularlinsen. Vortrag gehalten auf der 95. Tagung der Deutschen Ophthalmologischen Gesellschaft, Berlin
7. Wiemer C, Pham DT, Wollensak J (1994) Kann die diffraktive multifokale Hinterkammerlinse als Routinelinse implantiert werden? Ophthalmologe 91: 450–453
8. Winther-Nielsen A, Gyldenkerne G, Corydon L (1995) Contrast sensitivity, glare, and visual function: diffractive multifocal versus bilateral monofocal intraocular lenses. J Cataract Refract Surg 21: 202–207

Problem der Einführung der Phakoemulsifikation in die Entwicklungsländer

J. Novák und M. Quadri

Zusammenfassung
Problemstellung: In welcher Größenordnung ist die Einführung der Phakoemulsifikation in die Entwicklungländer möglich und effektiv?

Methode: Im Laufe von 2 kurzen Aufenhalten in den Jahren 1996 und 1997 in Ghana wurden theoretische Perspektiven der Phakoemulsifikation durch 2 Chirurgen mit schon relativ guten Erfahrungen (400 bzw. 1500 Phakoifälle) festgestellt.

Ergebnisse: Im Verlaufe der 10 Arbeitstage wurden 87 Katarakte operiert. Vor der Operation haben wir in 18 Fällen eine beidseitige schwache Lichtprojektion festgestellt. Eine zirkuläre Kapsulorhexis war nur bei 25% der Patienten realisierbar. In anderen Fällen mit hypermaturen Katarakten mit Kalzifikationen des vorderen Kapselsackes wurde die Envelope- oder Can-opener-Technik angewendet. Bei Vorhandensein harter Kerne (in 70%) mußte die Operationswunde über 6 mm erweitert werden. Insgesamt wurde die IOL bei 77 Fällen implantiert. Die intrakapsuläre IOL-Implantation gelang in 22 Fällen. In den Sulkus wurde sie in 45 Fällen implantiert. In 10 Fällen konnte keine IOL implantiert werden.

Schlußfolgerung: In unserer Gruppe könnte die Phakoemulsifikationsmethode nur bei 30% der Patienten durchgeführt werden Die Effizienz der Phakoemulsifikation scheint niedrig zu sein. Der in den Entwicklungsländern arbeitende Phako-Chirurg muß vor allem die klassische manuelle ECCE, aber auchdie ICCE beherrschen.

Summary
Question: Is the introduction of the phacoemulsification method in developing countries practicable and effective?

Method: During two 10-day visits by two phacosurgeons (with considerable and average surgical experiences) cataract surgery was practised in a small hospital in Ghana. Possibility and effectivity of the phacoemulsification method were examined.

Results: Eighty seven cataract surgeries were performed. The hard nucleus was observed in 70% and CCC was practicable in only 25% of the cases. ICCE following no IOL implantation was performed in 10 eyes with hypermaturic cataracts. An IOL was implanted in 77 patients (22 IOLs all in the bag, 45 IOLs in the sulcus).

Conclusion: Only 30% of the phacosurgeries were successful in our group. A surgeon working in developing countries should use ICCE and the classical ECCE. The effectivity of the phaco method for developing countries is seen to be low.

Einleitung

Ghana, gelegen im westlichen Afrika an der Goldenen Küste der Guinea-Bucht, gehört durch seine Ausdehnung von etwa 239.000 km^2 zu den kleineren Ländern in Afrika, aber zu den relativ reichen Entwicklungsländern (Abb. 1).

G. Duncker et al. (Hrsg.)
12. Kongreß der DGII 1998

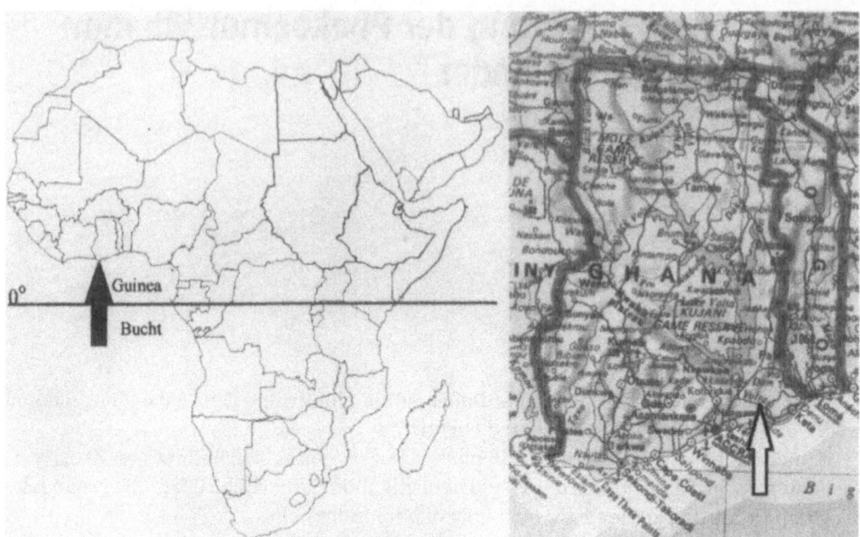

Abb. 1. Ghana an der Küste der Guinea-Bucht (*links*); am Ufer des oberen Volta Sogakope (*rechts*)

Es hat ca. 15 Mio. Einwohner, davon etwa die Hälfte Kinder unter 15 Jahren. Die Bevölkerungszunahme beträgt etwa 2,5%. Nur 3% der Einwohner sind älter als 65 Jahre. Die Bevölkerung leidet unter den typischen tropischen Augenerkrankungen [1, 3, 4, 6, 8, 9].

Das elementare Problem besteht in der relativ kleinen Zahl von Ärzten und Krankenhäusern [2, 11]. Zum Beispiel waren in Ghana 1997 nur 30 Ophthalmologen in 13 Krankenhäusern tätig. Zur Bekämpfung des Problems der Blindheit, speziell der Katarakt, werden Operationslager oder kurze Aufenthalte der Spezialisten organisiert [5]. Diese Aktivitäten wurden durch das Regierungsprogramm „Kampf gegen Blindheit" unterstützt und sollten den Afrika-Durchschnitt der Blinden in der Bevölkerung (1%) senken. Etwa 70.000 Kataraktblinde sind in Ghana zu operieren, aber die Gesundheitsrisikofaktoren bei möglichen Aufenthalten sind für die ausländischen Ophthalmologen zu hoch (Wechselfieber, Gelbfieber, Gelbsucht usw.).

In der kleinen Stadt Sogakope am Oberen Volta wurden mit Hilfe italienischer Spendengelder ein Krankenhaus im Rahmen der Comboni-Mission gegründet, in dem seit dem Jahre 1994 ophthalmologische Operationen möglich sind und von ausländischen Chirurgen durchgeführt werden können (Tab. 1). Für die Fakochirurgen ist es nicht immer ganz einfach, wieder auf die älteren Methoden der Kataraktoperationen (ECCE, u.U. sogar ICCE) zu wechseln, da diese mit mehr Komplikationen behaftet sind als die Phakoemulsifikation. Die letztere Kataraktoperationsmethode gehört zwar zu den modernsten, aber auch teuersten Methoden. In welcher Größenordnung der Kataraktoperationen ist aber die Einführung der Phakoemulsifikation in die Entwicklungsländer möglich und effektiv?

Tabelle 1. Zahl der ophthalmologischen Eingriffe von 21 Chirurgen im Krankenhaus des Comboni-Zentrums in Sogakope in der Zeit zwischen 4/1994 und 8/1997

Jahr	Katarakt-operationen	Glaukom-operationen	Pterygium	Andere	Total
1994	133	9	9	2	153
1995	204	34	19	8	265
1996	216	11	24	3	254
1997	156	13	35	4	208
Total	709	67	87	17	880

Methode

Im Laufe von zwei 10tägigen Aufenthalten in den Jahren 1996 und 1997 wurden die Perspektiven der Phakoemulsifikation durch 2 Chirurgen mit schon relativ guten Erfahrungen (400 bzw. 1500 Phakofälle) mit der Phakoemulsifikation bei der einheimischen Bevölkerung festgestellt.

In einem relativ gut ausgerüsteten ophthalmochirurgischen Mittelpunkt der Mission des Comboni-Zentrums haben die beiden Kollegen im Laufe des 1. Aufenthalts die manuelle Methode der ECCE-Kataraktoperation durchgeführt (Abb. 2). Während des 2. Aufenthalts in Ghana haben sie auch den automatischen I/A-Apparat der Firma 3M eingesetzt. Die Möglichkeit der Phakoemulsifikation wurde dabei außerdem berechnet.

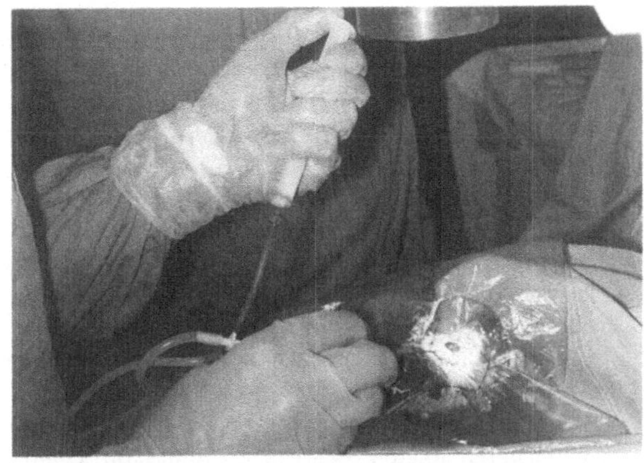

Abb. 2. Bimanuelle Saug/Spül-Methode der extrakapsulären Kataraktoperation

Ergebnisse

Im Verlauf der 10 Arbeitstage wurden 87 Katarakte unter folgenden Gegebenheiten operiert: Notwendigkeit eines Dolmetschers während der Operation, retrobulbäre Anästhesie, Hornhautschnitt (Ausmaß abhängig von der Kerngröße).

Ein Tunnel bis zu 6 mm war nur in 30% der Fälle möglich; die zirkuläre Kapsulorhexis war nur bei 25% der Patienten realisierbar. In anderen Fällen mit hypermaturen Katarakten mit Kalzifikationen des vorderen Kapselsacks wurden nur die Envelope- oder Can-opener-Techniken durchgeführt. Bei Vorhandensein harter Kerne (in 70%) mußte die Operationswunde über 6 mm erweitert werden. Die intrakapsuläre IOL-Implantation gelang in 22 Fällen. In den Sulkus wurde die IOL in 45 Fällen implantiert.

In 10 Fällen konnte keine IOL implantiert werden. Vor der Operation haben wir in 18 Fällen beidseitige schwache Lichtprojektion festgestellt. Bei 32 Kranken wurde am 5. Postoperationstag ein Visus von 0,5 und besser beobachtet, bei 16 Patienten war wenigstens eine subjektive Verbesserung vorhanden. Insgesamt wurde bei 77 Fällen IOL implantiert.

Schlußfolgerung

In unserer Gruppe könnte die Phakoemulsifikationsmethode nur bei 30% der Patienten durchgeführt werden. Der in den Entwicklungsländern tätige Phakochirurg muß auch die klassische manuelle extrakapsuläre und intrakapsuläre Kataraktoperation beherrschen. Die moderne Methode der Phakoemulsifikation scheitert derzeit zwar vor allem aus ökonomischen Gründen, aber trotzdem ist ihre Effizienz niedrig.

Literatur

1. Filteau SM, Morris SS, Tomkins AM, Arthur P, Kirkwood BR, Ross DA, Gyapong JO (1994) Lack of association between vitamin A status and measures of conjunctival epithelial integrity in young children in northern Ghana. Eur J Clin Nutr 48: 669–677
2. Hagan M, Egbert PR (1993) Ophthalmology in Ghana. Sem Ophthalmol 8: 186–189
3. Hagan M, Wright E, Newman M, Dolin P, Johnson G (1995) Causes of suppurative keratitis in Ghana. Br J Ophthalmol 79: 1024–1028
4. Martin MJ, Rahman MR, Johnson GJ, Srinivasan M, Clayton YM (1995) Mycotic keratitis: susceptibility to antiseptic agents. Int Ophthalmol 19: 299–302
5. Mensah JM, Egbert PE, Dadzie P, Fiadoyor S, Decker JH (1997) An epidemic of postoperative endophthalmitis at an eye camp in Ghana. Proceedings book of the Annual Meeting of American Academy of Ophthalmology, San Francisco 1997, 0001298
6. Moll AC, van der Linden AJ, Hogeweg M, Schader WE, Herrnans J, Keizer RJ (1994) Prevalence of blindness and low vision of people over 30 years in the Wenchi district, Ghana, in relation to eye care programmes. Br J Ophthalmol 78: 275–279
7. Novák J (1997) Ghana 1996 – zkušenosti oftalmologa (Abstract in english). Čs Oftal 53: 136–141
8. Ntim-Amponsah CT (1995) Traditional methods of treatment of cataract senn at Korle-Bu Teaching Hospital. West Afr J Med 14: 82–87
9. Ntim-Amponsah CT (1996) Ocular tumours and problem in management: a Ghanian experience. East Afr Med J 73: 182–186
10. deOliveira E (1997) Causes of blindness in a togolese hospitaL Comm Eye Health 10: 32
11. Penisten DK (1993) Optometric education and optometry in Africa. J Am Optom Assoc 64: 726–729

Vergleichende Untersuchung zur Hornhautendothel-Zellzählung mit Kontaktspiegelmikroskopie und konfokaler Mikroskopie

C.M. Klais, T. Kohnen und C. Ohrloff

Zusammenfassung. Durch die Zunahme der refraktiven und intraokularen Eingriffe hat die Darstellung des Hornhautendothels als nichtinvasives Untersuchungsverfahren an Bedeutung gewonnen.

Wir verglichen die Endothelzelldichten, die mit einem konfokalen Mikroskop und einem Spiegelmikroskop an 20 gesunden Patienten bestimmt wurden. Die Analyse der Endothelzelldichten erfolgte jeweils mittels automatisierter Prozessierung eines Rechners sowie nach Korrektur des prozessierten Bildes durch den Untersucher.

Die durch die automatisierte Prozessierung des Rechners bestimmte endotheliale Dichte war bei der konfokalen Mikroskopie (2646,13$\pm$220,68 Zellen/mm^2) und der Spiegelmikroskopie (2832,61$\pm$180,81 Zellen/mm^2) nicht signifikant verschieden ($p>0,05$). Auch konnte kein signifikanter Unterschied ($p>0,05$) bei der teilautomatisierten Analyse zwischen der konfokalen Mikroskopie (3027$\pm$207,68 Zellen/mm^2) und der Spiegelmikroskopie (3147,60$\pm$220,56) gefunden werden. Jedoch waren bei beiden Verfahren die mittels automatisierter Analyse bestimmte Endothelzelldichte signifikant gegenüber der teilautomatisierten Zellanalyse erniedrigt ($p<0,001$).

Die konfokale Mikroskopie und die Spiegelmikroskopie sind in Hinblick auf die Bestimmung der endothelialen Zelldichte als gleichwertig anzusehen, wobei die konfokale Mikroskopie durch die Betrachtungsmöglichkeit aller Hornhautschichten weitere wichtige Informationen liefern kann.

Summary. Due to a growing number of intraocular and refractive procedures, micromorphological examination of the corneal endothelium has become increasingly important.

We have compared endothelial cell count obtained by confocal and specular microscopy in 20 healthy volunteers. Endothelial cells were analyzed automatically and semiautomatically after correcting the automatically processed images.

No statistically significant difference between endothelial cell count as quantified by confocal and specular microscopy could be found by either automated or semiatautomated analysis ($p>0.05$). However, endothelial cell count was significantly lower in the automated as compared to the semiautomated analysis with both confocal and specular microscopy ($p<0.001$).

Both methods are comparable in terms of endothelial cell count, but confocal microscopy provides additional important morphological information on all corneal cell layers.

G. Duncker et al. (Hrsg.)
12. Kongreß der DGII 1998

Einleitung

Die Darstellung des Hornhautendothels und die Bestimmung der durchschnittlichen Zelldichte haben in den letzten Jahren durch die Zunahme intraokularer und refraktiver Eingriffe immer mehr an Bedeutung gewonnen [5, 9].

Mit der Einführung der konfokalen Mikroskopie steht uns ein Verfahren zur Verfügung, das über ein hohes Auflösungsvermögen verfügt und neben der Betrachtung des kornealen Endothels zusätzliche wichtige Informationen über alle Hornhautschichten liefern kann [2].

Wir verglichen die endothelialen Zelldichten von Patienten mit unauffälligem Hornhautbefund, die wir einerseits mit einem Kontaktspiegelmikroskop und andererseits mit einem konfokalen Mikroskop bestimmten, das eine Echtzeituntersuchung der Kornea erlaubt.

Patienten und Methodik

In diese prospektive Studie wurden 20 Patienten im Alter von 22 bis 45 Jahren (31,4±5,04 Jahre) mit spaltlampenmikroskopisch unauffälligem Hornhautbefund eingeschlossen. Pro Patient wurde jeweils nur ein Auge untersucht. Zunächst wurde die konfokale Mikroskopie (ConfoScan, Tomey, Erlangen) mit einem 40x Wasser-Immersions-Objektiv durchgeführt. Unmittelbar vor der Untersuchung wurde zur Oberflächenanästhesie ein Tropfen Proxymetakain (Proparakain-POS 0,5%, Ursapharm, Saarbrücken) in das zu untersuchende Auge eingebracht, ein Tropfen Acryl-Augengel (Vidisic, Dr. Mann Pharma, Berlin) wurde auf das Objektiv appliziert und dieses in optischen Kontakt mit dem Zentrum der Hornhaut gebracht. Die scansynchrone Videoaufnahme erfolgte in Echtzeit auf ein S-VHS-Band. Die Bestimmung der zentralen Endothelzelldichte wurde anhand von 3 im Einzelbildmodus festgehaltenen Abbildungen durch automatisierte Analyse mit Hilfe einer von der Herstellerfirma entwickelten Software des Rechners sowie nach manueller Korrektur des prozessierten Bildes durch den Untersucher durchgeführt.

Daraufhin wurden nach erneuter lokaler Anästhesie mit einem Tropfen Proxymetakain mit einem Kontaktspiegelmikroskop mit Weitwinkelobjektiv (EM 1100, Tomey, Erlangen) 3 zentrale Endothelzellabbildungen festgehalten. Hierfür wurde das Endothelbild als VHS-Signal an den Framegrabber (Image VGA-Graphikkarte) im Rechner weitergereicht und live am Computerbildschirm dargestellt. Die Analyse der kornealen Endothelabbildungen erfolgte mittels automatisierter Prozessierung durch eine von der Herstellerfirma entwickelte Software des Rechners und nach manueller Korrektur des prozessierten Bildes durch den Untersucher.

Statistische Analyse

Die statistische Analyse der Meßergebnisse erfolgte durch den Mann-Whitney-U-Test. Unterschiede zwischen 2 Gruppen wurden bei einem p-Wert ≤ 0,05 als statistisch signifikant erachtet.

Ergebnisse

Die durchschnittlichen krnealen Endothelzelldichten sind in Tabelle 1 dargestellt. Die durch die automatisierte Prozessierung des Rechners bestimmten zentralen Endothelzelldichten waren bei der konfokalen Mikroskopie (2646,13 ±220,68 Zellen/mm²) und der Kontaktspiegelmikroskopie (2832,61±180,81 Zellen/mm²) nicht signifikant (p=0,18151) verschieden (Abb. 1). Auch konnte kein signifikanter Unterschied (p=0,1405) bei der teilautomatisierten Prozessierung mit Korrektur durch den Untersucher zwischen konfokaler Mikroskopie (3027,30±207,68 Zellen/mm²) und der Kontaktspiegelmikroskopie (3147,60±220,56 Zellen/mm²) gefunden werden (Abb. 2). Die mittels automatisierter Analyse ermittelten Endothelzelldichten waren sowohl bei der konfo

Tabelle 1. Durchschnittliche korneale Endothelzelldichte (Zellen/mm²) bei 20 Patienten, ermittelt mittels konfokaler Mikroskopie und Spiegelmikroskopie

	Automatisiert	Teilautomatisiert
Konfokale Mikroskopie (ConfoScan)	2646,13±220,68	3027,30±207,68
Spiegelmikroskopie (EM 1100)	2832,61±180,81	3147,60±220,56

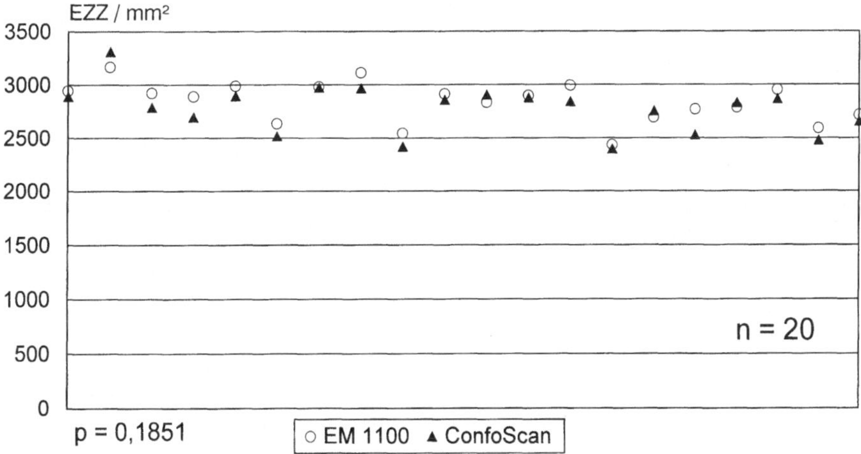

Abb. 1. Automatisierte Analyse der Endothelzelldichten bei konfokaler Mikroskopie und Spiegelmikroskopie (Zellen/mm²)

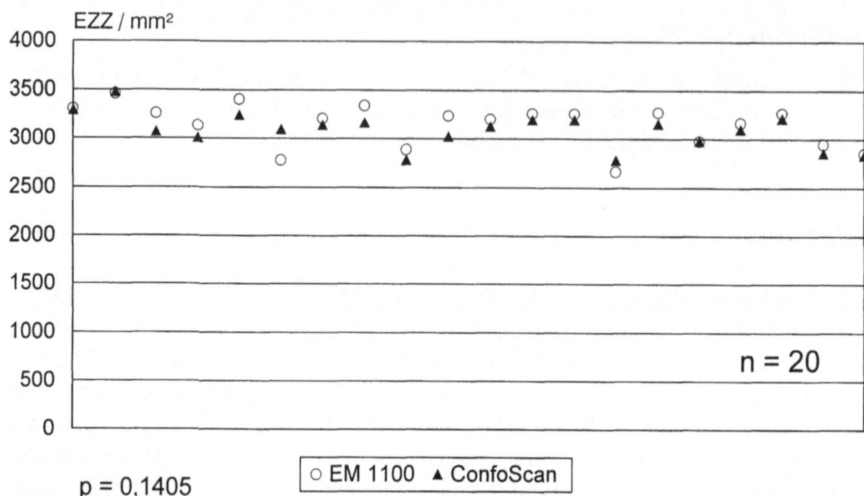

Abb. 2. Teilautomatisierte Analyse der Endothelzelldichten bei konfokaler Mikroskopie und Spiegelmikroskopie (Zellen/mm²)

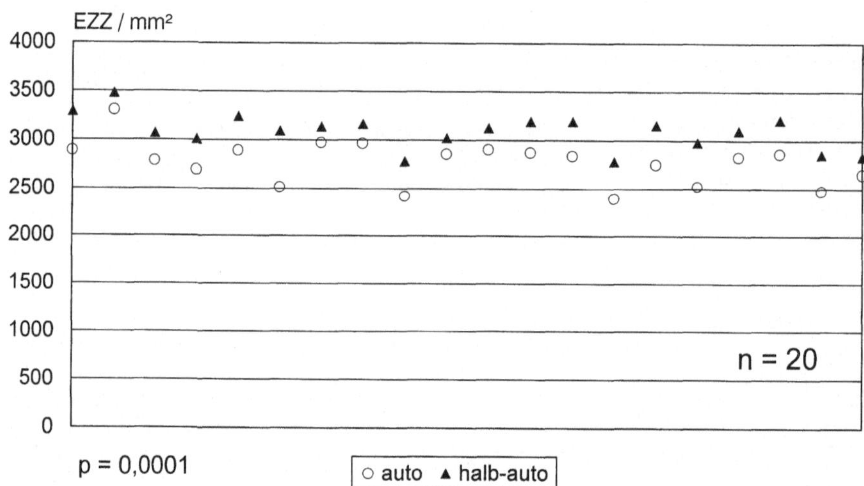

Abb. 3. Vergleich der automatisierten und teilautomatisierten Analyse bei konfokaler Mikroskopie (ConfoScan) (Zellen/mm²)

kalen Mikroskopie (p=0,0002) als auch bei der Spiegelmikroskopie (p=0,0001) im Vergleich zu der teilautomatisierten Analyse hochsignifikant verschieden (Abb. 3 und 4). Die mittels automatisierter Prozessierung ermittelten endothelialen Zelldichten waren jeweils niedriger.

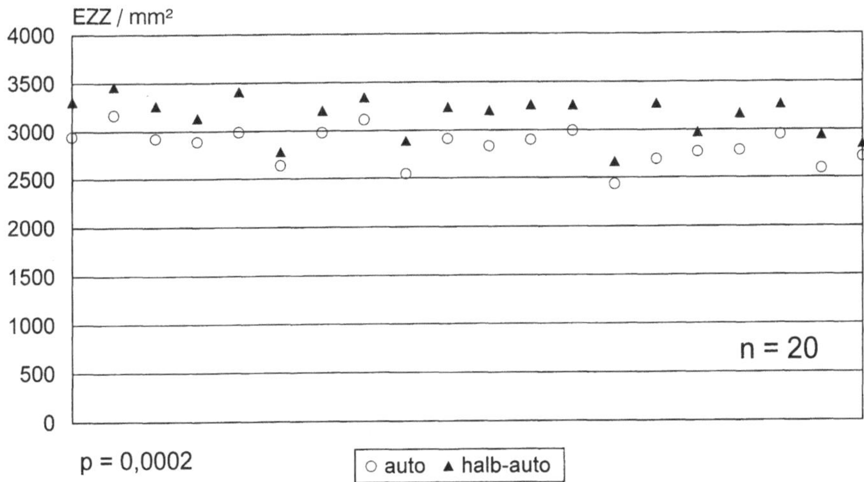

Abb. 4. Vergleich der automatisierten und teilautomatisierten Analyse bei Spiegelmikroskopie (EM 1100) (Zellen/mm²)

Diskussion

Die Bestimmung der kornealen Endothelzelldichte mittels Spiegelmikroskopie ist eine schon lang bewährte Methode in der Ophthalmologie und gilt als Standardmethode zur Bestimmung der kornealen Endothelzellzahl [9].

Die erste In-vivo-Darstellung des Hornhautendothels mittels Spaltlampe gelang Vogt 1919 [12]. Maurice entwickelte mit dem Spiegelmikroskop ein kontaktoptisches In-vitro-Verfahren zur Darstellung des kornealen Endothels [8]. Bourne u. Kaufmann [1] und weitere Untersuchergruppen [6] modifizierten das Maurice-Mikroskop für die klinische Anwendung, so daß es am sitzenden Patienten angewandt werden konnte. Aufgrund des hohen Streulichtanteils sind jedoch oberflächenparallele optische Schnitte im kornealen Stroma nicht möglich.

Eine automatisierte Mustererkennung als Option in Hinblick auf die computerisierte Endothelmorphometrie wurde erstmals 1979 von Rao et al. vorgestellt [10]. Anfang der 80er Jahre wurden weitere (semi-)automatisierte Verfahren entwickelt [4].

Das konfokale Mikroskop wurde in den letzten Jahren zur Untersuchung des vorderen Augenabschnitts eingeführt [13]. Hierbei können innerhalb des Arbeitsbereichs die gewünschten optischen Schnitte abgebildet werden. Nur das remittierte Licht der fokussierten Ebene wird abgebildet, das Streulicht von Schichten vor und hinter der fokussierten Schicht wird unterdrückt [3]. Da die hierbei zur Bilderzeugung verwendete Nipok-Scheibe eine hohe Ausgangslichtintensität erfordert, kann die Hornhaut nicht in vivo in Echtzeit untersucht werden, sondern Informationen einiger Videobilder müssen aufaddiert werden. Mit Hilfe eines Doppelspiegels und eines schwingenden Spalts führten Masters u. Thaer [7] eine Echtzeituntersuchung der Kornea durch. Durch phasen- und frequenzempfindliche Synchronisation des Spalt-Scannings mit dem Videotakt einer Bildverstärker-Videokamera gelang es, Bildserien mit einer Bildfrequenz von 25/s ohne bewegungsbedingte Unschärfen bis zu sehr hohen Vergrößerungen und optischer Auflösung zu erhalten. Hierbei wird bei Objektiven mit hoher Auflösung das sog. „distance immersion principle“ (DIP) angewandt. Ein acrylhaltiges Gel mit einem der Hornhaut ähnlichen Brechungsindex wird zwischen dem Objektiv und der zu untersuchenden Kornea aufgebracht. Einerseits werden hierdurch störende Oberfächenreflexe eliminiert, andererseits sinkt das Risiko potentieller Verletzungen der Hornhaut. Artefakte – bedingt durch zu starke Applanation der Kornea – treten nicht auf.

In unserer Untersuchung konnte kein Unterschied im Hinblick auf die Bestimmung der kornealen Endothelzelldichte zwischen beiden mikroskopischen Verfahren gefunden werden. Beide Methoden zeichnen sich durch schnelle und einfache Durchführbarkeit aus. Im jeweils gleichen Analysemodus konnte in dieser Studie kein signifikanter Unterschied festgehalten werden. Im Gegensatz zu anderen Untersuchern [11] konnten wir jedoch bei beiden Mikroskopieverfahren einen signifikanten Unterschied zwischen automatisierter Analyse des Rohbildes durch den Rechner und nach Korrektur durch den Untersucher festhalten. Die durch die automatisierte Prozessierung bestimmte Endothelzellzahl war jeweils niedriger, Endothelzellgrenzen wurden hierbei nicht immer vom Rechner als solche interpretiert.

Das konfokale Mikroskop eignet sich zur Bestimmung der endothelialen Zelldichte der Hornhaut und kann zusätzlich wichtige morphologische Informationen über alle Hornhautschichten liefern.

Literatur

1. Bourne WM, Kaufman HE (1976) Specular microscopy of human endothelium in vivo. Am J Ophthalmol 81: 319–323
2. Cavanagh HD, Jester JV, Essepian J (1990) Confocal microscopy of the living eye. CLAO J 16: 65–73
3. Cavanagh HD, Petroll WN, Alizadeh H, He Y-G, McCulley JP, Jester JV (1993) Clinical and diagnostic use of in vivo confocal microscopy in patients with corneal disease. Ophthalmology 100: 1444–1454
4. Hartmann C, Köditz W (1984) Automated morphometric endothelial analysis combined with video specular microscopy. Cornea 3: 155–167
5. Kohnen T (1997) Corneal endothelium: an important structure for cataract and refractive procedures (editorial). J Cataract Refract Surg 23: 967–968
6. Laing RA, Sandstrom MM, Leibowitz HM (1979) Clinical specular microscopy. I. Optical principles. Arch Ophthalmol 97: 1714–1719
7. Masters BR, Thaer AA (1994) In vivo human corneal confocal microscopy of identical fields of subepithelial nerve plexus, basal epithelial, and wing cells at different times. Microscop Res Tech 29: 350–356
8. Maurice DM (1968) Cellular membrane activity in the corneal endothelium of the intact eye. Experientia 24: 1095

9. Mishima S (1982) Clinical investigation on the corneal endothelium. Am J Ophthalmol 93: 1–29
10. Rao GN, Shaw U, Stevens RE, Aquavella JV (1979) Automated pattern analysis of corneal endothelium. Ophthalmology 86: 1367–1373
11. Seitz B, Müller EE, Langenbucher A, Kus MM, Naumann GOH (1997) Reproduzierbarkeit und Validität eines neuen automatisierten Verfahrens der spiegelmikroskopischen Hornhautendothelanalyse. Ophthalmologe 94: 127–135
12. Vogt A (1919) Die Sichtbarkeit des lebenden Hornhautendothels im Lichtbüschel der Gullstrand'schen Spaltlampe. Klin Monatsbl Augenheilkd 63: 233–234
13. Wiegand W, Thaer AA, Kroll P, Geyer OC, Garcia AJ (1995) Optical sectioning of the cornea with a new confocal in vivo slit-scanning videomicroscope. Ophthalmology 102: 568–575

Schmerzempfindlichkeit nach intrakammeraler Lidocain-Applikation versus Sponge-Anästhesie in der Kataraktchirurgie

D.T. Pham, A. Weller, S. Pfeiffer und W. Cieschinger

Zusammenfassung. Seit August 1997 wird die Sponge-Anästhesie in unserer Abteilung bei der Kataraktoperation eingesetzt.

Da die Anästhesietiefe bei der Sponge-Anästhesie nicht immer ausreichend war, überprüften wir den klinischen Stellenwert der Sponge-Anästhesie bei zusätzlicher intrakammeraler Applikation von 1%igem Lidocain.

Die Schmerzempfindungen wurden bei 162 Patienten zu allen Operationsschritten erfaßt. 25 Patienten (15,4%) gaben Schmerzen während der Operation an. Davon waren 32 Patienten in der Sponge-Anästhesie-Gruppe und lediglich 4 Patienten in der Lidocain-Gruppe vertreten. Der Unterschied war hochsignifikant.

Durch den zusätzlichen Einsatz von Lidocain bei der Sponge-Anästhesie kann die Schmerzempfindlichkeit während der Kataraktoperation deutlich gesenkt werden.

Summary. Since August 1997, sponge anesthesia has been used in our department during the cataract surgery.

We examined the clinical importance of sponge anesthesia with an additional application of Lidocain 1% into the anterior chamber, because sponge anesthesia did not always prove sufficient.

The pain sensation during all steps of the operation has been recorded for 162 patients. Twenty-five patients (15.4%) felt pain during the operation. Of them 21 belonged to the sponge-anesthesia-group and only 4 to the Lidocain-group. The difference is highly significant. Because of the additional application of Lidocain during sponge anesthesia the pain sensation during cataract surgery can be evidently lowered.

Einleitung

Die Sponge-Anästhesie stellte eine modifizierte Form der Tropfanästhesie in der Kataraktchirurgie dar [3]. Dabei wird ein mit Oxybuprocain getränktes Zelluloseschwämmchen unter dem Oberlid im Bereich des Fornix eingelegt.

In schwierigen Fällen, wie z. B. einer flachen Vorderkammer und einer engen Pupille, wird eine ausreichende Anästhesietiefe nicht erreicht. Das Ziel der Studie war es zu überprüfen, ob der zusätzliche intrakammerale Einsatz von Lidocain bei der Sponge-Anästhesie die Qualität der Anästhesie, d. h. das Schmerzempfinden der Patienten, beeinflußt [1, 2].

G. Duncker et al. (Hrsg.)
12. Kongreß der DGII 1998

Patienten und Methoden

In der prospektiven Studie wurden 162 aufeinanderfolgende Kataraktoperationen erfaßt. Die Operationen wurden von einem Operateur standardisiert durchgeführt.

Jede Operation wurde in 6 Schritte eingeteilt:

1. Bindehaut-Eröffnung,
2. Kapsulorhexis,
3. Phakoemulsifikation,
4. Kortexabsaugung,
5. IOL-Implantation,
6. Wundverschluß.

Die Phakoemulsifikation erfolgte mit einem skleralen 7-mm-Tunnelschnitt und einer 6,5-mm-PMMA-Linsenimplantation.

Bei allen Patienten wurde eine Sponge-Oberflächenanästhesie angewendet.

Randomisiert wurde der zusätzliche Einsatz von 0,15 ml intrakammeral appliziertem 1%igem Lidocain. Das Schmerzempfinden der Patienten wurde bei allen Operationsschritten (insgesamt 972) dokumentiert. Die Patienten konnten zwischen 4 Schmerzstufen wählen:

- keine Schmerzen,
- geringe Schmerzen,
- mittelmäßige Schmerzen,
- starke Schmerzen.

Die statistische Auswertung erfolgt mit dem Chi-Quadrat-Test.

Ergebnisse

Von den 162 Patienten haben 25 Patienten (15,4%) Schmerzempfindungen während der Operation geäußert. 21 Patienten (13,0%) gaben geringe und 4 Patienten (2,4%) mittelmäßige Schmerzen an.

Während in der Sponge-Anästhesie-Gruppe, im folgenden Gruppe 1 genannt, 21 Patienten Schmerzen hatten, waren es in der Lidocain-Gruppe, im folgenden Gruppe 2 genannt, lediglich 4 Patienten.

In der Gruppe 1 hatten 18 Patienten ein geringes und 3 Patienten ein mittelmäßiges Schmerzempfinden, in der Gruppe 2 hatten 3 Patienten geringe und 1 Patient mittelmäßige Schmerzen.

Einige Patienten gaben bei mehreren Operationsschritten Schmerzen an. Deshalb wurden die Schmerzempfindungen zusätzlich hinsichtlich der Operationsschritte ausgewertet.

Bei insgesamt 33 Operationsschritten (3,4%) wurden von den Patienten Schmerzen angegeben. Sie wurden 29mal als gering und 4mal als mittelmäßig eingeschätzt. Bei einer erneuten Differenzierung in der Anästhesieform zeigte sich, daß in der 1. Gruppe 27 Operationsschritte mit Schmerzen verbunden waren. Dabei wurden 24 OP-Schritte als gering schmerzhaft und 3 OP-Schritte als mäßig schmerzhaft empfunden.

In der Gruppe 2 wurden lediglich 6 OP-Schritte mit Schmerzen registriert, d. h. 5 OP-Schritte mit geringen und ein OP-Schritt mit mittleren Schmerzen. Unabhängig von der jeweiligen Anästhesievariante waren die Phakoemulsifikation (18 Patienten mit Schmerzen) gefolgt von der IOL-Implantation (5 Patienten mit Schmerzen) am häufigsten mit Schmerzen verbunden.

Die Unterschiede in der Schmerzempfindlichkeit zwischen den beiden Anästhesievarianten ist statistisch hochsignifikant.

Das gilt sowohl bei der Untersuchung nach der Anzahl der Patienten mit Schmerzen als auch bei der Untersuchung der einzelnen OP-Schritte mit Schmerzen.

Schlußfolgerungen

Durch die intrakammerale Applikation von 0,15 ml 1%igem Lidocain kann eine höhere Zuverlässigkeit der Schmerzfreiheit der Sponge-Anästhesie während der Kataraktoperation erzielt werden.

Perspektivisch bedeutet dies, daß die Indikation der Sponge-Anästhesie mit dem Einsatz von Lidocain erweitert werden kann.

Damit wären Operationen möglich, die bis jetzt ausschließlich der Retro-, Para- oder Peribulbär-Anästhesie vorbehalten waren.

Literatur

1. Gills J, Chercio M, Raanan MG (1997) Unpreserved lidocaine to control discomfort during cataract surgery using topical anesthesia. J Cataract Refract Surg 23: 545–550
2. Koch PS (1997) Anterior chamber irrigation with unpreserved lidocaine 1% for anesthesia during cataract surgery. J Cataract Refract Surg 23: 550–554
3. Pham DT, Scherer V, Wollensak T (1996) Sponge-Oberflächenanästhesie in der Kataraktchirurgie. Klin Monatsbl Augenheilkd 209: 347–353

Beurteilung des Hornhautendothels nach intraokularer Applikation von Lidocain 1% zur Lokalanästhesie bei Kataraktoperationen

P. Rieck, N. Anders, D.T. Pham, T. Heuermann, C. Mertens und C. Hartmann

Zusammenfassung

Problemstellung: In jüngster Zeit wird in amerikanischen Publikationen die Anwendung von intraokularem Lidocain zur Lokalanästhesie während Kataraktoperationen propagiert (Gills et al., Koch et al., J Cataract Refract Surg, Mai 1997). Obwohl über keine Nebenwirkungen berichtet wird, liegen kontrollierte Studien v. a. über eine mögliche Endotheltoxizität des Anästhetikums nicht vor.

Methodik: Prospektiv wurden 80 Augen von 80 Patienten zur Kataraktoperation randomisiert entweder mit 0,2 ml intraokularem 1%igem Lidocain oder mit 6–8 ml peribulbär injiziertem 1%igem Prilocain (Xylonest) anästhesiert. Bei allen Patienten erfolgte prä- und am 1. Tag postoperativ eine Endotheldokumentation mittels eines Non-contact-Endothelmikroskops (NonCon Robo CA, Konan Inc.). Nachkontrollen erfolgten zusätzlich 4 Wochen nach der Operation.

Ergebnisse: Die Analyse von durchschnittlicher Endothelzellzahl, mittlerer Einzelzellfläche sowie des Polymegathismus ergab für beide Anästhesieformen keinen signifikanten Unterschied ($p<0,05$) im Vergleich zwischen prä- und postoperativer Untersuchung. Bei den bisher 35 Patienten, die 4 Wochen postoperativ nachkontrolliert wurden, ergab sich unabhängig von der Anästhesieform eine nichtsignifikante, im Mittel bei 4,9% liegende Reduktion der Endothelzellzahl.

Schlußfolgerung: Die bisher vorliegenden Ergebnisse lassen auf keine endotheltoxische Wirkung der angewandten, konservierungsmittelfreien Aufbereitung von Lidocain schließen. Weitere klinische und In-vitro-Studien sind jedoch erforderlich, um ein evtl. konzentrationsabhängiges Toxizitätsprofil von Lidocain zu erstellen.

G. Duncker et al. (Hrsg.)
12. Kongreß der DGII 1998

Prospektiver Vergleich zwischen Peribulbäranästhesie und intraokularer Lidocaininjektion zur Lokalanästhesie bei Kataraktoperationen

N. Anders, T. Heuermann, P. Rieck, T. Walkow, D.T. Pham und C. Hartmann

Zusammenfassung

Hintergrund: Neben der Peribulbäranästhesie als Standardverfahren der Lokalanästhesie bei Kataraktoperationen gibt es in letzter Zeit zunehmend Berichte über Verfahren, bei denen auf einen Einstich in die Haut oder die Konjunktiva völlig verzichtet werden kann. Hierzu zählt auch die direkte intraokulare Injektion von konservierungsstofffreien Lokalanästhetika.

Patienten: In die prospektive und randomisierte Studie wurden 205 Augen von 205 konsekutiven Kataraktpatienten aufgenommen und entweder mit 0,15 ml intraokularem 1%igem Lidocain anästhesiert oder mit 6–8 ml peribulbär injiziertem 1%igem Prilocain (Xylonest). Das Durchschnittsalter der Patienten betrug 72,4±10,4 Jahre. Es wurden die prä-, intra- und direkt postoperativen Beschwerden der Patienten und die Probleme des Operateurs erfaßt und die Komplikationen dokumentiert.

Ergebnisse: Deutlich mehr Schmerzen gaben die Patienten mit der Lidocainanästhesie (38%) als die der anderen Gruppe (1%) beim Kauterisieren an. Die Operation unter Peribulbäranästhesie war signifikant schneller durchzuführen ($p<0{,}0001$). Durch Vis-à-tergo bei der Peribulbärgruppe oder fixiertem Bulbus wurde bei der Peribulbärgruppe die Operation erschwert. Nach der Lidocainanästhesie war der Einblick durch eine Hornhautschädigung durch die Epitheltoxizität der Novesine-Tropfen bei 12% während der Operation behindert. Nach Lidocain waren keine Lidhämatome im Vergleich zu 14% in der Peribulbärgruppe festzustellen. In der Gruppe der Lidocainanästhesie war der direkt postoperativ erhobene s. c.-Visus deutlich besser. In den ersten beiden postoperativen Stunden gaben signifikant mehr Patienten Schmerzen in der Lidocaingruppe an.

Schlußfolgerungen: Hinsichtlich der Komplikationen unterschieden sich beide Anästhesieformen nicht wesentlich voneinander. Für den Operateur bedeuten die stärkere Motilität und die gelegentliche Hornhauttrübung nach Lidocainanästhesie einen gewissen Streßfaktor. Die gelegentlich wünschenswerte Mitarbeit des Patienten und die fehlenden postoperativen Lidhämatome sprechen für die Lidocainästhesie.

Schlüsselwörter: Lidocain, intrakammerale Anästhesie, Peribulbäranästhesie, Kataraktchirurgie

Summary

Purpose: Intracameral lidocaine in cataract surgery was evaluated in comparison with peribulbar anesthesia.

Methods: Two hundred and five consecutive cataract patients were randomly assigned to two groups: One group received 0.15 ml unpreserved lidocaine intracameral, the other group 6–8 ml prilocaine peribulbar before phacoemulsification with sclerocorneal tunnel incision.

Results: After peribulbar anesthesia, less intraoperative pain was found after cautery, after lidocaine anesthesia similar complications, longer operation time ($p<0.0001$), and significantly better visual acuity directly postoperatively, respectively.

G. Duncker et al. (Hrsg.)
12. Kongreß der DGII 1998

Conclusions: Intracameral lidocaine can be recommended as an alternative procedure to peribulbar anesthesia.

Key words: lidocaine, intracameral anesthesia, peribulbar anesthesia, cataract surgery

Einleitung

Nachdem die Peribulbäranästhesie aus verschiedenen Gründen die Retrobulbäranästhesie als Standardverfahren der Lokalanästhesie bei Kataraktoperationen abgelöst hat [8], gibt es in letzter Zeit zunehmend Berichte, die Verfahren propagieren, bei denen sogar auf einen Einstich in die Haut oder die Konjunktiva völlig verzichtet werden kann. Nach der reinen Tropfanästhesie, wie sie vor allem für die sog. Clear-cornea-Schnittechnik empfohlen wurde, und der Sponge-Technik wurde vor kurzem auch die direkte intraokulare Injektion von konservierungsstofffreien Lokalanästhetika vorgestellt [2, 3, 7].

In unserer prospektiven und randomisierten Studie wurde die Peribulbäranästhesie mit der intrakammeralen Lidocainanästhesie bezüglich der prä-, intra- und direkt postoperativen Beschwerden der Patienten, der Probleme des Operateurs sowie der Komplikationen miteinander verglichen.

Patienten und Methoden

In die Studie wurden 205 Augen von 205 konsekutiven Kataraktpatienten aufgenommen und entweder einer Gruppe mit Lidocainanästhesie oder einer Gruppe mit Peribulbäranästhesie randomisiert zugeordnet. Das Durchschnittsalter der Patienten betrug 72,4±10,4 Jahre.

Bei allen Patienten wurde die Inzision mit einem 7 mm breiten, selbstschließenden, trapezförmigen korneoskleralen Tunnelschnitt vorgenommen. Es folgten hierauf die Phakoemulsifikation und die Implantation einer PMMA-Hinterkammerlinse mit 6,5 mm Optikdurchmesser.

Die Patienten wurden in der jeweiligen Gruppe wie folgt vorbereitet: In der Lidocaingruppe wurde Novesine (Oxybuprocain) im getränkten Schwämmchen auf die Inzisionsstelle für ca. 5 min nach der von Pham et al. 1996 beschriebenen Technik [11] aufgebracht. Dabei erfolgte eine Okulopression bei 35 mm Hg für 5 min. Direkt nach der Parazentese wurden dann 0,15 ml konservierungsstofffreies 1%iges Lidocain (Lidocain Braun 1%) in die Vorderkammer gegeben.

In der Peribulbärgruppe wurden perkutane, peribulbäre Injektionen am temporalen Unterlid von 6 ml Xylonest (Prilocainhydrochlorid) versetzt mit Hylase Dessau (Hyaluronsäure) vorgenommen. Die Injektion erfolgte 10 min vor der Operation mit einer scharfen 26-G-Nadel. Danach wurde ebenfalls für 5 min eine Okulopression durchgeführt.

Beiden Gruppen wurde direkt vor der Anästhesie 1–1,5 mg Dormicum (Midazolam-HCl) intravenös verabreicht.

Als Ausschlußkriterium galten lediglich eine vollständig synechierte Pupille und erheblich eingeschränkte Kooperation des Patienten.

Alle Patienten wurden vom gleichen Vorbereiter (T.H.) anästhesiert und vom gleichen Operateur operiert (N.A.).

Die intra- und postoperativen Schmerzen wurden anhand eines Fragebogens, der eine Wertung der Schmerzen zwischen keine, geringe, mittelstarke und starke Schmerzen erlaubte, durch Befragung des Patienten bewertet. Die Erfassung intraoperativer Probleme und Komplikationen erfolgte ebenfalls anhand eines Fragebogens durch den Operateur.

Die statistischen Berechnungen erfolgten mit dem Statistikprogramm SPSS (SPSS for Windows). Hierbei kamen der Wilcoxon-Rang-Test bzw. der Chi-Quadrat-Test zur Anwendung. Die angenommene Irrtumswahrscheinlichkeit betrug 1%.

Ergebnisse

Beim Vergleich zwischen der Gruppe mit intrakammeraler Lidocaininjektion und der Gruppe mit Peribulbäranästhesie bezüglich der intraoperativen Schmerzen ergab sich folgendes Bild (Tabelle 1): Deutlich mehr Schmerzen gaben die Patienten mit der Lidocainanästhesie als die der anderen Gruppe beim Kauterisieren mit dem Bipolarkauter an. Dabei zeigte sich diese Schmerzhaftigkeit in der Lidocaingruppe besonders beim Kauterisieren zur Blutstillung nach Bindehauteröffnung (38%), aber auch beim Adaptieren der Bindehaut am Ende der Operation (15%). Im Vergleich zu den Schmerzen nach Peribulbäranästhesie bei nur einem Prozent der Patienten war dieser Unterschied signifikant ($p<0,01$). Bei den anderen Operationsschritten war ein Unterschied nur vereinzelt und nicht signifikant festzustellen.

Bezüglich der Operationszeit zeigte sich, daß die Operation unter Peribulbäranästhesie ($9,5\pm4,5$ min) signifikant ($p<0,01$) schneller durchzuführen war als in der Lidocaingruppe ($11,8\pm3,8$ min) (Tabelle 2).

Erschwert war die Operation bei Lidocain durch die stärkere Motilität v. a. bei unkooperativen Patienten. Kneifen der Lider und Bulbusmotilität waren nach Peribulbäranästhesie signifikant seltener festzustellen ($p<0,01$) (Tabelle 3).

Tabelle 1. Anzahl der Patienten mit intraoperativen Schmerzen beim jeweiligen Operationsschritt

	Lidocain	Peribulbär
Lidsperrer	8	1
Elektrokauterisation	39	1
Rhexis	4	0
Phako	2	0
Cortexabsaugung	4	0
HKL-Implantation	7	0
Viskoel.-Absaugung	5	0
Bindehautadapt. mit Kauter	15	1

Tabelle 2. Operationszeit in Minuten unter Angabe des Signifikanzniveaus (Wilcoxon-Rang-Test)

Lidocain	Peribulbär	Signifikanz
11,8±3,8 min	9,5±4,5 min	p<0,00001

Tabelle 3. Anzahl der Patienten mit verstärkter Bulbusmotilität, ausgeprägtem Kneifen der Lider und verstärkter Kopfbewegung unter Angabe des Signifikanzniveaus (Chi-Quadrat-Test)

	Lidocain	Peribulbär	Signifikanz
Kneifen	41	16	p<0,0007
Bulbusmotalität	57	7	p<0,00001
Kopfbewegung	3	2	p<0,6

Tabelle 4. Anzahl der Patienten mit intraoperativen Komplikationen

	Lidocain	Peribulbär
Vis à tergo	3	7
Schwierig zu stillende sklerale Blutung	3	1
„Eingemauerter" Bulbus	0	3
„Phakobiß" der Iris	0	1
Kapselruptur	0	0
Zonuladialyse	0	0
Epitheltrübung d. Hornhaut	12	0

Tabelle 5. Anzahl der Patienten mit Formen oder Lichtwahrnehmung während der Operation unter Angabe des Signifikanzniveaus (Chi-Quadrat-Test)

	Lidocain	Peribulbär	Signifikanz
Lux	102	81	p>0,0001
Formen	55	4	p<0,0001

Eine erhöhte intraoperative Komplikationsrate war jedoch deshalb nicht zu verzeichnen (Tabelle 4). Vielmehr waren durch Vis-à-tergo bei der Peribulbärgruppe oder fixiertem Bulbus bei der Peribulbäranästhesie-Gruppe häufiger die Operationen erschwert. Auf der anderen Seite war der Einblick durch eine Hornhautschädigung durch die Epitheltoxizität der Novesine-Tropfen bei 12% während der Operation behindert. Dies war aber postoperativ nicht mehr festzustellen. Es ergaben sich nach Lidocain keine Lidhämatome im Vergleich zu 14% in der Peribulbärgruppe.

Während der Operation war in der Gruppe der Lidocainanästhesie in allen Fällen die Lichtwahrnehmung erhalten (Tabelle 5). Im Vergleich zur Peribulbäranästhesie-Gruppe konnten signifikant häufiger Formen erkannt werden ($p<0{,}01$). Dies drückte sich auch in dem besseren direkt postoperativ mit Tafeln erhobenen s. c.-Visus aus (Abb. 1).

Postoperative Schmerzen gaben in den ersten beiden Stunden signifikant mehr Patienten in der Lidocaingruppe an ($p=0{,}0017$). Nach 4 und 6 h konnte kein Unterschied mehr festgestellt werden (Tabelle 6).

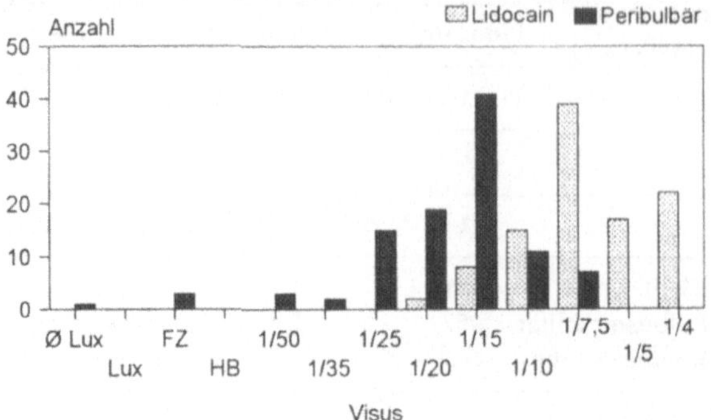

Abb. 1. Histogramm der Anzahl der Patienten mit der jeweiligen unkorrigierten Visusstufe direkt nach der Operation

Tabelle 6. Anzahl der Patienten mit postoperativen Schmerzen während der Operation zum jeweiligen Untersuchungszeitpunkt unter Angabe des Signifikanzniveaus (Chi-Quadrat-Test)

	Lidocain	Peribulbär	Signifikanz
2 h postop.	97	85	p=0,0017
4 h postop.	89	90	p=0,95
6 h postop.	74	79	p=0,43

Es wurden die Patienten befragt, die nun mit intrakameraler Lidocainästhesie operiert wurden und beim ersten Auge mit peribulbär injiziertem Xylonest anästhesiert worden waren, welche Anästhesieform sie als angenehmer empfunden hatten. Hierbei sprachen sich 11 für die Lidocaininjektion aus und 17 für die Peribulbäranästhesie.

Diskussion

Die Peribulbäranästhesie wurde 1986 als eine sichere und wirkungsvolle Alternative zur Retrobulbäranästhesie eingeführt [1, 12]. Trotz der größeren Sicherheit wurden aber dennoch zahlreiche ernste Komplikationen berichtet: Bulbusperforation, Retro- und Peribulbärhämatom, N.-opticus-Verletzung, retinaler Gefäßverschluß, Motilitätsstörungen und intravasale Injektionen mit ihren Folgen [4].

Aus diesen Gründen kam es vor allem auch durch Einführung der selbstschließenden Inzisionstechniken in die Kataraktchirurgie zu einer Rückbesinnung auf topische Anästhesieformen [6, 11]. Obwohl die reine Tropfanästhesie von zahlreichen Autoren bezüglich der intraoperativen Schmerzfreiheit der Peribulbäranästhesie als gleichwertig eingestuft wurde [10, 13, 14], hatten wir selbst die Erfahrung gemacht, daß vor allem bei Zonulaschwäche und starker Mobilität von Iris und Linse hierunter stärkere Schmerzen zu verzeichnen waren. Darüber hinaus wurden in fast allen Arbeiten zur Tropfanästhesie nur reine korneale Inzisionen mit Implantation einer Faltlinse vorgenommen. Bei breiteren, korneoskleralen Tunnelinzisionen mit nachfolgender Implantation einer PMMA-Hinterkammerlinse mit großer Optik und großem Haptikdurchmesser erscheint eine reine Tropfanästhesie unzureichend zu sein. Durch die Einführung der intrakammeralen Lidocainanästhesie [2, 3, 7] könnte in Verbindung mit der Sponge-Anästhesie [11] sich jedoch auch für diese Fälle eine wirkungsvolle topische Alternative zur Standard-Peribulbäranästhesie ergeben.

Trotz der Anwendung eines Novesine-Schwämmchens im Inzisionsbereich kam es bei über einem Drittel der Patienten mit topischer Anästhesie zu geringen bis mittelstarken Schmerzsensationen bei Elektrokauterisation im Bereich der Sklera. Diese lassen sich jedoch durch ein stärkeres Tränken des Schwämmchens vermeiden. Hierbei besteht jedoch die Gefahr, daß Novesine auf die Hornhaut gelangt und dadurch seine epitheltoxische Wirkung zum Tragen kommt. Dies behinderte den Einblick im Schnittbereich bei 12 Patienten etwas. Bei 3 Patienten war diese Trübung auch durch ein auf die Hornhaut gerutschtes Schwämmchen zu erklären. Es muß jedoch hervorgehoben werden, daß in keinem der Fälle eine diffuse Hornhauttrübung zu finden war, wie sie eventuell durch einen Effekt des Lidocain auf das Endothel zu erwarten wäre. Auch waren diese Trübungen 4 h postoperativ an der Spaltlampe nicht mehr festzustellen.

Trotz der in einigen Fällen verstärkten Motilität bei sehr aufgeregten Patienten war die Komplikationsrate in der Lidocaingruppe nicht erhöht. Insbesondere kam es in keinem der Fälle zu einer Kapselruptur oder zu einem Glaskörperverlust. Bei kooperativen Patienten wurde durch die erhaltene Motilität in schwierigen Fällen, wie z. B. bei sehr tief liegendem Bulbus, die Operation eher erleichtert. Fälle mit stärkerem Glaskörperdruck waren aufgrund des fehlenden retrobulbären Anästhetikumvolumens bei der Lidocaingruppe trotz erhaltener Lidmotilität seltener festzustellen.

Die Tatsache, daß die Operationszeit unter Peribulbäranästhesie kürzer war, ist sicherlich zu einem gewissen Teil auf die fehlende Gewöhnung des Operateurs an die voll erhaltene Motilität und einer damit verbundenen erhöhten Vorsicht zurückzuführen.

Die Befragung der Patienten bezüglich der intraoperativen Licht- und Formenwahrnehmung basiert auf einem Bericht, nach dem es nach intraokularer Lidocaininjektion zu Ausfällen der Lichtwahrnehmung gekommen war [5]. Eine fehlende Lichtwahrnehmung war bei keinem unserer Patienten mit Lidocain festzustellen. Dies ist möglicherweise auch darauf zurückzuführen, daß in dem Fall von Hoffman u. Fine (1997) 0,5 ml 1%iges Lidocain injiziert worden war. Eine derartige Menge kann in der Vorderkammer nicht untergebracht werden. Ein Teil des Anästhetikums wird daher wieder ausgespült, ein anderer gelangt jedoch eventuell bei zusätzlichem Injektionsdruck auch durch einen geschwächten Zonulaapparat in den Glaskörperraum. Da sich in Vorstudien 0,15 ml Lidocain als durchaus für den anästhesierenden Effekt ausreichend erwiesen haben und zudem nach Ablassen der Vorderkammer ohne Druck dort unterzubringen sind, wenden wir ausschließlich dieses Volumen an.

Der direkt postoperativ erhobene unkorrigierte Visus nach Lidocain war deutlich besser als in der Peribulbärgruppe. Dieser Unterschied war auch schon von Nielsen (1995) beim Vergleich der Tropfanästhesie mit der Retrobulbäranästhesie gefunden worden [9].

Aus der Befragung der Patienten, bei denen ein Auge mit Peribulbärinjektion und das andere mit intrakammeraler Lidocainapplikation anästhesiert worden ist, ziehen wir den Schluß, daß es letztendlich am besten ist, den Patienten nach ausführlicher Aufklärung über die Vor- und Nachteile der jeweiligen Anästhesieform entscheiden zu lassen, welche Anästhesie gewählt werden soll. Die Patienten, die sich für die intrakammerale Lidocaininjektion bewußt entscheiden, sind in der Regel dann auch sehr kooperativ. Für den Patienten sind die gelegentlichen intraoperativen Mißempfindungen, die Blendung bei der Operation und die notwendige Mitarbeit gegenüber dem Schmerz der präoperativen Spritze abzuwägen.

Die Lidocainanästhesie sollte in Fällen hoher Myopie, ausgeprägter Spritzenphobie und bei verzögerter Blutgerinnung der Peribulbäranästhesie vorgezogen werden.

Literatur

1. Davis DB II, Mandel MR (1986) Posterior peribulbar anesthesia: an alternative to retrobulbar anesthesia. J Cataract Refract Surg 12: 182–184
2. Fry LL (1997) Intracameral preserved lidocaine (letter). J Cataract Refract Surg 23: 10
3. Gills JP, Cherchio M, Raanan MG (1997) Unpreserved lidocaine to control discomfort during cataract surgery using topical anesthesia. J Cataract Refract Surg 23: 545–550
4. Hamilton RC, Grizzard WS (1993) Complications. In: Gills JP, Hustead RF, Sanders DR (eds) Ophthalmic anesthesia. Slack, Thorofare, NJ, pp 187–202
5. Hoffman RS, Fine IH (1997) Transient no light perception visual acuity after intracameral lidocaine injection. J Cataract Refract Surg23: 957–958
6. Kershner RM (1993) Topical anesthesia for small incision self-sealing cataract surgery. A prospective evaluation of the first 100 patients. J Cataract Refract Surg 19: 290–292
7. Koch PS (1997) Anterior chamber irrigation with unpreserved lidocaine 1% for anesthesia during cataract surgery. J Cataract Refract Surg 23: 551–554
8. Leaming DV (1997) Practice styles and preferences of ASCRS members - 1996 survey. J Cataract Refract Surg 23: 527–535
9. Nielsen PJ (1995) Immediate visual capability after cataract surgery: topical versus retrobulbar anesthesia. J Cataract Refract Surg 21: 302–304
10. Patel BCK, Burns TA, Crandall A, Shomaker ST, Pace NL, Eerd VA, Clinch T (1996) A comparison of topical and retrobulbar anesthesia for cataract surgery. Ophthalmology 103: 1196–1203
11. Pham DT, Scherer V, Wollensak J (1996) Sponge-Oberflächenanästhesie in der Kataraktchirurgie (bei skleralem Tunnelschnitt). Klin Monatsbl Augenheilkd 209: 347–353
12. Shriver PA, Sinha S, Galusha JH (1992) Prospective study of the effectiveness of retrobulbar and peribulbar anesthesia for anterior segment surgery. J Cataract Refract Surg 18: 162–165
13. Strobel J, Hühnermann M (1996) Tropfanästhesie in der Kataraktchirurgie. Ophthalmologe 93: 68–72
14. Zehetmayer M, Radax U, Skorpik C, Menapace R, Schemper M, Weghaupt H, Scholz U (1996) Topical versus peribulbar anesthesia in clear corneal cataract surgery. J Cataract Refract Surg 22: 480–484

Wundarchitektur und Stabilität operativer Zugänge – eine experimentelle Studie

U. Fries und C. Ohrloff

Zusammenfassung. Zur experimentellen Untersuchung von Wundarchitektur und Wunddichtigkeit werden an Schweineaugen fünf verschiedene operative Zugänge mittels Ultraschallbiomikroskopie dargestellt. Die Operationstechniken zur Vorderabschnitttschirurgie zeigten alle im internen und stromalen Anteil Dichtigkeit und akzeptable Adaptation, das Ostium zur Pars-plana-Vitrektomie hingegen signifikante Dehiszenz.

Schlüsselwörter: UBM, Parazentese, Kataraktchirurgie, Pars-plana-Vitrektomie

Summary. To investigate the wound architecture and sealing of intraocular approaches five different wound structures were examined by ultrasound biomicroscopy. The operative techniques to the anterior segment all showed self-sealing and adaptation in the stromal and internal ostium, in significant contrast to the pars plana vitrectomy ostium.

Key words: UBM, paracentesis, cataract surgery, pars plana vitrectomy

Einleitung

Die Kataraktchirurgie hat in den letzten Jahren mit Einführung immer feinerer mikrochirurgischer Techniken eine rasante Entwicklung genommen. Durch Phakoemulsifikation und Faltlinsenimplantation sind selbstverschließende Schnittechniken aus verschiedenen Positionen möglich geworden. Es wird untersucht, ob zwischen verschiedenen Zugängen bezüglich Wundarchitektur und Dichtigkeit Unterschiede bestehen.

Die Ultraschalldiagnostik ist in der ophthalmologischen Diagnostik etabliert [1, 6, 7], sie bietet die Möglichkeit, spannungsfrei und unter Kompression okuläre Strukturen zu untersuchen.

Methode

An jeweils 10 schlachtfrischen unversehrten Schweineaugen wurde ein definierter intraokularer operativer Zugang unter dem Operationsmikroskop angelegt. Selbstverschließende Zugänge waren Parazentesen von 0,8 mm und 1,2 cm Breite (Service-Parazentese), Clear-cut-cornea-Zugang von 3,25 mm

G. Duncker et al. (Hrsg.)
12. Kongreß der DGII 1998

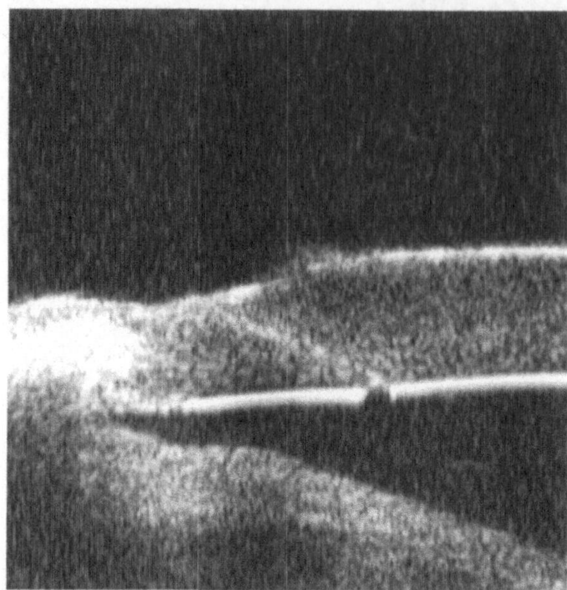

Abb. 1. Radiärer Scan einer 0,8-mm-Parazentese

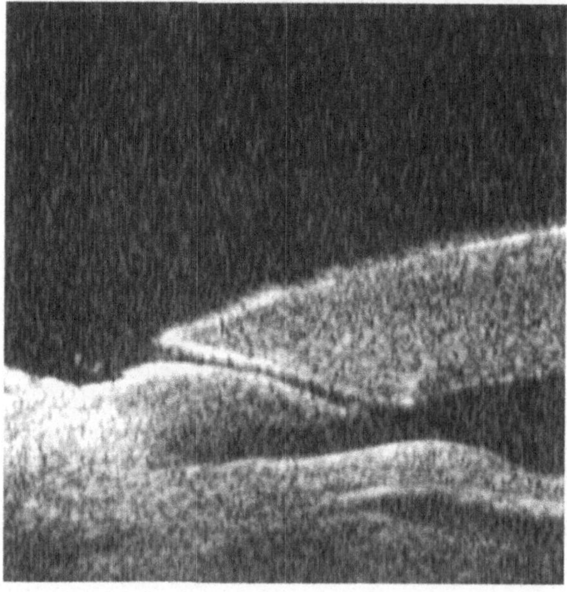

Abb. 2. Radiärer Scan einer 1,2-mm (Service-)Parazentese

Breite, Frown- Inzision von 3,75 mm Breite und komplimentär ein 1,1 mm breiter Pars-plana-Vitrektomie-Zugang. Diese Zugänge werden mittels des Ultraschallbiomikroskopes UBM 840 von Zeiss-Humphrey in spannungsfreier Immersionstechnik untersucht. Es wurden die verschiedenen Abschnitte des Wundbereiches (inneres Ostium, stromaler Bereich, äußeres Ostium) getrennt betrachtet und vermessen.

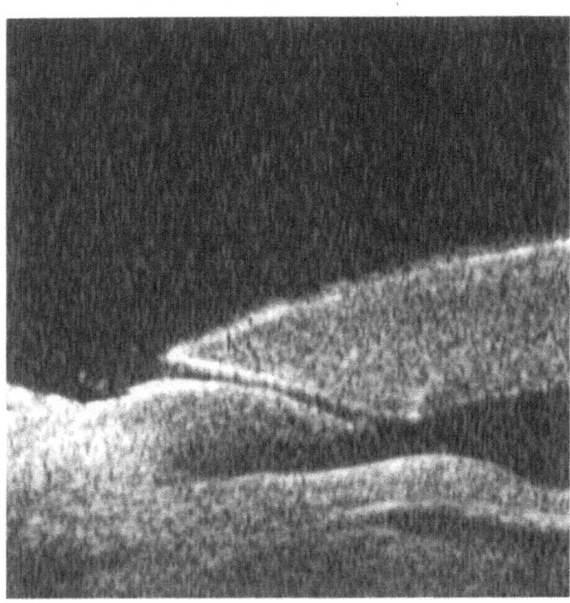

Abb. 3. Radiärer Scan einer Clear-cornea-Inzision

Es erfolgt eine deskriptive Statistik mittels BIAS 6,0 und Testung auf Unterschiedlichkeit mit dem Wilcoxon-Mann-Whitney-Test.

Ergebnisse

Die angelegten Operationszugänge zum vorderen Augenabschnitt und Hinterabschnitt waren mit der Ultraschallbiomikroskopie in guter Qualität darstellbar. Diese konnten in ihrem Verlauf und zur statistischen Analyse in den 3 Anteilen jeweils vermessen werden. Die deskriptive Statistik zeigte bei den Vorderabschnittszugängen im stromalen Bereich einen deutlichen Wundverschluß, währenddessen die Pars-plana-Vitrektomie eine deutliche Dehiszenz aufweist.

Die statistische Analyse der operationsbedingten Veränderungen sowie die Differenzen der Gruppen untereinander im Wilcoxon- und Whitney-Mann-U-Test zeigten bei den Vorderabschnittszugängen von prä- nach postoperativ sowie untereinander keine Signifikanz. Es bestand deutliche Signifikanz mit $p<0{,}05$ gegenüber dem Pars-plana-Vitrektomie-Zugang.

Diskussion

Die modernen Vorderabschnittszugänge [1, 3, 9] bedürfen als Nonstich-Techniken in aller Regel keiner Nahtversorgung, währenddessen die klassischen sowie Vitrektomieostien eines chirurgischen Wundverschlusses bedürfen. Die

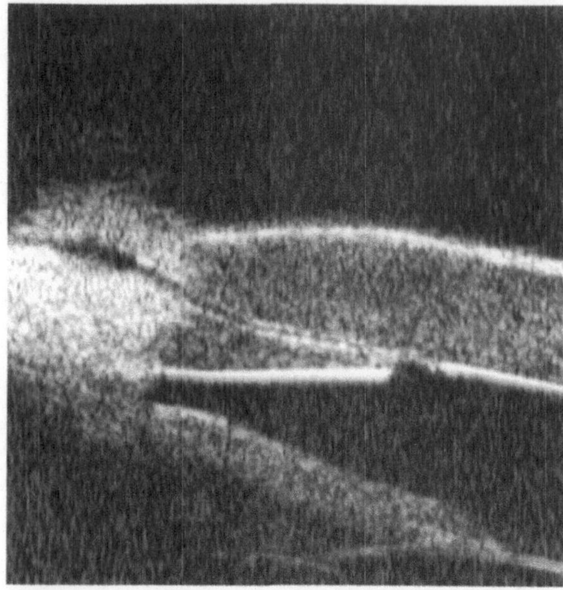

Abb. 4. Radiärer Scan einer Frown-Inzision

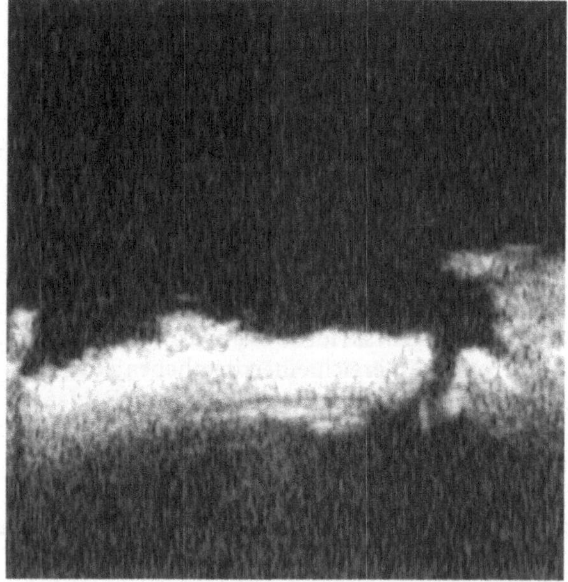

Abb. 5. Radiärer Scan einer Pars-plana-Vitrektomie-Inzision

Ultraschallbiomikroskopie erwies sich als geeignete Methode zur Untersuchung der Wundstrukturen [4, 5, 7, 8]. Diese chirurgische Erfahrung konnte mittels Ultraschallbiomikroskopie postoperativ bestätigt werden.

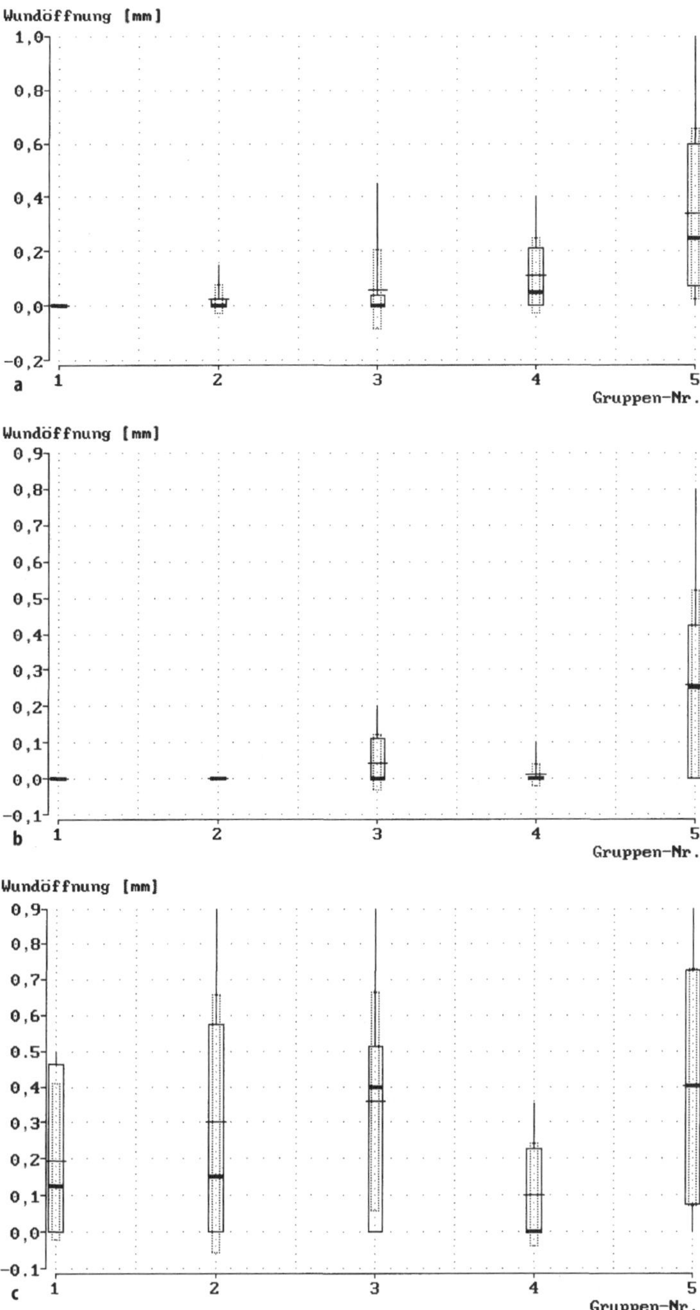

Abb. 6. Box-Plots der deskriptiven Statistik der Wundadaptation. **a** inneres Wundostium, **b** Stroma, **c** äußeres Wundostium. *1* Radiärer Scan einer 0,8 mm Parazentese, *2* radiärer Scan einer 1,2 mm Service-Parazentese, *3* radiärer Scan einer Clear-cut-Cornea-Inzision, *4* radiärer Scan einer Frown-Inzision, *5* radiärer Scan einer Pars plana Vitrektomie-Inzision

Literatur

1. Buschmann W, Trier HG (1989) Ophthalmologische Ultraschalldiagnostik. Springer, Berlin Heidelberg New York
2. Dardenne MU (1993) Die „Clear-Cornea-Cut"-Technik einfacher und besser. In: Robert YCA, Gloor B, Hartmann C, Rochels R (Hrsg) 7. Kongreß der DGII. Springer, Berlin Heidelberg New York
3. Fine H (1992) Clear cornea incision. Ocular Surg News
4. Fries U, Ohrloff C (1994) Ultraschallbiomikroskopie bei komplizierter Pseudophakie. Ophthalmologe 91: 139
5. Fries U, Ohrloff C (1996) Darstellung des Kapselspannrings bei Pseudophakie. Klin Monatsbl Augenheilkd 209: 211–214
6. Guthoff R (1988) Ultraschall in der Ophthalmologischen Diagnostik. Enke, Stuttgart
7. Pavlin CJ, Foster FS (1995) Ultrasound biomicroscopy of the eye. Springer, New York
8. Schnaudigel OE, Fries U (1994) Biomikroskopische Beurteilung von Haptikposition und innerem Wundkanal nach Phakoemulsifikation (Tunneltechnik, Frown-Inzision) und IOL-Implantation nach 9–12 Monaten. In: Pham DT, Wollensak J, Rochels R, Hartmann C (Hrsg) 8. Kongreß der DGII. Springer, Berlin Heidelberg New York, S 101–104
9. Singer JA (1991) Frown incision for minimizing induced astigmatism after small incision cataract surgery with rigid optic intraocular lens implantation. J Cataract Refract Surg 17: 677–688

Vergleich der Abbildungsgüte von sphärischen und asphärischen Intraokularlinsen

E.H. Roth und W. Werner

Zusammenfassung

Hintergrund: Besonders jüngere Patienten haben nach Kataraktoperationen Schwierigkeiten beim Dämmerungssehen. Wir haben deshalb asphärische Intraokularlinsen entwikkelt, die den Öffnungsfehler minimieren. Ausgehend von einer Linse mit 22 dpt haben wir geprüft, ob der asphärisierte Radius konstant gehalten und durch Variation des zweiten Radius ein Brechzahlbereich von 14–26 dpt abgedeckt werden kann.

Methoden: Die Abbildungsgüte der asphärisierten Linsen wurde über die geometrische Punktgröße (Streukreisradius) bestimmt. Dabei wurden die Daten des Gullstrandschen Augenmodells mit asphärischer Hornhaut zugrunde gelegt. Die Streukreisradien wurden mit denen von derzeit verwendeten sphärischen Intraokularlinsen verglichen.

Ergebnisse: Wir konnten die asphärische Linse so optimieren, daß die theoretische Beugungsgrenze erreicht wurde. Bei Veränderung des zweiten Radius zur Brechkraftanpassung blieb der Streukreisradius deutlich unter den Werten der entsprechenden sphärischen IOL.

Schlußfolgerungen: Es ist möglich, die Abbildungsgüte von Intraokularlinsen durch Asphärisierung einer Linsenfläche deutlich zu verbessern. Während die asphärisierte Fläche unverändert bleibt, kann zur Brechkraftanpassung der Radius der zweiten Fläche variiert werden.

Schlüsselwörter: Kataraktchirurgie, Dämmerungssehen, asphärische Intraokularlinsen, Augenmodell

Summary

Background: Especially younger pseudophakic patients have problems with mesopic vision. The reason for this problem may arise from the spherical aberration of the implanted intraocular lens (IOL). Therefore, we developed an aspherical IOL that will minimize this error. To avoid many problems in producing and handling this kind of lenses, we had to check whether it is possible to keep the aspherical surface of the lens constant while changing the second radius to modify the refractive power. Starting with a 22 D lens, we tried to cover the range between 14 and 26 D.

Methods: To keep the producing procedure as easy as possible, only one side of the lens should be aspheric and we constrained ourselves to conicoid surfaces. We analyzed the image quality of the lenses by calculating the optimal defocused geometrical spot size with the lens design program WINLENS 4.0. We used the Gullstrand schematic eye model with an aspherical cornea. The calculated spot sizes at a pupil diameter of 3 mm were compared with those of a spherical IOL.

Results: We were able to design an aspherical IOL to improve the optical performance to the diffraction limit. When the second radius was changed, the spot size enlarged as we expected, but it was considerable smaller than the respective spherical IOL. An enlargement of other aberrations like coma and astigmatism could not be seen.

G. Duncker et al. (Hrsg.)
12. Kongreß der DGII 1998

Conclusion: It is possible to improve the optical performance of intraocular lenses remarkably by aspherizing. The necessary procedure can be kept simply by aspherizing only one side of the lens while varying the spherical side to change the refractive power. In our opinion, aspherical IOLs should be used especially for younger cataract patients.

Key words: cataract surgery, mesopic vision, aspherical intraocular lenses, eye model

Einleitung

Frühere Untersuchungen belegen, daß besonders jüngere Kataraktpatienten über ein schlechteres Dämmerungssehen verfügen als gleichaltrige phake Patienten [2–5]. Ausgehend von der Annahme, daß die Ursache hierfür der Öffnungsfehler der eingesetzten Intraokularlinse bei weit geöffneter Pupille ist, haben wir asphärische Intraokularlinsen entwickelt, die diesen Fehler minimieren [9]. Schon in früheren Arbeiten wurde gezeigt [1, 6–8], daß für eine bestimmte Linsenbrechkraft optimierte asphärische Linsen gefunden werden können, die den Öffnungsfehler auf einen Wert nahe der Beugungsgrenze reduzieren. Die Asphärisierung einer Linse ist jedoch mit einem erheblichen Fertigungs- und Verwaltungsaufwand verbunden. Wir haben deshalb untersucht, ob, ausgehend von einer Linse mit 22 dpt, der asphärisierte Radius konstant gehalten und durch Variation des zweiten Radius ein Brechzahlbereich von 14–26 dpt abgedeckt werden kann.

Methodik

Im Hinblick auf eine Vereinfachung des Fertigungs- und Prüfverfahrens beschränkten wir uns auf reine Kegelschnitte. Die Abbildungsgüte der Linsen wurde über die geometrische Punktgröße (Streukreisradius) bei optimaler Defokussierung mittels eines kommerziellen Optikrechenprogramms (Winlens 4.0) bestimmt. Dabei legten wir die Daten des Gullstrandschen Augenmodells mit asphärischer Hornhaut zugrunde (Tabelle 1).

Zunächst haben wir die asphärische Linse so optimiert, daß die theoretische Beugungsgrenze erreicht wurde. Die Brechkraft der Intraokularlinse paßten wir durch Variation des zweiten sphärischen Radius an. Die berechneten Streukreisradien bei einem Pupillenradius von 3 mm wurden mit denen von derzeit verwendeten sphärischen Intraokularlinsen verglichen.

Tabelle 1. Daten des Augenmodells

Element	Radius [mm]	Abstand [mm]	Bezeichnung	n	Asphärizität Q
1	7,86	0,50	Kornea	1,376	−0,26
	6,70	4,1	Wasser	1,336	
2	11,14	0,84	IOL	1,490	−6,5
	Variabel	Variabel	Vitreous	1,336	

Ergebnisse

Abbildung 1 zeigt die Änderung des Streukreisradius mit Variation der Brechkraft. Erwartungsgemäß vergrößert sich der Streukreisradius der asphärischen Linsen, je weiter sich der zweite Radius vom Optimum entfernt. Gleichzeitig wird aber deutlich, daß die Werte unter denen der entsprechenden sphärischen IOL liegen, so daß eine Verbesserung der Abbildungsgüte über den gesamten Brechkraftbereich zu erwarten ist.

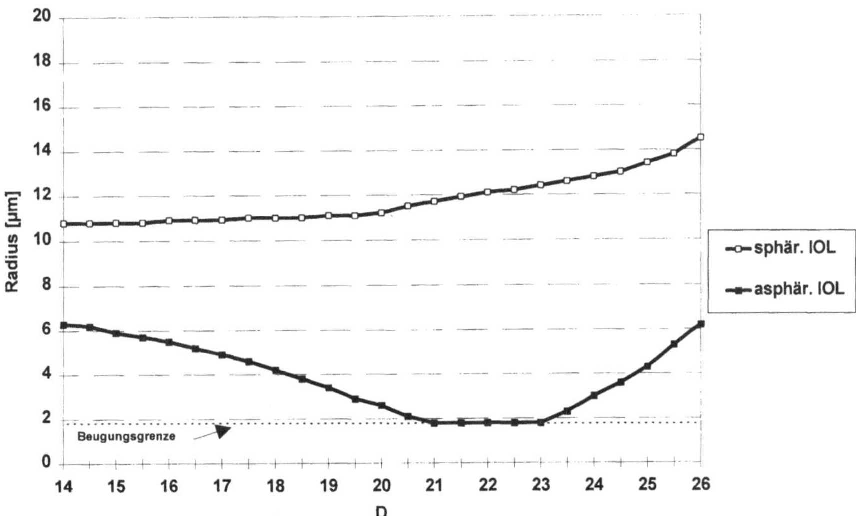

Abb. 1. Streukreisradius bei Variation der Brechkraft

Parallel zu diesen Untersuchungen überprüften wir auch das Verhalten der asphärischen IOL im Bildfeld. Eine Vergrößerung anderer Abbildungsfehler, wie Koma und Astigmatismus, konnten wir gegenüber einer sphärischen Linse nicht feststellen.

Diskussion

Es ist möglich, die Abbildungsgüte von Intraokularlinsen durch Asphärisierung einer Linsenfläche deutlich zu verbessern. Der fertigungstechnische Aufwand kann dabei gering gehalten werden, indem die asphärisierte Fläche konstant gehalten wird und zur Brechkraftanpassung der Radius der zweiten Fläche verändert wird. Ob dies mit einer oder mehreren optimierten Linsen geschieht, hängt von der Größe des Brechkraftbereichs ab, der abgedeckt werden soll. Auf jeden Fall zeigt sich, daß asphärische Intraokularlinsen eine deutlich bessere Abbildungsleistung bei weit geöffneter Pupille zeigen als sphärische IOL. Unserer Meinung nach sollten deshalb asphärische Intraokularlinsen speziell bei jüngeren Kataraktpatienten eingesetzt werden.

Danksagung

Wir danken der Fa. Dr. Schmidt Intraocularlinsen, Sankt Augustin, für die Unterstützung.

Literatur

1. Atchison D A (1991) Design of aspheric intraocular lenses. Ophthal Physiol Opt 11: 137–146
2. Auffahrt GU, Hunold W, Breitenbach S, Wesendahl TA, Mehdorn E (1994) Nachtfahrtauglichkeit pseudophaker Patienten. Ophthalmologe 91: 454–459
3. Behrendt S, Trier HG (1988) Der Einfluß von Hinterkammerlinsen und YAG-Laser-Kapsulometrie auf Blendempfindlichkeit und Dämmerungssehen im Vergleich zu phaken Kontrollgruppen. Klin Monatsbl Augenheilk 93: 249–256
4. Grosskopf U, Eisenmann D (1997) Eingeschränkte Nachtfahrtauglichkeit bei mono- und multifokaler Aphakie. In: Vörösmarthy et al. (Hrsg) 10. Kongreß der Deutschsprachigen Gesellschaft für Intraokularlinsen-Implantation und refraktive Chirurgie. Springer, Berlin Heidelberg New York, S 20–24
5. Lachenmayr B, Patera N (1987) Dämmerungssehvermögen und Blendempfindlichkeit bei Pseudophaken. Fortschr Ophthalmol 84: 173–179
6. Patel S, Marschall J, Fitzke F (1993) Model for predicting the optical performance of the eye in refractive surgery. Refract Corneal Surg 9: 366–375
7. Smith G, Lu C-W (1989) The spherical aberration of intra-ocular lenses. Ophthalmic Physiol Opt 8: 287–294
8. Smith G, Lu C-W (1990) The aspherizing of intra-ocular lenses. Ophthalmic Physiol Opt 10: 54–66
9. Werner W, Roth EH, Hoffmann C, Schmitz F, Schuhmann R (1997) Optimierung von Intraokularlinsen durch Asphärisierung. Sitzungsbericht 159. Versammlung des Vereins Rheinisch-Westfälischer Augenärzte. Zimmermann, Balve, S 215–218

Einfluß der Hornhautasphärizität auf die Abbildungsqualität von sphärischen und asphärischen Intraokularlinsen

W. Werner und E.H. Roth

Zusammenfassung

Hintergrund: Theoretische Untersuchungen zeigen, daß asphärische Intraokularlinsen (IOL) geeignet sind, die sphärische Aberration zu reduzieren und somit zu einem verbesserten Dämmerungssehen bei Kataraktpatienten führen. Beim Design solcher Intraokularlinsen wird eine mittlere Hornhautasphärizität zugrunde gelegt. Es ist jedoch unklar, wie sich bei Variation der Hornhautasphärizitäten die Abbildungsqualität ändert.

Methodik: Ausgehend vom Gullstrandschen Augenmodell [1] mit einer Hornhautasphärizität von Q=–0,26, betrachteten wir die Änderung des Streukreisradius bei Variation der Hornhautasphärizität sowohl für sphärische als auch für asphärische Intraokularlinsen bei verschiedenen Pupillendurchmessern.

Ergebnisse: Die optimierte IOL zeigt im Bereich bis Q=–0,4 eine gegenüber einer sphärischen IOL verbesserte Abbildungsgüte. Eine optimale Abbildung ist nur durch Einsatz von – auf die jeweilige Hornhautform abgestimmten – Intraokularlinsen möglich. Dies sind für über 90% der Patienten asphärische IOL.

Schlußfolgerungen: Sphärische IOL bieten bei großen Pupillendurchmessern nur für einen sehr geringen Teil der Bevölkerung eine optimale Abbildungsqualität. Deshalb sollten asphärische Intraokularlinsen besonders bei jüngeren Patienten nach Vermessung der Hornhaut eingesetzt werden.

Schlüsselwörter: asphärische Intraokularlinse, Hornhautasphärizität, Augenmodell, Kataraktchirurgie, Dämmerungssehen

Summary

Background: Theoretical studies have shown that aspherical intraocular lenses (IOL) will improve the retinal image quality if the iris has a diameter of more than 4 mm. Therefore, the mesopic vision of cataract patients after surgery should also be improved. For the design of the aspherical IOL we used a corneal asphericity of Q=–0.26, which is the mean value of the shape of the human cornea. In this study, we wanted to clarify how the optical performance of the IOL will change when the asphericity varies between Q=0 (sphere) and Q=–1.0.

Methods: The model we used is similar to the Gullstrand schematic eye [1] with a corneal asphericity of Q=– 0.26. For this value, we first optimized the form of the aspheric surface. After this, we studied the change of the optical performance of the optimized lens as well as for a spherical IOL with the variation of corneal asphericity. This was done for 6-mm and 4-mm stop diameter, respectively.

Results: The aspherical IOL designed for Q=–0.26 shows an improved optical performance for an asphericity range from Q=0 (sphere) to Q=–0.4. For higher asphericities, a spherical IOL may be used. However, the correlation of this result with the distribution of

G. Duncker et al. (Hrsg.)
12. Kongreß der DGII 1998

the corneal shape in the population shows that more than 93% of cataract patients will benefit from an aspherical IOL. Only for 7% of the patients with spherical IOLs perform an optimized image quality.

Conclusion: Spherical IOLs will perform good mesopic vision for only a small part of the patients. The theoretical improvement of the optical performance by aspherical intraocular lenses suggests the use of this kind of lenses, especially for younger cataract patients after measuring the asphericity of the cornea.

Key words: aspherical intraocular lenses, cataract surgery, corneal asphericity, eye model, mesopic vision

Einleitung

Frühere theoretische Untersuchungen zeigen, daß durch Einsatz asphärischer Intraokularlinsen der Öffnungsfehler sphärischer Intraokularlinsen verringert werden kann. Dies sollte u. a. zu einem verbesserten Dämmerungssehen der Kataraktpatienten führen. Beim Design solcher Intraokularlinsen wird normalerweise eine Hornhautasphärizität zugrunde gelegt, die in etwa dem Mittelwert der Bevölkerung entspricht. Es ist jedoch unklar, wie sich bei Variation der Hornhautasphärizität die Abbildungsqualität einer für diesen Fall optimierten Linse ändert und was dies für den Einsatz asphärischer IOL bedeutet. Diesen Zusammenhang haben wir im Detail untersucht.

Methodik

In dem von uns zur Optimierung der asphärischen Intraokularlinse verwendeten Augenmodell (Tabelle 1) betrachteten wir den Streukreisradius bei einer Asphärizität der Hornhaut von Q=–0,26. Dieser Wert entspricht in etwa dem „Mittelwert der Bevölkerung" [2, 3]. Es ist klar, daß ein solcher Mittelwert nur bedingt geeignet ist, die tatsächlichen Verhältnisse im Auge widerzuspiegeln. Wir untersuchten deshalb die Änderung des Streukreisradius bei Variation der Hornhautasphärizität im Bereich von Q=0 (Sphäre) bis Q=–1,0 bei Pupillendurchmessern von 6 bzw. 4 mm. Zum Vergleich berechneten wir die entsprechenden Werte einer sphärischen Intraokularlinse.

Tabelle 1. Daten des Augenmodells

Element	Radius [mm]	Abstand [mm]	Bezeichnung	n	Asphärizität Q
1	7,86	0,50	Kornea	1,376	Variabel
	6,70	4,1	Wasser	1,336	
2	11,14	0,84	IOL	1,490	-6,5
	-19,50	18,46	Vitreous	1,336	

Ergebnisse

Die Abbildungen 1 und 2 zeigen den Verlauf der berechneten Streukreisradien für einen Pupillendurchmesser von 6 bzw. 4 mm. Im Bereich von Hornhautasphärizitäten von Q=–0 bis Q=–0,4 bildet die optimierte Linse deutlich besser ab als die sphärische Linse. Bis zu Asphärizitäten von Q=–0,45 kann die optimierte Linse noch eingesetzt werden. Dies gilt auch bei dem reduzierten Pupillendurchmesser von 4 mm (s. Abb. 2). Bei stärkeren Asphärizitäten der Hornhaut kann wieder auf sphärische Linsen übergegangen werden. Dies stimmt mit früheren Untersuchungen überein, die feststellten, daß sphärische Intraokularlinsen nur bei Hornhautasphärizitäten Q<–0,5 so optimiert werden können, daß die Beugungsgrenze erreicht wird [5]. Bei nahezu sphärischen Hornhäuten (Q=0) verschlechtert sich zwar die Abbildungsleistung der asphärischen Linse, liegt aber immer noch weit über derjenigen der sphärischen IOL (speziell auch bei 4 mm Pupillendurchmesser). Betrachtet man jedoch die Verteilung der Hornhautasphärizitäten in der Bevölkerung (Abb. 3) [4], so wird deutlich, daß über 87% der Hornhautasphärizitäten im Bereich von 0 bis –0,35 und über 93% im Bereich 0 bis –0,45 liegen. Also selbst wenn nur eine optimierte asphärische Linse (für Q=–0,26) angeboten würde, wäre die Abbildungsqualität für weit über 80% der Patienten erheblich besser und für weitere 10% zumindest nicht schlechter als bei einer entsprechenden sphärischen Linse. Nur bei Asphärizitäten Q<–0,5 sind sphärische Linsen besser geeignet (ca. 7% der Patienten).

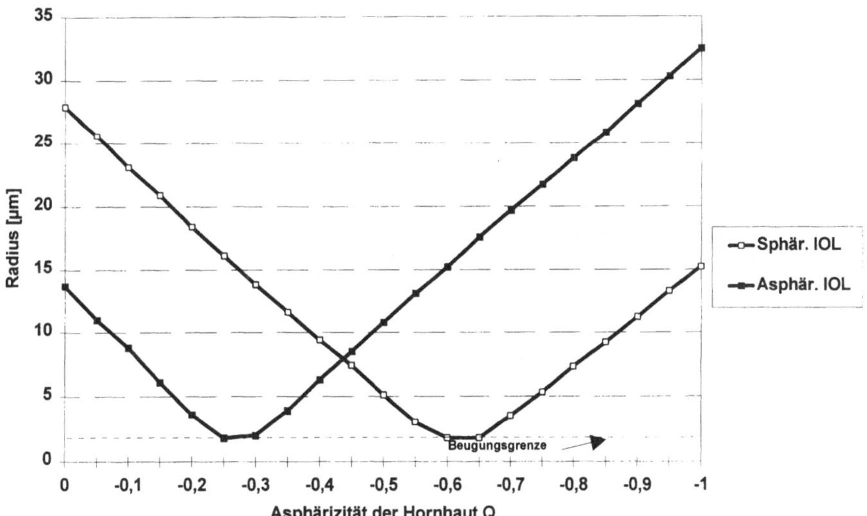

Abb. 1. Spotradius in Abhängigkeit von der Hornhautasphärizität bei 6 mm Pupillendurchmesser

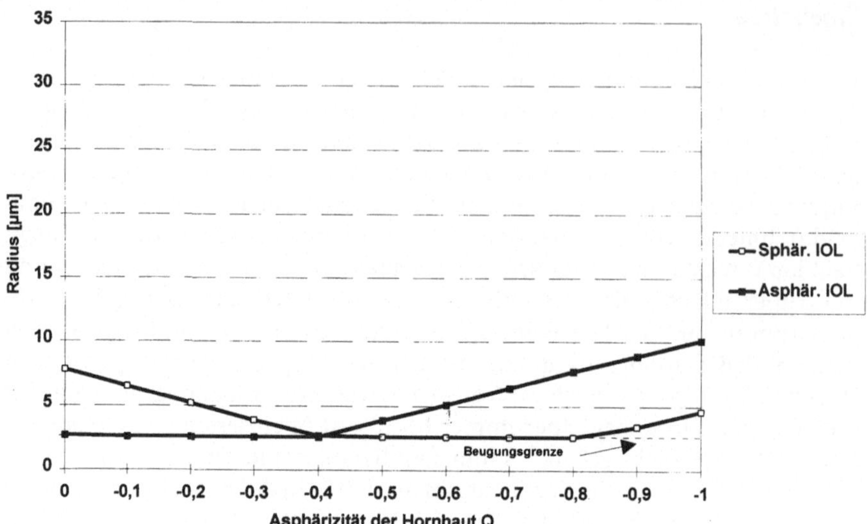

Abb. 2. Spotradius in Abhängigkeit von der Hornhautasphärizität bei 4 mm Pupillendurchmesser

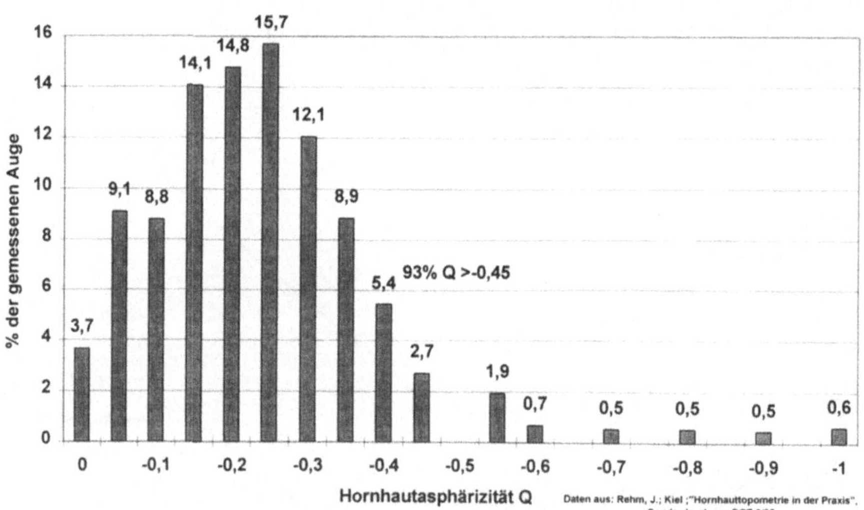

Abb. 3. Verteilung der Hornhautasphärizitäten in der Bevölkerung

Diskussion

Sphärische Intraokularlinsen bieten bei großen Pupillendurchmessern – also speziell beim Dämmerungssehen – nur für einen sehr geringen Teil der Bevölkerung eine optimale Abbildungsqualität. Die dargestellten theoretischen Betrachtungen legen nahe, daß der Einsatz asphärischer Intraokularlinsen die

Dämmerungssehschärfe, besonders bei jüngeren Patienten, deutlich verbessern kann. Dabei ist es jedoch ratsam, asphärische Linsen erst nach vorheriger Bestimmung der Hornhautasphärizität zu verwenden. Andererseits bietet sich durch den von uns dargestellten Zusammenhang die Möglichkeit zu prüfen, ob es bei pseudophaken Patienten nicht schon heute Korrelationen zwischen dem Pupillendurchmesser beim Dämmerungssehen, der Hornhautasphärizität und der Dämmerungssehschärfe besteht.

Literatur

1. Gullstrand A (1909) Zusatz. In: Helmholtz H v Handbuch der physiologischen Optik, 3. Auflage. Voss, Hamburg Leipzig, S 299–300
2. Kiely PM, Smith G, Carney LG (1982) The mean shape of the human cornea. Optica Acta 29: 1027–1040
3. Patel S, Marschall J, Fitzke F (1993) Model for predicting the optical performance of the eye in refractive surgery. Refract Corneal Surg 9: 366–375
4. Rehm, J (1985) Hornhauttopometrie in der Praxis, Sonderdruck aus DOZ 9/85
5. Smith G, Lu C-W (1989) The spherical aberration of intra-ocular lenses. Ophthalmic Physiol Opt 8: 287–294

Sphärische korneale Refraktionsänderungen nach kornealen und sklerokornealen Tunnelschnitten

C. Vass, R. Menapace, K. Strenn und I. Steineck

Zusammenfassung

Problemstellung: Ziel der Untersuchung war, verschiedene Clear-cornea-Inzisionen (CCI) und sklerokorneale Inzisionen bezüglich ihrer Auswirkung auf die sphärische korneale Refraktion zu vergleichen

Methodik: Insgesamt 204 Augen wurden einer Kataraktoperation unterzogen. Es wurden folgende Inzisionen untersucht: 3-mm-CCI ohne Vorschnitt (n=29), 3-mm-CCI mit 300 μm tiefem Vorschnitt (n=26), 3-mm-CCI mit 700 μm tiefem Vorschnitt (n=35), 3,8-mm-CCI mit 600 μm tiefem Vorschnitt (n=26), 4-mm-limbokorneale Inzision ohne Vorschnitt (n=24), 5-mm-CCI mit 300 μm tiefem Vorschnitt (n=16), 4,5-mm-Frown-Inzision von oben (n=22), 6 mm gerader sklerokornealer Tunnelschnitt mit horizontaler Infinity-Naht (n=26). Präoperativ, sowie 1 Woche, 1 Monat und 3 Monate postoperativ wurde eine videokeratoskopische Aufnahme gemacht. Von jeder Aufnahme wurde die durchschnittliche korneale Refraktion der zentralen kornealen 4-mm-Zone errechnet. Die Refraktion der postoperativen Aufnahmen wurde mit jener der präoperativen verglichen (gepaarter T-Test).

Ergebnisse: In keiner der verschiedenen CCI-Gruppen kam es zu irgendeinem Zeitpunkt zu einer statistisch signifikanten Veränderung der sphärischen kornealen Refraktion. Die Mittelwerte der Änderungen lagen alle im Bereich von ±0,1 dpt. Der 6 mm gerade sklerokorneale Tunnelschnitt führte zu einer statistisch signifikanten Steigerung der sphärischen kornealen Refraktion 1 Monat postoperativ um 0,24 dbpt (±0,27) und 3 Monate postoperativ um 0,15 dpt (±0,30). Die Frown-Inzision zeigte eine Tendenz zur kornealen Abflachung ohne statistische Signifikanz (-0,19 dpt, ±0,47) 3 Monate postoperativ.

Schlußfolgerung: CCI mit bis zu 5 mm Breite verursachen keine sphärische Veränderung der kornealen Refraktion. Die horizontale Naht des 6 mm sklerokornealen Tunnels könnte zu einer geringfügigen sphärischen Ansteilung der Kornea geführt haben.

Summary

Purpose: To compare the effect of different clear corneal incisions (CCIs) and sclerocorneal incisions on the spherical corneal refraction.

Methods: Two hundred and four eyes having cataract surgery were included. The following incisions were compared: 3 mm CCI without precut (n=29), 3 mm CCI with 300 μm deep precut (n=26), 3 mm CCI with 700 μm deep precut (n=35), 3.8 mm CCI with 600 μm deep precut (n=26), 4 mm limbocorneal incision without precut (n=24), 5 mm CCI with 300 μm deep precut (n=16), 4.5 mm frowned sclerocorneal incision (n=22), and 6 mm straight sclerocorneal incision with horizontal „infinity" suture (n=26). A videokeratoscopic picture was taken preoperatively and at 1 week, 1 month, and 3 months postoperatively. The mean corneal refraction of the central 4-mm zone was calculated for every picture. The postoperative mean corneal refraction of the postoperative pictures was compared to the preoperative ones (paired t-test).

G. Duncker et al. (Hrsg.)
12. Kongreß der DGII 1998

Results: There was no significant change in the spherical component of the corneal refraction at any postoperative time, compared to the preoperative record. Mean values for the different CCIs were ±0.1 D. The 6-mm straight sclerocorneal incision resulted in a statistically significant increase of spherical corneal refraction 1 month (+0.24 D, ±0.27) and 3 months postoperatively (+0.15 D, ±0.30). Three months postoperatively, the frown incision displayed a tendency towards flattening (-0.19 D, ±0.47).

Conclusion: CCIs of a width up to 5 mm do not result in spherical corneal refraction changes. The horizontal suture of the straight sclerocorneal incision might have induced the minimal spherical corneal steepening.

Einleitung

Um einen optimalen unkorrigierten Visus nach einer Kataraktoperation zu erzielen, müssen sowohl Astigmatismus als auch sphärische Refraktionsanomalien minimiert werden. Das Problem des induzierten Astigmatismus wurde durch die Kleinschnittechnik weitgehend beseitigt. Eine vorangegangene Studie hat ergeben, daß ein 6 mm breiter sklerokornealer Tunnelschnitt mit horizontaler Naht eine signifikante, wenn auch geringfügige sphärische korneale Refraktionszunahme verursacht [2]. Ziel der vorliegenden Studie war, verschiedene korneale und sklerokorneale Tunnelschnitte bezüglich ihrer Auswirkung auf die sphärische korneale Refraktion zu vergleichen.

Patienten und Methode

Insgesamt 204 Augen wurden einer Kataraktoperation unterzogen. In allen Fällen wurde eine Phakoemulsifikation und Kapselsackimplantation einer Intraokularlinse (IOL) durchgeführt. Folgende Inzisionen wurden untersucht: 3-mm-CCI ohne Vorschnitt (n=29), 3-mm-CCI mit 0,3 mm tiefem Vorschnitt (n=26), 3-mm-CCI mit 0,7 mm tiefem Vorschnitt (n=35), 3,8-mm-CCI mit 0,6 mm tiefem Vorschnitt (n=26), 4-mm limbokorneale Inzision ohne Vorschnitt (n=24), 5-mm-CCI mit 0,3 mm tiefem Vorschnitt (n=16), 4,5-mm-Frown-Inzision von oben (n=22), 6 mm gerader sklerokornealer Tunnelschnitt mit horizontaler Infinity-Naht (n=26) Alle CCI wurden von temporal, alle sklerokornealen Schnitte von oben durchgeführt.

Präoperativ sowie 1 Woche, 1 Monat und 3 Monate postoperativ wurde eine videokeratoskopische Aufnahme (TMS-1, Computed Anatomy) gemacht. Die Daten der Bilder wurden in einen PC exportiert und dort weiterbearbeitet [3]. Von jeder Aufnahme wurde die durchschnittliche Refraktion der zentralen kornealen 4-mm-Zone errechnet. Die Refraktion der postoperativen Aufnahmen wurde mit jener der präoperativen verglichen (gepaarte T-Tests). Die Refraktionsänderungen der verschiedenen Gruppen wurden in ungepaarten T-Tests miteinander verglichen.

Ergebnisse

Abbildung 1 stellt den zeitlichen Verlauf der operativ induzierten sphärischen kornealen Refraktionsänderungen aller Gruppen gegenüber. In keiner der verschiedenen CCI-Gruppen kam es zu irgendeinem Zeitpunkt zu einer statistisch signifikanten Veränderung der sphärischen kornealen Refraktion. Die Mittelwerte der Änderungen lagen alle im Bereich von ±0,1 dpt. Der 6 mm gerade sklerokorneale Tunnelschnitt führte zu einer statistisch signifikanten Steigerung der sphärischen kornealen Refraktion 1 Monat postoperativ um 0,24 dpt (±0,28, $p<0{,}001$) und 3 Monate postoperativ um 0,15 dpt (±0,30, $p=0{,}015$). Die Frown-Inzision zeigte eine statistisch grenzwertig signifikante korneale Abflachung nach 3 Monaten (−0,19 dpt, ±0,48, $p=0{,}070$).

Im Gruppenvergleich unterschieden sich die verschiedenen CCI-Gruppen zu keinem Zeitpunkt statistisch signifikant voneinander. Die Differenz zwischen der Frown-Inzision und der geraden sklerokornealen Inzision war 1 Monat und 3 Monate postoperativ statistisch signifikant (Tabellen 1 u. 2). Die

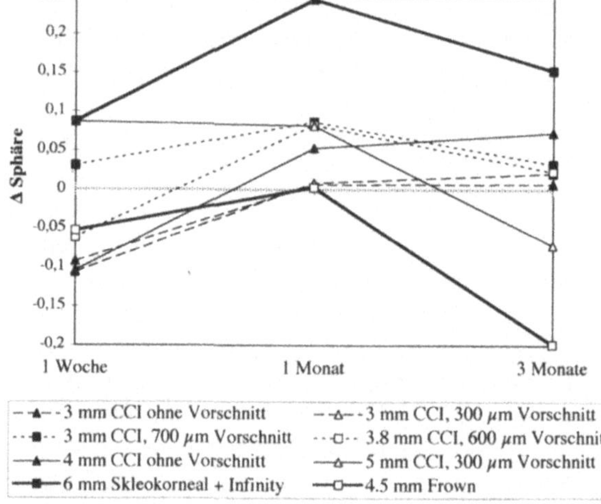

Abb. 1. Sphärische korneale Refraktionsänderung aller Gruppen im Vergleich mit präoperativ

Tabelle 1. Signifikanzen im Gruppenvergleich, 1 Monat postoperativ

	Frown-Inzision	Gerade sklerokorneale Inzision
3 mm ohne	0,969	0,003
3 mm, 300 μ	0,955	0,005
3 mm, 700 μ	0,399	0,037
3,8 mm, 600 μ	0,493	0,069
4 mm ohne limbokorneal	0,692	0,055
5 mm, 300 μ	0,561	0,097
Gerade sklerokorneale Inzision	0,025	

Tabelle 2. Signifikanzen im Gruppenvergleich, 3 Monate postoperativ

	Frown-Inzision	Gerade sklerokorneale Inzision
3 mm ohne	0,066	0,081
3 mm, 300 μ	0,070	0,149
3 mm, 700 μ	0,021	0,103
3,8 mm, 600 μ	0,160	0,160
4 mm ohne limbokorneal	0,025	0,362
5 mm, 300 μ	0,365	0,030
Gerade sklerokorneale Inzision	0,003	

Frown-Inzision zeigte nach 1 Monat keine statistisch signifikanten Unterschiede zu den CCI-Gruppen (s. Tabelle 1), nach 3 Monaten jedoch eine signifikante Reduktion der kornealen Refraktion im Vergleich mit 2 CCI-Gruppen (s. Tabelle 2).

Die gerade sklerokorneale Inzision führte nach einem und drei Monaten zu einer signifikanten kornealen Refraktionszunahme im Vergleich mit einigen CCI-Gruppen (s. Tabellen 1 u. 2).

Diskussion

Die vorliegende Studie zeigt, daß geringfügige sphärische korneale Refraktionsänderungen nach Kataraktoperation möglich sind. Die maximale Änderung haben wir nach der geraden sklerokornealen Inzision mit horizontaler Naht beobachtet. In dieser Gruppe kam es einen Monat postoperativ zu einer sphärischen kornealen Refraktionszunahme um ca. 0,25 dpt, was theoretisch auch den postoperativen unkorrigierten Visus beeinflussen könnte.

In allen CCI-Gruppen bewegten sich die sphärischen kornealen Veränderungen zu allen postoperativen Zeitpunkten zwischen −0,1 und +0,1 dpt, ohne eine statistische Signifikanz zu erreichen.

Holweger [1] beschreibt eine minimale Zunahme der durchschnittlichen kornealen Refraktion um 0,046 dpt nach nahtloser 3,5 mm breiter CCI, was mit unseren Resultaten gut übereinstimmt.

Die Ursache für die geringe, aber signifikante korneale Ansteilung in der geraden sklerokornealen Gruppe ist unklar. Es fällt aber auf, daß gerade diese Gruppe als einzige mit einer Naht (horizontale Infinity-Naht) versorgt worden war. Diese Naht könnte eine geringfügige Raffung bewirkt haben, obwohl beim Nähen mit größter Sorgfalt darauf geachtet worden war, eine solche zu vermeiden. Besonders augenfällig ist der Unterschied zu der zweiten sklerokornealen Inzision, der Frown-Inzision. Diese führte nämlich nach 3 Monaten zu einer grenzwertig signifikanten kornealen Abflachung.

Zusammenfassend konnten wir zeigen, daß kleinere sphärische korneale Refraktionsänderungen nach Kataraktoperationen möglich sind. Statistisch signifikant war ein solcher Effekt der Inzision aber nur nach gerader sklerokornealer Inzision mit horizontaler Naht. Ein Einfluß der Naht erscheint möglich.

Literatur

1. Holweger RR, Marefat B (1997) Corneal changes after cataract surgery with 5.0 mm sutured and 3.5 mm sutureless clear corneal incisions. J Cataract Refract Surg 23: 342–346
2. Vass C, Menapace R, Rainer G (1997) Corneal topographic changes after frown and straight sclerocorneal incisions. J Cataract Refract Surg 23: 913–922
3. Vass C, Menapace R, Rainer G, Schulz H (1997) Improved algorithm for statistical batch-by-batch analysis of corneal topographic data. J Cataract Refract Surg 23: 904–913

Refraktion unmittelbar nach Kataraktoperation

B. Cordero, D.T. Pham, M. Ledergerber und K. Holdorf

Zusammenfassung

Hintergrund: Die frühe Stabilitat der Refraktion ist heute Qualitätsstandard nach Phakoemulsifikation mit der No-Stitch-Technik. In der vorliegenden Untersuchung werden die Refraktionswerte direkt postoperativ mit den frühpostoperativen Werten verglichen.

Methode: Bei 50 Patienten wurde unmittelbar nach der Phakoemulsifikation mit Implantation einer PMMA-Linse und am 1. und 3. postoperativen Tag die Refraktion mit dem Handrefraktometer Nikon-Retinomax-K-Plus gemessen. Zur Beurteilung der Stabilität der unmittelbar postoperativ gemessenen Refraktion wurden diese Meßwerte mit den Refraktionswerten am 1. und 3. postoperativen Tag verglichen. Als Beurteilungskriterium galt die Differenz der sphärischen Äquivalente, die Differenz des kornealen Astigmatismus sowie die Differenz der Zylinderachsen.

Ergebnisse: Die Differenz der sphärischen Äquivalente sowie die Differenz des kornealen Astigmatismus betrug bei über 70% der Augen weniger als ±0,75 dpt. Bei 80% betrug die Differenz der Zylinderachsen weniger als 30 Grad.

Schlußfolgerung: Es zeigte sich, daß nach Phakoemulsifikation in No-Stitch-Technik schon unmittelbar postoperativ eine hohe Stabilität der Refraktion erreicht wird. Die Integration eines Autorefraktometers in das Operationsmikroskop zur Überprüfung der geplanten Zielrefraktion am Ende der Kataraktoperation wäre deshalb sinnvoll und hilfreich.

Summary

Background: Today the early stability of refraction after phacoemulsificaton in no-stitch-technique is a quality standard. In our investigation, we compared the refraction values measured immediately after surgery and in the early postoperative course.

Methods: The refraction of 50 patients was measured with the Nikon Retinomax K-Plus manual refractometer immediately after phacoemulsifikation (no-stitch-technique and implantation of 6.5 mm PMMA-IOL) and on the first and third postoperative day. To assess the stability of the refraction measured directly after operation, these values were compared with the refraction on the first and third postoperative day. The difference in the spherical equivalent, the axes, and the corneal astigmatism were determined to be suitable assessment criteria.

Results: The difference in spherical equivalent and in corneal astigmatism were less than ±0.75 D in over 70% of the eyes measured. In 80%, the difference in the cylinder axis was less than 30°.

Conclusions: It was shown that by means of no-stitch cataract surgery there is already a stability of the refraction directly after the operation. The integration of an autorefractometer in the operation microscope for inspecting the intended target refraction at the end of the operation would therefore be prudent and helpful.

G. Duncker et al. (Hrsg.)
12. Kongreß der DGII 1998

Einleitung

In mehreren Studien [1, 2, 5] wurde der Verlauf der Refraktion nach Phakoemulsifikation mit der No-Stitch-Technik untersucht.

Die Untersuchungen wurden bisher jedoch frühestens 24 h nach der Operation durchgeführt. Uns interessierte nun die unmittelbar postoperativ ermittelte Refraktion im Hinblick auf die Stabiltität bzw. Änderung vor allem im Verlauf der ersten 24 h postoperativ.

Patienten und Methoden

Zu diesem Zweck untersuchten wir 50 Patienten mit einem Durchschnittsalter von 72 Jahren. Der Visus sollte >0,2 betragen, um im Anschluß an die Autorefraktometermessung einen zuverlässigen subjektiven Feinabgleich durchführen zu können. Bei allen Patienten wurde die Phakoemulsifikation in No-Stitch-Technik von demselben Operateur durchgeführt mit anschließender Implantation einer PMMA-Linse mit einem Optikdurchmesser von 6,5 mm und einer C-Schlaufen-Haptik in den Kapselsack. Die Operation erfolgte ausschließlich in modifizierter Tropfanästhesie, die das Fixationsvermögen für die anschließende Refraktionsmessung im OP ermöglichte. Die Refraktionsmessungen wurden von demselben Untersucher mit dem Handrefraktometer Nikon-Retinomax-K-Plus durchgeführt.

Die Genauigkeit des Gerätes wurde bereits in einer Studie von Wesemann u. Dick (1997) [4] überprüft und bestätigt. Bei optimaler Justierung ist sie mit der herkömmlicher Standautorefraktometer vergleichbar. Hierbei ist besonders auf richtige horizontale und axiale Positionierung gegenüber dem Patientenauge zu achten.

Bei der Refraktionsmessung wurden jeweils 8 Meßwerte erhoben. Diese wurden gespeichert und automatisch gemittelt. Der Mittelwert diente als Vergleichswert. Die Refraktionsmessungen wurden zu 3 Zeitpunkten erhoben: zuerst unmittelbar nach der Kataraktoperation auf dern OP-Tisch, dann am 1. postoperativen Tag und bei Entlassung (d. h. am 3. postoperativen Tag). Aus den erhaltenen 3 Meßwerten wurde die Differenz der sphärischen Äquivalente, die Differenz des kornealen Astigmatismus und die Differenz der Zylinderachsen in Grad zwischen unmittelbar postoperativ (op) und bei den Kontrollmessungen am 1. bzw. 3. Tag (ko) entsprechend der folgenden Gleichungen ermittelt:

$$S = (S_{op} + 0{,}5\, C_{op}) - (S_k + 0{,}5\, C_k),$$
$$C = C_{op} - C_k,$$
$$A = A_{op} - A_k.$$

Ergebnisse

Bei dem Vergleich der sphärischen Äquivalente unmittelbar postoperativ und nach 24 h zeigt sich bei 81% der Augen eine hohe Übereinstimmung der sphärischen Äquivalente mit einer Differenz im Bereich von ±0,75 dpt. Die maximale Abweichung betrug +1,5 dpt bzw. -1,0 dpt. Eine ähnliche Verteilung zeigt sich auch bei dem Vergleich des kornealen Astigmatismus. Hier betrug die Differenz zwischen der unmittelbar postoperativen Messung und der Messung nach 24 h bei 74% der Augen weniger als ±0,75 dpt. Die maximale Abweichung betrug ±1,25 dpt.

Bei dem Vergleich unmittelbar postoperativ und bei Entlassung lag die Differenz der sph. Äquivalente sowie die des kornealen Astigmatismus bei 70% im Bereich von ±0,75 dpt.

Die Differenz der Zylinderachsen in Grad unmittelbar postoperativ und im weiteren Verlauf (am 1. bzw. 3. postoperativen Tag) betrug bei 80% der Augen weniger als 30 Grad. Es kam somit zu keiner Änderung der Achsenlage, wobei postoperativ ein Astigmatismus gegen die Regel überwog. Anhand der Mittelwerte der sphärischen Äquivalente unmittelbar postoperativ (-0,63 dpt) und bei Entlassung am dritten postoperativen Tag (-1,08 dpt) zeigte sich eine geringe Myopisierung von durchschnittlich -0,45 dpt.

Diskussion

Bisherige Studien [1, 2, 5] haben bestätigt, daß mit der No-Stitch-Technik im Gegensatz zu dem Wundverschluß mit Kreuzstichnaht bereits ab dem 1. postoperativen Tag eine hohe Stabilität des induzierten Astigmatismus erreicht wird. Unsere Untersuchungen mit dem Retinomax-K-Plus haben nun gezeigt, daß der induzierte Astigmatismus auch schon unmittelbar nach der Operation eine hohe Stabilität aufweist.

Das sphärische Äquivalent dagegen änderte sich im Verlauf der ersten 30 postoperativen Tage um durchschnittlich 4,45 dpt. Diese Änderung ist statistisch signifikant. Sie fand im wesentlichen in den ersten 24 h nach der Operation statt. Nach 24 h trat keine statistisch signifikante Änderung mehr auf. Wir führten dies auf eine Abnahme der zunächst tiefen Vorderkammer (unmittelbar postoperativ) infolge der Bulbustonisierung mit BSS am Schluß der Operation zurück.

In anderen Studien [2, 5] wurde im späteren Verlauf eine Änderung des sphärischen Äquivalents von ca. 0,5 dpt beobachtet. Die Nachuntersuchungszeiträume betrugen bis zu einem Jahr, wobei sowohl eine Hyperopisierung [5] von +0,54 dpt als auch eine Myopisierung [2] von -0,69 dpt beschrieben wurde. Giers et al. [3] führten dies auf unterschiedliche Elastizität und Form der Haptik und/oder den Fixationsort zurück. Als weitere Ursachen wurden in der Literatur Schrumpfungsprozesse im Bereich des peripheren Kapselsacks [5] sowie Abnahme der Vorderkammertiefe infolge einer Hornhautabflachung angeführt.

Zusammenfassend läßt sich sagen, daß die postoperative Refraktionsänderung nur von geringem Betrag ist. Es wäre deshalb sinnvoll, die fragliche Refraktion zum Schluß der Operation zu ermitteln, um die geplante Zielrefraktion überprüfen zu können. Hierzu wäre die Integration eines Autorefraktometers in das Operationsmikroskop hilfreich.

Diese sofortige Überprüfung kann besonders im Zusammenhang mit Problemaugen (z. B. bei hoher Myopie oder extremem Kurzbau des Auges) von Bedeutung sein, wo es trotz sorgfältiger Biometrie zu größeren Abweichungen kommen kann sowie bei Patienten, bei denen eine präoperative Biometrie schwer durchführbar ist, wie z. B. bei bettlägerigen Patienten, Kleinkindern usw.

Bei hoher Abweichung von der geplanten Zielrefraktion könnte nämlich mit geringem Aufwand ein sofortiger Linsenaustausch vorgenommen werden. Die erwähnte Änderung des sphärischen Äquivalents sollte dabei nicht unberücksichtigt bleiben.

Literatur

1. Anders N, Pham DT, Wollensak J (1997) Prospektive Langzeitstudie zur kornealen Astigmatismusentwicklung bei der No-Stitch-Kataraktchirurgie. Ophthalmologe 94: 506–508
2. Giers U, Epple C, Schütte E (1989) Vorderkammerabflachung und Myopisierung bei sulkusfixierten Hinterkammerlinsen. Klin Monatsbl Augenheilkd 195: 353–355
3. Thill-Schwaninger M, Giers U (1989) Der Einfluß der Linsenhaptik auf die postoperative Vorderkammertiefe bei PMMA-Hinterkammerlinsen. Klin Monatsbl Augenheilkd 194: 427–431
4. Wesemann W, Dick B (1997) Erfahrungen mit dem handgehaltenen Autorefraktometer „Retinomax“ bei Erwachsenen und Kindern. Klin Monatsbl Augenheilkd 211: 387–394
5. Wetzel W, Gast R, Duncker G (1991) Veränderungen des sphärischen Äquivalents der objektiven Refraktion im Verlauf nach Phakoemulsifikation mit Intraokularlinsenimplantation. In: Wetzel et al. (Hrsg) 5. Kongreß der DGII. Springer, Berlin Heidelberg New York

Extremsituationen während Sterilisationsvorgängen und deren Einfluß auf empfindliche Materialien in der Ophthalmochirurgie

R.-C. Lerche, M. Förtsch, J. Draeger, G. Richard und U. Mangold

Zusammenfassung. Die H_2O_2-Niedrig-Temperatur-Plasmasterilisation (NTP) ermöglicht im Gegensatz zu allen bisher verfügbaren Verfahren die komplikationslose Bearbeitung von thermolabilen Materialien und damit auch von komplexem mikrochirurgischem Instrumentarium und Intraokularlinsen. Bisher waren diese Objekte aufgrund toxischer und materialtechnologischer Probleme nur unter großem Aufwand sterilisierbar. Ziel der vorliegenden Untersuchungen war, die Materialveränderungen unter Extrembedingungen während des Plasma-Sterilisationsvorganges zu beurteilen.

Material und Methoden: Vier verschiedene Linsentypen aus Silikon, PMMA und Polypropylenbestandteilen wurden vor und nach Plasmasterilisation hinsichtlich ihrer Dichte, Transmission und Oberflächenbeschaffenheit (Raster-Elektronenmikroskopie [REM]) untersucht.

Ergebnisse: Bei valider mikrobiologischer Sicherheit des Verfahrens zeigen sich elektronenmikroskopisch keine Veränderungen der Oberflächenstruktur. Durch eine Vergrößerung des Bestrahlungsabstandes während der Elektronenmikroskopie lassen sich methodisch Blasen und Krater auf der Linsenoberfläche provozieren. Hinsichtlich der Dichte und der Transmission zeigen sich nach dem Sterilisationsvorgang keine Veränderungen. Allerdings können an Silikonlinsen nach dem Sterilisationsprozeß Unebenheiten der optischen Oberfläche auftreten.

Schlußfolgerung: Das einfache schnelle und kostengünstige H_2O_2-Niedrig-Temperatur-Verfahren bewirkt keinerlei Schädigungen an PMMA-Intraokularlinsen. Durch methodische Änderungen während der Elektronenmikroskopie lassen sich Bläschen und Krater wie nach YAG-Laser-Behandlung an der Linsenoberfläche provozieren. Bezüglich der Dichte und der Transmission zeigen sich keine Veränderungen. Für Silikonlinsen ist das Verfahren scheinbar nicht geeignet, im Bereich der Optik – ähnlich wie bei Dehydratationserscheinungen – können Falten der Oberfläche auftreten.

Schlüsselwörter: Sterilisation, Intraokularlinsen, H_2O_2-Niedrig-Temperatur-Plasmasterilisation (NTP), thermolabile Materialien

Summary. *Purpose:* Compared to other sterilization procedures, the H_2O_2-low-temperature plasma sterilization (LTP) allows the treatment of thermolabile materials, including microsurgical instruments and intraocular lenses. Up to now, toxical and metallurgical side effects were well known for these sterilization goods. This study was aimed to report about material changes in extreme situations during low-temperature plasma sterilization.

Methods: In an experimental study density, transmission and surface structure of four different intraocular lenses made of silicone, PMMA, and polypropylene were examined after low-temperature plasma sterilization.

G. Duncker et al. (Hrsg.)
12. Kongreß der DGII 1998

Results: After low-temperature plasma sterilization with microbiological validity, no changes in the surface of intraocular implants could be detected with the electron microscope. In some objects, small bubbles and craters appear if the electron radiation distance is prolonged. No changes in density and transmission were observed after sterilization. Nevertheless, one silicone lense showed changes in the optic surface after LTP.

Conclusion: The uncomplicated, cheap, and quick hydrogen low-temperature plasma sterilization method causes no damage to PMMA intraocular lenses. Methodical changes during electron microscopy may provoke bubbles and craters of the lens surface, as after YAG-laser treatment. Density and UV transmission remain unchanged. For silicone lenses, the sterilization procedure seems to be unsuitable, as folds, as in the case of dehydration, may appear after treatment.

Key words: sterilization, intraocular lenses, H_2O_2-low-temperature plasma sterilization (LTP), thermolabile materials

Einleitung

Mikrochirurgische und chirurgische Eingriffe müssen unter sterilen Kautelen durchgeführt werden und bedürfen daher der Bereitstellung steriler Instrumentarien und Implantmaterialien. Dieses erfordert eine mikrobiozide Bearbeitung der eingesetzten Geräte und Materialien. Definierte mikrobiologische, hygienische und toxikologische Auflagen müssen eingehalten werden. Häufig stellen die bekannten Sterilisationsmethoden die Anwender aufgrund empfindlicher Instrumente und Materialien vor Probleme. So werden verschiedene Materialien durch Hitze, Strahlen oder toxische Einflüsse geschädigt.

Ein neuartiges Sterilisationsverfahren, die H_2O_2-Niedrigtemperatur-Plasmasterilisation (NTP), weist all diese Negativeinflüsse nicht auf [2, 12, 15], jedoch werden die Sterilisationsobjekte auch bei diesem Verfahren Extremsituationen ausgesetzt. Im Hochvakuum wird unter Anlegen einer elektromagnetischen Hochfrequenz aus Wasserstoffperoxid (H_2O_2) der vierte Aggregatszustand – das Plasma – erzeugt, das seine mikrobiozide Wirkung durch die Entstehung freier Radikale erreicht. Voraussetzung für den Erfolg dieses Verfahrens ist, daß der Wirkstoff in gasförmigem Zustand alle zu sterilisierenden Flächen und Hohlräume erreicht. Dazu sind spezielle Verpackungsfolien erforderlich, Metallkassetten, Papiermaterialien oder Flüssigkeitsmäntel reduzieren oder heben die Wirksamkeit des Verfahrens auf.

Ziel der Studie war es, unter mikrobiologisch validen Bedingungen den Einfluß der Plasmasterilisation auf empfindliche Materialien in der Ophthalmochirurgie zu untersuchen. Dazu wurden in einer experimentellen Studie an verschiedenen Intraokularlinsen (IOL-)Typen Materialuntersuchungen vor und nach NTP-Sterilisation vorgenommen.

Material und Methoden

Dichtemessung

Um Materialveränderungen nach Plasmasterilisation aufzudecken, führten wir eine Dichtebestimmung an verschiedenen Linsentypen durch. Je 1 Kontrollinse und 3 Prüfobjekte wurden in die Versuchsserie einbezogen:

1. Morcher IOL Typ 33 L: dreiteilige retropupillare IOL aus PMMA mit einer bikonvexer Optik und 2 offenen blauen Polypropylen-Schlingen.
2. Chiron Adatomed IOL Typ 90 D: einteilige retropupillare IOL aus einem Stück Silikon mit bikonvexer Optik und 360°-Kreishaptik.
3. Chiron Adatomed IOL Typ 72 P: einteilige retropupillare IOL aus PMMA mit bikonvexer Optik und 2 offenen PMMA-Schlingen.

Die Dichte der IOL wurde vor und nach dem Sterilisationsvorgang bestimmt. Dazu wurden die Linsen in einen mit Eichkugeln bestückten Meßskalakolben mit spezifischer Flüssigkeit gegeben. Die Schwimmebene der Linse gab das spezifische Gewicht der Linse in Gramm pro Kubikzentimeter an. Je 3 Meßwerte vor und nach Sterilisation wurden gemittelt.

Bestimmung der Transmission

Für die Intraokularlinse als Implantationskörper inmitten der optischen Achse ist eine unbeeinträchtigte Transmission von höchster Wichtigkeit. Daher war von Interesse, ob und in welcher Art und Weise die Plasmasterilisations-Behandlung die Transmission der Linsenoptik beeinflußt.

In diesem Versuchsabschnitt wurden 1 Kontroll- und 4 Prüfobjekte der Chiron Adatomed IOL Typ 72 P, einer retropupillaren IOL aus PMMA mit bikonvexer Optik und 2 offenen PMMA-Schlingen, getestet. Die Durchlässigkeit für Licht des SUVA-, SUVB- sowie des sichtbaren Spektralbereichs wurde vor und nach Plasmasterilisation mit dem Spektralanalysegerät der Firma Humphrey Instruments LA 360 gemessen.

Oberflächenbeschaffenheit

Die Oberflächenbeschaffenheit der IOL wurde an je einer unsterilisierten Kontrollinse und je 2 behandelten Prüfobjekten mittels Rasterelektronenmikroskopie (REM) analysiert. Es wurden eine dreiteilige retropupillare IOL mit einer bikonvexen PMMA-Optik und 2 offenen blauen Polypropylen-Schlingen (Morcher IOL Typ 33 L), eine einteilige retropupillare IOL mit bikonvexer PMMA-Optik und 2 offenen PMMA-Schlingen (Chiron Adatomed IOL Typ 72 P) sowie eine weitere einteilige retropupillare IOL mit bikonvexer PMMA-Optik und 2 offenen PMMA-Schlingen (Chiron Adatomed IOL Typ 65 S) untersucht. Dazu wurden die Linsen mit einer hauchdünnen Goldschicht überzogen und anschließend bei einer Beschußspannung von 10 kV in einem Arbeitsabstand von 4–7 mm bzw. 11 mm bestrahlt.

Ergebnisse

Dichtemessung

Die Ergebnisse der Dichtemessung zeigten für alle Linsentypen sowie Kontroll- und Prüfobjekte keine signifikanten Veränderungen. Lediglich in der 4. Dezimalstelle fielen minimale Abweichungen auf, die jedoch im Rahmen der Meßungenauigkeit liegen (Tabelle 1). Allerdings mußte festgestellt werden, daß die Silikonlinsen unter Hochvakuumbedingungen und ohne die Einlagerung in Flüssigkeit eine Formveränderung im Sinne von Falten erfahren können.

Mittelwert [g/cm³]	IOL 72 P	IOL 33 L	IOL 90 D
Vor NTP	1,1888	1,1888	1,0713
Nach NTP	1,1888	1,1885	1,0715

Tabelle 1. Mittelwert der Dichte [g/cm³] der verschiedenen Prüfintraokularlinsen vor bzw. nach der Niedrigtemperatur-Plasmasterilisation (NTP)

Bestimmung der Transmission

Unsere Untersuchungen ergaben bei allen Kontroll- und Prüflinsen sowohl vor (MW: 96,5%) als auch nach (MW: 96,7%) der Sterilisation eine geringgradige Reduktion der Transmission der PMMA-Optik (Tabelle 2).

Tabelle 2. Mittelwert der prozentualen Durchlässigkeit [%] für Licht des S-UVA-, S-UVB- und des sichtbaren Spektralbereichs für die verschiedenen Prüfintraokularlinsen vor bzw. nach der Niedrigtemperatur-Plasmasterilisation (NTP)

[%]	Kontroll-IOL	IOL A	IOL B	IOL C	IOL D
Vor NTP	97	97	95	97	97
Nach NTP	97	96	96	97	98

Oberflächenbeschaffenheit

Bei einem Arbeitsabstand von 4–7 mm und einer Beschußspannung von 10 kV konnte – auch an IOL, die 10 wiederholten Sterilisationsvorgängen unterzogen wurden – keine Veränderungen der IOL-Oberfläche beobachtet werden (Abb. 1). Bei einem Arbeitsabstand von 11 mm und sonst gleichen Parametern fanden sich kleine Bläschen bzw. Krater der IOL-Oberfläche (Abb. 2).

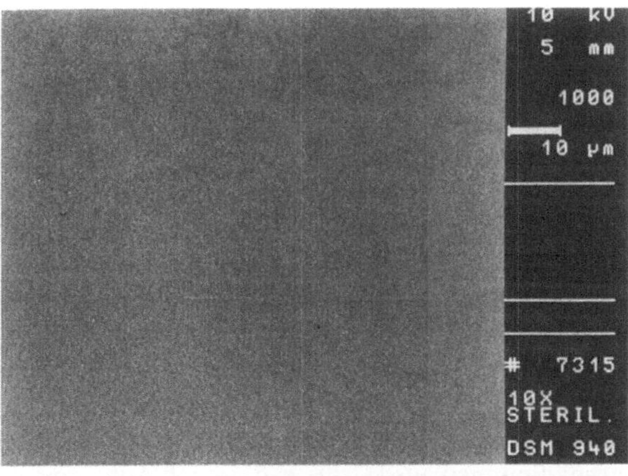

Abb. 1. Rasterelektronenmikroskopische Darstellung der Oberfläche einer zehnmal sterilisierten PMMA-Intraokularlinse (72P) bei einer Spannung von 10 Kilovolt [kV] und einem Bestrahlungsabstand von 5 mm

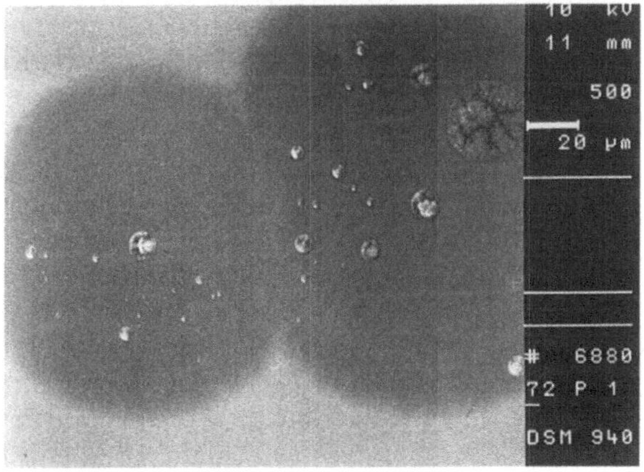

Abb. 2. Rasterelektronenmikroskopische Darstellung der Oberfläche einer einmal sterilisierten PMMA-Intraokularlinse (72P) bei einer Spannung von 10 Kilovolt [kV] und einem Bestrahlungsabstand von 11 mm

Diskussion

Heutzutage werden in der Mikrochirurgie hochtechnisierte und empfindliche Geräte und Materialien verwendet, die den Anwender bei der Sterilisation immer wieder vor Probleme stellen. Zum einen fordern Geräte und Materialien eine schonende Behandlung, zum anderen müssen strenge hygienische, mikrobiologische und toxikologische Auflagen eingehalten werden. Zur Sterilisation thermostabiler Materialien sind die Heißluft- und Dampfbehandlung nach wie vor Methode der Wahl. Zur Sterilisation von thermolabilen Stoffen werden die Ethylenoxid- und Formaldehydbegasung oder die Gammabestrahlung angewendet. Zur Gruppe der thermolabilen Stoffe zählen auch die Intraokularlinsen, die das Implantationsmaterial der am häufigsten durchgeführten Operation der Welt – der Kataraktextraktion – darstellen. Ihre Sterilisation stellt den Ophthalmologen seit Jahrzehnten vor unerwartete Probleme [3, 8, 16]. So führt bei der Gammabestrahlung eine bestimmte Strahlendosis zu einer Depolymerisation des PMMA. Es entstehen hochtoxische Oligo- und Monomere, die schwerste abakterielle Panophthalmien auslösen können [13].

Weiterhin können Elastizitätsänderungen des Polypropylen-Schlingenmaterials auftreten [3]. Bei der Begasung mit Ethylenoxid fungiert das PMMA als Ethylenoxidspeicher. Ohne die erforderlichen Entgasungszeiten können chronische postoperative intraokulare Reizzustände sowie eine Schädigung des Hornhautendothels auftreten [3, 4, 8, 15, 16].

Mit der H_2O_2-Niedrigtemperatur-Plasmasterilisation gibt es nun ein neues Verfahren, das im Niedrig-Temperaturbereich arbeitet und keine toxischen Rückstände produziert und somit für die Sterilisation thermolabiler Materialien geradezu prädestiniert zu sein scheint. Möglich ist weiterhin die sofortige Benutzung der Objekte nach Abschluß der Sterilisation, da lange Entlüftungszeiten wie z. B. nach der Gassterilisation mit Ethylenoxid entfallen.

Bisher durchgeführte Material- und Hygienestudien an mikrochirurgischem Instrumentarium wiesen ein mikrobiologisch sicheres Verfahren ohne Materialschädigungen aus [1, 5, 6, 7, 9, 10, 11]. Aufgrund dieser positiven Erfahrungen bei der Sterilisation lag es nahe, die Plasmasterilisation auch zur Dekontamination von Intraokularlinsen (IOL) zu verwenden. Die Mikrobiozidität des Verfahrens wird durch im Hochvakuum gebildete Wasserstoffperoxid-Radikale erreicht. Sie entstehen unter Anlegung einer elektromagnetischen Hochfrequenz, wobei Temperaturen um ca. 44 °C nicht überschritten werden.

Unsere Ergebnisse zeigen, daß die Transmission für den gesamten sichtbaren Spektralbereich nach Plasmabehandlung nicht eingeschränkt wird, so daß aus optischer Sicht keine Bedenken geäußert werden müssen. Vergleichende Messungen zu anderen Sterilisationsverfahren sind wünschenswert, denn die Gammabestrahlung führt zu einer Verfärbung des Polyacryl-Materials, woraus eine veränderte Spektralwahrnehmung resultiert [13, 14].

Die Dichte aller von uns bisher geprüften Linsen bleibt durch die Plasmasterilisation unbeeinflußt. Auch in weiteren ausführlichen materialtechnologischen Untersuchungen wird den Polyacrylsäure-Derivaten gegenüber Plasma eine gute Beständigkeit bescheinigt [13, 14]. Diese Studien verdeutlichen die Empfindlichkeit der Intraokularlinsen und die Komplexität der Auswahl einer geeigneten Sterilisationsmethode.

Bei der Oberflächenanalyse zeigen sich bei einer Bestrahlungsspannung von 10 kV und einem Arbeitsabstand von 4–7 mm keine Veränderungen der Linsenoberfläche. Bei einem verlängerten Bestrahlungsabstand von 11 mm finden sich an der Oberfläche kleine Bläschen und Krater. Diese Effekte scheinen als Nebenwirkung der Rasterelektronenmikroskopie – ähnlich wie beim Beschuß einer IOL mit dem YAG-Laser – aufzutreten und nicht Folge des Sterilisationsvorganges zu sein.

Silikonlinsen, die sonst mit der Dampfsterilisation behandelt werden, können in Einzelfällen mittelfristig nach Plasmasterilisation Formveränderungen aufweisen. Entweder bewirken Veränderungen der molekularen Struktur unter Vakuumbedingungen oder elektromagnetischer Hochfrequenz oder der fehlende Flüssigkeitsmantel mit nachfolgender Dehydratation des Silikonmaterials eine Fältelung der Oberfläche. Das Plasmasterilisations-Verfahren muß daher für diesen Linsentyp als zunächst ungeeignet eingestuft werden, ergänzende Untersuchungen bezüglich des Materialverhaltens sind wünschenswert.

Zusammenfassend kann gesagt werden, daß die Plasmasterilisation unter mikrobiologisch validen Bedingungen keine Materialveränderungen bezüglich Dichte, Transmission und Oberflächenstruktur für PMMA- und Polypropylen-Intraokularlinsen bewirkt. An wasserhaltigen Linsentypen scheinen während des Sterilisationsprozesses Dehydratationsvorgänge aufzutreten, weshalb das Verfahren zur Zeit nicht für Silikonlinsen geeignet ist. Weitere materialtechnologische Untersuchungen sind erforderlich. Dennoch stellt das Verfahren eine einfache und effektive, schnelle und unbedenkliche Sterilisation von Implantmaterial in Aussicht. Darüber hinaus ist die gemeinsame Sterilisation sowohl thermostabiler als auch thermolabiler Objekte möglich, was die Zusammenstellung klar definierter Operationssets ermöglicht.

Literatur

1. Addy TO (1989) Low temperature plasma: a new sterilization technology for hospital application. J&J Kilmer conference in Moskau (Vortrag, nicht veröffentlicht)
2. Beckert J, Mecke P (1991) Begutachtung der sporiziden Wirksamkeit des Sterrad-Verfahrens. Lübeck, pers. Mitteilung
3. Burk R, Hey H, Draeger J, Armbrecht U, Morszek M (1986) Zum heutigen Stand der PMMA-Intraokularlinsen-Sterilisation. Klin Monatsbl Augenheilk 88: 45–46
4. Draeger J, Prüter JW (1990) Eignung verschiedener Verfahren zur Sterilisation von mikrochirurgischen Instrumenten. Ein Überblick über bisherige und zukünftige Verfahren. Klin Monatsbl Augenheilkd 197: 133–137
5. Förtsch M, Prüter JW, Draeger J, Helm F, Samman A, Seibt H, Ahlborn H (1993) H_2O_2-Niedrigtemperatur-Plasmasterilisation (NTP). Ophthalmologe 90: 754–764
6. Geiss HK, Heid H, Hirth R, Sonntag HG (1994) Plasmasterilisation – ein alternatives Niedrigtemperatur-Sterilisationsverfahren. Zentr Steril 4: 263–269
7. Gundermann KO, Höller C (1992) Gutachten über die Wirksamkeit des Plasmasterilisators STERRAD der Fa. Johnson & Johnson Medical GmbH, Teil II. Kiel 1992, pers. Mitteilung
8. Hey H, Burk R, Rudolph M, Draeger J (1986) Bestimmung des Ethylenoxidrestgehaltes in Intraokularlinsen aus PMMA. Fortschr Augenheilkd 82: 535–536
9. Jacobs PT, Lin SM (1987) Hydrogen Peroxide Plasma Sterilization System. US-Patent 4.643.876
10. Jacobs PT (1990) Plasma sterilization. J Health Mat Management VII (5): 49
11. Jacobs PT, Kowatsch R (1993) Sterrad sterilization system: a new technology for instrumentation sterilization. Endosc Surg Allied Technol 19(5): 57–58
12. Jordy A (1990) Niedrigtemperatur-Plasmasterilisation (NTP) im Krankenhausbereich - eine Alternative zu Ethylenoxid (EO) und Formaldehyd (FO)? Krhs Hyg + Inf verh 12: 167–180
13. Minot A, Arnaud Y (1994) Sterilisationsverfahren und ihre Auswirkung auf Polymere. Zentr Steril 4: 231–243
14. Netter KJ (1992) Toxikologische Bewertung des Sterrad-Verfahrens zur Sterilisation verschiedener Materialien mit aktiviertem Wasserstoffperoxid. Marburg
15. Scherrer M, Daschner F (1994) Vergleich verschiedener Sterilisationsverfahren für thermolabile Materialien, Teil 1: Human- und Ökotoxikologie, Freiburg
16. Singh G, Böhnke M, v. Domarus D, Draeger J (1985) Toxicity of methods implant material sterilization on corneal endothelium. Ann Ophthalm 17: 727–730

Pseudoakkommodation und Kontrastschehschärfe diffraktiver und refraktiver multifokaler Intraokularlinsen

S. Pieh, B. Lackner, R. Zöhrer, H. Weghaupt und C. Skorpik

Zusammenfassung. Ziel der Untersuchungen war ein Vergleich der Tiefenschärfe und der Kontrastsehschärfe einer diffraktiven und refraktiven Multifokallinse.

Methodik: Die Pseudoakkommodation wurde anhand von Defokussierungskurven geprüft. In der diffraktiven Gruppe wurden 10 Augen von 9 Patienten mit einer 3M 825x + 4 und in der refraktiven Gruppe 13 Augen von 9 Patienten mit einer AMO Array SSM 26 NB untersucht. Für die Kontrastuntersuchung wurde ein Streifenmuster mit einer Ortsfrequenz von 0,5, 1, 3, 6, 11,4 und 22,4 auf einem Fernsehmonitor (Nicolet CS 2000) dargestellt. Die Simulation der Blendung erfolgte mit dem Brightness Acuity Tester (Mentor Inc.). Hier wurden 29 Augen mit einer 3M 815LE in der diffraktiven und 12 Augen mit der AMO SSM 26 NB in der refraktiven Gruppe untersucht.

Ergebnisse: In der Defokussierungskurve erreichte die diffraktive Gruppe einen Fernvisus von Snellen 1,0±0,2 und die refraktive Gruppe einen von 0,91±0,13. Die Sehschärfe sank durch Vorsetzen von Minusgläsern bei der diffraktiven Gruppe auf Snellen 0,42±0,07 bei -1,5 dpt und bei der refraktiven Gruppe auf Snellen 0,43 dpt bei -2,0 dpt. Bei -3,0 dpt in der Defokussierungskurve erreichte die diffraktive Gruppe eine signifikant bessere Sehschärfe von Snellen 0,82±0,15 gegenüber der refraktiven Gruppe mit 0,43±0,09.

Die Kontrastsehschärfe war bei den Ortsfrequenzen 0,5, 1 und 22,8 bei beiden Gruppen ident. Bei den Ortsfrequenzen 3, 6 und 11,4 war die Kontrastsehschärfe bei der diffraktiven Gruppe um bis zu 10% reduziert, bezogen auf die refraktive Gruppe. Der Unterschied zwischen beiden Gruppen war bei einer Ortsfrequenz von 3 statistisch signifikant. Die Kontrastuntersuchung mit Blendung zeigte bei den Ortsfrequenzen 0,5 und 1 keine Unterschiede zwischen beiden Gruppen. Bei 3, 6, 11,4 und 22,8 lagen die Ergebnisse der Kontrastsehschärfe in der diffraktiven Gnuppe bis zu 16% unter denen der refraktiven Gruppe. Bei einer Ortsfrequenz von 6 war der Unterschied statistisch signifikant.

Schlußfolgerung: Die diffraktive Multifokallinse erreicht einen statistisch signifikant besseren Nahvisus verglichen mit der refraktiven Multifokallinse. Die Kontrastsehschärfe der diffraktiven Multifokallinse ist gegenüber der refraktiven Multifokallinse reduziert.

Summary. In this study, a diffractive multifocal IOL (MIOL) and a refractive MIOL were investigated after implantation to determine their depth of focus and to compare contrast sensitivity and glare disability.

Patients and method: We examined ten eyes of nine patients after the implantation of a 3 M 825x + 4 and 13 eyes of nine patients after the implantation of an AMO Array SSM 26 NB. The depth of focus was evaluated in a range of -6.0 D to +3.0 D of defocusation and Snellen visual acuity was recorded.

In 29 eyes with a diffractive MIOL (3 M 815LE) and in 12 eyes with a refractive three-piece, five-zone MIOL (AMO Array SSM 26 NB), contrast sensitivity and glare disability

G. Duncker et al. (Hrsg.)
12. Kongreß der DGII 1998

(Brightness Acuity Tester, Mentor Inc.) were tested with stationary sinusoidal gratings at 0.5, 1, 3, 6, 11.4, and 22.8 cycles per degree (cpd) (Nicolet CS 2000).

Results: The distance acuity was at Snellen 1.0±0.2 (3 M) and at Snellen 0.91±0.13 (AMO). The near acuity peak was at Snellen 0.82±0.15 (3 M) and at Snellen 0.55±0.14 (AMO).

The contrast sensitivity function of both MIOL groups was identical at spatial frequences of 0.5, 1, and 22.8 cpd. At 3, 6, and 11.4 cpd of spatial frequency, the contrast sensitivity function of the diffractive MIOL group was up to 10% lower than in the refractive MIOL group and the difference between groups was statistically significant at 6 cpd.

When glare was presented, there were no differences between both groups in contrast sensitivity function at 0.5 and 1 cpd. At middle and high spatial frequences of 3, 6, 11.4 and 22.8 cpd, the diffractive group was up to 16% lower than the refractive group. At 6 cpd the difference between the groups was statistically significant.

Conclusions: For near distances, the 3 M lens provides the patient with a statistically significant better visual acuity. The disadvantages of decreased contrast sensitivity and greater rate of glare disability in multifocal implants are more pronounced in the diffractive principle.

Einleitung

Multifokale Intraokularlinsen (IOL) beinhalten mindestens 2 Brennpunkte und ermöglichen die simultan scharfe Abbildung von Gegenständen sowohl in der Ferne als auch in der Nähe. Bei richtiger Berechnung der Linsenstärke führt dies zur Brillenunabhängigkeit des Patienten [3]. Die Verteilung des einfallenden Lichtes auf mehrere Brennpunkte sowie die Überlagerung eines fokussierten Netzhautbildes durch ein beziehungsweise mehrere nichtfokussierte Netzhautbilder führt theoretisch [2] und klinisch [1, 6, 7, 8] zu einer Abnahme der Kontrastsehschäfe.

In dieser Arbeit werden Pseudoakkommodation und Kontrastsehschärfe einer diffraktiven und refraktiven multifokalen IOL miteinander verglichen.

Patienten und Methode

Die Pseudoakkomodation wurde anhand von Defokussierungskurven ermittelt. Hierbei werden, von einer besten Femkorrektur ausgehend, dem Patienten in 0,5-Dioptrienschritten Gläser von -6,0 dpt bis +3,0 dpt vorgesetzt und jeweils die Sehschärfe ermittelt.

In der diffraktiven Gruppe wurden 9 Patienten (10 Augen) mit einer multifokalen Intraokularlinse der Fa. 3M 825x + 4 untersucht. Bei dieser bikonvexen Hinterkammerlinse, die durch Refraktion und Diffraktion [5] einen Fern- und Nahfokus erzeugt, werden vom einfallenden Licht 41% zum Fernfokus und 41% zum Nahfokus verteilt. 18% des einfallenden Lichtes gehen aufgrund höherer Ordnungen der Diffraktion verloren. Das Durchschnittsalter der Patienten war 67,8 Jahre ± 11,0, der Nachbeobachtungszeitraum betrug im Mittel 28,1 Monate ± 12,1.

Die refraktive Gruppe bestand aus 9 Patienten (13 Augen) die mit einer SSM 26 NB der Fa. Allergan versorgt wurden. Hierbei handelt es sich um eine bikonvexe Silikonlinse mit Polypropylen-Haptiken. Die multifokale Funktion wird durch 5 ringförmige asphärische Zonen erreicht, die an der Vorderfläche der Linse konzentrisch angeordnet sind. Jede Zone bewirkt eine progressive Nahaddition von bis zu 3,5 dpt. Die Verteilung des einfallenden Lichtes variiert mit der Pupillengröße, wobei 50–60% des Lichtes den Fernfokus, 22–38% den Nahfokus und 15–18% die intermediären Brennpunkte erreichen. Das Durchschnittsalter in dieser Gruppe betrug 69,2 Jahre ± 7,0, die Nachuntersuchung erfolgte nach durchschnittlich 5,1 Monaten ± 4,0. Der Vergleich beider Patientengruppen wurde mittels t-Test für unabhängige Stichproben durchgeführt.

Im zweiten Untersuchungsgang, der Bestimmung der Kontrastempfindlichkeit über den Fernfokus ohne und mit Blendung, wurde bei allen Patienten der Fernvisus mit bester Fernkorrektur ermittelt.

Die Kontrastuntersuchung erfolgte aus 3 m Entfernung mit der besten Korrektur für diesen Abstand. Auf einem Monitor (Nicolet CS 2000) wurde ein vertikales Streifenmuster mit einer Ortsfrequenz von 0,5, 1, 3, 6, 11,4, und 22,8 dargestellt. Vor jeder Testserie erfolgte eine Kalibrierung des Kontrastes und der mittleren Helligkeit. Die Kontrastsensitivität bei der jeweiligen Ortsfrequenz war der Mittelwert aus 4 Schwellenwerten nach der aufsteigenden und 4 Schwellenwerten nach der absteigenden Methode. Die Blendempfindlichkeit wurde bei gleicher Anordnung mittels des Brightness Acuity Testers (BAT, Mentor, Inc.) getestet, wobei die Helligkeit mit 300 cd/m^2 festgelegt wurde.

Die diffraktive Gruppe bestand aus 25 Patienten (29 Augen), die mit einer multifokalen IOL der Fa. 3M 815LE versorgt wurden. Diese Linse entspricht dem Vorgängermodell der oben beschriebenen diffraktiven Multifokallinse und unterscheidet sich nur durch eine geringere Nahaddition von +3,5 dpt gegenüber +4,0 dpt bei der 3M 825x + 4. Das Durchschnittsalter der Patienten war 66,5 Jahre ± 11,7. Die Nachuntersuchungen fanden nach 19,0 Monaten ± 5,6 statt.

In der refraktiven Gruppe wurden 8 Patienten (12 Augen) mit einer SSM 26 NB der Fa. Allergan untersucht. Das Durchschnittsalter betrug 67,5 Jahre, der Nachuntersuchungszeitraum im Mittel 6,3 Monate ± 4,9. Der Vergleich der Patientengruppen wurde mit einem t-Test für unabhängige Stichproben durchgeführt.

Ergebnisse

Die Defokussierungskurven für beide Multifokallinsen sind in Abb. 1 dargestellt. Beide Defokussierungskurven haben entsprechend dem multifokalen Prinzip einen Gipfel bei 0 dpt und 3 dpt.

In der Defokussierungskurve der 3M 825x + 4-Multifokallinse betrug der Fernvisus Snellen 1,0±0,2 und der Nahvisus Snellen 0,82±0,15. Ein Visus von mindestens Snellen 0,5 wurde in einem Bereich von +1,0 dpt bis −4,0 dpt, ausgenommen bei −1,5 dpt, wo der Visus auf 0,42±0,07 abfällt, erzielt. Bei der refraktiven Multifokallinse zeigt die Defokussierungskurve einen Fernvisus von Snellen 0,91±0,13 und einen Nahvisus von Snellen 0,55±0,14. Abgesehen in einem Bereich von –1,5 dpt bis –2,5 dpt, wo der Visus auf Snellen 0,43±0,09 abfällt, wird von +1,0 dpt bis –3,5 dpt ein Visus von mindestens Snellen 0,5 erreicht. Die Unterschiede zwischen beiden Linsen waren in einem Bereich von –2,5 dpt bis –4,0 dpt statistisch signifikant. In der diffraktiven Patientengruppe, bei der eine Untersuchung der Kontrastsehschärfe durchgeführt wurde, betrug der bestkorrigierte Fernvisus mit -0,51 sph ± 0,76 + 1,01 cyl ± 0,49 Snellen 0,96±0,13, in der refraktiven Gruppe mit -0,38 sph ± 0,68 + 0,68 cyl ± 0,50 Snellen 0,95±0,17.

Abbildung 2 zeigt die Kontrastsehschärfe beider Gruppen. Bei einer Ortsfrequenz von 0,5 und 1 ist der Kurvenverlauf nahezu identisch. Bei den Orts-

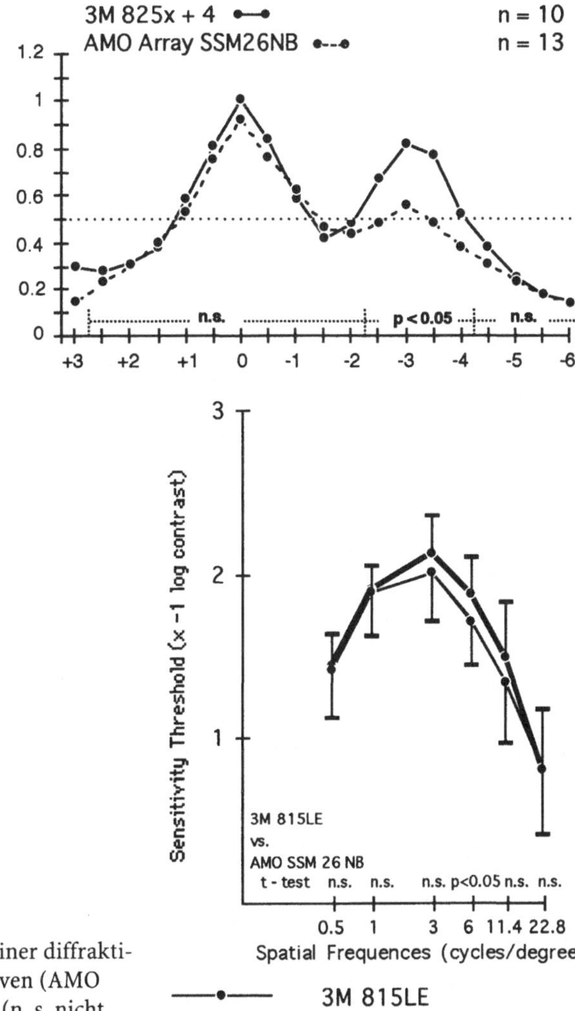

Abb. 1. Defokussierungskurven einer diffraktiven (3M 825x + 4) und refraktiven (AMO SS 26 NB) Multifokallinse (n. s. nicht signifikant)

Abb. 2. Kontrastsehschärfe einer diffraktiven (3M 815LE) und refraktiven (AMO SSM 26 NB) Multifokallinse (n. s. nicht signifikant)

frequenzen 3, 6 und 11,4 fällt die diffraktive Gruppe auf bis zu 90% der refraktiven Gruppe ab. Bei einer Ortsfrequenz von 22,8 sind die Ergebnisse gleichwertig. Der Unterschied zwischen beiden Gruppen ist bei einer Ortsfrequenz von 6 statistisch signifikant.

Abbildung 3 zeigt das Ergebnis der Kontrastsehschärfe mit Blendung. Auch hier sind bei einer Ortsfrequenz von 0,5 und 1 beide Gruppen identisch. Bei den Ortsfrequenzen 3, 6, 11,4 und 22,8 sinkt die Kurve der diffraktiven Gruppe bis auf 84% der refraktiven Gruppe ab. Dieser Unterschied ist bei einer Ortsfrequenz von 6 statistisch signifikant.

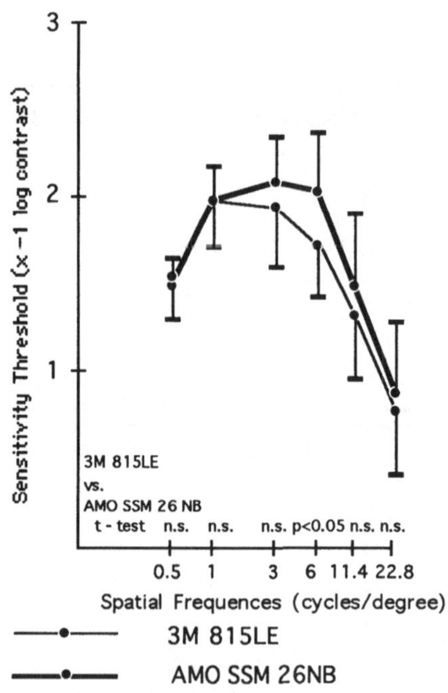

Abb. 3. Kontrastsehschärfe mit Blendung einer diffraktiven (3M 815LE) und refraktiven (AMO SSM 26 NB) Multifokallinse (n. s. nicht signifikant)

Diskussion

Multifokallinsen erreichen, wie bereits in der Literatur [8] beschrieben, eine deutlich bessere Tiefenschärfe als Monofokallinsen. Der bestkorrigierte Fernvisus ist mit durchschnittlich 1,0 bei der 3M 825x + 4 und mit 0,91 bei derArray SSM 26 NB bei beiden Multifokallinsen gleichwertig. Deutliche Vorteile weist die diffraktive Linse beim Nahfokus auf, wo sie bei -3,0 dpt in der Defokussierungskurve mit Snellen 0,82 gegenüber Snellen 0,55 der refraktiven Gruppe ein signifikant besseres Ergebnis liefert (s. Abb. 1). Der Grund hierfür liegt in der unterschiedlichen Lichtverteilung beider Linsen. Bei der diffraktiven Linse entsteht der Nahfokus aus 41% des einfallenden Lichtes und wird von 59% des einfallenden Lichtes überlagert. Der Nahfokus bei der refraktiven

Linse wird in Abhängigkeit von der Pupillengröße aus 25 bis 28% des einfallenden Lichtes gebildet und von 62 bis 75% des einfallenden Lichtes aus dem Fernfokus und den intermediären Foci überlagert. Beide Linsen sind im Intermediärbereich von 0,5–6 m, was in der Defokussierungskurve einem Bereich von 0 dpt bis −2,0 dpt entspricht, annähemd identisch. Die intermediären Brennpunkte der refraktiven Linse finden keinen Niederschlag in der Defokussierungskurve. Die Ursache hierfür liegt in der Lichtstärke dieser intermediären Brennpunkte, die nur aus 15–18% des einfallenden Lichtes besteht.

Die Kontrastsehschärfe ist abhängig von der Sehschärfe und vom Alter [4]. Mit einem Durchschnittsalter von 66,5 Jahren für die diffraktive Gruppe und 67,5 Jahren für die refraktive Gruppe und einem durchschnittlichen bestkorrigierten Fernvisus von Snellen 0,96 für die diffraktive Gruppe und 0,95 für die refraktive Gruppe waren die beiden untersuchten Patientengruppen vergleichbar. Bei der Untersuchung der Kontrastsehschärfe über den Fernfokus zeigte die diffraktive Linse bei Ortsfrequenzen von 3, 6 und 22,4 um bis zu 10% schlechtere Ergebnisse bezogen auf die refraktive Linse (s. Abb. 2). Bei einer Ortsfrequenz von 6 war der Unterschied signifikant. Der Unterschied ist wahrscheinlich Ausdruck der Lichtverteilung in der jeweiligen Multifokallinse. Bei der diffraktiven Linse werden 41% des einfallenden Lichtes zum Fernfokus gelenkt, während die restlichen 59% das entstehende Netzhautbild überlagern. Beim refraktiven Prinzip entsteht der Fernfokus aus 50–60% des einfallenden Lichtes in Abhängigkeit der Pupillengröße und wird dementsprechend von 50–60% des einfallenden Lichtes überlagert.

Bei der Kontrastuntersuchung mit Blendung fällt der Unterschied zwischen beiden Linsen deutlicher aus (s. Abb. 3). Bei den Ortsfrequenzen 3, 6, 11,4 und 22,8 ist die Kontrastsehschärfe der diffraktive Gruppe um bis zu 16% niedriger, bezogen auf die refraktive Gruppe. Der Unterschied ist bei einer Ortsfrequenz von 6 statistisch signifikant. Die Erklärung liegt im geringeren Pupillendurchmesser bei Blendung. Während die Pupillengröße bei der diffraktiven Linse zu keiner Änderung der Lichtverteilung führt, bewirkt die enge Pupille bei der refraktiven Linse eine weitere Betonung des Fernfokus in der Lichtverteilung. Es kommen nun 60% des Lichtes dem Fernfokus zu, die restlichen 40% den intermediären Brennpunkten und dem Nahfokus, die wiederum den Fernfokus überlagern.

In der Defokussierungskurve erreichen beide Multifokallinsen sowohl in der Ferne als auch im intermediären Bereich gleichwertige Ergebnisse. In der Nähe ist die Sehschärfe mit der diffraktiven Multifokallinse signifikant besser. Die Kontrastsehschärfe bei mittleren und hohen Ortsfrequenzen ist bei der diffraktiven Multifokallinse gegenüber jener der refraktiven Multifokallinse reduziert. Der Unterschied in der Kontrastsehschärfe ist unter Blendungsbedingungen deutlicher.

Literatur

1. Auffarth GU, Hunold W, Breitenbach S, Wesendahl TA, Mehdom E (1993) Langzeitergebnisse für Kontrastsehvermögen und Blendungsempfindlichkeit bei Patienten mit diffraktiven Multifokallinsen. Klin Monatsbl Augenheilkd 203: 336–342
2. Holladay JT, van Dijk H, Lang A et al. (1990) Optical performance of multifocal intraocular lenses. J Cataract Refract Surg 16: 413–422
3. Pieh S, Weghaupt H, Rainer G, Skorpik C (1997) Sehschärfe und Brillentrageverhalten nach Implantation einer diffraktiven Multifokallinse. Klin Monatsbl Augenheilkd 10: 38–42
4. Owlesy C, Sekuler R, Siemsen D (1983) Contrast sensitivity throughout adulthood. Vis Res 23: 689–699
5. Rassow B, Kusel R (1991) Die Optik der diffraktiven Intraokularlinse. In: Schott K, Jacobi KW, Freyler H (Hrsg) 4. Kongreß der Deutschen Gesellschaft für Intraokularlinsen-Implantationen. Springer, Berlin Heidelberg New York, S 339–348
6. Rüther K, Eisenmann D, Zrenner E, Jacobi KW (1994) Der Einfluß diffraktiver Multifokallinsen auf Kontrastsehen, Gegenlichtsehschärfe und Farbsinn. Klin Monatsbl Augenheilkd 204: 14–19
7. Steinert RF, Post CT, Brint SF et al. (1992) A prospective, randomized, double-masked comparison of a zonal-progressive multifocal intraocular lens and a monofocal intraocular lens. Ophtalmology 99: 853–860
8. Weghaupt H, Pieh S, Skorpik Ch (1996) Visual properties of the foldable AMO Array multifocal intraocular lens. J Cataract Refract Surg 22 [Suppl 2]: 1313–1317

The Choo-Choo Chop and Flip Phacoemulsification Technique

I.H. Fine

Zusammenfassung. Für die Zertrümmerung des Linsenkernes mit Hilfe der Phakoemulsifikation gibt es zahlreiche Techniken, die in verschiedenen Varianten und auch in Abhängigkeit von den einzelnen Parametern der jeweils zur Verfügung stehenden Phakomaschine zum Einsatz kommen.

Ein erfahrener Ophthalmochirurg stellt hier eine Operationstechnik vor, die die Vorteile verschiedener anderer Techniken in sich vereint und mit Hilfe des Phakogerätes „Alcon Legacy“ realisiert werden kann. Didaktisch gegliedert werden die Einzelschritte für einen schonenden Eingriff anhand von Abbildungen erklärt.

Es wird festgestellt, daß die Technik die Sicherheit während der Operation erhöht und damit zwei Ziele erreicht: minimal invasive Kataraktchirurgie und schnellste visuelle Rehabilitation.

Summary. The choo-choo chop and flip phacoemulsification is a chopping technique that uses power modulations and high vacuum along with specific maneuvers to minimize the amount of ultrasound energy in the eye and maximize safety and control. (Copyright © 1998 by W.B. Saunders Company)

This technique is designed to take maximum advantage of various new technologies available through the Alcon Y 20,000 Legacy (Alcon Surgical Inc, Ft Worth, TX) and the AMO Diplomax (Allergan Medical Optics, Irvine, CA) Phaco-emulsification Systems. These technologies include high-vacuum cassettes and tubing, multiple programmable features on both systems, as well as the Mackool Microtip (Alcon Surgical Inc) with the Legacy and burst mode and occlusion mode capabilities with the Diplomax (Table 1). The result is enhanced efficiency, control, and safety. The procedure is done as follows:

A side-port incision is made to the left with a 1-mm trifaceted diamond knife, after which the anterior chamber is irrigated with 0.5 mL preservative-free xylocaine. Using the soft-shell technique described by Steve Arshinoff, Viscoat (Alcon Surgical Inc) is placed into the anterior chamber angle distal to the side port, through the side-port incision. It fills the anterior chamber but allows the eye to remain relatively soft. Provisc (Alcon Surgical Inc) is instilled on top of the center of the lens capsule under the Viscoat. Provisc forces the Viscoat up against the cornea, creating a soft shell, which helps stabilize the anterior chamber and protect the endothelium. Additionally, Provisc, which is a cohesive viscoelastic, decreases any tendency for iris prolapse during the hydro steps. After clear corneal incision, cortical cleaving hydrodissection is

G. Duncker et al. (Hrsg.)
12. Kongreß der DGII 1998

Table 1. Fine Phacoemulsification

Alcon Legacy **MacKool System Hi-Vac „Choo-choo Chop and Flip"**				**I & A**	
Memory Mode	Chop Mem 1 Pulse	Trim Mem 2 Pulse	Flip Mem 3 Pulp	Cortical Mem 1-3	Viscoat Mem 4
Power (%)	50	35	35	Surg vac	Surg as
Asp (mL/min)	28/33	20/18	22	38	60
Vac (mm Hg)	350	180	180	500+	500+
Mode	Pulse 2/sec	Pulse 7/sec	Pulse 7/sec	Cont Irrig	Cont irrig
Bottle height (cm)	78	72	72	70	70
Fine AMO Diplomax					
Hi-Vac/Chop and Flip **„Choo-choo Chop and Flip"**				**I & A Control** **Surg Vac Control**	
	Chop Phaco 1	Trim Phaco 2	Flip Phaco 3	Cortical Clean-up	Viscoat Removal
Power (%)	60	60	60		
Aspiration cont flow (mL/min)	26/30	32/26	32/16	10	30
Vacuum (mm Hg)	50/250	40/90	70/150	500	500
Mode	Cont burst	Cont burst	Cont burst	Cont irrig	Cont irrig
Bottle height (in.)	32	32	32	28	28

performed in the two distal quadrants followed by hydrodelineation. After the two hydro steps, the nucleus should rotate easily within the capsular bag. The Mackool/Kelman microtip on the Legacy is introduced bevel down to aspirate the epinucleus uncovered by the capsulorhexis, and is then turned bevel up. With a Diplomax system, a 30° standard bevel-down tip is used throughout endonuclear removal. The Fine/Nagahara chopper (Rhein Medical, Tampa, FL) is placed in the golden ring and is used to stabilize the nucleus by lifting and pulling toward the incision slightly (Fig 1), after which the phaco tip lollipops the nucleus in either pulse mode at 2 pulses/second (Legacy) or 80-msec burst mode (Diplomax). With the energy set in this way, we minimize ultrasound energy into the eye and maximize our hold on the nucleus as the vacuum builds between pulses or bursts. Because of the decrease in cavitational energy around the tip at this low pulse rate or in burst mode, the tunnel in the nucleus in which the tip is embedded fits the needle very tightly and gives us an excellent hold on the nucleus, thus maximizing control of the nucleus as we score and chop it (Fig 2) in foot position 2.

The Fine/Nagahara chop instrument is grooved on the horizontal arm close to the vertical „chop" element with the groove parallel to the direction of the sharp edge of the vertical element. In scoring the nucleus, the instrument is

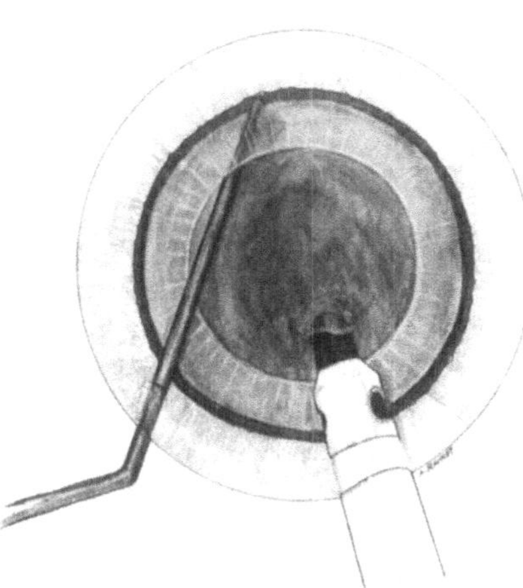

Fig. 1. Stabilization of the nucleus during lollipopping for the initial chop

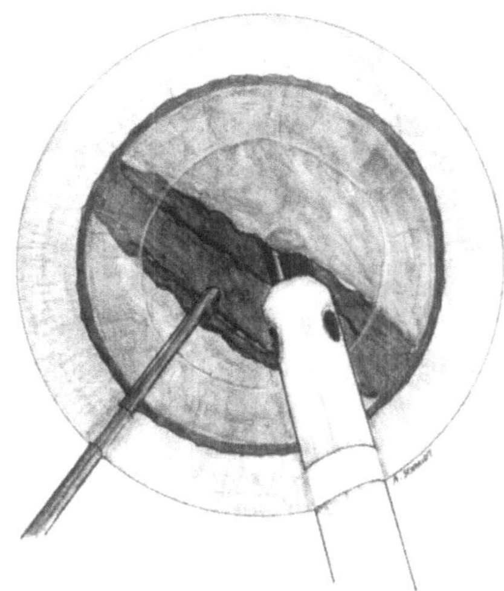

Fig. 2. Completion of the initial chop

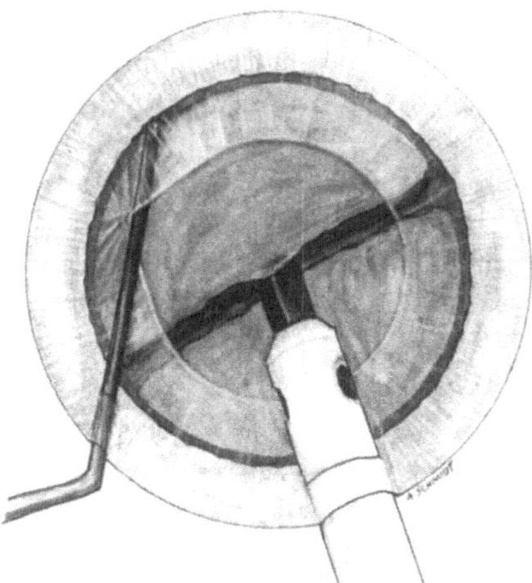

Fig. 3. Stabilization of the nucleus before commencing the second chop

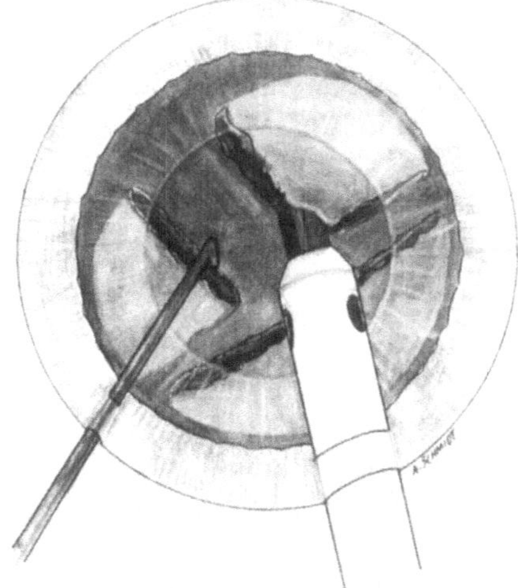

Fig. 4. Pie-shaped segment adherent to the phaco tip after completion of the second chop

always moved in the direction the sharp edge of the wedge-shaped vertical element is facing (as indicated by the groove on the instrument), thus facilitating scoring. The nucleus is scored by bringing the chop instrument to the side of the phaco needle. It is chopped in half by pulling the chopper to the left and slightly down while moving the phaco needle, still in foot position 2, to the right and slightly up. Then the nuclear complex is rotated. The chop instrument is again brought into the golden ring (Fig 3), and the nucleus is again lollipopped, scored, and chopped, with the resulting pie-shaped segment now lollipopped on the phaco tip (Fig 4). The segment is then evacuated, using high vacuum and short bursts or pulse mode phaco at 2 pulses/second (Fig 5). The nucleus is continually rotated so that pie-shaped segments can be scored, chopped, and removed essentially by the high vacuum assisted by short bursts or pulses of phaco. The short bursts or pulses of ultrasound energy continuously reshape the pie-shaped segments that are kept at the tip, allowing for occlusion and extraction by the vacuum. The size of the pie-shaped segments is customized to the density of the nucleus, with smaller segments for denser nuclei. Phaco in burst mode or at this low pulse rate sounds like „choo-choo-choo-choo"; ergo the name of this technique. With burst mode or the low pulse rate, the nuclear material tends to stay at the tip rather than chatter as vacuum holds between pulses. The chop instrument is used to stuff the segment into the tip or keep it down in the nuclear shell.

After evacuation of the first hemi-nucleus, the second hemi-nucleus is rotated to the distal portion of the bag, and the chop instrument stabilizes it while it is lollipopped. It is then scored (Fig 6) and chopped. The pie-shaped segments can be chopped a second time to reduce their size (Fig 7) if they appear too large to easily evacuate.

There is little tendency for nuclear material to come up into the anterior chamber with this technique. Usually it stays down within the epinuclear shell, but the position of the endonuclear material can be controlled by the chop instrument. After evacuation of all endonuclear material (the Diplomax tip is turned bevel up) (Fig 8), the epinuclear rim is trimmed in each of the three quadrants, mobilizing cortex as well in the following way. As each quadrant of the epinuclear rim is trimmed, the cortex in the adjacent capsular fornix flows over the floor of the epinucleus and into the phaco tip. Then the floor is pushed

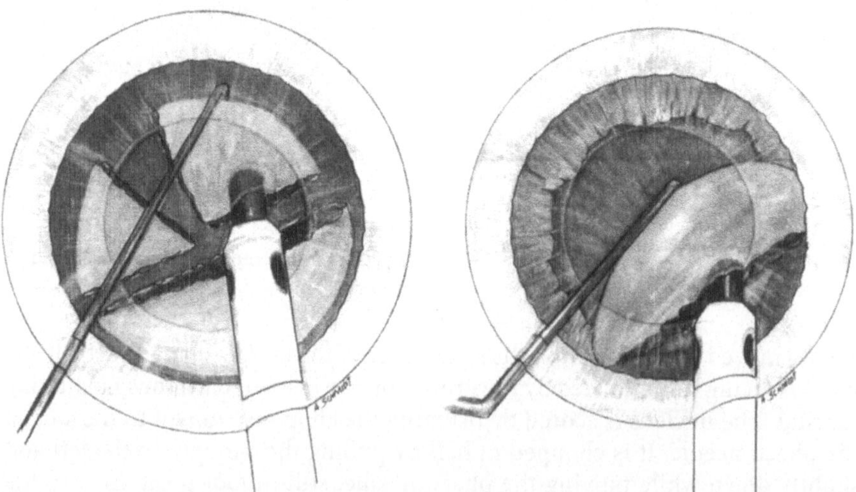

Fig. 5. Mobilization of the first pie-shaped segment

Fig. 6. Scoring of the second hemi-nucleus

back to keep the bag on stretch until three of the four quadrants of epinuclear rim and forniceal cortex have been evacuated. It is important not to allow the epinucleus to flip too early, thus avoiding a large amount of residual cortex remaining after evacuation of the epinucleus.

The epinuclear rim of the fourth quadrant is then used as a handle to flip the epinucleus (Fig 9). As the remaining portion of the epinuclear floor and rim is evacuated from the eye, 80% to 90% of the time all of the cortex is evacuated with it (Fig 10). Continuing with the soft-shell technique, the capsular bag is

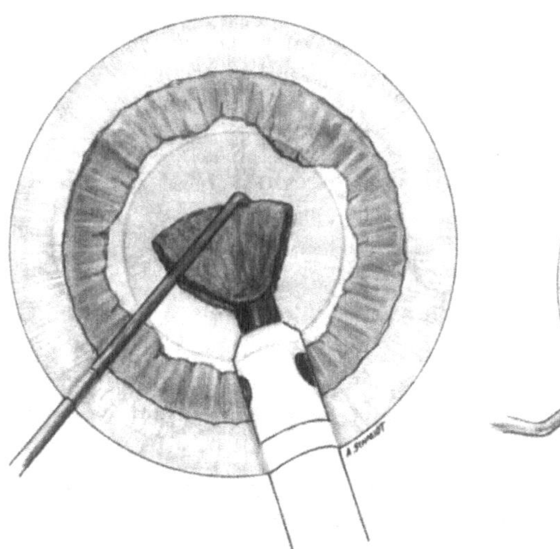

Fig. 7. Mobilizing the final quadrant

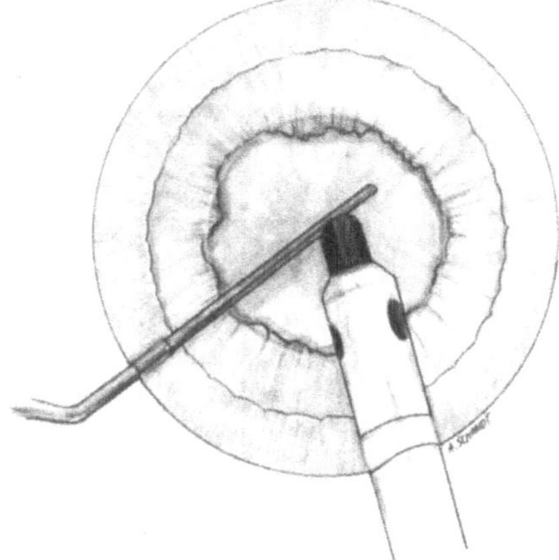

Fig. 8. The epinuclear shell being rotated for trimming

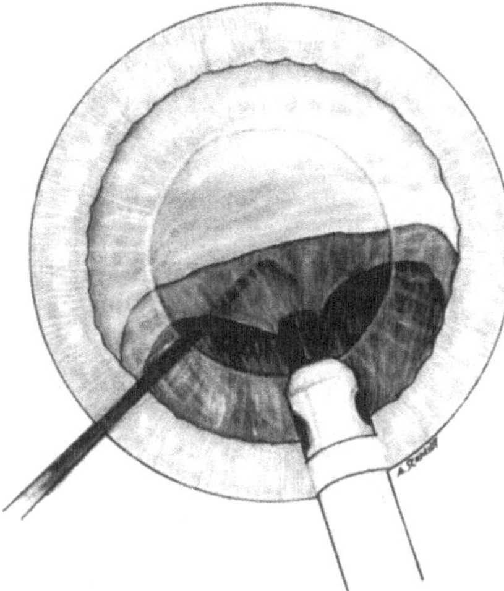

Fig. 9. Flipping of the epinucleus

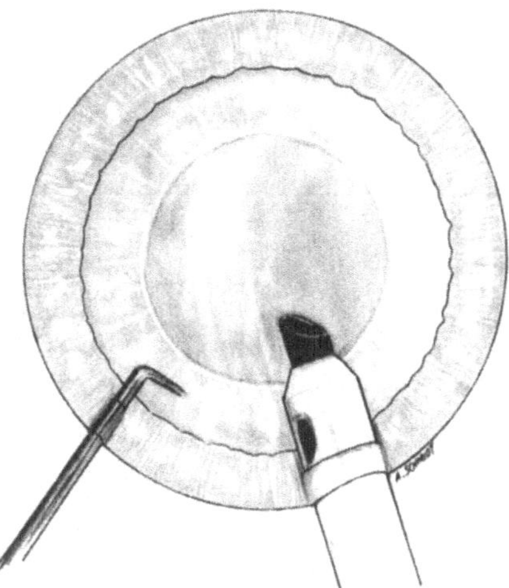

Fig. 10. Empty capsular bag after flipping of the epinucleus

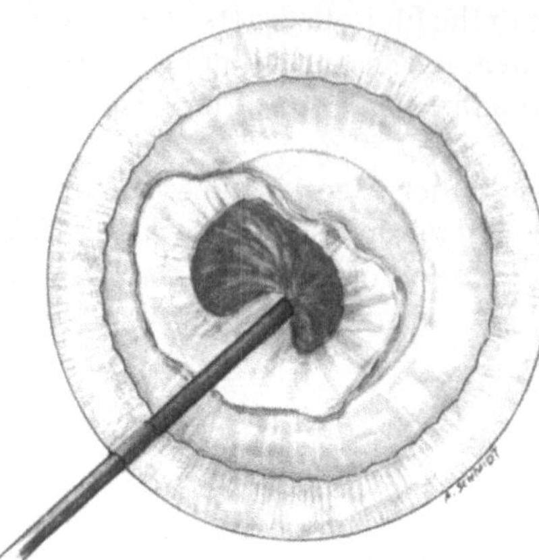

Fig. 11. Viscodissection of residual cortex before IOL implantation

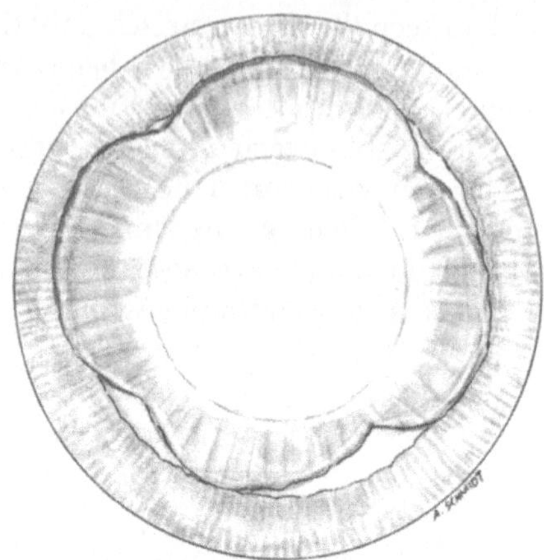

Fig. 12. Viscodissection of residual cortex before IOL implantation

filled with Provisc, and Viscoat is injected into the center of the capsular bag to help stabilize the anterior chamber and to blunt the movement of the foldable IOL as it is implanted into the eye. If the cortex was incompletely mobilized during epinuclear removal, Viscoat (rather than Provisc) is instilled first to viscodissect the cortex into the capsular fornix and drape some of it on top of the capsulorhexis (Figs 11 and 12). Provisc is then injected into the bottom of the bag, forcing the Viscoat anteriorly. The foldable intraocular lense (IOL) is then implanted.

Residual cortex is evacuated with residual viscoelastic, the posterior capsule being protected by the optic of the IOL. Mobilization of Viscoat is greatly facilitated because it is encased within the much more highly cohesive Provisc and less time is necessary to evacuate residual viscoelastic.

The choo-choo chop and flip technique uses the same hydro forces to disassemble the nucleus but substitutes mechanical forces (chopping) for ultrasound energy (grooving) to further disassemble the nucleus. High vacuum is used as an extractive technique to remove nuclear material rather than using ultrasound energy to convert the nucleus to an emulsate that is evacuated by aspiration. This technique maximizes safety and control as well as efficiency in all cases, and allows for phaco of harder nuclei in the presence of a compromised endothelium. This technique facilitates the achievement of two goals: minimally invasive cataract surgery and maximally rapid visual rehabilitation.

References

1. Fine IH (1997) Choo-choo chop and flip phacoemulsification, in Phaco & Foldables. Thorofare, NJ, Slack, pp 1–3
2. Masket S, Thorlakson R (1996) The OMS Diplomax in endolenticular phacoemulsification, in Fine IH (ed): Phacoemulsification: New Technology & Clinical Application. Thorofare, NJ, Slack, pp 67–80

Videoprogramm

Das Iris-Prothetik-System (IPS)

H. Hermeking

Zusammenfassung. Ein neuentwickeltes kapsuläres IPS ermöglicht den artifiziellen Irisaufbau und die Kompensation der Regenbogenhaut bei Iriskolobom, bei traumatischer oder sonstiger irreversibler Mydriasis und bei Aniridie. Das System kommt zur Anwendung in Kombination mit kataraktchirurgischen Eingriffen. Das Video stellt zum einen das IPS vor, zum anderen werden die Indikationsbereiche sowie Ergebnisse gezeigt. Der Indikationsbereich wird bei Vorliegen eines Iriskolobomes, einer traumatischen Mydriasis sowie bei kongenitaler Aniridie dargestellt. Weitere Indikationsbereiche bieten sich innerhalb des kataraktchirurgischen Verfahrens bei enger Pupille.

Das Irisprothetiksystem eröffnet neue Möglichkeiten der chirurgischen Versorgungen von pathologischen Irisbefunden. Mit Pupillengrößen von 4 oder aber 3 mm wird die Blendungsempfindlichkeit des Patienten herabgesetzt und ein funktioneller Gewinn erzielt. Letztlich genügt das System mit der Möglichkeit der Anpassung ans Partnerauge auch kosmetischen Ansprüchen.

G. Duncker et al. (Hrsg.)
12. Kongreß der DGII 1998

Die Sundmacher-Morcher-Aniridie-IOL – Indikationen und Implantationstechniken

R. Sundmacher, T. Reinhard, C. Althaus und F. Madjlessi

Zusammenfassung

Grundlagen: Seit 1991 haben wir eine Intraokularlinse für aphake Aniridie-Augen entwickelt mit einem 10 mm großen schwarzen PMMA-Diaphragma und einer zentralen 5-mm-Optik. Seit 1993 ist ein ausgereifter Standardtyp in Gebrauch, für dessen Implantation wir bestimmte Techniken entwickelt haben.

Methodik: In diesem Video zeigen wir erstmals zusammenfassend unsere Techniken bei erhaltenem und bei fehlendem Kapselsackdiaphragma. Darüber hinaus wird dargestellt, welche Erfolge erreichbar und welche Komplikationen besonders zu beachten sind.

Ergebnisse: Die Funktionsergebnisse waren bei den kongenitalen Aniridien besser, als man bei Amblyopie und Nystagmus erwarten würde. Auch bei den traumatischen Aniridien waren die Ergebnisse durchweg sehr befriedigend. Glaukome sind sowohl prä- als auch postoperativ das größte Problem.

Schlußfolgerungen: Von einem erfahrenen Mikrochirurgen implantiert, ist diese IOL sowohl für Patienten mit kongenitaler als auch mit posttraumatischer Aniridie oft von großem funktionellem Gewinn. Ein präoperativ manifestes Glaukom stellt allerdings selbst bei präoperativer Regulierung eine relative Kontraindikation dar, weil die Glaukomprobleme nicht selten postoperativ wieder aufleben.

G. Duncker et al. (Hrsg.)
12. Kongreß der DGII 1998

Relativer anteriorer Mikrophthalmus (RAM): Morphometrische Analyse und Bedeutung für die Katarakt- und Glaukomchirurgie

G.U. Auffarth, U. Faller, M. Blum, M.R. Tetz und H.E. Völcker

Zusammenfassung

Hintergrund: Bei der spaltlampenmikroskopischen Untersuchung vor geplanter Kataraktoperation fallen dem Chirurgen nicht selten Patienten mit einem schmaler gebauten vorderen Augensegment auf, bei denen jedoch keine sonstigen Malformationen und Refraktionsanomalien vorliegen. Diese Situation bezeichnen wir nach Vorschlag von Naumann und Völcker als relativen anterioren Mikrophthalmus (RAM).

Patienten und Methoden: Bei 62 Patienten im Alter von 70,2±10,3 Jahren wurden vor geplanter Kataraktoperation mittels Ultraschall und dem Orbscan-Topographie-System Vorderabschnittsparameter wie Vorderkammertiefe, Linsendicke und Hornhautdurchmesser erfaßt. Desweiteren wurden vorbestehende assozierte Pathologien, die Ergebnisse der Kataraktoperation und postoperative Komplikationen analysiert.

Ergebnisse: Die anatomischen Dimensionen des relativen anterioren Mikrophthalmus stellen sich wie folgt dar: HH-Durchmesser: 10,7±0,34 mm, VK-Tiefe: 2,20±0,49 mm und Linsendicken von 5,05±0,45 mm. Es bestand präoperativ eine hohe Inzidenz für das Vorliegen eines Glaukoms (77%), einer Cornea guttata (45,2%) und eines Pseudoexfoliations-Syndroms (16%). Bei 60% der Patienten waren bereits glaukomchirurgische Eingriffe durchgeführt worden. Nach Kataraktoperation erreichten 51,2% der Patienten einen Visus >0,5, 69,8% >0,4. Die Komplikationsraten für entzündliche Reaktionen, Tensionsanstiege und HH-Dekompensationen lagen trotz der vorgegebenen Pathologien unter 5%.

Schlußfolgerungen: Die speziellen anatomischen Gegebenheiten des relativen Mikrophthalmus anterior sind verantwortlich für eine hohe Inzidenz von Glaukom und weiteren Pathologien. Das Erkennen und die Berücksichtigung dieser Situation sind die wichtigsten Voraussetzungen für eine erfolgreiche und komplikationsarme Durchführung einer Kataraktoperation in dieser besonderen Patientengruppe.

Summary

Purpose: To evaluate and define morphometrical data and risk factors for cataract surgery in patients with relative anterior microphthalmus (RAM).

Patients and methods: Eighty eight eyes of 62 patients with corneal diameters ≤ 11 mm, who were referred to the hospital for cataract surgery, were examined for anterior chamber (AC) depth, lens thickness, total axial length (TAL), and refraction. Associated ocular pathology (such as glaucoma, previous surgical interventions, etc.) were recorded.

Results: Average corneal diameter was 10.7±0.34 mm, AC depth was 2.20±0.49 and average lens thickness 5.05±0.45 mm. Fifty five % of the patients showed myopic refraction. There was a high incidence of glaucoma (77%), cornea guttata (46.6%) and pseudoexfoliation syndrome (18%) in the RAM group. Sixty % of patients had previously undergone glaucoma surgery. After cataract surgery, 51.2% of patients achieved a visual acuity of >.5; 69.8% >0,4.

G. Duncker et al. (Hrsg.)
12. Kongreß der DGII 1998

Conclusions: Relative anterior microphthalmus can be characterized in terms of morphometrical data as eyes with corneal diameters <11 mm and anterior chambers around 2 mm in depth. The small anterior segment is responsible for the high incidence of glaucoma and potential problems in cataract surgery.

Einleitung

Bei der spaltlampenmikroskopischen Untersuchung vor geplanter Kataraktoperation fallen dem Chirurgen nicht selten Patienten mit einem schmaler gebauten vorderen Augensegment auf, bei denen jedoch keine sonstigen Malformationen und Refraktionsanomalien vorliegen. Diese Situation bezeichnen wir nach Vorschlag von Naumann u. Völcker als relativen anterioren Mikrophthalmus [9]. Es handelt sich hierbei um Augen mit einem Hornhautdurchmesser von ≤ 11 mm. Die Achsenlänge des Bulbus kann hierbei normal sein, die Refraktionswerte können auch den myopischen Bereich umfassen. Hierdurch setzt sich der relative anteriore Mikrophthalmus (RAM) vom sog. Nanophthalmus ab, der durch Bulbuslängen unter 20 mm definiert ist [5, 11, 12]. Tabelle 1 zeigt die anatomische Einordnung des RAM, modfiziert nach einer Tabelle von Holladay et al. [5].

In dieser Studie sollen die anatomischen Besonderheiten des RAM und deren Relevanz für kataraktchirurgische Eingriffe dargelegt werden.

Tabelle 1. Anatomische Einordnung des relativen anterioren Mikrophthalmus. (Mod. nach Holladay et al. [6])

	Achsenlänge		
	Kurz	**Mittel**	**Lang**
Vorderabschnitt			
Klein	Mikrophthalmus	Relativer anteriorer Mikrophthalmus	Komplexe Dysgenesien
Mittel	Hyperopie	Normal	Myopie
Groß	Komplexe Dysgenesien	Megalokornea	Buphthalmus

Patienten und Methoden

Bei 62 Patienten im Alter von 70,2±10,3 Jahren wurden vor geplanter Kataraktoperation mittels Ultraschall und dem Orbscan-Topographiesystem Vorderabschnittsparameter wie Vorderkammertiefe, Linsendicke und Hornhautdurchmesser erfaßt. Als Einschlußkriterium galt für alle Patienten ein horizontaler Hornhautdurchmesser ≤11 mm, bei gleichzeitigem Ausschluß jeglicher sonstiger morphologischer Malformationen. Desweiteren wurden vorbestehende assoziierte Pathologien, die Ergebnisse der Kataraktoperation und postoperative Komplikationen analysiert.

Ergebnisse

Anatomische Parameter

Die anatomischen Dimensionen des RAM stellen sich wie folgt dar: HH-Durchmesser: 10,7±0,34 mm, VK-Tiefe: 2,20±0,49 mm und Linsendicken von 5,05±0,45 mm (Abb. 1). Hierbei zeigte sich, daß die Vorderkammertiefe bei Augen mit einem Hornhautdurchmesser ≤10,5 mm signifikant abflacht (p=0,004) (Abb. 2). Es bestand keine statistisch signifikante Korrelation zwischen Vorderkammertiefe und Bulbuslänge oder Linsendicke (p>0,23).

Die Patienten, bei denen ein Glaukom vorlag, zeigten signifikant flachere Vorderkammern im Vergleich zu den Patienten ohne Glaukom (p=0,0003). Bezüglich Linsendicke, Bulbuslänge und Hornhautdurchmesser bestand zwischen diesen beiden Patientengruppen kein Unterschied (Tabelle 2).

Die Refraktionswerte der Augen bei RAM lagen präoperativ im Durchschnitt bei -0,13±2,47 dpt; 55,7% zeigten eine Myopie (-0,25 bis -6,0 dpt), 13,1% waren emmetrop, 31,2% hyperop (+0,25 bis +7,5 dpt).

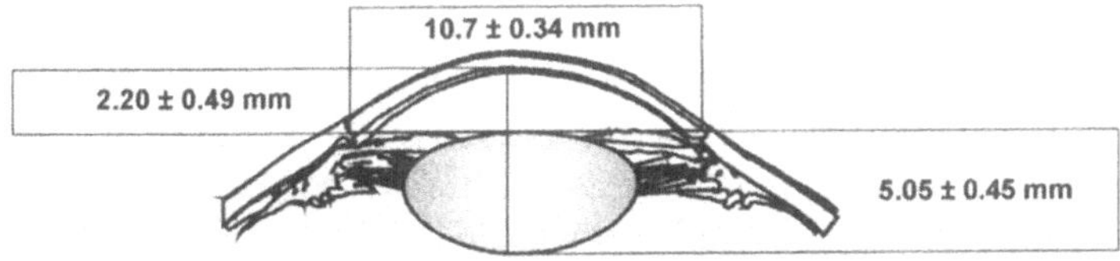

Abb. 1. Anatomische Parameter bei relativem anteriorem Mikrophthalmus

Vorderkammertiefe (mm)
p=0,004
3
2,5
2
1,5
1
9,51-10,00 10,01-10,50 10,51-10,99 11
Hornhautdurchmesser (mm)

Abb. 2. Vorderkammertiefen in Relation zum Hornhautdurchmesser bei RAM. Unter 10,5 mm Hornhautdurchmesser kommt es zu einer signifikanten Abflachung der VK-Tiefe

Tabelle 2. Vergleich der anatomischen Parameter bei RAM-Patienten mit und ohne Glaukom

	Glaukom	Kein Glaukom	Signifikanz
Vorderkammertiefe	2,25±0,44	2,72±0,36	0,0003
Linsendicke	5,07±0,55	0,06±0,36	0,96
Bulbuslänge	21,76±0,93	21,97±0,97	0,46
Hornhautdurchmesser	10,7 ±0,34	10,64±0,55	0,59

Assoziierte Pathologien

Bei 77,4% der Patienten lag ein Glaukom vor. 45,2% wiesen eine Cornea guttata auf. Ein Pseudoexfoliations-Syndrom lag bei bei 16,1% der Patienten vor.

Als Glaukomformen fand sich bei 59,8% der Patienten ein Offenwinkelglaukom mit im Zugang eingeengtem Kammerwinkel (hiervon hatten 10% bereits einen akuten Winkelblock), ein PCOWG in 4,8%, ein juveniles Glaukom in 1,6%. Bei 22,6% der Patienten lag kein Glaukom vor. Als Voroperationen waren bereits folgende glaukomchirurgische Eingriffe durchgeführt worden: basale Iridektomien (32,3%), Goniotrepanation (11,3%), Trabekulektomie (9,7%), Nd:YAG-Iridotomie (6,5%), ALTP (1,6%).

Ergebnisse der Kataraktoperation

Abbildung 3 faßt die Ergebnisse der Kataraktoperation zusammen. Der Visus stieg von präoperativ 0,32±0,22 auf 0,52±0,25 unmittelbar postoperativ. 51,2% der Patienten erreichten einen Visus >0,5, 69,8% >0,4. Nach einem Jahr betrug der durchschnittliche Visus 0,63±0,3. Die präoperativen Refraktionswerte von -0,13±2,47 dpt betrugen unmittelbar postoperativ +0,69±1,45 dpt und lagen nach einem Jahr bei +0,08±2,14 dpt.

Die Komplikationsraten für entzündliche Reaktionen, Tensionsanstiege und HH-Dekompensationen lagen trotz der vorgegebenen Pathologien unter 5%. Als wichtigste Komplikation ist eine ziliolentikuläre Blocksymptomatik bei 11,6% der Patienten zu nennen. In diesen Fällen konnte diese Situation mittels Pars-plana-Vitrektomie und hinterer Kapsulotomie reguliert werden.

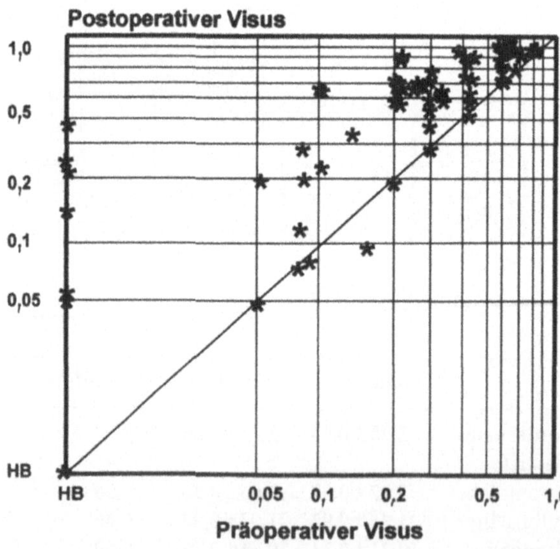

Abb. 3. Vergleich der prä- und postoperativen Visuswerte nach Kataraktoperation bei RAM

Schlußfolgerungen

Die Definition des Mikrophthalmus in der Literatur ist uneinheitlich. Der komplexe, kongenitale Mikrophthalmus ist mit weiteren intraokularen Fehlbildungen gekoppelt und sowohl mit Systemerkrankungen als auch isoliert auftretend. Der einfache Mikrophthalmus stellt ein Auge dar, das prinzipiell normal gebaut ist, jedoch insgesamt einen Kleinbau aufweist. Die Abgrenzung zum normalen Auge erfolgt z. T. über den Hornhautdurchmesser. Hierbei geben einige Autoren als Grenzwert für eine Mikrokornea einen Wert von 11, 10,5 oder auch 10 mm an [1, 7, 8, 9, 10]. Duke-Elder prägte den Begriff „Nanophthalmus", der wiederum über die Bulbuslänge definiert wird (<20 mm) [5, 11, 12]. Naumann [9] führte den Begriff „relativer anteriorer Mikrophthalmus" ein. Hierbei handelt es sich um Augen mit horizontalen Hornhautdurchmessern ≤11 mm bei ansonsten normaler Anatomie (s. Tabelle 1).

In der vorliegenden Arbeit wurden die anatomischen Parameter solcher Augen analysiert. Aufgrund des proportional kleineren Vorderabschnittes zeigen sich relativ flache Vorderkammern um 2 mm und proportional gesehen zu dicke Linsen mit über 5 mm zentraler Dicke (s. Abb. 1). Daher ist es nicht verwunderlich, daß diese Augen in etwa 2 Dritteln der Fälle ein Glaukom aufweisen und etwa 60–70% dieser Augen bereits glaukomchirurgisch voroperiert sind.

Als weitere Risikofaktoren vor geplanter Kataraktoperation sind bei jedem zweiten Patienten eine Cornea guttata und bei knapp 20% ein Pseudoexfoliations-Syndrom zu nennen. Insgesamt waren die Ergebnisse der Kataraktoperation sehr zufriedenstellend. In einer weiteren Studie konnten wir zeigen, daß durch die Entfernung der Katarakt auch eine deutliche Drucksenkung erzielt werden kann [3]. Als wichtigste Komplikation ist postoperativ eine ziliolentikuläre Blocksymptomatik des pseudophaken Auges zu nennen, die gerade in der frühpostoperativen Phase beachtet werden sollte. Hierbei ist dann oftmals eine Pars-plana-Vitrektomie und hintere Kapsulotomie notwendig.

Abschließend ist zu sagen, daß das Erkennen und die Berücksichtigung der speziellen anatomischen Situation des RAM-Auges die wichtigsten Voraussetzungen für eine erfolgreiche und komplikationsarme Durchführung einer Kataraktoperation bei dieser besonderen Patientengruppe darstellt.

Literatur

1. Apple DJ, Rabb M (1991) Ocular pathology, 4. Aufl. Mosby Year Book, St. Louis
2. Auffarth GU, Biazid Y, Tek MR, Völcker HE (1997) Measuring anterior chamber depth with the ORBSCAN topography system: a reliability study. J Cataract Refract Surg 23: 1351–1355
3. Auffarth GU, Biazid Y, Tetz MR, Völcker HE (1998) Drucksenkender Effekt der Kataraktoperation bei relativen anterioren Mikrophthalmus. In: Dunker G, Ohrloff C (Hrsg) Kongreßband: 12. Kongreß der Deutschsprachigen Gesellschaft für Intraokularlinsen-

Implantation und refraktive Chirurgie, Halle 1998. Springer, Berlin Heidelberg New York, S 49–53

4. Blum M, Faller U, Auffarth GU, Tetz MR, Völcker HE (1995) Kataraktextraktion und Hinterkammerlinsenimplantation bei Mikrophthalmus anterior. In: Dunker G, Rochels R, Hartmann C (Hrsg) Kongreßband: 9. Kongreß der Deutschsprachigen Gesellschaft für Intraokularlinsen-Implantation (DGII) in Kiel 1995. Springer, Berlin Heidelberg New York, S 131–135
5. Duke-Elder S (1964) System of Ophthalmology, Vol III: normal and abnormal development. Kimpton, London
6. Holladay JT, Gills JP, Leidlein J, Cherchio M (1996) Achieving emmetropia in extremely short eyes with two piggyback posterior chamber intraocular lenses. Ophthalmology 103(7): 1118–1123
7. Kenyon KR, Fogle JA, Grayson M (1994) Dysgeneses, dystrophies, and degenerations of the cornea. In: Tasmann W, Jaeger EA (eds) Duane's clinical ophthalmology, Vol 4, 16. Lippincott, Philadelphia
8. Küchle HJ, Busse H (1991) Taschenbuch der Augenheilkunde, 3. Auflage. Huber, Bern
9. Naumann GOH (1980) Pathologie des Auges. In: Doerr W, Seifert G (Hrsg) Spezielle pathologische Anatomie, Bd 12. Springer, Berlin Heidelberg New York, S
10. Spencer HS (1985) Ophthalmic pathology, Vol I, 3. Aufl. Saunders, Philadelphia
11. Weiss AH, Kousseff BG, Ross EA, Longbottom J (1989) Complex microphthalmus. Arch Ophthalmol 107: 1619–1624
12. Weiss AH, Kousseff BG, Ross EA, Longbottom J (1989) Simple microphthalmus. Arch Ophthalmol 107: 1625–1630

Anwendungsmöglichkeiten der McCannel-Nadel

R. Gerl und St. Schmickler

Zusammenfassung. In dem Film werden verschiedene Anwendungsmöglichkeiten der McCannel-Nadel gezeigt. Die McCannel-Nadel kann eingesetzt werden bei der Irisnaht, dem Iriswurzelabriß, der Kataraktoperation einer subluxierten Linse und zur Sklerafixation intraokularer Linsen, wie es an Fallbeispielen in dem Film gezeigt wird.

In dem auf der Tagung vorgestellten Film werden verschiedene Anwendungsmöglichkeiten der McCannel-Nadel gezeigt. Dabei handelt es sich um eine 16 mm lange Nadel vom Typ Spatula mit einem 10x0-Prolene-Faden. Alternativ gibt es die McCannel-Nadel auch mit einem Schlaufenfaden, der sich besonders für die Sklerafixation von Intraokularlinsen eignet.

Summary. In this video, different possibilities for applying the McCannel needle are shown. The McCannel needle is a 16-mm-long spatula needle with a 10-0 prolene suture. Alternatively, the McCannel needle with a looped suture is especially suitable for scleral fixation of intraocular lenses. The McCannel needle can be applied for an iris suture, for the repair of a traumatic iridodialysis, for cataract removal in a subluxated lens, and for scleral fixation of an intraocular lens, as shown in this video.

Irisnaht

In diesem Fall liegt eine traumatische Mydriasis mit zirkulärer hinterer Synechierung bei Aphakie vor. Nach der Lösung der hinteren Synechien und Implantation einer Hinterkammerlinse soll nun die atonische Pupille verkleinert werden, um postoperativ eine starke Blendung des Patienten zu vermeiden. Hierzu wird durch die 11-Uhr-Parazentese mit der Nadel eingegangen und zunächst der eine Irisschenkel, dann der andere gefaßt. Die Nadel wird nach Austritt aus der Hornhaut abgeschnitten, die Fadenenden durch den Schnitt gefaßt und der Faden geknotet. Die Pupille ist durch die Irisnaht ausreichend verkleinert worden, so daß auf die Implantation einer Irisblendenlinse verzichtet werden konnte.

In einem weiteren Beispiel wird mit der McCannel-Nadel eine Irisnaht in der unteren Zirkumferenz durchgeführt. Als Ausgangsbefund liegen bei Zustand nach perforierender Verletzung eine Hornhautnarbe mit vorderer Synechie bei 4 Uhr und ausgeprägte Linseneiweißreste vor. Nach scharfer Durchtrennung der Synechie, Mobilisierung und Entfernung des Linseneiweißes und Implantation einer Hinterkammerlinse wird durch eine Pupilloplastik bei 4 Uhr wieder eine runde Pupille hergestellt.

G. Duncker et al. (Hrsg.)
12. Kongreß der DGII 1998

Iriswurzelabriß

Aufgrund des Iriswurzelabrisses von 1–3 Uhr würde postoperativ das Sehen auch beeinträchtigt. Die Bindehaut wird im Bereich des Iriswurzelabrisses eröffnet. Mit dem Diamantmesser wird in 0,3 mm Tiefe ein limbusparalleler Schnitt präpariert. Nun wird mit der McCannel-Nadel durch den Schnitt bei 12 Uhr in die Vorderkammer eingegangen, die Iris im Bereich des Iriswurzelabrisses gefaßt und die Nadel durch den vorgezeichneten Schnitt wieder herausgeführt. Mit dem anderen Ende des doppelt armierten Fadens wird genauso verfahren. Abschließend wird der Faden im Schnittbereich geknotet und somit gleichzeitig versenkt.

Subluxierte Linse

Bei einer subluxierten Linse kann die McCannel-Nadel zum Fixieren der Linse während der Kataraktoperation genutzt werden. Hierzu wird mit der Nadel über die Pars plana eingegangen, die Nadel durch die Linse geschoben und entgegengesetzt der Einstichstelle wieder herausgegangen. Die liegende Nadel stört weder bei der Phakoemulsifikation noch bei der Linsenimplantation und wird erst nach der Linsenimplantation entfernt.

Sklerafixierte Linse

Bei dieser ausgeprägten Subluxation der Linse im Rahmen eines Marfan-Syndroms wird nach Entfernung der Linse über die Pars plana eine Hinterkammerlinse mit Ösen an den Haptiken zur Sklerafixation implantiert. Zunächst werden nach Eröffnung der Bindehaut bei 10 und 4 Uhr 2 dreieckige Skleralappen präpariert. Nun erfolgt über die Pars plana eine Vitrektomie mit Entfernung der geschrumpften Linse. Nach Anschlingen der Intraokularlinse mit der McCannel-Nadel mit Schlaufenfaden wird die Nadel durch den Schnitt bei 12 Uhr über die Vorderkammer durch die Pars plana im Bereich der beiden Skleradreiecke wieder ausgestochen. Jetzt erfolgt die Implantation des Linsenkörpers. Anschließend werden die beiden Fadenenden so angezogen, daß sich die Linse zentriert. Die beiden Fadenenden werden unter den Skleradeckeln in der Sklera verknotet. Um postoperativen Druck auf den Ziliarkörper und damit auch einen Reizzustand zu vermeiden, werden die Fäden relativ locker angezogen. Die Hinterkammerlinse sitzt nun gut zentriert. Schon am 1. postoperativen Tag besteht ein Lesevisus.

Transsklerale nahtfixierte Hinterkammerlinse – Modifikation der Naht ab externo

J. Schmidt und A. Zawia

Zusammenfassung. Nach Kaspelruptur mit Glaskörperverlust sowie bei einer sekundären Linsenimplantation nach vitreoretinaler Chirurgie mit Lentektomie ist die transsklerale eingenähte Hinterkammerlinse eine ideale Aphakiekorrektur.

In der von uns modifizierten Nahttechnik wird ein 10-0-einfacharmierter Nylonfaden retrograd ca. 5–10 mm in eine 30-gg-Einmalkanüle eingeführt. Mit dieser kann bei gut tonisiertem Bulbus ab externo im Bereich eines kleinen Skleradeckels, 1,5 mm posterior vom chirurgischen Limbus, in der 3-Uhr- bzw. 9-Uhr-Position eingestochen werden, bis die Nadel mit Faden hinter der Iris sichtbar wird. Mit einer vitreoretinalen Pinzette kann der Faden hier gefaßt und über den ursprünglichen Tunnel bzw. einen kornealen Schnitt nach außen geführt werden, um an die jeweilige Haptik der Linse geknotet zu werden. Ein Durchschneiden des Fadens am Rand der Kanüle ist beim Einstechen durch die lamellierte Sklera nicht zu befürchten. Hypotoniephasen beim Anbringen der Naht werden vermieden, genau gegenüberliegende Nähte mit exakter Linsenzentrierung sind gewährleistet.

Schlüsselwörter: Hinterkammerlinse, sekundär, nahtfixiert, transskleral, Naht ab externo

Summary. In the case of capsule rupture during vitreoretinal surgery with loss of vitreous body and destruction of the lens, a transsclerally fixed posterior chamber lens is an ideal correction of aphakia. We modified the suture technique by using a 10-0 nylon thread, retrogradely inserted through the tip of a 30-gauge disposable canula approximately 5 to 10 mm long. With these needles, the two threads can be placed from outside and are visible intraocularly behind the iris. This is achieved by perforating the sclera at 1.5 mm distance from the surgical limbus under a preprepared scleral patch at the 3 and 9 o'clock positions. The threads can be grasped with vitreoretinal forceps inside the eye and are pulled through the transscleral tunnel or a clear corneal cut intended for secondary lens implantation. They are then knotted to the haptic of the lens and the lens is then gently pulled through the prepared tunnel into the eye. To cut the thread during insertion of the canula through the sclera presents no complication. Hypotonia of the bulbus can be prevented using this technique and an exactly centered lens results.

Key words: posterior chamber lens, secondary, suture fixed, transscleral, external suture

Einleitung

Als sekundäre IOL-Implantation nach vitreoretinalen Eingriffen mit Lentektomie, bei Linsenluxation sowie bei großen Kapseldefekten bei der Kataraktchirurgie, hat sich die transskleral eingenähte Hinterkammerlinse als Apha-

G. Duncker et al. (Hrsg.)
12. Kongreß der DGII 1998

kiekorrektur bewährt. Ein minimales intraoperatives Trauma sowie ein exakter stabiler Sitz der Linse sind Voraussetzungen für gute funktionelle und anatomische Ergebnisse. Nach vitreoretinalen Eingriffen sind bei den häufig glaskörperlosen Augen Hypotoniephasen mit der Gefahr von Blutungen und Aderhautabhebungen zu vermeiden. Für den exakten Sitz der Intraokularlinse ist es wichtig, daß die Nähte möglichst exakt im Sulcus ciliaris ohne Verletzung des Ziliarkörpers und exakt in der 180°-Achse angeordnet sind, um eine Dezentrierung der Optik zu vermeiden. Mit den bisher üblicherweise durchgeführten Nahttechniken wird in der Regel mit einer langen Cif-Nadel von intraokular, ohne Orientierung hinter der Iris, die Naht vorbereitet. Daher suchten wir nach Alternativmöglichkeiten, die transsklerale Naht möglichst ab externo gezielt anzulegen.

Operationsmethode

Für den operativen Eingriff, der in der Regel eine erneute Operation für den Patienten darstellt, bevorzugen wir die Intubationsnarkose. Nach Anschlingen des M. rectus superior mit einem Seidenfaden wird zunächst die Bindehaut bei der 12-Uhr-Position mit Türflügelschnitten nach nasal und temporal eröffnet. Im Bereich der zu legenden transskleralen Nähte wird jeweils ein dreieckiger Skleradeckel mit der Basis am Limbus, ca. 20% der Skleradicke einnehmend,

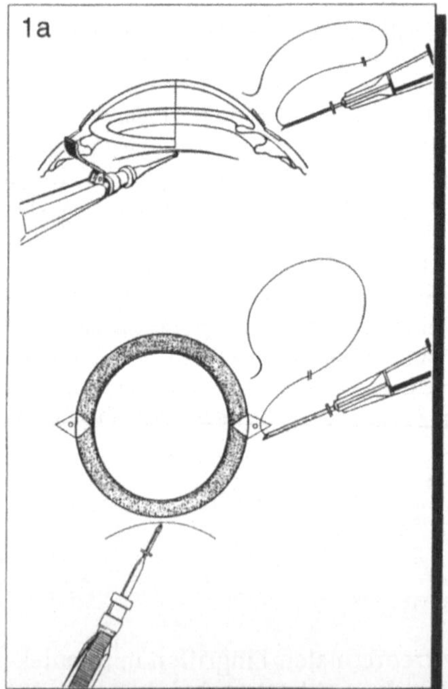

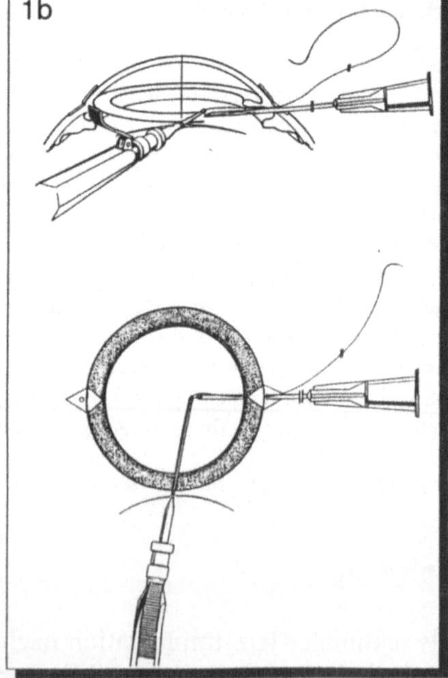

Abb. 1. a–b Operationssitus in schematisierter Aufsicht und im Querschnitt

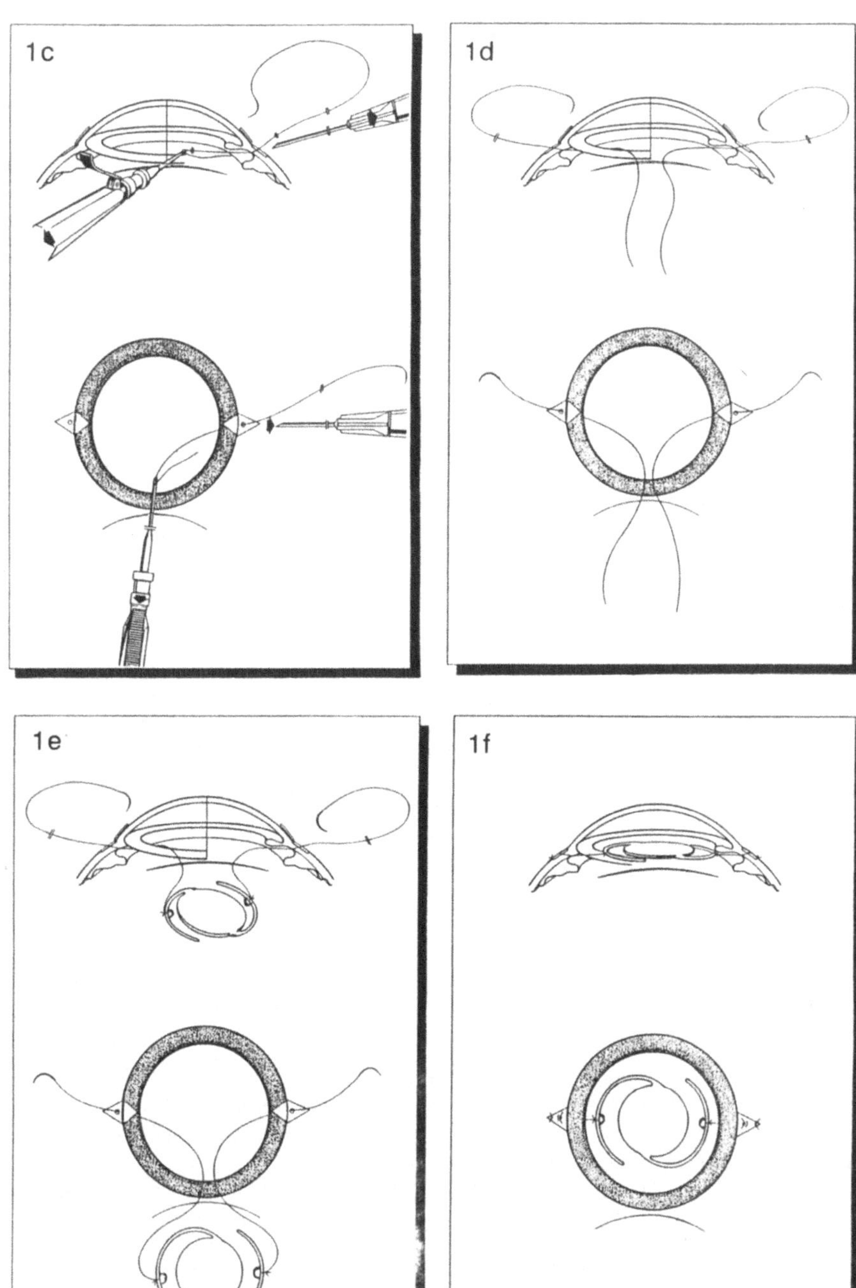

Abb. 1. c-f

präpariert. Wenn nicht von den Voroperationen bereits ein Skleratunnel und ein korneoskleraler Schnitt vorhanden ist, wird ein Skleratunnel in der 12-Uhr-Position zur Linsenimplantation präpariert. Sollten sich noch Linsenreste bzw. Glaskörper in der Pupillarebene befinden, werden diese im Rahmen einer vorderen Vitrektomie entfernt. Ein Infusionszulauf sollte über eine vorhandene Sklerotomie bzw. eine Parazentese in der temporal unteren Position angelegt werden. Zum Legen der transskleralen Fäden wird ein 10-0-einfach-armierter Supolene-Faden mit dem freien Fadenende in eine 30-gg-Kanüle retrograd ca. 0,5–1 cm weit eingeführt und diese in der 3-Uhr- bzw. 9-Uhr-Position, ca. 1,5 mm vom chirurgischen Limbus entfernt, senkrecht zur Bulbuswand eingestochen. Beim Vorschieben erscheint die Nadel in der Pupillarebene (Abb. 1a). Durch leichtes Zurückziehen bildet sich ein Fadenbauch an der Nadelspitze, der jetzt mit einer Intraokularpinzette, die über den Skleratunnel eingeführt wird, gegriffen und nach außen gezogen werden kann (Abb. 1b, 1c und 1d). Die beiden Fadenenden werden nun mit der Haptik der zu implantierenden Linse verknotet, wobei wir Modelle mit Ösen bevorzugen (Abb. 1e).

Anschließend erfolgt die Implantation der Linse über den Tunnel mit einer Implantationspinzette unter leichtem Zug an den Haltefäden. Die Linse wird hinter die Iris geführt und in den Sulcus ciliaris rotiert und die Haltefäden so angespannt, daß die Linse ohne Verkippung hinter der Iris zu liegen kommt (Abb. 1f). Es werden die Haltefäden mit dem nadelarmierten Ende unter den Skleradeckeln verknotet. Die Infusion wird entfernt, eine eventuelle Sklerotomie mit resorbierbarem Nahtmaterial verschlossen bzw. die Parazentese mit einem 10-0-Nylonfaden übernäht und das Auge mit Kochsalzlösung über die Parazentese tonisiert. Die Skleradeckel werden mit einem resorbierbaren Faden ebenso wie die Bindehaut readaptiert.

Schlußfolgerung

Vorteile in der oben beschriebenen Technik sehen wir darin, daß mit handelsüblichem Nahtmaterial ohne spezielle Cif-Nadeln gearbeitet werden kann, daß die Position der Naht durch die gut einsehbare Einstichstelle besser zu bestimmen ist und daß der Einstich selbst über das durch die Infusion gut tonisierte Auge von außen ausgeführt werden kann. Lange Hypotoniephasen sowie Verletzung des Ziliarkörpers mit Glaskörperblutungen und Aderhautabhebungen lassen sich vermeiden.

Mit der oben beschriebenen Technik wurden an unserer Klinik bisher über 20 Patienten operiert, ohne daß es an den in der Regel schon mehrfach voroperierten Augen zu Komplikationen gekommen ist. Daher halten wir die Methode als gute Alternative zu bisherigen Nahttechniken in der Sklerafixierung von Linsen. Weitere Anwendungsgebiete dieser Naht ergeben sich bei der Refixierung von Ziliarkörpern sowie beim Anlegen von Irisnähten.

Literatur

1. Omulecki W, Nawrocki J, Palenga-Pydyn D, Sempinska-Szewczyk J (1998) Pars plana vitrectomy, lensectomy, or extraction in transscleral intraocular lens fixation for the management of dislocated lenses in a family with Marfan's syndrome. Ophthalmic Surg Lasers 29(5): 375–379
2. Tsunoda K, Migita M, Nakashizuka T, Kohzuka T (1996) Treatment of anterior vitreous before suturing and intraocular lens to the ciliary sulcus. J Cataract Refract Surg 22(2): 222–226
3. Walter KA, Wood TD, Fort JG, Winnicki J, Tyler ME, Reed JW (1998) Retrospective analysis of a novel method of transscleral suture fixation for posterior-chamber intraocular lens implantation in the absense of capsular support. Cornea 17(3): 262–266

Sekundärimplantation einer Silikonfaltlinse mit skleraler Nahtfixation bei komplizierter Aphakie

W. Wetzel

Zusammenfassung

Fall: Bei einem nunmehr 66 Jahre alten Patienten war 1978 eine intrakapsuläre Kataraktextraktion durchgeführt worden. Während dieser Operation kam es offenbar zu einer Kapselruptur mit Glaskörper- und Irisprolaps in die korneosklerale Inzision. Offensichtlich wurden die prolabierten Irisanteile entfernt, aber keine oder nur eine insuffiziente Vitrektomie durchgeführt. Es fanden sich nunmehr ein großer Irissektordefekt sowie eine Eintrübung der zentral gelegenen Anteile der vorderen Glaskörpergrenzmembran durch verbliebene Kortexreste. Die Sehschärfe (mit Korrektur +11,5 sph(−3,5 cyl/105°) war auf 0,4 vermindert, der Patient klagte über starke Blendung.

Material und Methoden: Da der Glaskörper über 160° an der alten korneoskleralen Inzision adhärent und diese stellenweise dehiszent war, wurde bei 1 Uhr eine 3,5 mm-Clear-kornea-Inzision (CCI) präpariert, dazu 2 Skleralappen bei 3 und 9 Uhr. Es folgte eine bimanuelle Vitrektomie durch 2 Vorderkammer-Parazentesen bei 3 und 9 Uhr. 2 Sklerafixationsnähte mit langer Spatulanadel wurden ab interno durch den Sulcus ciliaris vorgelegt und an die Haptiken einer Silikon-IOL (SI40NB, Allergan) geknüpft. Die IOL wurde mit einer Pinzette gefaltet und in den Sulcus ciliaris implantiert, die Sklerafixationsnähte wurden unter den Skleralappen vernäht.

Ergebnisse: Eine Schwierigkeit bestand darin, die gefaltete IOL bei hypotonem Bulbus durch die Clear-cornea-Inzision einzuführen, eine andere darin, die intraokulare Entfaltung der IOL zu kontrollieren. Intra- und postoperativer Verlauf zeigten jedoch keine Komplikationen. Die IOL war optimal zentriert. Die Sehschärfe konnte auf 0,8 verbessert werden (mit Korrektur +1,0/−2,5/100°). Der Patient war sehr zufrieden.

Schlußfolgerung: Durch die Verwendung einer faltbaren IOL zur Skleranahtfixation konnten im vorliegenden Fall Komplikationen durch die veränderte Korneoskleralregion vermieden und gleichzeitig der Astigmatismus begrenzt werden.

Schlüsselwörter: Aphakie, Skleranahtfixation, faltbare Intraokularlinse

Summary

Case: A now 66-year-old patient underwent intracapsular cataract extraction in 1978. During this operation, capsular rupture occurred, combined with vitreous and iris prolapse into the corneoscleral incision. Obviously, the prolapsed parts of the iris were removed, but no or only insufficient vitrectomy was performed. In consequence, an iris sector defect was now found as well as an opacification of the anterior vitreous membrane by remaining cortex material. The visual acuity (with a correction of +11.5 sph/−3.5 cyl/105°) was reduced to 0.4 and the patient complained of very blurred vision.

Materials and methods: The vitreous was adherent to the old corneoscleral incision (160°), which was relatively weak and, at a circumscribed portion, even dehiscent. Therefore, a 3.5 mm clear cornea incision (CCI) was prepared in the 1 o'clock position as well as

G. Duncker et al. (Hrsg.)
12. Kongreß der DGII 1998

two triangular scleral flaps in the 3 and 9 o'clock positions. Bimanual anterior vitrectomy was performed through two corneal paracentesis at 3 and 9 o'clock. Scleral fixation sutures with long spatual needles were placed ab interno through the sulcus ciliaris at the scleral flap locations and tied to the haptics of a silicone IOL (SI40NB, Allergan). The IOL was folded by forceps and implanted into the sulcus, the scleral fixation sutures were tightened.

Results: One difficulty, due to the relatively hypotone globe after vitrectomy, is to pass the folded IOL gently through the clear cornea incision. Another difficulty may be to control the intraocular unfolding procedure of the IOL, since there is no supporting structure (like the posterior capsule) and only the scleral fixation suture can be used to guide the leading haptic safely into the sulcus. Intraoperative and postoperative course showed no complications. The IOL was optimally centered. The visual acuity could be improved to 0.8 (with correction +1.0/–2.5/100°). The patient was very satisfied.

Conclusion: By use of a foldable IOL for scleral suture fixation in this case, complications from the impaired corneoscleral area could be avoided, simultaneously limiting the induced astigmatism.

Key words: aphakia, scleral suture fixation, foldable intraocular lens

Einleitung

Die sklerale Nahtfixation ist eine bekannte Methode, um bei fehlender Kapsel- und Zonulaunterstützung eine Intraokularlinse in die Hinterkammer zu implantieren [1, 2, 4, 5, 7, 9, 10]. Auch in spezielleren Fällen wie bei Kindern [8] wurde diese Technik bereits eingesetzt. Im Gegensatz zur Vorderkammer-Intraokularlinse werden die Kammerwinkelstrukturen und das Endothel geschont. Nachteil der skleralen Nahtfixation ist im wesentlichen die kompliziertere Operationstechnik [2, 4, 7, 9].

Bisher wurden in der überwiegenden Mehrzahl der Fälle nur starre PMMA-Hinterkammerlinsen skleranahtfixiert implantiert. Es gibt jedoch Fälle wie den vorliegenden, bei denen sich die sklerale Nahtfixation einer *faltbaren* Intraokularlinse empfiehlt, obwohl dadurch die Komplexizität der Operationstechnik weiter gesteigert wird.

Fallbeschreibung

Im Jahr 1978 war bei einem jetzt 66 Jahre alten männlichen Patienten wegen einer Cataracta praesenilis unbekannter Ursache eine Kataraktextraktion durchgeführt worden. Entsprechend der damals vorherrschenden Operationstechnik sollte die getrübte Linse geplant intrakapsulär mit der Kryosonde entfernt werden. Nähere Informationen zum Verlauf der damaligen Operation (Operationsbericht) konnten nicht in Erfahrung gebracht werden. Der aktuelle Status deutete jedoch auf einen sehr komplikativen intraoperativen Verlauf hin: Es fand sich ein Aphakiestatus mit großem Irissektordefekt von 9–12.30 Uhr. Ein breiter Glaskörperstrang war in diesem Bereich am alten korneoskleralen Wundspalt adhärent, bei 11 Uhr wies dieser Wundspalt eine gedeckte Dehiszenz mit Resten prolabierten Irisgewebes auf. Die noch intakten Teile der vorderen Glaskörpergrenzmembran waren fast im gesamten Pupillarbereich durch weißlich-schollige Auflagerungen deutlich eingetrübt.

Offenbar war es also während der damaligen Operation zur Kapselruptur sowie zum Iris-/Glaskörperprolaps in den korneoskleralen Wundspalt gekommen. Zwar wurde wohl ein notfallmäßiger Wundverschluß vorgenommen und die prolabierten Irisanteile wurden abgetragen, eine Vitrektomie wurde jedoch offenbar gar nicht oder nur sehr unzureichend durchgeführt. Somit verblieben auch umfangreiche Kortexreste, die sich auf der vorderen Glaskörpergrenzmembran ablagerten und sich schließlich in der beschriebenen Weise eintrübten.

Der Visus war daher aktuell auf 0,4 reduziert (mit Korrektur +11,5 sph/−3,5 cyl/105°), der Patient klagte über starke Blendung. Früher war die Aphakie mit einer Kontaktlinse korrigiert, die der Patient, auch aus Gründen einer graduellen Unverträglichkeit, schon längere Zeit nicht mehr getragen hatte.

Material und Methoden

Das Ziel des geplanten operativen Eingriffs sollte sein, die Medientrübungen zu beseitigen und die Aphakie durch eine Intraokularlinse zu korrigieren. Bei 3 und 9 Uhr wurden nach Bindehauteröffnung 2 dreieckige Skleralappen präpariert, die später die Sklerafixationsnähte bedecken sollten.

Weiterhin wurde bei 1 Uhr eine 3,5 mm breite Clear-cornea-Inzision (CCI) sowie bei 3 und bei 9 Uhr 2 Vorderkammer-Parazentesen angelegt. Durch diese 1,1 mm breiten Parazentesen wurde eine bimanuelle Vitrektomie durchgeführt. Damit konnten die getrübten Kortexreste auf der vorderen Glaskörpergrenzmembran entfernt, die Glaskörperadhärenzen am alten korneoskleralen Wundspalt beseitigt und auch die gesamte Hinterkammer von Glaskörper gesäubert werden. Anschließend wurden über die Vorderkammer-Parazentesen die beiden Sklerafixationsnähte mit langer Spatulanadel ab interno durch den gegenüberliegenden Sulcus ciliaris vorgelegt. Die aus der Clear-cornea-Inzision herausgeführten Fadenenden wurden extraokular an die Haptiken einer Silikon-IOL (SI40NB, Allergan) geknüpft. Die IOL wurde mit einer Pinzette gefaltet und vorsichtig durch die Clear-cornea-Inzision eingeführt. Die vorausgehende Haptik wurde mit der vorgelegten Sklerafixationsnaht in den Sulcus ciliaris geführt und die Linse intraokular entfaltet. Die zweite Haptik wurde gegenüberliegend in den Sulcus ciliaris implantiert. Über die Anspannung der beiden Sklerafixationsnähte wurde die Linse zentriert, die Nähte wurden an der Sklera fixiert (geknüpft) und mit den vorpräparierten Skleradeckeln abgedeckt.

Ergebnisse

Der intraoperative Verlauf war komplikationslos. Dennoch sind einige kritische Passagen hervorzuheben: Eine Schwierigkeit bestand darin, die gefaltete IOL möglich atraumatisch durch die Clear-cornea-Inzision einzuführen, da der Bulbus trotz Stellen mit einem Hyaluronsäure-Viskoelastikum relativ hypoton war und ein Widerlager fehlte. Ein weiteres Problem ist die Kontrolle des intraokularen Entfaltungsvorgangs der Silikon-IOL: Hierbei muß unbedingt verhindert werden, daß die beim Implantationsvorgang vorangehende Haptik in den Glaskörperraum abtaucht und möglicherweise die Netzhaut beschädigt. Die Haptik muß daher durch synchrones vorsichtiges Anspannen der dazugehörigen Sklerafixationsnaht in den Sulcus ciliaris geleitet werden.

Insgesamt konnte ein sehr guter Pseudophakiestatus erreicht werden. Die IOL war optimal zentriert. Die Sehschärfe verbesserte sich von 0,4 auf 0,8 (mit Korrektur +1,0/−2,5/100°). Die subjektiven Blendungserscheinungen, die der Patient präoperativ als sehr störend angab, wurden deutlich reduziert. Der große Irissektordefekt verblieb zwar, war aber optisch für den Patienten nur wenig störend, da er größtenteils vom Oberlid bedeckt wurde. Der Patient war mit seiner postoperativen Situation sehr zufrieden.

Diskussion

Im vorliegenden Fall fanden mehrere Besonderheiten, die das erfolgreich angewandte, wenn auch operationstechnisch komplizierte Verfahren nahelegten: Die korneosklerale Region war durch die alte Inzision über 160° geschwächt, an einer Stelle sogar war diese Inzision sichtbar gedeckt dehiszent. Weiterhin bestanden die erwähnten breitbasigen Glaskörperadhärenzen am alten Wundspalt. Daher verbot sich eine erneute korneosklerale Inzision im gesamten Bereich von 9–2 Uhr, nur eine korneale Inzision kam in Frage.

Diese korneale Inzision sollte aber so schmal wie möglich sein, um auf eine Naht verzichten und den induzierten Astigmatismus begrenzen zu können. Die in dieser Hinsicht optimale Lösung ist die Implantation einer faltbaren Intraokularlinse durch eine 3,5mm-Clear-cornea-Inzision, wie im vorliegenden Fall angewandt.

Die Implantation einer Vorderkammer-IOL konnte hier keine Alternative sein: Zunächst wäre aufgrund des großen Irissektordefekts keine sichere Abstützung der IOL möglich, andererseits wäre aber auch zwangsläufig der empfindliche korneosklerale Übergangsbereich im Bereich der alten Inzision von innen mechanisch durch die Haptik mechanisch belastet worden, mit unabsehbaren Folgen für die Stabilität. Sicher spricht auch die erhöhte Wahrscheinlichkeit von Sekundärglaukomen durch Kammerwinkelirritation und die Gefahr der Endothelalteration gegen den Einsatz einer Vorderkammer-IOL.

Somit war die sklerale Nahtfixation einer faltbaren Intraokularlinse das eindeutig zu bevorzugende Verfahren. Wesentliche, operationstechnisch kritische Punkte wurden bereits oben erwähnt (siehe Ergebnisse). Hinzu kommt, daß auf optimale Positionierung der Sklerafixationsnähte im Sulcus ciliaris [5] sowie auf höchstmögliche Symmetrie der Haptikfixation geachtet werden muß [11]. Auch bei der Auswahl des Linsentyps waren einige Details zu beachten: Eine Faltung und Implantation ist aufgrund der an den Haptiken fixierten Sklerafixationsnähte nur mit einer Pinzettentechnik möglich. Der Optikdurchmesser sollte mindestens 6 mm betragen, und das Optikmaterial sollte eine kontrollierte und möglichst atraumatische Entfaltung intraokular erlauben. Hierfür schien ein hochbrechendes Silikonmaterial am besten geeignet, da die derzeit auf dem Markt befindlichen Softacryl-Linsen bei gleichem Optikdurchmesser eine breitere Inzision erfordern.

Zusammenfassend ergeben die Erfahrungen mit dem vorliegenden Fall, daß die sklerale Nahtfixation einer faltbaren Intraokularlinse eine gute Option für die Korrektur einer ic-Aphakie ist, auch und vielleicht gerade in komplizierten Fällen. Weitere Verbesserungen [3, 6] können die Operationstechnik in Zukunft noch zuverlässiger und sicherer machen.

Literatur

1. Bergren RL (1994) Four-point fixation technique for sutured posterior chamber intraocular lenses. Arch Ophthalmol 112/11: 1485–1487
2. Chang S, Coll GE (1995) Surgical techniques for repositioning a dislocated intraocular lens, repair of iridodialysis, and secondary intraocular lens implantation using innovative 25-gauge forceps. Am J Ophthalmol 119/2: 165–174
3. Jurgens I, Lillo J, Bull JA, Castilla M (1996) Endoscope-assisted transscleral suture fixation of intraocular lenses. J Cataract Refract Surg 22/7: 879–881
4. Kershner RM (1994) Simple method of transscleral fixation of a posterior chamber intraocular lens in the absence of the lens capsule. J Refract Corneal Surg 10/6: 647–651
5. Lee JH, Chang JH (1993) Suture to limbus distances in eyes with a posterior chamber intraocular lens implanted by scleral fixation. J Cataract Refract Surg 19/2: 278–283
6. Maggi R, Maggi C (1997) Sutureless scleral fixation of intraocular lenses. J Cataract Refract Surg 23/9: 1289–1294
7. Mittelviefhaus H, Wiek J (1993) A refined technique of transscleral suture fixation of posterior chamber lenses developed for cases of complicated cataract surgery with vitreous loss. Ophthalmic Surg 24/10: 698–701
8. Sharpe MR, Biglan AW, Gerontis CC (1996) Scleral fixation of posterior chamber intraocular lenses in children. Ophthalmic Surg Lasers 27/5: 337–341
9. Sundmacher R, Althaus C (1993) Technische Prinzipien der skleralen Nahtfixation von Hinterkammerlinsen. Klin Monatsbl Augenheilkd 202/4: 320–328
10. Teichmann KD (1994) Pars plana fixation of a posterior chamber intraocular lens. Ophthalmic Surg 25/8: 549–553
11. Teichmann KD, Teichmann IA (1997) The torque and tilt gamble. J Cataract Refract Surg 23/3: 413–418

Plate-Haptik-Linsenentfernung aus dem Glaskörperraum durch Posterior Assisted Levitation (PAL)

A. Frohn

Zusammenfassung. Das Verfahren der posterior assisted levitation (PAL) wurde von Kelman vorgeschlagen, um in den Glaskörper absinkende Kernfragmente zu entfernen. Der vorgestellte Fall demonstriert am Beispiel einer in den Glaskörper absinkenden Kunstlinse die Möglichkeiten der PAL. Bei einer Patientin, bei der eine Plate-Haptik-Linse implantiert worden war, wurde wegen Nachstar eine Nd:YAG-Kapsulotomie erforderlich. Kurze Zeit nach dem Lasereingriff sank die Linse in den Glaskörperraum. Durch einen operativen Pars-plana-Zugang und einen Clear-cornea-Zugang wurde die Linse bimanuell in den Sulcus ciliaris reinseriert. Es handelt sich um eine typische Komplikation bei Schiffchenlinsen. Mit Kelmans PAL konnte die Situation problemlos beherrscht werden.

Summary. The procedure of posterior assisted levitation (PAL) was described by C.D. Kelman to prevent nucleus fragments from moving into the vitreous after capsular rupture. This maneuver was used to reinsert a plate haptic lens in the sulcus ciliaris, which was lost in the vitreous after NdYAG capsulotomy. One instrument was placed through the clear cornea, another via pars plana, moving the lens from the vitreous to the sulcus. Thus, with the help of posterior levitation, the problem was overcome.

Einleitung

Bei Auftreten einer Kapselruptur können Kernfragmente durch den Defekt in den Kapselsack absinken. Um diese drohende Komplikation zu vermeiden, schlug Kelman vor, sofort über die Pars plana einen Zugang zu schaffen und von posterior her das absinkende Fragment abzustützen (Abb. 1), um es durch die Pupille in die Vorderkammer zu schieben. Das Verfahren nannte er „posterior assisted levitation" (PAL) [4].

Der vorgestellte Fall demonstriert am Beispiel einer in den Glaskörper absinkenden Kunstlinse die Möglichkeiten der PAL.

Kasuistik

Bei einer 75jährigen Patientin wurde mit Phakoemulsifikation und Kapsulorhexis eine Kataraktextraktion durchgeführt. Bei dieser Operation wurde eine Silikonlinse im Plate-Haptik-Design des Herstellers Staar implantiert. 38 Monate nach Implantation wurde wegen Nachstar eine Nd:YAG-Kapsulotomie

G. Duncker et al. (Hrsg.)
12. Kongreß der DGII 1998

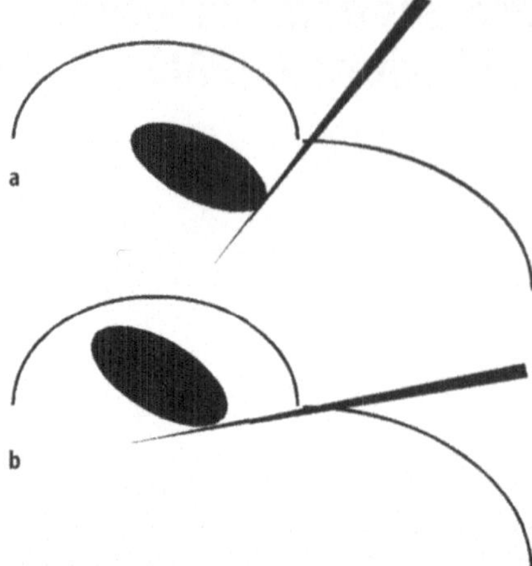

Abb. 1. Posterior Assisted Levitation (PAL) nach Kelman. **a** Ein Kernfragment droht in den Glaskörperraum abzusinken. Über die Pars plana wird ein Instrument eingebracht, welches das Fragment von glaskörperwärts unterstützt und das weitere Absinken verhindert. **b** Dann wird das Kernfragment mit dem Instrument durch die Pupille in die Vorderkammer luxiert

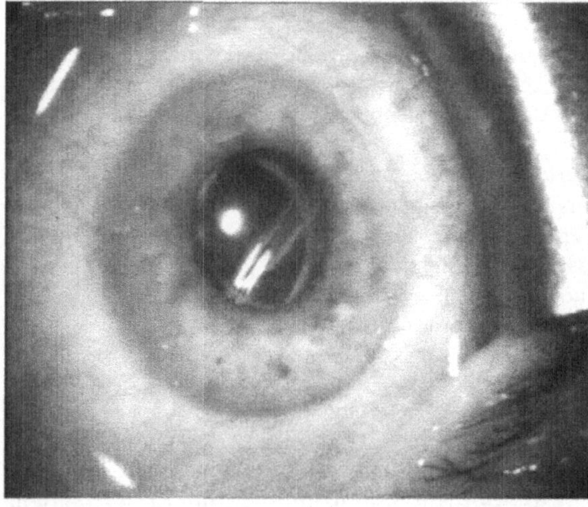

Abb. 2. Die Linse ist aus dem Kapselsack in den Glaskörperraum abgesunken. Weil die Linse um 90° sagittal gedreht ist, sieht man jetzt von der Seite auf den Linsenrand, der in der Pupille sichtbar ist. Zwischen Iris und Linsenrand sieht man die intakt erhaltene Kapsulorhexis

erforderlich. Drei Tage nach dem Lasereingriff klagte die Patientin über Doppelbilder. Die sofortige Spaltlampenuntersuchung zeigte, daß die Linse im Kapselsack nach unten dezentriert war, so daß ihr Rand in der Pupillenebene lag, weswegen Doppelbilder auftraten. Um die Linse zu repositionieren, wurde sogleich eine Operation eingeleitet.

Bei Beginn der Operation war die Linse jedoch bereits aus dem Kapselsack luxiert und vollständig in den Glaskörperraum abgesunken (Abb. 2). Über die klare Hornhaut wurde ein Clear-cornea-Zugang geschaffen. Der Versuch, die Linse mit einer Pinzette durch die Pupille zu fassen und in die Vorderkammer zu ziehen, schlug fehl. Mit einer Lanze wurde ein zweiter Zugang nach Präparation der Bindehaut und Kauterisation über die Pars plana in typischem Limbusabstand angelegt. Über den Pars-plana-Zugang wurde ein Spatel durch ein Positionierloch der Kunstlinse geführt, die Linse angehoben und in der Pupil-

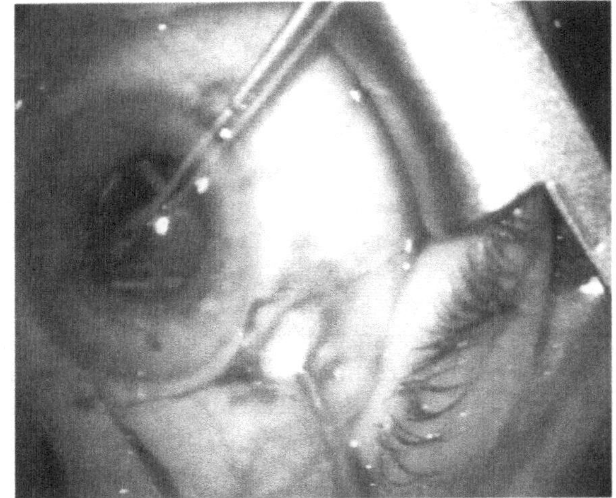

Abb. 3. Durch den Pars-plana-Zugang wurde die Linse mit einem Spatel angehoben (Spatel am unteren Bildrand). Über den Clear-cornea-Zugang konnte sie dann am Rand mit einer Kapselpinzette gefaßt werden

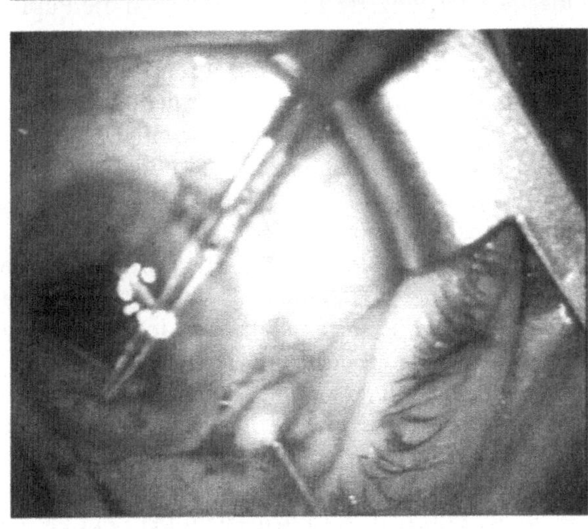

Abb. 4. Aus der Position in Abb. 2 konnte die Linse nun bimanuell „entbunden" werden, indem die Linse mit der Pinzette durch die Pupille gezogen wurde, während gleichzeitig der Spatel von hinten die Linse in die Vorderkammer luxierte

lenebene dargeboten. Durch die Hornhautinzision konnte der Linsenrand jetzt mit einer Kapselpinzette gefaßt werden. Mit dem Spatel wurde die Kunstlinse durch die Pars-plana-Inzision zunächst gestützt (Abb. 3), dann durch die Pupille in die Vorderkammer luxiert (posterior assisted levitation) (Abb. 4). Hier entfaltete sie sich unbeschädigt und vollständig.

Die Inspektion ergab eine intakte Kapsulorhexis. Daher wurde entschieden, die Linse in den Sulcus ciliaris zu reponieren. Anschließend wurde sowohl über Pars plana als auch in der Vorderkammer vitrektomiert. Abschließend wurde eine periphere Iridektomie mit dem Vitrektom geschnitten, weil die jetzt im Sulcus ciliaris liegende Kunstlinse durch den geringen Abstand zwischen Iris und Linse und die recht große, aber komplett abdichtende Haptik die Gefahr eines Pupillarblocks mit sich brachte.

Diskussion

Da die Patientin zu einem frühen Zeitpunkt nach der Dislokation den Operateur aufsuchte, wurde zunächst eine Reposition bei nur dezentrierter Linse geplant. Durch die Spannung in der Haptik, welche eigentlich den Kapselsack optimal ausspannen soll, luxierte die Linse jedoch noch bis zum Zeitpunkt der Operation in den Glaskörperraum. Obwohl diskutiert wird, ob eine in den Glaskörperraum abgesunkene Kunstlinse überhaupt entfernt werden soll [3], wurde in diesem Falle entschieden, die Komplikation sofort zu behandeln. Zum einen war die Patientin durch die auftretenden optischen Phänomene maximal gestört, zum anderen war mit einem relativ überschaubaren operativen Aufwand zu rechnen, da die Linse sich sagittal aufgestellt hatte und zunächst erreichbar schien. Erst intraoperativ stellte sich heraus, daß die Linse mit der Pinzette allein nicht durch die Pupille gezogen werden konnte.

Mit Kelmans PAL ließ sich die Situation problemlos beherrschen. Weil die Linse mit der Pinzette allein nicht durch die Pupille gezogen werden konnte, führte erst dieser bimanuelle methodische Ansatz zur Lösung des Problems. Der Einsatz aufwendigerer Verfahren mit Anwendung von z. B. Perfluorcarbon [6] konnte auf diese Weise vermieden werden. Ohne Austausch der Linse konnte die IOL dann in den Sulcus ciliaris reponiert werden, da die Rhexis beim Durchtreten der Linse erhalten blieb. Deshalb war auch keine Nahtfixation notwendig [1]. Die Patientin sieht mit einer geringen myopisierenden Refraktionsänderung heute wieder 1,0.

Es handelt sich um eine typische Komplikation bei Schiffchenlinsen [2, 7]. Bemerkenswert ist allenfalls das kurze Intervall von 3 Tagen zwischen Nd:YAG-Kapsulotomie und Dislokation der Linse, und dies trotz Positionierlöchern [5]. Zwischen der transversalen Dislokation der Linse nach unten mit Doppelbildern (Untersuchung an der Spaltlampe) und Beginn der Operation mit Bemerken des Luxierens in den Glaskörperraum lagen gar nur 2 h.

Es muß betont werden, daß das hier angewandte operative Vorgehen sicher nicht in jedem Fall angewendet werden kann. Vielmehr ist jede Kunstlinsenluxation als Einzelfall [8] anzusehen, bei dem ganz individuell eine operative Strategie entwickelt werden muß.

Literatur

1. Chan CK (1992) An improved technique for management of dislocated posterior chamber implants. Ophthalmology 99: 51–57
2. Duncker G (1997) Komplikationen nach Implantation von Silikondiskhinterkammerlinsen. In: Vörösmarthy D, Duncker G, Hartmann C (Hrsg) 10. Kongreß der DGII 1996. Springer, Berlin Heidelberg New York, S 141–149
3. Fechner PU, Alpar JJ (1984) Intraokularlinsen, Grundlagen und Operationslehre, 2. Aufl. Enke, Stuttgart
4. Kelman CD (1996) Avoiding and handling complication of phacoemulsification (Course). Congr Am Soc Cataract Refract Surg, Seattle 1996

5. Kent DG, Peng Q, Isaacs RT, Whiteside SB, Barker DL, Apple DJ (1997) Security of capsular fixation: small-versus large-hole plate-haptic lenses. J Cataract Refract Surg 23: 1371–1375
6. Lewis H, Sanchez G (1993) The use of perfluorocarbon liquids in the repositioning of posteriorly dislocated intraocular lenses. Ophthalmology 100: 1055–1059
7. Schneiderman TE, Johnson MW, Smiddy WE, Flynn HW Jr, Bennett SR, Cantrill HL (1997) Surgical management of posteriorly dislocated silicone plate haptic intraocular lenses. Am J Ophthalmol 123: 629–35
8. Stoffelns B, Dick B, Greiner K, Pfeiffer N (1998) Vorgehen bei Luxation einer Intraokularlinse in den Glaskörperraum. In: Ohrloff C et al. (Hrsg) 11. Kongreß der DGII 1997. Springer, Berlin Heidelberg New York, S 377–381

Entfernung von luxierten Linsen aus dem Glaskörperraum durch Pars-plana-Vitrektomie in i. c.-Technik und durch Phakoemulsifikation mit Implantation einer Vorderkammerlinse

U. Weber

Zusammenfassung

Ziel: Darstellung zweier Operationsmethoden zur Entfernung spontan in den Glaskörperraum luxierter Linsen.

Material und Methode: Nach Pars-plana-Vitrektomie wurden luxierte Linsen mit Perfluordecalin (PFC) vom hinteren Augenpol entfernt. Im ersten Fall mit relativ kleinem Linsenkern wurde nach Entfernung der Linsenrinde mit dem Vitrektom der Kern intravitreal emulsifiziert. Im zweiten Fall einer sehr harten Linse wurde die PFC-Füllung so weit fortgesetzt, daß die Linse über einen korneoskleralen Vorderabschnittszugang intrakapsulär entfernt werden konnte. Nach Absaugen des PFC und peripherer Iridektomie erhielten beide Patientinnen eine kammerwinkelgestützte Vorderkammerlinse.

Ergebnisse: Die Entfernung in den Glaskörper luxierter Linsen ist nach Pars-plana- Vitrektomie und Einsatz von PFC sowohl durch Phakoemulsifikation im Glaskörperraum als auch intrakapsulär über einen Vorderabschnittszugang möglich. Nach der Phakoemulsifikation trat (unter langjähriger Kortisontherapie bei Polyarthritis) am ersten p. o.-Tag eine transitorische intraokulare Blutung mit einem unmittelbar postoperativem Visus von <0,1 auf, während nach i. c-Operation 0,8 gelesen wurde.

Schlußfolgerung: Im Vergleich der beschriebenen Operationsmethoden bei 2 Patientinnen war die intrakapsuläre Entfernung die Methode der schnelleren optischen Rehabilitation.

Summary

Purpose: To demonstrate two methods of removal of intravitreal lenses in two cases of spontaneous luxated lenses.

Material and methods: Both cases underwent pars plana vitrectomy. Perfluordecalin (PFC) was used for separation of the lenses from the posterior pole. In the case of a brunescent nucleus with a soft cortex, capsule and cortex were removed using the vitrectome, and the nucleus was emulsified in the vitreous cavity. In the second case, a very hard lens was positioned in the pupillary area by PFC and removed via an anterior chamber approach. After removal of PFC and basal iridectomy, both patients received an anterior chamber lens.

Results: Removal of intravitreal lenses using pars plana vitrectomy and PFC can be performed intracapsularly via an anterior chamber approach or by phacoemulsification in the vitreous cavity. The immediate postoperative visual acuity was below 0.1 after phacoemulsification because of a transitory subchoroidal and vitreal bleeding (under a long-term therapy with cortisone for polyarthritis) and 0.8 after intracapsular removal of the lens via a conventional anterior chamber approach.

Conclusion: In these cases, intracapsular removal of the intravitreally dislocated lens was the method for faster visual rehabilitation.

G. Duncker et al. (Hrsg.)
12. Kongreß der DGII 1998

Einleitung

Durch einen Defekt der Zonulafasern luxiert eine Linse meistens in den Glaskörperraum, in dem sie zunächst oft beweglich erscheint, letztlich aber nach Fibrosierungsvorgängen organisiert wird [2]. Bis zu 30 Jahre können luxierte Linsen ohne pathologische Vorgänge überdauern [8], wenn kein Kapseldefekt eintritt. Es kommt jedoch auch bei intakter Kapsel zu Veränderungen der Linsensubstanz [7] und meistens zu Schrumpfungen mit degenerativen Begleitveränderungen wie Aderhautsklerose, Netzhautatrophie und Glaskörperorganisation (Lit. in [2]).

Somit sollten luxierte Linsen aus dem Auge entfernt werden, was mit den heutigen Möglichkeiten der Pars-plana-Vitrektomie (ppV) und Einsatz von Perfluorcarbonen, speziell Perfluordecalin (PFC) möglich ist.

Berichtet wird über die Entfernung von in den Glaskörper luxierten Linsen bei 2 Patientinnen, von denen die eine eine Linse mit kleinem und die anderen eine mit großem, hartem Kern aufwies.

Material und Methode

Beide Patientinnen beklagten eine relativ plötzliche einseitige Sehverminderung einige Monate vor Einweisung durch den Augenarzt. Ein ursächliches Ereignis (Trauma) für die Luxation der Linsen in den Glaskörper (Abb. 1a und 2a), eine familiäre Belastung oder Stoffwechseldefekte waren nicht bekannt.

Die zweiten Augen wiesen keine (Sub-)Luxationen der Linsen auf, und der ophthalmologische Befund war auch darüber hinaus altersentsprechend regelrecht. Glaskörperorganisationen i. S. einer proliferativen Vitreoretinopathie (PVR) waren noch nicht eingetreten. Während die bei 6 Uhr im Glaskörper liegende Linse der Patientin 1 (75 Jahre) eine transparente Linsenrinde und einen bruneszierenden Kern aufwies, war die Linse bei Patientin 2 (73 Jahre) vollständig getrübt mit großem und hartem Kern.

Patientin 1 litt an einer chronischen Polyarthritis, die über etwa 8 Jahre systemisch mit niedrigdosiertem Kortison behandelt worden war. Patientin 2 hatte keine Allgemeinerkrankungen.

Die Operation wurde in beiden Fällen in Intubationsnarkose vorgenommen. Nach Freipräparation der Linsen im Rahmen der ppV (Abb. 2b) wurden sie mit PFC von der Netzhaut angehoben (Abb. 1b und 2c), und zwar im ersten Fall (noch weiche Linsenrinde) bis in den mittleren Glaskörperraum und im zweiten Fall (harte Linse) bis in die Pupillarebene (Abb. 2d).

Bei Patientin 1 wurden Linsenkapsel und -rinde im mittleren Glaskörperraum mit dem Vitrektom entfernt (Abb. 1c) und der Kern mit dem MiniMega (Geuder) emulsifiziert (14 s Phakozeit, Abb. 1d). Obwohl der Einblick durch eine etwa 2,5 mm weite Pupille reduziert war, konnte das Operationsfeld über ein Weitwinkelbeobachtungssystem (Eibos) übersehen werden. Bei Patientin 2 wurde ein konventioneller korneoskleraler Zugang zur Vorderkammer präpariert und die Linse mit einer Schlinge entbunden (Abb. 2e und f). In beiden

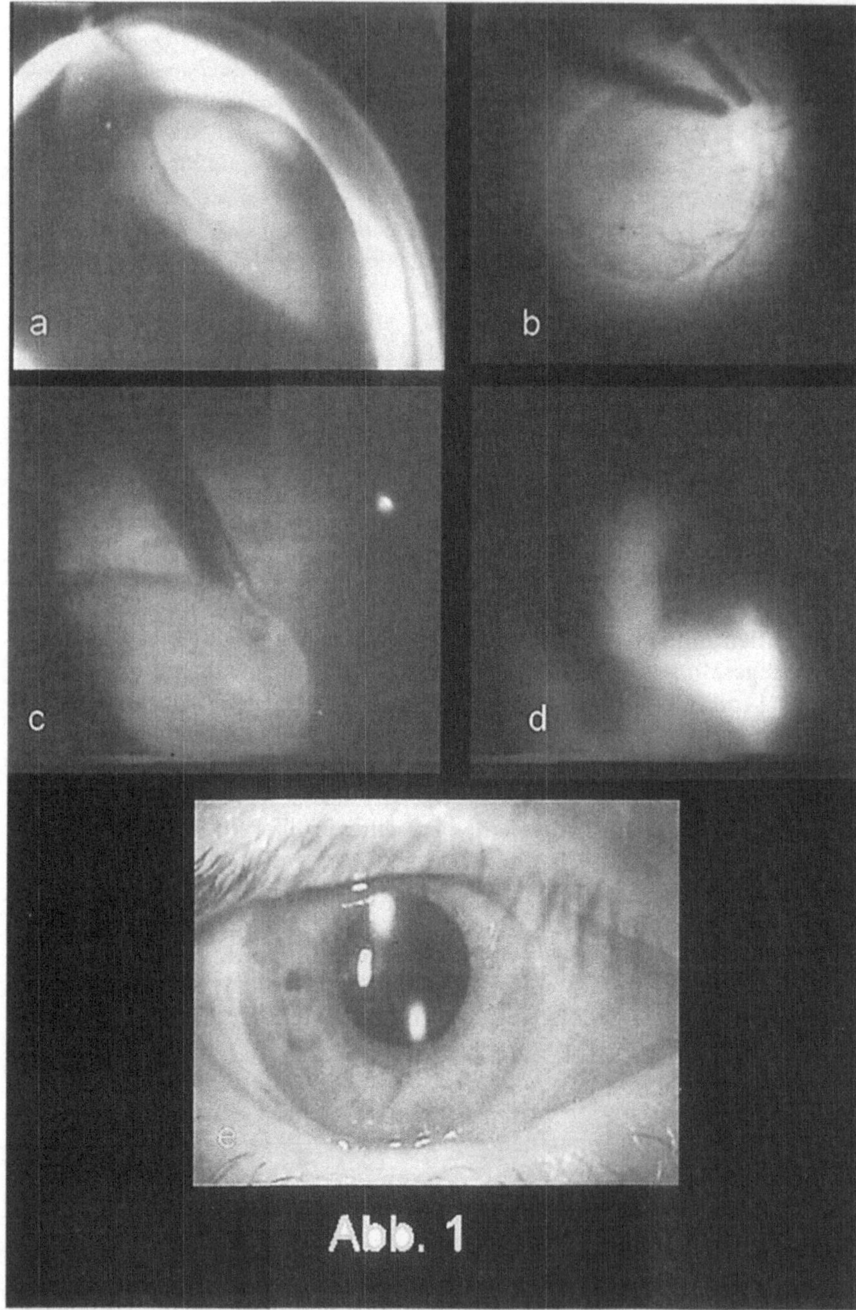

Abb. 1. Patientin 1. **a** Die Optik des Panfundoskops zeigt die bei 7 Uhr im Glaskörperraum liegende Linse bei 1 Uhr; **b** Implantation von Perfluordecalin um Schutz der zentralen Netzhaut; **c** Beginn der Linsenrindenentfernung mit dem Vitrektom; **d** Phakoemulsifikation eines Linsenbröckels; **e** Post-op.-Befund mit kammerwinkelgestützter IOL

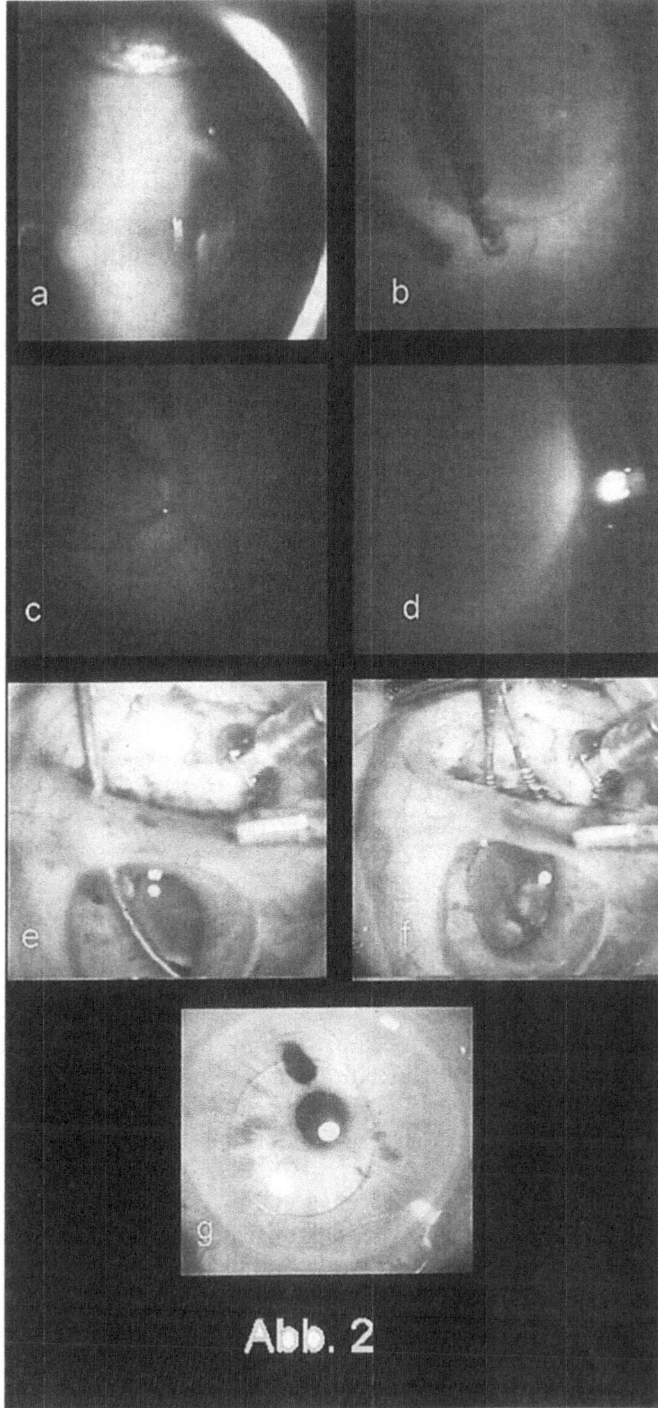

Abb. 2. Patientin 2. **a** Die in den Glaskörper luxierte Linse liegt in der 6-Uhr-Position; **b** Freipräparation der luxierten Linse mit dem Vitrektom; **c** Entfernen der während der Operation nach zentral verlagerten Linse mit Perfluordecalin von der zentralen Netzhaut; **d** Die Linse erscheint hinter der Pupillarebene; **e** Unterfahren der Linse mit der Schlinge; **f** Intrakapsuläre Entfernung der Linse mit der Schlinge unter Schutz eines Viskoelastikums; **g** Befund vom 1. postoperativen Tag mit kammerwinkelgestützter Linse

Fällen wurde mit angepaßtem Vorderkammerzugang unter Viskoelastikumschutz eine kammerwinkelgestützte Linse (Morcher, Typ 54A) implantiert (Abb. 1e und 2g).

Ergebnisse

Beide Operationen verliefen komplikationslos, und die Augen waren schon am 1. postoperativen Tag weitgehend reizfrei. Jedoch zeigte sich in Fall 1 (nach Phakoemulsifikation, unter langjähriger niedigdosierter Kortisontherapie) am 1. postoperativen Tag eine subchoroidale und leichte transitorische Glaskörperblutung mit einem Visus von 1/35, während Patientin 2 nach intrakapsulärer Operation spontan 0,8 c. c. erkannte.

Diskussion

Die Entfernung in den Glaskörper luxierter Linsen wird als eines der schwierigsten Probleme der Ophthalmochirurgie bezeichnet [4].

Während eine ppV zum Freilegen der meistens bis auf die Netzhaut luxierten Linse (oder von luxierten Kernbröckeln im Rahmen einer Phakoemulsifikation) unabdingbar ist, wird eine Applikation von PFC als nicht unbedingt erforderlich bezeichnet [5]. Es ist möglich, Linsen oder Linsenfragmente mit dem Phakotip von der Netzhautoberfläche anzusaugen und in einigem Abstand von der Netzhaut zu emulsifizieren. Problematisch erscheint dabei jedoch, daß große Linsenbröckel so zerstört werden können, daß kleinere Linsenteile, oft mit scharfen Kanten, wiederum in Kontakt mit der Netzhaut kommen können. Um dies zu vermeiden, wurde in unseren Fällen auf einer PFC-Blase operiert, die einen sicheren Abstand zur zentralen Retina garantiert. PFC kann den Bulbus vollständig stabilisieren, was insbesondere bei der intrakapsulären Entbindung der Linse über einen großen Vorderabschnittszugang notwendig ist. Zudem ist PFC nach dem Wundverschluß problemlos zu entfernen.

Bei PFC-Applikationen zum Anheben der Linsen bis in den mittleren Glaskörperraum erscheint auch der Einsatz eines Endoskopes hilfreich [1], jedoch war selbst in unserem Fall mit nur etwa 2,5–3 mm enger Pupille das Operationsfeld mit dem Weitwinkelbeobachtungsmikroskop ausreichend gut zu übersehen.

Die Entscheidung, ob die Linse in toto (intrakapsulär) entfernt wird oder im Auge zerkleinert und abgesaugt wird, dürfte wesentlich durch die Härte der Linse bestimmt werden. Während luxierte Linsen bei Kindern mit dem Vitrektom aufgrund ihrer weichen Konsistenz entfernt werden können [3], zeigen unsere Fälle, daß bei Erwachsenen ein differenzierteres Vorgehen notwendig ist: Intraoperativ wurde nach der ppV mit dem Vitrektom die Verformbarkeit der Linsenkapsel und -rinde geprüft und die Kerngröße und -härte aufgrund der optischen Eigenschaften der Linse abgeschätzt. Das führte zu der Entscheidung, bei Patientin 1 eine Entfernung der Linsenkapsel und -rinde mit dem Vitrektom durchzuführen und den verbleibenden härteren Kern zu emulsifizieren. Dieses Vorgehen wäre bei Patientin 2 aufgrund der größeren Linsenhärte nicht mehr möglich gewesen.

Die postoperative unerwünschte Blutung mit verzögerter optischer Rehabilitation nach Phakoemulsifikation (Patientin 1) kann darauf schließen lassen, daß eine Phakoemulsifikation nicht im Glaskörperraum durchgeführt werden sollte, da ein (zu) hoher Energieeintrag zu Komplikationen führen dürfte. Röver konnte jedoch auch ohne Schutz einer protektiven Flüssigkeit intraokulare Linsen bei 44 Augen mittels Phakoemulsifikation aus dem Glaskörperraum erfolgreich entfernen [6].

Somit sollten als weitere Entscheidungskriterien zur Wahl der Operationsmethode außer der Linsenhärte auch komplikationsträchtige Allgemeinerkrankungen oder spezielle Medikationen speziell im Hinblick auf die Blutungsgefährdung berücksichtigt werden.

Literatur

1. Boscher C, Lebulsson DA, Lean JS, Nguyen-Khoa JL (1998) Vitrectomy with endoscopy for management of retained lens fragments and/or posteriorly dislocated intraocular lens: Graefes Arch Clin Exp Ophthalmol 236: 115–121
2. Duke-Elder S (1969) Diseases of the lens and vitreous. In: Duke-Elder S (Hrsg) System of Ophthalmology, Vol XI. Kimpton, London, p 304
3. Halpert M, BenEzra D (1996) Surgery of the hereditary subluxated lens in children. Ophthalmology 103: 681–686
4. Röver J (1995) Phakoemulsifikation des abgesunkenen Linsenkerns im Glaskörperraum. Klin Monatsbl Augenheilkd 206: 456–459
5. Röver J (1997) Phacoemulsification of a nucleus in the vitreous cavity. J Cataract Refract Surg 23: 985–989
6. Omulecki W, Nawrocki J, Kowalski M (1994) Surgical treatment of lenses dislocated to the vitreous cavity. Klin Oczna 96: 91–94
7. Schlötzer-Schrehardt U, Naumann GOH (1997) Linse. In: Naumann GOH (Hrsg) Pathologie des Auges, Bd. II. Springer, Berlin Heidelberg New York, S 871
8. Suker (1904) Ophthal Rec 11: 412. Zit. n. Duke-Elder (s. o.)

Zur Technik des Acryllinsentausches

U.M. Klemen

Zusammenfassung. Es wird eine Technik vorgestellt, die eine atraumatische Entfernung einer Acrysof-Intraokularlinse 5 Monate nach Implantation ermöglicht. Das gleiche Linsenmodell mit der korrekten Dioptrienstärke wird in gleicher Sitzung durch eine 4-mm-Inzision in den Kapselsack fixiert.

Summary. Acrysof MA60 exchange 5 months after implantation. A special technique is presented allowing an atraumatic exchange of an Acrysof IOL through a 4-mm incision and an implantation of the same type of IOL with correct power in the same position.

Einleitung

Neben dem „glistening phenomenon" und den Knick- und Abdruckspuren auf der Linsenoberfläche ist das „stickening phenomenon" (Kleben) eine weitere Nebenwirkung der Acrylsof-Intraokularlinse (IOL). Postoperative Rezentrierungsversuche sowie die Entfernung weicher Nachstarregenerate (Elschnig-Perlen) gestalteten sich dadurch wesentlich schwieriger als bei PMMA- oder Silikon-IOL. In einem Kollektiv von mehr als 2000 Augen mit Acrysof-IOL ergab sich in einem Fall die Notwendigkeit eines Linsentausches wegen einer fehlerhaften Biometrie.

Kasuistik und Methodik:

Im Dezember 1996 wurde einem 82jährigen Mann eine Acrysof-MA60-IOL am ersten Auge implantiert, wegen eines Hornhautödems konnte bei seiner Entlassung am ersten postoperativen Tag keine exakte Refraktion und Sehschärfenbestimmung durchgeführt werden. Im April 1997 – 5 Monate nach Implantation – wurde der Patient von seiner Augenärztin zum Linsentausch erneut zugewiesen, die Sehschärfe betrug corr. mit −7,0 sph = −2,0 cyl 130° 1,0, in der Nähe konnte mit Nahkorrektur Jg 1 problemlos gelesen werden. Die IOL war optimal zentriert, der Rhexisrand bedeckte nur in einem Quadranten geringfügig die Linsenoptik, bei 12 Uhr bestand eine weißlich fibrotische Synechie zwischen Rhexisrand und Hinterkapsel, welche eine hervorragende Transparenz aufwies. Die Analyse der Biometrie ergab eine fehlerhafte Übertragung der Bulbusachsenlänge.

G. Duncker et al. (Hrsg.)
12. Kongreß der DGII 1998

Der Linsentausch wurde in örtlicher Betäubung (parabulbärer Block) durchgeführt, wegen des schwer voraussehbaren Operationsverlaufs wurde in der Achse der steilsten Hornhautkrümmung ein 6 mm langer korneoskleraler Tunnel präpariert und eine 4-mm-Inzision geschaffen. Eine vorsichtige Spülung mit körperwarmer BSS-Lösung ermöglichte allmählich ein Vordringen der Kanüle in den retrolentalen Raum und eine Trennung von Optikhinterfläche von der Hinterkapsel ohne deren Verletzung. Die Synechie bei 12 Uhr blieb unberührt. Nach kompletter Lösung der Linsenoptik von der Kapsel erfolgte nach Viskofüllung der Vorderkammer und der peripheren Kapselblätter eine Luxation der IOL in die Vorderkammer, über einen Irisspatel erfolgte eine Faltung der IOL mittels Pinzette und deren problemlose Entfernung durch die 4-mm-Inzision. Eine Acrysof-MA60-IOL mit korrekter Dioptrienstärke wurde nach Faltung mit den Haptikschleifen in 3/9-Uhr-Position direkt in den Kapselsack implantiert, die Zentrierung erfolgte automatisch; auf eine Rotation konnte verzichtet werden, schon um eine Kapselverletzung durch Sprengung der hinteren Synechie zu vermeiden.

Der postoperative Verlauf gestaltete sich problemlos, die unkorrigierte Sehschärfe für die Ferne erreichte bereits am 3. postoperativen Tag 1,0, mit Nahzusatz wurde erneut Jg 1 gelesen.

Schlußfolgerungen

3 Entfernungen von hydrophoben Acryllinsen sind bis dato beschrieben; die Zeitdauer zwischen Implantation und Entfernung bzw. Austausch reicht von Minuten bis zu insgesamt 12 Wochen, einmal wurde die Linse (Acrysof) unmittelbar nach Implantation wegen einer geknickten Haptikschleife zerstückelt und durch die 3,5-mm-Öffnung entfernt [1]; in 2 weiteren Fällen erfolgte der Austausch (ACR 360) 2 bzw. 12 Wochen nach der Implantation durch Faltung in der Vorderkammer [2].

Während nach 2 Wochen kaum Schwierigkeiten auftraten, erwies sich die Explantation nach 3 Monaten als äußerst schwierig wegen starker Adhärenzen zwischen Rhexisrand (Fibrosierung) und Kapselsack. Ähnlich starke Verklebungen fanden wir auch in unserem Krankengut bei Versuchen der Rezentrierung und bei der Entfernung weicher Regenerate aus dem Kapselsack mittels Irrigation/Aspiration. In allen diesen Fällen bestanden jedoch Kapselsackveränderungen im Sinne von Fibrosierungen, in dem geschilderten Falle hingegen war der Kapselsack bis auf die eine hintere Synechie unverändert.

Als vorläufige Schlußfolgerung aus Berichten und eigener Erfahrung läßt sich die Theorie aufstellen, daß bei Rhexisdurchmessern über der Linsenoptikgröße und bei „normalem" Zustand des Kapselsacks eine problemlose und wenig traumatisierende Acryllinsenentfernung auch nach 5 Monaten durchaus möglich ist.

Literatur

1. Koo EY, Lindsey PS, Soukiasian SH (1996) Bisecting a foldable acrylic intraocular lens for explantation. J Cataract Refract Surg 22 [Suppl 2]: 1381–1382
2. Neuhann TH (1996) Intraocular folding of an acrylic lens for explantation through a small incision cataract wound. J Cataract Refract Surg [Suppl 2]: 1383–1386

Kombinierte Trabekulotomie

O. Arend, M. Wenzel, A. Remky und C. Redbrake-Adams

Zusammenfassung. Wir stellen eine Modifikation der Schnittführung vor, die es ermöglicht, die Vorteile der Trabekulotomie mit denen der Phakoemulsifikation mit Implantation von PMMA-Linsen zu kombinieren. Dabei wird das Deckelchen über dem Schlemmschen Kanal nach hinten und nicht, wie sonst üblich, nach vorne präpariert. Das Einschwenken der Trabekulotomiesonde wird durch das Gegenhalten einer laufenden Infusionskanüle kontrolliert. Der Wundverschluß korneoskleral und der der Bindehaut erfolgt durch resorbierbare Fäden (10x0).

Schlüsselwörter: Trabekulotomie, PMMA-Linse, kombinierte Glaukomoperation

Summary. We present a modification that allows trabeculotomy, phacoemulsification, and implantation of PMMA-IOLs. The scleral cover is prepared backwards, sclera-based and not anteriorly, corneal-based. The opening of Schlemm's channel into the anterior chamber is controlled with the needle of the irrigation fluid. The corneoscleral wound and the conjunctiva are sutured with Vicryl 10x0.

Key words: trabeculotomy, PMMA-lenses, combined glaucoma surgery

Einleitung

Viele Nachteile einer kombinierten Katarakt-Glaukom-Operation können umgangen werden, wenn eine Phakoemulsifikation nicht mit einer fistulierenden Operation, sondern mit einer Trabekulotomie [1–5] kombiniert wird. Wir suchten nach einer kombinierten Operationsmethode, die sich auch für die Implantation von starren Linsen eignet.

Methodik – Operationstechnik

Die Bindehaut wird oben über etwa 6 mm am Limbus eröffnet und bei Bedarf das korneale Epithel mit dem Hockey-Messer noch etwas zurückgedrängt, so daß die Blau-weiß-Grenze großflächig frei von Epithel ist. Das Ventil, der „Tunnel", wird nach Frown präpariert. Das Areal, das skleralwärts der kornealen Inzision liegt, wird später astigmatismusneutral als Deckel für die Trabekulotomie verwendet. Dies ist der entscheidende Unterschied zu anderen Operationstechniken: Bei der klassischen Trabekulotomie wird die Lamelle von

G. Duncker et al. (Hrsg.)
12. Kongreß der DGII 1998

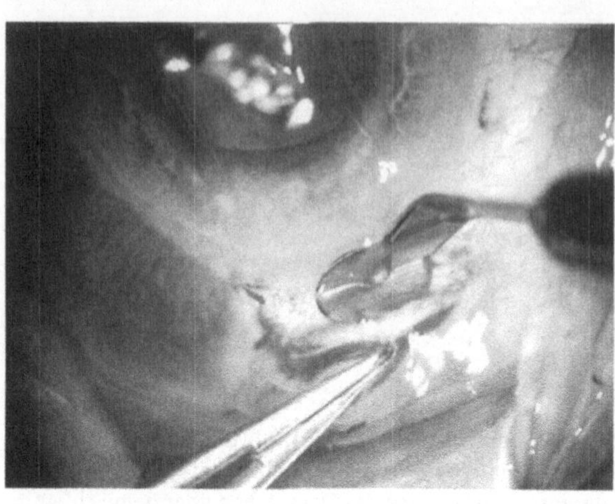

Abb. 1. Das Deckelchen zur Trabekulotomie wird im Gegensatz zu bisherigen Techniken sklerabasiert präpariert

der Sklera her kommend so präpariert, daß ihre Basis in der Kornea liegt. Dies ermöglicht bei Mißerfolg die Umwandlung der Operation in eine gedeckte fistulierende Operation. Wenn der Lappen sklerafixiert präpariert wird, verzichten wir weitgehend auf diese Rückzugsmöglichkeit.

Wir legen den 5 mm breiten halbkreisförmigen Schnitt so im Bereich des korneoskleralen Übergangs, daß der korneale Anteil des Schnittes ca. 0,5–1 mm in der Kornea liegt. Dies ist etwas ungewohnt, meist wird der Frown-Schnitt weiter skleralwärts gelegt. Mit einem 3-mm-Tellermesser wird die Kornea wie auch sonst üblich lamelliert. Nach der Gabe von Hyaluronsäure über eine von 2 seitlichen Parazentesen wird die Vorderkammer eröffnet.

Nach der Linsenimplantation wird der Bulbus leicht hypoton belassen und das Viskoelastikum zunächst noch belassen.

Mit dem Tellermesser wird jetzt der korneosklerale Halbkreis peripher des Frown-Tunnels von der Kornea her kommend lamelliert, die Basis der Lamelle liegt sklerawärts. Bei der Präparation nach hinten ist es einfach, die untere Lamelle so dünn wie möglich zu belassen, da der Schlemm-Kanal ja ganz nahe der Descemet liegt. Die Dicke der Sklera beträgt dort etwa 1 mm, die obere Lamelle kann kaum zu dick präpariert werden. So sieht man den Schlemm-Kanal schon als dunkles Band hinter der Kornea liegen: Es ist ein limbusparalleles blutgefülltes Gefäß, das unmittelbar über der Descement skleral ganz nahe der Blau-weiß-Grenze liegt, da sich der Schlemm-Kanal am atonischen Auge retrograd mit Blut füllt.

Der Schlemm-Kanal wird durch ganz zarte radiäre oder limbusparallele Schnitte mit dem Diamantmesser geöffnet.

Nach der Eröffnung des Schlemm-Kanals kann er nach temporal oder nasal mit der Trabekulotomieschere ca. 1 mm aufgeschnitten werden, um nach beiden Seiten die Trabekulotomiesonde einzuführen. Wir haben an die nach Neuhann modifizierte Sonde einen 2 cm langen Griff anbringen lassen. Wenn die Sonde im Schlemm-Kanal ist, wird sie durch diesen stabilisiert und kippt nicht um. Peripher des Frown-Schnittes sieht man die Sonde metallisch zart durch die Sklera glänzen. Falls anteriore Synechien bestehen, sollen diese zuvor gelöst worden sein. Eine gonioskopische Kontrolle bringt den Nachweis, daß die Sonde richtig liegt. Beim Einschwenken in die Vorderkammer soll diese gegen eine in die Vorderkammer eingeführte stumpfe Kanüle „einmassiert" werden, da der Draht oft zu dünn ist, um den Schlemm-Kanal aufzureißen. Ein versehentliches Abledern der Descemet oder eine Beschädigung der Irisbasis bei Druck von hinten kann verhindert werden. Anschließend muß es zu einer kleinen Blutung aus der gesamten Rißlänge in die Vorderkammer kommen.

Die halbkreisförmige Lamelle wird mit 3 x-förmig gestochenen Vicryl-10x0-Nähten nach vorne an den Tunnel wasserdicht vernäht. Darüber fixieren wir die Bindehaut mit 1–2 Vicryl-10x0-Fäden wieder am Limbus. Dabei ist darauf zu achten, daß die Bindehaut das gesamte Deckelchen bedeckt und gleichzeitig Anschluß an den Rand des Korneaepithels erhält.

Der Bulbus wird mit Wasser tonisiert, außerdem geben wir eine kleine Luftblase in das Auge, damit sie beim anschließend mobilisierten Patienten den Ventiltunnel nach oben abdichtet.

Diskussion

Wir haben diese Methode in den letzten 10 Monaten bei 78 Patienten erfolgreich durchgeführt. Die Langzeiterfolge nach kombinierter Phakoemulsifikation und Trabekulotomie beschreiben andere Autoren [1–5]. Mit dieser kurzen Mitteilung möchten wir nicht die Trabekulotomie als solche diskutieren. Wir möchten lediglich eine Operationsvariante zeigen, die die kombinierte Trabekulotomie-Phakoemulsifikation auch all den Operateuren ermöglicht, die die Implantation von PMMA-Linsen jeder Größe bevorzugen.

Literatur

1. Harms H, Dannheim R (1970) Epicritical consideration of 300 cases of trabeculotomy ab externo. Trans Ophthalmol Soc UK 89: 491–499
2. Mackensen G, Orsoni GJ (1978) Mit Trabekulotomie kombinierte Kataraktextraktion. Klin Monatsbl Augenheilkd 173: 756
3. Mc Pherson SD (1976) Combined trabeculotomy and cataract extraction as a single operation. Trans Am Ophthalmol Soc 74: 251
4. Neuhann T (1996) pers. Mitteilung
5. Schwenn O, Grehn F (1995) Cataract extraction combined with trabeculotomy. Ger J Ophthalmol 4: 16–20

IOL für spezielle Fälle

J. Novák und M. Quadri

Zusammenfassung. Im Videofilm wird eine neue Indikation einer Soleko-IOL mit 3 Schlaufen aus geflochtenem Teflon nach Maggi für die Skleralfixation während der perforierenden Keratoplastik beschrieben.

Der wichtigste Vorteil der IOL besteht in integrierten Teflonschlaufen mit Nadeln. Das verkürzt die Länge der Operation und erhöht die IOL-Stabilität im Auge. Die Fistelgefahr längs der Teflonschlaufen ist gering.

Summary. Soleko-IOL is presented as a special lens for complicated cases of scleral suturing with integrated needles and Teflon sutures. The design of the IOL decreases the time of surgery and increases IOL stability in the eye. One case of such IOL use during penetrating keratoplasty connected with unexpected secondary IOL implantation with scleral suture is showed in a video film.

Einleitung

Wird plötzlich und unerwartet eine IOL-Implantation mit der klassischen transskleralen Polypropylen-Befestigung notwendig, kann dies während der Keratoplastik manche Probleme verursachen.

Vor allem ist es die Bulbushypotonie, wobei eine Präparation des Skleralappens praktisch unmöglich ist. Es besteht schnell die Notwendigkeit, die IOL mit den Schlaufen anzuschlingen. Außerdem gibt es Probleme mit der IOL-Zentrierung. Diese Faktoren verlängern die Zeit der Operation am offenen Glaskörper. Eine ähnliche Problematik wird von Maggi gelöst [1].

Methode

Die IOL der Firma Soleko kann einige dieser Probleme beheben helfen. Die IOL hat 3 dicke elastische Schlaufen aus geflochtenem Teflon, die mit atraumatischen Nadeln mit 7.0-Seide gezogen werden, wobei die Seidenfäden mit den Teflonschlaufen durch Knoten verbunden sind (Abb. 1). Es ist kein Sklerallappen nötig, weil geflochtenes Teflon weich ist, schnell in das Zellgewebe einheilt und gut toleriert wird.

G. Duncker et al. (Hrsg.)
12. Kongreß der DGII 1998

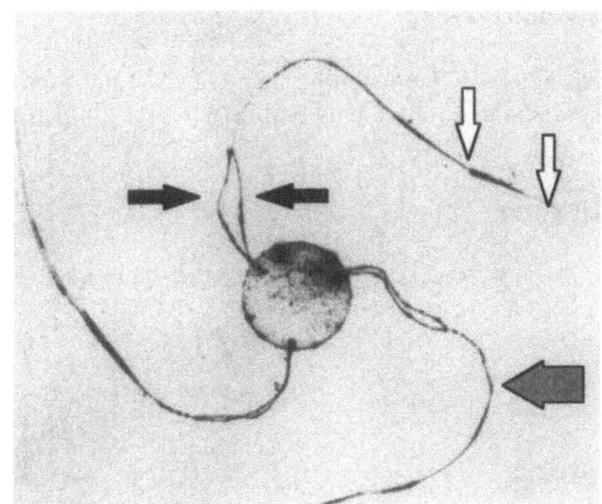

Abb. 1. Eine Soleko-IOL mit 3 integrierten Teflonschlaufen (*schwarze Pfeile*) und 3 Nadeln (*weiße Pfeile*). Der *dicke Pfeil* zeigt den 7,0-Seiden-Faden, der die Teflonschlaufen durch die Sklera zieht

Nach der Trepanation der Empfängerhornhaut wird die Nadel im Nadelhalter durch die Sklera in 3 Punkten von innen unter der Iris hinausgeführt. Die Bindehaut ist vorher eröffnet. Die IOL wird hinter die Pupille implantiert. Danach wird die Keratoplastik beendet. Die IOL-Optik ist dann von außen durch Zug an den Befestigungsfäden zentriert. Danach werden die Teflonbefestigungsfäden leicht episkleral geknotet. Anschließend wird die Bindehaut durch Nähte (10,0 Ethilon) verschlossen.

Kasuistik

Im Jahre 1996 haben wir diese Methode des kombinierten Eingriffs der IOL-Implantation während der Keratoplastik bei 2 Patienten nach einer alten ICCE mit Keratopathia bullosa und Makuladegeneration angewendet. Dabei benutzten wir IO-Linsen mit dem Optikdurchmesser von 7 mm. Bei einem Patienten waren eine vordere Vitrektomie und eine Trabekulektomie notwendig.

Der intraoperative Verlauf war ohne ernste Komplikationen. Bei einem der Patienten trat eine kleine episklerale Blutung auf. Das postoperative anatomische Resultat 7 bzw. 12 Monate nach der Operation war relativ gut. Bei beiden Patienten war der Visus niedrig (0,1 bzw. 0,05 s. c.). Bei einem Patienten haben wir immunologische Probleme beobachtet, vor allem durch Rejektion mit langdauernder Hornhauterosion; beim zweiten Patienten, mit schlechter Hygiene und Unsauberkeit aufgrund sozialer Umstände, beobachteten wir eine langdauernde Bindehautentzündung mit zeitweiligen Hornhautulzerationen. Beide alten Patienten sind ein Jahr nach der Operation gestorben. Probleme durch die IOL-Fixation und -Lagerung haben wir nicht ermittelt.

Schlußfolgerung

Die Soleko-IOL mit Teflonschlaufen verbreitert das Spektrum der IOL für eine spezielle Benützung bei kombinierten IO-Eingriffen.

Literatur

1. Maggi R, Maggi C (1997) Sutureless scleral fixation of intraocular lenses. J Cataract Refract Surg 23: 1289–1294

Indikationen, Kontraindikationen und Wirkprinzip diffraktiver Multifokallinsen

R. Gerl und St. Schmickler

Zusammenfassung. Wenn ein Ophthalmochirurg eine Multifokallinse im Rahmen einer Kataraktoperation implantiert, muß er den Patienten vorher sorgfältig über die Vor- und Nachteile dieser Linsenart aufklären. Der Film zeigt daher zusammenfassend die Kontraindikationen und dann die Indikationen, die für die Implantation einer Multifokallinse zu beachten sind. Nur bei Einhalten dieser Indikationen erhält man einen zufriedenen Patienten, der für Fern- wie auch Nahsicht auf seine Brille verzichten kann. Im weiteren wird das Wirkprinzip der Multifokallinse vom diffraktiven Typ erläutert. Abschließend wird die Implantation einer Multifokallinse gezeigt.

Summary. If an ophthalmic surgeon wishes to implant a multifocal lens during an operation for removal of a cataract, he must carefully explain to the patient the advantages and disadvantages of this type of intraocular lens. The following film therefore summarizes, first the contraindications, and then the indications to be considered in the implantation of a multifocal intratocular lens. The patient can only be satisfied that the indications are correctly interpreted, so that he/she can depend upon good near vision as well as good distance vision with glasses if needed. In the second part of this video, the principles of functioning of diffractive multifocal lenses are explained.

Einleitung

Multifokallinsen dürfen nur bei Patienten mit gesundem Ausgangsbefund beider Augen implantiert werden. Die Biometrie sollte so bestimmt werden, daß der Patient für die Fernsicht auf „plan“ korrigiert wird.

Absolute Kontraindikationen für die Implantation einer Multifokallinse sind:

- diabetische Retinopathie;
- Netzhauterkrankungen, speziell alle Formen der Makuladegeneration;
- alle Medientrübungen, insbesondere Hornhauterkrankungen oder Glaskörpertrübungen;
- keine stabile endokapsuläre Position der Multifokallinse, z. B. bei Zonuladefekt.

Ferner gibt es relative Kontraindikationen:

- schwierige Biometrie bei hochmyopen oder hochhyperopen Patienten,
- Astigmatismus >1,5 dpt,

G. Duncker et al. (Hrsg.)
12. Kongreß der DGII 1998

- sehr junge und auch sehr alte Patienten,
- Patienten, die auf gutes Dämmerungs- und Nachtsehen angewiesen sind.

Für eine Multifokallinse kommen in Frage:

- geistig aufgeschlossene, besonders noch berufstätige Patienten;
- junge Patienten mit einseitiger traumatischer Katarakt;
- Patienten, die gern ganz auf eine Brille verzichten wollen;
- aktive, mitten im Leben stehende Patienten;
- Patienten mit Tätigkeiten, die auf das Sehen im Nahbereich mit Blicksenkung und auch gerade mit Blickhebung, angewiesen sind, wie KFZ-Mechaniker, Dekorateure, Biblothekare oder Apotheker,

Funktionieren einer Multifokallinse vom diffraktiven Typ

Es gibt 2 Arten von Multifokallinsen: die vom refraktiven und die vom diffraktiven System. Die konzentrischen Ringe einer Mehrstärkenhinterkammerlinse geben bereits bei der spaltlampenmikroskopischen Untersuchung Hinweis auf ihren Bifokus. Im weiteren soll das Prinzip der Multifokallinse vom diffraktiven Typ, die die neue Linsengeneration darstellt, erläutert werden.

Die Wirkung der Linse beruht auf einer Kombination von Refraktion, also Brechung, und Diffraktion, also Beugung des Lichtes. Diese beiden optischen Prinzipien werden hier miteinander kombiniert. Ausgehend vom Wellencharakter des Lichtes besagt das Huygensche Prinzip, daß jede Welle Ausgangspunkt einer neuen sein kann. Durch gegenseitige Auslöschung und Verstärkung entsteht der Eindruck einer ebenen Wellenfront. Trifft eine Wellenfront auf einen Spalt, entsteht eine neue Welle. Die Wellenbewegung wird quasi in den Raum hinter den Spalt abgelenkt, gebeugt. Liegen 2 Spalten nebeneinander, entsteht an jedem dieser Spalte eine neue Welle. Diese Wellen überlagern sich, und es entsteht das bekannte Interferenzmuster. Durch Verstärkung findet eine Beugung der Welle, eine Ablenkung aus ihrer ursprünglichen Richtung statt. Es enstehen Wellenmaxima verschiedener Ordnung und Intensität. Je nach Abstand der Spalten voneinander erfährt das Licht eine mehr oder weniger starke Beugung. Wird der Abstand der Spalte zum Rand hin immer kleiner, treffen sich die Beugungsmaxima in einem virtuellen Brennpunkt. Die auf die Rückseite der Linse eingepreßten konzentrischen Rillen stellen ein solches Beugungsgitter dar. Durch ihre spezielle Anordnung entsteht somit durch Beugung eine zur Presbyopiekorrektur nutzbare Wirkung.

Eine diffraktive Linse hat über den gesamten optisch nutzbaren Bereich gleichzeitig 2 Wirkungen. Die Fernkorrektur erfolgt durch den refraktiven Anteil der Linse, die Nahkorrektur durch die zusätzlichen Beugungsringe. Eine diffraktive Linse zählt zu den simultanen Linsentypen und ist hiermit praktisch zentrierungsunabhängig. Die Nahaddition wird durch die Breite und Anzahl der Spalten erreicht. Da hierbei 2 Prinzipien übereinander wirken, gibt es keine Dominanz eines Bildes. Beide Bilder haben die gleiche Helligkeitsverteilung. Die auf der Netzhaut entstehenden Bilder sind durch die Linsenaufteilung allerdings dunkler, da jedes Abbildungsverfahren maximal nur 50% des einfallenden Lichtes erhalten kann.

LASIK – State of the Art

I.G. Pallikaris, A.I. Dagos, T.G. Papadaki und D.S. Siganos

Zusammenfassung. Vorgestellt wird der aktuelle Stand der Laser-in-situ-Keratomileusis (LASIK) in der Abteilung für refraktive Chirurgie der Universitätsaugenklinik Heraklion. Das operative Vorgehen wird erläutert und Alternativen diskutiert.

Desweiteren werden die neuesten Entwicklungen hinsichtlich der verwendeten Instrumente aufgeführt (z. B. Flapmaker disposable Microkeratom).

G. Duncker et al. (Hrsg.)
12. Kongreß der DGII 1998